超声诊查规范实用参考手册

主　审　贾译清　陆凤翔

主　编　杨益虎

副主编　孙善松　张玫玫　吴意赟

编　者　（按姓氏笔画排序）

王　珏　许华宁　孙善松

何安霞　张玫玫　杨益虎

吴意赟　周正国　徐大华

谢跃明

东南大学出版社

·南　京·

内容提要

本书为超声诊查规范实用参考手册。

本书具有如下特点：

(1) 内容全面，包括超声检查在临床上比较成熟的所有应用部位以及技术；有关超声的新技术、新应用等将延后另行整理。

(2) 内容细致，包括从检查前到检查后的整个过程以及从医生到患者各方面。

(3) 内容实用，每个检查部位都详细讲解检查方法、分析内容以及诊断标准等。

通过阅读本书，读者知道超声检查可以干什么，知道该怎样进行超声检查，超声检查观测哪些内容，按照怎样的标准进行分析等等。在本书的指导下，读者可以按照检查步骤进行观察分析，并完成诊断。

本书适用于所有超声医学的相关人员。本书可作为教学用书，用于医科学生的启蒙学习；也可作为参考工具书，用于超声医生工作的规范指导。

图书在版编目(CIP)数据

超声诊查规范实用参考手册 / 杨益虎主编. —南京：东南大学出版社，2009.3

ISBN 978-7-5641-1586-9

Ⅰ.超… Ⅱ.杨… Ⅲ.超声波诊断—手册 Ⅳ.R445.1-62

中国版本图书馆 CIP 数据核字(2009)第 018638 号

超声诊查规范实用参考手册

主　　审	贾译清　陆凤翔
主　　编	杨益虎
副 主 编	孙善松　张玫玫　吴意赟
责任编辑	李　玉
文字编辑	郭　吉　褚　蔚
责任校对	辛健彤
责任印制	张文礼
封面设计	王　玥
出版发行	东南大学出版社
出 版 人	江　汉
社　　址	南京市四牌楼 2 号
邮　　编	210096
经　　销	江苏省新华书店
印　　刷	江苏徐州新华印刷厂
开　　本	889 mm×1194 mm　1/16
印　　张	36
字　　数	1086 千字
版　　次	2009 年 3 月第 1 版
印　　次	2009 年 3 月第 1 次印刷
书　　号	ISBN 978-7-5641-1586-9
印　　数	1-2000 册
定　　价	180.00 元

（凡因印装质量问题，请与我社读者服务部联系。电话：025-83792328）

序

超声医学作为影像学的重要组成部分之一，历经数十年的风雨历程，获得了迅速的发展，业已成为临床诊断与指导治疗的不可或缺的非侵入、简便易行、经济实用的诊治方法。然而，我们也应该清醒地认识到，超声医学还是一门较年轻的学科，还有许多不够完善和成熟的地方，例如超声检查的质量控制体系就是当前较为薄弱的环节之一。在临床实践中，超声检查操作不规范，诊断分析标准不够客观，报告格式内容不统一。这直接导致不同地区、不同医院以及不同医生的超声检查报告不尽相同，难以互认，难以通用，进而制约了超声医学的进一步发展和应用。这就需要全体超声同仁引起重视，齐心协力，共同做好“建立超声检查质量控制体系”这项基础而重要的工作。

杨益虎主任是兼通工科和医科的复合型人才。他先就读于东南大学生物医学工程系，获得工科学士学位；后就读于南京医科大学临床医学系，获得医科学士学位。而超声医学恰是工科和医科相结合的产物，杨益虎主任正是学有所长，学有所用。他对超声事业满腔热忱，全身心投入，刻苦钻研，并善于思考与总结，对超声医学有着自己的理解和追求，迄今已发表论文20余篇，2007年出版了专著《超声诊断实用词汇手册》。相信其在今后的工作中，将会取得更大的成绩。

由杨益虎主任主编的《超声诊查规范实用参考手册》是在广泛参阅超声著作的基础上，再结合作者的临床实践经验，并在权威性文献的指导下完成的。该书内容包括超声检查在临床上比较成熟的常规应用部位以及技术，每个检查部位包括从医生、仪器到患者的各方面以及从检查前、检查中到检查后的全过程，从超声工作者的角度出发，详细讲解每个检查部位或脏器的检查方法、分析内容以及诊断标准等，并列举了正常以及常见病的报告示范。书中还对一些习惯性词汇或口语化词汇反复推敲、修正，尽量做到稳妥，力求规范、统一。

《超声诊查规范实用参考手册》适用于所有从事超声医学工作的相关人员，可作为超声诊断的工具书。通过阅读本书，读者可以了解超声检查的适用范围，知道超声诊查的规范要求。深信此书一定会受到广大读者的欢迎，并进而有助于超声质量控制体系的建立和完善。

2008.10.16

超声美学浅谈（代自序）

作为超声医生，大家更多地关注疾病的分析诊断，希冀通过超声检查，得出合理的诊断结果，为临床提供准确可靠的参考依据，实现超声检查的最大价值。这也是超声检查的最终目的和最高理想。

固然，超声检查结果很重要，也最有实际意义。但是，一个结果的取得，必然要有一个过程。其实，过程对结果有重要影响，有时甚至是决定性的。怎样经过一个完美的过程，并最终取得一个完美的结果，这就是超声美学研究的问题。

1. 超声美学的内涵

分析一下超声检查的前前后后与方方面面，其影响因素很多，主要可归结为三方面：仪器设施、患者、医生。所谓超声美学，就是从这三方面进行研究超声检查的质量控制，实现超声检查的过程以及结果的完美。

相应地，超声美学的主要内涵就是仪器设施的配置及科室管理方面的“合理之美”、医生检查诊断技术方面的“规范之美”以及医患之间、超声医生与临床医生之间的“和谐之美”三方面内容。

（1）合理之美：

① 配置合理。超声科室应制订中长期发展规划，根据医院的床位数、门诊量以及发展趋势，合理配置仪器、人员以及检查室等配套设施等，以满足临床需要和超声科室发展需要为标准。这样超声医生只需专心做好自己的诊断分析工作，不用因为仪器不够而干着急，也不用因为人员不足而疲于应付。

② 布局合理。仅仅做到硬件设施配套齐全还是不够的，还要合理布局超声科室，创造舒适、宜人的工作和就诊环境。超声

科室应与其他检查科室集中安排，便于患者完成各种检查。超声科室应设置于视野开阔、交通便捷的位置，便于患者寻找、到达。超声科室应就近设置卫生间，便于患者方便。超声科室应设立独立的候诊室，与检查区分开，实现动静隔离，保证检查区的安静秩序。

③ 流程合理。超声检查应设计合理、简便的检查流程，尽量方便患者，减少患者的来回奔波和排队次数。一般的检查流程为挂号就诊、开具检查申请单、缴费、预约、登记、检查、报告发放，可将缴费窗口与检查科室就近设置，预约、登记合二为一，就在检查室发放报告等，并将检查流程公示上墙，广而告之。

④ 考核合理。在科室管理考核中，应摒弃唯工作量至上的观念，不搞经济效益挂帅。本着对患者负责、对医院负责，同时也是对自己负责的精神，坚持质量第一的导向。只顾追求工作量和经济效益，不顾检查科室实际的承受能力，不加限制敞开接受患者，这是不科学的做法，势必将导致检查质量的下降，产生一系列的不良后果。在保证检查质量的基础上，再通过扩大规模，增加仪器以及人员，加上政策鼓励、内部挖潜等方式增加工作量，解决患者过多的压力。在考核中，制定严格的考核制度，确定合理的考核指标，实行工作定量，控制检查速度以及数量，保证检查质量。

（2）规范之美：

① 检查规范。超声医生严格执行诊查规范，熟练调节仪器，轻巧快速扫查，在观察基本切面以及超声测值的基础上全面检查，有条不紊，疏而不漏。

② 诊断规范。超声医生按照超声分析的思路和内容，仔细观察，认真分析。立足超声表现，结合临床特征，全面综合考虑，慎重稳妥诊断。

③ 报告规范。从报告的形式到内容，从术语的使用到配图的选择，按照规范整理书写报告，做到形式统一、内容翔实、图文并茂、没有争议。

（3）和谐之美：

① 超声医生与患者相处和谐。超声检查中，涉及超声医生与患者两方面。其中，超声医生占主导地位。超声医生应爱岗敬业，坚持执业操守，尊重患者，理解患者，急患者所急，想患者所想，平时努力钻研业务，提高业务水平，检查时态度亲切和蔼，操作轻柔，认真仔细，慎重准确诊断，对每一个患者高度负责。

另一方面，患者应对超声检查有基本了解，对超声医生理解信任，检查前如实提供病情，认真进行准备，检查中积极配合检查，检查后客观看待超声检查。

② 临床医生与超声医生相处和谐。从表面上看，超声医生给患者进行检查，最后报告也交给患者，好像超声检查就是超声医生和患者之间的事情。其实不然！超声检查是为临床医生服务、辅助临床诊断的。患者到临床科室就诊，临床医生根据诊断需要选择超声检查。患者持临床医生开具的超声检查申请单到超声科室进行检查。超声医生正是根据临床医生的要求检查相应的部位，最后出具检查报告交由患者转给临床医生，作为诊断参考依据之一。所以，临床医生和超声医生应互相理解，互相信任，互相配合，本着对患者负责的态度，将各自的工作做

好。临床医生应对超声检查有一个基本的了解，掌握超声检查的适应证，正确合理应用超声检查，完整填写超声检查申请单，提供翔实的临床相关资料，选择合适的检查部位，并对超声检查报告进行客观、合理的评价与取舍。而超声医生应按照临床医生的要求完成检查，尽量给临床提供更多的准确可靠的参考信息。如果发现诊断有偏差、遗漏等问题，两方应及时沟通，互相交流，互相支持，妥善解决。

2. 超声美学的实现

实现超声美学，其实就是建立完善的超声检查质量控制体系的过程。从超声检查所涉及的仪器设施、患者及医生等全方面进行规范要求，建立一整套的质量控制体系，从而实现超声美学。

(1) 仪器设施方面：称心如意的仪器与工作环境是实现超声美学的基础，应根据检查工作量以及开展业务的需要配置数量足够、性能合适的超声诊断仪，很好地满足临床工作的需要。这样超声医生只需专心做好自己的诊断分析工作，不用因为仪器不够而着急，也不用因为仪器性能不足而烦神。例如病人太多，工作压力大，能够及时增加仪器，解决病人积压的瓶颈问题；想开展超声造影工作，能够及时购进具有此项功能的仪器等等。

另外，要保证仪器正常地工作，还需要配套合适的工作环境，如检查室不间断供电，空气温度、湿度调节合适，屏蔽良好等。当然，仅仅做到配套硬件设施齐全还是不够的，检查室安全、安静、整洁、舒适也是医生完成检查、患者接受检查的要求。这样医生有一个良好的工作环境，专心致志于检查诊断，提高工作效率，保证工作质量；患者有一个良好的就诊环境，顺利、便捷地完成超声检查，得到高效、优质的服务。

(2) 患者方面：患者的理解与配合是实现超声美学的有力保障。虽然在超声检查中，患者处于被动接受的地位，但是要保质保量完成超声检查，不仅仅是医生单方面的事，也需要患者的积极配合。患者的理解与配令程度直接影响到最终的检查质量。患者配合不佳，增加检查诊断的难度；患者不能正确理解，容易产生误会纠纷。因此需要对患者在检查前后进行积极的干预控制。通过科室窗口咨询、墙报公示、视频广播等多种形式进行宣传告知，使患者有足够的知识准备与心理准备，明白疾病的诊治过程是医生与患者相互配合、相互合作的过程，使患者初步了解超声检查，知道检查的目的、方法以及价值等，减少紧张与误解，更好地理解超声医生。告知患者检查前的准备事项，使患者知道为什么要准备、该怎样准备以及准备不足的影响等，让患者自觉地做好充分的准备，并在检查中积极配合，以更好地完成检查。患者应消除对立情绪，信任医生，配合医生，如实提供病史，遵从医嘱，共同完成诊治工作。

(3) 医生方面：包括临床医生与超声医生两方面。这是超声美学的核心内容，尤其超声医生方面，是实现完美检查过程以及结果的关键。

① 临床医生。超声检查是为临床医生服务的。临床医生负责采集病史，进行体格检查，拟定初步诊断意向，根据需要选择超声检查以帮助明确诊断。所以临床医生应对超声检查有一个基本的了解，掌握超声检查的适应证，正确合理应用超声检查，完整填写超声检查申请单，提

供翔实准确的临床相关资料，选择合适的检查部位。如果临床医生采集病史不全面或错误，阳性体征未能检出，初步诊断偏差或错误，检查适应证应用不当，检查部位选择不合适等等，将直接影响、误导超声医生，导致超声检查质量下降。所谓“一将无能，累死三军”也。

② 超声医生。超声医生的工作态度、业务能力直接影响到超声检查质量。超声诊断仪再好，还需要医生熟练准确的操作使用；显示的超声图像再清晰，还需要超声医生的识别分析；患者再积极配合，还需要医生的指导嘱咐。首先超声医生应当具有高度的责任心，爱岗敬业，以身为白衣天使为荣；在其位，就要谋其政，全心全意为患者服务，以救死扶伤为天职；关爱患者，急患者所急，以助人为乐。其次超声医生应注重学习充电，掌握扎实的专业知识。仪器对于超声医生就像是战士手中的枪，要充分了解、十分熟悉，才能发挥它的最大效能，得到清晰的图像；积极动手，加强实践，检查操作熟能生巧；严格执行诊查规范，全面探查，有条不紊，仔细观察，认真分析，结合临床，综合分析，准确诊断，规范报告，得出合乎质量标准的检查结果。最后注重随访调查，加强经验教训的总结，进一步提高业务水平。所谓书到用时方恨少！只有成竹在胸，业务能力过硬，工作才能得心应手，应对从容。

得到医院大力扶持，积极投入，配备称心如意的仪器设施，拥有良好的工作条件；科学管理，人性化服务，拥有舒适宜人的工作环境；得到临床医生和患者的理解信任，积极配合，拥有一个和谐的工作氛围，这些就是实现超声美学的基础和保证。加上超声医生自己端正态度，全情投入工作，掌握过硬的业务技术，在一套完备、实用的质量控制规范指导下，检查轻松自如，诊断游刃有余。不仅顺利准确地完成检查诊断，而且检查过程轻松愉悦。这样，工作已不再是一般意义上的工作，它不仅仅是安身立命之本、谋生度日的手段，而是升华为一次演出、一种享受，达到了“美学”的高度。

超声美学是超声医学的最高境界和理想。让我们一起努力，一起追求，一起实现！

杨益虎

于江苏省中医院

2008.6.16

编写说明

一、编写缘由

1. *超声检查规范缺乏或内容粗放*

超声医学发展迅速，临床应用日益广泛。但是正由于发展太快，作为一门年轻的学科，它的基础建设还不够完善，在临床的应用上还显得不够成熟，超声检查报告因地而异、因人而异。

超声医生一般主要关注超声诊断结果，热衷于科研，发展超声新技术、新应用，追求高、精、尖，而对超声基础建设缺少足够的重视。

是的，“高、精、尖” 是“阳春白雪”，代表超声发展方向，体现超声水平和价值，也是所有超声医生的理想和超声医学发展的希望所在。但是“下里巴人”之类的基础工作也要搞，而且要搞好。万丈高楼平地起，没有扎实的基础，根基不牢，后患无穷。只有加强基础建设，完善检查规范，统一分析标准，超声医学才能有长久的持续的发展。

目前医疗管理部门、超声学术团体组织以及部分专家等对此已引起重视，开展了相关工作，出台、出版了一些指导性文件、规范性专著以及建议稿等。但是，现有的资料都有一个共同的缺憾，那就是内容过于粗放，都是纲纲条条，没有细则，缺少实用性。例如，检查胆囊时要求观察胆囊大小等，但是没有说明胆囊大小的具体测量方法以及详细的诊断标准：正常、肿大、积液、萎缩、缺如等。如果没有一个统一的方法和统一的标准，那么分析诊断就会出现不同样的结果，先后的检查结果没有可比性，相互的检查报告不能互认。

超声检查不仅仅是超声医生的事情，还牵涉到临床医生以及患者。他们对超声检查都有着重要而直接的影响。另外还有超声仪器以及配套设施等，也制约、影响到超声检查的质量。对这些方面，还没有更多的重视和系统的研究，现有的一些质量控制或治疗规范等还没有相应的规章、制度来调整。

2. 超声诊断标准不够全面、完整

在众多的超声专著中，在提到诊断标准时，仅仅关注超声表现，显得较为片面。超声诊断自然应立足于超声分析，这没有错，但是必须结合临床表现，综合分析得出诊断或提示。简单、机械地“看图说话”，看到什么，报告什么，这只是超声诊断的最低层次，在临床上是远远不够的。超声诊断虽然不能得出病理诊断，但是可以结合临床表现以及发展转归等，分析推断病理性质的可能性，尽量给临床提供更多的有指导性的意见，供临床分析参考，实现超声检查的最大价值。但是，超声图像是复杂多样的。可以同病异图，同一种疾病可有不同的图像类型，同一种疾病在不同阶段也可有不同的图像类型。也可以同图异病，同样的图像放在不同的患者身上，因为病史以及临床表现的不同，而可有不同的解读和诊断。所以超声表现需要结合临床表现，具体问题具体分析。

正是基于以上的一些考虑，这才有了《超声诊查规范实用参考手册》。

二、编写方法

由志同道合的超声医生成立写作小组，分工合作，广泛收集、整理资料，立足于自身的实践体会，综合现有资料，着手本书的编写。在遵循权威性规范文献的基本原则和本质精神的基础上，尽量丰富、细化内容，力求准确性与实用性兼备，做到全面、细致、稳妥，满足临床实践的需求，为超声诊查的规范化建设提供参考帮助，贡献一份力量。

参编人员具体分工：

1. 总论：杨益虎、孙善松、张玫玫、吴意赟。

2. 各论：

(1) TCD：王珏。

(2) 眼、涎腺、甲状腺、甲状旁腺、胃肠、男科(前列腺、精囊、阴囊、阴茎)、浅表软组织：杨益虎。

(3) 颈部动脉、腹腔大血管：徐大华、杨益虎。

(4) 乳腺：杨益虎、张玫玫。

(5) 心脏：何安霞、孙善松。

(6) 肝脏、胆道系统、胰腺、脾脏：吴意赟、杨益虎。

(7) 肾脏、输尿管、膀胱、肾上腺：周正国、杨益虎。

(8) 妇科:许华宁、杨益虎、张玫玫、谢跃明。

(9) 产科:杨益虎、张玫玫、谢跃明。

(10) 四肢动脉、四肢静脉:徐大华、许华宁、杨益虎。

由杨益虎负责全书统稿。

还拜请贾译清教授(江苏省医学会超声医学分会前主任委员)、陆凤翔教授(江苏省医学会超声医学会会主任委员)二老审阅书稿。

三、编写特点

1. 内容权威、可靠

本书的编写是在广泛参阅超声著作、结合作者临床实践经验,并在权威性规范文献的指导下进行的。为了提高可信度,在各章节的后面附录了中华医学会组织编写的《临床技术操作规范・超声医学分册》以及新疆超声诊断质量控制中心在其基础上制订的《新疆超声检查规范与质量控制(试行)》等相关内容,以供读者参照、比较。此外,还拜请了超声权威审阅了书稿,听取了许多宝贵而有建设性的意见,促使本书更臻完善。

2. 内容全面、系统

本书包括超声检查在临床上比较成熟的常规应用部位以及技术,每个检查部位中包括从仪器设施、患者到医生各方面以及从检查前、检查中到检查后全过程。

3. 内容具体、实用

从超声医生的角度出发,详细讲解每个检查部位、脏器的检查方法、分析内容以及诊断标准等,还插入 318 幅图像、42 张表格,对超声医生的实践工作而言,更具指导性和实用性。通过阅读本书,读者知道超声检查可以干什么,知道该怎样进行超声检查,超声检查观测、分析有哪些内容,应该按照怎样的标准进行分析、诊断、报告等等。在本书的指导下,读者可以按照检查步骤进行观察分析,并完成诊断。

4. 用词规范、统一

对一些习惯性词汇或口语化词汇进行了推敲、修正,尽量做到稳妥,力求规范、统一。例如"二维超声心动图",此乃习惯性称谓,在超声发展早期所使用而沿袭下来。其实"二维"是相对"三维"、"四维"等而言,B 型超声、M 型超声等均属于"二维超声"范畴。传统所谓的"二维超声心动图"其实就是专指"B 型超声心动图",称之为"切面超声心动图"也可以,反映了其成像特点。再如"光点"、"光带"、"光团"等词汇,是超声医学发展早期借鉴了光学上的一些词汇名称,现在超声医学已逐渐发展成熟,应推广使用专用的规范性词汇,统一称之为"回声点"、"回声带"、"回声团"等。另外还有"胸水"、"腹水"、"输尿管积水"、"鞘膜积水"等,属于口语化词汇,虽然约定俗成,但是名称与内涵不够贴切,所谓"水"者,其实可为血液、尿液、脓液、浆液等,因此宜称为"胸腔积液"、"腹腔积液"、"输尿管积液"、"鞘膜积液"等。诸如此类,不一而足。

四、适用对象

本书适用于所有超声医学的相关人员：

（1）适用于超声专科医生，可作为参考工具书，用于超声医生工作的规范指导。这也是本书编写的主要目的。

（2）也适用于临床医生，增加对超声检查、诊断的了解，做到合理应用超声检查，并正确理解超声检查报告。

（3）可作为教学参考用书，用于医学影像类医学生的启蒙学习。

（4）还适用于医疗管理部门，用以指导、检查临床超声诊查工作。

（5）也适用于广大的患者，了解超声检查的常识，知道超声检查之前、之中以及之后的各项注意事项，积极配合医生完成检查，并正确看待超声检查结果。

相信本书会对大家提供有力的帮助。

结语

本书力图提出一套完整的、具体实用的规范标准供大家参考，为超声医学的发展尽一份力。从超声检查所涉及的仪器设施、患者、医生等全方面，从超声检查的前、中、后等全过程进行规范要求，建立一整套的质量控制体系，从而确保超声检查的质量。

但是心有余，恐力有不逮。本书编著者均为中青年超声医生，雄心勃勃，豪情盈盈，但是限于自身业务水平和学术经验，书中所言难免有不周全之处。只当抛砖引玉，引来广大同道关注与指教，改正书中错误以及不当之处，以促进更为权威、全面、实用的超声质量控制体系的建立。作为“超声”中人，于人于己，这都是益事一桩。如能见效，幸甚！

这里还要感谢医院领导的关心和支持，感谢贾老、陆老的鼓励和指点，感谢同事们的参与和协助，感谢出版社编辑的肯定和帮助。谢谢了！

目录 CONTENTS

上篇　总　论

下篇　各　论

上篇　总论

引　言

超声检查因其应用广泛、诊断直观准确、操作简便、报告及时、无损伤、无特殊禁忌证等诸多优点在医疗临床上已普及应用，其重要价值已得到广泛的认可，深为医生、患者所信赖与倚重。

超声仪器数量不断增加，性能不断升档；从业人员不断增加，素质不断提高；超声科室不断扩大，业务不断扩展。超声检查的不断发展令人欢欣鼓舞，充满希望！

但是，正由于发展太快，作为一门较年轻的学科，它的基础建设还不够完善，在临床的应用上还显得不够成熟。在临床实际工作中，对超声检查的应用范围、适应证、检查手法、分析内容、报告形式等没有统一的规范和标准，导致超声检查因不同地区、不同医院、不同医生而千差万别，对学术交流、业务评价、检查报告互认等带来很大影响，甚至产生医患之间、医疗单位之间的误会与纠纷，影响、限制了超声检查的进一步发展。

因此有必要就建立超声检查质量控制体系的方法以及具体内容等展开相关的研究探讨，以期建立一套统一的全面的可操作的体系。这样既可提高超声检查质量，又可解决一系列实际问题，促进超声检查的进一步应用和发展。

一、建立超声检查质量控制体系的意义

1. 超声医学发展的需要

在临床实践中，因为超声仪器的多样性、各地诊断习惯的差异、各位医生的诊断方法与标准的不一致等多种因素，经常出现超声诊断结果差异较大。同一个患者在不同医院，或者不同医生检查，甚至是同一医生不同时间检查，得到的检查报告五花八门，结果各异。这就是因为缺乏统一的质量控制标准，导致超声检查结果不统一，缺乏重复性，无可比性。这种现状严重影响了超声检查的可信度、声誉及其临床应用价值，容易导致医患之间以及医疗单位之间的纠纷。

建立了明确的超声诊断质量控制体系，保证并提高超声检查工作质量。超声医生有了权威统一的标准参照，有章可循，在学习、应用中遵照执行。这样就避免了因地而异、因院而异、因人而异等现象，为超声业界的交流、合作提供了可靠的基础。

2. 医疗行业管理的需要

目前因为缺乏明确统一的超声诊断质量控制体系，作为卫生行业主管部门对医疗单位不能提出明确的管理要求，对下级医疗单位的业务考核以及工作质量评价等难以客观、公正进行。建立了超声检查质量控制体系，可指导医疗工作、评价医疗质量、鉴定医疗事故等。

患者的自我保护意识的增强，以及目前一些片面的社会看法等等，导致医生与患者互不信任，医患关系紧张，医疗纠纷日益增加，其中牵涉到超声检查的也不在少数，尤其是产科超声检查方面。在进行医疗鉴定时需要一套明确的规范标准来衡量与评价超声检查是否需要、操作是否规范、内容是否全面、诊断是否准确、报告是否规范等。建立了超声检查质量控制体系，对医生与患者双方都是有法可依，有章可循。超声医生在执业中严格执行规范标准，工作就无后顾之忧；患者对照规范标准审查超声医生的工作，据此可明确判断是非，做到明明白白消费。

3. 医疗改革的需要

中国医疗改革正处于调整、发展的关键时期。医疗改革的根本目的是满足人民的基本医疗需求，其中

最重要的一条是降低医疗成本，让老百姓看得起病。具体的措施之一就是实现医院之间超声检查等众多医学检查结果的互认，因为检查费用占了整个医疗成本的相当比例。但是目前的现状是因为缺少超声诊断质量控制体系的保障，各院的超声诊断结果差异较大，超声检查只对本院负责，报告上都突出注明“报告仅供本院医生参考”字样。各院也只信任本院的检查结果，对外院报告不能互信互认。

建立了超声诊断质量控制体系，实现超声检查结果共享互认，降低医疗成本。各地区、各医院、各位医生都按照统一的质量控制体系进行诊断工作，这样得出的检查结果具有统一性、可比性。超声检查报告具有广泛的可信度，不易产生误解、歧义，可以在各院之间通用。同时期的检查可供不同医院不同医生参考，不同时期的检查具有对比性，可以真实反应病情的演变，据此可作出准确的判断。这样就可避免无谓重复检查，减少医疗费用，减轻患者的负担。

二、建立超声检查质量控制体系的方法

要建立质量控制体系，首先需要全面分析一下超声检查的全过程，从完成一次超声检查所涉及的各个方面着手。

影响超声检查质量的因素很多，分析了超声检查的前前后后与方方面面，主要归结为三方面：仪器设施、患者与医生。

目前一些单位和专著等提出的规范、标准不够系统完整，多局限在超声医生这一方面，主要谈及检查手法、诊断规范、报告书写等，其实这尚还不够。保质保量完成一次超声检查，需要从仪器设施、患者以及医生这三方面入手，采取针对性措施，建立一整套超声检查质量控制体系。

1. *仪器设施方面质量控制*

检查仪器设施方面，主要包括超声诊断仪以及检查室配套设施。

性能合格的超声诊断仪器是保证检查质量的基础。没有合格的检查仪器，就没有合格的超声图像。医生没有分析诊断的基础，所谓“巧妇难为无米之炊”，保证检查质量也就无从谈起。

另外，要保证仪器正常地工作，还需要配套合适的工作环境。如检查室的供电、温度、湿度、屏蔽等。

当然，检查室仅仅做到配套硬件设施齐全还是不够的，检查室安全、安静、整洁、舒适也是医生完成检查、患者接受检查的要求。这样医生有一个良好的工作环境，专心致志于检查、诊断，提高工作效率，保证工作质量；患者有一个良好的就诊环境，顺利、便捷地完成超声检查，得到高效、优质的服务。

2. *患者方面质量控制*

虽然在超声检查中，患者处于被动接受的地位。但是要保质保量完成超声检查，不仅仅是医生单方面的事，也需要患者的积极配合。没有患者的理解与配合，也难以完成满意的检查。患者的理解与配合程度直接影响到最终的检查质量。

如某些脏器检查前需要患者进行必要的准备，患者应听从医嘱进行认真的准备。如果没有准备或者准备不充分，势必将导致显像不清，进而会影响到医生的诊断；又如患者隐瞒病情或提供虚假病史，可误导医生，导致诊断差错；再如急诊检查中患者昏迷导致不能进行吸气、侧身等动作配合检查，也会导致检查效果不够满意。

因此需要对患者在检查前后进行积极的干预、控制，使患者有足够的知识准备与心理预期的准备，理解并接受检查，能够主动积极配合完成检查。

3. *医生方面质量控制*

这是超声检查质量控制体系的主体内容，包括临床医生与超声医生两方面。

(1) 临床医生：超声检查是为临床医生服务的。临床医生负责采集病史，进行体格检查，拟定初步诊断意向，制定诊疗方案。由临床医生根据需要选择超声检查等各种辅助检查、化验等以帮助明确诊断。

所以临床医生应对超声检查有一个基本的了解，掌握超声检查的适应证，正确合理应用超声检查，开具

超声检查申请单，提供翔实准确的临床相关资料，选择合适的检查部位。

如果临床医生采集病史不全面或错误，阳性体征未能检出，初步诊断偏差或错误，检查适应证应用不当，检查部位选择不合适等等，将直接影响、误导超声医生，导致超声检查质量下降。所谓“一将无能，累死三军”也。

（2）超声医生：当然，合格的超声医生是保证超声检查质量的关键所在。

超声医生的工作态度、业务能力直接影响到超声检查质量。超声诊断仪再好，还需要医生熟练准确的操作使用；显示的超声图像再清晰，还需要超声医生的识别分析；患者再积极配合，还需要医生的指导嘱咐。

因此，超声检查质量的控制，重点在于超声医生方面，从选材、职业思想教育、业务培训与管理等全过程进行控制。而重中之重，是超声医生在诊查中的规范化操作和分析。

合格的超声医生应当具有高度的岗位责任心，掌握扎实的专业知识，熟悉仪器操作，严格执行诊查规范，全面探查，仔细观察，认真分析，准确诊断，规范报告，最后才能得出合乎质量标准的检查结果。

第一章　仪器设施方面规范

第一节　超声诊断仪方面规范

从超声诊断仪的生产销售、使用维护以及检测、淘汰等一条龙全过程进行控制，保证仪器合乎规范要求。

一、超声诊断仪市场准入规范

质量控制从源头抓起！合格的检查仪器是保证检查质量的前提基础。

超声诊断仪有国产、进口、合资生产等，档次有高、中、低之分。作为推向市场销售、进入临床应用的医疗仪器，应建立并严格执行市场准入制度，必须具备基本性能，经过临床验证合格之后才可获得国家技术监督部门认可，颁发产品注册证，进入市场销售。

一）超声诊断仪的基本性能指标

1. 分辨力

分辨力指成像系统分辨空间尺度的能力，分为横向分辨力和纵向分辨力。

横向分辨力就是垂直于超声脉冲波束轴方向的分辨力，即在与声轴垂直的位置上能分辨的两个目标的最小距离。横向分辨力与超声波束直径大小有关，波束直径越细，能分辨的尺寸就越小，横向分辨力就越高，此外还与成像系统的动态范围和显示屏的回声点尺寸有关。

纵向分辨力就是在超声波束轴向上能区分的两个目标的最小距离。纵向分辨力的计算公式为：$\Delta x = \tau \cdot c/2$。其中，$\Delta x$ 为纵向分辨力(mm)，τ 为声脉冲持续时间(ms)，c 为声速(mm/ms)。

由于在给定媒质中，声速 c 是基本恒定不变的，因此理论上讲，纵向分辨力只与声脉冲持续时间 τ 有关，与距离(探测深度)不发生直接关系。但 τ 受到电脉冲及放大器特性的影响，电脉冲越窄，声脉冲也越窄，即 τ 越小，分辨力也越高，所以要求电脉冲放大器应有足够宽的动态范围。增益之所以影响脉冲持续时间进而影响纵向分辨力，根源是系统频带宽度有限，使脉冲的前沿不够陡峭。超声诊断仪的分辨力标准要求见表 1。

表 1　超声诊断仪分辨力标准

超声频率	1.0～2.5 MHz	3.0～3.5 MHz	5.0～7.5 MHz
横向分辨力	小于 4.0 mm	小于 3.0 mm	小于 2.0 mm
纵向分辨力	小于 2.0 mm	小于 2.0 mm	小于 1.0 mm

2. 作用距离(探测深度)

作用距离受全系统的影响，主要影响因素有声波频率、发射功率、接收机灵敏度及增益，以及声脉冲信号在传播途中的衰减、组织吸收、镜面反射及相邻组织之间声阻抗的差异等。一般超声诊断仪探测深度范围 0～23 cm。

3. 输出声强

声强是指在声束截面上单位面积的声功率量值(单位：W/cm^2 或 mW/cm^2)。超声诊断仪声剂量的安全阈值是指确保人体(包括胎儿)的超声诊断可用的声剂量的最大值。根据我国现有的标准，医用诊断超声源其平均声强应小于 10 mW/cm^2。

二）超声图像的评价指标

1. 灰阶图像品质的评价标准

超声灰阶图像质量取决于细微分辨力、对比分辨力和图像均匀性三个客观参数。

（1）细微分辨力是指能清晰地区分细微组织的能力，它包括声束的纵向分辨力、横向分辨力和图像中像素的数目。

（2）对比分辨力是指对灰阶反射体的微细层次的显示能力，即鉴别组织类型和看清细微结构差异的能力。

（3）图像均匀性是指整个显示场内提供能匹配的细节和对比分辨力的显像系统的能力。它与声束的全程全方位聚焦有关。

2. 彩色多普勒血流图像品质评价标准

彩色多普勒血流图像质量取决于空间分辨力、速度分辨力、动态分辨力、灵敏度、均匀性及穿透力等参数。

（1）空间分辨力是指对血管定点瞬时速度的检测，与采样容积有关。采样容积越小，越能反映特定点细微血流的瞬时真实血流速度，其细微分辨力就越好。

（2）速度分辨力是指对血流检测时对血流速度变化的对比分辨能力。

（3）动态分辨力是指彩色成像的速率——帧速率。帧速率越高，其动态分辨力越好。

（4）敏感度是指对低速血流检测时的能力及对瞬时高速血流准确的捕捉能力。

（5）均匀性是指全程声场均匀一致性。

（6）穿透力是指彩色血流显像可达到的最大深度。

三）超声诊断仪的基本技术参数及要求

1. 灰阶超声诊断仪的基本技术参数及要求（见表 2）

表 2 各档次灰阶超声诊断仪基本技术参数及要求

项目		高档	中档	低档
系统通用功能	监视器	大于或等于 12″黑白	大于或等于 9″黑白	大于或等于 7″黑白
	探头接口	大于或等于 2 个	大于或等于 2 个	大于或等于 1 个
	安全性能	符合进口商品安全质量要求	符合进口商品安全质量要求	符合进口商品安全质量要求
探头规格	频率	二维图像与多普勒可选不同频率		
	类型	大于或等于 2 种	大于或等于 1 种	1 种
	阵元数	大于或等于 96	大于或等于 80	大于或等于 70
	B/D 兼用	线阵 B/PWD，凸阵 B/PWD		
	穿刺导向	配穿刺架	配穿刺架	
灰阶显像	探头频率	电子凸阵 3.0～5.0 MHz，电子线阵 5.0～8.0 MHz	电子凸阵 3.0～5.0 MHz，电子线阵 3.5～7.5 MHz	电子凸阵 3.0～4.0 MHz
	成像速率	电子凸阵探头、全视野、深度 17 cm 时，在最高线密度下，帧频大于或等于 25 帧/s	电子凸阵探头、全视野、深度 16 cm 时，在最高线密度下，帧频大于或等于 25 帧/s	电子凸阵探头、全视野、深度 17 cm时，在最高线密度下，帧频大于或等于 25 帧/s
	线密度	大于或等于 120	大于或等于 120	大于或等于 100
	声束聚焦	发射大于或等于 2 段	发射 1 段	发射 1 段
	接收方式	系统接收超声	系统接收超声	前端接收超声
	动态范围	大于或等于 80 dB	大于或等于 75 dB	大于或等于 65 dB
	灰阶	256 级	256 级	128 级

续 表

项目		高档	中档	低档
灰阶显像	声束处理	数字声束形成器、动态聚焦、动态孔径	数字声束形成器、动态聚焦	数字或模拟声束形成器、分段聚焦
	电影回放	大于或等于120幅		
	增益调节	B/M独立调节，DGC分段调节	B/M独立调节，DGC分段调节	B/M独立调节，DGC分段调节
	空间分辨力	符合GB10152－1997国家标准，并提供检测数据	符合GB10152－1997国家标准，并提供检测数据	
频谱多普勒	方式	脉冲多普勒PWD		
	测速	PWD 2.5 MHz时，最高7.6 m/s；最低5 mm/s		
	显示方式	B/D、M/D		
	取样门	宽度1～10 mm，分级调节		
	显示控制	反转、零移位、B刷新、D扩展、B/D扩展		
	电影回放	有		
	输出功率	B/M、PWD可调		

注：参见《超声诊断基础与检查规范》（袁光华，张武，简文豪主编）

2. 彩色多普勒超声诊断仪的基本技术参数及要求（见表3）

表3 各档次彩色多普勒超声诊断仪基本技术参数及要求

项目		高档	中档	低档
系统通用功能	监视器	大于或等于15″彩色	大于或等于14″彩色	大于或等于12″彩色
	探头接口	大于或等于3个	大于或等于2个	大于或等于1个
	安全性能	符合进口商品安全质量要求	符合进口商品安全质量要求	符合进口商品安全质量要求
探头规格	频率	宽频，最高频率大于或等于12 MHz	宽频或变频，最高频率大于或等于10 MHz	变频，最高频率大于或等于7 MHz
	类型	大于或等于3种	大于或等于2种	1种
	阵元数	线阵/凸阵大于或等于256，相控阵大于或等于96	线阵/凸阵大于或等于128，相控阵大于或等于64	线阵/凸阵大于或等于96
	B/D兼用	电子扇形B/PWD、B/CWD，线阵B/PWD，凸阵B/PWD	电子扇形B/PWD、B/CWD，线阵B/PWD，凸阵B/PWD	线阵B/PWD，凸阵B/PWD
	穿刺导向	配穿刺架	配穿刺架	配穿刺架
	腔内探头	扫查角度大于或等于120°	扫查角度大于或等于110°	扫查角度大于或等于100°
灰阶显像	探头频率	电子扇形2.0～4.0 MHz（具有谐波）， 电子凸阵3.0～5.0 MHz（具有谐波）， 电子线阵5.0～12.0 MHz， 腔内5.0～10.0 MHz	电子扇形2.0～4.0 MHz， 电子凸阵3.0～5.0 MHz， 电子线阵5.0～10.0 MHz， 腔内5.0～8.0 MHz	电子凸阵3.0、5.0 MHz， 电子线阵7.0 MHz， 腔内5.0、7.0 MHz
	谐波成像基波频率数	大于或等于2种	1～2种	

续 表

项 目		高 档	中 档	低 档
灰阶显像	成像速率	相控阵探头、扫查角度 85°、深度 17 cm，在最高线密度下，帧频大于或等于 50 帧/s； 电子凸阵探头、全视野、深度 17 cm时，在最高线密度下，帧频大于或等于 30 帧/s	相控阵探头、扫查角度 85°、深度 17 cm，在最高线密度下，帧频大于或等于 35 帧/s； 电子凸阵探头、全视野、深度 17 cm时，在最高线密度下，帧频大于或等于 25 帧/s	相控阵探头、扫查角度 85°、深度 17 cm，在最高线密度下，帧频大于或等于 30 帧/s； 电子凸阵探头、全视野、深度 17 cm时，在最高线密度下，帧频大于或等于 20 帧/s
	线密度	大于或等于 230	大于或等于 180	大于或等于 150
	声束聚焦	发射大于或等于 8 段， 接收自动连续聚焦	发射大于或等于 4 段， 接收连续聚焦	发射大于或等于 1 段， 动态聚焦
	动态范围	大于或等于 120 dB	大于或等于 100 dB	大于或等于 90 dB
	声束处理	数字声束形成器、接收通道大于或等于 256、全程动态聚焦、可变动态孔径、A/D 大于或等于 12 bit	数字声束形成器、接收通道大于或等于 96、动态聚焦、可变孔径、A/D 大于或等于 10 bit	模拟声束形成器、动态聚焦、可变孔径
	电影回放	大于或等于 256 幅	大于或等于 100 幅	具备
	增益调节	B/M 独立调节，DGC 分段调节大于或等于 8	B/M 独立调节，DGC 分段调节	B/M 独立调节，DGC 分段调节
	空间分辨力	符合 GB10152－1997 国家标准，并提供检测数据	符合 GB10152－1997 国家标准，并提供检测数据	
彩色多普勒	显示方式	速度方差显示、能量显示、速度显示、方差显示、B/D/CDFI 显示	速度方差显示、能量显示、速度显示、方差显示	速度方差显示、能量显示、速度显示
	显示帧数	相控阵探头、85°角、深度 17 cm，在最高线密度下，帧频大于或等于 12 帧/s； 凸阵探头、全视野、深度 17 cm 时，在最高线密度下，帧频大于或等于 6 帧/s	相控阵探头、80°角、深度 17 cm，在最高线密度下，帧频大于或等于 10 帧/s； 凸阵探头、全视野、深度 17 cm 时，在最高线密度下，帧频大于或等于 4 帧/s	相控阵探头、80°角、深度 17 cm，在最高线密度下，帧频大于或等于 8 帧/s； 凸阵探头、全视野、深度 17 cm 时，在最高线密度下，帧频大于或等于 4 帧/s
	显示控制	零位移动 15 级， 黑/白与彩色对比， 彩色对比	零位移动， 黑/白与彩色对比， 彩色对比	零位移动， 黑/白与彩色对比， 彩色对比
	显示角度	10°～85°	10°～80°	10°～70°
	显示速度	最低平均流速小于或等于2 mm/s	最低平均流速小于或等于 10 mm/s	最低平均流速小于或等于 30 mm/s
频谱多普勒	方式	PWD、CWD 扇形、CWD 笔式	PWD、CWD 扇形、CWD 笔式	PWD
	测速	PWD 2.5 MHz 时，最高7.6 m/s，CWD 1.9 MHz 时，最高 10.2 m/s，最低 1 mm/s	PWD 2.5 MHz 时，最高7.6 m/s，CWD 1.9 MHz 时，最高 10.2 m/s，最低 5 mm/s	PWD 2.5 MHz 时， 最高 7.6 m/s，最低 15 mm/s
	显示方式	B/D、M/D、D、B/M/D	B/D、M/D、D	B/D、M/D、D
	取样门	宽度 1～10 mm，分级	宽度 1～10 mm，分级	
	显示控制	反转、零移位、B 刷新、D 扩展、B/D 扩展、局放、移位	反转、零移位、B 刷新、D 扩展、B/D 扩展	反转、零移位、B 刷新、D 扩展、B/D 扩展
	电影回放	大于或等于 60 s	大于或等于 25 s	有

注：参见《超声诊断基础与检查规范》（袁光华，张武，简文豪主编）

作为高档的彩色多普勒超声诊断仪还应包括如下的先进功能：组织多普勒成像、自然组织谐波和造影剂谐波成像、三维成像、图像存储及传输功能、DICOM 3.0 标准接口等。

3. 对超声诊断仪性能的特殊要求

特殊要求因超声检查应用的具体各个部位、脏器的解剖、生理等特点而异，将在“各论”的相关章节中具体详述。如，甲状腺、乳腺等脏器位置较浅表，因此其超声检查要求超声诊断仪有较好的性能，特别是具有高频线阵探头，有较高的分辨力。一般要求探头频率 7.5～12 MHz。

又如，急诊超声检查不同于常规检查，有其特殊性。急诊患者病情危重复杂，超声分析困难；加上一般事发突然，患者没有进行相应的检查前准备，超声显像不清晰；部分患者昏迷或外伤后被动体位，不能有效配合检查等等，这些情况都增加了急诊超声检查诊断的难度。因此急诊超声检查对检查仪器的要求更高，应配置性能优异的高档仪器，以保障检查质量。

二、超声诊断仪采购规范

控制超声仪器的市场销售、流通体系，保证医院采购到合格并合适的仪器。

以 2003 年《中华人民共和国政府采购法》正式实施为标志，中国政府采购改革步入了法制化的轨道，进入了快速发展的新阶段。

根据用户的需求，公开招标采购。一方面可以用较低的价格购买到合适的仪器，更主要的是可以购买到质量合格、销售渠道合法的仪器，防止不合格的仪器或者走私货进入临床，带来仪器性能、使用以及售后服务等诸多的隐患。

当然，还应该加大对政府采购的宣传力度，使政府采购的相关利益者都能够了解政府采购的制度、规则和实施；要加快属于政府采购基本体系的建设，在政府采购的执行操作方面还有待进一步规范。

在进行采购前，首先要提出超声诊断仪的采购要求。面对市场上诸多的超声诊断仪该如何选择？

首先，要根据医院的实际情况，选择配置哪种类型的超声诊断仪。如果是大型医院，进行心脏和腹部等超声检查的病人都很多，最好是分别配置腹部专用型和心血管专用型的彩色多普勒超声诊断仪；而如果心脏和腹部的病人不是很多，一台仪器即可满足检查需要的，则可配置一台心腹两用的超声诊断仪。但由于心腹两用的机型是兼容性的，所以不管是心脏还是腹部检查，其性能都可能不是最好的。如何选配，主要取决于医院的使用要求。还有，要根据需求合理选择仪器的参数配置，不要一味追求低价位，也不要贪大求全，避免提高使用成本和浪费仪器的功能。

其次，要选择经过国家技术监督部门认可、合格、合法的产品。国产超声仪器要有生产许可证，进口超声仪器要有进口医疗器械注册证，经销公司要有医疗器械经营准许证。

另外，要注意考虑仪器的性能价格比。经过多种品牌仪器的最优化比较，选择性能价格比最佳的仪器。

最后，要考虑到维修保障和零配件供应。任何仪器都会有故障，特别是超过保修期后，能否真正保证维修及零配件供应是很重要的。许多厂家有良好的信誉，但在一些公司也经常有不尽人意的事情发生，所以选购仪器的同时，应对相关厂家做好调查，避免日后维修的困难。

三、超声诊断仪使用规范

科学的管理、合理的使用、精心的维护保养，才能充分发挥仪器的最佳性能，延长使用年限，在取得良好的经济效益的同时，也保持良好的检查质量。

一）管理模式

超声类设备管理模式主要有两种类型。

一种是集中管理的模式，即以医院超声科室为中心，集中全院超声诊断仪开展多科多系统的检查，形成规模，实行统一管理、集中使用，并保证仪器的正常使用、保养和维修，为临床各科诊断群体服务；同时接收各科临床医生轮转，对他们进行超声诊断技术的培训。

临床医生在超声科室学习超声医学的基础理论和基本操作，熟悉和掌握以本专业疾病为主的超声诊断技术，训练结束后回到临床工作，保持与超声科室的联系，也可以随时到超声科室检查病人，巩固所学到的诊断技术，并与专职超声诊断人员合作进行科研工作和学术交流。

这种管理模式既能充分发挥仪器的使用率和资源共享效益，减少了仪器设备的重复购置和低档次徘徊现象；又能促进临床医生对仪器诊断知识的掌握，也有利于科研质量的保证及新技术的开发、推广。

另一种是分散管理的模式，即将超声诊断分散在各临床专业科室自行管理。这些科室派一名临床医生或医技人员进行操作，此仪器只限于该科病人的检查。

这种模式的主要优点为：一般不必设专业诊断人员，临床医生可亲自动手进行仪器诊断检查，既有利于临床医生诊断水平的提高，也有利于临床科研的开展。此外，这种模式对病人（尤其是住院病人）检查极为方便，特别是那些病情较重、需要动态观测及检查的病人。其不足是这种管理模式所需仪器必然较多，而且其利用率也不高，会造成严重的资源浪费现象，另外不利于超声学科的建设与发展。

建议采用集中管理、自立为科室的管理模式。超声医学在飞速发展，新技术层出不穷，应用日益广泛，力量不断增强，早已成为一门独立、完整的学科，理应自立科室，进行仪器及业务的统筹管理安排，充分发挥仪器效益，也可保障良好的工作质量。独立建制超声医学科室也符合国家卫生系列职称晋升的管理要求。

二）安装规范

超声诊断仪购进后，应规范接收手续，正确安装，以保证日后正常的使用和维护、保修等。

1. 安装连接到位

仪器应由医院设备管理科室与仪器厂家同时开箱、查验，然后由厂家技术人员进行现场安装。要求仪器各部件安装到位，接线正确，摆放到位，固定良好。

2. 电源电压稳定

超声诊断仪和其他精密医用仪器一样，对电源要求比较高，稳定的电源电压是保证超声诊断仪正常工作、减少故障的首要条件。电源电压过高，会增加电子元件的负荷，容易引起电子元件因过压、过流、过热而造成损坏或加速老化；电源电压过低，仪器内部直流稳压部件的稳压性能变差，交流波纹增大，图像上可能出现干扰或仪器的一些功能控制键失灵。

建议超声诊断仪配备性能良好、稳压精度高、有干扰净化功能、有过压欠压保护功能的电子交流稳压器，稳压器的功率应大于仪器功率的 2～3 倍，这样选择能提高电压的稳定性和仪器的安全性。

3. 安全接地

地线接地电阻应小于 4 欧姆。独立、良好的接地能减少外界电干扰信号对仪器的干扰，保证仪器工作正常，同时也是保证病人和医务人员人身安全的需要。

4. 防电磁干扰

超声诊断仪易受强电磁设备的干扰，所以超声检查室应离 X 线机、CT 机、高频治疗机等有强电磁场的设备远些，以保证仪器不受干扰。

5. 合适的温度和湿度

超声诊断仪对使用环境的温度和湿度都有较高要求，温度保持在 20～40℃、湿度保持在 40％～60％比较合适。高温、潮湿的环境容易使电路元件受腐蚀，其电气性能下降，故障增多，仪器使用寿命缩短。为了保证仪器有一良好的环境条件，检查室应配有空调器和去湿设备，保证仪器在合适的温度、湿度下工作。

三）使用规程

在超声诊断仪的日常使用中应制定并严格执行操作规程，科学、合理使用仪器，并进行正确的维护和保养。

1. 使用前

要求环境、设施等符合仪器的工作条件。

(1) 温度:20～40℃。

(2) 湿度:相对湿度 40%～60%。

(3) 电源:稳压电源 220 V。

(4) 地线:单独良好接地。

(5) 亮度:暗室操作,防强光照射。

(6) 仪器:摆放到位,接线正确。

2. 使用时

要求熟悉仪器性能,掌握仪器的调节、操作方法,正确使用仪器。

(1)开机前检查所有仪器及配套设备,特别检查探头有无损坏,有无软硬件故障。若有故障及时登记并上报。

(2) 先开总电源,待稳压后再开机。

(3) 根据检查需要操作调节仪器。

(4) 关机时先关仪器开关,待停机后再切断稳压器电源。

(5) 检查时必须做到轻拿轻放探头,避免碰撞或跌落探头等事故发生;操作仪器时动作应轻盈、敏捷,严禁野蛮、粗暴。

(6) 检查间隙应及时按冻结键,避免不必要的探头损耗。

(7) 使用中出现故障时立即关机报修。禁止仪器带病工作。

(8) 非本科室人员未经允许禁止操作仪器。

3. 使用后

要求妥善保养仪器,注意安全。

(1) 检查结束后及时清洁探头、仪器。

(2) 每天整理清扫检查室。

(3) 检查室经常通风,定期消毒。

(4) 定期保养维护仪器。

(5) 注意安全,每天下班前巡查检查室,关闭水、电、门窗等。

4. 注意事项

在超声诊断仪的使用中,有几个重点问题要注意:

(1) 保持环境清洁和仪器定期除尘:灰尘是精密电子仪器的一大祸害,在医疗仪器维修中,因灰尘堆积在电接点、电路板、元件、通风进出口过滤网上而引发的仪器故障时有发生。为避免灰尘对超声诊断仪造成危害,可采取下列措施:

① 病人和医务人员进入仪器室应更换拖鞋或戴鞋套,减少灰尘带入室内。

② 给仪器加防尘罩,不用时将仪器盖上防尘罩减少灰尘进入。

③ 经常打扫室内卫生,最好使用吸尘器吸尘,保持室内清洁无灰尘。

④ 定期对仪器进行清洁除尘,对仪器的外部清洁除尘由仪器使用者完成,内部清洁除尘应由维修工程技术人员负责,以免装错电路板等而引发人为故障。

(2) 保护好仪器探头:探头精密度很高,制造难度大,价格较昂贵。注意对超声诊断仪探头的保养,可延长其使用寿命。

① 探头使用中应轻拿轻放,防止碰撞,切忌与硬物或尖锐物体碰撞,以免造成晶振损坏。

② 探头电缆是由很细的多根电线相并外加屏蔽网和橡胶套组成,不合适的拉伸或扭曲易造成电线折断

或屏蔽网、橡胶套开裂，出现超声图像缺损和屏蔽不良干扰。特别是经颅超声多普勒（TCD）探头连线较细，长期使用连线易断，所以使用时不能硬拉或使线打折。

③ 探头要使用合格的耦合剂，不要使用有腐蚀性的或自配的耦合剂。使用后应及时擦净耦合剂。

④ 如果检查暂停，应及时将机器的冻结键按下，让探头停止工作，减少探头磨损。机械探头尤其应注意这一点。

⑤ 每次使用完毕后，用软布或软纸将探头擦干净，不得用水或有机溶剂擦洗，以免探头内部电路进水或损坏。

⑥ 安装或拆卸探头时要关断电源，防止探头内部短路。

⑦ 探头一般不可直接放入水中和其他溶剂中，探头的消毒灭菌应使用探头专用消毒箱或包扎消毒。

（3）保护开关按钮：近几年来超声诊断仪的面板功能开关大都使用了轻触开关，其面膜板是一块整体的塑胶板，保护不好，容易开裂。建议使用者按压开关时力度要适当，不可用力太大，粗暴操作。

（4）减少开关机次数：频繁地开关机，其开机电流、电压对仪器内元件的冲击次数增多，元件易产生老化、失效，致使仪器出现故障。一般是上班开机、下班关机。暂时不用，可不必关机。较长时间不用的仪器，也要定期给仪器加电试机，可防止电容器老化失效，同时通过加电可使机内产生一定热量，有驱潮防霉作用。

四）维护规范

超声诊断仪是一种精密而复杂的医用电子仪器，在各级医院都有广泛的应用。为了充分发挥它的工作效率，延长使用寿命，获得最大限度的经济效益和社会效益，对其进行及时的维护是非常必要的。

1. 整机的维护

对超声诊断仪进行定期维护，是减少和避免故障，延长使用寿命的有效手段，这是超声医生和工程技术人员不可忽视的一项重要工作。对超声诊断仪的维护，主要有以下几个方面的内容：

① 根据使用环境卫生条件，定期清除机内外灰尘、污物及潮湿。这一点是非常重要的。如有的超声诊断仪在使用一两年后出现死机，即开机自检不能正常进行或工作一段时间后出现异常现象。这可能就是因为机内积尘太多，导致机器内部有轻微短路或机内温度太高，从而影响机器的正常运行；有的带有轨迹球的超声仪常出现光标移动不正常或不移动，导致无法进行数据测量，这种现象大部分是轨迹球内积尘引起的，必须及时清除灰尘。

② 细致观察电路元件，检查有无不正常或变质元件。对异常现象进行分析和排除。

③ 清洁接插件导电接触部件和高压绝缘元件表面，以保护各接插件有良好的电气接触和防止高压元件漏电。

④ 紧固各接插件和固定螺丝，保证系统整体接触良好、稳定。

⑤ 检查仪器的探测性能和面板控制键（钮）的控制性能，并正确调整各性能控制旋钮，使整体处于良好的工作状态。

2. 探头的维护

探头是超声设备最重要部件之一，在使用超声设备时，对探头要倍加保护，定期保养，延长机器使用寿命。

在实际使用中发现，由于维护、保养不及时，致使探头性能下降甚至损坏，影响了超声诊断仪的正常使用，给临床工作造成影响。

实际使用中探头易出现的几个问题：

① 操作人员使用时不小心将探头碰在硬物上或地板上，使探头开裂，晶片破碎。

② 使用的耦合剂不合格，如长期使用对探头损坏较大，严重的会使探头表面起泡、开裂。

③ 机械扫描的机械探头是将电机运转机构和晶片浸在机油或硅油中进行润滑、散热和绝缘。如果润滑油减少，会使探头内电机运转机构润滑变差，阻力增大，速度减慢，图像晃动，分辨力大幅下降。

④ 超声设备所处环境不好，灰尘过大。有些基层医院由于条件所限，房间密闭差，探头接触人体的边缘被老鼠咬破，使空气进入线阵探头晶片之间，引起图像不完整。如果是机械探头，会使润滑油流失，图像质量下降。

相应的，超声诊断仪探头的维护事项有：

① 制定并严格执行超声诊断仪及其探头的使用规范。

② 机械探头要定期检查维护。平时注意听探头声音，如果缺油，噪声会增大，应随时观察润滑油的情况。检查时，将探头的头朝上，看探头上部有无气泡。若有，说明润滑油不够，应及时补充油并排除空气。还应注意要加同型号的油，避免不同型号的油之间发生反应。

③ 维护人员要定期维护，做好预防性措施，使故障发生率降至最低。

④ 发现问题，应立即停机保修，禁止带病工作，防止检查质量下降，产生安全隐患。

⑤ 探头磨损等可以由专业人员进行修复。探头声透镜破损可用液体硅橡胶修补，效果良好。

五）超声诊断仪的使用与保养综述

超声诊断仪就是超声医生吃饭的家伙！所以身为超声医生，我们应有专业水准，精通超声诊断仪，不仅会用，还要善用。当然，我们也应该善待超声诊断仪，保养维护，呵护备至。

1. 纠正错误观念，加强思想重视

超声医生往往对诊断很感兴趣，热衷于图像的分析与鉴别。这也是人之常情，超声医生的工作任务就是“看图说话”，得出超声诊断就是工作的目的。但是对每天手上所使用的超声诊断仪，很多人就忽视了。只要超声诊断仪没坏，能够使用就行了，至于它的工作原理、组成结构及其性能、调节等等就不甚了解了。

其实不然！要想做个真正具有专业水准的超声医生，必须精通超声诊断仪，这是工作的前提，也是将来提高业务水平的保证。超声诊断仪对于超声医生而言就像战士手中的武器。了解它，熟悉它，你才能将它“玩弄于股掌之间”。了解超声诊断仪的工作原理，就可理解图像是如何得到的，知道该怎样改善图像，知道如何识别伪像并加以控制。了解超声诊断仪的组成结构，就可以更好地理解其工作原理，并会维护保养，解决简单的故障。超声诊断仪上有许多功能按键以及旋钮，它们有何用处？又该怎样调节使用？仅仅会用几个常用的功能键是不符合专业水平的。了解了超声诊断仪的具体性能，并学会精细调节，就可以发挥超声诊断仪的最佳性能，实现图像的最佳显示。

是的，在仪器安装投入使用的时候，厂家已经预设了常用的检查设置。在检查一般的病人时显像基本较好，不需要再作过多的调整，只需要微调即可。但是，不需要调节与不会调节是根本不同的两回事。如果遇到特殊病人，如肥胖者、小儿等等，或特殊检查部位时，常规设置的图像显示效果可能不佳，就应根据需要正确调节仪器，使得图像显示更佳。

2. 科学规范管理，精通熟练使用

(1)“开路先锋”，专人负责。仪器安装时，厂家会派遣工程师和临床医生现场指导、培训。科室应安排专人作为“开路先锋”，首先跟着学习，了解新仪器的结构、性能以及具体的操作、调节等，要求达到精通该仪器。此人也就是该仪器的终身负责人，负责仪器操作的顾问、短期保养以及故障维修记录等，并建立仪器设备档案，内容包括每台设备的标书原始资料复印件、使用及维修情况。

(2)“全民皆兵”，科内普及。在新仪器正式普及使用之前，应在科室组织集体的学习，由相关专人进行专题讲座，全面介绍该仪器，并上机实际演示操作、调节。要求全科“全民皆兵”，所有上机人员均熟练掌握仪器的常规操作与调节。

(3) 使用相对固定，尽量专人专机。在仪器的日常使用中，根据科室现状合理安排，逐步实现专人专机。这样做的好处，一是使用者对仪器较熟悉，可以进行精细调节，充分发挥仪器的最佳性能，实现最优化显示。二是适应仪器的显像特点，实现诊断分析标准的稳定。各个仪器都有其自身显像的特点，比如图像较粗或细腻等，而超声诊断中有时候主观性较强，对图像的识读判断会因人而异、因机而异。如果超声医生频繁更换仪器，就需要不停地适应不同的仪器。在适应的过程中，读图时超声医生的主观判断会游移不一，诊断分析标准摇摆不定，不能做到诊断标准的稳定性和延续性，前后检查缺少可比性。

(4) 使用手册随机配置。超声诊断仪均配有“用户使用手册”，现在有的医院将其作为仪器资料归档设备处保存。其实不妥！既然为“用户使用手册”，自然应随机放置，以备上机操作者之需，即取即用，十分方便。放在仪器档案里睡大觉，“用户使用手册”也就失去其意义了。可以改变相关管理规定，也可以采取变通办法：由科室向设备处办理长期借阅手续，“用户使用手册”还是随机备用。

仪器的专门负责人应该通读全手册，对仪器做到精通掌握。其他使用者也可以阅读，或咨询负责人，要求做到熟练使用仪器常规功能。

(5) 使用相关规定。仪器使用前首先应检查仪器固定、连接到位、电源稳压等，然后开机检查。使用中要爱惜仪器，正确操作仪器。操作应轻柔，尤其是探头要轻拿轻放，电缆线不要扭曲、牵拉；检查间隙及时冻结探头等。遇到操作问题向该机负责人咨询。发生故障时即时关机断电，向科主任以及设备处汇报，请求维修。故障表现以及维修情况等均应该详细记录在案。

超声诊断仪均为大型贵重仪器，应建立严格的上机准入制度。具有上岗证并经过该机型操作培训的医生才可以独立操作仪器。其他学习人员，如进修医生、实习医生、轮转医生等均应在上级医生许可和指导下上机操作。病人以及家属等禁止接触仪器，一来保护仪器，二来防止意外损伤等。厂家销售服务人员等未经科主任允许，不得接触仪器，防止失窃、破坏等。

3. 保养维护，“延年益寿”

(1) 专人负责。每台仪器均指定专人负责，记录仪器的使用以及维修等情况，负责仪器的短期维护，并检查、督促每天的日常维护。

(2) 日常维护。由使用者每天负责清洁探头以及仪器表面，清除耦合剂，擦拭灰尘。下班前应加盖防尘罩(应在仪器散热冷却后)。另外，检查室也应该每天整理、清扫、通风、紫外线消毒等。

(3) 短期保养。由仪器负责人进行，一般 1 周左右应清理滤尘网，清洗晾干后及时安装复位。注意：应在关机停用时清理。

(4) 长期保养。一般 1 年左右应进行长期保养。由设备处、厂家等打开机箱维护，全面清理灰尘，包括键盘、滚球等部位的清洁除尘等。

总之，知己知彼(仪器)，百战不殆；会用善用，尽在掌控。保养维护，青春永驻；善待仪器，利人利己。

四、超声诊断仪检定规范

近年来，超声诊断技术迅速发展，各类超声诊断仪在其功能、配置、性能、扫描方式、工作频率等方面相差悬殊，应建立强制性年检制度，由标准计量部门进行年检，及时淘汰性能老化、不合格的仪器，避免超期或带病使用老旧仪器而造成安全及质量风险。

一) 强制性检定制度

医用超声诊断仪临床上主要应用于对心脏、肝脏、妇科等疾病的诊断，其性能的优劣直接关系到诊断结果的准确与否及临床阶段的安全有效。目前，该类仪器也经常并大量地服务于计划生育和生殖健康事业，尤其是对孕期胎儿发育情况的检查。正因为如此，它的质量状况直接涉及到人类的生命健康及生命繁衍。因此，我国《计量法》将医用超声诊断仪列为强制检定的医用仪器。需要强调指出的是，计量部门开展医用超声仪强制检定是一项严肃的技术执法行为。

为了确保医用超声诊断仪量值的统一、测量数据的准确可靠，国家颁布实施了《医用超声诊断仪计量检定规程》，应规程要求对医用超声诊断仪检测。如果检测指标不合格，可能会危及人民健康和生命。

以医用超声诊断仪输出声强的强度为例。近年来，几乎每位孕妇都在孕期接受过一次以上的超声诊断。但怎样减少或控制超声诊断仪对人体尤其是胎儿的损害已经引起了人们的关注。20 世纪 90 年代，国外通过大量实验发现，超声剂量超过 8.3 mW/cm^{2}会增大血液中染色体畸形发生率，造成胎儿先天生理障碍和畸形，于是确定了 8.3 mW/cm^{2}输出声强为染色体安全值。考虑在实际诊断中母体腹壁和子宫对声能的衰减，将超声输出功率值定为 10 mW/cm^2。因此，国标 GB 6385－86 在“超声诊断设备的专用安全要求”中规定：对各类超声诊断设备的超声输出强度必须小于 10 mW/cm^2。

二）检定内容

目前对超声诊断仪的检定依据是 JJG 639－1998《医用超声诊断仪超声源检定规程》。主要检定八项指标：输出声强、患者漏电流、探测深度、轴向分辨率、侧向分辨力、盲区、几何位置示值误差、囊性病灶直径误差。

检定的八项指标可分为两大部分：

(1) 仪器安全性能指标：输出声强和患者漏电流。

B 超检查人体时，当超声波作用人体，对细胞产生空化作用等物理效应，其超声强度超过一定限度时将对人体产生危害，尤其对孕妇、婴儿危害更大。因此国家计量检定规程规定，其超声强度不得超过 10 mW/cm^2，其漏电流必须保持在安全值以下，不得大于 100 μA。

(2) 图像质量的指标：医用超声诊断仪通常是以图像形式提供诊断信息的，因此图像质量的判别对整机性能和临床诊断有效性的评价都是必要的。

检定规程中用以下参数表征图像质量：

① 探测深度：仪器正常显示下所观测到回波目标的最大深度。该值越大，越能在生物体更大范围内进行检查。其影响因素有换能器灵敏度、发射功率、接收放大器增益、工作频率等。探头频率越低，探测深度越大；反之，频率越高，探测深度越小。

② 轴向分辨率：沿声束轴线方向，图像显示中能够分辨两个回波目标的最小距离。该值越小，其纵向界面的层理越清晰。

③ 侧向分辨力：垂直于声束轴线方向，图像显示中能够分辨两个回波目标的最小距离。该值越小，其横向界面的层理越清晰。其影响因素有声束宽度、系统动态范围、显示器亮度和媒质衰减系数等。

④ 盲区：指可识别的最近回波目标的深度。盲区小，则有利于检查出接近体表的病灶。

⑤ 几何位置示值误差和囊性病灶直径误差：指显示和测量实际目标及距离的准确度。该指标涉及到诊断和治疗的一致性。

三）检定规程

1. 检定前的准备

检定用设备的检查：毫瓦级超声功率计、漏电流测量仪可处于正常工作状态；仿真模块的声窗应干净平整，若有气泡，用干净注射器将其从模块低部抽出。

被检仪器的检查：仪器各功能键应灵活显示其功能，特别注意仪器探头不能有裂纹和损伤，查阅仪器说明书，清楚其配置及相应技术指标、仪器档次。

2. 输出声强的检定

将被检仪器预热 30 分钟，毫瓦级功率计放置平稳并调整水平泡至中心位置，接通电源，打开靶位，把除气蒸馏水缓慢注入消声水槽至水位线刻度处，冻结被检仪器图像，靶位指示调零，功率计调零，解冻图像，然后重调靶位指示为零，读出功率计读数。连续测量不少于 3 次，取其算术平均值，根据配置探头有效辐射面积计算输出声强。

3. 患者漏电流的检定

将漏电流测量仪两支表笔分别接在被检仪器地线和涂有导电膏的铜板上，探头置于导电膏上，接通被检仪器电源，读漏电流。冻结图像，将两支表笔反接，解冻图像，读出漏电流，取较大值作为被检仪器漏电流值。

4. 探测深度的检定

将被测仪器的探头置于涂有耦合剂的模块声窗上，手持探头对准纵向靶群并保持声束扫描平面与靶线垂直，调节被检仪器总增益、TGC、对比度、亮度，对具有动态聚焦功能的仪器令置其远场聚焦状态，读取纵向靶群图像中可见的最大深度。

5. 分辨力、盲区、几何位置误差、病灶直径误差的检定

与探测深度的检定方法类似，都要求图像通过相应的调节达到最佳显示，用来判断被检仪器的各项指标，因此人为因素影响非常大，也是规程中颇感头痛的环节，如隐约可见算不算可见。为尽可能减少误判，操作时动作要轻缓细致，手眼合一。此外，被检仪器扫描方式的不同，误差也有较大不同。扇形扫描的仪器有许多存在远场图像变形，本应是点状亮点，变形为线段。使用电子光标测量时要格外注意，取线段的中点为测量点。测量盲区时，要注意使探头缓慢来回平移，以利于判断；测量病灶直径误差时，要使电子光标外切于病灶。

四）检定分析

1. 判定不合格的标准

凡是具备以下情况之一者，定为不合格，由计量监测部门开具鉴定不合格证，即行报废，不得作诊断使用。

① 探头电缆断线或显示图像出现黑条（局部图像缺损）等情况。

② 探头磨损严重或表面开裂等情况。

③ 人体组织超声仿真模块（标准模块）测试探头性能降至原指标参数75%以下。

2. 不合格的原因

检定不合格的机器其不合格项主要是横向分辨力不能达到指标要求。分析其原因主要有以下几个方面：

① 机器性能老化。

② 机器关键部件有损坏。有些医务人员对机器的探头不爱护，随意放置或磕碰，造成探头性能下降甚至损坏，影响了整机性能。

③ 对机器维护方法不正确。当机器的显示器上面有灰尘时，有些工作人员使用蘸水的布来擦，造成显示器上面的保护膜损坏，显示器表面粗糙，影响图像质量。

④ 恶劣的使用环境。有些医院的超声检查室环境恶劣，机器内部布满灰尘，影响机器性能，甚至造成机器故障。

⑤ 供电电压的不稳定。供电电压的不稳定也会影响机器的性能。

鉴于上述原因，医院应该制定严格的内部管理制度，切实落实仪器的安装、使用、维护等各项规范，使机器能够处于良好的工作状态。

经检定性能不合格、存在安全质量隐患的超声仪应立即淘汰，停止使用，以免带来安全质量问题，对医生、患者造成不良影响。

总之，根据国务院批准发布的《医疗器械监督管理条例》第一章第六条“生产和使用以提供具体量值为目的的医疗器械，应当符合《计量法》的规定”的要求，对超声诊断仪实施强制检定是十分重要和必要的。这不仅是保证医疗质量和医疗安全的需要，更是对人民健康负责的郑重承诺。

第二节　超声耦合剂方面规范

一、超声耦合剂概述

一）定义

医用超声耦合剂又称耦合介质，指置于探头（声源）与检测对象（传声介质）之间，实现声耦合的介质。

它在功能上是诊断仪的辅助和延伸，而在用法上又是与外用药品、化妆品相似的医疗用品。

耦合剂按临床应用途径的不同，可分为介入性耦合剂和非介入性耦合剂。前者指可供体腔及黏膜进行超声诊断及治疗用的无菌耦合剂，后者指仅供在皮肤上进行诊断用的耦合剂。目前临床上使用的耦合剂绝大多数为非介入性耦合剂。

二）成分

超声耦合剂是一种很特殊的制剂，性状为半透明的水溶性凝胶。耦合剂按原料来源的不同，可分为天然原料和化学原料两类。国内以化学合成原料为主。我国医疗单位过去大多使用自制的石蜡油乳剂等含油和表面活性剂的耦合剂，其声学性能差（声衰减系数高达 1.65 dB/cm · MHz），久置变质分层，而且对超声探头的透声窗、保护膜、声透镜可造成损伤，有腐蚀软化作用，现已逐渐淘汰。

20 世纪 80 年代国内开始采用羧甲基纤维素钠（CMC－Na）及丙烯酸聚合物等合成的高分子材料制备耦合剂。目前国内大多生产厂家已参考国外产品改用丙烯酸和丙烯基蔗糖交联的高分子聚合物——卡波普（carbopol）为原料制备，其水溶性凝胶声学性能优良，图像清晰度、分辨力均高，对超声探头无损伤。但因卡波普对眼、鼻黏膜有很大刺激性，其凝胶遇光易降解，迅速失去黏度而液化，所以该类耦合剂的质量还不十分理想。

20 世纪 90 年代初研制成功以海洋天然高分子聚合物——藻酸衍生物为主要原料的新型超声耦合剂。

三）作用

1. 导声

这是耦合剂的主要作用。超声诊断仪图像的清晰度和分辨力，不仅取决于其自身质量，而且与导声介质——超声耦合剂的质量密切相关。良好的耦合剂将提高显像的清晰度，保障检查质量。

通常人体皮肤表面纹路纵横，有许多小的凹陷的纹沟，其间含有空气。空气与人体软组织的声阻抗相差约 10,000 倍，空气与探头的声阻抗相差约 1,000,000 倍。如果探头直接与皮肤接触，则在其界面上声能损失巨大，几乎不能穿透此界面，超声诊断仪就几乎不能显像。而通过涂布耦合剂，一方面耦合剂填充了皮肤的纹沟，驱除了空气，保证了探头与皮肤的紧密接触，防止全反射，建立畅通的声学通道；另一方面，耦合剂的声阻抗与皮肤接近，达到两者良好的声学匹配，可减少超声在界面上的反射，增加透声性，保证了声能传播的通道畅通，将探头产生的声能最大限度传入皮肤、进入人体内，又将人体组织器官产生的回声最大限度地传到探头的压电晶片。

2. 减阻润滑

检查时，为了全方面观察检查对象，需要不时移动探头，在皮肤表面上下、左右滑行扫查。使用耦合剂，减少探头与皮肤之间的摩擦阻力，便于探头的自由移动，方便扫查。同时也可以保护探头，延长探头的使用寿命。

3. 良好的感受

耦合剂润滑皮肤，探头移动方便，医生操作顺畅，患者感觉舒适；耦合剂一般添加有香料，涂布后可散发清香，使医生与患者神清气爽，精神愉悦，有利于检查的进行。

四）性能指标

1. 性能要求

(1) 导声性：耦合剂的声阻抗值应与人体皮肤相接近，以保证导声良好；耦合剂十分均匀，胶体中不含有任何气泡。

(2) 实用性：耦合剂黏滞度合适，既不到处流淌，可自由涂布，也有润滑感，使探头移动自如；耦合剂易清除，易于擦拭，具有水溶性，易于清洗。

(3) 安全性：耦合剂无毒性、无致敏性、无致癌性，对人体安全，经过严格的动物试验、专家鉴定。供介入超声用的耦合剂还应具备生物相容性好，在体内可降解吸收；耦合剂无菌，不含有适合细菌生长的成分；耦合剂不含有有机溶剂、重金属、电解质、酸类、碱类、盐类、油类、卤素化合物等，对探头没有腐蚀、损伤。

(4) 稳定性：耦合剂性状较稳定，不受温度的适当变化而明显稀化、结块等。涂布在皮肤上可保持一定时间的保湿，不能太快蒸发、干燥；可长时间保存，不变质酸败；耦合剂可耐受高温消毒，消毒后成分及其性状没有改变。

2. 具体指标参数

(1) 声学特性：作为导声介质，耦合剂的声学特性最为重要。为使超声波束在耦合层的反射损耗、传播损耗以及波束变异尽量地小，以使超声能量最有效地进入人体，保证超声图像的清晰度和分辨力，必须对耦合剂的声学特性参数如声速、声阻抗、声衰减的量值予以规定。因人体软组织平均声速为 1,540 m/s，平均密度为 1.016 g/cm，声阻抗为 1.59×10^6 (Pa·s)/m。因此，反映声学特性的 3 项指标可定为：声速 1,540～1,650 m/s，声阻抗 $(1.50\sim1.70)\times10^6$ (Pa·s)/m，声衰减小于 0.05 dB/(cm·MHz)。声速与声衰减可采用脉冲插入取代法测量，声阻抗由声速乘密度求得。

(2) pH 值：为避免刺激性和保证产品的稳定性，参照外用药物制剂将 pH 值定为6.0～8.0，按《中国药典》的规定检测。

(3) 黏度：应大于 15 Pa·s。

(4) 相对密度：应为 1.01～1.05 。

(5) 渗透压：应为 239.5～513.0 mOsm/L 。

(6) 无菌：应符合《中国药典》规定。按《中国药典》附录 XI“微生物限度检查法”对留样的产品进行检验。

(7) 澄明度：按卫生部标准《澄明度检查细则和判断标准》的规定检查，应符合规定，并不得含有气泡。

(8) 皮肤刺激试验：是检验耦合剂安全性的主要方法。按卫生部《新药(西药) 临床前研究指导原则汇编》中“皮肤刺激试验”项下规定的方法试验，应无刺激性，即红斑水肿分值为零，强度评价分值小于 0.5。

(9) 其他性能指标：稳定性较好，放置 3 个月外观、颜色等等各项指标不变。

二、超声耦合剂生产规范

一）处方及制备工艺

耦合剂处方各异，制备方式二艺也有所不同。现在举几例说明常用处方及其配置工艺。

例一：

(1) 处方：羧甲基纤维素钠 25 g，甘油 300 ml，5%尼泊金乙酯溶液 20 ml，香精适量，蒸馏水加至 1,000 ml。

(2) 制备方法：取羧甲基纤维素钠溶于热蒸馏水中，加入 5%尼泊金乙酯溶液，再加入甘油、香精，蒸馏水加至 1,000 ml，搅匀即得。

例二：

(1) 处方：卡波普 5 g，聚乙二醇- 400 10 g，甘油 20 g，三乙醇胺 5 g，10%羟苯乙酯乙醇溶液 10 ml，香精适量，纯化水加至 1,000 ml。

(2) 制备方法：取羟苯乙酯乙醇溶液加入适量的纯化水溶解，缓缓加入卡波普，边加边搅拌，待充分溶解后，加入聚乙二醇－400、甘油、三乙醇胺及香精搅匀，加纯化水至 1,000 ml，搅匀即得。

二）生产质量控制

1. 溶胀

配制高分子胶体溶液，首先需经过溶胀过程，配制时间的长短也决定于该过程。溶胀是指水分子渗入亲水胶体分子间的空隙中去，与亲水胶体分子中的亲水基团发生水化作用，使体积增大，其结果是使胶体分子空隙中充满了水分子,这个过程称为有限溶胀,其作用是降低胶体分子间作用力,使胶体分子易于分散。

通常制法:将高分子物质撒于水面,搅拌使其浸泡于水中,任其膨胀胶溶,或加热促其溶解成黏稠液体后加甘油及防腐剂而成。

羧甲基纤维素钠(CMC-Na)是单体聚合而成的亲水性化合物,为纤维状粉末或颗粒,无臭,在冷热水中均能溶解,但在冷水中溶解缓慢,其水溶液黏度大而稳定,有乳化、混悬及黏合等作用。实践证明,即使将CMC-Na加入沸水中或撒于沸水水面,充分搅拌,也因吸水膨胀不均易结成团块,水分子很难再进入团块内溶胀CMC-Na,如再待其自然胶溶,至少要48小时以上。这种"任其膨胀胶溶"的方法,制备时间长,浪费资源,还不能满足临床检查的临时需要。用蒸汽蒸煮促溶胀,也不能更快。

改进工艺:先将甘油与防腐剂、香精等加水混合搅匀,然后再加入羧甲基纤维素钠等高分子物质搅拌使溶胀。

甘油分子小,且有3个羟基,能与水分子形成氢键而直接与水混溶。CMC-Na富含极性基团,先用甘油研匀润湿,通过甘油的介导搭桥,使水分子直接与CMC-Na的羧基、羟基发生水化作用,并降低其分子间的作用力,拉开胶粒间的联系而快速膨胀溶解,直至完全分散溶解在水中形成胶浆。甘油因其含有多个极性基团(—OH),更易使胶体分子充分溶胀,从而较多地缩短配制时间,减少了制剂暴露在空气中的时间,进而减少污染机会,提高了制剂质量。整个配制过程能在1.5小时内完成,大大提高了工作效率。如果急需,可在一个小时内加热蒸馏水至全量,搅匀即得。胶体类高分子制剂属于溶液剂易于长霉,缩短配制时间,减少污染机会。

另外,甘油还可以起保湿、增稠和润滑作用。随着甘油浓度的增加,耦合剂的黏稠度也逐渐增加。

2. 防腐

当然,还需要在耦合剂中加入防腐剂。考虑羧甲基纤维素钠遇阳离子型药物及重金属盐能发生沉淀,不能采用季铵类和汞类防腐剂,则配制中采用尼泊金乙酯为防腐剂。尼泊金乙酯具有抑制细菌和霉菌生长的作用,毒性较苯甲酸或水杨酸的衍生物小,在酸性、中性、碱性中均有效。

改进工艺在羧甲基纤维素钠等高分子物质加入前加入防腐剂及香精,可以使其易于分散及均匀。而通常制法是在羧甲基纤维素钠溶解后加入,因其黏稠度增大而难于使其分散均匀,不利于质量控制。

3. 稳定性

超声耦合剂在不同季节可受温度影响而有不同的浓度,虽不致影响声波的穿透作用,但易出现外观的改变。鉴于使用中的实际情况,在夏季制备中,将甘油用量适当增加,这样可增加耦合剂的黏稠度。再者,适当增加尼泊金乙酯乙醇液,可防止其在夏季酸败。

三)质量检测管理

非介入性耦合剂可纳入医疗辅助用品管理范畴,而介入性耦合剂则宜归入药品管理更为合理。《中国医院制剂规范》应收载超声耦合剂并对质检项目予以规定,其中皮肤刺激试验是检验耦合剂安全性的主要方法。

三、超声耦合剂使用规范

一)采购规范

1. 采购渠道

规范采购,招标竞争,保证渠道合法、产品合格、价格合算。

2. 采购量

根据临床用量有计划安排采购,首先要保障临床的需求,但是也不宜过度储备。库存期较长,增加成本,而且如果保管不善,增加耦合剂污染、腐败、变质的风险。

3. 信息反馈

与临床科室多沟通，及时反馈使用状况。对出现质量问题应及时查找原因，及时解决。

二）使用规范

1. 适量使用

在日常使用中，耦合剂应足量，保证探头与皮肤的紧密接触，保证显像的清晰。当然，用量以满足检查即可。过多涂布耦合剂，一来浪费，二来给患者带来不便，污染衣物，擦拭困难。

2. 人性化使用

在耦合剂的使用中还要注意人性化。主要是冬天，患者要暴露检查部位，再涂上耦合剂，可使患者不适，不能很好配合完成检查，甚至有患者不能耐受检查。建议使用恒温水槽或专门的耦合剂加热器具，将耦合剂进行适当的加温预热，要注意保持 20～30℃的温度，避免患者烫伤或不适。

3. 需要时无菌使用

常规检查时，对耦合剂无特殊消毒要求，清洁即可。在介入性超声诊治、腔内超声检查以及术中超声检查等工作中，因无菌操作的要求，应使用介入性消毒耦合剂。

4. 小瓶化使用

建议使用小瓶装耦合剂，使用周期短，减少污染的机会。如需大桶分装使用，则应注意清洁卫生，避免耦合剂的污染。

三）保管规范

安排专人负责保管，注意库房的温度调节、卫生保障，防止耦合剂的污染、变质等。

四、超声耦合剂过敏反应

随着超声医学的不断发展，超声诊断仪迅速得到普及，超声检查在临床上的应用越来越广泛。相应的，作为超声检查中必不可少的配套用品，超声耦合剂也大量应用于临床。虽然超声耦合剂一般来讲对人体安全、无毒、无刺激性，但是它是直接施用于人体的医疗用品之一，也可发生过敏反应等副作用。

一）过敏诊断

过敏反应在临床上较常见，诊断过敏反应不难。但是要诊断超声耦合剂为过敏原，应除外花粉、灰尘、螨虫等其他致敏因素，宜请皮肤科专科会诊。耦合剂的斑贴试验呈强阳性是最有力的证据。

二）过敏表现

1. 发作时间

多数病例发作较慢，在接触耦合剂后 0.5～7 小时发生过敏反应。也有少数病例发作较快，接触耦合剂后数分钟就发生过敏反应。

2. 发作症状

多数病例为局部皮肤损害症状，表现为局部皮肤发红，稍肿胀，继而出现散在分布的、境界清的红色斑疹和粟粒状密集小丘疹，伴有程度不等的瘙痒感等。病情以涂布耦合剂部位最为明显，并可向四周扩散蔓延。有严重者除了整个腹部皮肤布满红斑及小水泡、瘙痒剧烈、伴有烧灼感等局部症状之外，还感觉呼吸困难、偶有恶心等全身症状。

3. 预后转归

一般预后良好，在经过积极的对症处理后，过敏症状多在 1～7 天好转、消退。严重的过敏反应可导致休克、死亡等。

三）过敏处理

虽然耦合剂引起过敏反应较为少见，但是应有充分的认识和足够的重视，及时正确处理。

症状较轻者一般清洗局部皮肤，给服扑尔敏、维生素 C 以及强的松等药物。

对过敏反应严重者应进行及时抢救，首先要及时给予吸氧 3 L/min，立即静脉推注地塞米松 10 mg，静滴 5%葡萄糖 500 ml 加维生素 C 3 g，同时抬高床头，使患者呈半卧位，注意保暖，严密观察。

症状不能完全缓解者，可以再静脉推注 10%葡萄糖酸钙 1 g。

四）过敏分析

首先，患者可能为特殊的过敏体质。虽然超声耦合剂的处方各异，但是均以化学合成原料为主，由羧甲基纤维素钠、甘油、甲基对羟基苯甲酸、蒸馏水等多种成分组成。耦合剂一般直接施用于人体皮肤，因此存在一定的致敏风险。因个体差异，患者对其敏感性不同，特殊的过敏体质者易发生过敏反应。

其次，耦合剂生产质量以及使用保管可能存在问题。合格的耦合剂一般对探头不会引起侵蚀和损害，对人体也不引起中毒和过敏反应。但是如果耦合剂质量不佳，稳定性差，其中混有杂质或染菌，就可增加发生过敏反应的几率。另外，耦合剂放置过久，保管不善，可因污染、变质等造成质量下降，也会导致过敏发生。

五）过敏预防

主要是耦合剂的质量控制问题，包括生产和使用两方面。应制定并严格执行医用超声耦合剂质量标准，加强对耦合剂生产的管理。当然，还要加强对耦合剂的使用管理。通过招标采购，建立良好的进货渠道，购买合格的耦合剂；合理安排耦合剂的使用，要求库存期短、保管温度适宜。建议使用小瓶装耦合剂。如需分装使用，则应注意清洁卫生，避免耦合剂的污染。

另外，还应在检查前了解患者的过敏史。对特殊过敏体质的患者应注意观察，如有异常反应，应及时正确处理。如果确实需要进行超声检查，可以换用生理盐水等替代耦合剂。

第三节　配套设施方面规范

超声诊断仪是精密复杂的医用电子仪器，只有创造一个良好的外部条件，才能保证其正常工作。仪器购进后，其使用环境、水电设施等都应配套到位。配套设施齐全，这既是医生保质保量工作的需要，也是患者享受优质服务的需要。

一、超声科室布局规范

1. 科室整体布局

合理布局超声科室，创造舒适、宜人的工作和就诊环境。

超声科室应与其他检查科室集中安排，以靠近内、外科或妇产科为佳，便于患者完成各种检查。注意：超声检查室应远离 CT、DSA、MR 等大型检查设备，避免相互电磁干扰。

超声科室应设置于视野开阔、交通便捷的位置，便于患者寻找、到达。超声科室应就近设置卫生间，便于患者方便。超声科室应设立独立的候诊室，与检查区分开，实现动静隔离，保证检查区的安静秩序。超声科室应相对独立，便于科室封闭管理，维持就诊秩序，保护患者隐私。

超声科室应根据功能进行区划设置，这样分工明确，便于识别、管理。一般可设置：候诊室、对外窗口（预约、咨询、发报告）、检查室、器械室、准备室、治疗室、观察室、值班室、办公室、主任室、示教室、资料储藏室、局域网控制室以及卫生间等。

这样医生有一个良好的工作环境，专心致志于检查诊断，提高工作效率，保证工作质量；患者有一个良好的就诊环境，顺利、便捷地完成超声检查，得到高效、优质的服务。

2. 检查室布局

检查室应宽敞整洁，采光通风良好，可以封闭管理，满足日常工作、消毒的需要。

一般检查室内需要摆设检查床、超声诊断仪、工作台等基本的设备、设施，其大小以 20 平方米左右为宜。对介入超声等特殊工作室则需要更大一些，以 30 平方米左右为宜。

检查室地面应平整、干燥，最好铺设木地板，整洁、舒适，便于保洁，并可防静电。

检查室布局区划：

(1) 患者就诊区：检查床、休息椅以及衣帽挂钩等。患者在此进行检查前的准备，放置随身衣物、穿脱衣服、脱鞋或戴鞋套等。

(2) 医生工作区：超声诊断仪、工作台(电脑台)以及一张器械、物资等储物柜。医生进行检查、报告等工作。

根据分区的功能，又可相应分为污染区、清洁区。患者就诊区视为污染区，而医生工作区视为清洁区。医生也要有自我保护意识，注意预防院内交叉感染。

二、检查室配套设施规范

1. 电方面

(1) 检查室应保持两路供电，避免因线路故障或检修等而断电。

(2) 超声诊断仪应配置不间断电源，避免突然跳闸等意外断电。

(3) 设置良好的接地地线，避免意外漏电等。

(4) 检查室内电路分为工作用电和照明用电两路，设置单独的空气开关，可以单独完全切断工作用电。

2. 水方面

检查室应设置水源，便于进行卫生保洁，医生要用流水清洗手部，仪器要及时清洁维护，检查室需清扫除尘。万一发生火灾等意外可以就近取水灭火。

3. 空气方面

检查室应开设窗户。开窗通风是检查室最好的消毒方法，需要时应设置换气扇，可以进行强行的空气交换。开窗还有利于检查室采光，防止潮湿。

检查室应配置冷暖空调、水暖等设备，调节检查室温度、湿度等。

4. 消毒设施方面

检查室应配置固定或移动式紫外灯等消毒设备，以便进行检查室的消毒灭菌。

5. 通讯设施方面

(1) 检查室应设置电话，以便检查室与临床科室以及检查室之间保持联系，及时沟通。

(2) 检查室应布设多媒体网络线路，便于医院信息管理系统的建设，实现超声检查资料的电子化存贮、共享以及远程会诊等，并可将叫号系统整合其中，便于科室的日常管理。有条件可借助网络系统播放舒缓、轻柔的背景音乐，缓解医生疲劳和患者的紧张情绪。

第四节 超声科室管理方面规范

一、超声科室建制规范

随着超声学科的建设与发展，超声医学在临床上应用内容越来越丰富，应用范围越来越宽广，因此，组建独立、综合的超声科室成为必然。

科学设置、规范管理，这既是医生保质保量工作的需要，也是患者便捷就诊的需要。

1. 科室命名

早期超声科室规模较小，力量薄弱，应用局限，常称为 A 超室、B 超室、二维超声心动图室等，名称不够规范准确。后来超声科室发展壮大，多自成独立科室，称为超声检查室、超声检查科、超声诊断科、超声影像科等，但是其名称内涵仅限于常规超声检查工作。其实随着超声医学的发展，出现了许多新的仪器、新的技术，超声在临床的应用领域不断拓展，传统禁区不断突破。除了常规超声检查，还有很多以超声波为工具的检查、治疗等医疗工作。因此完全可以建立一个完整的超声科室，将临床上开展的与超声相关的各项检查、治疗等医疗工作均囊括在内，将其命名为“超声医学科”应更为合适妥帖，简称依旧为超声科。

2. 建制架构

罗列目前临床上涉及超声的各项诊治工作，组成科室框架。根据工作性质分为两组：诊断组、治疗组，根据工作内容下设各检查室及治疗室。具体科室有颅内多普勒超声检查室、眼科超声检查室、心脏超声检查室、腹部超声检查室、骨密度超声检查室等检查室，还有介入超声室、超声聚焦刀室、超声碎石室、超声去脂室等治疗室以及与其配套的准备室、观察室等。

超声医学科的构建框架基本涵盖了目前临床上开展应用的与超声相关的医疗工作。随着医学的发展，还可进一步扩充完善。

3. 人员设备配置

超声科室应制定中长期发展规划，根据医院的床位数、门诊量以及发展趋势合理配置仪器、人员以及检查室等配套设施等，以满足临床需要和超声科室发展需要为标准。部分超声诊断仪可以兼作诊断及治疗之用，以充分发挥仪器的效益。超声诊断技术发展迅速，仪器更新快，建筑使用面积应留有发展余地。

一般一台仪器配备 2 名工作人员，即 2 名超声医生，或 1 名超声医生加 1 名超声技师。超声医生主要负责超声诊治工作；超声技师应具有一定的超声专业知识，能协助超声医生进行诊疗工作，完成超声信息的录入以及超声报告的输出，并负责超声仪器的保养维护等工作。超声科还需要配备数名护士，负责治疗术前准备以及术后患者留观时的护理、观察等工作。另外，科室还需配备专职导医及工勤人员，维持良好的就医秩序及卫生环境。

另外，如果作为临床研究型医院以及教学医院，还应增加人员配置，承担科研以及教学等工作。

4. 科室管理

科室实行院长领导下的科主任负责制。医院聘用科主任，科主任统领全科工作。科主任聘用科室工作人员，各级医生承担各自岗位职责，竞争上岗。科室下设副主任、科秘书、诊断组组长、治疗组组长，共同组成科室管理委员会，实行一套班子两种职能：行政管理及业务管理。

二、超声科室业务工作规范

一）业务内容

1. 超声诊疗工作

将超声诊疗工作分为普通检查和特殊诊疗两类。一般普通诊查项目取消预约，保证患者能得到及时的检查治疗。患者按号顺序就诊，诊治报告即时发出。对一些特殊的诊疗项目，如腔内超声、介入超声、超声造影等，则需提前预约，一方面让患者做好相应的准备工作，另一方面超声科室需要进行统筹安排，做到科学合理，有条不紊，充分发挥仪器、人员的最大效益。

2. 专家门诊

超声科可开设专科专家门诊，由高级职称医生坐诊，处理临床常见病，并突出超声专科的优势，进行超声专家检查、会诊，提出诊治处理意见。收费方式可采用专家门诊挂号费加超声检查费。

3. 观察病房

超声科可开设临时观察病房，用以超声治疗术后的病人留观，处理术后出现的并发症。对一些创伤小、风险低的治疗可以在门诊进行，患者术后留观 24 小时即可。而相对高风险的治疗，患者需住院。由临床相关病区完成术前检查，筛选合适的患者，术前转科至超声科，术后在超声科留观，待患者各项生命体征稳定后移交回病区。

超声医学科将会逐步发展壮大，建设成为集诊断与治疗于一体、综合各项超声工作之大成的临床一级科室。在进行常规检查工作的基础上，超声医学科可开设超声专科门诊和设临时观察病房，开展各项超声诊治工作，充分发挥超声医学的作用，更好地为患者及临床服务。

二）工作流程

制定并实行合理规范的检查流程，使医生与患者均心中有数，有条不紊地进行检查，各自做好各个环节的工作，将提高工作效率，并有效保障最终的检查质量。

1. 常规检查流程

第一步：临床医生环节。患者就诊看病，临床医生根据诊断的需要选择超声检查，填写超声检查申请单。

第二步：患者环节。

(1) 患者遵从医嘱，接受超声检查。患者超声持申请单办理交费、预约等相关手续。

(2) 患者在预约的时间、做好检查前的准备后到超声室依次排队进行检查。

第三步：检查医生环节。

(1) 超声医生核对检查相关手续及患者准备情况。不符合检查条件者不能检查。

(2) 超声医生认真阅读申请单，了解患者病史、病情及检查部位等。必要时补充进行问诊或体格检查等。

(3) 超声医生开始检查。超声医生综合分析超声声像图和患者的临床资料，得出超声检查的印象。对疑难病例应及时请示会诊。

(4) 超声医生在检查结束后填写超声检查报告单，并签名或盖章。及时发出报告交给患者，以供临床医生诊治时参考。

第四步：回到患者环节。患者及时取走检查报告，并妥善保存。持报告回到临床医生处继续诊治。

第五步：最终回到临床医生环节。临床医生查阅超声检查报告，并结合临床其他信息综合分析，进行进一步的诊治。

2. 超声专家门诊流程

(1) 直接挂号：患者先直接到挂号处挂“超声专家门诊”号，然后持号条到“超声专家门诊检查室”就诊、开超声检查单，再持检查单去收费处缴费，最后回到“超声专家门诊检查室”检查。

(2) 补挂号：患者先在临床各科门诊就诊，临床医生开具超声检查单，然后患者到挂号处补挂“超声专家门诊”号，持号条、检查单以及缴费单到 “超声专家门诊检查室”就诊检查。

三、超声科室管理规范

一）超声科室工作制度

1. 实行院长领导下的科主任负责制。各级工作人员应承担各自的工作职责，积极完成医疗、教学、科研等各项工作。

2. 工作人员应敬业爱岗，加强职业道德建设，刻苦钻研业务技术，努力提高诊疗质量。

3. 超声检查应在临床医生填写申请单、患者办理好相关手续并做好检查前的准备之后进行。

4. 工作人员应具有高度责任心，认真仔细检查，严谨慎重诊断。对疑难病例应及时向上级医生请示会诊。

5. 超声检查报告应规范整洁，检查医生应签名或盖章。报告应及时发出，以供临床医生参考。

6. 超声检查资料应按照要求整理留档，妥善保管。

7. 检查室应整洁安静，经常打扫，定期消毒，保持良好的诊疗环境。

8. 认真执行医疗器械管理制度，安排专人管理，建立仪器技术档案。工作人员应掌握仪器性能，规范操作，安全使用，定期保养，严格交接。

二）超声检查室管理制度

1. 在科主任的领导下，工作人员各就各位，各负其责，开展各项检查工作。

2. 检查室应注意封闭管理，给医生提供良好的工作环境，并保护患者隐私。与检查工作无关的人员未经允许禁止入内。

3. 检查室应保持整洁、卫生，勤于打扫，经常通风换气，定期消毒。检查室每周至少用紫外线灯照射消毒 2～3 次，每次消毒时间 30 分钟以上。

4. 爱护仪器，正确使用，妥善保养。非本科室工作人员未经允许禁止使用仪器。

5. 检查工作中严肃认真，仔细耐心。对疑难病例应及时会诊，严防差错事故。

6. 及时整理检查资料，按照要求归档保管。

7. 普通病人检查室每周定期更换床单 1～2 次，特殊情况随时更换。传染病人相对固定检查室。传染病人应使用一次性床单，检查完后及时更换。

8. 严格按照感染控制要求实行医用与生活废弃物分装，封闭运送；感染性垃圾装入黄色专用塑料袋内，进行专门处置并登记。

9. 注意安全，离开检查室时应关闭水、电、门、窗等。发现问题，及时报修。

三）超声科室服务规范

1. 准时开机，挂牌上岗。

2. 着装整洁，言行文明。

3. 提供整洁安静的就诊环境，维持良好的工作秩序。

4. 认真履行岗位职责，严格查对，避免差错。

5. 严格执行操作规程，认真仔细检查，慎重稳妥诊断。

6. 检查报告应规范整洁，检查医生应签名或盖章，报告应及时发出。

第二章　患者方面规范

患者是超声检查的对象、检查的直接参与者，其理解、配合直接影响到最终的检查质量。

第一节　超声检查准备方面规范

一、思想心理准备

通过医院窗口咨询、墙报公示、视频广播、公益讲座等多种形式，进行广泛的宣传教育，使患者明白疾病的诊治过程是医生与患者相互配合、相互合作的过程。患者应消除对立情绪，信任医生，配合医生，如实提供病史，遵从医嘱，共同完成诊治工作。

二、超声知识准备

通过超声科室各种途径的宣传、介绍，告知超声检查的一些常识，主要包括检查的目的、方法、流程以及安全性等，减少患者的紧张与误解，接受超声检查。

告知检查前的准备事项，使患者知道为什么要准备、该怎样准备以及不准备有何影响等，让患者自觉地做好充分的准备，并在检查中积极配合，以更好地完成检查。

告知超声检查的优点与不足，并解释超声医生与临床医生的关系等，使患者更好地理解超声医生，客观、科学地评价超声检查报告。

三、具体准备事项

1. 检查肝胆胰脾等

检查前晚清淡饮食，检查当天早晨空腹（不吃饭、不喝水、不吃药）。消化不良、便秘等的患者请预先服用泻药。钡餐检查、胃肠镜检查等应在超声检查之后进行，否则请 3 天后再进行超声检查。

2. 检查膀胱、前列腺、子宫附件等

检查前先排便（便秘者请预先服用泻药），再进食并大量饮水（2000 ml 左右，自备），待尿急时才可检查。

3. 检查肾脏、甲状腺、乳腺、血管等

一般无特殊准备要求。

4. 其他一些脏器、部位或特殊诊查项目的准备要求

请遵医嘱。详见“各论”相关内容。

第二节　超声检查配合方面规范

一、检查前

请患者积极配合医生，认真按照医嘱进行检查前的准备工作，以便检查得以顺利进行，并为得到高质量

的检查提供基础和可能，否则将影响检查结果的准确性或不能检查。

请患者在候诊时保持安静，配合医院的管理，维持良好的就诊环境和秩序。

如果还有不清楚的问题，请向超声科室窗口人员咨询！

二、检查中

请患者保持安静与放松，遵从医嘱摆放体位，如实回答医生询问，接受医生必要的体检，按照医生要求做有关动作等，积极配合医生，完成检查。

如果检查中有疼痛、不适等异常感觉，请患者及时向医生反映。

三、检查后

超声检查报告一般会及时发出，请患者稍候片刻取走报告。这也是超声检查的优点之一。疑难病例或介入超声、超声造影等特殊诊治请遵医嘱按时取走报告。

超声检查报告是医疗资料之一，请患者妥善保管，并携带报告前往临床医生处继续诊治。

如果对检查报告有疑问，请患者及时与主检超声医生沟通。

对超声检查有意见或建议，请患者留言或向值班人员反映。

关于疾病治疗问题请患者向临床医生咨询。

第三章　医生方面规范

第一节　临床医生方面规范

临床医生应对超声检查有一个基本的了解，合理应用超声检查，并正确认识评价超声检查结果。

一、检查前

1. 正确认识

医学发展迅速，检查、化验技术层出不穷。作为临床医生，面对众多的各种诊断技术方法，要端正思想认识，正确评价，合理使用。

一方面要了解、熟悉这些技术，并实行“拿来主义”，充分重视，为我所用，提高自己的诊断水平。特别是老医生，要不断学习，吸收新知识，使用新技术，与现代医学的发展同步。还有中医医生，应加强中医的科学化、现代化的发展，充分利用现代医学的先进成果。

另一方面要立足于临床，苦练诊断基本功，不能过于迷信超声检查等技术。临床医生应具有独立诊断分析能力，结合各种检查结果以及临床表现等，得出临床诊断。始终应记得：超声检查属于医学影像学，根据检查组织的声学特性分析推断其病变性质，检查结果仅为临床诊断参考的依据之一。

2. 理论学习

在临床医生的培养教育过程中，应加强医学全科知识的学习。

作为医学生，学习应与医学发展接轨，与临床实践相结合。教师应将超声检查等临床上应用广泛、成熟的现代诊断技术列入教学计划，安排合适的课时，在课堂上进行系统教授。课时不足时，可以专题讲座等形式由学生选修补充。

工作以后，应加强继续教育。在要求自学之余，医院教育部门应积极组织超声专科等进行学术讲座等活动，让临床医生有机会多参与、多学习。

3. 实践学习

理论学习不能脱离实践，特别是医学。

医学生在校学习、接触超声检查基本理论知识之余，应安排到教学医院进行见习，对超声检查的仪器、工作流程、常见图像等有一个基本的常识性的感性认识，为以后的工作打下基础。

在实习阶段，应安排到超声检查科室进行短期专科学习，进一步加强对超声检查的了解和认识。

在参加工作之初，应将到超声检查科室进行专科轮转列为规范化培训内容。通过轮训，临床医生会应用超声检查，选择适应证，填写合格的申请单，能够正确阅读超声报告，并作出合适的评价。

4. 合理应用

临床医生应掌握超声检查适应证，正确合理应用超声检查，完整填写超声检查申请单，提供翔实准确的临床相关资料，包括患者主诉、疾史、体格检查以及相关特殊检验、检查等，还有临床初步的诊断意向，以供超声医生在进行超声分析时参考。

超声检查在临床上基本的应用范围是：

(1) 检测脏器的物理特性(大小、形态、边界及内部回声等)。

(2) 检测局灶占位病变的物理特性,并可鉴别其囊实性,部分还可初步判断其良、恶性。

(3) 检测腹腔、胸腔、心包腔、鞘膜腔等各种体腔有无积液,并初步定量、定性分析。

(4) 检测部分脏器的功能状况,如心脏收缩和舒张功能、胆囊收缩功能、胃排空功能、膀胱排尿功能、卵巢排卵功能等。

(5) 检测心血管血液动力学状态。

(6) 观察胎儿生长发育及其病变情况。

(7) 介入性超声工作(定位穿刺、抽吸活检、硬化栓塞、注射造影等)。

二、检查后

临床医生应仔细阅读超声报告,正确理解,客观评价,结合临床其他信息作出合理的临床诊断。

临床医生一定要知道超声检查只是医学影像学检查方法之一,超声诊断不能等同病理学诊断。超声检查可以诊断病变的物理特性,如数目、位置、大小以及囊实性等,并据此进行病情的分析推断,供临床医生参考。

对结石、囊肿以及管道扩张、积液等病变,超声检查价值较大,可作为首选检查。但是对炎症等病变,超声检查只作为补充检查。另外,一些疾病在超声检查中没有明显的表现,所以超声检查“未见异常”不等于“正常”。

如果对超声检查存有疑问,请及时与超声医生沟通。

第二节　超声医生方面规范

一、检查前

1. 执业准入

(1) 医学影像专业毕业,本科学历以上。这样从业人员专业思想稳定,学习目的明确,专业基础扎实,可较快适应工作,并且进步较快。

(2) 参与住院医师规范化培训,获得执业医师资格证。

(3) 参加专科学习,熟悉超声设备并经过正规岗前培训,获得大型仪器(CDFI)操作上岗证。

这样,才能获得独立执业工作的许可。否则,应在上级医生的指导下进行学习。

2. 专业培养

1) 职业思想教育

要求爱岗敬业,加强职业道德建设,建立高度的职业责任感,以救死扶伤为天职。医生工作事关患者的生命健康,应对每一个患者负责。在其位,就要谋其政,力争做个好医生,尊重患者,同情患者,全心全意为患者服务。在岗一天,检查一个患者,都应认真负责,尽心尽力完成工作,保证检查质量,尤其是急诊病人病情危急,情况严重,超声医生应高度重视,以病人为重,急患者所急,工作中要态度积极,行动迅速,检查及时,诊断准确。

2) 业务学习培训

提高医生的业务水平是确保检查质量的根本。从参加工作起的每一年以及逐级晋升的每一阶段,都要有连续的、长期的学习计划安排。采用自学、带教、轮转、进修、继续教育等多种方式进行业务教育学习,提高医生的业务水平,并不断与时俱进,跟上超声医学的发展。平时要注重基本功的训练和经验的积累,提高技术水平。所谓“书到用时方恨少”! 只有成竹在胸,关键时刻才能处惊不变,从容应付。

俗话说:“磨刀不误砍柴工”,应转变唯工作量第一的观念,认识到学习的重要性,超声科室将学习纳入工作安排之中,制定制度,提出要求,给予时间,积极开展各项学习活动,将使超声诊查水平的提高和科室的发展打下坚实的基础,蕴藏无限的潜力。

(1)学习的重要性:学习是工作的需要,学习为了工作。

① 扎实基础。这是针对超声科新人而言的。虽然现在超声科进人多是医学影像学专业的毕业生,但是纯粹的学校课堂教学是远远不够临床实践工作的需要的,即使他们曾经有短暂的临床见习、实习。他们独立工作之前,还需要进行系统、扎实的专业基础知识和临床相关基础知识的学习。这样才能够尽快进入角色,胜任本职工作,并为日后进一步的提升、发展打下基础,提供保障。

② 交流提高。在看书学习过程中,遇到搞不懂的问题,以及发现与其他书有争议的内容等等,这时该怎么办?在临床实践中,遇到诊断困难的疑难病例,或者与既往诊断不符时等等,这时又该怎么办?通过科室的集体学习,带着问题,带着困惑,互相交流讨论,寻求解答。两人头脑胜一人嘛!当然,在学习中获得的新知识、在实践中的心得体会等等,也可通过集体学习的机会通报分享,共同提高。

③ 知识更新。超声医学的发展是快速的,新仪器、新技术以及新应用等等日新月异。这都需要不断学习,进行知识更新,跟上发展的潮流,所谓“活到老学到老”,不能故步自封,满足于现状。不前进就意味着落后。尤其是高级职称人员,在业务上要掌握超声医学的发展状况与动态趋势,走在业务发展的前列,起到学科带头人的作用,引导本科室、本专业的发展。通过学术交流活动、短期专题学习班以及长期专科进修学习等,开拓视野,了解外面的世界,学习新技术,开展新工作;同时介绍自己,建立并发挥自己的影响力,为科室业务的发展创造机会和条件。

(2)学习内容:

① 诊断基础知识,包括临床基础知识和专业基础知识。临床基础知识包括解剖学以及内、外、妇、儿等临床相关科别相关疾病知识。解剖学是超声诊断的基础。超声医学是医学影像学之一,可以直观显示人体解剖组织的切面图像。掌握了人体解剖知识,就可以相应的识读超声图像,对图像的方位以及脏器之间的相互位置关系等有一个准确的认识和判断。另外,超声医生一定要有这样的意识:超声诊断决不是简单的“看图说话”!“看图说话”当然是超声诊断的基本方式,也是其直观性、客观性的优势所在,但是,仅仅“看图说话”,看到什么、报告什么,只是超声诊断的基础层次。作为高层次的诊断,还应进一步分析、报告这样的图像可能说明的问题,为临床提供更丰富、更具体的参考意见,实现超声诊断的最大价值。可是,超声图像是复杂多样的,可以“同图异病”,即同样的图像,放在不同的病人身上,可能会有不同的解读;也可以“异图同病”,即一种疾病在不同阶段可有不同的表现。所以,超声图像的诊断一定要结合病人的临床情况,对疾病的发生、发展以及转归等有一个较全面的了解。因此,作为一个高层次的超声诊断医生,需要掌握更多的临床相关知识,包括内、外、妇、儿等等各科知识。在进行超声诊断时,立足于超声图像,结合具体的临床表现,就事论事,具体问题具体分析。

专业基础知识主要指超声诊断物理基础、超声仪器方面的知识等。作为超声专业人员,自然要对本专业的基础有专业的了解,达到专业的水准!一般超声医生对超声诊断很重视,因为上机检查是工作的主要内容,得出超声诊断是工作的目的,但是对超声基础这一块就不太重视。超声诊断原理等这部分内容较难理解,学习较枯燥,而且看上去与临床工作关系不大,就算不了解好像也能检查、诊断。至于超声仪的组成、工作原理以及性能、调节等等也是不甚了了,认为能用起来就行了。其实不然。要想做个真正具有专业水准的超声医生,必须学习、搞通专业基础知识,这是工作的前提,也是将来提高业务水平的保证。首先,知其然,还要知其所以然。在分析图像之前,了解了超声诊断原理,你就会知道图像是如何得到的,图像的含义是什么,知道如何更好地调节图像,知道如何识别伪像并加以控制。其次,超声仪对于超声医生而言就像战士手中的武器,了解它,熟悉它,你才能将它“玩弄于股掌之间”。了解仪器的组成结构,就可以更好地了解其工作原理,并会维护保养,解决简单的故障。仪器上有许多功能按键以及旋钮,它们有何用处?又该怎样调节使用？仅仅会用几个常用的功能键是不符合专业水平的。了解了仪器的具体功能，并学会精细调节，就可以发挥仪器的最佳性能，实现图像的最佳显示。

② 临床应用知识。超声诊断知识是大家都很重视的学习内容。诊断分析之前，先要学会识别图像，包括图像的方位、回声的分级以及脏器之间的相互关系等等；还要学会分析图像，包括图像分析内容、分析思路和方法；最后学会总结分析疾病的超声表现以及与其他疾病之间的鉴别诊断等等。

但是，在临床应用知识中，还有一部分内容是大家不够重视的，那就是“操作手法”！超声诊断分析的基础是清晰的图像，因此获得一个清晰的图像，是进行图像分析的前提。评价一个超声医生水平的高低，不仅仅看他的诊断分析水平，还要看他的动手能力，即检查手法和技巧。检查手法要轻巧、细致，扫查切面要全面、清晰。这要通过看书、交流等方式来学习，更主要是在实践中细细体会、总结来提高。

（3）学习方式：

① 自学。从书本中学习！书籍是人类进步的阶梯，是前人智慧的结晶。首先通过自己的学习，系统了解专业知识，为工作打下基础。再对照书本，在实践中学习、体会，然后带着实践中遇到的问题去看书，寻找答案。长此以往，逐步提高！在实践中学习！知识不仅仅在于书本，真知来源于实践。自己实践摸索、体会，并积极进行总结分析。记“工作日志”是个不错的方法，将工作中的点滴记下来，过一阶段回顾总结、思考。自学可以自主安排，学习时间、学习地点、学习内容等可以根据自己的情况随意安排，但是重在自觉，贵在坚持！严于律己，习惯成自然。

② 工作带教。对高年资医生而言，对下级医生进行业务指导是工作职责之一。在工作中，应言传身教，结合具体病例，随时随地进行指导，帮助下级医生提高工作水平。对年轻医生而言，“三人行，必有我师”，在科室集体中工作，与同事搭班，应该向同事，尤其是上级老师虚心请教，多看、多问、多想，做个有心人。

③ 病例讨论。在集体讨论中学习！在实践工作中，遇到疑难复杂病例、诊断有困难时，应本着对病人负责、对自己负责的态度，决不马虎了事，或片面追求检查速度和工作量，应及时请求科内会诊，讨论分析，进行合理诊断。对个人工作中遇到的少见病例、典型病例、诊断不明病例等等，均应该随访调查，了解临床最终诊断，并与超声诊断对照，分析诊断经验与教训。科室也应将随访工作纳入科室常规工作之内，有计划、有目的、有安排地开展随访工作，并在科内交流、讨论随访情况，共同提高。另外，对工作中发生的医疗差错病例应进行集体讨论分析，总结经验，吸取教训。

④ 专题讲座。在交流中学习！科室制订教学计划，针对某项工作、某个脏器、某个病种等等进行专项专题讲座，系统、深入总结，交流心得体会。另外，每人发表的专业论文，也应该作为专题在科内交流学习。

⑤ 临床科室轮转。向临床学习！在参加工作之初，住院医生应参加规范化培训，到临床相关科室轮转学习，掌握临床的基本知识，为其后的专业学习打下基础。

⑥ 学术交流、学习班。向超声同道学习！积极走出去，参加超声专业的学术活动，了解业界动态，增加见识，交流工作心得，也可多认识同道，为将来业务的交流、合作、发展打下基础。尤其是专题学习班有着更为直接的作用，一般时间紧凑，针对性强，学习效率高，学习效果好，短期就可得到较显著的提高。学习结束，应该向科室汇报交流，分享所得！

⑦ 专科进修。向先进医院学习！有一定工作基础之后，为了开拓视野，取长补短，应该进行超声专科的进修深造。进修时间一般较长，半年至一年不等，可以系统学习专业知识，全面提高，使业务水平上个台阶。进修要有计划、有目的地安排，根据科室整体的发展计划以及个人的兴趣和特长，有意识地选择有超声专项特色的进修医院。在进修中，做个有心人，积极主动学习，不仅仅是临床诊断知识，还包括科室规划、管理等各方面。通过进修，带回新思路、新理念、新知识，开展新工作，促进个人以及科室的发展。进修回来后应向科室汇报进修见闻以及心得、收获等，共同提高。

（4）学习制度：超声科室应重视学习、要求学习、鼓励学习，将学习列入工作安排之中，将学习活动制度化，并狠抓落实。

① 全科医务人员应积极学习，科室将其列为业务考核内容之一。

② 要求每人进行自学，每月检查读书笔记、工作日志等。

③ 实行科内会诊制度，上级医生对下级医生负有指导之责。

④ 实行超声随访制度，每月检查随访记录。

⑤ 实行医疗差错事故讨论制度，分析原因，总结教训。

⑥ 实行科内教学制度，根据职称完成相应的教学任务。

⑦ 实行住院医生规范化培训制度，完成临床轮转学习。

⑧ 实行专科进修制度，有计划派出进修人员。

⑨ 鼓励参与学术交流、学习班等。

⑩ 鼓励撰写论文。发表论文在科内交流，并给予奖励。

要求学习，鼓励学习！

学习，学习，再学习！

3）业务学习考核

对各级医生的岗位职责进行业务考核，采取月考、年考、阶段考、晋升考核等各种形式，考核结果与评优、奖惩、经济分配等挂钩，鼓励先进，促进后进。不能胜任本职工作者待岗学习提高。

二、检查中

一）核查制度

在整个超声检查流程中，应坚持实行核查制度，控制减少差错的发生。

1. 查对申请单填写是否完整、清晰。申请单是超声检查的基础，其内容的真实性与完整性直接影响到超声的分析与诊断。同时申请单也是原始医疗资料，将长久保存以备查，要求规范、清晰，避免发生歧义。如果申请单不合格，应退回给临床医生补充完整。

2. 查对患者姓名、性别、年龄等个人资料，防止因申请单错乱而张冠李戴或冒名顶替等。有时性别、年龄等会影响到疾病的诊断分析。

3. 查对手续是否齐全。有无缴费，防止漏费；有无预约，维持检查秩序；有无登记编号，便于资料的存储、查询等管理等。

4. 查对准备情况。患者有无进行准备，准备是否充分。患者积极配合，准备充分，将保证检查效果，提高检查质量，减少差错发生的可能性。

发现不符合检查要求者，应拒绝检查，并做好解释说明工作，安排患者在重新充分准备后再行检查。

当然，超声检查的一大优点是没有绝对禁忌证。急诊患者因病情急重，可随到随查，但是一般建议在病情稳定后，做好准备进行复查，以保证检查质量。

二）超声诊断仪调节操作规范

超声声像图是超声诊断的基础，良好的图像是准确诊断的保证。超声图像的质量与超声诊断仪的性能、患者的检查条件及超声医生的操作等有关。通过医生的精确调节，将发挥仪器的最佳性能，使图像得到最优化的显示，获得最大限度清晰的图像，从而使获得高质量的检查诊断成为可能。这是提高超声分析与诊断质量的保证。

超声诊断仪的操作面板上有众多的按键和旋钮等，各厂家品牌还略有不同，主要控制器大致可分为三部分：控制类、功能类、操作类。

控制类：根据需要调节，控制图像的显示，包括：增益、TGC、动态范围、对比度、亮度等。

功能类：仪器具有的特定功能，直接使用，无须调节，包括：显示格式、冻结、翻转、扫描速度、电影回放等。

操作类：按照操作步骤操作使用，完成相应的工作，包括：测量、标注、存储等。

以下按照一般检查步骤，介绍超声诊断仪主要的操作：

1. 探头选择键的操作

根据检查部位、脏器的解剖学特点以及检查方式特点，选择合适的探头。按压探头图标或在菜单中选择即可。

1）探头的类型

（1）按照扫查方式主要分为电子探头、机械探头。

① 电子探头：临床主要探头类型之一，采用多阵元结构，利用电子学原理控制探头晶片进行声束扫查，获得图像。电子探头具有扫查迅速、稳定的特点，获得广泛的应用。

② 机械探头：用机械的方法使换能器发射的声束进行扫查，获得图像。机械扇形探头与体表接触面积较小，可以从很小的透声窗进行检查，操作灵活，特别适用于心脏的检查。但是扇形探头存在磨损、发热、振动、噪音以及不稳定等问题。

（2）按照形状可分为线阵、扇形、凸阵探头。

① 线阵探头：由若干小阵元排列成直线阵列、由电子开关控制依次发射和接收超声波的探头。线阵探头扫查面呈矩形，多用于浅表部位的超声检查。

② 扇形探头：扫查面呈扇形的探头，主要分为机械扇形扫查与电子相控阵扇形扫查。前者利用机械马达使探头晶片呈扇形运动扫查，后者利用探头晶片延时发射超声波存在相位差和引起组合超声束偏转的原理，通过控制相位的变化而形成扇形扫查。扇形探头体积小，扫查面大，主要用于肋间心脏的检查。

③ 凸阵探头：多阵元探头的一种，其阵元排列成凸弧形，工作时依次发射和接收超声波。凸阵探头所获得的图像为方形与扇形的结合，近程视野比扇形探头宽，远程视野比线阵探头宽。

（3）按照频率范围可分为低频、高频、超高频探头。

① 低频探头：较低频率的探头。其常用频率范围一般为 2～5 MHz。低频探头主要用于腹腔等较深部位的超声检查。

② 高频探头：较高频率的探头。其常用频率范围一般为 5～12 MHz。高频探头常用于浅表部位的超声检查，如甲状腺、乳腺等。

③ 超高频探头：其频率可达 20 MHz 左右。可用于皮肤等极浅表的部位或脏器的检查。

（4）按照频率数可分为：

① 单频探头：单一频率的探头。

② 多频探头：又称变频探头，可以发射和接收多种中心频率超声的探头。探头具有频率的变换功能，可使同一探头探测不同深度的病变，减少操作过程，节约资金。

③ 宽频探头：具有较宽频率范围的探头。探头发射与接收的超声波频率成分丰富，有高频，也有中频、低频，可以适应不同检查深度，使整个图像显示更均衡。

（5）按照用途分为常规探头、特殊探头。特殊探头又有腔内探头、术中探头、穿刺探头、三维探头等。

① 腔内探头：经过相应的体腔，避开气体、骨组织等，接近深部组织进行检查，提高分辨力。腔内探头根据应用的部位，进行特殊设计。常用的有经直肠探头、经阴道探头、经食管探头、经血管探头等。

经直肠腔内探头：是专用于经直肠腔内超声检查的探头。其形状细长，直径较小，柄上有刻度，可知探头进入深度。探头频率较高，一般在 7.5 MHz 以上，分辨力高，盲区浅。探头多采用机械环阵扫查，扫查角度较大，最大为 110°～355°，这样横切面的观察范围较大。

经阴道腔内探头：应用于经阴道腔内超声检查的专用探头。探头形状细长，多为端式扫描，频率为 5～9.5 MHz，角度为 90°～120°。这样分辨力较高，扫查视野较合适。

经食管腔内探头：将小型换能器装置在可通过食管的特制导管上，通常用于经食管超声心动图的检查，可避免肋骨、脂肪、肺的影响，得到体外常规途径难以得到的高质量图像。具有多平面发射和接收超声的食管探头可以直接进行实时三维重建。

经血管腔内探头：特制探头，安装于心导管前缘，具有 10、12.5、20、30、40 MHz 等多种频率，高帧率达 30 帧/s，导管粗细 3.5～9F。治疗用的导管还包括气囊扩张、切除功能。除了应用于血管，还可用于胰管、胆道、胃肠道、泌尿道以及妇产科等。

② 术中探头：应用于术中超声检查的专用探头，具有轻便、高频、易消毒等特点。根据不同的应用领域，术中探头有不同式样，主要有 T 型、I 型或指式、端式、靴式等。各型术中探头都有线阵和凸阵探头，频率在 7.5 MHz 左右。

③ 穿刺探头：专门用于穿刺导向的探头。在探头上设置了"V"形引导槽。根据引导槽的位置分为中央槽沟式和侧进式。使用专用穿刺探头，定位操作十分方便，并可以较小的角度和较短的距离进行穿刺，提高成功率，减少并发症。

④ 三维探头：又称容积探头。利用探头阵元的摆动或旋转，实现实时采集图像数据进行目标的立体成像。专用于三维超声检查。

2）探头的选择

（1）眼检查：一般选用电子线阵探头，具备谐波技术，频率大于或等于 10 MHz。

（2）心脏检查：一般选用电子相控阵扇形或机械扇形探头，以宽频或变频探头为主，具备谐波技术，频率为 2～5 MHz。

（3）腹部检查：一般选用电子凸阵宽频或变频探头，具备谐波技术，频率为 3～7 MHz。也可用电子线阵或扇形探头。

（4）浅表部位：一般选用电子线阵宽频或变频探头，具备谐波技术，频率为 3～15 MHz。

（5）外周血管：一般选用电子线阵宽频或变频探头，具备谐波技术，频率为 3～12 MHz。

（6）腔内：专用腔内探头，宽频或变频，频率为 5～10 MHz。

（7）血管内：电子扇形或机械扇形探头，频率为 20～40 MHz。

（8）心脏内检查：电子扇形或机械扇形探头，频率为 5～10 MHz。

（9）术中检查：电子线阵或微凸探头，频率为 5～9 MHz。

2. 预设置键的操作

根据检查部位以及脏器，使用预设置功能，在菜单中选择相应的应用软件包。

预设置是超声诊断仪的一个便捷实用的功能。针对不同检查部位、不同成像模式进行各种相关参数的预先设置，实现高水平的计算机自动控制。所有预设置的参数均可进行修改、增加、删除等编辑工作。正确选择合适的预设置是获得正确诊断信息的重要前提，通过预设置可以提高工作效率，快速实现图像的最优化显示。在此基础上一般适当微调即可。

3. 显示器的调节

（1）亮度：调节全部显示屏的光线输出。屏幕过亮、过暗都易导致视疲劳。

（2）对比度：调节显示屏明亮部分与黑暗部分光线输出的差别。对比度应调节适当，长期使用高对比度会损伤屏幕。

（3）背景色彩：选择显示屏屏幕背景颜色。以舒适、喜好为标准。

（4）光栅亮度：调节指示控制面板的光栅的亮度。

（5）显示器的活动性调节：调节显示器的高度、倾斜度以及旋转角度等以便于检查观察为宜。

4. 显示方式选择

根据检查的需要选择超声显示的方式。一般可选择的方式组合有：B 型、B/M 型、M 型、D 型、B/D 型、M/D 型、B/C 型、M/C 型、B/C/D 三同步、3D 等。

5. B型超声图像的优化调节

根据需要调节超声诊断仪的各种功能按键或旋钮，使声像图得到最优化显示。如果只会使用增益、冻结等少数功能键，不符合专业水平的要求。

1）声输出功率的调节

（1）作用：声输出功率是指声源在单位时间内发射的总声能量。声输出功率增大，可提高超声穿透力，增加探查深度，同时声能增加，回声增强，显示清晰。声输出功率增大，超声生物效应可能加大。

（2）调节：超声诊断仪的输出功率在安全范围内（小于 $10mW/cm^2$），出厂时都已检测，系统默认值要低于最大值。一般小器官检查为64%、产科检查为64%、血管检查为80%等，根据检查部位可调节。

2）时间增益补偿（TGC）的调节

（1）作用：时间增益补偿（TGC）又称深度增益补偿，校正因深度增加而由组织产生的衰减。分段补偿增益能平衡图像，使得前后场回声强度（图像亮度）均匀一致。

（2）调节：范围－20 dB～＋20 dB，按深度分段调节。

3）图像方位的调节

（1）作用：图像翻转键在不移动探头的情况下，将声像图左右或上下翻转，使图像与解剖位置相对应或与检查者习惯相一致，便于识读与理解。

（2）调节：按键即可进行图像左右或上下翻转。根据需要调节。

4）显示深度的调节

（1）作用：调节显示深度可以调节视野的大小。扩大视野可观看更大和更深的目标，缩小视野可观看近场细微结构。

（2）调节：左右旋转或上下按键即可调节。调节范围一般为0～23 cm，根据目标深浅调节。

5）扫描区的调节

扫描区指声束扫查成像的区域。

（1）扫描区大小的调节：

① 作用：调节扫描区大小，可调节视野的宽窄。增宽可见较大的结构，减小帧频；减小可以收获更快的帧频，但生物效应更明显。

② 调节：调节范围凸阵探头角度10°至全宽，线阵探头1.0 cm至全宽。根据需要调节。

（2）扫描区位置的调节：

① 作用：调节扫描区位置，可将感兴趣的局部区域置于显示屏中央，便于观察。

② 调节：任意位置可调。根据需要调节。

6）灰阶图的调节

（1）作用：灰阶图是反映处理回声灰阶的方法的图示，直观显示从最低回声到最高回声的变化过程。将接收到的回声进行特定的处理，使显示的灰阶图像能更好地区分组织结构的回声或更符合医生的诊断习惯。

（2）调节：一般有1～4种可选。根据需要调节。

7）动态范围的调节

（1）作用：动态范围（DR）指超声诊断仪所能接收的不失真的最大信号振幅值与最小信号振幅值的比值。动态范围大，图像信息量丰富，反差小；动态范围小，图像信息量相对少，反差增大。调节动态范围可将回声相近的组织结构区分。动态范围调节得当，既有利于接收脏器内部组织纹理的微弱回声，又可使边界的较强回声的显示不失真。

（2）调节：调节范围30～120 dB。根据需要调节。

8）灰阶增益的调节

（1）作用：增益控制能平衡回声对比度，用于增加或减少一个图像中显示回声的信息量，可以使所有深度的回声增强或变暗。

(2) 调节:调节范围 0～98 dB,增量 2 dB。一般顺时针旋转,增加增益;逆时针旋转,减少增益。

9) 聚焦的调节

指声束聚焦,运用声学方法,将声束的声能聚集在介质的狭小区域中。声束聚焦使焦区的声束变窄,能提高侧向、横向分辨力,从而提高超声诊断的有效性。声束聚焦方式分非电子和电子两大类,前者焦点位置固定,后者焦点位置可以变动。焦点是焦平面与声束轴线的交叉点,焦点的数目及位置均可调节。

(1) 焦点位置的调节:

① 作用:使感兴趣的区域图像显示最佳。焦点越浅,帧频越快;焦点越深,帧频越慢,但局部生物效应可能增加。

② 调节:深浅位置可调。根据需要调节。

(2) 焦点数目的调节:

① 作用:改变聚焦区的数目,在特定区域内缩小或扩展声束。聚焦数目越多,帧频速度越慢;反之亦然。

② 调节:一般 1～4 个可调,最多可设置 12 个焦点。根据需要调节。

10) 抑制的调节

(1) 作用:去除低强度的回声,减少噪声的影响。

(2) 调节:调节范围 Off、2～40,增量 2。根据需要调节。

11) 边缘增强的调节

(1) 作用:加强对应于组织结构边缘的灰度,使得边界显示更清晰。

(2) 调节:可调节 Off 、Low、Middle、High。根据需要调节。

12) 帧频的调节

(1) 作用:帧频又称时间分辨力,指单位时间内成像的幅数。一般帧频为 32～36 帧/秒。帧频越高,获取图像的时间越短,即成像速度越快,其时间分辨力越高。时间分辨力与每帧扫描线密度及探测深度成反比。

(2) 调节:根据需要上下按键或左右旋转调节。

13) 线密度的调节

(1) 作用:线密度指每帧图像中超声扫描线数。一般线密度最少 120 线。线密度越高,图像越清晰,但是帧频变慢。

(2) 调节:根据需要上下按键或左右旋转调节。

14) 壁滤波器的调节

(1) 作用:在脉冲和连续多普勒技术中,壁滤波器用于调整低频信号滤过频率的阈值。探头所接收的回声信号中除了来自血细胞的频移信号以外,也包含了来自房壁、室壁、管壁和瓣膜等运动的低频信号,这些信号将会干扰血流频谱的显示。壁滤波器可以滤掉壁运动信号,但同时,壁滤波器也将滤掉一些与壁运动信号频率接近的低频血流信号。因此,根据具体需要调整壁滤波器的阈值,是获得病变血流最佳图像的关键。

(2) 调节:如探查低速血流,滤过频率应尽量调低,一般可选择 200～400 Hz;探查高速血流,则滤过频率可适当提高,一般选择 400～800 Hz。

15) 灵敏度的调节

(1) 作用:灵敏度指超声诊断仪显示图像细节的能力。提高灵敏度可改善空间分辨力,但帧频将下降。

(2) 调节:按向上箭头,灵敏度提高;按向下箭头,灵敏度下降。

6. CDFI 图像的优化调节

1) 彩色多普勒血流图的调节

(1) 作用:选择不同速度标尺、不同色调的彩色条形图来表示血流速度,使彩流图更好地反映血流,或使血流色彩显示更适合自己的习惯。

(2) 调节:可选择不同的色调,也可选择不同的色彩—速度曲线图(对应关系图)。

2) 彩色多普勒血流取样窗口的调节

(1) 彩色多普勒血流取样窗口位置的调节:

① 作用:调节彩色多普勒血流窗口的位置,可观察特定区域。

② 调节:根据需要,任意位置可调。应尽可能地将窗口位置调节到图像正中并表浅的部位。

(2) 彩色多普勒血流取样窗口大小的调节:

① 作用:指彩色多普勒血流显像的深度与宽度的选择,扩大窗口可获得更多的血流的动态信息,缩小窗口可增加局部取样密度(彩色帧频)。在保证观察整个特定区域的情况下,提高 CDFI 的分辨力。

② 调节:凸阵探头可调范围为 10°到整个扫描宽度,线阵探头可调范围为 1.0 cm 到整个扫描宽度。

(3) 彩色多普勒血流取样窗口角度的调节:

① 作用:仅限于线阵探头,可提供彩色多普勒血流窗口倾斜方向的选择。调节合适的方向,减少夹角的影响,可使彩色血流显像更好。

② 调节:根据需要调节,可左斜 25°～30°、正中或右斜 25°～30°。

3) 彩色多普勒增益的调节

(1) 作用:彩色多普勒增益用于调节在彩色多普勒部分处理的回声的总强度,能控制血管内彩色信号量。

(2) 调节:可调范围为 32 级,但数值不显示。顺时针旋转,增加增益;逆时针旋转,减少增益。

4) 彩色多普勒血流色彩反转的调节

(1) 作用:彩色多普勒血流色彩反转用于反转流入和流出血流的色彩分配。在不改变探头的方位的情况下,根据操作者的个人喜好或更符合习惯的色彩来显示、观察血流。

(2) 调节:按一下,血流色彩反转;再按一下,血流色彩还原。

5) 彩色多普勒血流速度标尺的调节

(1) 作用:彩色多普勒血流速度标尺简称彩色标尺,将红蓝两色由暗至亮排列在零线上下,以标明不同方向和流速的血流状态。其两端标明可以探测的血流速度的最小与最大值。可以通过改变脉冲重复频率、基线位置、彩色壁滤波程度等调节彩色标尺,避免高速血流的色彩混叠或低速血流色彩暗淡不清。

(2) 调节:速度彩色条形标尺上有数值显示。按向上箭头,速度范围增加;按向下箭头,速度范围减少。

6) 彩色多普勒血流基线的调节

(1) 作用:对流入、流出血流的彩色多普勒血流速度标尺重新定位分配,以减少某个方向血流色彩的混叠,而整个速度范围不变。

(2) 调节:速度彩色条形标尺上红蓝比例可显示。按向上箭头,基线朝流入方向移动;按向下箭头,基线朝流出方向移动。

7) 彩色多普勒帧平均的调节

(1) 作用:用于平均当前帧及前一帧的彩色信息,匀和噪声的峰值。在帧频与彩色质量之间折中选择,彩色质量增加,帧频减少;反之亦然。

(2) 调节:可调数值 Off、Low、Middle、High。

8) 彩色多普勒壁滤波器的调节

(1) 作用:彩色多普勒壁滤波器指在彩色处理过程中,对血流信号滤波的阈值。如需检测高速血流或湍流时,应加大壁滤波程度,可消除低速血流信号以及室壁的慢活动的频移伪像;如需检测低速血流,应减小壁滤波程度。

(2) 调节:按向上箭头,滤波阈值提高;按向下箭头,滤波阈值下降。

7. 多普勒频谱显示的优化调节

1）取样门的调节

取样门，指沿多普勒取样线上，能截取最小宽度及最小距离的能力。

（1）取样门宽度的调节

① 作用：较窄的门更灵敏，可得到精确的取样结果，但不能代表整体；较宽的门将加宽频谱，增加噪声。

② 调节：根据血管的粗细调节取样门大小，可调节范围为 1～10 mm。一般调节为管径的 1/2～2/3 大小。

（2）取样门位置的调节

① 作用：取样门接近血管壁，可因血管壁的搏动等影响取样结果的准确性，产生较多的噪声；取样门偏出血管，不能提取频谱，产生无血流的“假阴性”。

② 调节：将取样门置于血管中央。

2）取样角度的调节

（1）作用：取样角度指取样声束与血流方向的夹角。角度越大，血流参数的测算误差就越大。角度在 20°以内，测量误差小于 6%。一般临床要求取样角度小于 60°，这样血流的测算结果才有意义。

（2）调节：将声束校正线调节到尽可能与血流流向平行。一般要求夹角小于 60°。

3）多普勒速度标尺的调节

（1）作用：速度标尺又称速度量程。调节速度测量范围，用于显示过高或过低的血流。

（2）调节：根据血流流速大小调节，速度标尺上会有相应的数值显示，频谱显示会相应地变大、变小。

4）频谱基线的调节

（1）作用：在不改变总的速度范围的情况下，重新调节正负速度的范围，减少频谱的混叠，能正常显示一个方向的高速血流。

（2）调节：根据频谱混叠的情况调节，使基线上下移动，频谱得以正常显示。

5）扫描速度的调节

（1）作用：改变时间线更新的速度，调节频谱显示的速度，以记录更多或少的心动周期的频谱。看到的心动周期越多，频谱显示越快，频谱越小。检测更多的周期，频谱分析会更准确。

（2）调节：可调节数值为慢速（16 s）、中速（8 s）、快速（4 s）、最快速（2 s）。

6）多普勒壁滤波器的调节

（1）作用：用于去除血管壁的移动而产生的低频多普勒信号，将基线上下的噪声滤掉。

（2）调节：根据需要调节滤波的阈值的大小。

7）音量的调节

（1）作用：音量的大小与频率反映了多普勒频移的情况。将由多普勒频移值转换的音频信号调节到合适的音量，便于监听。

（2）调节：旋转旋钮调节音量大小。

三）超声扫查规范

严格遵守扫查规范，才能真实、全面地反映疾病的超声表现，这是进行超声分析与诊断的前提。

1. 摆放体位

体位是指超声检查中患者身体的姿态，如仰卧位（平卧位、头高位、头低位）、侧卧位、俯卧位、坐位、站立位、截石位、膝胸位等。

不同检查部位、脏器或检查方法，使用的体位可不同，具体将在“各论”中详述。体位的选择不拘泥于常见的几个姿态，以满足检查的需要、得到满意的显像以及患者耐受为宜。

2. 选择透声窗

透声窗简称声窗，指人体内声阻抗较低、利于超声穿透的部位或脏器。以此为超声检查时超声进入人体的窗口，可提高其深部组织的超声照射能量，从而能够显示清晰，如常用充盈的膀胱作为检查子宫、卵巢等脏器的透声窗。

3. 选择检测法

一般有两种：超声直接探测法、超声间接探测法。

（1）超声直接探测法：探头与受检者的皮肤或黏膜直接接触进行超声检查。此为常规采用的探测法。使用此法必须在探头与皮肤之间涂布耦合剂，建立良好的声学通道，排除空气的影响，使得显像清晰。

（2）超声间接探测法：在超声探测时，探头与人体之间加入水囊、耦合块或其他材料，使超声发射到人体有时间上的延迟。间接探测法可保护敏感的检测部位，可使得不平整的检测部位得到耦合，或使得检测部位落入声束的聚焦区，避免近场的干扰，得以完成检查，提高检查质量。

4. 扫查分析

综合使用各种扫查法进行全面、细致扫查。一般按照先右后左的顺序进行（受肝、胆、胰、脾的检查顺序影响，习惯先检查靠近医生的部位）。

（1）编织式扫查法：又称顺序连续平行断面扫查法。在超声检查中，在选定某一成像平面后，将探头沿该平面作平行移动，依次进行多个平行断面的扫查，观察分析脏器内部结构及其病灶的整体情况。扫查时一般移动的间距不宜太大，以免漏诊。

（2）立体扇形扫查法：又称定点摆动扫查法。在超声检查中，在选定某一成像平面后，固定探头在体表的位置，将探头按照一定角度来回摆动，得到一组立体扇形断面图像，观察分析脏器内部结构及其病灶的整体情况。

（3）十字交叉扫查法：又称纵横平面相交扫查法。在超声检查中，选定某一成像平面后，就地旋转探头90°，得到十字交叉的平面，观察并分析目标的形态等。

（4）对比加压扫查法：在超声检查中，用探头局部加压，并于两侧对称部位进行比较，观察回声有无变化，可鉴别真假肿块。

（5）探头加压试验：在超声检查中，探头局部加压，观察有无压痛及反跳痛。有则为阳性，无则为阴性。此法可用于胆囊炎、胰腺炎、阑尾炎等疾病的超声诊断。

（6）追踪扫查法：沿观察对象的走行进行追踪扫查，以显示、观察其全程结构。此法适用于管道结构的超声检查，如胆道、输尿管、胃肠道、血管等。

5. 注意事项

特殊部位、脏器或特殊患者应注意其特殊性，以顺利、高质量地完成检查。如颈部为患者较为敏感的部位，在检查甲状旁腺时探头应轻度接触皮肤，避免过度加压，使患者产生作呕欲吐等不适，影响到检查的顺利进行。又如急诊病人可能神志不清或活动不便，不能很好地配合检查，检查操作中应就着病人，方便病人。特殊情况特殊处理，不要拘泥于常规检查体位。要求业务熟练，手法轻巧，既不能加重病人的创伤，增加病人的痛苦，又要完成检查。

四）超声分析规范

熟悉超声分析内容和思路，掌握分析规范，才能正确地、有条不紊地进行分析，这是进行准确诊断的基础。

超声分析思路：先进行B型超声分析。从整体到局部，从外观到内部，从目标到周邻，对脏器或病变进行数目、大小、形态、边界、内部回声以及与周围脏器的关系等进行全面观察分析。再进行CDFI分析。分析脏器或病变的血供情况，观察血流有无以及丰富程度，判断血流相对探头的流向，并初步分析血流速度。最后进行PWD频谱分析。对有血流者，取样检测分析其血液动力学状态。

1. B型超声分析内容

1）数目

指目标的多少。一个又称为单个，一个以上就称为多个。在多个中，数目少于10个者可称为数个；数量过多、难以计数者，可模糊定量，称为散在、成堆或充满等。

2）大小

指脏器或病变的径线、面积或体积等测量值，但是因目标的不规则性以及超声测量切面的不确定性，超声测量值有一定误差，重复性较差。一般可多测几次，取其均值，以提高测量值的可靠性。通过大小的测量，可以提示脏器或病变是否增大或缩小，反映病情的演变。

（1）距离：指声像图上两点之间的线段长度。可多测几次，取其均值，以提高测值的可靠性。

（2）血管内径：一般取心脏收缩期血管的横切面进行测量，测量时探头不宜加压，应不包括管壁的厚度。

（3）血管内中膜厚度（IMT）：指血管近侧管壁的内膜与管腔界面至远侧管壁的内膜与管腔界面之间的距离。其准确测量的必要条件为血管近、内膜与管腔界面显示清晰。IMT正常值一般约为1 mm。IMT可间接反映内膜的厚度，是诊断早期动脉粥样硬化的重要指标。

（4）面积：指声像图上片状区域的大小。一般采用近似规则图形测算或用轨迹仿形勾画测算。

（5）体积：指声像图上立方体的大小。一般采用近似规则立方体的方法，取一个切面或纵、横两个切面进行测算。

3）形态

指脏器或占位性病变的外观形态。主要分析外形是否规则、与正常时比较有无改变等。

4）边界

又称境界，指脏器或病变等与周围组织的连接面。分析内容为边界回声的有无及其回声强度、清晰度等。无边界回声意味无包膜或边界回声强度与其内部回声相等。如肝脏的边界清晰，见线状高回声包膜。

5）内部回声

来自脏器或病变内部结构的界面反射和细微结构的散射，主要分析内部回声的强度、形态及其分布等。对一些内部回声具有特征性表现者，以公认的形象的专有词汇称之，如牛眼征、靶环征、面团征等。

（1）回声的强弱：

① 强回声：界面反射系数大于50%以上，回声辉度明亮，其后可伴有声影，如结石、钙化灶、气团等。

② 高回声：界面反射较强，回声显示的辉度较明亮，如肾窦、肝包膜等。

③ 中等回声：简称等回声，指界面反射中等，回声的强度为中等水平，如肝、甲状腺等脏器。

④ 低回声：因界面反射较弱而回声显示灰暗，如肾皮质等。

⑤ 弱回声：因界面较少，声阻抗差较小，反射极少，回声显示暗弱，如肾椎体、淋巴结等。弱回声需与无回声相鉴别，后者见于液性介质，内部无声学界面，无反射回声。

⑥ 无回声：介质内部结构均匀，没有声阻抗差异的界面，无反射回声产生，在声像图上显示为暗区，如人体内血液、胆汁、尿液等各种体液。

（2）回声的形态：

① 点状回声：反射界面较小，回声呈细小点状，一般为2～3 mm，如较长时间的胸腔积液中可见点状回声漂浮或沉积。

② 斑状回声：回声聚集呈明亮的小片状，常见于局部组织钙化等。

③ 团块状回声：回声聚集呈团块状，强度不一，有一定的边界，立体感较强，如结石、肿瘤等。

④ 线状回声：回声点排列呈细窄的线条状，如肝脏包膜呈明亮的线状回声。

⑤ 带状回声：回声点排列呈较宽的带状，如胸腔积液中可见纤维素渗出所致的带状回声分隔。

⑥ 环状回声：回声点排列呈圆环状，如“O”形节育器呈环状强回声，声晕呈环状低回声。

⑦ 管状回声：指由脉管系统的管壁及其内部流动的液体所组成的回声，表现为两条平行的线状强回声及其间的条带状无回声，如血管、胆管等。

（3）回声的分布：

① 均匀度：指脏器或病变的内部回声强度分布的均匀性，可分为均匀、欠均匀、不均匀。内部组织结构均匀者，其内部声学界面较少，声阻抗差较小，界面反射强度相差不大，回声强度分布均匀，如正常肝实质等。因异常增生、机化、钙化等导致内部结构杂乱者，其内部声学界面较多，声阻抗差较大，界面反射强度参差不齐，回声强度分布不均匀，如多数恶性肿瘤等。

② 密集度：指内部回声点的数量，可分为稀疏、较密集和密集。如正常肝脏内部回声较稀疏，而脂肪肝内部回声明显密集。

6）边缘回声

边缘指限于边界附近的病灶侧的领域。分析内容为边缘回声强度及其清晰度等。如部分肝脏血管瘤边缘较清晰，回声增强呈环状。

7）周边回声

周边指连接于病灶的部分，限于边界的外侧领域。分析内容为周边回声强度及其清晰度等。如胆囊化脓性发炎时，周边可因炎性浸润而回声减低，模糊不清。

8）后方回声

指脏器或病变后方的回声。后方回声增强，提示脏器或病变的衰减系数较低；后方回声减低或出现声影，提示其衰减系数极大。后方回声内收，提示其声速低于周围组织；后方回声外展，提示其声速高于周围组织。

9）特征性回声

（1）彗星征：见于玻璃体异物。超声表现：玻璃体异物呈强回声斑，两侧有翼，向后变尖，可见尾随声影，称彗星征。

（2）视网膜接吻征：见于较广泛的脉络膜脱离。超声表现：眼球两侧壁的脉络膜脱离而呈向中间靠近的凸弧形回声带。因脉络膜的内侧面为视网膜，两者呈接吻状，故称之。

（3）挖空征：见于脉络膜黑素瘤、较大的胆囊结石等，为病灶后部显著衰减所致。超声表现：病灶前部回声强而亮，向后弱而暗，近后壁处则似无回声暗区，呈被挖空样。

（4）脉络膜陷凹征：见于脉络膜黑素瘤、脉络膜假瘤以及眼转移性肿瘤等。超声表现：肿瘤所在局部的脉络膜因肿瘤细胞浸润而回声低弱或缺失，形似陷凹样。

（5）假性囊肿征：又称冲洗过征，见于亚急性甲状腺炎，因炎症浸润、组织液化形成脓肿所致。超声表现：在甲状腺侧叶内有类似囊肿的无回声区，其形态不规则，无囊壁，边界不清，透声可稍差。

（6）蟹足样：多见于恶性肿瘤，如甲状腺癌等，是恶性肿瘤向周围组织浸润的声像特征之一。超声表现：瘤体形态不规则，轮廓不完整，边缘不整齐，向周围不均匀性生长，形似多条伸出的蟹足。

（7）蜂窝状①：见于纤维腺病型乳腺增生症，因乳腺腺体实质及间质均有不同程度的增生所致。超声表现：乳腺腺体增厚，内部回声分布不均，强弱相间，呈蜂窝状。

（8）蝌蚪尾征：见于乳腺囊肿等，因声束经过低速区后会聚而致。超声表现：囊肿后方回声增强，增强区逐渐变窄，形似蝌蚪尾。

（9）侧方声影征：见于乳腺囊肿等，因探查的超声波在囊肿侧壁发生全反射所致。超声表现：囊肿的两侧后方呈渐宽的暗区带。

（10）中间声影征：又称中心声影征，指肿块中间的聚合的强回声区后方的声影。中间声影征被认为是乳癌的典型表现之一，还可见于瘢痕纤维变、钙化等。

（11）鱼口状：见于二尖瓣口。在二尖瓣水平左心室短轴切面，可见二尖瓣的前后叶在收缩期合拢，呈一横线;舒张期迅速分离,形成一个椭圆形环带回声,形似鱼口状。正常二尖瓣的最大鱼口面积为4～5 cm^2。在狭窄时鱼口面积明显减小。

(12) 城墙状:见于二尖瓣狭窄。超声表现:因二尖瓣前瓣舒张早期关闭动作的速度变慢,舒张末期瓣膜关闭速度加快,在M型超声的二尖瓣前瓣的运动曲线上,EF斜率明显变慢,A峰增高,E峰与A峰相连,呈城墙样。这是二尖瓣狭窄的特征性的M型超声表现。

(13) 吊床状:见于二尖瓣脱垂。在M型超声二尖瓣瓣膜的运动曲线上,CD段(收缩期)向后移位,从收缩早期开始向后运动,到中期到达顶点,至收缩后期又恢复到正常位置,CD段曲线呈圆滑的弧形吊床样曲线。CD段的弧形运动幅度超过CD点连线(水平线)2～3 mm以上有诊断意义。

(14) 猫头鹰征:见于大动脉转位。在心底短轴切面上,主动脉为短轴,呈圆环样位于中央。正常时,肺动脉为长轴,位于主动脉左前侧,呈香肠样包绕主动脉。在大动脉完全转位时,肺动脉变为圆环样,转至主动脉左后,与主动脉呈斜向排列的双环,形似猫头鹰样,与正常明显不同。

(15) 塌陷征:见于心包积液。心脏舒张受限,左右心室因积液压迫而充盈量减少,心脏呈塌陷状态,以右心室壁明显。

(16) 荡击波征:见于大量心包积液,是摆动征的表现之一。心脏游离于大量积液中,随着搏动而出现显著摆动。超声表现:在四腔心切面,于积液的无回声区中见心尖部带状回声间歇出现,即在收缩期出现、舒张期消失,这种征象即为荡击波征。

(17) 蜂窝状②:见于包裹性积液,如胸腔积液、睾丸鞘膜积液等。因纤维素渗出,在积液中形成条索状或网状的纤维分隔。超声表现:在无回声积液中见纵横交错的网状强回声带,将液暗区分隔成众多小囊腔,呈蜂窝状。

(18) "工"字征:见于正常肝脏左叶。超声表现:肝脏左叶内见门静脉左支经过横部、矢状部到达囊部,再发出左外上段支、左外下段支及左内叶静脉等主要分支。门静脉左支及其分支组合成"工"字图像,其中左外上段支、门静脉左支囊部及左内叶静脉为上横笔画,门静脉左支矢状部为中竖笔画,门静脉左支横部与左外下段支为下横笔画。

(19) 飞鸟征:见于正常肝胆。超声表现:在肝门部斜向后上扫查肝胆,可见门静脉主干及其左支与胆囊组合成"飞鸟"图像,其中门静脉主干为鸟身,其左支起始段为鸟头,胆囊为鸟翅膀。探头作来回摆动,"飞鸟"的效果更为逼真。

(20) 箭头征:见于第一、第二肝门。超声表现:门静脉、胆囊、下腔静脉组成的"箭头征"指向第一肝门。三支肝静脉组成的"箭头征"指向第二肝门。

(21) 锯齿状:见于肝硬化,因肝内纤维结缔组织增生、假小叶形成、肝脏缩小等所致。超声表现:肝脏形态失常,肝表面极不平整,包膜回声高低起伏,呈锯齿状。

(22) 网状:见于肝硬化、血吸虫性肝改变等,因肝内纤维结缔组织增生、纤维条索形成、小叶硬化、分隔结节形成等所致。超声表现:肝脏回声增粗增强,分布极不均匀,可见弥漫分布的条索状及结节状强回声,纵横交错,呈网状。

(23) 等号征①:见于较小的囊肿,如肝内小囊肿等。超声表现:因侧壁回声失落,小囊肿的囊壁回声两侧中断,呈等号样。

(24) 蜂窝状③:见于先天性多囊性病变,如多囊肝、多囊肾、多囊卵巢等,因组织囊性变而致。超声表现:肝、肾等脏器内散在分布数目极多的大小不等的无回声区,呈蜂窝状。

(25) 母子囊征:又称囊中囊征或多囊征,见于肝包虫病及囊性畸胎瘤等,为其特征性征象。指在大囊肿内含有小囊肿(母子囊)或子囊内还有更小的囊肿(孙囊肿)的征象。超声表现:在肝包虫囊肿的母囊内有大小不一、数目不等的小囊肿。小囊内壁光滑,内为无回声。子囊、孙囊过多时可呈花瓣状、车轮状或蜂窝状等表现。

(26) 囊砂征：见于肝包虫病。超声表现：包虫囊肿内部可见漂浮于液暗区或沉积于后壁上的点状沉积物，即为包虫砂。

(27) 套环征：见于肝包虫病，是包虫囊肿的内外囊壁分离所致。超声表现：包虫囊肿见两层囊壁回声，形似双环相套。

(28) 浮雕征：又称线环征，见于肝内强回声型血管瘤。超声表现：瘤体周围见线环样强回声带而有浮雕感的征象。

(29) 裂缝征：见于肝血管瘤等，因小血管自肝组织直接进入血管瘤内所致。超声表现：强回声的肝血管瘤内见低弱回声带，形如裂缝。

(30) 念珠征：见于内脏幼虫移行症在肝内所形成的嗜酸性肉芽肿。超声表现：肝内见多个类圆形低回声区，直径约 1.0 cm 左右，其中心部可见短线状强回声，为门脉小分支从肉芽肿内通过。此征有助于与肝囊肿、血管瘤、肝包虫病、肝癌等鉴别。

(31) 声晕征：又称晕圈，见于肝癌等。对声晕的形成尚无一致意见，多认为系肿瘤周围有丰富的新生血管，导致局部组织含液量增加，反射减少，回声降低。超声表现：在中高回声的瘤体周围见环状的低弱回声区，宽度约几毫米。

(32) 镶嵌征：又称结中结征，多见于原发性肝癌肿瘤增殖期。超声表现：较大的肿瘤内见多个小肿瘤结节的征象。

(33) 卫星征：多见于恶性肿瘤。大病灶周围散在分布数目不等的小病灶，形似卫星环绕。小病灶的超声表现与大病灶相似。

(34) 驼峰征：常见于肝右叶转移性肿瘤。超声表现：肝表面呈圆弧性隆起的征象。驼峰的数目及大小根据肿瘤的多少及大小而定。

(35) 牛眼征：见于乳癌、结肠癌等的肝脏转移灶。超声表现：周围为较宽的低回声带、内部为强回声区、中心为无回声暗区的团块征象，形似牛眼。常为多发，可与靶环征①并存。

(36) 靶环征①：多见于转移性肝癌等。超声表现：病灶的中央为强回声区，周围为较宽的低回声带，形似靶环样。此征常与牛眼征并存。

(37) 反向靶征：见于肝脏转移性肿瘤等。超声表现：中心为低回声、周围为强回声的同心圆样团块征象，与靶环征①的回声分布正相反，故名之。

(38) 米老鼠征①：在肝门附近横切面时，肝外胆管有时和肝动脉与门静脉共同显示为三个圆形的管腔结构，即"米老鼠征"。门脉是米老鼠的头，右耳和左耳分别是肝外胆管和肝动脉。

(39) 双边影：又称双边征、双壁征，常见于急性胆囊炎、低蛋白血症胆囊等。超声表现：胆囊壁显著增厚，内、外壁呈分离样，在双层强回声带之间有一层弱回声带。

(40) 条纹征：见于重症化脓性胆囊炎。超声表现：胆囊壁显著增厚，在壁间呈现双层或多层弱回声带，为水肿和出血所致。

(41) 三"S"征：见于典型胆囊结石。超声表现具有以下三点特征：胆囊腔内出现形态稳定的强回声团(stone)、伴有声影(shadow)、改变体位时结石回声团块依重力方向移动(shift)。

(42) 囊壁结石声影三合征：又称 WES 三合征，见于充满型胆囊结石。超声表现：胆囊腔无回声区消失，充满强回声结石，增厚的胆囊壁的低回声带包绕着结石的强回声，呈弧形或半月形，其后拖有较宽的声影带，胆囊后部完全不显示。这是胆囊内充满结石而缺少胆汁时的特征表现。

(43) 靶环征②：见于胆囊颈部或胆管结石的横切面。超声表现：周围为类圆形的低回声的胆囊壁或胆管壁，中央为强回声的结石，呈靶环样。

(44) 彗尾征：见于胆囊腺肌增生症壁内结石、胆囊壁胆固醇性息肉、胆汁内游离晶体颗粒物、肺部气体或子宫内节育器等。形成原因为多层结晶体结构的颗粒状物质内部的多重反射，或声波在颗粒状物质与其前方较薄的液体界面之间的多次反射。超声表现：在强回声团块的后方见细长的高回声带，由间隔相等、回声逐渐衰减的短线组成，形似彗尾。

(45) 三角征：多见于节段型胆囊腺肌增生症(腺肌瘤)。超声表现：胆囊壁局部增厚，呈三角形隆起的征象。多位于胆囊体部两侧，其内可见小无回声区。

(46) 等号征②：又称双轨征，见于胆道感染、胆道结石、肝血吸虫病等所致肝内毛细胆管轻度扩张。超声表现：肝内小胆管扩张，胆管壁增厚，回声增强，呈等号样。

(47) 平行管征：见于肝内胆管结石。肝内胆管与门静脉分支伴行，正常时因过于细窄而不显示，肝内胆管有结石时，结石阻塞部位以上的小胆管扩张。超声表现：扩张的胆管与并行的小血管同时显示出来，呈"平行管"状。

(48) 多管征：见于阻黄时肝内胆管扩张。超声表现：肝内大量的树枝状或放射状的管状征象，为扩张的胆管及伴行的门静脉分支。

(49) 海星征：见于肝内胆管重度扩张。超声表现：肝内胆管极度扩张，呈海星状，向肝门部汇聚，而伴行的门静脉分支可受压而不显示。

(50) 双筒猎枪征：见于肝总管或胆总管等肝外胆管扩张。在第一肝门可见肝外胆管与门静脉主干并行通过。正常肝外胆管较细，内径约 0.6 cm，门静脉主干较粗，约 1.1 cm。超声表现：肝外胆管扩张，其内径增粗，与并行的门静脉主干相似，形成"双筒猎枪"状。

(51) 双线征：见于胆道蛔虫以及胆管内置导管等。超声表现：胆管扩张，内见数毫米宽的双线状强回声蛔虫体，前端圆钝，边缘清晰光整，中心贯穿液性暗带的蛔虫假体腔，其内可见散在的回声点。蛔虫死后中心暗带可模糊或消失。当有多条蛔虫时，则表现为多条线状强回声。

(52) 截断征：见于占位性病变或管腔内阻塞性病变。超声表现：因占位性病变的占位效应，其周围的血管、胆管等受到明显挤压，或者因管腔内结石、血栓、癌栓等嵌顿阻塞，导致管腔突然闭塞中断。管道在病变区以上部分可见，以下部分不显示。

(53) 鼠尾征：见于占位性病变。超声表现：因占位性病变的占位效应，其周围的血管、胆管等受到挤压，管径逐渐变窄，形似锥形"鼠尾"状。

(54) 蝴蝶征①：见于肝门胆管癌或高位胆管癌。超声表现：肝脏肿大形如蝴蝶，肝门部肿瘤为蝴蝶的身体，回声偏强，边界不清，位于扩张的左右肝管之间。肝内胆管高度扩张，在肝门部截断，断端部整齐，扩张的肝内胆管构成蝴蝶的翅膀斑纹。胆囊及肝外胆管一般不扩张。

(55) 桑蚕征：见于急性出血坏死性胰腺炎。超声表现：胰腺弥漫性肿大，边缘模糊，伴少许不规则暗区，其前缘呈弧形向前隆起，深面与脾静脉分界不明显，脾静脉、肠系膜上动脉中空像减弱或消失，胰内部回声减低且不均，外形肿大如肥大的桑蚕，是本病的重要依据。若同时发现腹腔积液，则更能确立诊断。

(56) 被覆征：见于脾包膜下血肿。超声表现：脾脏的背面覆盖有一层不均匀的暗弱回声带，与脾脏界限清晰，为包膜下积血和血凝块所致。

(57) 丹凤眼征：见于正常贲门。超声表现：在剑突下正中线偏左 2 cm 左右纵切，探头扫查方向略向左倾斜，在肝左叶后、腹主动脉前，可见一扁圆形的位置固定的靶环征，又形似"丹凤眼"。如饮水则见液体通过中心的强回声团处，使之暂时消失。

(58) 喇叭口征：指贲门一胃连接部的声像图。在左肋下斜切时，可见肝左叶与腹主动脉之间，"管"长"口"大，贲门一胃前后壁在饮水时分开。喇叭口不对称、不连续，并有低回声肿块则见于贲门癌，此时饮水则开放受限，管壁僵直，可见液体滞留、反流、分流或喷射。

(59) 靶环征③：见于胃肠空虚时其横轴切面图。超声表现：空虚的胃肠收缩，其横轴切面可见较厚的胃肠壁呈强弱相间的多环状回声，形似靶环样。

(60) 宫颈征：见于婴儿先天性肥厚性幽门狭窄的纵切面。正常幽门前后径小于 1.5 cm，幽门肌厚度

0.4 cm,长度1.9 cm。而本病中肥厚的幽门肌呈低回声肿块,中央黏膜及黏膜下层呈高回声,形似宫颈,其径线超过正常值。

(61) 弹坑征:又称火山口征,见于消化道溃疡或肿瘤伴有溃疡时,如溃疡型贲门癌、溃疡型胃癌。超声表现:增厚的胃肠壁或肿瘤表面的溃疡处中心凹陷,周围溃疡环堤隆起,形似"弹坑"或"火山口"。

(62) 炸面圈征:见于肠套叠。超声表现:在肠套叠时,鞘部肠壁水肿、增厚,形成宽环状低回声区,形似炸面圈。

(63) 戒指征:又称指环征,见于胃肠道管腔充水或积液时。有时亦指声晕征或晕圈征,后者见于肝细胞癌病灶的周围弱回声区。

(64) 咖啡豆征:见于绞窄性小肠梗阻等。超声表现:小肠形成闭袢,充满液体时,切面上可见多个小而类圆形的无回声区,似咖啡豆样。

(65) 琴键征:见于空肠梗阻。超声表现:空肠扩张,黏膜皱襞呈间隔排列的细小的乳头状,形似琴键。

(66) 梯子形征:见于盲肠、结肠等。超声表现:肠腔内皱襞较密集,纵切面上皱襞对称地突入肠腔内,呈梯子形。

(67) 梳齿征:见于结肠等。超声表现:肠腔内皱襞较多,呈相对高回声,突向腔内,短粗的皱襞等距离突入肠腔内,呈梳齿状。

(68) 鱼刺征:见于结肠等。超声表现:肠腔内皱襞较多,呈相对高回声,突向腔内,细长的皱襞等距离突入肠腔内,呈鱼刺状。

(69) 结肠袋征:见于结肠梗阻。超声表现:在大肠充盈液体时可见袋状声像,尤以升结肠、横结肠为明显。此征中结肠内径大于5 cm时有诊断意义。

(70) 浆膜桥层征:见于胃肿瘤。胃壁的肿瘤向外隆起,但最外层浆膜层保持完整。此征象表示肿瘤在胃壁内,尚未突破浆膜层。

(71) 黏膜桥层征:见于胃肿瘤。肿瘤起于黏膜下层,将黏膜层抬起,但黏膜层保持完整。

(72) 黏液层中断征:多见于胃体癌、胃窦癌。胃黏膜层分泌不溶性黏液保护胃黏膜。胃癌时癌细胞浸润破坏了黏液细胞,使之分泌减少或不分泌,导致胃黏膜表面黏液层中断。超声表现:胃壁内表面的黏液层强回声带局部中断。此征对胃部的占位性病变的诊断与鉴别诊断有意义。

(73) 新月征:又称半月征,见于胃壁的局限增厚或较大范围增厚的边缘。超声表现:胃壁局限性增厚,断面图如弯月状。

(74) 马蹄征:见于胃肠道病变。超声表现:胃肠管壁局部增厚,在病变处横切,可见增厚管壁呈马蹄状,病变范围较半月征大。

(75) 假肾征:见于胃肠壁全周或较广泛增厚,也可见于胃肠外生性肿瘤伴有假腔形成。超声表现:增厚的胃肠壁或瘤体呈较宽的低回声带,其内部的胃肠腔或假腔呈高回声区,形似"肾脏"。

(76) 面包圈征:见于胃肠道病变和急性输卵管炎等。超声表现:胃肠道等管壁全周性增厚,管腔较小。

(77) 炊烟征:见于肠腔狭窄。超声表现:肠蠕动时,肠腔内高回声的液气流快速通过狭窄段,犹如一缕炊烟,可清晰地衬托出狭窄处的肠壁,类似于肠道造影的效果。

(78) 小溪征:见于肠腔狭窄。超声表现:肠腔因肿瘤等突入而呈不规则狭窄,肠腔内气、液体缓缓流过残腔,似溪水流淌。

(79) 麻饼征:见于肾钙乳症,指含钙乳颗粒的混悬液沉积于肾盏内的征象。超声表现:肾盏内见不规则无回声区,内部散在密集点状强回声,形似麻饼,边缘模糊,后方声影不明显。征象可随体位动态变化,可显示含钙液面。

(80) 花朵征:见于轻度肾盂积液。超声表现:各个肾盏及肾盂均普遍积液分离,肾盂形如花蒂,各个肾盏形如花瓣。肾实质未见明显损害。

(81) 烟斗征:见于肾外肾盂轻、中度积液,合并输尿管扩张。小肾盏无明显扩张,肾实质无明显损害。

(82) 调色碟征:见于重度肾盂积液。超声表现:肾盂及各个肾盏均明显积液,肾实质受压变薄,各个扩张的肾盏形成大小相仿的液暗区,呈放射状排列在积液的肾盂周围,形似调色碟。

(83) 胡桃夹征:下腔静脉位于腹主动脉的右侧,右肾位置接近下腔静脉,右肾静脉直接注入下腔静脉,而左肾静脉细长,需要穿行于腹主动脉与肠系膜上动脉所形成的夹角内,跨越腹主动脉前方才注入下腔静脉,故左肾静脉易受压。超声表现:上腹部横切图像上,腹主动脉与肠系膜上动脉形成胡桃夹样。在其夹角之间,左肾静脉局部受压,内径减小,而其左侧段(近肾段)则明显扩张。诊断标准:左肾静脉内径小于0.1 cm,左肾静脉最大内径为最小内径(腹主动脉前)的2倍以上。

(84) 膨缩征:见于输尿管末端的囊性扩张,即输尿管囊肿。囊肿的大小随输尿管的舒缩而呈现有周期性的膨大和收缩。在膀胱充盈时与排尿后对比检查,此征更为明显。

(85) 三联征:见于输尿管结石,指输尿管壁、结石团块以及声影三者联系的征象。常伴有肾积水、结石上方的输尿管扩张。

(86) 线团征:见于睾丸扭转。超声表现:在睾丸的前上方见一个2 cm左右的类圆形异常回声团块,边界毛糙,内部可见扭曲的平行线样回声。系因精索(包括输精管、睾丸动脉、蔓状静脉丛等)同时扭曲所致。此时还可见睾丸肿大,其内部回声减低,血流消失。另外可见鞘膜积液。

(87) 满天星征:见于睾丸或肝脏等多发微小钙化灶等。超声表现:睾丸等低回声实质内见散在的强回声微小钙化点,呈细砂样,分布稀疏,无声影,似满天星样。

(88) 三线征:见于正常子宫的分泌早期(月经后15～19天)的内膜。超声表现:分泌早期的内膜明显增厚,可见较厚的低回声的功能层及较薄的高回声的基底层。因宫腔闭合,两侧内膜贴在一起。两条线状高回声的基底层及闭合的宫腔线构成"三线征"。在分泌晚期,内膜层回声增强,三线征模糊不清。

(89) 蝴蝶征②:见于双角子宫。超声表现:双角子宫底部横切面,子宫增宽,分为两部分。两侧各见一个角状突起,形似蝴蝶。

(90) 宫腔分离征:见于子宫黏膜下肌瘤和宫腔积液等。因肌瘤向子宫腔内隆起,或宫颈管炎性狭窄等,可导致宫腔线状强回声一分为二的征象。

(91) 米老鼠征②:见于部分正常子宫及双侧卵巢。超声表现:经腹部横切扫查子宫及卵巢,双侧卵巢贴近子宫外上方,三者组合成"米老鼠"图像,其中子宫体的横断面为老鼠头,两侧卵巢为老鼠耳朵。

(92) 章鱼征:见于卵巢的生理性潴留囊肿。在排卵后1～2天,黄体囊肿的囊腔内出血时,进行阴道超声检查可见卵巢表面有突起的圆球形无回声区,其内有分支状强回声,似章鱼状,多为小凝血块或组织碎片所致。

(93) 脂液分层征:见于囊性畸胎瘤、乳腺积乳囊肿等。超声表现:在囊性肿物内见脂液分为两层。上层为脂质密集均匀低回声区,下层为囊液的无回声暗区。两者之间的水平线上有一强回声间隔反射。

(94) 面团征:见于囊性畸胎瘤。超声表现:瘤内见毛发与油脂物裹成的边界较清晰的附壁团块回声,周围为未凝结的油脂质的无回声暗区。与乳头征不同,面团征的团块较大,其基底较宽。

(95) 垂柳征:又称瀑布征,见于囊性畸胎瘤。超声表现:瘤内有散在性毛发与油脂物时,表面回声强,向后渐次减弱,反射活跃。

(96) 星花征:见于囊性畸胎瘤、卵巢囊肿(囊内点状回声型)等。超声表现:较多的黏稠脂质的星点状回声浮游于液性暗区内。可伴有脂液分层征。

(97) 乳头征:又称壁立性结节征,可见于囊性畸胎瘤、甲状腺乳头状囊腺瘤或癌等。超声表现:囊壁上见中强回声乳头样结节,后方可伴或不伴声影。

(98) 线条征:见于囊性畸胎瘤。超声表现:在瘤内液暗区中见多条短线状强回声,呈平行排列,可随体位改变而浮动。

(99) 杂乱结构征：见于囊性畸胎瘤。超声表现：在其液性暗区中见强回声团块、斑点，并可伴有声影或声衰减征象，系牙齿、骨组织、钙化灶以及油脂物等所致。

(100) 蜕膜内征：见于早早孕。由于囊胚的着床、滋养叶增生、子宫内膜蜕膜化等因素，在早早孕时超声可见在增大的子宫内膜不对称肥厚，且回声增强。在较厚的一侧内膜中可见孕卵回声。随着孕卵的生长，宫腔回声在孕卵所在部位隆起变形，即为 IDS 征。孕卵在宫内着床的位置是偏侧的，不在子宫中央。此征可与中心位置的假孕囊相鉴别。

(101) 双蜕膜征：又称双环征①，见于早孕。孕卵在着床过程中可能发生少量出血或黏液积贮，致使子宫包蜕膜与壁蜕膜分离。超声表现：在妊娠囊外可见狭窄的三角形或半环形无回声区，形似妊娠囊壁呈双环回声。双环征在第 5～8 孕周间多可见。随着妊娠囊增大，宫腔积血暗区逐渐缩小而消失。妊娠囊的双环征可与假孕囊的单环相鉴别。

(102) 双泡征①：见于早孕。超声表现：附于妊娠囊壁上的双泡状结构。这是原始卵黄囊—胚盘—早期羊膜囊组成的复合体回声。一般在第 6～7 孕周可见。

(103) 穹隆征：见于妊娠早期男性胎儿阴囊。超声表现：经阴道超声检查时，在妊娠早期(停经后 13～16 周)，男性胎儿阴囊呈穹隆状结构，位于阴茎根部(胚胎初阴)，内部回声均匀，无分隔。而与此不同，女性胎儿阴唇皱襞呈 2～4 条平行线。

(104) 双环征②：见于胎儿水肿或胎儿已死亡时。超声表现：宫内胎儿头颅与头皮回声增厚分离形成的双层环状回声的征象，提示胎儿头皮水肿。

(105) 叠瓦征：见于宫内胎儿死亡的继发性征象。超声表现：胎儿头颅不规则，颅骨的强回声环变形且不连续，局部塌陷，似瓦片重叠样，颅内结构不清。

(106) 地雷征：见于胎儿无脑畸形。超声表现：胎儿颅骨圆形强回声环缺失，胎头形态不规则。沿胎儿长轴纵切时，面部以上无颅脑结构，呈“地雷样”。可伴有羊水增多混浊及其他畸形。

(107) 双泡征②：见于胎儿十二指肠梗阻。超声表现：在胎儿左上腹部显示两个类圆形液性暗区，为含有羊水而扩张的胃和十二指肠第一段所形成的水泡，形似双泡。大的暗区是胃，小的是十二指肠。两个暗区相通，还可见胃壁的蠕动。

(108) 海鸥征：见于腹主动脉横切时。超声表现：在腹主动脉的前方，可见腹腔动脉的起始部及其分支肝动脉、脾动脉组成海鸥样回声，长 1～2 cm，管径为 0.8～0.9 cm。“海鸥”的身体为短粗的腹腔动脉，右上翼为肝动脉，左上翼为脾动脉。

(109) 云雾影：可见于正常外周静脉内慢速血流，也可见于室壁瘤、扩张性心肌病等，为淤滞血流的红细胞及纤维蛋白等所致，提示血栓形成的危险性增高。超声表现：在心血管腔内见低弱回声的云雾影，其边界不清，形态不时变化，可缓慢回旋移动。

(110) 羽毛征：见于肌肉声像图。超声表现：肌肉纵切面上低回声的线条状肌束与其周围强回声的线条状隔膜间隔排列，互相平行，形似羽毛。

(111) 钟舌征：见于外伤后肌肉血肿。超声表现：受累肌肉肿大增厚，断裂的肌肉的肌纤维连续性中断，回缩的肌肉端呈强回声，三面被无回声血肿包绕，形似钟舌。

10）活动度

指脏器或病变的活动性，包括自主活动性以及探头挤压后的被动活动性。可分为自由活动、轻微活动、不活动(固定)。

2. CDFI 分析内容

1）CDFI 原理

彩色多普勒血流成像法(CDFI)是用彩色图像实时显示血流的方向和相对速度的超声诊断技术。

CDFI 以人工编码方法定义色彩，反映血液流向。一般规定血流朝向探头显示为红色，血流背离探头显示为蓝色，血流方向紊乱时显示为杂色（五彩镶嵌）。

CDFI 以色调半定量反映血液流速。颜色越鲜亮表示速度越快，越暗淡表示速度越慢。

2）CDFI 分析内容

（1）有无血流：目标区有无彩色血流信号显示。如果有血流显示，可以大致评价血流的丰富程度。

（2）血流性质：观察彩色血流的颜色。单纯红色或蓝色表示层流，绿色表示湍流。绿色的混合比例与血流的湍流程度（分散度）成正比。

（3）血液流向：观察彩色血流显示色彩。红色表示朝向探头运动的血流，蓝色表示背离探头运动的血流，杂色（五彩镶嵌）表示血流方向紊乱。

（4）血液流速：观察彩色血流的色调。血流速度较高时色彩明亮，血流速度较低时色彩暗淡。

（5）血流位置：彩色血流信号是否在正常血管走行位置、有无变异以及异常通道等。

（6）血流充盈程度：彩色血流充盈有无缺损，彩流束有无变细及中断等。

3）CDFI 特殊征象

（1）火海征：又称繁星闪烁征，见于甲状腺功能亢进，因甲状腺血管增生、扩张所致。超声表现：CDFI 示甲状腺内广泛、密集分布彩色镶嵌血流，如火海样。

（2）海岛征：见于少数甲状腺功能亢进。甲亢时甲状腺实质内血流极为丰富，多数呈弥漫性分布，少数呈局限性分布。超声表现：CDFI 示甲状腺局部组织的血流彩色信号丰富而集中，呈海岛样。

（3）喷尿征：在喷出的尿液与膀胱内的尿液有密度差别，或含有微气泡时，在膀胱三角区超声可见输尿管口喷尿现象，有断续的回声流自两侧输尿管出口处呈间歇性喷射出来。CDFI 可显示输尿管喷尿现象，尿流呈短暂的明亮的彩流，自输尿管口喷出。膀胱附近的输尿管内也可见彩色尿流。超声检查可以根据喷尿征判断有无喷尿功能，并可定位输尿管开口。

（4）火球征：又称彩球征，见于子宫肌瘤等。超声表现：CDFI 示肌瘤内及周围血流丰富，呈星状、条状、网状，似五花彩球。

（5）暴风雪征：见于介入性超声置管术中。超声表现：向引流管内注入少量含气的生理盐水，在导管尖端处可见强回声的含气水流快速翻动图像，CDFI 示闪烁彩流，形似暴风雪样。此法可以快速便捷地显示导管及其尖端的位置，判断导管是否到位以及是否畅通。

3. 多普勒频谱分析内容

1）多普勒频谱分析原理

多普勒频谱分析是用一定宽度的调制脉冲超声波或连续超声波，获得一取样门内运动物体的多普勒信号，经处理后得到多普勒信号的频谱分布图，从中分析物体的运动速度和速度分布等信息的超声诊断法。

临床上一般使用速度/频移—时间方式显示谱图。在频谱图中，基线为中间的水平线，为零频移线。基线将图分为上下两部分，分别代表流速的正负方向；在基线上方的谱图为正向频移，表示血流朝向探头；在基线下方则为反向频移，表示血流背离探头。横轴代表时间，即运动目标的运动时间；纵轴代表多普勒频移，即运动目标的运动速度；频谱曲线的辉度反映回声的密度；频谱曲线的宽度反映回声的速度范围，即离散度。

2）多普勒频谱分析内容

（1）血液流向：频谱曲线在基线上者，血流朝向探头；反之，血流背离探头。频谱曲线在基线上下均有者，双向血流。

（2）血液流速：

直接测量值：

① 瞬时血流速度：指取样门内心动周期中某一时刻的血流速度。可由实时频谱图纵轴测得，单位常用

cm/s 或 m/s。

② 峰值血流速度：简称 v_{max}，指取样门内最快的血流速度。峰值血流速度多见于收缩期，故常又简称为 PSV。其值可由频谱图纵轴测得。

③ 舒张期末血流速度：简称 EDV，指取样门内舒张期末的血流速度。可由频谱图纵轴测得。

④ 最低血流速度：又称谷值血流速度，简称 v_{min}，指取样门内最慢的血流速度。可由频谱图纵轴测得。注意：v_{min} 不一定就是 EDV。

计算值：

① 峰值加速度：简称 AC，指从舒张末期流速上升到收缩期峰值流速的速度。AC 可通过测算频谱上升的斜率而得，单位常用 cm/s^2。

② 峰值负加速度：又称减速度，简称 DC，指血流速度由峰值下降至谷值的速度。DC 可通过测算频谱下降的斜率而得，单位常用 cm/s^2。

③ 速度时间积分：简称 VTI，指一个心动周期的速度—时间曲线下的积分。VTI 反映了血管单位截面积单位时间的血流长度。

④ 时间平均血流速度：简称 TAV 或 v_m，心动周期内流速的时间平均值，以血流速度时间积分除以心动周期时间。

⑤ 压力阶差：简称 ΔP，指心脏瓣膜两侧的压力差值。计算公式：$\Delta P=4v_{max}^2$，其中，v_{max} 为瓣口血流的峰值流速。压力阶差单位为 mmHg。

⑥ 血流量：简称 Q，指单位时间内流经血管某一个截面的血液总量。近似计算方法：$Q=v_{mean}\times A\times T$，其中，$v_{mean}$ 为空间平均时间平均血流速度，A 为血管的截面积，T 为时间。血流量的单位多用 ml/min 或 L/min。

⑦ 阻力指数：简称 RI。计算公式：RI=(PSV－EDV)/ PSV，其中，PSV 是收缩期峰值流速，EDV 是舒张末期峰值流速。RI 反映血流灌注的阻力，多用于对外周动脉阻塞的判断。一般 RI＞0.7 称为高阻波，RI＜0.7称为低阻波。当血流阻力增高时，RI 增大。当舒张末期无血流时，RI=1.0。

⑧ 搏动指数：简称 PI。反映血管的搏动性，可帮助判断血管的顺应性。计算公式：$PI=(v_{max}-v_{min})/v_m$，其中，v_{max} 是取样门最大流速，v_{min} 是取样门谷值流速，v_m 是时间平均血流速度。一般四肢动脉的 PI＞5.0。当动脉硬化时，血管管壁弹性变差，血管顺应性下降，PI 减小。血管狭窄后 PI 下降，狭窄 50%以上时，PI＜3.0；PI=1.2 时，血管多闭塞。

⑨ 阻尼因数：简称 Δ。评估血管狭窄程度。计算公式：Δ=PI 狭窄前(近心)/PI 狭窄后(远心)。正常血管 Δ=1.0，狭窄后 Δ 增大。血管狭窄 50%以上时，Δ＞1.1；Δ＞1.5 时近乎闭塞。

⑩ A/B 比值：同 S/D 比值(S 为收缩期峰值流速，D 为舒张末期峰值流速)。血液循环阻力指标之一，反映远端血管床阻力。A/B 比值正常为 1.2 左右，60 岁以后此值缩小。A/B 比值可因血管扩张或退行性改变等而减小，如随着妊娠周数的增加，胎盘逐渐成熟，脐动脉扩张，其 A/B 比值呈下降趋势。A/B 比值可因血管绞窄、栓塞、受压等而增大，如胎儿脐动脉绕颈时，脐动脉的 A/B 比值可大于 3.0。A/B 值升高，反映胎儿宫内发育迟缓。A/B 值大于 3.5，多死胎。

⑪ v_{ICA}/v_{CCA}：同侧颈内动脉与颈总动脉的峰值流速之比，反映颈内动脉的狭窄程度。正常 v_{ICA}/v_{CCA} 在 0.67～0.90 之间，颈内动脉狭窄后 v_{ICA}/v_{CCA} 升高。中度以上狭窄，v_{ICA}/v_{CCA} 大于 1.8。

⑫ v_{RA}/v_{AA}：肾动脉与腹主动脉的峰值流速之比，反映肾动脉的狭窄程度。正常 v_{RA}/v_{AA} 在 1.2～1.5 之间，肾动脉狭窄后 v_{RA}/v_{AA} 升高。中度以上狭窄，v_{RA}/v_{AA} 大于 3.0～3.5。

(3) 血流时间：

直接测量值：

① 持续时间：指血流持续存在的时间，可由频谱图横轴测得。常用反流的持续时间来判断四肢深静脉

瓣膜功能不全的程度。

② 加速时间：指前一心动周期末至下一心动周期频谱上升到顶峰处的时间间隔。当收缩期存在双峰时，选取第一峰进行测量。可由频谱图横轴测得。

③ 减速时间：指由峰值血流速度下降至谷值的时间，可由频谱图横轴测得。

计算值：

心率：简称 HR。一般取一个或两个心动周期的频谱进行测算。

(4) 频谱曲线形态：

① 单峰型：仅收缩期一个高大圆顶峰。多见于重度动脉硬化。

② 双峰型：第一峰见于左心室收缩期；第二峰见于舒张早期，由血管壁弹性回复所致。第一峰加速度大，第二峰加速度小。如椎动脉。

③ 三峰型：多见于第一峰后又见第一副峰。可能系主动脉瓣关闭引起血液短暂反流所致。如颈总动脉。

④ 三相型：因血流阻力较大或受心脏搏动的影响，血液流速的变化分为明显的三个时相，其多普勒频谱呈三峰状波形。如下肢动脉，第一峰为心收缩期高大离心血流，第二峰为外周阻力大引起反向回心血流，第三峰为管壁回复收缩引起低矮离心血流。又如下腔静脉，第一峰为心收缩期高大回心血流(S 波)，第二峰为右心房舒张引起低矮回心血流(D 波)，第三峰为右心房收缩引起离心反流(a 波)，部分还可见右心房再次舒张引起的回心血流(v 波)。

⑤ 连续波型：持续单向血流，流速波动不大。如门静脉。

⑥ 不连续波型：阵发单向血流，流速波动较大，可为 0，频谱曲线不连续。如下肢静脉。

(5) 频谱曲线宽度：又称曲线离散度、带宽。指频谱图上频谱曲线在垂直方向上的宽度，表示一个超声脉冲中所包含的频率范围，即此时刻采样血流中所有血细胞的速度分布范围的大小。频谱曲线宽，速度分布范围广；频谱曲线窄，速度分布范围小。取样门同样大小时，频谱曲线宽者流速分布范围广；反之亦然。层流流速相对集中，频谱曲线较窄。湍流流速成分杂乱，分布范围广，频谱曲线明显增宽。

(6) 频谱曲线灰阶：又称频谱曲线辉度。指频谱图的辉度，表示频移信号的强度的大小。它与该时刻采样容积内的血流速度相同的血细胞数目多少有关。红细胞多，后散射强，则该时刻的频谱曲线显示较亮；红细胞少，后散射弱，则该时刻的频谱曲线显示较暗。

(7) 频谱曲线下窗口：简称频窗。指频谱图上频谱曲线与基线之间的无频率显示的空白区域。一般层流的流速相对集中，频带较窄，与基线的距离较大，频窗明显；而湍流的频带增宽，频窗明显变小或充填消失。

(8) 频谱曲线边缘：层流的频谱曲线边缘清晰，易于包络、测值；而湍流的频谱曲线边缘毛糙不清，系血流紊乱颤动或血液中微气泡较多引起。

五）超声伪像的识别与控制

1. 超声伪像定义

超声伪像又称超声假像，指由于成像系统或其他原因造成的图像畸变或相对于真实解剖结构的差异。具体来讲，伪像是指任一回波信号被超声诊断设备所显示的位置与被检体内实际位置不符，或被显示的信号振幅、灰度变化不与被显示的回波界面特性变化相关，即指在超声成像过程中出现某些与被检测目标不相应的征象，并不代表真实的声学界面。

超声成像中可以出现各种伪像，其成因多与超声波的物理特性有关，有的与仪器设计性能及调节有关，有的与人体生理及病理等情况有关。伪像常表现为形状、位置和亮度的失真等。伪像可影响分析，导致误诊，识别伪像可减少分析错误。有时也可利用伪像进行诊断，如结石后方的声影等。

在实际超声检查中，要求操作者熟练掌握超声诊断仪的性能，努力获得清晰的声像图，正确分析图像特征，并能有效识别超声伪像，对检查作出正确判断。识别伪像，才能防止误诊；知道伪像产生的原因，才能减轻、消除伪像，提高图像的清晰度和分辨力。

2. 常见的超声伪像

1）B型超声伪像

（1）混响效应伪像：超声波垂直入射声阻抗差大的平整界面时，在界面与探头之间多次反射所形成的伪像，如膀胱前壁下可见混响伪像。可采用侧动探头角度、加压探测来鉴别是否混响。在组织内部两个声阻抗差大的界面之间的多次反射可形成内部混响，如宫内金属节育器后方的“彗尾征”、胃肠道内气团后方的振铃伪像等。

（2）振铃效应伪像：又称声尾，系声束在传播途径中，遇到一层较薄的液体层与强反射体的界面时，在薄层发生多次反射，形成长条状多层重复纹路的亮带。振铃伪像多见于胃肠道、肺部以及胆道的气团后方，也可见于节育器、胆壁胆固醇性结晶或附壁小结石等的后方。

（3）旁瓣效应伪像：探头发射的超声波中，除了主波，还有许多低能量的旁瓣。遇到强反射界面时，旁瓣能产生重影或虚影等伪像，如膀胱结石的两侧可呈现“狗耳样”伪像。

（4）声影：遇到强反射界面或声衰减很大的组织时，超声能量显著衰减，使其后方呈条带状暗区。结石、骨骼、瘢痕组织、钙化灶等后方可见清晰的声影，而气体等后方可见边界模糊的声影。较小的结石可因衍射效应而声影不显著。

（5）折射声影：又称侧壁声影。在圆形有包膜的病灶中，因入射声束发生折射或全发射而造成其侧壁及其后方无声束照射，产生三角形的声影。

（6）折射重影伪像：可见于上腹部剑突下横切时腹主动脉以及肠系膜上静脉等。声束经过梭形或圆形的低声速区时，可产生折射现象。声束偏向，但是成像于垂直的示波屏扫描线上，使得目标与图像之间产生了空间位置的伪差。由于双侧的内向折射，形成两个并立的图像，形似重影。

（7）后方回声增强伪像：指前方的组织声衰减明显较两旁小时，其后方的回声明显强于同深度的周围组织的伪像。利用此伪像可鉴别液性与实质性。如胆囊、囊肿等液性结构的后方回声增强，增强区远端内收，呈“蝌蚪尾征”。

（8）镜面效应伪像：超声波遇到深部声阻抗差异较大的平整大界面时，因二次反射，在近侧结构显像的同时，在该界面的对侧出现对称的伪像。如在横膈的两侧可见对称的两个肝内肿块图像，其表浅的为肿块的真正图像，另一个较深的是经过横膈再次反射回探头的虚像。

（9）部分容积效应伪像：又称切层厚度伪像，指由于声束宽度引起的周围组织重叠的伪像。如胆囊内出现的“假胆泥样”伪像。

（10）声速失真伪像：声束通过声速不等的界面时产生折射，声束的传播途径由直线变为折线，造成图像的扭曲失真、测量误差等。

（11）回声失落伪像：因为反射角度太大，探头接收不到回声，或前方组织吸收衰减太多，其后方组织超声照射较少、回声较弱等，导致声像图上回声显示缺失或过于暗弱。如较大囊肿的侧壁可产生回声失落伪像而显示连续性中断。

（12）绕射效应伪像：因超声的衍射效应，声束可以绕过较小的界面，致使目标失去其应有的特征而造成判断的伪差。如小于 0.2 cm 的小结石，可因绕射效应而失去声影，难以诊断或漏诊。

（13）测距伪像：由于声速差异、折射、仪器性能等各种原因造成超声诊断仪测量距离时的误差。纵向测距误差取决于介质声速与软组织平均声速（1,540 cm/s）之间的差值大小。横向测距误差大多由于折射造成。同时，测距误差也与探头、目标是否斜位等有关。

（14）增益调节伪像：因增益调节不当所导致的伪像。增益过低，可使目标显示过小，回声偏暗；增益过高，可使目标显示扩大，回声增强。

2）CDFI 伪像

（1）闪彩伪像：指在彩色取样框内出现的色斑。此色斑颜色杂乱，大小不一，闪烁不定，随机出现，为呼吸等引起的微小运动造成的。可降低彩色增益、增大抑制、调高流速标尺等减少色斑。

（2）彩色倒错伪像：在 CDFI 中正常显示的最大频率必须小于或等于尼奎斯特极限频率，即为脉冲重复频率的 1/2，否则就会导致血流色彩倒错，红色变为蓝色，蓝色变为红色，出现血流流向误诊。

（3）彩色镶嵌伪像：见于血管狭窄段或心脏病变瓣膜处的湍流。因血流方向杂乱、流速高低不一所导致。彩色血流信号色彩杂乱，明暗不等，呈五彩斑斓，形似多种色块互相镶嵌。

（4）彩色溢出伪像：与彩色血流显像的空间分辨力差有关。彩色血流信号溢出于血管之外，使血管假性增宽，导致血管管径测量不准确；也可使相邻的小血管分界不清，导致误认为单支血管。

（5）开花征：见于微气泡超声造影后，由于大量造影微气泡破裂所致。在 CDFI 的取样框内彩色血流信号外溢于血管之外，呈不规则的色彩斑斓的片块状，形似开花样。

（6）血管移动伪像：由于呼吸或内脏蠕动的影响，探头与被检查的血管的相对位置发生改变，取样门位置偏移至血管腔外，导致频谱曲线的形态、方向、速度等都产生变化，不能真实地反映血流的动力学状态。应嘱患者做好配合，检查时屏气即可消除此伪像。

3）多普勒频谱伪像

（1）多普勒频谱镜像伪像：指在多普勒基线两侧同时出现对称的频谱假像，使血流方向判断困难或误认为双向，影响流速、流量的精确度。可以减少探头与血流的夹角、降低多普勒增益等减少此伪像。

（2）多普勒频谱管壁伪像：指在动脉频谱中局限于收缩期起始的强回声假像。其音调为独特的重击音，为管壁的运动所致。可以调整取样门的位置及大小、调高壁滤波器等减少此伪像。

（3）多普勒频谱混叠伪像：正常显示的最大频率必须小于或等于尼奎斯特极限频率，即为脉冲重复频率的 1/2，否则就会导致频率显示失真，出现频谱的混叠，其尖峰被截掉而在反向显示。调节速度标尺、基线位置等可消除此伪像。

六）常见误诊分析

进行常见误诊的分析，知道了误诊原因，在工作中即可预防、避免发生同样的误诊。

1. 超声误诊原因分析

1）客观原因

（1）仪器因素：超声仪的生产分为进口、国产、合资生产等，性能指标有高、中、低之档次，其成像效果有优劣之分，图像的细微分辨力、对比清晰度、全场均匀度等质量参数高低不齐。超声仪性能条件太差，显像不佳，自然容易误诊，所谓“巧妇难为无米之炊”也。

（2）患者因素：

① 患者病史交代不清，隐瞒病史或诉错误病史误导医生。

② 患者查前准备不足：进食进水，气体多，胆囊收缩，胃内容物遮挡；膀胱炎性刺激，或年老控制力差，不能憋尿，膀胱充盈不足，附件暴露不良等。

③ 患者体胖，内脏器官较深远，超声不易穿透，显像不清。

④ 患者消化不良、便秘等，腹腔气体多，肠腔粪块遮挡。

⑤ 患者中风、昏迷或外伤等，活动不良，被动体位，配合不佳。

（3）超声伪象误导：

① 混响效应、部分容积效应等导致显像不清。

② 振铃效应、声影、镜像效应、折射效应、侧壁回声失落效应等产生假像。

（4）不典型病例：病变的超声声像图没有特征性的表现，与其他病变难以区分识别。超声诊断的基础是病变与周围正常组织回声有显著差异。如果两者没有差别或差别不大，则超声检出困难。

(5) 视疲劳:工作量大,检查时间长,超声医生视觉疲劳明显,敏感性下降,影响其分析诊断能力。检查环境嘈杂、空气通风不良等都会加重医生的疲劳感,影响诊断的准确性。

2）主观原因

(1) 仪器操作不当:

① 显示器调节不当,过亮或过暗,显像不清或失真。

② 使用的预设置选择不当,与检查部位不符。

③ 探头及其频率选用不当。

④ 速度范围、聚焦位置、增益大小、角度校正、动态范围、基线位置、滤波高低等参数设置不当。

(2) 探查手法不佳:

① 检查过于匆忙,检查时间短,不能全面扫查,留有扫查死角。

② 检查手法不熟练、不精巧,缺乏检查技巧,显像不全、不清。

③ 检查缺少条理,无重点,顾此失彼。

(3) 诊断经验不足:

① 声像图识别能力差。

② 临床知识不全面。

③ 诊断思路混乱不清,主次不分,关系不清。

④ 诊断先入为主,跟风跑,不能实事求是。

⑤ 诊断武断,报告书写不当。

2. 误诊防范对策

1）针对客观原因方面

(1) 针对仪器问题:根据工作需要配置相应的超声仪。一般以中档仪器为主,但是一定要配置 1 台以上高档仪器,以便其他仪器显示不佳时作为会诊把关之用。

(2) 针对患者问题:加强检查前的宣传教育,消除患者疑虑,增加对医生的信任,如实提供病史;普及超声检查常识,要求患者按照医嘱进行认真准备,积极配合医生完成检查。

对体胖者,在检查时探头可适当加压检查;对消化不良、便秘等患者,在检查前应服用缓泻剂或进行灌肠处理;对急性炎症或病重患者,暂时不能较好配合检查时,可以先行治疗,待病情缓解后再行复查;对急诊患者不能配合时,可以先行初步检查,发出临时报告,待病情缓解后再复查,发出正式报告。

(3) 针对超声伪像问题:学习、掌握常见超声伪像的表现以及控制方法,在工作中加以识别,并调节仪器加以控制,尽量减少伪像的干扰。

其实,有时可以借助伪像进行分析诊断。例如,结石后方的"声影伪像"就是诊断结石的显著特征之一;又如,振荡囊性病变后其内部的 CDFI"闪彩伪像"就是诊断其为囊性的有力依据。

(4) 针对非典型图像问题:超声检查不是万能的。没有更好的办法!只有不断总结经验教训,认真检查,仔细观察,力求寻找诊断以及鉴别诊断的依据。实在不行,不要勉强,建议选择其他检查方法,或者行超声引导下组织活检、手术等,以明确诊断。

(5) 针对视疲劳问题:应实行工作定量制度,杜绝经济效益第一、唯工作量至上的错误观念,坚持工作质量第一,对患者负责,也是对医院负责,对超声医生负责。

一般 1 台超声仪上午的工作量宜定为 30 人次左右,下午宜定为 20 人次左右。超声医生应轮流上机检查,1 小时左右应轮休 5～10 分钟,保证视力得到放松和恢复。劳逸结合,战斗力自然持久!

2）针对主观原因方面

(1) 针对仪器调节问题:超声仪对于超声医生,就像战士手中的钢枪一样,是革命的武器、吃饭的家伙。对超声仪的结构、功能以及所有键钮的调节等自然要求了解、熟悉、精通!只会使用最基本的几个键钮是不符合专业水准的要求的。

建议有条件时专人专机，可以增加医生对仪器的熟悉度，做到精确调节，发挥仪器的最佳性能，减少误诊的发生。

（2）针对探查手法问题：评价一个超声医生的水平高低，除了看其图像分析能力，检查手法熟练与否是另一个重要的方面。读图水平再高，可是检查手法粗糙，扫查不全，显示不清，诊断无从谈起！

至于提高扫查技巧，无他，唯手熟尔！多问、多看、多想，勤加实践，细加体会，天长日久，自然手法细巧、纯熟，检查又快又清晰。当然，对解剖学的熟悉，有助于检查手法的掌握和提高。

（3）针对诊断经验问题：经验的积累在于不断实践，在实践中学习、总结、提高。当然，勤于学习，多看书，多向老同志请教，多参加学术交流活动，善于借鉴他人的经验，将事半功倍。站在巨人的肩膀上，将看得更远！

3. B型超声常见误诊分析

1）数目误诊

——有和无：胆囊结石假阴性分析

① 颈部结石：无胆汁映衬，难以辨认。一般结石嵌顿时伴有胆囊肿大，可引起注意，胆囊颈部横切可见“靶环征”。

② 颈部、底部结石：气团遮挡，胆囊显示不全。沿胆囊长轴纵切显示胆囊颈部以及底部，避免漏诊。

③ 小结石、软结石：结构疏松，声影不著。仔细探查，患者改变体位后可见移动。

——多和少：多胎胎数误诊分析

（1）误诊原因：

① 早孕时见多个孕囊，但后来部分胚胎可停止发育并吸收。

② 晚孕时胎儿身体大，肢体多，引起胎数诊断混淆。

（2）鉴别诊断：

① 早孕时随访观察。

② 晚孕时注意观察胎头数目。

2）方位误诊

之一：肝囊肿与右肾囊肿、肾脏病变与肾上腺病变等误诊分析

（1）误诊原因：

① 两种位置相近。

② 病变位于两者之间。

（2）鉴别诊断：

① 病变与两者之间有无分隔。

② 嘱患者进行深呼吸，观察病变与两者之间的活动同步性。

之二：膀胱结石与输尿管末端结石之误诊分析

（1）误诊原因：膀胱见强回声团，后有声影。

（2）鉴别诊断：

① 膀胱内结石有移动性。

② 输尿管末端结石无移动性，同时可见输尿管扩张、肾盂积液等。

3）大小误诊——膀胱残余尿量测定误差分析

（1）误诊原因：

① 患者排尿不尽。

② 排尿后检查不及时。

(2) 鉴别诊断:

① 嘱患者尽量排尽尿。如果之前憋尿过度,建议患者在第一次排尿后间隔 5～10 分钟再次排尿,然后检测。

② 嘱患者排尿后及时回到检查室检测。应就近设置卫生间,缩短患者来回时间。

4) 形态误诊

之一:肝尾叶肥大与肝脏占位误诊分析

(1) 误诊原因:肝左叶后方见一稍低回声区,与肿块类似。

(2) 鉴别诊断:

① 了解肝尾叶的解剖。

② 肝尾叶超声表现:类肝脏表现,内部回声均匀,周边有包膜,境界清。

③ 肝癌、胰头癌、淋巴结等有其各自的超声特点。

之二:肾柱肥大与肾脏占位误诊分析

(1) 误诊原因:肾内局部低回声区。

(2) 鉴别诊断:

① 肾柱无占位效应,肾脏外形以及肾内肾盏、血管等均无变形。

② CDFI 示肾脏占位处血流相对集中、丰富,而肾柱处血流无异常。

5) 回声误诊

——强回声与强回声

之一:胆囊结石假阳性分析

① 胆囊颈部皱褶:因折射可有声影,但无强回声团。

② 胃窦、肠袢气团:重叠在胆囊上,多在胆囊后壁,声影不显,形态不具体、不稳定。患者改变体位后可以移开,露出胆囊底部。

之二:肝内胆管结石与肝内钙化灶误诊分析

(1) 误诊原因:肝内都可见强回声团伴声影。

(2) 鉴别诊断:见表 4。

表 4　肝内胆管结石与肝内钙化灶的鉴别

	肝管结石	肝内钙化灶
形态	比较具体稳定,多者呈串珠状或条索状排列	管壁局部钙化呈等号,形态随切面而变;局部组织钙化呈斑片状
位置	肝内胆管内	肝组织内
周边	可见局部胆管扩张	无胆道扩张
症状	右上腹闷胀隐痛	无症状

——低弱回声与无回声

之一:软组织囊肿和淋巴结误诊分析

(1) 误诊原因:内部回声低弱,后方回声增强。

(2) 鉴别诊断:CDFI 示淋巴结内可见血流,而囊肿无血流。

之二:肾髓质与肾囊肿误诊分析

(1) 误诊原因:内部回声低弱,后方回声增强。

(2) 鉴别诊断:

① 肾髓质呈锥体样,可见多个,在肾窦周围呈有规律性的排列。

② CDFI 示肾椎体内可见血流经过，而囊肿无血流。

之三：新鲜血栓与血液误诊分析

（1）误诊原因：内部回声极其低弱，类似无回声。

（2）鉴别诊断：

① 静脉内血栓处管腔不能压瘪。

② CDFI 示血管内血栓处彩流充盈缺损。

——无回声与无回声

之一：肝小囊肿与肝内血管断面之误诊分析

（1）误诊原因：在某一断面上均表现为类圆形无回声区。

（2）鉴别诊断：

① 就地改变探头方向，观察形态之变化。囊肿仍旧为类圆形，血管纵切时就变为长管形。

② 使用 CDFI 检查，血管内可见彩色血流信号，而囊肿内无血流信号。

之二：胰腺假性囊肿与胃窦之误诊分析

（1）误诊原因：左上腹见无回声区，其壁厚，内部透声稍差。

（2）鉴别诊断：

① 胰腺假性囊肿其壁厚而不均，其上可附有团状、带状回声等，饮水后或短期复查无变化，既往有坏死性胰腺炎病史。

② 胃壁厚而均匀，可见蠕动，内容物漂浮翻动，饮水后或短期复查有明显变化。

之三：肾重度积水与多发肾囊肿之误诊分析

（1）误诊原因：肾脏都增大，内见大量无回声区。

（2）鉴别诊断：

① 肾脏重度积水时肾脏形态尚规则，集合系统回声消失，各无回声区间相通；可伴有输尿管结石、扩张等。

② 肾脏多发囊肿时肾脏外形不规则，集合系统受压变形，各无回声区间有分隔，不相通。

之四：轻度肾盂积液、轻度输尿管扩张与肾静脉误诊分析

（1）误诊原因：细条状、管状无回声区。

（2）鉴别诊断：

① 轻度肾盂积液、轻度输尿管扩张可见积液、扩张的病因征象，如结石等。

② CDFI 示肾静脉内充盈血流。

之五：真假孕囊之误诊分析

（1）误诊原因：临床诊断早孕，子宫腔内均见无回声区。

（2）鉴别诊断：

① 真孕囊：无回声区壁厚，呈双环形，内可见卵黄囊、胚芽组织。

② 假孕囊：由子宫蜕膜反应引起的宫腔积液，无回声区壁较薄，其内无胚芽组织。可见宫外孕囊以及流产症状等。

之六：腹腔巨大囊性包块与腹腔积液误诊分析

（1）误诊原因：腹腔大片无回声区。

（2）鉴别诊断：

① 巨大囊性包块其边缘可见囊壁回声。

② 腹腔积液内可见肠管漂浮。

之七：囊肿与动脉瘤的误诊分析

(1) 误诊原因：内部无回声，后方回声增强。

(2) 鉴别诊断：

① 动脉瘤可有搏动性。

② CDFI 示动脉瘤内充盈血流，囊肿内无血流。

4. CDFI 常见误诊分析

1）假性血流

(1) 误诊原因：

① 彩色增益过高所致彩色噪声，呈闪烁状，随机分布，误为丰富血流，但是无频谱。

② 呼吸、脏器蠕动等所致彩色噪声，呈大片状，可移动。

(2) 解决：

① 空载探头，不涂耦合剂，不接触皮肤，调节彩色增益至无噪声即可。

② 调高壁滤波器，嘱患者屏气。

2）假性湍流

(1) 误诊原因：流速标尺过低所致高速血流色彩显示失真，呈异常杂色。

(2) 解决：调高速度标尺范围。

3）假性扩张

(1) 误诊原因：流速标尺过低所致血管内彩流外溢，误为血管扩张。

(2) 解决：调高速度标尺范围。

4）假性狭窄

(1) 误诊原因：流速标尺过高或壁滤波器阈值过高所致低速血流不显示，彩流束细窄，误为管腔狭窄。

(2) 解决：调低流速标尺范围。

5）假性阻塞

(1) 误诊原因：

① 探头与血液流向垂直所致。

② 彩色增益过低所致。

③ 外周小静脉流速过低所致。

④ 血管细小、位置过深所致。

(2) 解决：

① 调节彩流窗口方向，调整探头扫查角度。

② 增大彩色增益。

③ 改变体位，抬高下肢，远端肢体挤压。

④ 选择最近位置检查，更换高档次仪器。

5. 多普勒频谱分析常见误诊分析

1）测值不准

(1) 误诊原因：

① 取样门位置偏离血管中心。

② 取样门过大，受管壁运动影响，噪声大，频带过宽，可假性充填。

③ 取样门过小，无代表性，不能全面反映血管内血流动力学状态。

④ 声束与血流流向夹角超过 60°。

(2) 解决：

① 取样线置于血管中心。

② 调节取样门宽度为血管内径的 1/2～2/3。

③ 调节角度校正线与血管中轴平行，要求声束与血流流向夹角小于 60°。

2）频谱提取假阴性

（1）误诊原因：

① 多普勒增益太低。

② 流速标尺范围太高。

③ 探头与血管垂直。

④ 外周静脉流速太低，未预充血。

（2）解决：

① 增大多普勒增益。

② 减小流速标尺范围。

③ 改变探头位置、扫查角度，使得探头声束与血流流向的夹角小于 60°。

④ 改变体位，抬高下肢，或远端肢体挤压，充盈静脉。

七）超声诊断规范

超声诊断宜慎重、客观、全面！其实作为医生，不论是哪个专业，诊断都不能过于自满和绝对。医学领域还有许许多多不确定或不为人知的东西！

另外，无论是超声医生还是临床医生，或者是患者，始终都要记住一点：超声诊断属于医学影像学诊断，不同于病理组织学诊断，因此超声诊断不是最终的临床诊断，仅是供临床诊断时参考的依据之一！对超声检查要客观、科学评价，一方面超声检查在临床上有着广泛且重要的应用，是临床值得信赖的检查方法之一。但是也不能过于夸大它的作用，对它过于依赖，期望它能查明所有病情，这是不现实的。

为了减少误解，建议在超声报告上使用“超声提示”来表明超声检查的结果，回避“诊断”字样。同时在报告上注明：“报告供临床医生诊断时参考”。

1. 超声提示的基础

超声提示的主要依据当然是超声所见，包括 B 型超声灰阶声像图、CDFI、PWD 频谱分析等各项信息。通过对全部的超声资料进行系统、全面的分析，运用正确的科学的临床思维，作出合乎逻辑的推理、判断。

超声检查所见是我们超声诊断的立足之本，但是一定要记得：不能简单地、孤立地分析超声资料，机械地“看图说话”，一定要结合患者的临床资料（病史、症状表现、其他化验检查等）进行综合分析，具体问题具体分析。相同的超声图像，放在不同病史、不同症状表现的患者身上，超声分析的出发点、思路以及最终的诊断可能会有不同；同样，不同的超声图像可能是同一种疾病的不同类型或不同发展阶段的表现。

2. 超声提示的格式

一个完整的超声提示应由三部分组成：解剖学定位诊断＋物理性质诊断＋病理学诊断分析。

（1）解剖学定位诊断。超声检查的最大优点就是可以真实显示人体解剖结构，通常可以进行十分准确的定位诊断，如“肝脏左外叶”、“胆囊内”、“右肾上极”等。当然，在显示不清、解剖定位困难时，可以如实报告，退一步进行模糊定位，如“胰尾区”、“右侧附件区”等。

（2）物理性质诊断。主要内容包括弥漫性或局限性、数目、大小、囊实性（囊性、实性、混合性）等。对于物理性质的诊断，超声检查通常是相当准确的。当然，声学特性相近、超声表现类似时物理性质诊断也会有困难，宜仔细鉴别，慎重提示。如回声极其低弱的肿大淋巴结与无回声的囊肿鉴别会有难度。

（3）病理学诊断分析。前面讲过，大多时候超声检查难以提出明确的病理学诊断，除很少数疾病具有特异性超声表现和临床特征外，都需要进行综合判断之后才能提示。因此，对病理学诊断的提示应特别慎重。在具有较显著的间接征象以及临床表现时，才可以进行合理、科学的分析推断，提示病理学诊断的可能性意见，以供临床参考。

根据超声检查情况，可在提示中向临床医生提出合适的建议，如建议进一步检查、建议手术、建议定期复查等。

3. 超声提示的类别

根据具体的超声表现以及临床表现，超声提示可有多种多样，大体分为三类：

(1) 明确诊断：诊断完整明确。这是比较完美的理想的超声诊断，但是仅见于少数。一种是超声表现比较典型，具有高度的特异性和准确性。如肝脏囊肿、胆囊结石等。一种是临床病史明确或具有特征性临床表现，同时具有相应的超声表现。如原发性肝癌介入治疗后复查、突眼性甲状腺功能亢进等。

(2) 疑似诊断：解剖学定位、物理性质等诊断可以明确，但是因为超声表现的非特异性，病理学诊断仅可提出可能性意见。这种部分明确的超声诊断，是实践中最常见的。虽然不够完美，但是超声检查明确提示了病变的存在，并提出了可能性的分析意见，给临床指出了诊断分析的方向和思路。如肝脏右叶混合性病变，炎症伴脓肿形成可能；左肾上极实性占位性病变，恶性可能；右侧附件区混合性包块，性质待定等。

(3) 不明诊断：超声检查可以发现异常表现，但是未见明确的特征性的超声征象，难以作出具体的分析诊断。超声提示应实事求是，客观报告超声所见，提请临床医生注意，进一步完善检查，结合临床分析，排除或明确病患。如肝脏内部回声欠均匀，请结合临床；胆囊壁稍毛糙，请结合临床等。

总之，超声提示要果断，不要武断。对难以明确提示的，不要勉强，应明智地建议进一步检查并结合临床分析。

三、检查后

检查结束后进行报告书写、资料储存，并对感兴趣的病例进行随访调查、总结提高、交流讨论等。检查的结束，并不意味着工作的结束，质量控制还要延续到结束之后，为本次检查扫尾，为下次检查铺垫，不断提高超声检查的质量。

一）报告规范

超声检查报告是医疗文件之一，具有法律效力，应严肃对待报告的书写，在任何情况下不得出具假报告。

报告书写的规范要求：格式统一，用语准确，内容全面，清晰整洁。

1. 格式

第一部分：名称部分，包括医院名称、超声检查报告单。

第二部分：临床资料，包括患者姓名、性别、年龄、科别、门诊号、住院号、病区、床号、临床预诊等。

第三部分：超声资料，包括超声号、超声检查类别、超声仪型号以及探头频率、检查部位、超声表现（超声测值、超声分析以及代表图像等）、检查状况、超声提示、超声医生（检查医生、报告医生）、检查时间等。

第四部分：备注，包括检查时可能影响检查质量的具体情况记录，如急诊患者昏迷或体位固定不能配合检查等，并注明超声检查报告仅供临床医生在诊断时参考。

常规超声检查报告格式示例见表 5。

表 5　常规超声检查报告单

<table>
<tr><td colspan="4" align="center">医院名称</td></tr>
<tr><td colspan="4" align="center">超声检查报告单</td></tr>
<tr><td>姓名：</td><td>性别：</td><td>年龄：</td><td>超声号：</td></tr>
<tr><td>科别/病区：</td><td>床号：</td><td>门诊/住院号：</td><td>临床诊断：</td></tr>
<tr><td>检查类别：</td><td colspan="2">仪器：</td><td>检查状况：优　一般　差</td></tr>
</table>

续 表

<table>
<tr><td colspan="3">检查部位：</td></tr>
<tr><td colspan="2">代表图像：</td><td></td></tr>
<tr><td colspan="3">超声表现：</td></tr>
<tr><td colspan="3">超声提示：</td></tr>
<tr><td>检查医生：</td><td>报告医生：</td><td>检查时间：</td></tr>
<tr><td colspan="3">备注：超声报告仅供临床医生参考！</td></tr>
</table>

2. 内容

报告单要记载临床资料要点以及全面的超声资料信息，特别是要体现超声诊断的医学影像学的直观的特点，在文字描述之余，要配上相应的代表性图像加以说明。报告的内容包括临床资料以及超声资料。

(1) 临床资料为临床医生开具的超声检查申请单上所载明的主要内容，包括患者姓名、性别、年龄、申请检查部位等，真实摘录即可。

(2) 超声资料为报告的主要内容，包括超声检查的所有相关事项，包括检查仪器、检查医生、检查时间等，当然，核心内容是超声检查的所见以及所得。在超声信息中，"超声表现"为主体内容，是诊断分析的依据；但是"超声提示"是关键，是画龙点睛之笔；"超声图像"是辅助反映"超声提示"的典型征象，图文并茂，是锦上添花之举。

"超声表现"一般包括超声测值与图像描述两部分。超声测值部分真实记录检测结果以及相应的计算值等。图像描述部分应使用规范术语，用词准确得当，意思表达清楚，真实客观、准确详细地反映超声所见。一般要求有条不紊，从整体到局部病变，从外周到内部，从灰阶超声、CDFI 到 PWD 频谱分析；使用规范的超声术语，报告客观所见，不应包括病理性质方面的分析或推断的内容。

"超声提示"是根据超声表现并结合临床表现得出明确或可能的诊断。病变的部位以及数目、大小、囊实性等物理性质可以明确提示，但是病变的病理诊断一般不能明确提示，仅可以根据分析推测提示其可能性诊断。如果考虑可能为多种疾病，则依据其可能性大小依次提示；如果不能提出可能的诊断，则就客观报告"超声所见"，提请临床进一步检查或定期随访复查。

"超声图像"应选择典型的反映病情的图像。如果患者疾病较多，则选择反映主要病情的图像。如果检查未见异常，则选择反映重要的"所未见"图像。

在报告中应对当时的检查状况进行评价："优"指检查条件优，仪器性能优良，患者准备充分、配合佳，检查过程顺利，图像显示满意；"一般"指检查条件一般，仪器性能基本满足检查需要，患者条件尚可，图像显示尚清晰；"差"指检查条件差，仪器性能不足，患者配合不佳，图像显示清，分析诊断困难。

对可能影响检查质量的状况应在"备注"中进行特别说明，如患者过于肥胖、腹腔积气较多、被动体位、意识不清、配合不佳等。特别是急诊超声检查，病人多准备不足，检查条件不如人意，显像较差，增加了发生差错的可能性。报告中要注明为急诊检查，说明检查时的情况。

关于检查时间，一般照实填写。但是对急诊检查，建议检查时间记录到具体的时刻(几时几分)。

报告发出前应由诊断医生审阅签字或盖章确认。超声技师或进修医生检查后的报告，必须由上级超声医生加签。对于疑似恶性肿瘤、胎儿畸形等重大检查结果报告，建议由高级职称医生审核加签。

3．外观

超声报告需要给临床医生以及患者阅读，而且也是医疗文件之一，具有法律作用，因此要保证超声检查报告单书写清晰工整，无涂改，易识读，避免误读而发生不必要的纠纷误会等，再配以图像说明，做到图文并茂，直观易解。

建议使用计算机图文报告，这样报告生成快速，清晰明了，图文一体，整洁美观，便于保存。

4．发出

超声检查报告应及时发出，这是超声检查的优越性之一，特别在急诊工作中体现得更为显著。一般病例报告在当天发出，疑难病例报告可延及次日。

建议急诊超声检查在检查条件不满意时只发放临时报告，待患者病情许可以后复查超声，再出具正式报告。

在报告的发放中，应注意防止发放差错或冒领等。有条件可请患者签名领取，或者使用条形码等技术(申请单与报告单同一编码)。

二）资料存储规范

超声检查资料属于医疗文件之一，应按照医院管理规定妥善保存。

保留超声检查资料，可供医生以及患者查阅，作前后对比，了解病情的演变，判断治疗效果等；也便于医生随访调查，进行统计分析，总结经验教训，提高业务水平。

超声检查资料包括了两大部分:临床资料与超声资料。

临床资料，即为临床医生开具的超声检查申请单，包括患者姓名、性别、年龄、主诉、病史、体格检查、化验以及其他特殊检查、临床预诊断、申请检查部位等。这些是超声检查诊断的基础。

超声资料包括超声检查报告以及相应的图像、视频等资料，主要内容包括超声检查号、检查时间、超声仪型号、检查部位、检查医生以及超声分析、超声提示、代表性超声图像、检查结果阴阳性等。这些是超声检查诊断的主体内容。

一般资料储存方法是保留检查申请单，复印留底超声检查报告。两者联合归档保存，并保留 3 年以上。

随着医院的建设发展，建议使用超声信息管理系统，并与医院信息管理系统(HIS)联网，实现超声信息的无纸化计算机储存与共享。

使用计算机储存，一方面储存方便，储存量大，信息完整不失真，特别是超声图像、视频资料(要求每个检查的脏器留有 1 张以上清晰的图像，每个病变留有 1 张以上图像，占位性病变还要留有彩流图、频谱图等，图像上还应有体表标志示意图、文字注解、测量值等相关内容)可以得以保存，可以进行随访观察、统计分析等；另一方面，通过联网，可以实现临床与检查室、本院与外院等的信息共享，便于分析讨论、远程会诊等。

三）随访调查

超声医学蓬勃发展，超声检查在临床的应用日益广泛且重要。面对临床医生与患者的期待，身为超声医生，我们自然要更加努力，不断提高自己的业务水平，满足临床的需要。

超声随访工作就是提高诊断能力的有效方法之一。对病人进行随访观察，特别是典型病例、少见病例以及诊断不清、心中存疑的病例，对照其他检查或手术、病理检查结果等，了解临床的最终诊断，与超声检查进行比较分析，总结经验教训，提高诊断水平。

因此，对待超声随访工作，在思想上要重视起来，制定完善的制度，设计科学的方法，积极开展这项工作。

1．超声随访的必要性

超声检查是现代医学影像检查方法之一，根据人体组织器官及其病变对入射超声的作用而产生的回声进行分析诊断，超声检查间接反映了人体的生理以及病理状况。但是超声诊断不是临床最终诊断，仅是临床医生在诊断时参考的依据之一。临床医生需要综合多方面的信息，才能得出最终的诊断。目前公认的诊断金标准是病理诊断。因此，超声诊断需要通过随访临床最终诊断来检验，建立超声随访制度成为必然。

2．超声随访的重要性

超声检查中，声像图千变万化，可以异病同图，也可以同病异图。在分析诊断中，超声医生的主观性因素影响较大，因此超声诊断的难度较大、客观性降低。但是正确的结果只能有一个。因此，超声随访的重要性不言而喻。实行超声随访，掌握最终的临床诊断，以之为鉴来评价超声诊断。如果证实超声诊断与最终结果相符合，回顾分析该病变的超声表现特征，总结诊断经验，进一步加深印象，增强诊断信心。如果证实超声诊断与最终结果不符合，一方面应学习、了解该病变应该具有的超声表现特征，提高认识；另一方面，应回顾分析误诊原因，总结教训，提高鉴别诊断水平。

3．随访的类型

随访可分为两种类型：

(1) 定点随访：针对日常工作中遇到的典型病例、少见病例以及疑难病例等所有感兴趣的病例进行随访调查，收集各项医学资料，进行总结，分析其超声表现特点、鉴别诊断要点、诊断正确的经验、误诊原因分析等。这种随访为少量的、随机的，多由个人完成。

(2) 定向随访：针对某种疾病、某个专科或某个阶段的病例进行大量的随访调查，进行流行病学分析、疾病诊断概况分析、疾病超声表现特点等总结分析。这种随访多为大批量的、有计划的，多由科室集体完成。

4．超声随访的方法

(1) 个人随访。这是目前较常见的随访方式。在日常工作中，超声医生遇到少见病例，饶有兴趣；或者疑难病例，困惑不解，就有意识收集该病例的临床信息和超声信息，并与患者沟通，说明随访的目的，取得患者的理解与配合，提供有效的联系方式，并能如实告知最终诊断结果，以保证良好的随访效果。然后，超声医生在一两周之后通过电话、短信、信函等方式进行随访。

如果患者在本院继续进行诊治，可到CT室、MRI室、病理科等相关科室查阅其检查报告；对住院病人，可到病区或病案室调阅住院病历，了解更多、更准确的诊查信息。

(2) 集体随访。其实，随访不仅是医生个人的行为，也应该是科室的集体行为。科室应将随访纳入常规工作之中，统筹安排，有计划、有组织地进行。针对某一阶段，或针对某个临床科室、某个病种等，安排专人、在专门时间下病区或病案室，进行统一的全面的随访，并统计分析随访结果，对医院以及本科室的工作提供指导和帮助。

随访时力求资料齐全真实，特别是临床诊断要明确。将随访资料整理分析，在科内汇报交流，信息共享，共同提高。

5．超声随访的汇报

随访的目的是为了总结经验教训，提高业务水平。因此随访的结果应充分利用，并实现共享，互相交流，共同提高。

(1) 个人随访。个人随访多为随机筛选，针对散发的病例个案。正因为其具有随机性，所有你遇到的病例，其他人不一定能遇到，反之亦然，因此汇报交流就显得更为重要。汇报内容类似杂志上的病例报道，要尽可能翔实。主要分三部分：

① 临床信息，包括患者性别、年龄、主诉、病史、相关检查，以及临床预诊等。

② 超声信息，包括超声仪器条件、超声测值、超声表现以及丰富的超声图像等。尤其对占位性病变，除

了有至少纵、横两个切面的灰阶图像，还要有 CDFI 图像，需要时也要有 PWD 频谱图。

③ 随访信息，包括随访方式、随访结果、随访分析等。

(2) 集体随访。这是科室的工作内容之一，自然要向科室汇报。汇报内容包括随访者、随访对象以及随访结果与分析等。分析临床流行病学资料，了解疾病的发病特点与规律；分析超声检查的阳性率，提醒临床增加检查的选择性，改善滥开检查的情况，降低医疗成本；分析超声检查的符合率，评价超声检查质量；分析超声检查工作存在的问题，总结经验教训，重点解决薄弱部分，提高业务水平等。

6. 建立超声随访制度

科室应建立完善的随访制度，并加强落实。

(1) 要求每个人进行随访工作，并发放随访记录本，以供记录和检查。

(2) 科室制定集体随访计划，安排专人、专门时间实行。每月 1 人，依次轮转；每周 1 天，到相关科室或病案室。

(3) 实行定期随访汇报交流。

(4) 将随访工作纳入科室质量控制体系，每月进行随访工作的检查与考核。考核结果与评优、经济分配挂钩。

(5) 每年度评选随访工作先进标兵，予以表彰奖励。

一次超声检查的完成，并不是工作的结束，还需要进一步进行随访，了解临床最终诊断，判断超声诊断的符合率，评价超声检查的工作质量。超声诊断准确，则应总结经验，加深印象；超声诊断错误，则应分析误诊原因，总结教训，提高鉴别诊断能力。天长日久，日积月累，诊断水平自然会慢慢提高起来。于人于己，皆是幸事一桩！

四）总结提高

以超声科室为核心，制定、健全相关制度并严格执行，引导、要求全体医务人员积极对既往超声检查工作进行回顾分析、交流讨论、总结提高，为提高以后的工作质量提供保障。

1. 疑难复杂病例讨论制度

对在日常工作中遇到的疑难复杂病例进行报告、交流、分析讨论，提出分析思路、观察要点、注意事项等，并将该病例列为随防对象。

2. 随访汇报制度

将个人以及科室集体一阶段的随访结果进行汇报交流，发现什么问题、有何心得，集体交流讨论，经验教训共享，共同提高。

3. 差错事故讨论制度

对发生的诊断差错事故进行分析讨论，分析产生原因，总结经验教训，如何避免发生，杜绝类似差错事故。

4. 学习制度

制订学习计划，保证固定的学习时间，集体学习交流看书心得、实践体会以及对外交流见闻等，互相学习，共同进步。

5. 关于论文的制度

鼓励、引导、要求医务人员积极撰写专业论文，加强业务工作的总结提高，展开学术交流讨论，制定鼓励政策，评选先进个人以及优秀论文等。

6. 业务考核制度

对检查工作质量进行定期考核评优，对质量优良的医务人员进行表彰奖励。通过鼓励先进，鞭策后进，达到争先恐后、共同进步的目的。

（杨益虎　孙善松　张玫玫　吴意赟）

下篇　各论

第一章 经颅超声多普勒(TCD)诊查规范

第一节 TCD检查规范

一、仪器设施方面规范

1. 超声诊断仪

经颅超声多普勒(Transcranal Doppler,TCD)一般使用专用的诊断仪,检查探头一般用1～2 MHz的低频脉冲多普勒(PWD)探头(多数用2 MHz的探头),以便能够穿透颅板,探查颅内的大动脉。

另外,TCD仪一般还配有4～8 MHz的低频连续多普勒(CWD)探头,用以检查颈部的大动脉。有些品牌的TCD仪还带有M型超声的功能,便于寻找血管。进行栓子监测要配备头架便于固定探头,同时必须配备至少2个通道以上,便于左、右同时监测。有些品牌的TCD仪还配备了自动寻找血管信号和栓子的功能,以便缩短寻找血管的时间,提高栓子检出的阳性率。

2. 配套设施

TCD检查对环境、设施等无特殊要求,符合常规要求即可(见“总论”相关章节)。

二、患者方面规范

1. 检查前

一般患者勿需特殊准备。

对不能合作的幼儿,可口服10%水合氯醛,待患儿入睡后再行检查;对头部有外伤的患者,一般应在伤口缝合处理之后进行;对有严重白内障、青光眼的患者,一般不予进行眼窗的检查,以免加重眼疾。

2. 检查中

请患者放松情绪,轻闭眼睑,平稳呼吸,保持舒适体位。一般采取仰卧位。在检查椎—基底动脉时可以左或右侧卧位,也可以坐位低头检查。微栓子监测中患者可以是坐位或卧位,但是不能有太大的动作,以免影响仪器识别工作。请患者积极配合医生,按照医生的要求转动体位等,以较好地完成检查。

3. 检查后

患者请稍候片刻取走报告,并妥善保管好,携检查报告前往临床医生处继续就诊。

三、医生方面规范

一)临床医生

1. 检查前

临床医生应掌握TCD检查适应证,正确合理应用TCD检查,完整填写TCD检查申请单,提供翔实准确的临床相关资料,包括患者主诉、病程、体格检查(测量血压、检查是否有颈部和头颅的血管杂音以及神经系统的主要体征等)以及既往CT、MRI、MRA、DSA等相关检查。一定要填写临床初步的诊断意见,以供TCD医生在检查中确定检查范围和分析诊断时参考。

TCD 检查适应证：

(1) 动脉硬化。

(2) 脑动脉狭窄或闭塞。

(3) 颈部动脉狭窄或闭塞。

(4) 锁骨下动脉狭窄或闭塞。

(5) 脑动脉炎。

(6) 脑血管痉挛。

(7) 蛛网膜下腔出血。

(8) 脑动静脉畸形。

(9) 脑血流微栓子检测。

(10) 颅内高压和脑死亡等。

2. 检查后

临床医生应仔细阅读 TCD 报告，正确理解、客观评价 TCD 报告，结合临床其他信息做出合理的临床诊断。

临床医生要了解：

(1) TCD 检查只是医学检查方法之一，并不能得出病理学诊断。TCD 检查可以了解病变的物理特性，如血流的速度、状态等，并据此进行病情的分析推断。

(2) TCD 作为无创检查，常常用作 MRA、DSA 检查前的筛查，其结果供临床医生参考。做 DSA 检查时，DSA 检查的医生一定要重点观察 TCD 发现的流速显著增快的血管，必要时要对这些 TCD 怀疑病变的血管进行多角度的观察，以发现狭窄的部位。

(3) TCD 发现的血管病变有时早于影像学检查之前(如早期盗血现象)；有时病变范围不如影像学(如病变血管的位置 TCD 探测不到)；有时对病变程度的判断不恰当(如狭窄血管伴有痉挛等因素)。

二）超声医生

1. 检查前

(1) 思想准备：爱岗敬业，加强职业道德建设，尊重患者，重视病情，认真细致多角度地检查，专心工作，对每一个患者负责。

(2) 知识准备：平时加强业务学习，积极动手实践，多看、多问、多想，努力提高业务水平。熟悉颈部以及颅内大血管的解剖，掌握其正常以及常见疾病的 TCD 表现，并了解常见疾病的临床表现，为 TCD 检查、诊断做好准备。

2. 检查中

(1) 核查：核对患者姓名，防止张冠李戴；核查手续齐全，登记编号，便于资料的存储、查询等管理；了解患者病史及检查目的、要求等，做到心中有数。

(2) 检查体位和手法：检查时患者先取平卧位，检查者坐在患者头顶后方，仪器置于检查床左侧或右侧，机器屏幕朝向检查者。检查右侧颞窗和颈部血管时右手持探头，检查左侧颞窗和颈部血管时左手持探头，空出的另一只手可用来操作大、小键盘遥控器、行压颈等试验和固定患者头部等。检查时在被检部位涂少量的耦合剂，将探头前端向该部位施加一定压力贴紧皮肤。用持探头手的小指尖抵住被检者检查部位附近的头部，起到固定探头使其不易滑动的作用。在上述部位检查完后，请患者取左或右侧卧位，头颈前屈贴胸，以充分暴露颈部检查枕窗血管。左侧位时用右手持探头检查，左手操作键盘等；右侧位时用左手持探头检查，右手操作键盘等。

(3) 调节仪器：检查颅内血管时，一般用脉冲多普勒(PWD)1～2 MHz 的低频探头，检查颈部血管一般用连续多普勒(CWD)4 MHz 探头。有较好的 TCD 仪可以用 M 模的检查形式帮助寻找检查血管。调节图像深度、增益、取样门等功能键,以图像显示清晰(背景噪音和频谱图的反差大、包络线包络频谱完整、频谱内的结构清楚)、适于观察为宜。

① 深度:调节探头到所检血管的深度。在检查同一条血管时要不断调节深度,才能完整观察一条血管各个部位的血液动力学情况。该参数只有在选择 PWD 时才有,并且深度不能无限加深,有一定的测量范围,一般 20～120 mm 左右(各个厂家的 TCD 仪不完全相同)。

② 包络线:是勾勒血流频谱形态轮廓的一条曲线,可以在基线上、下方分别或同时选择有包络线。有包络线仪器就能够自动计算心动周期不同时间的最高流速。包络线可以随增益的增加而包络位置上移。如果增益过低或频谱图不清楚,包络线没有包在频谱形态的边缘,会导致自动计算的流速值不准确。所以特别强调要调整好增益,使包络线恰好包络在频谱边缘。

③ 增益:是全屏幕信号显示的强度。最佳状态为包络线完整地包在多普勒边缘,并显示出频窗。增益增加,不仅增加频谱的信号,同时也增加了背景的噪音,所以要结合调整其他的参数,恰当调整增益。

④ 功率:是指 TCD 仪器输出的功率。增大发射功率能够增强超声波的穿透力,但同时也限制了超声波的探测深度。每一台机器都有一定的功率输出允许范围。从保护患者的角度出发,以能够观察频谱清楚的最小功率为原则,不能为追求信号的完美而总是把功率加到最大。注意:在眼窗检查时,功率一般只能在小于 10%左右进行探查,目的是保护被检者的眼球。

⑤ 取样门:是指脉冲超声波在其一深度所检测到的范围。通常仪器的取样门范围为 2～15 mm。取样门大,则检测到的范围大;取样门小,则检测到的范围小。太大的取样门导致超声探头接收到血管周围的杂音信号增加,或两条血管信号同在一个频谱中叠加出现,影响分辨被检血管;太小不能完整地接收到整个截面积的血流,导致血流频谱的不准确。取样门增大可使超声发射功率自动增加,所以当颞窗透声欠佳,血流信号较弱时,增加取样门能使血流信号检出机会增加;减小取样门有助于区分两条非常接近的血管。该参数不能在检查过程中保持不变的数值,要根据需要不断灵活调整。

⑥ 基线:即零位线。基线位置可以上下移动。如果频谱峰值过高、不能在屏幕上完整显示时,可以适当调整基线位置。

⑦ 流速标尺:通常用 cm/s 或 Hz 表示。遇到低流速,将其缩小,使频谱显示的大小适当;遇到高流速,频谱超出了图像之外,影响流速的计算,必须增加标尺比例,目的是使频谱完整显示。

⑧ 屏扫速度:每帧图像所需的时间。屏扫速度快,每帧所包含的心动周期少,便于稳定图像采集;屏扫速度慢,每帧所包含的心动周期多,便于长时间观察血流变化,如观察过呼吸、睁闭眼等血流变化。

⑨ 冻结:将活动的图像固定,便于测量和仔细观测频谱内的细小变化,有的 TCD 仪在冻结后才可以进行后处理,如增加增益、改变方向等。再按此功能键可以解除冻结动能。

上述所有的功能调节的目的是便于观察频谱,使频谱达到最佳的观察图像,因此这些功能一定要结合起来灵活调节。

(4) 扫查过程:一般采取直接扫查法,按照先右后左、先前再后、先颅内后颅外的顺序进行检查。先将探头轻置颞窗进行大脑前、中、后动脉的探查,再在颈部进行锁骨下动脉、颈总动脉、颈内动脉、颈外动脉的探查,然后在眼窗进行眼动脉、颈内动脉虹吸段的探查,最后在枕窗进行椎—基底动脉的探查。通过探头的移动获得与实际流速接近的频谱图,根据 TCD 仪提供的频谱图、流速、搏动指数(PI)等进行分析。

各个探查部位的找寻方法如下:

① 颞窗的探查:受检者于仰卧位。用 1～2 MHz 的 PWD 探头分别探查两侧颞窗。颞窗位于双侧颧弓上方 3 cm 左右眼眶外侧到耳缘内侧的区域,分为前、中、后三窗。其中靠眼眶处为前窗,靠耳缘处为后窗,两者间为中窗,多数被检者在后窗检出率高。先在左侧颞窗按左侧颈内动脉末→左侧大脑中动脉→左侧大脑前动脉→左侧大脑后动脉的顺序检出,再在右侧颞窗按右侧颈内动脉末→右侧大脑中动脉→右侧大脑前动脉→右侧大脑后动脉的顺序检出。

② 颈部及下颌窗的探查：受检者仰卧位，用 4 MHz 的 CWD 探头探查，先在左侧锁骨上窝朝心脏的方向探查左侧锁骨下动脉，再在颈根部朝下探查左侧颈总动脉的近端、左侧颈总动脉的远端，最后在左侧下颌角探头朝头部探查左侧颈内动脉、左侧颈外动脉；同样的方法在右侧锁骨上窝朝心脏的方向探查右侧锁骨下动脉，再在颈根部朝下探查右侧颈总动脉的近端、右侧颈总动脉的远端，最后在右侧下颌角探头朝头部探查右侧颈内动脉、右侧颈外动脉（颈部也可以用 1～2 MHz 的 PWD 探头检查，因为要调节深度，所以探查较用 4 MHz 的 CWD 探头复杂）。

③ 眼窗的探查：受检者仰卧位闭目，用 1～2 MHz 的 PWD 探头探查，探头置于闭合的上眼睑上，方向朝眶上裂。先在左侧眼窗可以按左侧眼动脉→左侧颈内动脉的虹吸段→对侧的大脑前动脉→对侧的大脑中动脉的顺序检出，再在右侧按右侧眼动脉→右侧颈内动脉的虹吸段→对侧的大脑前动脉→对侧的大脑中动脉的顺序检出。

眼窗 TCD 分析注意事项：眼为患者较为敏感的部位，在进行经眼窗检查时探头应轻度接触眼睑，避免过度加压，使患者产生胀痛等不适，影响到检查的顺利进行。眼窗检查一般采取探头上涂布耦合剂，直接置于眼睑上进行检查，因此探头以及耦合剂应保持清洁。一般眼部有不适宜做检查的疾患时（如有眼外伤、严重的白内障、青光眼等），应放弃眼窗检查。在眼窗检查时探测功率一定要低（小于 10%），不能与其他部位的功率相同，防止晶体受热产生白内障。

由于眼窗的颈内动脉虹吸段、大脑前动脉、大脑中动脉的血管相对于颞窗探测血管的角度较大，所以和颅内比较，该部位探到同名血管的流速较颞窗探得的流速较低。着重需要注意的是双侧同名血管的流速对比。

由于该部位每位被检者的眼窗条件不同，不是每个人都能探到上述每条血管。

④ 枕窗的探查：受检者可以取坐位曲颈，使下颌尽量抵住胸部，也可以取左或右侧卧位将头部尽量靠胸，将头部支撑到与脊柱水平一样高，暴露颈后部，用 1～2 MHz 的 PWD 探头探查。枕窗在颈部中线枕外粗隆下方的滑坡深处，发际上方 1 cm 左右，枕骨大孔中央或旁枕骨大孔将探头对准枕骨大孔。在枕窗可以按基底动脉→左侧椎动脉→左侧小脑后下动脉→右侧椎动脉→右侧小脑后下动脉的顺序检出。侧卧位检查椎动脉时，最好在血管探查完后，换另一侧卧位再探查一下双侧的椎动脉，防止侧位压迫血管，两侧体位检查可以加以比较。

3. 检查后

(1) 记录、书写报告。报告全部检查血管各个深度的检查结果的原始数据，选配能够说明问题的合适的频谱图。书写 TCD 检查报告，要求准确、翔实、科学。

(2) 整理、存储资料。记录、整理全部检查信息，包括临床信息以及 TCD 信息，归档保存。

(3) 对 TCD 发现有血管病变的病例或诊断不清的疑难病例可随访调查，进行分析总结。特别是这些患者今后做了 DSA 等检查后，要对照 TCD 的诊断是否准确。如果诊断结果不恰当或有误，要总结是何原因导致自己的判断不正确。DSA 作为脑血管病诊断的“金标准”，以之对照会对 TCD 业务水平的提高有极大的益处。

第二节 TCD 诊断规范

一、TCD 分析规范

一）TCD 分析基础

1. 颅内动脉

颅内动脉主要由颈内动脉系统和椎—基底动脉系统构成。以顶枕裂为界，大脑半球前部 2/3 和部分间脑为颈内动脉系统供血，椎—基底动脉系统则为大脑半球后 1/3 以及部分间脑、脑干、小脑供血；以小脑幕为界，幕上脑组织基本是由颈内动脉系统供血，幕下脑组织基本是由椎—基底动脉系统供血。

（1）颈内动脉系统：

① 颈内动脉(ICA)颅内段：颈内动脉经颈动脉孔入颅腔，按其走行可分为五段，即岩骨段(C_5)、海绵窦段(C_4)、膝段(C_3)、床突上段(C_2)和终末段(C_1)。终末段(C_1)是颈内动脉发出后交通动脉与分出大脑前、中动脉之间的一段，参与组成颅底动脉环(Willis 环)。

② 大脑中动脉(MCA)：是颈内动脉的直接延续，并且是颈内动脉分支中最大的一支。它从颈内动脉分出后水平向外侧走行，进入外侧裂。大脑中动脉不参加 Willis 环的组成，其中主要的分支为大脑中动脉的中央支，又称豆纹动脉，供应壳核、尾状核头部以及内囊上部。豆纹动脉的侧支循环极少，阻塞后容易发生上述供血区域的脑细胞缺血，产生脑梗死。大脑中动脉是最易发生急性脑血管疾病的一支动脉。

③ 大脑前动脉(ACA)：是颈内动脉发出的较小终支，供血范围为大脑半球穹隆面 2/3～3/5 的区域。大脑前动脉以前交通动脉为界，分为近侧段和远侧段，或称交通前段(A_1 段)和交通后段(A_2 段)。

（2）椎—基底动脉系统：

① 椎动脉(VA)：双侧椎动脉在颈部由双侧锁骨下动脉发出，向上穿行第 6 颈椎与第 1 颈椎之间的颈椎横突孔，经枕骨大孔进入颅内，至桥脑下缘汇合成基底动脉。根据椎动脉的行程分为四段：颈段、椎骨段、枕段、颅内段。椎动脉的颅内段主要分支有脑膜支、脊髓前动脉、脊髓后动脉、延髓动脉和小脑后下动脉。小脑后下动脉是椎动脉的最大分支，供应延髓背外侧和小脑后下皮质、小脑扁桃体及齿状核。

② 基底动脉(BA)：在桥脑下缘由双侧椎动脉汇合而成，并沿桥脑腹侧正中沟上行，最后在桥脑与中脑交界处分为两侧大脑后动脉。它为耳蜗、前庭、脑桥、小脑底部及桥脑背侧等部位供血。

③ 大脑后动脉(PCA)：是基底动脉的终末支。它的血液多数来自椎—基底动脉系统，主要为枕叶供血。通常以大脑后动脉与后交通动脉的汇合点为界，将其分为近、远侧两段，也可称之为交通前段(P_1 段)和交通后段(P_2 段)。

（3）颅底 Willis 环：由双侧颈内动脉终末段、双侧大脑前动脉 A_1 段、大脑前交通动脉、双侧大脑后动脉 P_1 段、双侧大脑后交通动脉及基底动脉的远端构成。由于动脉环的存在，脑血液循环存在广泛的侧支。双侧颈内动脉系之间、双侧颈内动脉与椎—基底动脉系之间均存在侧支循环通路。

2. 颈部动脉

（1）颈总动脉(CCA)：右侧颈总动脉由无名动脉(头臂干)分出，左侧颈总动脉直接起自主动脉弓。

（2）颈内动脉(ICA)颅外段：双侧颈内动脉均由颈总动脉分出。双侧颈总动脉走行于胸锁乳突肌的内缘，在甲状软骨上缘或第 4 颈椎水平分出颈内动脉和颈外动脉(ECA)。颈外动脉向前内侧上行，颈内动脉向后外侧上行，颅外段全长无任何分支。颈内动脉起始部呈梭形膨大，为颈动脉窦，是颈动脉粥样硬化斑块好发的部位，是颅内动脉栓子的重要来源之一，也是颈动脉狭窄或闭塞导致颅内血流动力学改变的重要原因之一。

（3）颈外动脉(ECA)：双侧颈外动脉是颈总动脉在甲状软骨上缘或第 4 颈椎水平分的分支，其行走在颈内动脉的内侧缘，颈外动脉在颈部有数条分支，如甲状腺上动脉、舌动脉、面动脉和枕动脉等。

（4）锁骨下动脉(SubA)：左侧锁骨下动脉起自主动脉弓，其起始部位较深。右侧锁骨下动脉起自无名动脉，位置相对较浅。该血管供应上肢血供。该血管起始端是狭窄的好发部位。如果血管起始段的狭窄则会引起同侧椎动脉的盗血。

（5）椎动脉(VA)起始部：由锁骨下动脉发出，可以在锁骨上窝探测到椎动脉起始段，该部位也是狭窄的好发部位。

二）TCD 常规分析内容

1. 血管识别

在观察颅内血管时，仅仅依赖频谱和物理学指标是不够的，每条血管都有特殊的识别方法。

1）颞窗探查血管识别

（1）颈内动脉终末段（TICA）：在颞窗探测深度在 60～70 mm 左右，用 1～2 MHz PWD 探头可以探见一个双向的血流信号，其中朝向探头的频谱信号就是颈内动脉的终末段（负向是大脑前动脉信号），再适当加深，可获得颈内动脉的终末段单纯正向血流频谱信号。

鉴别试验：压迫同侧的颈总动脉后，其血流下降或完全消失、出现反向的尖小波，可以确定为颈内动脉的终末段。压迫对侧颈总动脉，被检侧颈内动脉终末段血流会相应增高。

（2）大脑中动脉（MCA）：部位同 TICA。用 1～2 MHz PWD 探头在检查到颈内动脉的终末段后减少探测深度，检查范围在 30～60 mm 左右，主干位于 40～60 mm 深度，血流方向朝向探头。因为受取样门的影响，颈内动脉的终末段和大脑中动脉之间的界线不是非常明确，大脑中动脉是颈内动脉的终末段的延续动脉。

鉴别试验：在压迫同侧的颈总动脉时出现大脑中动脉流速降低但不能完全消失，压迫对侧的颈总动脉时被检侧大脑动脉血流速度无明显变化。

（3）大脑前动脉（ACA）：部位同 TICA。用 1～2 MHz PWD 探头在颈内动脉的终末段探测到颈内动脉终末段频谱时发现的背离探头的反向血流即是大脑前动脉。探测深度在 60～75 mm 左右。为了防止探测到对侧的大脑前动脉探测不宜过深。

鉴别试验：当前交通动脉（ACoA）发育正常时，压迫同侧的颈总动脉时出现大脑前动脉流速降低直到消失，甚至出现反向血流；压迫对侧颈总动脉，被检侧大脑前动脉流速明显增快。

（4）大脑后动脉（PCA）：部位同 TICA。用 1～2 MHz PWD 探头探测颈内动脉系统的血管后，探测角度稍稍调整，在 55～70 mm 深度探测到大脑后动脉的 P_1 和 P_2 段。在 TCD 中我们将朝着探头的大脑后动脉称为 P_1 段，将背离探头的大脑后动脉称之为 P_2 段（解剖学中，在后交通前的大脑后动脉称为 P_1，将后交通后的大脑后动脉称为 P_2 段，有所差别）。若大脑后动脉的血流来自于颈内动脉，则仅见 P_2 段而无 P_1 段。

鉴别试验：

① 在压迫同侧的颈总动脉血流速度不变或增高可以确定是大脑后动脉（此时大脑后动脉的血流来自于基底动脉）。压迫同侧颈总动脉时大脑后动脉流速降低则为颈内动脉系统供血，此时需要用方法②的方法鉴别。

② 在患者闭目一会后睁眼看灯光，用慢速扫描的方法发现血流速度增快（增快的幅度不如压颈试验，逐渐增快的时间较也较压颈试验缓慢），也可确定其为大脑后动脉。

2）枕窗探查血管的识别

（1）基底动脉（BA）：在枕窗（枕骨粗隆下）的正中位置，用 1～2 MHz PWD 探头于 70～120 mm 的深度，探测到的背离探头血流的血管就是基底动脉。基底动脉无需特殊的鉴别试验。

注意：深度不要过浅，过浅可能为椎动脉。

（2）椎动脉（VA）：在枕窗的左右两侧，用 1～2 MHz PWD 探头于 40～65 mm 左右的深度，探测到的背离探头血流的血管就是椎动脉。探测不宜过深，否则会探测到对侧的椎动脉或基底动脉。

鉴别试验：压迫同侧乳突下椎动脉的寰枢段，椎动脉颅内段的血流速度会下降。

（3）小脑后下动脉（PICA）：在探测椎动脉的位置时，用 1～2 MHz PWD 探头可以发现于 50～65 mm 左右深度与椎动脉和基底动脉相反的频谱，即朝向探头的血流信号为小脑后下动脉。该血管无需特殊鉴别。

3）颈部探查血管的识别

（1）锁骨下动脉（SubA）：在锁骨上窝处，用 4 MHz CWD 探头朝向心脏的位置，探测锁骨下动脉的起始端，起始部的频谱信号是主波朝向探头的三相波，其收缩波高尖，第 2、3 相波低矮，PI 值大于 3.0 左右。

鉴别试验：同侧反复快速握拳，会使血流速度减低，见与握拳运动一致的流速震荡。

注意: 锁骨下动脉在椎动脉后段的狭窄一般不会引起盗血现象,而该处正常的频谱主波是双向或是背离探头的方向,所以在检查锁骨下动脉时,要重点观察其起始部位,起始部的狭窄会引起颅内动脉的不同程度盗血。

(2) 颈总动脉(CCA):在胸锁乳突肌内侧起始部,用 4 MHz CWD 探头朝心脏方向探测,朝向探头的血流即为颈总动脉起始部血流。沿着该血管体表的走向,将探头向头部后退,探测颈总动脉每一部位的血流,一直移到下颌角附近颈总动脉的远端为止。

(3) 颈内动脉颅外段(ICAex):在下颌角处,用 4 MHz CWD 探头朝头部探测,探测到背离探头的血流信号,其有颅内血管的特征,即 PI 值较低者为颈内动脉颅外段。

鉴别试验:在耳缘前摸到颞浅动脉的搏动后轻轻拍压,该血管的频谱有微微的同步搏动,或反应不明显。

(4) 颈外动脉(ECA):在下颌角处,用 4 MHz CWD 探头朝头部探测,在颈内动脉的内侧探测到背离探头的血流信号,其有颅外血管的特征,即 PI 值较高(PI 值大于 2.0 左右)。

鉴别试验:在耳缘前摸到颞浅动脉的搏动后轻轻拍压,该血管的频谱有显著的同步搏动,呈锯齿状。

4) 眼窗探查血管的识别

(1) 眼动脉(OA):在眼窗,请被检者轻轻闭目,用 1～2 MHz PWD 探头置于眼睑上,将功率降低(小于 10% 左右),在 40～50 mm 深度时,探测到朝向探头的颅外血流信号(PI 值较高,一般大于 2.0)。

(2) 颈内动脉虹吸段(CS):在眼窗,请被检者轻轻闭目,用 1～2 MHz PWD 探头置于眼睑上,将功率降低(小于 10% 左右),从 55～75 mm 由浅入深地探测到与颅内血流相似的频谱,有单向(朝向/背离探头)和双向的血流信号,即为同侧的 CS。正向的血流是海绵窦段(C_4)的频谱,双向的血流是膝段(C_3)的频谱,负向的血流是床突上段(C_2)的频谱。

鉴别试验:压迫同侧的颈总动脉流速降低,压迫对侧的颈总动脉流速增快为同侧的 CS。

(3) 对侧的大脑前动脉:在眼窗,请被检者轻轻闭目,用 1～2 MHz PWD 探头置于眼睑上,将功率降低(小于 10% 左右),将探头的角度稍指向对侧,从 70～80 mm 由浅入深地探测到与对侧颅内血流相似的频谱,血流方向朝向探头的为对侧的大脑前动脉。

鉴别试验:压迫同侧的颈总动脉流速增快,压迫对侧的颈总动脉流速降低为对侧的大脑前动脉。

(4) 对侧的大脑中动脉:在眼窗,请被检者轻轻闭目,用 1～2 MHz PWD 探头置于眼睑上,将功率降低(小于 10% 左右),将探头的角度稍指向对侧,从 70～85 mm 由浅入深地探测到与对侧颅内血流相似的频谱,血流方向背离探头的为对侧的大脑中动脉。

鉴别试验:压迫同侧的颈总动脉,流速不变或稍增快;压迫对侧的颈总动脉,流速降低,为对侧的大脑中动脉。

2. 频谱分析

频谱分析在 TCD 检查和诊断中十分重要,涉及到的重要参数主要包括:深度、血流方向、血流速度、搏动指数、阻力指数和频谱的形态等。

TCD 异常改变包括直接和间接两部分,直接改变指在病变部位的 TCD 所见,间接改变则指出现在病变部位之前或之后动脉的 TCD 所见,它提供了与病变有一定距离的动脉血流信号资料。

1) 深度

深度一般指探头到所检血管之间的距离。深度对于识别颅内不同的血管的位置十分重要。不同血管在同一个探测部位深度不同,同一条血管在不同部位探测的深度也不相同。如在颞窗探及颈内动脉末端的深度一般是 60～75 mm 左右,在该窗探及的大脑中动脉的深度是 30～60 mm 左右。但是大脑中动脉在对侧颞窗探查深度却是 90 mm 左右,在眼窗探及对侧大脑中动脉在 80 mm 左右。

每个人在不同部位探测的各个血管的深度一定是固定的,不随病理变化而有变化。

2）血流方向

血流方向是指所检血管内血流相对于探头而言的方向。朝向探头的血流方向称之为正向，频谱位于基线上方；背离探头的方向称之为负向，频谱位于基线下方。正常状态下，每条血管都有固定的血流方向，是我们识别血管的一个物理参数之一。病理状态下，有些血管因为狭窄、闭塞、侧支循环开放等因素，会出现与正常情况相反的血流方向。

（1）正常：

① 在颞窗探查到朝向探头的血管有颈内动脉末端、大脑中动脉、大脑后动脉的 P_1 段；背离探头的血管有大脑前动脉、大脑后动脉的 P_2 段。

② 在枕窗探及的血管朝向探头的有小脑后下动脉；背离探头的血管有基底动脉、椎动脉。

③ 在眼窗探及的血管朝向探头的有眼动脉、颈内动脉虹吸部、对侧大脑前动脉（注意：与颞窗不同）；背离探头的血管有大脑中动脉（注意：与颞窗不同）和颈内动脉的虹吸部。

（2）异常：

当一侧大血管出现严重狭窄或闭塞后，某些相邻血管血流方向会发生改变。根据血流方向改变可以识别侧支血管等情况的出现。

① 一侧颈内动脉起始部严重狭窄时，由于狭窄后血管腔内压力降低，导致对侧颈内动脉血流由对侧大脑前动脉经前交通动脉，反向流入左侧大脑前动脉，供应左侧大脑中动脉，此时的大脑前动脉就不是背离探头的血流，而是朝向探头的血流。

② 在同侧的锁骨下动脉起始部狭窄严重时，椎动脉会出现盗血现象，此时的椎动脉的血流方向不是背离探头，而是出现朝向探头的盗血频谱。

3）血流速度

血流速度是指红细胞在血管内移动的速度。TCD 需要观察一个心动周期中收缩期峰值的血流速度（v_s）、舒张末期的血流速度（v_d）及平均血流速度（v_m）。

一般 TCD 仪中，$v_m=(v_s+v_d\times2)/3$。但是探测的血流速度和探头与血管的夹角有关，检测时应特别注意超声束和血流方向之间的角度。夹角越大，所探及的流速与实际流速间的差距越大。但是，如果角度的变化范围在 0～30°之间，则对其余弦值影响不大（1～0.86），最大误差值小于 15%。

探测角决定我们探测的流速是否接近实际流速，所以在 TCD 检查时，当我们探测到一条血管时，往往通过微移探头来调整探头与血管的夹角，使探测的血流速度接近实际的流速。但是有些血管因为在颅内的位置，探头不能改变成最佳角度，所以正常情况下，各条血管由于探测部位不同，所参考的正常值也是不同的。

血流速度除了受探测角的影响，本身也受血管管径和血管远近端的压力差及年龄的影响。正常儿童的流速明显高于成人，并且各个年龄段的流速不尽相同，年龄越小，流速越快（最快者 $v_s>180$ cm/s）。

正常儿童的血流速度一般符合：① 左、右同名血管流速对称。② 符合正常血管血流快慢的顺序，即：大脑中动脉＞大脑前动脉＞大脑后动脉；基底动脉＞椎动脉。③ 流速增快是全颅血管增快。④ 有正常的层流频谱，有的流速较快的血管会出现频窗充填，但是频谱边缘清晰。

病理情况下血流速度变化分析：

（1）血流速度增快：

① 全脑血流速度增快：显著的增快常见于蛛网膜下腔出血（SAH）后继发性血管痉挛，这种流速增快是全脑血管一致比例增快。最快时流速可以是正常流速的倍数关系；轻度的全脑流速增快也可见于其他原因的血管痉挛，如贫血等。

② 系统性流速增快：如颈内动脉系统或椎动脉系统单独的增快，流速增快的程度一般高于正常值的 20%～50%左右，该种情况多见于普通偏头痛者、贫血等情况的血管痉挛。

③ 一条或多条血管流速增快：见于血管狭窄、先天性血管发育不良中供血动脉、侧支循环代偿性血流、颈内动脉海绵窦瘘等。血管狭窄的最常见原因有动脉粥样硬化、烟雾病、大血管炎、血栓部分再通、炎症或肿瘤等导致的血管狭窄。

(2) 血流速度减慢：

① 全脑血流速度减慢：常见于长时间高颅压后、脑死亡、血黏度增高、低血压、休克、重度心衰、脑动脉扩张等。

② 一条或多条血管流速减慢：见于狭窄或闭塞前后端的血管、动脉粥样硬化后等。

(3) 颅内血管血流速度顺序发生变化：

正常情况下各血管血流速度顺序是：大脑中动脉＞大脑前动脉、大脑中动脉＞大脑后动脉、基底动脉＞椎动脉。当血流速度顺序发生变化时，需要判断可能的原因。

当血流速度顺序发生变化时，需要判断可能的原因，举例如下：

① 同侧大脑前动脉大于大脑中动脉时，可能原因有一侧大脑前动脉的 A_1 段先天缺如、发育不良或闭塞，另一侧大脑前动脉的 A_1 段由于供应双侧大脑前动脉，血流速度会大于大脑中动脉。

② 大脑中动脉慢性进行性闭塞，其流速会小于大脑前动脉。

③ 大脑后动脉流速大于大脑中动脉时，可能的原因有颈内动脉严重狭窄或闭塞导致后交通动脉开放、大脑后动脉本身的狭窄和发育不良等。

④ 基底动脉流速小于椎动脉时，可能的原因有椎动脉的狭窄等。

(4) 双侧同名血管流速不对称：

双侧的流速差的计算：$(v_1-v_2)/v_1\times100\%$（v_1 为高流速，v_2 为低流速）。

在正常脑血流检测中，双侧半球流速的差异很小。国内报道认为，双侧流速相差 20%～30%，考虑为血流不对称、有血管病变的可能。但是，不对称性必须排除声窗穿透不良、寻找血管不仔细等条件因素的影响。所以在一侧血流速度低于对侧、流速差大于 20%～30%时，必须在同名血管流速较低的一侧再次探查，结果仍然如此，才可以断定确实存在流速不对称。

4) 搏动指数

搏动指数是由血流速度的计算而来，其主要受收缩期和舒张期血流速度差的影响。差值越大，PI 越大；差值越小，PI 也越小。

PI 值反映远端血管床阻抗。一般情况下 PI 值越高，说明血管内的阻力越大；PI 值越低，血管内的阻力越小。舒张期末流速越接近收缩期流速时，说明远端血管阻抗越小，PI 值也就越小，其频谱称为低阻力频谱；当舒张期末与收缩期峰流速相差越大时，说明远端血管的阻抗越大，PI 值也越大，其频谱称为高阻力频谱。

正常情况下不同的年龄有不同的正常参考值。一般正常人 PI 值为 0.65～1.10。幼儿和老人的 PI 值较高，成年人的 PI 值较低，原因是幼儿的血管弹力纤维尚未发育完全，而老人是因为血管弹性减退所致。

病理状态下 PI 值变化分析：

(1) PI 值增高：常见于重度脑动脉硬化症、高血压、低碳酸血症、颅内高压、脑死亡、狭窄血管的近端血管等。

(2) PI 值降低：常见于动静脉畸形（PI 值明显降低，多小于 0.5）、高碳酸血症、贫血、应用脑血管扩张剂后、狭窄血管的远端血管等。

5) 阻力指数

阻力指数是由血流速度的计算而来，其和 PI 同属于脉动指标，临床意义基本相同。

6) 血流频谱形态

血流频谱形态反映血液在血管内流动的状态。

TCD 频谱上的纵坐标是血流速度(用 cm/s 或 Hz 为单位),横坐标是时间(用 s 为单位)。包络线代表的是血流在心动周期所有时间中最快血流速度的连接线,基线则代表血流速度为零。

(1) 正常频谱分析:

① 频谱波形:在收缩期有 S_1 和 S_2 峰,S_1 峰于收缩早期,波峰高尖,紧接着出现稍低的 S_2 峰,舒张期出现 D 波(称之为弹性波)。整个波形完整,包络线包络的边缘光滑。收缩早期上升支陡直,接近直角,峰时短,而下降支线形延缓。流速是快速增加,缓慢降低。

② 频谱灰阶:TCD 频谱信号的强度用颜色表示,信号从弱到强的颜色变化为蓝色—黄色—红色。频谱内的每一点的颜色反映了血流在心动周期内某一时刻具有该血流速度的红细胞的数量。因此,红细胞多呈红色,红细胞少呈蓝色。

血液在血管内呈规律的层流状态。处于血管中央的红细胞流动最快、数量最多,而周边流速逐渐减慢,红细胞的数量最少。所以在正常 TCD 频谱表现为红色集中在频谱周边,在接近基线(零流速)附近有蓝色的小范围(称之为“频窗”)的规律层流频谱。

(2) 异常频谱分析:

① 血管严重狭窄时频谱改变:狭窄部位后血管内径的复原或代偿性扩张,使处于边缘的红细胞形成一种漩涡的反流状态或大量处于低流速的红细胞血流表现为多向性,典型的狭窄血流频谱,周边蓝色,基底部“频窗”消失而被基线附近双向对称的红色湍流替代。

此种频谱见于各种原因引起的管径的突然变化的疾病,如严重的动脉硬化粥样斑块、动脉炎、血管畸形、血管外因素压迫血管引起的狭窄等。

② 血管痉挛时频谱改变:由于痉挛后的血管管径变小,而通过的红细胞的数量没有改变,通常是通过增加流速使颅内的流量达到相对的稳定,此时血管截面各个部位的红细胞的数量均增多,在频谱上表现出频谱的各个部位均有大量的红色,而蓝色的频窗消失,此时称之为“频窗充填”。值得注意的是,此时的频谱并未真正失去层流的状态。如果我们逐渐将增益降低后发现,频窗仍然存在,这也是痉挛性血管和狭窄性血管血液动力学的本质不同,也是鉴别点。

此种频谱见于各种原因引起的痉挛,如 SAH、生理因素所致(儿童的流速增快等)、贫血、低碳酸血症、狭窄时的侧支血管、偏头痛等。值得注意的是,此种痉挛是指整条血管的痉挛,而不是一些阶段性痉挛的血管,后者的 TCD 频谱改变介于①和②之间。

③ 频谱波形的改变:在流阻增高的情况下出现,S_1 小于 S_2 峰,或者 S_1 和 S_2 峰融合成圆钝的波峰,峰时明显延长,说明血管在收缩期用较多的时间才能克服大的远端阻力,达到最大流速。

此种频谱见于外周阻力增高的病变,如高血压、动脉硬化、狭窄前端血管等。

三) TCD 特殊分析内容

TCD 的检查不同于 B 型超声,不是形象直观地判断被检部位。TCD 的检查过程中有很多时间是花在鉴别血管和如何在最佳角度探查血管。在检查血管时,千万不能凭经验就断定是何血管。即使是从事 TCD 工作十余年的医生也不能凭频谱、深度及多普勒音频等就能准确地判断血管,特别是大脑后动脉,是最常见误判的血管。如果正常血管都不能准确地鉴别,那么在病理状态下,特别是有侧支循环建立的时候,就更加无法判断是哪条血管。

在此强调的是,TCD 检查中鉴别试验十分重要,一定要对不清楚的血管做鉴别试验。

1. 颈总动脉压迫试验方法(又称压颈试验)

在甲状软骨下缘侧方,相当于锁骨上窝水平,先触摸到颈总动脉的搏动后,将其向后压迫于第六颈椎横突上,持续 0.5 秒,阻断或减少颈总动脉向颅内供应的血流,使同侧颅内颈内动脉系统的血流相应减少,通过前交通动脉和后交通动脉侧支开放,对侧颈内动脉系统流速相应增加,大脑后动脉流速增快,从而鉴别不同的血管。

注意：颈总动脉的压迫试验中，有些老年人的血管弹性差，有时不易将血管压扁，此时要注意鉴别是压颈试验不成功、还是颅内血管对压颈试验没反应。解决的方法是：在所要鉴定的血管附近找到对压颈试验敏感的血管，如颈内动脉的末端做一次压颈试验，观察其反应，压颈的手不移开，再找到要鉴别的血管，用同样的方法再压一次，观察其反应。可以多次进行比较，就能判定是否压颈成功。

2. 睁、闭眼试验

在探查疑似大脑后动脉的血管后，令被检者先闭眼一分钟，再睁眼看着光源，此时血流速度有所增加(约 10%左右)者为大脑后动脉。

注意：为了使光强度的反差增大，反应明显，闭目时可将被检者的眼用其手罩住一会儿，睁开眼后嘱其立即朝屋内上方的电灯注视。睁闭眼中，操作者一定要控制好探头，轻微的移动会使流速改变，造成观察失败。

3. 颞浅动脉敲击试验

对下颌角处探查的血管颈内动脉起始段和颈外动脉加以鉴别时，在颧弓上方耳前轻轻拍击颈外动脉分支颞浅动脉或颌内动脉起始处，出现明显而深大的锯齿样振动波可以证实该血管为颈外动脉，反应性较弱或没有的是颈内动脉起始段。

注意：因为有的颈内动脉起始段对敲击也有一点反应，但是反应强度肯定不及颈外动脉，将两条血管对敲击试验的反应进行几次比较，才能最终作出判断。

二、TCD 报告规范

一）报告内容

报告的内容包括临床信息以及 TCD 信息，主体内容是 TCD 原始数据、TCD 表现与 TCD 提示。

1. TCD 原始数据

将检查中所有按顺序检查过的各个透声窗、各条血管、每个检查切面的 TCD 分析参数：深度、v_s、v_d、v_m、PI、RI 等数值均提供在报告中。

2. TCD 表现

报告必须描述各条血管血液动力学表现，内容包括血流流速、频谱、PI 值及 RI 值。其中，流速描述包括各条血管的流速是否在正常范围之内，左右是否对称，血流走向是否正常；频谱描述包括收缩峰 S_1、S_2 峰的高低和舒张波 D 波是否消失，峰时是否后延，频窗是否正常，多普勒音频是否有杂音，是否有涡流、盗血等异常频谱，PI 及 RI 值是否正常等。

3. TCD 提示

遵循超声提示的一般规范要求(见“总论”相关内容)。特别注意：

(1) 在颅内动脉狭窄时，尽可能提示哪条病变血管是责任血管，哪些血管是侧支代偿的血管，以及侧支循环的流向(如左向右、后向前等血管侧支开放)等。

(2) 在血流速度降低时，不能直接提示“脑供血不足”，因为流速降低有多种原因；同样血流速度增块也不能就认定是“血管痉挛”。这样的提示无疑是对临床医生的诊断思路有误导作用，要实事求是，结合临床表现报告检查结果。

(3) 对一些没有充足诊断依据的 TCD 检查，允许有不确定的结论，但是要真实、详细描述检查所见。如对不能肯定是“狭窄”的 TCD 结果，应提示“狭窄可能，建议进一步检查”。

(4) 病变血管提示要明确左、右侧，不要混淆。

4. TCD 图像选择

一般正常报告附 1 幅典型清楚的频谱图。异常报告至少附 1 幅典型病变血管的频谱图及 1 幅健侧同名血管的对照图谱。如果有数处血管病变，附图应相应增加，以便于临床医生参考。需要会诊的病例，最好把全部频谱图打印出，会诊专家才能全面了解 TCD 检查的信息。

二）报告格式

一般正常 TCD 报告格式示例见表 6 和表 7。

表 6　TCD 超声检查报告单

××××医院			
超声检查报告单			
姓名：	**性别：**	**年龄：**	**超声号：**
科别/病区：	**床号：**	**门诊/住院号：**	**临床诊断：**
检查类别：TCD	**仪器：**		**检查状况：**优　一般　差
检查部位：颅内动脉、颈部动脉			
代表图像：常规 1～4 幅 TCD 图 1			
超声表现： TCD 测值：			

（下表中，v_s、v_m 和 v_d 的单位为 cm/s，Depth 单位为 mm，其余参数无单位）

血管名	DEPTH	v_s	v_m	v_d	PI	RI	SBI	S/D
LMCA	60	96	66	51	0.67	0.46	0.32	1.86
LMCA	56	97	64	48	0.77	0.51	0.33	2.03
LMCA	52	95	63	47	0.76	0.50	0.31	2.01
LMCA	48	94	67	53	0.62	0.44	0.32	1.78
LMCA	44	91	61	46	0.73	0.49	0.31	1.96
RMCA	60	101	77	65	0.47	0.36	0.34	1.56
RMCA	56	100	64	46	0.85	0.54	0.34	2.18
RMCA	52	104	71	55	0.69	0.47	0.34	1.90
RMCA	48	101	66	49	0.79	0.52	0.34	2.07
RMCA	44	95	65	50	0.70	0.48	0.37	1.91
LACA	62	89	59	44	0.76	0.50	0.38	2.02
LACA	66	87	56	40	0.84	0.54	0.35	2.18
LACA	70	82	53	38	0.82	0.53	0.37	2.12
RACA	62	89	58	43	0.80	0.52	0.29	2.09
RACA	66	93	59	43	0.84	0.54	0.31	2.17
RACA	70	88	68	58	0.45	0.35	0.31	1.53
LPCA	68	68	42	28	0.96	0.58	0.35	2.40
LPCA	68	71	45	32	0.86	0.55	0.40	2.21
LPCA	72	66	43	31	0.83	0.53	0.26	2.14
RPCA	68	57	37	27	0.83	0.53	0.34	2.15
RPCA	72	61	38	27	0.87	0.55	0.32	2.23
LVA	62	60	44	36	0.54	0.40	0.30	1.66
LVA	56	62	38	26	0.95	0.58	0.31	2.39
LVA	52	59	34	22	1.09	0.63	0.29	2.71

续　表

血管名	DEPTH	v_s	v_m	v_d	PI	RI	SBI	S/D
LVA	47	55	40	32	0.57	0.41	0.33	1.70
RVA	62	67	54	48	0.35	0.28	0.33	1.40
RVA	58	68	55	48	0.38	0.30	0.31	1.43
RVA	54	68	54	47	0.38	0.31	0.34	1.44
RVA	45	59	41	32	0.63	0.45	0.32	1.80
BA	98	72	52	42	0.56	0.41	0.35	1.69
BA	95	74	58	51	0.40	0.32	0.33	1.47
BA	90	70	53	45	0.48	0.36	0.33	1.57
BA	85	72	51	40	0.63	0.45	0.31	1.80
BA	80	75	48	34	0.87	0.55	0.31	2.23
BA	75	71	52	43	0.53	0.39	0.36	1.64
BA	70	72	51	40	0.63	0.45	0.32	1.80
BA	65	71	51	41	0.59	0.42	0.34	1.73
LCCA	50	51	25	13	1.49	0.75	0.34	3.95
LCCA	50	43	23	13	1.31	0.70	0.34	3.33
RCCA	50	54	32	21	1.02	0.61	0.26	2.54
RCCA	50	47	27	17	1.11	0.64	0.32	2.76
LECA	50	27	10	1	2.56	0.95	0.35	18.68
RECA	50	28	12	5	1.89	0.84	0.36	6.07
LICA	50	37	24	17	0.82	0.53	0.32	2.13
RICA	50	41	26	18	0.87	0.55	0.34	2.23
LPICA	61	58	41	33	0.60	0.43	0.31	1.74
RPICA	63	67	46	35	0.70	0.48	0.26	1.91
LTICA+	66	86	54	38	0.88	0.55	0.37	2.24
LTICA+	70	86	52	35	0.99	0.60	0.36	2.48
RTICA+	66	103	67	49	0.80	0.52	0.33	2.09
RTICA+	70	102	77	65	0.48	0.36	0.33	1.57
RSUB	50	63	30	13	1.67	0.79	0.28	4.75
LSUB	50	58	19	0	3.00	1.00	0.38	0.00

TCD 表现：
流速：颅底及颈部各所检动脉流速在正常范围，流向正常，双侧对称。
频谱：$S_1>S_2$，峰时正常，D 波可见，频窗正常。多普勒音频柔和，未闻及杂音。
PI、RI：在正常范围。

超声提示：TCD 检查未见明显异常

检查医生：　　　　**报告医生：**　　　　**检查时间：**

备注：超声报告仅供临床医生参考！

表 7　TCD 微栓子监测报告单

××××医院			
超声检查报告单			
姓名：	**性别：**男	**年龄：**	**超声号：**
科别/病区：	**床号：**	**门诊/住院号：**	**临床诊断：**
检查类别：TCD	**仪器：**		**检查状况：**优　一般　差
检查部位：双侧大脑中动脉微栓子监测			
代表图像：常规 1～4 幅 TCD 图 2			
超声表现：监测双侧大脑中动脉，深度范围均为 48～62 mm，40 分钟内双侧大脑中动脉均未监测到微栓子信号			
超声提示：双侧大脑中动脉微栓子监测未发现栓子信号			
检查医生：	**报告医生：**	**检查时间：**	
备注：超声报告仅供临床医生参考！			

三）信息储存

遵循超声信息储存的一般规范要求（见“总论”相关内容）。

需要特别提示的是 TCD 的检查一般仅凭上述的报告不能完全反映检查中血液动力学的全貌，因此图像资料采集后要完整地保存。完整的频谱才是诊断的重要依据，是分析讨论的基础，以备复查和复诊。

TCD 应常规储存的基本频谱资料：各个所检血管全部所检部位的血流频谱均需保存。

第三节　正常 TCD 报告示范

一、TCD 表现

1. 深度、血流方向和流速等参数

（1）颈内动脉终末段：在颞窗深度 60～75 mm 左右，用 PWD 探头探得血流方向朝向探头的血流。压迫同侧的颈总动脉，该血管流速降低，或出现短暂的小的负向血流信号；压迫对侧的颈总动脉，血流增快。收缩期峰值流速 60～120 cm/s，平均流速 35～80 cm/s，PI 值 0.5～1.0，RI 值约 0.5。

（2）大脑中动脉：在颞窗深度 30～60 mm 左右，主干在 40～60 mm 左右，用 PWD 探头探得血流方向朝向探头的血流。压迫同侧的颈总动脉，该血管流速降低；压迫对侧的颈总动脉，流速无明显改变。收缩期峰值流速 60～125 cm/s，平均流速 40～85 cm/s，PI 值 0.5～1.0，RI 值约 0.5。

（3）大脑前动脉：在颞窗深度 60～75 mm 左右，用 PWD 探头探得血流方向背离探头的血流。压迫同侧的颈总动脉，该血管流速降低甚至转为负向；压迫对侧的颈总动脉，流速明显增快。收缩期峰值流速 45～105 cm/s，平均流速 40～70 cm/s，PI 值 0.55～1.10，RI 值约 0.55。

（4）大脑后动脉：在颞窗深度 55～75 mm 左右，用 PWD 探头探得血流方向朝向探头的血流为大脑后动脉的 P_1 段，背离探头的血流为大脑后动脉的 P_2 段。压迫同侧的颈总动脉，如果该血管血流来自于椎—基底动脉时，该血管流速不变或显著增高；压迫对侧的颈总动脉，流速无明显改变。如果该血管血流来自于颈内动脉系统时，流速则降低。收缩期峰值流速 35～75 cm/s，平均流速 20～55 cm/s，PI 值 0.55～1.0，RI 值约 0.4。

(5) 基底动脉:在枕窗深度 70～120 mm 左右,用 PWD 探头探得血流方向背离探头,收缩期峰值流速 30～80 cm/s,平均流速 20～55 cm/s,PI 值 0.5～1.0,RI 值约 0.55。

(6) 椎动脉:在枕窗深度 40～65 mm 左右,用 PWD 探头探得血流方向背离探头,收缩期峰值流速 30～70 cm/s,平均流速 20～55 cm/s,PI 值 0.5～1.0,RI 值约 0.55。

(7) 小脑后下动脉:在枕窗深度 60～70 mm 左右,用 PWD 探头探得血流方向朝向探头,收缩期峰值流速 25～60 cm/s,平均流速 15～40 cm/s,PI 值 0.5～1.1,RI 值约 0.55。

(8) 眼动脉:在眼窗深度 35～55 mm 左右,用 PWD 探头探得血流方向朝向探头,收缩期峰值流速 25～55 cm/s,平均流速 5～30 cm/s,PI 值 0.75～2.55,RI 值约 0.7。

(9) 颈内动脉虹吸段:在眼窗深度 60～75 mm 左右,用 PWD 探头探得血流方向朝向探头,压迫同侧的颈总动脉试验,该血管流速降低;压迫对侧的颈总动脉,流速增快。收缩期峰值流速 60～110 cm/s,平均流速 35～75 cm/s,PI 值 0.5～1.0,RI 值约 0.5。

(10) 锁骨下动脉:在锁骨上窝,探头朝向心脏,用 CWD 探头探得典型的外周血管的三相波频谱,锁骨下动脉起始部的血流方向是朝向探头,再向上探可以探到其延续段的血流方向是双向或背离探头,同侧握拳运动时,该血管的血流降低。其收缩期峰值流速小于 120 cm/s(因为该血管的探测角度很大,正常值流速差异很大,重要的是正常双侧流速差小于 20%,最大流速在正常值之内),PI 值大于 2.5。

(11) 颈总动脉:在胸锁乳突肌内侧颈总动脉搏动部位,用 CWD 探头方向朝下检测颈总动脉近端逐渐向远端滑动脉分叉处,完成颈总动脉全长检测,其血流方向是背离探头(注:如果探头指向头部检查该血管流向是朝向探头的)。其收缩期峰值流速小于 120 cm/s(因为该血管的探测角度很大,正常值流速差异很大,重要的是正常双侧流速差小于 20%,最大流速在正常值之内),PI 值约 1.5,RI 值约 0.7。

(12) 颈外动脉:在下颌角处,用 CWD 探头朝向头部检测血管,血流背离探头,其收缩期峰值流速 40～85 m/s,平均流速 15～35 cm/s,PI 值大于 2.0,RI 值约 0.8。

注意: 不同年龄组,每条血管的血流速度都有不同,见表 8、表 9。

表 8 混合年龄成人组颅内、外动脉正常 TCD 参考值

血管	深度(mm)	v_s(cm/s)		v_m(cm/s)		v_d(cm/s)		PI		RI
		SD	95%	SD	95%	SD	95%	SD	95%	SD
MCA	30～60(颞窗)	92.6±17.1	126～59	62.6±11.8	86～40	44.3±9.9	64～25	0.75±0.13	1.05～0.53	0.52
ACA	60～70(颞窗)	75.6±15.1	105～46	50.1±9.8	69～31	35.1±8.4	52～19	0.82±0.16	1.13～0.52	0.54
PCA	55～75(颞窗)	55.9±10.9	77～35	36.0±8.6	53～19	24.4±6.8	38～11	0.83±0.16	1.14～0.53	0.36
VA	40～65(枕窗)	48.2±9.9	68～29	33.2±7.4	54～19	22.4±6.0	34～11	0.78±0.15	1.07～0.48	0.54
BA	70～120(枕窗)	57.7±11.4	80～35	36.2±8.8	54～19	25.0±6.4	38～13	0.8±0.15	1.10～0.50	0.57
PICA	60～70(枕窗)	41.9±9.0	60～24	26.4±7.2	41～12	19.8±5.7	31～11	0.84±0.21	1.25～0.45	0.53
OA	35～55(眼窗)	39.3±8.1	55～23	18.7±5.8	30～7	10.1±2.7	15～5	1.63±0.47	2.55～0.73	0.74
CS	65～75(眼窗)	73.5±17.2	107～40	46.5±12.5	71～22	33.6±10.0	53～14	0.95±0.31	1.56～0.35	0.54

续 表

血管	深度(mm)	v_s(cm/s) SD	v_s 95%	v_m(cm/s) SD	v_m 95%	v_d(cm/s) SD	v_d 95%	PI SD	PI 95%	RI SD
ICA	60～75(颞窗)	88.3±14.4	117～60	59.4±10.4	78～37	38.6±8.9	56～21	0.87±0.53	—	0.56
ECA	颈部	62.5±12.6	87～38	23.3±5.5	34～13	11.8±4.2	20～4	2.18±1.47	—	0.87

注:参见《临床多普勒超声学》(焦明德,田家玮,任卫东等主编)

表 9 不同年龄成人组颅内动脉血流速度正常参考值

血管	小于 40 岁			40～59 岁			>60 岁		
	v_s(cm/s)	v_m(cm/s)	v_d(cm/s)	v_s(cm/s)	v_m(cm/s)	v_d(cm/s)	v_s(cm/s)	v_m(cm/s)	v_d(cm/s)
MCA	100.9±16.2	71.0±12.8	47.3±9.4	89.9±15.4	65.2±12.1	44.4±9.4	84.7±12.4	56.1±6.3	38.0±7.3
ACA	81.9±14.8	52.8±8.0	38.4±7.7	74.0±14.0	50.8±9.6	34.0±9.1	71.8±13.0	45.8±6.8	34.7±6.1
PCA	62.6±8.4	42.3±6.6	36.2±6.6	56.7±10.2	39.8±6.4	28.5±6.4	53.7±9.3	35.5±5.5	23.9±5.8
VA	53.0±8.9	34.9±6.2	24.7±5.4	46.9±6.8	37.7±5.7	22.4±5.1	43.3±9.1	29.0±5.5	19.8±4.8
BA	62.2±10.8	43.2±7.8	36.2±5.8	56.4±9.6	39.8±7.9	27.4±6.5	50.9±8.6	31.3±7.0	23.2±5.2
PICA	44.8±9.9	33.6±8.0	21.3±6.4	41.0±7.5	30.2±5.7	19.2±5.6	35.4±7.5	23.0±7.0	16.5±4.2

注:参见《临床多普勒超声学》(焦明德,田家玮,任卫东等主编)

正常血流速度标准的差异根据各个实验室所用机型有所不同,如有 M 型功能的 TCD 仪,选择血管的深度较没有 M 型的 TCD 仪要深 5～8 mm 左右。所以应选取最适应自身检查习惯的正常值标准。如果有条件,最好用自己实验室所检查的正常人群作参考值标准。

2. 频谱形态和多普勒音频

(1) 颅内血管频谱:在颞窗和枕窗所探及的血管以及在其他部位(如眼窗、下颌角)所探及的颈内动脉均具有颅内血管的频谱特征。

正常颅内动脉的频谱呈接近直角等腰三角形形态(TCD 图 3),收缩期的最高峰 S_1 峰高于随后出现的收缩峰 S_2 峰,舒张期的 D 波清晰可见。收缩期开始流速急速增高,几乎呈直角上升;舒张期流速缓慢下降(舒张期的流速较高)。PI、RI 值较颅外的低。血管内血流呈层流状态,所以表现为"频窗"存在(较多红细胞以最快的流速在血管中央流动,较少的红细胞以较慢的流速在血管壁边缘流动,形成频谱中出现的浅色的三角区域);多普勒音频柔和。

(2) 颅外血管频谱:在颈部探及的颈外动脉、眼窗探及的眼动脉、在锁骨上窝探及的锁骨下动脉等均为颅外动脉,具有颅外动脉的特征。

正常颅外血管的频谱呈直角三角形(TCD 图 4),可见 S_1 高尖,S_2 峰不是很清楚,D 波存在,频窗存在;收缩期流速陡升,舒张期流动显著降低,流速有时接近 0,所以 PI 及 RI 值高;多普勒音频柔和。锁骨下动脉呈特殊的三相波(TCD 图 5)。

二、TCD 提示

TCD 检查未见明显异常

第四节　TCD常见病报告示范

一、脑血管弹性减退(Cerebral Vessels Elasticity Decrescence)

一) TCD表现

1. 频谱形态的变化

主要表现在波峰形态的改变,收缩峰 S_1、S_2 波融合或者 S_1 小于 S_2,舒张波D波隐见或消失,峰时后延,频窗显示相对减小,但仍可分辨出层流的血流特征。

2. 血流速度的变化

可基本正常或与同年龄组比较相对减低。

3. 脉动性指标的变化

PI值大于1.1,RI值大于0.5。

二) TCD提示

1+2+3+临床表现(年龄大于40岁,伴有高血压、高血脂、糖尿病、脑梗死病史等)　**提示:符合脑血管弹性减退**

注意: 脑血管弹性减退需与大动脉炎性血管改变相鉴别。

二、脑动脉狭窄和闭塞(Cerebral Arteries Stenosis and Occlusion)

一) TCD表现

1. 狭窄段前、后血流速度、频谱及PI值的改变

(1) 在狭窄的近心端出现低流速、高阻力(PI值增高),尚有层流频谱存在。

(2) 在狭窄处出现高流速伴频谱紊乱,频谱内部分布改变,层流特征消失,频谱增宽,频窗消失,波峰变钝,加速时间延长(TCD图6),出现涡流、血管杂音(鸥鸣声、机器声等)。

(3) 在狭窄的远心端出现低流速、低阻力(PI值降低),尚有层流频谱存在。

2. 闭塞血管的改变

在排除颞窗条件差而不能探测血管的情况下,在相邻血管探测到的情况下,不能探及某血管的血流信号,或血流信号中断,可见盲端血流频谱,呈低流速、双向血流、舒张期流速为0的频谱图(TCD图7)。

3. 侧支循环的建立

参与颅底动脉环狭窄和闭塞都有前交通动脉、后交通动脉的开放可能。血流通过前、后交通动脉,由健侧向患侧分流。交通动脉开放时,健侧出现代偿性的流速增快,血流频谱保持层流的特征,频谱边缘整齐,频窗充填或有频窗存在。

前交通动脉开放诊断标准:

(1) 同侧大脑前动脉血流反向,血流方向同大脑中动脉,频谱低平、圆钝。

(2) 对侧大脑前动脉血流速度代偿性增高,频谱相对正常。

(3) 压对侧颈总动脉后,狭窄同侧大脑中动脉和反向大脑前动脉血流速度下降。

后交通动脉开放诊断标准:

(1) 大脑后动脉 P_1 段血流速度增快,方向朝向探头,频谱相对正常。

(2) 后交通动脉开放,方向朝向探头,血流速度和频谱与大脑后动脉 P_1 段相似。

(3) 基底动脉血流速度增快,频谱相对正常。

(4) 严重时双侧椎动脉血流速度也可能增快,频谱相对正常。

二）TCD 提示

1+临床表现（大脑中动脉阻塞可出现对侧偏瘫、双侧偏身感觉障碍、同向偏盲等，优势半球大脑中动脉阻塞可导致语言障碍；大脑前动脉阻塞可无症状，或对侧下肢瘫痪、二便失禁、智力减退等；基底动脉阻塞可出现四肢瘫、昏迷或交叉瘫、闭锁综合征等；大脑后动脉阻塞可出现同向性视野缺损、偏身感觉障碍、舞蹈样动作等） **提示：符合脑动脉狭窄**

2+临床表现（不同血管闭塞所致相应的临床表现） **提示：符合脑动脉闭塞**

+3 提示：伴侧支循环形成（侧支由××向××方向分流）

注意：脑动脉狭窄需与脑动脉痉挛相鉴别，脑动脉闭塞需与动脉未探及相鉴别。

三、颈动脉狭窄和闭塞（Carotid Artery Stenosis and Occlusion）

一）TCD 表现

1. 狭窄的各个节段血流速度、PI 值的改变

（1）颈总动脉、颈内动脉起始部狭窄超过 50%时，TCD 可以检测到狭窄局部改变：局限性血流速度增快伴湍流形成。

（2）狭窄前端血管的血流为低流速、高阻力。

（3）狭窄后续血管的血流为低流速、低阻力。

2. 闭塞血管的改变

（1）颈内动脉无血流信号。此时要避免误将位于颈内动脉后方的椎动脉认作颈内动脉起始部。典型频谱中近端的颈总动脉出现低流速、高阻力频谱，狭窄处可能会出现盲端血流（TCD 图 7）。颈内动脉的虹吸部和同侧的大脑中动脉可以出现低流速、低阻力的频谱；也可能出现由于对侧侧支循环建立后的流速增快。这两种情况要通过压颈总动脉试验判定同侧颈内动脉的虹吸部和大脑中动脉的血流来源，从而确定是否有侧支循环的建立。

（2）颈总动脉无血流信号。有时会没有血流信号或出现盲端血流。如有侧支血管代偿供血，其同侧颈内动脉也会建立侧支循环。

3. 侧支循环的建立

见“脑动脉狭窄和闭塞”。

二）TCD 提示

1+临床表现（颈内动脉阻塞可无症状或有短暂性脑缺血症状） **提示：符合颈动脉狭窄**

2+临床表现（意识障碍、偏瘫、失语、偏身感觉障碍等神经体征） **提示：符合颈动脉闭塞**

+3 提示：伴侧支循环形成（侧支由××向××方向分流）

注意：颈动脉狭窄需与颈动脉痉挛相鉴别。

四、锁骨下动脉狭窄和闭塞（Subclavian Artery Stenosis and Occlusion）

一）TCD 表现

1. 锁骨下动脉起始部狭窄的流速变化

（1）锁骨下动脉起始部局限性血流速度增快或无血流。

（2）锁骨下动脉远端和桡动脉呈狭窄远端低血流改变。

2. 多普勒频谱的改变

（1）锁骨下动脉的改变：

① 锁骨下动脉起始部狭窄时，局部检测到的血流速度增快、频窗充填、频谱紊乱，收缩期出现低频血流

信号,舒张早期反向血流信号消失(TCD 图 8)。

② 锁骨下动脉起始部闭塞时起始部检测不到血流,其远端呈低流速血流。

(2) 椎动脉的改变:

① 患侧轻度盗血频谱(又称Ⅰ期盗血,收缩期起始有小的切迹)(TCD 图 9),伴对侧椎动脉流速增快,或有基底动脉的同步盗血频谱。

② 患侧中度盗血频谱(又称Ⅱ期盗血,收缩期起始小的切迹加深,甚至出现在反向血流中),伴对侧椎动脉流速增快,或有基底动脉的同步盗血频谱

③ 患侧重度盗血频谱(又称Ⅲ期盗血,完全出现反向血流),伴对侧椎动脉流速增快,或有基底动脉等血管的同步盗血频谱。

3. 常见的盗血途径

① 对侧椎动脉→患侧椎动脉→患侧锁骨下动脉。

② 基底动脉→患侧椎动脉→患侧锁骨下动脉。

③ 基底动脉、对侧椎动脉→患侧椎动脉→患侧锁骨下动脉。

④ 在对侧的椎动脉供血不足时,出现患侧的眼动脉→患侧椎动脉→患侧锁骨下动脉。

二)TCD 提示

1+2(1)+临床表现(头昏、肢体无力等)　**提示:符合锁骨下动脉狭窄**

+2(2) ①+3+临床表现(短暂性脑缺血发作、双侧上肢血压不一样等)　**提示:伴同侧椎动脉Ⅰ期盗血**

+2(2) ②+3+临床表现(短暂性脑缺血发作、双侧上肢血压不一样等)　**提示:伴同侧椎动脉Ⅱ期盗血**

+2(2) ③+3+临床表现(可有眩晕、肢体轻瘫、感觉异常、共济失调、晕厥等椎—基底动脉供血不足以及患侧上肢疼痛、无力、桡动脉脉搏迟缓、两侧上肢血压差 20 mmHg 以上等缺血症状)　**提示:伴同侧椎动脉Ⅲ期盗血**

注意:椎动脉Ⅰ期盗血需与脑血管弹性减退相鉴别。

五、脑动脉炎(Cerebral Arteritis)

一)TCD 表现

1. 轻型

(1) 血流速度:流速广泛性升高或广泛性降低,未影响颅内的血液供应。

(2) 频谱形态:为血管弹性减退的改变,而以颅内动脉病变为主。S_1、S_2 融合,波峰稍圆钝,舒张期流速相对增加;频谱的上升支与下降支时间延续基本等长;典型的频谱收缩峰似“馒头状”,颅内各动脉血流频谱低平。

(3) PI 值:降低。提示颅内动脉血管反应性降低。

2. 重型

(1) 脑动脉狭窄的 TCD 表现:见“脑动脉狭窄和闭塞”。

(2) 颈动脉狭窄的 TCD 表现:见“颈动脉狭窄和闭塞”。

(3) 锁骨下动脉狭窄的 TCD 表现:见“锁骨下动脉狭窄和闭塞”。

二)TCD 提示

1+临床表现(头晕、眩晕、视力障碍、反复晕厥或肢体发作性无力等缺血表现)　**提示:颅内动脉血管反应性降低伴流速的增快(或降低),符合脑动脉炎**

+2(1)　提示:伴脑动脉狭窄

+2(2)　提示:伴颈动脉狭窄

+2(3)　提示:伴锁骨下动脉狭窄

注意: 脑动脉炎需与动脉痉挛、颈内动脉颅外段狭窄、颅底动脉环扩张等相鉴别。

六、脑血管痉挛(Cerebral Angio Spasm)

一) TCD 表现

1. 血流速度增快

血流速度的升高与血管痉挛导致管腔狭窄的程度呈正相关关系。大脑中动脉平均流速一般大于120cm/s。

2. 血管痉挛指数(Lindegaard 指数)

Lindegaard 指数是颅内大脑中动脉平均流速与颅外颈内动脉流速的比值,常作为辅助参考指标用来判断血流速度增快是血管痉挛还是全脑充血,在正常人为 1.6。Lindegaard 指数大于 3 时,常认为属于血管痉挛的发生;而小于 3 则认为是全脑充血状态。

3. 痉挛程度的划分

(1) 大脑中动脉平均流速 120～140cm/s,考虑血管痉挛的开始。

(2) 大脑中动脉平均流速 140～170cm/s,为轻度血管痉挛。

(3) 大脑中动脉平均流速 170～200cm/s,为中度血管痉挛。

(4) 大脑中动脉平均流速大于 200cm/s,为重度痉挛。

4. PI 值

PI 值与颅内压有关。PI 值越高,颅内压增加越明显,继续增加颅内压,血流速度会相对减低,PI 值却会进一步增高。所以通过观察 PI 值的动态变化,可以间接观察颅内压的改变。颅内压明显升高时,PI>1.10。

5. 血流频谱形态

随着血管痉挛的加重,逐渐出现频谱的改变,波峰高大,频谱曲线增宽,频窗消失,出现涡流或湍流频谱。

6. 多普勒音频的变化

严重的血管痉挛可出现涡流或湍流信号,血流音频响亮、粗糙,可呈吹风样或高尖刺耳的杂音。

二) TCD 提示

1+2+3(2)+4+临床表现(头痛、呕吐、脑膜刺激征及血性脑脊液等)　**提示:符合脑血管痉挛(轻度)**

1+2+3(3)+4+5+6+临床表现(头痛、呕吐、脑膜刺激征及血性脑脊液等)　**提示:符合脑血管痉挛(中度)**

1+2+3(4)+4+5+6+临床表现(头痛、呕吐、脑膜刺激征及血性脑脊液等)　**提示:符合脑血管痉挛(重度)**

注意: 偏头痛性的脑血管痉挛需与蛛网膜下腔出血相鉴别。

七、脑动静脉畸形(Arteriovenous Malformation of Brain)

一) TCD 表现

1. 血流速度异常

脑动静脉畸形(AVM)的病理为动静脉直接相通,血管阻力减低,因而单位时间内通过畸形血管团的血流量明显增加,血循环时间加速,供血动脉血流速度异常升高,通常高于正常流速的 2～3 倍或更多。收缩期与舒张期流速均增加,为非对称性升高的特征,即舒张期血流增加与收缩期不成比例。

2. PI 值异常

由于 AVM 血管阻力非常低,血流速度出现非对称升高,舒张期流速的增加,使平均流速也增加。AVM

供血动脉的 PI 值通常小于 0.5。AVM 越大,PI 降低越明显。

3. 血流频谱形态异常

正常 TCD 血流频谱形态消失,因舒张期流速升高出现频谱增宽、舒张期流速下降、无平滑线形下降的特征,呈毛刺样改变;频谱内部呈横向高低强度不均分布,频窗消失,可探测到涡流或湍流频谱(TCD 图 10),甚至出现索条状高强度信号,分布于基线上下方,其延续时间从收缩期到舒张期不等。

4. 血流音频异常

流速的异常升高,涡流、湍流的出现,使得血流音频紊乱、粗糙,收缩、舒张分期不明显,伴随高调的血管杂音。

5. 颅内盗血征

(1) 随着 AVM 体积不断扩大,供血量不断增加,不仅同侧半球的动脉均参与供血,对侧半球经开放的前交通动脉也参与 AVM 血供,ACA_1 血流方向逆转,导致正常额叶脑组织缺血。

(2) AVM 阻力下降,血流量不断增加,早期周围脑组织为维持有效的灌注,通过自动调节功能也会出现血管扩张,导致灌注压下降。长时间的病变可形成颅内盗血,引起正常脑组织缺血。

6. 自动调节功能减退或消失

AVM 供血动脉在颈总动脉压迫前后血流变化很小或无明显血流改变。

二) TCD 提示

1+2+3+4+临床表现(头痛、脑出血、癫痫、血管杂音等症状)　**提示:符合脑动静脉畸形**

+5　提示:伴颅内盗血

注意:脑动静脉畸形需与重度血管狭窄、脑血管痉挛、脑动脉炎等相鉴别。

八、脑血流微栓子检测(Cerebral Blood Flow Microemboli Detection)

一) TCD 表现

1. 微栓子信号

微栓子颗粒的超声信号较周围红细胞强。在蓝色多普勒血流背景信号上出现的一个红色高强度信号(HITS),该信号即微栓子信号。

经快速傅立叶转换处理的微栓子信号有两种表达方式:出现在快速傅立叶转换后多普勒频谱中的高信号和出现在快速傅立叶转换前时间窗内的纺锤形信号(TCD 图 11)。

微栓子信号多普勒频谱特点:

(1) 持续时间短暂,小于 0.3 s,一般为 0.01～0.1 s。

(2) 相对强度增高在 3～60 dB 范围,信号强度比背景信号大于或等于 10 dB。

(3) 单方向出现在频谱内。

(4) 随机出现在心动周期的任何时间。

(5) 伴有尖锐的噼叭声或乐音样声音。

2. 微栓子的来源判断

一般通过双通道、双深度(左、右双通道,每个通道检测的血管分两个以上的深度)判断是心脏栓子还是颈内动脉系统的栓子。

(1) 双侧通道均发现有大量的栓子,考虑是心脏栓子。

(2) 仅有单通道发现栓子,检测的是大脑中动脉,就是颈内动脉系统的栓子,检测的是大脑后动脉,就是椎—基底系统的栓子。

(3) 检测的动脉有血管狭窄,在狭窄前、后建立监测点。仅发现狭窄后的点有栓子信号,判断栓子来源于该狭窄的斑块脱落,说明该斑块是不稳定斑块。

3. 监测的时间

至少监测半个小时以上。时间越长，监测到微栓子的几率越高。

4. 监测的血管

(1) 常用的监测颈内动脉系统：双侧颈内动脉终末端、大脑中动脉。

(2) 监测椎—基底动脉系统：双侧大脑后动脉。

(3) 监测 TCD 检查后已知的狭窄血管和对侧同名血管。

二）TCD 提示

1+2(1)+临床表现(短暂性脑缺血频发) **提示：双侧××血管监测××时间内发现××个微栓子（栓子来源于心脏）**

1+2(2)+临床表现(短暂性脑缺血频发) **提示：双侧××血管监测××时间内发现××个微栓子（栓子来源于颈内动脉系统或椎一基底系统）**

1+2(3)+临床表现(短暂性脑缺血频发) **提示：双侧××血管监测××时间内发现××个微栓子（栓子来源于××狭窄动脉）**

注意：微栓子信号需与多普勒伪像相鉴别。

九、颅内高压和脑死亡(Acute Intracranial Hypertension & Brain Death)

一）TCD 表现

1. 血流速度

(1) 颅内压的增加可导致颅内动脉血流速度的减低。在颅内压升高早期，以舒张末期流速下降为主，平均流速相对减低。随着颅内压的不断增加，收缩期流速也下降。

(2) 脑死亡期，重度高颅压致广泛血流下降，流速显著降低，一般 v_s 小于 30cm/s。

2. PI 值

随着颅内压的升高，PI 值呈进行性增加的特征改变。在颅内压升高时，舒张期血流速度下降较收缩期血流明显，使整个频谱波形倾向于陡峭，并且这种变化随着颅内压的增高而愈明显，PI 值就逐渐增高。

3. 血流频谱

(1) 颅高压：TCD 血流频谱的变化是颅内压增加时可直接观察到的典型特征。由正常血流频谱到颅内压逐渐升高的血流特征变化过程，可以观察到从典型的“三峰形”到收缩峰高尖，S_1 和 S_2 融合，舒张期前切迹加深，搏动性增加。

(2) 脑死亡：滤波设为低滤过状态，当颅内压与舒张压接近时，舒张期血流消失。

① 脑动脉血流频谱波形呈尖锐型改变，舒张期血流消失。

② 收缩期血流速度进一步下降，舒张期血流速度进行性减慢至零，继而出现反向血流，位于基线下方。频谱在收缩期、舒张期呈周期性上下摆动振荡，呈“振荡波”。

③ 进而负向血流信号消失，频谱呈单纯低流速性的尖锐波，呈“钉子波”(TCD 图 12)。

④ 最后血流信号可完全消失。

⑤ 脑死亡血流指数(DFI)小于 0.8。这里，DFI＝1－R/F，R 为负向血流速度值，F 为正向血流速度值。

二）TCD 提示

1(1)＋ 2 ＋ 3(1)＋临床表现(颅高压三联征：头痛、呕吐、视神经乳头水肿) **提示：符合颅高压**

1(2)＋ 2 ＋3(2)＋临床表现(深度昏迷，双侧瞳孔扩大并固定，自主呼吸停止，依赖人工呼吸维持，脑干反射消失) **提示：符合脑死亡**

注意：颅高压、脑死亡的诊断强调的是 TCD 动态观察颅内血流的动力学改变，并紧密结合临床表现。

即使是典型的 TCD 改变，也不能仅凭一次 TCD 检查就下结论。

（王　珏）

附录：

临床技术操作规范·超声医学分册·经颅超声多普勒技术（节选）
（中华医学会）

经颅超声多普勒(TCD)是用频谱多普勒对颅底动脉血流动力学进行评价的一种无创性检查方法。

【适应证】

1. 脑动脉狭窄和闭塞。
2. 颈内动脉狭窄和闭塞。
3. 脑血管痉挛。
4. 脑血管畸形。
5. 锁骨下动脉盗血综合征。
6. 脑死亡。

【检查方法】

1. 探头频率

采用 2.0 MHz 的脉冲多普勒探头。

2. 检测部位

(1) 颞窗分为前、中、后三个声窗。通常后窗是检测大脑半球动脉的最佳部位，检测大脑中动脉(MCA)、前动脉(交通前段—A_1 段，ACA_1)、后动脉(PCA)，颈内动脉 C_1 段(ICA_1)，前、后交通动脉(AcoA、PcoA)。

(2) 眼窗检查探头置于闭合的眼睑上，超声发射功率 5%～10%。检测眼动脉(OA)和颈内动脉虹吸部以及对侧 ACA_1。

(3) 枕窗检查探头置于枕骨粗隆下方，发际上方 1 cm 左右，枕骨大孔中央或旁枕骨大孔。检测双侧椎动脉(VA)、小脑后下动脉(PINC)和基底动脉(BA)。

3. 检查的动脉

(1) MCA 经颞窗检测：深度在 30～60 mm，主干位于 40～60 mm 深度，正向频谱。压迫同侧颈总动脉(CCA)，血流速度明显减低，压迫对侧颈总动脉，血流速度无明显变化。

(2) ICA_1 检测：沿大脑中动脉主干随检测深度增加到 60～70 mm，可以检测颈内动脉末端分叉处，再适当增加深度，可获得单纯的正向 ICA_1 血流频谱，压迫同侧颈总动脉时，血流信号消失并出现短暂尖小的负向血流信号。

(3) ACA_1 检测：当检测到 ICA_1 后，适当增加检测深度至 60～75 mm，可获得负向的 ACA_1 流速。进一步增加取样门深度，在 70～85 mm 处可以检测到对侧 ACA_1 正向血流频谱。当前交通动脉发育正常时，同侧颈总动脉压迫试验，ACA_1 血流频谱从负向逆转为正向，对侧 ACA_1 血流速度明显升高。当颞窗透声不良时，可经眼球窗检测，眼窗检测到的 ACA_1 为正向血流频谱。

(4) PCA 检测：可经颞窗，检测深度在 55～70 mm，出现的较低流速的正向血流频谱，即为大脑后动脉的交通前段(P_1 段)。探头进一步向后外侧调整，可检测到负向的血流频谱，为大脑后动脉的交通后段(P_2 段)。当大脑后动脉血流来自基底动脉，PcoA 发育正常时，压迫同侧颈总动脉可使 P_1 段血流速度加速。若大脑后动脉血供来自颈内动脉，无 P_1 段血流信号，仅获得负向的 P_2 段血流频谱，压迫同侧颈总动脉时，P_2 段血流速度下降。

(5) OA 检测：经眼窗，检测深度为 40～50 mm，血流频谱为正向，血管搏动指数(PI 值)大于 1.10。压迫同侧颈总动脉时，OA 血流速度减低或消失。

(6) 颈内动脉虹吸部(CS)检测：经眼窗首先应获得 OA 的血流信号，增加取样门的深度在 55～75 mm，分别获得正向的海绵窦段(C_4 段)、负向的床突上段(C_2 段)、双向的膝段(C_3 段)血流频谱。同侧颈总动脉压迫时，CS 血流信号消失，对侧 CS 流速代偿性升高。

(7) VA、PINC 和 BA：通常以坐位检测，选择深度范围 55～80 mm，获得左右侧呈负向血流频谱的椎动脉血流信号及正向的 PINC 血流频谱。以不间断的椎动脉血流信号为基准，逐渐增加检测深度，在 70～120 mm范围获得负向的基底动脉血流频谱。

4. 检查的项目

(1) 测量收缩期峰值血流速度(v_p)、平均血流速度(v_m)、舒张末流速(v_d)。

(2) 测量血流方向。血流朝向探头为正向，频谱位于基线上方。血流背离探头为负向，频谱位于基线下方。在血管的分支处或血管走向弯曲时，可检测到双向血流频谱。

(3) 血管搏动指数(PI)和血管阻力指数(RI)。$PI=(v_p-v_d)/v_m$，$RI=(v_p-v_d)/v_p$。正常颅内动脉的 PI 值为 0.65～1.10。

(4) 检测颈动脉压迫试验。在锁骨上窝水平 CCA 近段，不在甲状软骨水平，避免压迫颈动脉球部。

(5) 检测血流多普勒频谱形态。正常脑动脉的血流频谱呈三峰形态，收缩期脑血流的最高峰为 S_1 峰，随后出现稍低的收缩期波峰为 S_2 峰，心脏舒张末期脑血流维持的最低水平流速为 D 峰。

【注意事项】

1. 注意检测动脉血流信号的连续性，是观察血流动力学正常与否的重要因素。
2. 动脉血流频谱方向的改变是判断颅内侧支循环开放的标志。
3. 双侧半球或同名动脉血流速度和血管搏动指数的对称性是判断血管功能的主要标志。
4. 颈总动脉压迫试验是分析鉴别 TCD 检测结果是否准确的重要方法。

第二章　眼超声诊查规范

第一节　眼超声检查规范

一、仪器设施方面规范

1. 超声诊断仪

眼位置较浅表，因此眼超声检查要求超声诊断仪有较好的性能，具有较高的分辨力。一般要求配备高频线阵探头，频率为 7.5～12 MHz。对 5～7 MHz 的探头，需要配备水囊或超声耦合块等才能进行眼的超声检查。

另外，还有眼专用超声诊断仪，同时具有 B 型超声显像诊断和 A 型超声显示测量功能，可用于眼球和球后常规超声检查，也适用于角膜、晶体、眼轴等高精度眼科生物学测量。一般配备扇形探头，探头频率通常为 10 MHz，扫查范围在 45°～60°。

眼超声检查仪器还有超声生物显微镜，是超高频超声检查方法，探头频率一般在 40 MHz 以上，可以获得清晰的眼球前段的图像。

2. 配套设施

眼超声检查对环境无特殊要求，符合常规要求即可(见“总论”相关章节)。

但是，眼超声检查一般采用直接法检查，要求探头以及耦合剂保持清洁。探头一般可采用擦拭消毒或包扎隔离，较为方便、实用；眼部扫查用耦合剂必须无毒、安全，对角膜等无刺激性、无损伤。

二、患者方面规范

1. 检查前

一般患者无须特殊准备。

对不能合作的幼儿，可口服 10%水合氯醛，待患儿入睡后再行检查。对有明确眼部急性炎症的患者，尤其是急性结膜炎患者，可待炎症消退后进行检查。眼破裂伤的超声检查一般应在伤口缝合处理之后进行。

2. 检查中

患者放松情绪，保持舒适体位，一般采取仰卧位，坐位也可。患者保持平稳呼吸，轻闭眼睑，一般尽量避免眼球转动，在需要时按照医生要求转动眼球。请患者积极配合医生，以较好地完成检查。

3. 检查后

请患者稍候片刻取走报告，并妥善保管好，携报告单前往临床医生处继续就诊。

如果检查时耦合剂进入眼睑内，应嘱患者用清水清洗眼部。有不适者可滴用抗生素眼药水。

三、医生方面规范

一）临床医生

1. 检查前

临床医生应掌握眼超声检查适应证，正确合理应用超声检查，完整填写超声检查申请单，提供翔实准确的临床相关资料，包括患者主诉、病史、视力检查以及光学仪器、CT、MRI 等相关检查，还有临床初步的诊断意向，以供超声医生在进行超声分析时参考。

眼超声检查适应证：

1）眼球疾病

（1）晶状体病：① 晶状体浑浊（白内障）；② 晶状体脱位等。

（2）玻璃体病：① 玻璃体炎；② 玻璃体积血；③ 玻璃体浑浊；④ 玻璃体后脱离；⑤ 玻璃体内绦虫囊尾蚴等。

（3）视网膜病：① 视网膜脱离（原发、继发）；② 视网膜母细胞瘤；③ 视网膜中央动脉阻塞；④ 视网膜中央静脉阻塞；⑤ 糖尿病视网膜病变等。

（4）脉络膜病：① 脉络膜炎；② 脉络膜血肿；③ 脉络膜脱离；④ 脉络膜血管瘤；⑤ 脉络膜黑色素瘤；⑥ 脉络膜转移瘤等。

（5）巩膜病：① 后巩膜葡萄肿；② 原发性巩膜炎等。

2）视神经疾病

（1）视乳头水肿。

（2）视乳头炎。

（3）视神经萎缩。

（4）视神经胶质瘤。

（5）视神经脑膜瘤。

（6）视神经鞘瘤。

3）眼眶疾病

（1）炎症：① 眼眶蜂窝织炎；② 眼眶脓肿；③ 眼球筋膜炎；④ 急性泪腺炎；⑤ 炎性假瘤等。

（2）肿瘤：① 皮样囊肿；② 海绵状血管瘤；③ 淋巴管瘤；④ 横纹肌肉瘤；⑤ 泪腺混合瘤等。

（3）血管性疾病：① 颈动脉—海绵窦瘘；② 眶静脉曲张等。

（4）甲状腺相关眼病等。

4）眼外伤

（1）眼异物（球内、球壁、眶内）。

（2）眼破裂伤。

（3）晶状体脱位。

（4）外伤性视网膜脱离。

（5）眼球萎缩等。

5）其他

（1）青光眼、白内障、高度近视等眼病手术前后的观察以及生物测量。

（2）一些不明原因的眼疾病检查等。

2. 检查后

临床医生应仔细阅读超声报告，正确理解，客观评价，结合临床其他信息作出合理的临床诊断。

二）超声医生

1. 检查前

做好检查前的知识准备，熟悉眼的解剖，掌握眼的正常以及常见病变的超声表现，并了解眼病的主要临床表现等，为眼的超声检查、诊断做好准备。

2. 检查中

（1）核查：核对患者姓名，防止张冠李戴等差错；核查检查手续是否齐全，有无登记编号，便于资料的存储、查询等管理；了解患者病史及检查部位、目的、要求等，做到心中有数；核查患者有无准备好。如果发现不宜检查者应拒绝检查，请患者准备充分或清创、消炎后再查。

（2）摆放体位：患者常规取仰卧位，也可采取坐位。不拘泥于固定体位，以便于检查、患者舒适为宜。

（3）仪器调节：切换高频浅表探头，选择检查部位“眼”。根据实际情况，调节探头频率、图像深度、增益、焦点等功能按键或旋钮，以图像显示清晰、适于观察为宜。注意：声输出功率应加以调节，控制生物效应指标在正常范围内。

（4）扫查分析：一般采取直接扫查法，按照先左眼、后右眼的顺序进行（其实双眼的检查先后顺序不重要，关键是报告时不能左、右混淆）。首先将探头轻置于眼部，进行水平轴位扫查，然后依顺时针方向进行4个切面的扫查，即3:00—9:00方向、4:30—10:30方向、6:00—12:00方向、7:30—1:30方向。观察各个切面上的晶状体、玻璃体、视神经等结构，确定眼球内病变的位置和范围。

除了进行轴位的检查，还可进行横切和纵切检查。横切和纵切检查时声束可以自晶状体旁通过，降低晶状体对声波传导的干扰，还可以通过探头的移动获得更大范围的视野。

在B超声像图清晰显示的基础上，使用CDFI、PWD频谱分析等观察、检测眼部血供，清晰地显示视神经低回声区，然后叠加彩色血流信号。在视神经低回声区中可探测到视网膜中央动、静脉的红蓝相间的血流信号，频谱取样点位于球后0.2～0.3 cm。眼动脉的取样位置在距球后壁1.5～2.5 cm处，选择与取样线相平行的节段进行。睫状后短动脉通常在视神经两侧距球后壁0.3～0.5 cm处取样。由于睫状后长动脉、眼上动脉、涡静脉解剖位置变异较大，一般不进行检查。

如果使用眼科专用超声诊断仪，一般轴位扫查不能显示眼球的周边部，可以嘱患者转动眼球，以获得眼球周边部的图像。如需要检查眼球的鼻侧部分时，嘱患者尽可能向鼻侧转动眼球，探头则置于眼球的颞侧，并微动探头获得最佳图像。

也可采取间接扫查法，嘱患者轻闭眼睑，其上置水囊或水浴罩，然后同直接扫查法进行扫查。

注意事项：

① 眼为患者较为敏感的部位，在检查眼时探头应轻度接触眼睑，避免过度加压，使患者产生胀痛等不适，影响到检查的顺利进行。

② 眼的超声检查一般采取直接检查法，探头上涂布耦合剂，直接置于眼睑上进行检查，因此探头以及耦合剂应保持清洁。检查后及时擦拭耦合剂，避免眼部感染。如耦合剂进入眼睑内，嘱患者清水清洗眼部，有不适者可滴用抗生素眼药水。对有明确眼部急性炎症的患者，尤其是急性结膜炎，可待炎症消退后进行检查。急诊者在检查后及时进行仪器及探头的消毒，避免院内感染。

③ 眼破裂伤的超声检查一般应在伤口缝合处理之后进行。如果必须立即进行检查，应注意操作时动作要轻巧，尽量减轻探头对眼球局部的压力，避免因探头的压力过大而导致眼球内容物脱出，加重损伤。

④ 在眼内手术后，眼球内可存有气体或硅油等填充物，易产生伪像，可导致观察和测量的误差，一般不进行生物测量。

⑤ 超声检查时需对黄斑区进行仔细的观察，一定要注意病变是否累及黄斑，为确定治疗方案提供帮助。有水平轴位、垂直横切、水平轴旁和垂直轴旁扫查等4种方法对黄斑进行评估，其中以水平轴旁扫查对黄斑病的诊断最有价值，它可以将黄斑区完整地显示，观察病变的大小、边界、形态等。

3. 检查后

(1) 记录、书写报告。描述检查所见,采集必要的、合适的图像,书写超声检查报告,要求准确、规范、翔实。

(2) 整理、存储资料。记录、整理全部检查信息,包括临床信息以及超声信息,归档保存。

(3) 对诊断不清的疑难病例可随访调查,进行分析总结。

第二节　眼超声诊断规范

一、眼超声分析规范

一)超声分析基础

眼位于面部浅表部位,为视觉器官,分眼球、视神经和附属器(包括眼睑、泪器、结膜、眼外肌、眶筋膜、脂肪体等)三部分,眼球和视神经共同完成视觉功能,眼附属器起保护、运动等辅助作用。

1. 眼球

眼球近似球形,其前后径约为 2.4 cm,垂直径约为 2.3 cm,水平径约为 2.35 cm。眼球分为眼球壁与眼内容物两部分。

(1) 眼球壁:眼球壁包括 3 层膜:外层为纤维膜,中层为色素膜,内层为视网膜。

① 纤维膜:前 1/6 为角膜,完全透明,中央厚约 0.08 cm,周边厚约 0.1 cm;后 5/6 不透明,为巩膜。

② 色素膜:又称葡萄膜、血管膜,分为虹膜、睫状体、脉络膜三部分。前部为虹膜,呈圆盘状,其中央之圆孔为瞳孔。中部为睫状体。后部为脉络膜,起自睫状体平坦部锯齿缘,止于视神经孔边缘,覆盖眼球后部大部分。色素膜血流丰富,其中脉络膜的血供主要来自睫状后短动脉、虹膜。睫状体的血供主要来自睫状后长动脉。在眼球的赤道部有 4~6 支涡静脉自巩膜穿入脉络膜,此处脉络膜和巩膜联系最紧密,这就是脉络膜脱离时,脱离的脉络膜不超过眼球赤道部而且不与视盘相接的解剖基础。

③ 视网膜:又称内膜,为起自视神经乳头周围向前衬覆在脉络膜内的一层透明薄膜。视网膜前界为锯齿缘,后界为视乳头周围。后极部边界清晰的直径 0.15 cm 的淡红色圆盘状结构为视乳头,是视网膜神经纤维汇集穿过巩膜筛板的部位。在视乳头颞侧 0.3 cm 处可见直径约 0.2 cm 的浅漏斗状小凹陷,称黄斑,为视网膜视觉最敏锐的部位。视网膜可分为 10 层,其中色素上皮层和神经上皮层之间易分离。视网膜上有视网膜中央动脉的四大分支走行。

(2) 球内容物:眼球内有 3 个腔:前房、后房和玻璃体腔,其中内容物有房水、晶状体和玻璃体。

① 房水:位于眼的前部,为充满角膜与晶状体之间的液体,主要功能是维持眼内压,营养角膜、晶状体和玻璃体,保护眼结构的完整性和光学透明性。

② 晶状体:晶状体位于虹膜的后方、玻璃体的前方,为富有弹性的双凸镜状透明体,前面较平坦,后面曲度较大,由晶状体囊和纤维组成。晶状体囊为一透明膜,完整包于外,其内为晶状体纤维,呈规则排列。晶状体不含血管和神经。借晶状体悬韧带与睫状体相连。

③ 玻璃体:玻璃体充满于晶状体与视网膜之间,为透明无色的胶体,99%为水分,其内没有血管、神经。

2. 视神经

视神经属于第 2 对颅神经,由视网膜的神经纤维在眼球后集中形成条索状,向后穿过巩膜筛板后周围包绕胶质的视神经鞘膜。视神经在肌圆锥中呈“S”形弯曲行走,经视神经管进入颅腔,分为 4 段:眼内段、眼眶段、管内段、颅内段,其中前两段对超声检查有意义。眶内长 2.5~3.0 cm ,宽 0.3~0.4 cm。

3. 眼眶和眼附属器

(1) 眼眶:眼眶为四棱柱锥体,从尖端向后是由额骨、蝶骨、筛骨、腭骨、泪骨、上颌骨和颧骨等组成的空腔。眶内容物除了视神经、眼外肌之外,主要为松软的脂肪组织。

成年人眼眶深度为 4.0～5.0 cm，容积为 25～28 ml。

(2) 眼肌：分为眼内肌和眼外肌两组，眼内肌在眼球内，包括瞳孔括约肌、瞳孔开大肌和睫状肌。眼外肌有 6 条：上直肌、下直肌、内直肌、外直肌、上斜肌和下斜肌，其中 4 条直肌可以清晰显示，厚度为 0.2～0.5 cm。4 条直肌起自眶尖围绕视神经孔的总键环（Zinn 纤维环），向前、向外呈放射状穿过眼球赤道部，止于巩膜四周，呈锥体形，称为肌肉圆锥，其内为脂肪体及视神经。肌肉圆锥内的脂肪为中央脂肪，又称球后脂肪垫，眼肌以外的称周边脂肪。

(3) 泪器：包括泪腺、泪道。泪腺位于眼眶的外上方的泪腺窝内，如杏子状，长约 2.0 cm，宽约 1.2 cm。

4. 眼血管

(1) 眼动脉：眼动脉是颈动脉的第一分支，通过视神经管于视神经相伴进入眼眶。眼动脉在眶内行走弯曲分成 3 段，第 1 段多走行于视神经的外下方，第 2 段转位向视神经前内方横行。第 1 段与第 2 段之间形成明显的锐角，称为眼动脉角，此处发出视网膜中央动脉等分支。第 3 段在视神经内侧迂曲行走。眼动脉与超声检查相关的主要分支有视网膜中央动脉、睫状后动脉、泪腺动脉。

(2) 视网膜中央动脉：发自眼动脉的第 2 段，在球后约 1.2 cm 处进入视神经，与视网膜中央静脉伴行向前至眼球，分支分布于视网膜上。

(3) 睫状后长动脉、睫状后短动脉：均有多支，在视神经附近从后进入眼内。其中，睫状后短动脉在视神经的两侧的位置较固定，至少各有 1 支。通常在此取样分析。

(4) 眼静脉：眼静脉主要收容眼部静脉血液送回颅底海绵窦。深支有眼上静脉、眼下静脉，其中眼上静脉是引流眼球及其附属器的主要血管。眼上静脉正常难以显示，但是在扩张时易于观察。

(5) 涡静脉：为引流脉络膜、睫状体、虹膜的主要血管，可有 4～5 支，在上下直肌的两侧赤道后部穿出巩膜。涡静脉多难以显示。

(6) 视网膜中央静脉：其走行与视网膜中央动脉相同，流向与其相反。

二）常规分析内容

一般先观察 B 型超声灰阶声像图，再观察彩色多普勒血流显像（CDFI），需要时再进一步进行脉冲多普勒（PWD）频谱分析。眼部超声扫查必须树立整体观念和立体概念，在全面详细了解病情的基础上，既要全面细致，又要有目的性、有重点地进行。

1. 眼轴轴径

眼轴径线测量方法：眼球的轴径指角膜顶点至黄斑部的距离，包括角膜、前房深度、晶体厚度、玻璃体腔长度和球壁厚度的总和。嘱患者眼球向上正视，轻闭眼睑，探头置于角膜正中央，垂直探查。测量前可对双眼进行表面麻醉，降低角膜的敏感性，使患者可以适应检查。测量时注意探头轻触眼睑，不要挤压角膜，以免测值不准。通过测定眼轴增长与缩短，了解眼的病变，测知眼的屈光状况。

(1) 正常：眼轴长度为 2.3～2.4 cm。两眼对比，差距小于 0.03 cm。

(2) 增加：眼轴长度大于 2.4 cm。见于轴性高度近视、青光眼，广泛性角膜或巩膜葡萄肿等。

(3) 减少：眼轴长度小于 2.3 cm。见于轴性高度远视、眼球萎缩、先天性小眼球、永存增生性原始玻璃体、晶体后纤维增生症等。

2. 角膜

(1) 正常：为纤细的弧形强回声带，厚度为 0.23～0.24 cm。

(2) 增厚：见于角膜炎、角膜水肿。

(3) 变薄：见于近视眼准分子激光角膜切削术后。

(4) 浑浊：见于角膜炎等。

(5) 连续性中断：见于眼外伤角膜穿孔。

3. 前房

前房深度测量方法：从角膜内侧面中心至晶状体前囊表面的垂直距离。

(1) 正常：前房深度为0.2～0.3 cm，其内为纯净的无回声房水。

(2) 加深：房水增多。见于开角型青光眼等。

(3) 变浅：房水减少。见于闭角型青光眼等。

(4) 浑浊：房水透声变差，可见点状回声。见于前房积脓等。

4. 晶状体

晶状体厚度测量：从晶状体前囊表面中央至晶状体后囊内侧面的垂直距离。

(1) 正常：形态规则，清亮者呈月牙形强回声，晶状体厚度为0.35～0.5 cm，随年龄的增长而增厚。

(2) 浑浊：呈盘状或椭圆形强回声。见于白内障。

(3) 增厚：见于闭角型青光眼。

(4) 脱位：强回声的晶状体位置明显移位。见于眼外伤等。

(5) 无：前房与玻璃体腔之间无晶状体的强回声。见于白内障、眼外伤等晶状体摘除术后。

(6) 人工晶状体：在前房或后房内见纺锤状强回声环，内为无回声，周边清晰，后无声影。在房角的周边部可见条状强回声的晶体襻。见于白内障囊外摘除联合人工晶体植入手术后。

5. 玻璃体

玻璃体腔长度测量方法：从晶状体后囊内侧面至视神经乳头颞侧缘。

(1) 正常：为澄清的无回声区，形态近似球形。玻璃体长度为1.6～1.7 cm。

(2) 浑浊：玻璃体透声差，内见异常回声。见于玻璃体积血、玻璃体脓肿、玻璃体内寄生虫等。

(3) 形变：玻璃体无回声区形态失常，局部变形。见于玻璃体后脱离、眼外伤等。

6. 视网膜

(1) 正常：难以分辨，与脉络膜、巩膜等组成眼球壁，呈弧形强回声带；球壁厚度均匀，表面光滑。

(2) 增厚：局部增厚，呈瘤样。见于视网膜母细胞瘤等；或不均匀性增厚，见于周边浸润型视网膜母细胞瘤、糖尿病性视网膜病变等。

(3) 隆起：局部隆起，表面光滑，见于脉络膜肿瘤等。

(4) 脱离：玻璃体内条带状回声，一端与视神经乳头相连，另一端与周边部的眼底回声相连。见于视网膜部分或全部脱离。

7. 脉络膜

(1) 正常：难以分辨，与视网膜、巩膜等组成眼球壁，呈弧形强回声带。

(2) 增厚：眼壁回声带增厚，回声减低。见于脉络膜炎等。

(3) 隆起：多在眼球后极等部见隆起的孤立性瘤体，与球壁回声紧密相连。见于脉络膜血管瘤、脉络膜黑色素瘤等。

(4) 凹陷：病变局部眼球壁较周围正常区回声低下或失落，呈“脉络膜凹陷征”。见于脉络膜黑色素瘤等。

(5) 脱离：玻璃体内见环形或弧形带状强回声，多位于赤道前，凸面向前(弧心指向玻璃体中轴)，带状回声与球壁相连，但是不与视乳头相连。见于脉络膜脱离。

8. 巩膜

(1) 正常：难以分辨，与脉络膜、视网膜等组成眼球壁，呈弧形强回声带。

(2) 外突：眼球后极部失去正常的圆弧形结构，代之以不规则的向外突起。见于后巩膜葡萄肿。

9. 眼球壁

眼球壁厚度测量方法：视神经乳头颞侧的球壁内面至外面的厚度。

(1) 正常:呈弧形强回声带,厚度 0.20～0.22 cm。

(2) 连续性中断:眼球壁回声连续性中断。见于眼球破裂伤。

10. 视乳头

(1) 正常:眼球后极部视网膜神经纤维汇集为视神经处较平整。

(2) 隆起:视乳头呈隆起的强回声团块,突入于玻璃体暗区内。见于视乳头水肿或视乳头炎等。

(3) 凹陷:见于视神经萎缩。

11. 视神经

视神经宽度测量:球后 1 mm 处眶内段视神经条状暗区两侧缘之间的距离。若患侧较对侧明显增宽,应考虑该侧视神经病变。

(1) 正常:视神经呈三角形的低弱回声区。眶内正常视神经宽度为 0.40～0.42 cm。

(2) 增宽:视神经增粗、变形,可呈管状、梭状、锥状或团块状。见于视神经肿瘤。

(3) 萎缩:视盘回声凹陷,视神经内动脉血流下降。

12. 眼外肌

眼直肌厚度测量方法:扫查眼直肌,需将探头置于该肌肉对侧,探头倾斜一定角度,必要时眼球向同侧转动,使肌肉与眼球分离。纵切显示上、下直肌,横切显示内、外直肌。

(1) 正常:眼直肌呈梭形低回声带,内直肌最厚,上直肌最薄。眼肌厚度为 0.1～0.3 cm(外直肌、上直肌、下直肌),0.2～0.4 cm(内直肌)。

(2) 增厚:眼外肌厚度在 0.5 cm 以上者,多为病理性肥厚。见于 Graves 眼病、眼眶蜂窝织炎等。

13. 球后软组织间隙

球后间隙软组织测量方法:沿球后壁视神经处画水平切线,与两侧直肌内侧缘相交两点为宽度;从球后壁正中沿视神经至尖端距离为长度。

(1) 正常:眼球后脂肪垫呈"W"或"V"形强回声区。球后间隙宽为(2.651±0.286)cm,长为(2.004±0.273)cm。

(2) 增厚:球后间隙各径扩大。见于 Graves 眼病、眼眶蜂窝织炎等。

14. 泪腺

(1) 正常:泪腺位于眼球的外上方,为均匀类三角形的中低回声区,与周围组织界限清晰,彩色多普勒超声检查泪腺的血管不丰富。

(2) 增大:泪腺增大,眼眶外上方可见占位性病变。见于泪腺炎、泪腺肿瘤等。

15. 动脉系统

(1) 正常:在视神经周围见血流信号,自后向前为眼动脉、睫状后动脉、视网膜中央动脉。眼部动脉频谱都为三峰两谷型频谱。

① 眼动脉:眼动脉内径为 0.1～0.2 cm,血流通常为层流,为沿着眶内视神经从眶尖向眼球方向流动的红色血流柱。取样位置在距眼球后壁 1.5 cm 处。眼动脉频谱呈直角三角形。收缩期峰值流速为 20～40 cm/s,舒张末期流速为 10～15 cm/s,阻力指数为 0.5～0.7。

② 视网膜中央动脉:在视神经低回声区中近眼球壁向眼球方向流动的红色血流束。取样位置在视神经球后壁 0.3 cm 处。视网膜中央动脉频谱呈斜三角形,收缩期峰值流速约 10 cm/s,舒张末期流速(EDV)约 3 cm/s,阻力指数(RI)约 0.7。

③ 睫状后动脉:在视神经两侧距球后壁处向眼球方向流动的红色点条状血流。取样位置在视神经两侧距球后壁 1.0～1.5 cm 处。睫状后动脉频谱以及血流参数与视网膜中央动脉类似。

(2) 流速增加:见于眶内炎症、甲状腺相关性眼病等。

(3) 流速减低:见于陈旧性视网膜中央动脉阻塞、视网膜中央静脉、糖尿病视网膜病变、视神经萎缩晚期等。

(4) 血流消失：在视神经的弱回声区内探测不到视网膜中央动脉红色血流束，仅可见视网膜中央静脉的蓝色血流束。见于急性视网膜中央动脉阻塞。

16. 静脉系统

(1) 正常：

① 眶上、下静脉：正常情况下无法显示。

② 视网膜中央静脉：在视神经低回声区中近眼球壁处背向眼球方向流动的蓝色血流束，与视网膜中央动脉相伴行。视网膜中央静脉频谱为与动脉搏动一致的波浪状频谱。

(2) 流速增加：见于眼眶炎症、糖尿病视网膜病变等。

(3) 静脉扩张：在低头或深吸气时，眼上静脉渐渐不均匀性扩张，在正常球后脂肪强回声内可见一个或多个无回声区，呈圆形、椭圆形或不规则形。见于眶静脉曲张；眼静脉均匀性全程扩张，并有搏动性。见于颈动脉—海绵窦瘘等。

(4) 血流反向：眼静脉扩张，血流反向。见于颈动脉—海绵窦瘘、眶静脉曲张颈部加压后放松等。

(5) 血流消失：视神经内见视网膜中央动脉的红色血流，无视网膜中央静脉蓝色血流伴行。见于视网膜中央静脉阻塞。

三）特殊分析内容

如果需要，应进一步观察分析特殊内容。观察分析内容包括病变位置、形状、大小、内部及边界回声，透声性，有无声衰减，有无压缩性及与眼眶周围组织的关系等。

1. 眼局灶性病变

(1) 数目：单发或多发。多发者取体积最大者为代表，予以详细描述。

(2) 方位：首先说明其位于眼内、眼球壁或眼外，再进一步说明其具体位置，位于眼球的侧壁、赤道部、后极部，或者球后、眼眶的外上方、鼻侧、颞侧等。更直观的方法是在体表标志示意图上标示。

(3) 大小：通过纵、横多切面扫查，选择最大切面测量，报告其纵向径(长径)与横向径(垂直于长径)测值。

通过超声测量病变大小，可以帮助确定治疗方法。如测量婴幼儿型毛细血管瘤的大小，可观察病变自发消退或继续发展，决定是否手术切除；测量脉络膜黑色素瘤的大小、体积，以确定采取局部切除的可能性；测定眶肿瘤大小、位置、硬度以选择手术方法。若是位置较浅、体积较小、硬度较低的肿瘤，可从前路开眶取出；测定球内病变的隆起度，以鉴别不同疾病，采取不同的治疗；眼部肿瘤的放射治疗，通过超声测量可观察疗效等。

(4) 形态：规则，呈扁平、半圆状或梭状等，见于脉络膜血管瘤等；不规则，可呈花边样改变，见于视网膜母细胞瘤、脉络膜转移瘤等。

(5) 包膜：有完整清晰线状强回声包膜，见于视神经鞘瘤、泪腺混合瘤等；无包膜或不完整包膜(假包膜)，见于眼眶横纹肌肉瘤、泪腺恶性肿瘤等。

(6) 边界：边界光滑、清晰，见于脉络膜血管瘤；边缘不圆滑，见于视网膜母细胞瘤等；周围可见“晕环征”，见于少数海绵状血管瘤等；边界模糊不清，见于眶内蜂窝织炎等。

(7) 内部回声：低回声，见于视神经胶质瘤、炎性假瘤等；强回声，见于脉络膜血管瘤、海绵状血管瘤等；不均匀回声，散在或簇状分布点状强回声，多见于视网膜母细胞瘤、脉络膜黑色素瘤等恶性肿块；无回声区，见于眼眶淋巴管瘤或脓肿形成、肿块液化坏死或囊性化等。

(8) 后界以及后方回声：透声较好，声衰减不明显，后界以及后方回声显示清晰，见于脉络膜血管瘤等；透声较差，声衰减显著，后界以及后方回声显示不清晰或不完整，可呈“挖空征”，见于脉络膜黑色素瘤、视神经脑膜瘤等。

(9) 内部以及周围血流：瘤体内血流丰富，见红蓝相伴行的血流信号，见于视网膜母细胞瘤、脉络膜黑色素瘤等恶性肿块；而良性肿块无血流或血流不丰富，见于脉络膜血管瘤、视神经胶质瘤等。

2. 眼球运动试验

（1）试验方法：眼球运动试验是眼超声的特殊检查方法之一。当发现眼内异常回声时，将探头轻放在眼睑上固定不动，嘱患者活动眼球，观察眼内异常回声的形态、活动度以及其与周围组织的关系等。

（2）分析内容：

① 眼球运动试验可用于视网膜脱离与眼内机化膜的鉴别。新鲜视网膜脱离的强回声带在眼球转动时活动度较大，可像水草样飘动，该膜与视神经或球壁相连。而机化膜活动较小，不与球壁相连。

② 眼球运动试验还可用于眼内新鲜出血与陈旧性出血的鉴别。眼内新鲜出血的强回声点在眼球转动时有活动，并且还有“彗尾征”；而陈旧性出血无此现象。

3. 眼球后运动试验

（1）试验方法：与眼球运动试验不同，在眼球运动后突然停止不动，观察眼内异常回声的运动情况。

（2）分析内容：眼球运动停止后，眼内异常回声仍然有后续运动，即为后运动试验阳性。后运动试验阳性一般说明病变位于玻璃体内。

4. 磁性试验

（1）试验方法：磁性试验是眼超声的特殊检查方法之一。当眼内有异物时，将特制的电磁棒石通电并向眼球睫状体扁平部接近，观察眼内异物的活动情况。

（2）分析内容：如果异物向磁铁的方向移动或颤动，或者患者局部眼痛，说明该异物为磁性异物。治疗时可以尝试用磁铁吸出异物。

5. 眼球压缩试验

（1）试验方法：眼球压缩试验，又称压迫试验，眼超声的特殊检查方法之一。将超声探头放在眼睑上，轻轻加压，观察病变的形状是否受压而发生改变。

（2）分析内容：眼球压缩试验可用于鉴别球后囊性病变或海绵状血管瘤病变。如果发生变形，则多为囊性占位或海绵状血管瘤。

6. 感度断层法

（1）试验方法：感度断层法是眼超声的特殊检查方法之一，用于眼异物的鉴别诊断。当发现眼内或眶内有强回声时，固定图像，操作抑制旋钮，使整个显示屏的分贝下降，直到眼球壁组织回声消失，观察该强回声此时是否存在。

（2）分析内容：如果该强回声消失，则考虑为机化物或其他组织；如果不消失则考虑为异物。

7. 低头试验

（1）试验方法：低头法是眼超声的特殊检查方法之一，嘱患者取坐位，先抬头平视检查，然后取头低位检查，用于观察眼球倒置位时玻璃体暗区内的膜样回声与视神经乳头等的关系，也可用于观察有无眶内静脉曲张。

（2）分析内容：

① 玻璃体暗区内的膜样回声与视神经乳头是否相连。

② 眶内静脉曲张在头低位时可见眶内多个液性暗区或暗带，在抬头后暗区缩小甚至消失。

注意：

① 眼眶病变的判断一定要在对双侧眼眶反复比较后，确定是否正常或有病变。

② 眶尖病变常常不能满意显示，但这一区域的病变往往会产生“实性压迫症状”，引起静脉阻塞、视神经鞘肿胀等，易在眶前部超声检查中发现异常。

③ PWD 频谱分析时注意不要在眼动脉横跨视神经以及血管分叉处取样，以免影响测量结果的准确性。

④ 如果超声检查结果与临床不符时，则应根据临床提供的资料，反复扫查，力求准确。必要时定期复查，随访观察。

二、眼超声报告规范

一）报告内容

报告的内容包括临床信息以及超声信息，主体内容是超声表现与超声提示。

1. *超声表现*

遵循超声表现报告的一般规范要求（见“总论”相关内容）。

报告必须给出眼的全面、详细的检测内容，主要包括超声测值和声像图描述两大部分。其中，超声测值部分一般应记载眼轴长径；声像图描述部分应详细、客观记录超声所见，从眼球内容物到球后组织，从B型超声到多普勒超声，主要包括大小、形态、内部回声以及血流等。

如果眼内有局灶性病变时，还应报告其位置、大小、形态以及内部回声等；如果病变内部有血流并可提取频谱，则应进一步提供频谱分析的测量值以及计算值；还有针对性的眼特殊试验等内容。健侧眼可以简略描写。

2. *超声提示*

遵循超声提示的一般规范要求（见“总论”相关内容）。

需要提醒的是，报告必须给出双眼的评价。病变是发生在左眼或是右眼，一定要明确，不能混淆。

3. *超声图像选择*

报告还应常规附有1～4幅图像。报告所选图像应与超声提示相配合，首先选择反映病情的图像。病变较多时，选择相对严重病变的图像。检查结果正常时，则选择双眼的基本图像。

二）报告格式

眼超声检查报告格式示例见表10。

表10　眼超声检查报告单

××××医院			
超声检查报告单			
姓名：	**性别**：	**年龄**：	**超声号**：
科别/病区：	**床号**：	**门诊/住院号**：	**临床诊断**：
检查类别：	**仪器**：		**检查状况**：优　一般　差
检查部位：眼			
代表图像：常规1～4幅 眼图1		眼图2	
超声表现： 超声测值：左眼眼球轴径2.4 cm，右眼眼球轴径2.3 cm。 B型超声：双侧眼球形态正常，内部结构显示清晰，未见异常征象。眼球后及周围未见异常征象。 CDFI：双眼球后见丰富的红、蓝色动、静脉血流信号。 PWD频谱：各血管血流参数在正常范围内。			
超声提示：双眼未见异常			
检查医生：	**报告医生**：	**检查时间**：	
备注：超声报告仅供临床医生参考！			

三）信息储存

遵循超声信息储存的一般规范要求（见“总论”相关内容）。需要特别提示的是图像资料的采集与保存，因为图像是诊断的重要依据，是分析讨论的基础。

眼应常规储存的基本图像资料：

(1) 左眼水平轴位切面 B 超声像图(眼图 1)，于此切面测量左眼眼球轴径。

(2) 右眼水平轴位切面 B 超声像图，于此切面测量右眼眼球轴径。

(3) 左眼轴位切面球后 CDFI 声像图，显示、观察左眼视神经区视网膜中央动、静脉血流。

(4) 右眼轴位切面球后 CDFI 声像图(眼图 2)，显示、观察右眼视神经区视网膜中央动、静脉血流。

除了留取必要的基本图像，阳性结果都要有图像记录。占位性病变除了有 B 超灰阶图外，还必须保存其 CDFI 血流图。病变内部有血流时，还要提取血流的 PWD 频谱图。有条件还可保留后运动试验等特殊检查的动态视频资料。

超声图像多留不限！

第三节 正常眼超声报告示范

一、超声表现

1. *B 型超声*

在眼的 B 型超声轴位声像图(眼图 1)上，由浅到深依次为：

(1) 眼睑：较宽的高回声带。

(2) 角膜：紧接眼睑回声后的两条纤细的弧状强回声带。

(3) 前房：角膜至晶状体间的无回声区，透声好。

(4) 虹膜：角膜后见中间缺损之带状回声，稍前凸，此为虹膜回声，中间缺损处为瞳孔。

(5) 晶状体：瞳孔后面呈弧形强回声带或盘状强回声。晶状体前囊、后囊多显示不清。

(6) 玻璃体腔：呈圆形无回声区，透声好。

(7) 球壁：呈弧形强回声带，由内层的视网膜、中层的脉络膜、外层的巩膜组成。球后壁呈凹面向前的弧形强回声，厚度较均匀，内壁光整。

(8) 球后肌圆锥内脂肪：为三角形强回声区。

(9) 视神经：为肌圆锥脂肪垫中部三角形的低弱回声区。

(10) 眼直肌：脂肪垫两侧呈梭形的低弱回声带，内直肌最厚，上直肌最薄。

(11) 泪腺：泪腺位于眼球的外上方，高频超声可显示正常泪腺，为均匀类三角形的中低回声区，与周围组织界限清晰。

当声束扫查偏离眼球正中时，所扫查的任何方向均为非轴位断面，其声像图有所变化。

超声测值：

眼球轴径：2.3～2.4 cm；角膜厚度：0.08～0.1 cm；

前房深度：0.2～0.3 cm；晶体厚度：0.35～0.5 cm；

玻璃体长度：1.6～1.7 cm；球壁厚度：0.20～0.22 cm；

眼直肌宽度：0.1～0.3 cm(外直肌、上直肌、下直肌)，0.2～0.4 cm(内直肌)；

眶内视神经宽度：0.40～0.42 cm。

2. *多普勒超声*

(1) CDFI(眼图 2)：

① 眼动脉：沿着眶内视神经从眶尖向眼球方向流动的红色血流束。

② 视网膜中央动脉：在视神经低回声区中近眼球壁向眼球方向流动的红色血流束。

③ 睫状后动脉：在视神经两侧距球后壁处向眼球方向流动的红色点条状血流。

④ 视网膜中央静脉：在视神经低回声区中近眼球壁处背向眼球方向流动的蓝色血流束，与视网膜中央动脉相伴行。

(2) PWD 频谱：

① 眼动脉：眼部动脉都为三峰双切迹频谱图，收缩期有一重搏切迹，将收缩期分为两个峰，舒张期开始后出现第二个切迹，形成第三个峰。眼动脉频谱呈直角三角形。收缩期峰值流速(PSV)为 20～40 cm/s，舒张末期流速(EDV)为 10～15 cm/s，阻力指数(RI)为 0.5～0.7。

② 视网膜中央动脉：眼部动脉都为三峰双切迹频谱图，视网膜中央动脉频谱呈斜三角形，收缩期峰值流速(PSV)约 10 cm/s，舒张末期流速(EDV)约 3 cm/s，阻力指数(RI)约 0.7。

③ 睫状后动脉：频谱以及血流参数与视网膜中央动脉类似。

④ 视网膜中央静脉：眼部静脉为与动脉搏动一致的波浪状频谱。

二、超声提示

1+2　提示：双眼未见异常

第四节　眼常见病超声报告示范

一、晶状体浑浊(Lens Turbidness)[又称：白内障(Caligo Lentis)]

一）超声表现

1. *B 型超声*

(1) 晶状体周边部浑浊(皮质浑浊)：晶状体周边部可见强回声，中心部无回声。

(2) 晶状体核浑浊：晶状体中心部有强回声，其周边部为无回声或弱回声。

(3) 晶状体完全性浑浊：晶状体全部呈强回声(眼图 3)。

二）超声提示

1(1)+临床表现(瞳孔部分发白、视力丧失等)　**提示：晶状体浑浊(皮质浑浊)**

1(2)+临床表现(瞳孔部分发白、视力丧失等)　**提示：晶状体浑浊(核浑浊)**

1(3)+临床表现(瞳孔全部发白、视力丧失等)　**提示：晶状体浑浊(完全性浑浊)**

注意：先天性白内障需与视网膜母细胞瘤相鉴别。

二、晶状体脱位(Lens Dislocation)

一）超声表现

1. *B 型超声*

(1) 正常晶状体位置无晶状体回声。

(2) 晶状体不全脱位：晶状体回声向晶状体睫状突距离缩短的一方移位，偏离正常位置。

(3) 晶状体完全脱位(眼图 4)：玻璃体的无回声暗区内见晶状体的椭圆形环状强回声或扁圆形强回声，边界清晰。脱位时间较短者，晶状体的回声强度较弱，可随体位改变产生重力性移位；脱位时间较长者，晶状体的回声较强，可有明显的声影，且固定于眼球壁的某一方向上，不随眼球的运动而运动。

2. *多普勒超声*

CDFI：玻璃体暗区内晶状体回声上无血流信号。

二）超声提示

1(1)(2)+2+临床表现（眼外伤、眼手术或马凡氏综合征等）　**提示：晶状体不全脱位**

1(1)(3)+2+临床表现（眼外伤、眼手术或马凡氏综合征等）　**提示：晶状体完全脱位**

三、玻璃体浑浊(Vitreous Nubecula)

一）超声表现

1. B型超声

(1) 点状回声(眼图5)：玻璃体透声差，其内散在分布点状弱回声。

(2) 条状回声：玻璃体内见条状回声，粗细不等，回声强度不一，弯曲且有分叉，两端不与球壁相连，也可与眼球壁单一粘连或多个粘连点。

(3) 丛状回声：玻璃体内见较密集的复杂的异常回声，主干连于视网膜上，多个分支伸入玻璃体腔，呈丛状或树枝状。较厚的异常回声后方可见声影。

(4) 继发视网膜脱离(眼图5)：见相关内容。

2. 多普勒超声

CDFI：玻璃体异常回声内无血流信号。

3. 其他

眼球后运动试验：玻璃体内弱回声点以及与眼球壁单一粘连的回声条后运动活跃。而与眼球壁多个粘连的回声条以及丛状回声膜后运动较弱。

二）超声提示

1(1)+3+临床表现（玻璃体变性、积血、炎性渗出物、肿瘤脱落细胞等病史；飞蚊征等症状；眼底镜见浮游物等）　**提示：玻璃体浑浊**

1(2)(3)+2+3+临床表现（玻璃体变性、积血、炎性渗出物、肿瘤脱落细胞等病史；飞蚊征等症状；眼底镜见浮游物等）　**提示：玻璃体机化物形成**

+1(4)　提示：继发视网膜脱离

四、视网膜脱离(Retinal Separation)

一）超声表现

1. B型超声

(1) 部分性视网膜脱离：玻璃体无回声区出现异常带状回声，薄而光滑、整齐，凹面向前，后端连于视乳头，前端与周边部的眼壁回声相连。

(2) 全视网膜脱离(眼图6)：玻璃体无回声区出现“八”字形或类“V”形带状回声，其尖端与视神经相连，两端分别与周边球壁回声相连。

(3) 视网膜层间积液：视网膜带状回声与眼球壁之间见无回声区。

(4) 继发者同时见炎症、机化、肿瘤等基础病变的超声表现(见相关内容)。

2. 多普勒超声

(1) CDFI：玻璃体内带状回声上见与视网膜中央动脉、静脉相延续的血流信号。

(2) PWD频谱：玻璃体内带状回声上的血流频谱形态与视网膜中央动脉、静脉完全相同。

3. 其他

(1) 眼球运动试验：玻璃体内带状回声随眼球的运动而出现漂动。

(2) 眼球后运动试验：眼球转动后停止，玻璃体内带状回声有垂直于眼球壁的后运动。

二）超声提示

1(1)(3)+2(1)(2)+3(1)(2)+临床表现（有高度近视、炎症、出血、机化、肿瘤等病史；有眼前闪光、视物变形、视力减退、视野缺失等症状） **提示：部分性视网膜脱离**

1(2)(3)+2(1)(2)+3(1)(2)+临床表现（有高度近视、炎症、出血、机化、肿瘤等病史；有眼前闪光、视物变形、视力减退、视野缺失等症状） **提示：全视网膜脱离**

+1(4) 提示：伴基础病变

五、视网膜母细胞瘤（Retinoblastoma）[又称：白瞳症（Leukocoria）]

一）超声表现

1. *B型超声*

(1) 眼球轴径正常或稍长。

(2) 视网膜局部增厚隆起，呈瘤样突向玻璃体腔。

(3) 病灶：单一或多发；类球形或不规则形，边缘不圆滑；内部回声强弱不一，分布不均，可见无回声区，70%～80%的病灶内可见"钙斑反射"强回声，初期呈椒盐状，逐渐形成斑片状，甚至全部病灶呈强回声，其后方伴有声影；病灶与球壁回声紧密相连。

(4) 常见继发性视网膜脱离的表现（见相关内容）。

2. *多普勒超声*

(1) CDFI：病灶内见红蓝相伴行的血流信号，且与视网膜中央动、静脉相延续。

(2) PWD 频谱：病灶内血流的频谱表现与视网膜中央动、静脉的特征基本相同。

二）超声提示

1(2)(3)+2(1)(2)+临床表现（70%发生于小于3岁的婴幼儿；有白瞳征、斜视、眼球震颤、视力丧失等症状；晚期可经视神经向颅内或眶内扩展，或经淋巴管向附近淋巴结、软组织转移，或经血循环向全身转移等） **提示：视网膜实性占位性病变，视网膜母细胞瘤可能**

+1(4) 提示：继发视网膜脱离

六、视网膜中央动脉阻塞（Central Retinal Artery Occlusion）

一）超声表现

1. *多普勒超声*

(1) CDFI：

① 急性视网膜中央动脉阻塞：在视神经的弱回声区内探测不到视网膜中央动脉红色血流束，仅见视网膜中央静脉的蓝色血流束。

② 陈旧性视网膜中央动脉阻塞：在视神经的弱回声区内探测到正常红色血流束（一般认为本病发生3周以上，视网膜中央动脉血流可恢复正常）。

(2) PWD 频谱：

① 急性视网膜中央动脉阻塞：不能提取视网膜中央动脉频谱。

② 陈旧性视网膜中央动脉阻塞：可提取视网膜中央动脉频谱，血流速度无明显变化或稍降低。视网膜中央静脉血流速度可无变化甚至轻度上升。

二）超声提示

1(1) ①+1(2) ①+临床表现（有高血压、动脉硬化、糖尿病、风湿性心脏病、心脏黏液瘤、血栓形成、血管痉挛、眼球后肿瘤、外伤球后出血等病因；眼底后极部视网膜乳头白色混浊和黄斑区有樱桃红点；单眼发病；老年人多见；有视力突然丧失，手动无光感，或有一过性黑蒙，数分钟后视力恢复正常，反复多次发作，最

后视力突然丧失等症状）　**提示：符合急性视网膜中央动脉阻塞**

1(1) ②+1(2) ②+临床表现（有高血压、动脉硬化、糖尿病、风湿性心脏病、心脏黏液瘤、血栓形成、血管痉挛、眼球后肿瘤、外伤球后出血等病因；眼底后极部视网膜乳头白色混浊和黄斑区有樱桃红点；单眼发病；老年人多见；既往有视力突然丧失等症状）　**提示：符合陈旧性视网膜中央动脉阻塞**

七、视网膜中央静脉阻塞(Central Retinal Vein Occlusion)

一）超声表现

1. *多普勒超声*

(1) CDFI：

① 视网膜中央静脉扩张，彩流充盈欠佳，色调暗淡，甚至无彩色血流信号显示。

② 视神经内见视网膜中央动脉的红色血流信号，有时无视网膜中央静脉蓝色血流信号伴行。

(2) PWD 频谱：

① 视网膜中央静脉的血流速度及阻力指数均比正常人明显下降，甚至引不出静脉频谱。

② 视网膜中央动脉的血流速度也较正常人下降，阻力指数增高。

③ 其他眼部血管如球后的眼动脉、睫状后动脉等阻力指数增高。

二）超声提示

1(1) ①+1(2)+临床表现（有高血压、动脉硬化、血液高黏度和血流动力学异常等病史；多发生于50～80岁老年人；轻者视力正常或轻度减退；严重者视力减退，视野缺损或周边缩窄）　**提示：符合视网膜中央静脉阻塞**

八、糖尿病性视网膜病变(Diabetic Retinopathy)

一）超声表现

1. *B型超声*

(1) 视网膜程度不等增厚，回声增强。

(2) 可继发出现玻璃体出血、浑浊，视网膜脱离等表现（见相关内容）。

2. *多普勒超声*

(1) CDFI：视网膜缺血，视网膜上彩色血流信号减少。

(2) PWD 频谱：

① 视网膜中央动脉流速下降，以舒张期末流速下降为主；阻力指数与搏动指数增高。

② 视网膜中央静脉流速增高（视网膜中央动脉与视网膜中央静脉的流速比值变小，这是预测糖尿病有无视网膜病变的敏感指标）。

二）超声提示

1(1)+2(1)(2)+临床表现（糖尿病病史；双眼有不同程度的视力下降，甚至失明等症状）　**提示：符合糖尿病视网膜病变**

+1(2)　提示：继发玻璃体出血、浑浊、视网膜脱离等

九、脉络膜脱离(Choroidal Detachment)

一）超声表现

1. *B型超声*

(1) 玻璃体内见环形或弧形带状强回声，多位于赤道前，凸面向前（弧心指向玻璃体中轴）。带状回声与球壁相连，但是不与视乳头相连。

(2) 脉络膜部分性脱离:嘱患者眼球向鼻侧转动,做类冠状位扫查,玻璃体内可见多条弧形带状回声相连,呈"玫瑰花征"。

(3) 脉络膜完全性脱离:玻璃体内可见两条带状强回声中部相吻合,呈"X"形,即为"视网膜接吻征"。

(4) 脉络膜下见点状回声,早期弱,随后回声增强,分布不均匀。

2. *多普勒超声*

(1) CDFI:玻璃体内带状回声上可见较丰富的血流,但不与视网膜中央动脉相延续。

(2) PWD 频谱:带状回声上可提取动脉性频谱,与睫状后动脉相似。

3. *其他*

(1) 眼球运动试验:玻璃体内带状回声随眼球的运动而有轻度活动。

(2) 眼球后运动试验:眼球转动后急停,玻璃体内带状回声无明显后运动。

二) 超声提示

1(1)(2)+2(1)(2)+3(1)(2)+临床表现(白内障、青光眼、视网膜脱离、角膜移植等手术牵拉或眼外伤后引起眼内压降低等病史;有眼前闪光、视物变形、视野缺失等症状,但一般视力下降不明显) **提示:脉络膜部分性脱离**

1(1)(3)+2(1)(2)+3(1)(2)+临床表现(白内障、青光眼、视网膜脱离、角膜移植等手术牵拉或眼外伤后引起眼内压降低等病史;有眼前闪光、视物变形、视野缺失等症状,但一般视力下降不明显) **提示:脉络膜完全性脱离**

注意: 脉络膜脱离需与视网膜脱离相鉴别。

十、脉络膜血管瘤(Choroidal Hemangioma)

一) 超声表现

1. *B 型超声*

(1) 局限型:多在眼球后极部见扁平或半圆状稍隆起的孤立性病灶,与球壁回声紧密相连;病灶表面光滑,边缘整齐,界限清晰;内部回声较强,分布均匀。没有脉络膜凹陷和声衰减的表现。

(2) 弥漫型:病变范围较大,脉络膜广泛不均匀增厚,内部回声较强。

(3) 较大的病灶常伴有视网膜脱离的表现(见相关内容)。

2. *多普勒超声*

(1) CDFI:病灶内部见斑点状血流信号,部分在病灶的基底部可见血管池样改变。

(2) PWD 频谱:病灶内部可提取低速低阻动脉血流或动、静脉伴行的血流频谱。

二) 超声提示

1(1)(2)+2(1)(2)+临床表现(常见于青年人;病变侵犯黄斑出现视力下降,视物变形;眼底见橘红色、粉红色扁平或圆形隆起物) **提示:脉络膜实性占位性病变,血管瘤可能**

+1(3) 提示:伴视网膜脱离

注意: 脉络膜血管瘤需与视乳头水肿、脉络膜黑色素瘤等相鉴别。

十一、脉络膜黑色素瘤(Choroidal Melanoma)

一) 超声表现

1. *B 型超声*

(1) 眼球壁的任意部位见病灶自眼球壁突入玻璃体腔。病灶早期呈新月形或半圆形,基底宽;较大后明显突起,呈蕈状或蘑菇形;周边眼球壁可增厚,高低不平;病灶与玻璃体间有视网膜相隔,边缘光滑、锐利;病灶前部回声密集明亮，后方逐渐衰减，接近眼球壁出现弱回声区，呈“挖空征”或“空泡征”；病灶后方伴有声影。

(2) 病变局部眼球壁较周围正常区回声低下或失落，呈“脉络膜凹陷征”。

(3) 较大病灶内可见强回声斑块，其后方可伴有声影。

(4) 病灶较大时可见继发性视网膜脱离表现(见相关内容)。

(5) 可见相邻眶脂肪内出现低弱回声的表现。

(6) 可见肝转移等表现(见相关内容)。

2. 多普勒超声

(1) CDFI：病灶内见丰富的树枝状分布的红色血流信号。

(2) PWD 频谱：病灶内可提取低速低阻动脉性频谱。

二）超声提示

1(1)(2)+2(1)(2)+临床表现(多发于中老年，单侧发生；早期视力下降，视野缺损，眼压升高等)　**提示：脉络膜黑色素瘤可能**

+1(3)　提示：伴钙化

+1(4)　提示：继发视网膜脱离

+1(5)(6)　提示：周围以及远处有浸润、转移

注意：脉络膜黑色素瘤需与脉络膜血管瘤、脉络膜转移瘤等相鉴别。

十二、脉络膜转移瘤(Choroidal Metastatic Tumor)

一）超声表现

1. B 型超声

(1) 扁平型：眼底回声带厚度不一，病灶紧贴于脉络膜生长，病变范围广泛，但是隆起度一般不超过 0.5 cm。当病灶位于视网膜下时，病灶形态规则(眼图 7)；当病灶突破视网膜时，病灶前表面形态不规则，呈花边样改变。病灶回声不一，与原发病灶类似。

(2) 半球型：病灶自眼球壁突入玻璃体腔内，基底宽大，隆起明显，病灶内回声密集，呈中强回声。

(3) 部分可见继发视网膜脱离的表现(见相关内容)。

2. 多普勒超声

(1) CDFI：病灶内可见血流信号，血流多少与病灶的大小、隆起程度相关，半球型病灶内血流较丰富。

(2) PWD 频谱：半球型病灶内可提取中高流速、低阻型动脉频谱。

二）超声提示

1(1)+2(1)+临床表现(有肺癌、乳腺癌、肝癌、胃癌等恶性肿瘤病史；常伴颅压增高症状，如头痛、呕吐、视乳头水肿、眼外肌麻痹等)　**提示：扁平型脉络膜转移瘤可能**

1(2)+2(1)(2)+临床表现(有肺癌、乳腺癌、肝癌、胃癌等恶性肿瘤病史；常伴颅压增高等脑瘤症状，如头痛、呕吐、视乳头水肿、眼外肌麻痹等)　**提示：半球型脉络膜黑色素瘤可能**

+1(3)　提示：继发视网膜脱离

注意：脉络膜转移瘤需与脉络膜黑色素瘤相鉴别。

十三、视乳头水肿(Papilledema)

一）超声表现

1. B 型超声

(1) 视乳头呈隆起的强回声团块，突入于玻璃体无回声区内。典型者显示团块的边缘回声较高，中央回

声较低 。

（2）可在视乳头周围的视网膜下见到一小条状无回声区。

2. 多普勒超声

CDFI：视乳头周围可见视网膜静脉扩张、扭曲。

二）超声提示

1(1)+2+临床表现（恶性高血压、肾炎、妊娠毒血症、贫血等全身疾病引起的为双眼发病，眼部和眶内疾病所致为单眼发病；初期视力可正常，视野检查出现生理盲点扩大；眼底镜检查见视乳头呈灰白色，向前隆起，边界消失，视乳头表面及其周围有较多的出血；视乳头周围的视网膜可见灰白色水肿条纹，以视乳头为中心，向外呈放射状；长期视乳头水肿，最后可继发视神经萎缩等） **提示：视乳头水肿**

+1(2) 提示：伴视网膜下少量积液

十四、视神经萎缩（Optic Atrophy）

一）超声表现

1. B型超声

一般无明显异常发现，但可见到视盘凹陷。

2. 多普勒超声

PWD频谱：

① 早期可见视网膜中央动脉和睫状后动脉血流速度下降表现，尤以前者下降明显；随着病情发展血流参数可恢复正常，但与视功能恢复不同步；疾病晚期可表现为视网膜中央动脉、睫状后动脉血流参数均降低表现，且与病情发展趋势一致。

② 眼动脉的血流参数一般无明显变化。

二）超声提示

1+2+临床表现（原发性者眼底无其他视网膜病变或视盘炎症、水肿改变；继发性者多继发于炎症、变性、血管和影响神经营养的疾病，眼底还可见到其他眼底病变；视神经乳头颜色苍白并出现浅凹陷） **提示：视神经萎缩**

十五、视神经胶质瘤（Optic Nerve Glioma）

一）超声表现

1. B型超声

（1）视神经呈管状或梭状增大。肌圆锥中央部见病灶区，边界清楚，回声低弱，前部稍多，后部稀少。

（2）可见视乳头前移、隆起，其后的病灶与之紧密相连。

（3）病灶可对眼球产生压迫，导致眼球变形，眼球后极部弧形回声变得扁平且与病灶相连。

2. 多普勒超声

CDFI：病灶周围见少量血流信号，内部有或无血流信号。

二）超声提示

1(1)+ 2 + 临床表现（多发于儿童，多单侧发病，病程缓慢，无血行和淋巴转移；慢性进行性视力减退、斜视，视力下降后眼球轴性突出，部分有视乳头水肿或萎缩；15%～30%的患者伴有躯干皮肤的棕色色素斑等神经纤维瘤体征） **提示：肌圆锥占位性病变，视神经胶质瘤可能**

注意：视神经胶质瘤需与视神经鞘脑膜瘤、视神经鞘瘤、眶内海绵状血管瘤、眶内炎性假瘤等眶内实性肿块相鉴别。

十六、视神经脑膜瘤(Optic Nerve Meningioma)

一）超声表现

1. *B型超声*

(1) 球后视神经暗区前端增宽变粗，呈锥型或团块状，其前端与隆起的视乳头相连。

(2) 球后肌圆锥内见病灶。病灶边界清楚、整齐，内部回声低，声衰减明显，病灶后壁回声缺如或不能完全显示。病灶内部偶见强回声。

2. *多普勒超声*

(1) CDFI：病灶内有丰富血流信号。

(2) PWD频谱：病灶内血流频谱呈高频低阻型。

二）超声提示

1(1)(2)＋ 2(1)(2)＋ 临床表现(多发生在成年人；早期即出现视乳头水肿，视力障碍，视野缩小，视神经萎缩，眼球突出、运动受限等)　**提示：肌圆锥占位性病变，视神经脑膜瘤可能**

注意：视神经脑膜瘤需与视神经胶质瘤、视神经鞘瘤、眶内海绵状血管瘤、眶内炎性假瘤等相鉴别。

十七、视神经鞘瘤(Optic Nerve Neurinoma)

一）超声表现

1. *B型超声*

(1) 多在球后肌圆锥内见病灶。病灶呈球形、椭球形、哑铃形，有完整的包膜，边界清晰、圆滑，内部为低弱回声，部分可见无回声的液暗区。

(2) 病灶透声好，有轻度压缩性。

(3) 近眼球壁的病灶可压迫球壁变形。

(4) 神经干较粗者，可见带状暗区与病灶相连。

2. *多普勒超声*

CDFI：病灶内部血流信号多少不等，可无血流，或有丰富血流信号或血流信号不丰富。

二）超声提示

1(1)＋2＋临床表现(多见成年人；渐进性眼球突出，晚期因视神经萎缩，视力减退；眼底检查可正常或见视网膜、脉络膜受压皱褶和水肿)　**提示：肌圆锥占位性病变，视神经鞘瘤可能**

注意：视神经鞘瘤需与视神经胶质瘤、视神经脑膜瘤、眶内海绵状血管瘤、眶内炎性假瘤等相鉴别。

十八、眼眶蜂窝织炎(Orbital Cellulitis)

一）超声表现

1. *B型超声*

(1) 急性期显示球后脂肪垫增大，回声增强，呈海绵块样。

(2) 眼球壁增厚，眼球壁与脂肪的强回声之间见弧形暗区，与视神经的暗区组成“T”形。

(3) 视神经暗区加宽。

(4) 眼外肌增厚，边界模糊。

(5) 在脂肪强回声内可有无回声区，形状不规则，边界不清晰。

2. *多普勒超声*

CDFI：病变区血流信号丰富。

二）超声提示

1(1)(2)(3)(4)＋ 2 ＋临床表现（可发生任何年龄，多见儿童；多因副鼻窦炎、眼睑炎等蔓延而来；起病急，发展快；眼眶和眼球疼痛，压痛明显，眼球转动时疼痛加重，眼睑红肿，球结膜充血水肿，视乳头水肿，静脉扩张，视网膜出血，眼球突出，眼球运动受限，视神经受累时视力下降等；全身症状有发热、畏寒，外周血象白细胞增高等） **提示：眼眶蜂窝织炎**

＋1(5) 提示：伴有脓肿形成

注意：眼眶蜂窝织炎早期需与眶内实质性肿块相鉴别。

十九、眼眶皮样囊肿(Dermoid Cyst of the Orbit)

一）超声表现

1. *B 型超声*

(1) 病灶多位于眶上缘。

(2) 病灶呈类圆形，边界清楚，内部回声强弱不一，可呈无回声或混合性不均回声。

(3) 病灶声衰减不明显，后壁回声较强。

2. *多普勒超声*

CDFI：病灶内部无血流信号。

3. *其他*

病灶有明显的可压缩性。

二）超声提示

1 ＋2 ＋ 3＋临床表现（多发于眼眶外上方；渐进性眼球突出并向下方移位） **提示：眼眶皮样囊肿可能**

二十、眼眶海绵状血管瘤(Cavernous Hemangioma of the Orbit)

一）超声表现

1. *B 型超声*

眼球后肌圆锥内见病灶，其形态类圆形，有包膜，边缘清晰、光滑。少数可见晕环；内部回声多而强，分布大体均匀，呈规律分布的栅栏状；声衰减中等，可见病灶后界(眼图 8)。

2. *多普勒超声*

(1) CDFI：多数病灶无血流信号，部分较大病灶可显示血流信号。

(2) PWD 频谱：部分较大病灶可提取低速血流频谱。

3. *其他*

(1) 眼球运动试验：观察病灶与眼视神经运动同步。

(2) 眼球加压试验：观察病灶有轻度可压缩性，其轴径可缩短。

二）超声提示

1＋2(1)＋3(1)(2)＋临床表现（多发于 20～50 岁的成年人，多为单眼。发病和进展均较慢；临床表现为渐进性眼球突出，晚期可使眼球活动受限，原发于眶尖或晚期病例可致视力减退等） **提示：肌圆锥内占位性病变，海绵状血管瘤可能**

注意：眶内海绵状血管瘤需与视神经胶质瘤、视神经鞘瘤、视神经鞘脑膜瘤、眶内炎性假瘤等相鉴别。

二十一、眼眶淋巴管瘤(Angiolymphoma of the Orbit)

一）超声表现

1. B型超声

病灶多位于眼眶上方或内上方。病灶形状不规则,边界不清晰,内部回声不均匀,可见不规则的片状无回声区。

2. 多普勒超声

CDFI:病灶内部多无血流信号。

3. 其他

眼球压迫试验:压迫眼球,病灶内部的无回声区可变小甚至消失。

二）超声提示

1+2+3+临床表现(多发于儿童和青年,且女性多于男性,病程缓慢;主要表现为眼球突出向下移位、眼睑肿胀、结膜肿物等,在出血或病毒性感染时,可致使眼球突出明显;临床检查瘤体波动性大) **提示:眶内占位性病变,淋巴管瘤可能**

注意:淋巴管瘤需与眼眶静脉曲张相鉴别。

二十二、眼眶炎性假瘤(Inflammatory Pseudotumor of the Orbit)

一）超声表现

1. B型超声

(1) 眼眶内见病灶:

① 弥漫性淋巴细胞浸润型:病灶形态多不规则,不可压缩,内部回声低弱,边界清楚。

② 纤维增生型:病灶回声较强,衰减明显,后界不显示,呈弧形或上弦月形。

③ 混合型:病灶内部回声强弱不等,分布不均,衰减较显著,后界稍可显示。

(2) 侵犯泪腺:在眼颞外上方可见低回声肿块。

(3) 侵犯眼肌:多为一侧眼肌增大,眼肌厚度大于0.4cm以上。

2. 多普勒超声

CDFI:

① 弥漫性淋巴细胞浸润型:病灶内有较丰富的血流信号。

② 纤维增生型:病灶内部血流信号较少。

③ 混合型:病灶内部血流信号多少不等。

二）超声提示

1(1)①+2①+临床表现(自身免疫性疾病;临床表现眼球突出,眶后疼痛,视力减弱,眼球运动受限等) **提示:眼眶内占位性病变,弥漫性淋巴细胞浸润型炎性假瘤可能**

1(1)②+2②+临床表现(自身免疫性疾病;临床表现眼球突出,眶后疼痛,视力减弱,眼球运动受限等) **提示:眼眶内占位性病变,纤维增生型炎性假瘤可能**

1(1)③+2③+临床表现(自身免疫性疾病;临床表现眼球突出,眶后疼痛,视力减弱,眼球运动受限等) **提示:眼眶内占位性病变,混合型炎性假瘤可能**

+1(2) 提示:合并侵犯泪腺

+1(3) 提示:合并侵犯眼肌

注意:眼眶炎性假瘤需与Graves病、眶内海绵状血管瘤、泪腺恶性肿瘤等相鉴别。

二十三、眼眶横纹肌肉瘤(Rhabdomyosarcoma of the Orbit)

一）超声表现

1. B型超声

(1) 眶内见病灶，以眼眶上方较多见。病灶形态多规则，边界清楚，可见不完整的线状强回声；内部回声较低，分布不均匀，可见无回声区；后方衰减较少，后界较清楚。

(2) 病情发展快者，在球后沿着球壁外侧可见新月形或弧带形无回声区。

2. 多普勒超声

CDFI：病灶内部血流信号丰富。

二）超声提示

1(1)+2+临床表现(儿童最常见的眶内恶性肿瘤，发病急，进展快，预后差，死亡率高达60%～90%；常迅速导致眼球突出) **提示：眼眶内占位性病变，横纹肌肉瘤可能**

+1(2) 提示：伴眼球筋膜囊水肿、积液

注意：眼眶内肿瘤都以眼球突出为特点。在突眼的鉴别诊断上超声检查作为首选的检查方法，不能确诊者再做CT、MRI检查。超声引导组织学活检有助于诊断和鉴别诊断。

二十四、泪腺肿瘤(Tumour of Lacrimal Gland)

一）超声表现

1. B型超声

(1) 混合瘤等良性肿瘤：眼眶外上方见病灶，类圆形，包膜完整，边界清楚，内部回声中等或较低，分布多均匀。

(2) 腺样囊性癌等恶性肿瘤：眼眶外上方见病灶，形态不规则，边界不整齐，内部回声较低，后方衰减较少，后界清楚。可见全眶病变，甚至超出眶壁。

2. 多普勒超声

CDFI：

(1) 良性肿瘤：病灶可见少量血流信号。

(2) 恶性肿瘤：病灶内见丰富血流信号。

3. 其他

眼球压迫试验：

(1) 眼球可受压变形，而病灶不可压缩。

(2) 恶性肿瘤：眶区可有压痛。

二）超声提示

1(1)+2(1)+3(1)+临床表现(多见于成年人，男性多于女性；早期无症状或泪液较多，肿瘤缓慢生长，眼球突出，并向内下方偏位) **提示：眼眶内占位性病变，泪腺良性肿瘤可能**

1(2)+2(2)+3(1)(2)+临床表现(多见于成年人，女性多于男性，发病年龄轻，病程短，易血行转移；轻度眼球突出，以头痛视力障碍为主要症状) **提示：眼眶内占位性病变，泪腺恶性肿瘤可能**

注意：首先要与眶内其他肿瘤相鉴别，其次要鉴别泪腺肿瘤的良恶性。

二十五、颈动脉—海绵窦瘘(Carotid-cavernous Fistula)

一) 超声表现

1. B型超声

(1) 眼上静脉扩张:纵切面可见视神经与上直肌之间圆形无回声区,与心脏同步搏动,压迫颈动脉则可消失。

(2) 眶内软组织水肿:球后脂肪垫扩大,眼外肌和视神经加宽。

2. 多普勒超声

(1) CDFI:眼上静脉血流反向,呈动脉化闪烁。

(2) PWD频谱:眼上静脉内提取动脉化频谱,即在静脉频谱中有动脉收缩期峰值出现;同侧颈内动脉出现高血流量,收缩期最大峰值流速、舒张期峰值流速、平均流速均增加,阻力指数降低。

根据其流速的高低可进一步鉴别高速瘘(颈内动脉—海绵窦瘘)和低速瘘(硬脑膜动脉—海绵窦瘘)。

二) 超声提示

1(1)(2)+2(1)(2)+临床表现(多见于颅底骨折等,颈动脉血直接向海绵窦灌注,血液逆流入眶,引起眼静脉充血、扩张和软组织水肿、搏动性眼球突出等) **提示:颈动脉—海绵窦瘘**

二十六、甲状腺相关性眼病(Thyroid Ophthalmopathy)又称:Graves病(Graves Disease)

一) 超声表现

1. B型超声

(1) 单侧或双侧多条眼外肌肌腹肥大,以下直肌最多见。眼直肌厚度大于0.4cm以上。

(2) 眶脂肪垫增厚,眶后肌圆锥肥大。

(3) 视神经边缘清晰,且向后延长。

(4) 在急性期,可在眼球壁后见弧形无回声带。

2. 多普勒超声

(1) CDFI:球后血流信号丰富。

(2) PWD频谱:视网膜中央动脉等血流速度增加,而眼上静脉流速下降。

二) 超声提示

1(1)+2(1)+临床表现(多发生在20～40岁,是全身疾病的局部表现,继发于甲状腺功能亢进;临床有单眼或双眼突出、眼球运动障碍、视功能减退等) **提示:甲状腺相关性眼病**

+1(4) 提示:伴眼球筋膜积液

注意: 甲状腺相关性眼病需与炎性假瘤眼肌型相鉴别。

二十七、眼外伤(Ocular Trauma)

一) 超声表现

1. B型超声

(1) 眼球外伤:

① 眼球破裂伤及穿孔伤:眼球壁可见半层或全层的裂隙样暗带。

② 眼组织嵌塞或脱出:在眼球壁裂口或球壁后部可见点状、条状回声。

③ 晶状体脱位:玻璃体暗区内见盘状或半月状的晶状体强回声(眼图4)。

④ 晶状体后囊破裂:正常晶状体的半月形回声中断或消失,其后方见中等回声的晶状体皮质突入玻璃体。

⑤ 玻璃体积血：玻璃体内见点状、条状、团块状等异常回声。

⑥ 眼异物：球内、球壁或眶内见异物回声。

⑦ 视网膜脱离：玻璃体内见继发视网膜脱离的带状回声。

⑧ 眼球萎缩：眼球内容物流失，眼球萎瘪，失去正常的球状形态。

（2）眼眶外伤：

① 眼眶软组织增厚。

② 眼眶软组织血肿：眼眶软组织内见无回声区，壁厚、不光整，境界欠清。时间长者无回声区内透声差，可类似实体样。

③ 眼外肌外伤：眼外肌增粗。

④ 眼眶骨骨折：眼眶骨连续性中断。

二）超声提示

1(1)① ＋ 临床表现（眼外伤史；眼部疼痛、视物模糊、眼球突出、结膜水肿或出血等症状） **提示：眼外伤（眼球破裂或穿孔）**

＋1(1)② 提示：合并眼组织嵌塞或脱出

＋1(1)③ 提示：合并晶状体脱位

＋1(1)④ 提示：合并晶状体后囊破裂

＋1(1)⑤ 提示：合并玻璃体积血

＋1(1)⑥ 提示：合并眼异物

＋1(1)⑦ 提示：合并视网膜脱离

＋1(1)⑧ 提示：合并眼球萎缩等

1(2)①＋临床表现（眼外伤史；眼部疼痛、视物模糊、眼球突出、结膜水肿或出血等症状） **提示：眼外伤（眼眶软组织水肿）**

＋1(2)② 提示：合并眼眶软组织血肿

＋1(2)③ 提示：合并眼外肌外伤

＋1(2)④ 提示：合并眼眶骨骨折等

1(1)① ＋1(2)①＋ 临床表现（眼外伤史；眼部疼痛、视物模糊、眼球突出、结膜水肿或出血等症状） **提示：眼外伤（眼球外伤复合眼眶外伤）**

二十八、眼异物（Intraocular Foreign Body）

一）超声表现

1. B型超声

（1）在眼球内或眶内球后可见异物的点状或团块强回声。

（2）异物回声后方可伴有“彗尾征”、声影等。

（3）异物周围可出现无回声晕。

（4）较大异物的直后方眼球壁出现隆起假象。

（5）可见伴随的玻璃体积血、视网膜脱离、眼球萎缩等相应的表现（见相关内容）。

2. 多普勒超声

CDFI：异物回声内无血流信号。

3. 其他

（1）感度断层法分析：降低增益后，正常眼组织回声在荧光屏上消失，但异物回声仍存在。

（2）磁性试验：磁性异物向磁铁的方向移动或颤动，或者患者局部眼痛。治疗时可以尝试用磁铁吸出异物。

二）超声提示

1(1)+3(1)+临床表现(多有眼外伤史;金属或非金属异物残留眼内)　**提示:眼异物**

+1(5)　提示:伴有玻璃体积血、视网膜脱离、眼球萎缩等

+3(2)　提示:异物有磁性

(杨益虎)

附录:

临床技术操作规范・超声医学分册・眼球
(中华医学会)

【适应证】

1. 眼球、眼轴测量。
2. 视网膜有无脱离。
3. 眼内异物。
4. 眼内占位性病变。
5. 眼球后占位性病变。

【检查方法】

1. 仪器条件　选用7.5～15 MHz的高频线阵探头。
2. 体位　一般取仰卧位。
3. 方法　轻闭双眼,直接在眼皮上进行检查。先行纵切,然后行横切扫查,检查中,嘱患者上、下、左、右转动眼球,以利全面观察。

【检查内容】

1. 测量双眼眼轴轴径(左、右眼对比)。
2. 眼底有无分离(视网膜脱离)。
3. 眼内有无异常回声。
4. 眼内有无囊性或实性占位。
5. 球后有无囊性或实性占位。

【注意事项】

1. 嘱患者轻闭双眼,探头应轻放在眼皮上进行探测,以免使眼球变形,影响检查效果。
2. 在玻璃体浑浊、眼底不能看清时,超声穿透力不受影响。
3. 眼球各方向转动,可发现边缘区异常病变。
4. 双眼对比检查有利于发现患眼病变。
5. 眼内异物小于5 mm时,超声可能不显示。

第三章　涎腺超声诊查规范

涎腺主要有 3 对腺体：腮腺、颌下腺、舌下腺。因为舌下腺体积最小，位置最深，一般超声检查不能观察到。本章主要讨论腮腺和颌下腺的超声检查。

第一节　涎腺超声检查规范

一、仪器设施方面规范

1. 超声诊断仪

涎腺位置较浅表，因此与眼、甲状腺等其他浅表器官、组织一样，其超声检查要求超声诊断仪有较好的性能，特别是具有高频线阵探头，有较高的分辨力。一般要求探头频率为 7.5～15 MHz。

当肿块较大或由于患者颈部轮廓、曲张程度等因素导致线阵探头探查不便时，可使用凸阵探头及水囊，探头频率可为 5 MHz。

2. 配套设施

对环境设施无特殊要求，符合一般要求即可（见“总论”相关章节）。

二、患者方面规范

1. 检查前

一般无需特殊准备。

检查腮腺时，若患者鬓角或胡须较多时应刮除，以利于探头与皮肤紧密接触。检查前请患者解开衣领，去除项链等颈部饰物，并保存好。

2. 检查中

检查时请患者扬起下巴，充分暴露颈部。颈部较为短粗者，可于颈后垫一个低枕。检查中请患者保持平稳呼吸，尽量避免吞咽动作。请患者积极配合医生，以较好地完成检查。

3. 检查后

请患者稍候片刻取走超声检查报告并妥善保存，携报告单前往临床医生处继续就诊。

三、医生方面规范

一）临床医生

1. 检查前

临床医生应掌握涎腺超声检查适应证，正确合理应用超声检查，完整填写超声检查申请单，提供翔实准确的临床相关资料，包括患者主诉、病程、体格检查、血常规检查等，以及临床初步的诊断意向，以供超声医生在进行超声分析时参考。

涎腺超声检查适应证：

（1）涎腺弥漫性病变：① 急、慢性涎腺炎症。② 涎腺良性肥大。

(2) 涎腺局灶性病变：① 涎石病。② 涎腺囊肿。③ 涎腺混合瘤。④ 涎腺腺淋巴瘤。⑤ 黏液表皮样癌。⑥ 腺样囊腺癌。

2. 检查后

临床医生应仔细阅读超声报告，正确理解超声报告，客观评价超声报告，结合临床其他信息作出合理的临床诊断。

二）超声医生

1. 检查前

做好检查前的知识准备，熟悉涎腺的解剖，掌握涎腺的正常以及常见病变的超声表现，并了解涎腺疾病的主要临床表现等，为涎腺的超声检查、诊断做好准备。

2. 检查中

熟悉检查流程，熟练操作；全面仔细探查，认真分析，慎重诊断。

(1) 核查：核对患者姓名，防止张冠李戴；核查检查手续是否齐全，有无登记编号，以便于资料的存储、查询等管理；了解患者的病史及检查部位、目的、要求等，做到心中有数。

(2) 摆放体位：患者常规取仰卧位。检查腮腺时，头偏向对侧；检查颌下腺时，抬高下巴或在颈部垫枕使头略后仰，以充分暴露检查区。如果单侧颈部肿块较大，可采取向健侧侧卧位或头向健侧转 45°，以便于检查。不拘泥于固定体位，以便于检查观察、患者舒适为宜。

(3) 仪器调节：切换高频浅表探头，选择检查部位“涎腺”。根据实际情况，调节探头频率、图像深度、增益、焦点等。

(4) 扫查分析：

① 检查腮腺：探头置于腮腺区域(两侧耳前下及后下)进行纵切与横切扫查；

② 检查颌下腺：探头置于颈前颌下三角区进行纵切与横切扫查。要求患者尽量抬起下巴，伸展颈部。

③ 同时应探查颈部淋巴结，观察有无肿大淋巴结。

注意事项：

① 颈部为患者较为敏感的部位，在检查颌下腺时探头应轻度接触皮肤，避免过度加压，使患者产生作呕欲吐等不适，影响到检查的顺利进行。

② 同时在检测血流时，探头不当加压会导致血流信号减少、测值不准等误差。

③ 常规进行两侧涎腺的对照性检查。

3. 检查后

(1) 记录、书写报告。描述检查所见，采集必要的、合适的图像，书写超声检查报告，要求准确、规范、翔实。

(2) 整理、存储资料。记录、整理全部检查信息，包括临床信息以及超声信息，归档保存。

(3) 对诊断不清的疑难病例可随访调查，进行分析总结。

第二节　涎腺超声诊断规范

一、涎腺超声分析规范

一）超声分析基础

1. 腮腺

腮腺是涎腺中最大的一对。腮腺位于下颌后窝、外耳道前下方、咀嚼肌后部的皮下，上抵颧弓，相当于耳屏水平，下达下颌骨下缘。腮腺形态不太规则，呈三角形或楔形。腮腺以下颌支后缘为界，分前后两部分(浅叶与深叶)，联系前后两部为峡部。腮腺组织由腺泡、导管和结缔组织构成。腮腺的分支导管汇合成一根腮腺总导管。该导管由腮腺前缘发出，长约 5 cm，开口于平对上颌第二磨牙的颊黏膜处。

2. 颌下腺

颌下腺位于颌下三角内，二腹肌前、后腹之间。颌下腺如核桃大小，略呈椭圆形，分深浅两部，浅部为腺体的大部分。其组织结构与腮腺相似，导管长约 5 cm，开口于舌系带侧方的小乳头。

3. 颈部淋巴结

颈部淋巴结群按深部分为浅群与深群，按部位分为 6 组：枕淋巴结、耳后淋巴结、腮腺淋巴结（浅者位于腮腺表面，深者位于腮腺实质内）、下颌下淋巴结、颈部浅淋巴结、颈部深淋巴结。

二）常规分析内容

1. B 型超声

（1）大小：

① 正常：腮腺解剖值长约 5.0 cm，宽 3～3.5 cm，厚 2.0～2.5 cm。因超声检查难以显示完整腮腺，超声测值尚无定论。一般在显示腮腺导管长轴的切面测量腮腺厚度约 1.0 cm。颌下腺约为腮腺的一半大小，如核桃样，平均厚约 1.2 cm，宽约 2.2 cm。

② 增大：单侧涎腺增大，见于涎腺炎、涎腺肿瘤等；双侧涎腺弥漫性增大（主要是腮腺），见于涎腺良性肥大等。

（2）形态：

① 正常：腮腺切面不同，形态不同，纵切面可呈倒置金字塔形；颌下腺形态尚规则，纵切面形似果核。

② 异常：饱满，见于涎腺肥大等；不规则，见于涎腺较大的占位性病变。

（3）边界：

① 正常：较清晰，周围见线状强回声结缔组织囊。

② 异常：不清晰，向周围组织有浸润、粘连。见于涎腺恶性肿瘤。

（4）内部回声：

① 正常：呈均匀细密的中等回声，稍强于甲状腺回声。

② 异常：回声分布不均匀，多见低弱回声区。见于涎腺炎症、涎腺肿瘤等。

（5）导管：

① 正常：涎腺导管细窄，多显示不清。腮腺导管外径为 0.2～0.5 cm，颌下腺导管外径为 0.2～0.4 cm。

② 扩张：导管明显扩张增粗，显示清晰；或者导管局部扩张，呈囊状。见于涎腺炎症、涎石病等。

2. 多普勒超声——CDFI

（1）正常：血流信号较少，呈星点状散在分布。

（2）异常：血流信号增多。见于涎腺急、慢性炎症等。

三）特殊分析内容

1. 涎腺局灶性病变

（1）数目：单发或多发。多发者取体积最大者为代表予以详细描述。

（2）方位：病变位于腮腺或颌下腺的部位，上极或下极，浅部或深部。更直观的方法是在体表标志示意图上标示。

（3）大小：通过纵、横多切面扫查，选择最大切面测量，报告其长径与短径测值。

（4）形态：规则，类圆形或椭圆形等，见于涎腺良性肿瘤等；不规则，可呈分叶状或蟹足样等，见于涎腺恶性肿瘤等。

（5）包膜：有完整清晰线状强回声包膜，见于涎腺良性肿瘤等；无包膜或不完整包膜，见于较大的涎腺混合瘤以及涎腺恶性肿瘤等。

（6）边界：边界光滑、清晰，见于腺淋巴瘤等；边界模糊不清，见于涎腺炎性浸润区、涎腺恶性肿瘤等。

（7）内部回声：均匀低回声，见于良性肿块；不均匀回声，呈囊实混合性回声，见于脓肿形成、液化坏死或变性等。

（8）后方回声：增强，见于囊肿、脓肿形成、液化坏死或囊性化以及回声低弱的肿块等；衰减，甚至见声影，见于钙化、机化等。

（9）侧方声影：有明显的侧方声影，见于包膜较厚的肿块；无侧方声影，见于无包膜的肿块。

（10）内部以及周围血流：恶性肿块内血流的检出较为敏感，但是特异性不高。一般认为恶性肿块的血流方向杂乱，流速较高，阻力较低。良性肿块中，混合瘤可见"提篮样血流"，腺淋巴瘤中可见与淋巴结类似的"门样血流"。炎性浸润区内部血流信号稀少，周围血流信号丰富。囊肿内部无血流信号，囊壁上可见点状血流信号。

2. 颈部淋巴结

（1）正常：体积太小，多不能显示。

（2）急性炎性肿大：体积增大，形态规则，类圆形，境界尚清晰，内部回声低弱，有液化时可见无回声区；多发性淋巴结肿大时无融合现象；CDFI 示内部血流丰富，走向规则，分布均匀。可见于急性涎腺炎。

（3）慢性炎性肿大：体积不同程度增大，形态近椭圆形，内部结构清晰，皮质回声较低，髓质回声中等；多发性淋巴结肿大时无融合现象。可见于慢性涎腺炎。

（4）结核性肿大：体积增大，皮质不均匀增宽，髓质回声消失或变形，淋巴门偏离中心；形态饱满，长径（L）/短径（S）小于 2；多发性肿大淋巴结可相互融合；晚期肿大的淋巴结内可见寒性脓疡的无回声区。CDFI 示内部血流信号稀少，周围可见血流信号围绕。

（5）淋巴肿瘤性肿大：体积增大，以短径增加明显，形态饱满，近圆形，长径（L）/短径（S）小于 2；内部结构失常，早期回声均匀减低，皮质增宽，髓质回声消失，淋巴门偏离中心；晚期因坏死、出血等，回声不均匀，可呈囊实性；早期淋巴结可随探头的推挤而移动，晚期肿大淋巴结固定，探头推挤不移动；多个淋巴结粘连融合，呈分叶状团块；CDFI 示内部血流信号极为丰富，失去正常的血管分布与走向规律，呈不规则的树枝状或紊乱型；PWD 频谱分析 PSV 为 20～30 cm/s，RI 约 0.66，PI 约 1.27，均明显大于其他各种淋巴结疾病。

（6）转移性肿瘤性肿大：体积增大极为明显，以短径增加明显，形态饱满，近圆形，内部结构失常，早期皮质显著增宽，髓质回声消失，淋巴门偏离中心；后期由于转移肿瘤组织的浸润，使淋巴结回声增强，分布不均匀。约 75%的颈部淋巴结转移癌来自于头颈部肿瘤。肿大的淋巴结多位于颈内静脉区，表现为沿胸锁乳突肌周围分布；肿大淋巴结固定，探头推挤不移动；多个淋巴结粘连融合，呈分叶状团块。可见于涎腺恶性肿瘤等。

3. 探头加压扫查

观察探头加压局部有无压痛。正常一般无明显压痛，涎腺炎性浸润区可有明显压痛。

注意：注意探头加压的力度，避免患者出现严重不适；在检测肿块内血流时应避免探头压迫，以免丢失血流信息。

二、涎腺超声报告规范

一）报告内容

报告的内容包括临床信息以及超声信息，主体内容是超声表现与提示。

1. 超声表现

遵循超声表现描述的一般规范要求（见"总论"相关内容）。

报告必须给出涎腺的全面、详细的检测内容，主要包括超声测值和声像图描述两大部分。其中，超声测值部分一般应记载双侧腮腺的厚度或颌下腺的长径和宽径；声像图描述部分应详细、客观记录超声所见，从涎腺的整体到局部，从 B 型超声到多普勒超声，主要包括大小、形态、内部回声以及血流等。

如果涎腺内有局灶性病变时，还应报告其大小、形态以及内部回声等；如果病变内部有血流并可提取频谱，则应进一步提供频谱分析的测量值以及计算值；如果涎腺导管扩张，则应报告其内径。

2. 超声提示

遵循超声提示的一般规范要求(见“总论”相关内容)。

需要提醒的是，报告必须给出双侧涎腺的评价。病变是发生在左侧或是右侧一定要明确，不能混淆。

3. 超声图像选择

报告还应常规附有1～4幅超声图像。报告所选图像应与超声提示相配合，首先选择反映病情的图像。病变较多时，选择相对严重病变的图像。检查结果正常时，则选择双侧涎腺的基本图像。

二）报告格式

涎腺超声检查报告格式示例见表11。

表11 涎腺超声检查报告单

××××医院			
超声检查报告单			
姓名：	**性别：**	**年龄：**	**超声号：**
科别/病区：	**床号：**	**门诊/住院号：**	**临床诊断：**
检查类别：	**仪器：**		**检查状况：**优　一般　差
检查部位：腮腺			
代表图像：常规1～4幅 涎腺图1			
超声表现： 超声测值：左侧腮腺厚度约1.0 cm，右侧腮腺厚度约0.9 cm。 B型超声：双侧腮腺对称，境界清晰，回声均匀，未见导管扩张。 CDFI：双侧腮腺内血流稀少，仅见点状血流信号。			
超声提示：双侧腮腺未见异常			
检查医生：	**报告医生：**		**检查时间：**
备注：超声报告仅供临床医生参考！			

三）信息储存

遵循超声信息储存的一般规范要求(见“总论”相关内容)。需要特别提示的是图像资料的采集与保存。

涎腺应常规储存的基本图像资料：

(1) 双侧涎腺的最大切面灰阶声像图。

(2) 双侧涎腺的CDFI声像图。

以上图像可以合二为一，左、右涎腺各留一幅图像即可。

除了留取必要的基本切面图像，阳性结果都要有图像记录。占位性病变除了有B超灰阶图外，还必须保存其CDFI血流图。病变内部有血流时，还要提取血流的PWD频谱图。

超声图像多留不限！

第三节　正常涎腺超声报告示范

一、腮腺

一）超声表现

1. B型超声

(1) 大小：双侧腮腺对称，上下长约 6 cm，上宽为 3～4 cm，最厚约 1 cm。

(2) 形态：切面形态不固定。纵切面形似倒置金字塔。

(3) 边界：尚清晰，可见较薄的结缔组织囊回声。

(4) 内部回声：呈均匀细密的中等回声，稍强于甲状腺回声(涎腺图 1)。

(5) 导管：在腮腺内有时可见纤细的导管回声。

2. 多普勒超声

CDFI：腮腺内见少量血流信号，呈散在点状。

3. 其他

在腮腺周围及其内部可见较小的低回声淋巴结。

二）超声提示

1+2　提示：双侧腮腺未见异常

二、颌下腺

一）超声表现

1. B型超声

(1) 大小：双侧颌下腺对称，大小约为腮腺的一半，如核桃，平均厚约 1.2 cm，宽约 2.2 cm。

(2) 形态：规则，纵切面形似果核。

(3) 边界：比腮腺清晰，可见较厚的结缔组织囊回声。

(4) 内部回声：呈均匀的中等回声，较周围软组织回声稍强(涎腺图 2)。

(5) 导管：一般不显示。

2. 多普勒超声

CDFI：有时可见颌下腺浅部内面部静脉血流信号。

二）超声提示

1+2　提示：双侧颌下腺未见异常

第四节　涎腺常见病超声报告示范

一、涎腺良性肥大(Sraladenosis)

一）超声表现

1. B型超声

(1) 涎腺渐进性弥漫性增大，可单侧或双侧。多发于腮腺(涎腺图 3)。

(2) 涎腺形态较饱满，外形尚规则。

(3) 涎腺内部回声呈均匀低回声，无异常回声团块。少数可稍强。

(4) 涎腺导管走行正常。

2. 多普勒超声

CDFI:涎腺内血流未见明显改变。

3. 其他

涎腺区探头加压无压痛。

二) 超声提示

1+2+3+临床表现(涎腺均匀性增大,并且没有疼痛等不适症状) **提示:涎腺弥漫性增大,符合涎腺良性肥大**

注意:涎腺良性肥大需与涎腺炎相鉴别。

二、急性涎腺炎(Acute Sialadenitis)

一) 超声表现

1. B型超声

(1) 单侧涎腺增大(涎腺图4、5)。多发于腮腺。

(2) 涎腺形态较饱满,边界光滑整齐,内部回声一般为均匀低回声。

(3) 病情继续发展则可见涎腺内不规则的边界尚清晰的无回声区(涎腺图4)。

2. 多普勒超声

CDFI:腺体内血流信号弥漫性增多。

3. 其他

(1) 患侧涎腺局部探头压痛明显。

(2) 消炎治疗后患侧涎腺回声渐次恢复正常。

二) 超声提示

1+2+3+临床表现(涎腺局部疼痛,挤压腮腺导管口可见黏稠样液体流出,高热、血细胞增高等急性感染症状) **提示:涎腺增大,符合急性涎腺炎**

+1(3) 提示:伴有脓肿形成

三、慢性涎腺炎(Chronic Sialadenitis)

一) 超声表现

1. B型超声

(1) 多为单侧涎腺增大。

(2) 增大的涎腺边缘可稍模糊,外形可不规则;内部回声稍低,增粗欠均,有时可见散在的条索状强回声和呈囊状扩张的腺管。

2. 多普勒超声

CDFI:增大腺体内血流信号弥漫性增多。

3. 其他

(1) 患侧涎腺局部可有探头压痛。

(2) 患侧涎腺内可见导管扩张,内有强回声团块。

(3) 增大涎腺周围及其内部可见淋巴结增大。

二) 超声提示

1+2+3(1)+临床表现(急性涎腺炎病史、涎腺局部反复胀痛、口干口臭等) **提示:涎腺增大,符合慢性涎腺炎**

+3(2)　提示:伴有导管结石形成

+3(3)　提示:伴有周围及其内部淋巴结肿大

注意:腮腺内部淋巴结肿大需与肿瘤相鉴别。

四、涎石病(Sialolitmiasis)

一)超声表现

1. B型超声

(1) 涎腺回声正常,或有慢性炎症性表现(见相关内容)。

(2) 病灶多发于颌下腺。单侧涎腺或其导管内见点状、条状或团块状强回声,大小可由沙粒样到2.0 cm不等,其后方伴有声影。

(3) 病灶近端腺管扩张。

2. 多普勒超声

CDFI:腺体内血流信号可增加。

3. 其他

患侧涎腺局部可有探头压痛。

二)超声提示

1(2)(3)+3+临床表现(涎腺区局部疼痛、进食后加重、触及硬块等)　**提示:涎腺内强回声病灶伴声影,符合涎石病**

+1(3)　提示:伴有腺管扩张

+1(1)+2　提示:伴有慢性涎腺炎

五、腮腺囊肿(Protid Cyst)

一)超声表现

1. B型超声

(1) 腮腺内见局灶性病灶。

(2) 病灶呈无回声区,形态规则,类圆形;囊壁光滑完整,边界清晰;内部透声好;后壁及后方回声增强。

2. 多普勒超声

CDFI:病灶内无血流信号,探头挤压振荡后可见闪彩伪像。

二)超声提示

1+2+临床表现(腮腺无痛性肿块、形态规则、质软、进展缓慢等)　**提示:腮腺囊肿**

六、涎腺混合瘤(Mixed Tumor)[又称:涎腺多形性腺瘤(Pleomorphic Adenoma)]

一)超声表现

1. B型超声

(1) 患侧涎腺局限性增大,内见局灶性病变(涎腺图6、7)。多发于腮腺的浅叶。

(2) 病灶形态多规则,类圆形;周边见包膜,界限清晰;内部为均匀低回声,低于周围正常腺体回声;后方回声无明显增强或衰减。

(3) 病灶较大时,形态可呈分叶状;内部回声不均匀,可见强回声、无回声及分隔等。

2. 多普勒超声

(1) CDFI:病灶边缘见丰富血流信号,呈环状或提篮样;内部血流信号不丰富。

(2) PWD频谱:PSV小于60 cm/s,RI约0.61。

二）超声提示

1＋2＋临床表现（多见于女性，一般无明显不适，肿块生长缓慢、境界清、活动度好等） **提示：涎腺实性占位性病变，混合瘤可能**

注意：涎腺混合瘤需与涎腺其他肿瘤相鉴别。

七、腺淋巴瘤（Adenolymphoma）

一）超声表现

1. *B型超声*

（1）单侧涎腺局限性增大，内见病灶。几乎都发于腮腺，可呈多灶性。

（2）病灶一般不大，直径多在3.0cm以内；形态规则，呈类圆形；包膜较薄，边界清楚；内部回声低弱，可近似无回声，内见多个分隔，常呈筛状或网络状；后壁及后方回声增强显著。

2. *多普勒超声*

CDFI：病灶血流信号丰富，呈“门样”进入内部。

二）超声提示

1＋2＋临床表现（见于男性、无痛性肿块、肿块生长缓慢等） **提示：涎腺实性占位性病变，涎腺腺淋巴瘤可能**

涎腺肿块的良恶性诊断困难时可行超声引导下肿块穿刺活检，以明确诊断。

八、黏液表皮样癌（Mucus Dermoid Cancer）

一）超声表现

1. *B型超声*

（1）多发于腮腺。患侧腮腺局限性增大，内见局灶性病变。

（2）高分化型：病灶一般较小，多为2.0～3.0 cm；形态尚规则，边界尚清晰；内部呈均匀低回声，后方回声可增强。

（3）低分化型：病灶边界不规则，与周围组织界限不清；内部回声不均匀，可见不规则无回声区或絮状中强回声。

2. *多普勒超声*

（1）CDFI：病灶内血流信号丰富，分布紊乱。

（2）PWD频谱：病灶内可提取高速动脉血流，PSV大于60 cm/s。

3. *其他*

（1）可见颈部邻近淋巴结肿大表现（见相关内容）。

（2）可见周围骨组织受浸润，骨表面强回声带局部减弱、中断，可呈虫蚀样。

二）超声提示

1(1)(2)＋2＋临床表现（见于女性，肿块生长快、无痛性增大等） **提示：涎腺实性占位性病变，高分化型涎腺黏液表皮样癌可能**

1(1)(3)＋2＋临床表现（见于女性，肿块生长快、无痛性增大等） **提示：涎腺实性占位性病变，低分化型涎腺黏液表皮样癌可能**

＋3(1)　提示：伴有颈部淋巴结肿大

＋3(2)　提示：伴有周围骨组织转移

注意：涎腺黏液表皮样癌需与涎腺混合瘤等相鉴别。

九、腺样囊腺癌(Adenoid Cystic Carcinoma)

一）超声表现

1. B型超声

(1) 单侧涎腺局限性增大，内见病灶(涎腺图8)。

(2) 早期：病灶形态规则，边界较清，内部均匀低回声，后壁、后方回声可增强。

(3) 后期：病灶较大，形态不规则，边界不清，内部回声不均匀。

2. 多普勒超声

CDFI：部分病灶血流信号稍多，分布杂乱。

3. 其他

(1) 可见病灶沿周围组织间隙向周围浸润扩展。

(2) 可见颈部邻近淋巴结肿大表现(见相关内容)。

(3) 周围血管腔内可见低回声团块。

二）超声提示

1+2+临床表现(肿块生长缓慢，但是具有浸润性生长的显著特点，极易浸润面神经，导致疼痛、皮肤麻木、面瘫等症状)　**提示：涎腺实性占位性病变，涎腺腺样囊腺癌可能**

+3(1)　提示：伴有周围组织浸润

+3(2)　提示：伴有颈部淋巴结肿大

+3(3)　提示：伴有周围血管癌栓形成可能

注意：涎腺腺样囊腺癌需与涎腺其他良恶性肿瘤相鉴别。

(杨益虎)

附录：

超声检查规范与质量控制(试行)·涎腺
(新疆超声诊断质量控制中心)

【检查方法】

涎腺检查前无需特殊准备，如毛发或胡须较多干扰超声穿透时，需在检查前剃除。体位宜仰卧位，应用7.5～10 MHz线阵探头直接行纵、横、斜切面检查涎腺。

【检查内容】

1. 涎腺肿大或萎缩(涎腺内如有结节，应检查位于左叶或右叶、是单发或多发。)
2. 涎腺结节是囊性或实性。
3. 涎腺结节的边界是否光滑，包膜是否完整，内部回声是强或弱，有无钙化结节。
4. 颈部是否有肿大的淋巴结。
5. 如有彩色多普勒超声仪，还应观察血流，供临床参考。
6. 涎腺内导管状态：有无扩张，走行是否正常，导管内有无异常回声。

【注意事项】

1. 检查涎腺时探头应轻放于皮肤上，不宜加压，以免改变肿块形态、位置等，特别是检查肿块内血流时，加压会影响小血管显示。
2. 检查时应注意对两侧腺体的检查与比较，注意对比原则，可提高其诊断符合率。
3. 检查时，除腺体和导管本身外，还应注意相邻动脉、肌肉、骨骼等的状态。
4. 舌下腺位置较深，正常舌下腺超声不易显示，当增大或发生肿瘤时，超声才易发现。正常左、右舌下腺可以连接在一起，呈马蹄形。

第四章　甲状腺超声诊查规范

第一节　甲状腺超声检查规范

一、仪器设施方面规范

1. 超声诊断仪

甲状腺位置较浅表，因此甲状腺超声检查要求超声诊断仪具有较好的性能，配置高频线阵探头，有较高的分辨力和近场聚焦能力。一般要求探头频率为 7.5～12 MHz。对 5～7 MHz 的探头，需要配备水囊或超声耦合块等才能进行甲状腺的超声检查。

临床上甲状腺肿大较为常见，一般探头尺寸不足以显示甲状腺全貌，因此要求超声诊断仪具有双幅声像图显示功能，可以进行无缝拼接，显示甲状腺的最大长轴切面，以便进行较准确的测量。如果探头具有梯形或宽屏视野功能则更好，可以实现单幅较大视野显示肿大的甲状腺，提高甲状腺大小测量的准确性。

2. 配套设施

甲状腺超声检查对环境设施无特殊要求，符合常规要求即可(见“总论”相关章节)。可以配备一个低枕备用。

二、患者方面规范

1. 检查前

患者无需特殊准备。检查前请解开衣领，去除项链等颈部饰物并妥善收藏好。

2. 检查中

请患者遵照医嘱摆好体位，接受检查。检查中请保持平稳呼吸，尽量避免吞咽动作。必要时可遵医嘱保持短暂屏气或做吞咽动作。请患者积极配合医生，以较好地完成检查。

3. 检查后

一般情况下，患者稍候片刻即可取走超声报告单。对疑难病例以及介入性超声诊治等特殊情况，请遵医嘱按时取走超声报告单。请患者妥善保管好超声报告单，并携报告单前往临床医生处继续就诊。

三、医生方面规范

一）临床医生

1. 检查前

临床医生应掌握甲状腺超声检查适应证，正确合理应用超声检查，完整填写超声检查申请单，提供翔实准确的临床相关资料，包括患者主诉、病史、体格检查以及甲状腺功能化验等，特别是在触及甲状腺肿块时，应详细描写肿块的位置、大小、质地、活动度以及有无压痛等情况，还有临床初步的诊断意向，以供超声医生在进行超声分析时参考。

甲状腺超声检查适应证：

(1) 甲状腺弥漫性疾病：① 单纯性甲状腺肿；② 结节性甲状腺肿；③ 弥漫性甲状腺肿(Graves 病)；④ 亚急性甲状腺炎；⑤ 慢性淋巴细胞性甲状腺炎(桥本氏甲状腺炎)等。

(2) 甲状腺局限性疾病:① 甲状腺囊肿;② 甲状腺腺瘤;③ 甲状腺囊腺瘤;④ 甲状腺癌等。

(3) 介入性超声在甲状腺的应用:① 超声引导下甲状腺穿刺活检;② 超声引导下甲状腺囊肿抽吸硬化治疗等。

2. 检查后

临床医生应仔细阅读超声报告,正确理解,客观评价,结合临床其他信息作出合理的临床诊断。

二) 超声医生

1. 检查前

做好检查前的知识准备,熟悉甲状腺的解剖,掌握甲状腺的正常以及常见病变的超声表现,并了解甲状腺病变的主要临床表现等,为甲状腺的超声检查、诊断做好准备。

2. 检查中

(1) 核查:核对患者姓名,防止张冠李戴;核查检查手续是否齐全,有无登记编号,以便于资料的存储、查询等管理;了解患者病史及检查部位、目的、要求等,做到心中有数。

(2) 摆放体位:患者常规取仰卧位,平卧于检查床上,摆正头部,扬起下巴,充分暴露颈部。颈部较为短粗者,可于颈后垫一个低枕。如果单侧甲状腺肿块较大,可采取向健侧侧卧位或头向健侧转 45°,以便于检查。如果检查颈部侧方淋巴结,可请患者采取左侧或右侧卧位。另外,检查甲状腺也可采取坐位。总之,不拘泥于固定体位,以便于检查、患者舒适为宜。

(3) 仪器调节:切换高频浅表探头,选择检查部位"甲状腺"。根据实际显像情况,调节探头频率、图像深度、增益、焦点等功能按键或旋钮,以图像显示清晰、适于观察为宜。

(4) 扫查分析:一般按照先左后右的顺序进行。首先将探头横置于颈前部,在甲状软骨与胸骨上窝之间上下移动横切扫查,初步确定甲状腺的位置后,再将探头分别向右侧和左侧转动,从外上向内下斜向纵切扫查甲状腺两侧叶,并选择最大切面测量其长径,然后再横切扫查两侧叶以及峡部,并选择最大切面测量两侧叶的宽径、厚径以及峡部的厚径。如果发现峡部有锥状叶,需另外扫查测量。

注意事项:

颈部为患者较为敏感的部位,在检查甲状腺时探头应轻度接触皮肤,避免过度加压,使患者产生作呕欲吐等不适,影响到检查的顺利进行。

3. 检查后

(1) 记录、书写报告。描述检查所见,采集必要的、合适的图像,书写超声检查报告,要求准确、规范、翔实。

(2) 整理、存储资料。记录、整理全部检查信息,包括临床信息以及超声信息,归档保存。

(3) 对诊断不清的疑难病例可随访调查,进行分析总结。

第二节　甲状腺超声诊断规范

一、甲状腺超声分析规范

一) 超声分析基础

甲状腺位于颈前下部、气管前方、喉的两侧,平第 5、6、7 颈椎,一般腺体中心距胸骨上窝 5 cm,两侧叶上端达甲状软骨板中部。

甲状腺呈"H"状或蝶形,分为左、右两侧叶及其相连接的峡部。甲状腺表面有包膜,切面见有分隔的胶状组织。在每个分隔的小叶内含 20～40 个紧密排列的滤泡。

甲状腺血供较丰富,其动脉有来自颈外动脉的甲状腺上动脉以及由锁骨下动脉的甲状颈干发出的甲状腺下动脉。约 10%的人还有由主动脉弓发出的甲状腺最下动脉。

二）常规分析内容

一般先观察甲状腺B超灰阶声像图，再观察彩色多普勒显像(CDFI)，需要时再进一步进行脉冲多普勒(PWD)频谱分析。

1. 大小

甲状腺大小与患者的体重、年龄等相关，个体差异较大。由于甲状腺体积计算繁琐而且不够准确，在临床上通常通过测量甲状腺的不同径线来判断其是否肿大。

甲状腺径线测量方法：

侧叶长径：探头沿外上至内下的斜向扫查侧叶，微调探头位置，选择最大纵切面冻结，测量腺体最上端边缘至最下端边缘的距离。

侧叶宽径：探头横置于颈前部，上下平行移动，横切扫查甲状腺两侧叶，选择最大横切面冻结，通常位于甲状腺侧叶的中下部。测量腺体一侧边缘至对侧边缘的水平距离。

侧叶厚径：测量切面同宽径。测量腺体的前缘至后缘的垂直距离。

峡部厚径：探头横置于颈前部，上下平行移动，选择峡部最厚的切面冻结，测量峡部前缘至后缘的垂直距离。

因为侧叶长径与宽径的个体差异较大，难以横向比较，而侧叶厚径则是判断甲状腺是否肿大的重要指标。

如果甲状腺较大，超出探头扫查切面，难以完整显示，进而影响其径线的测量。最基本的解决方法是使用双幅切面显示模式，分两次显示甲状腺，然后进行图像的无缝拼接，或者打开探头的"梯形视野"或"宽屏视野"的功能，扩大探头扫查的视野，得到完整的甲状腺切面图像以完成测量。当然也可以换用尺寸较大的探头或凸阵探头。

(1) 正常：侧叶长径 4.0～5.5 cm，侧叶宽径 1.5～2.5 cm，侧叶厚径 1.5～2.0 cm，峡部厚径小于0.5 cm。

(2) 增大：侧叶厚径大于 2.0 cm 可疑为甲状腺增大，大于 2.5cm 则明确为甲状腺增大。见于各型甲状腺肿大或甲状腺占位性病变等。

(3) 缩小：各径线测值明显偏小，甚至缺失。见于慢性淋巴性甲状腺炎后期或甲状腺切除术后等。

2. 形态

(1) 正常：形态规则，左右对称。横切面呈蝴蝶形或哑铃形，左、右侧叶纵切面多呈椭圆形。

(2) 饱满：侧叶纵切面上、下极圆钝，切面增宽。见于甲状腺肿等。

(3) 不对称：局部切面增大变形，左右失去对称性。见于甲状腺单发肿瘤等。

(4) 不规则：切面变形，包膜广泛不平整。见于结节性甲状腺肿、甲状腺多发性肿瘤等。

3. 边界

(1) 正常：边界清晰，边缘见光滑完整的线状强回声包膜。

(2) 异常：不清晰，甲状腺与其接近的颈前肌等之间的间隙消失，呈弥漫性粘连。见于亚急性甲状腺炎等。

4. 内部回声

(1) 正常：呈细密的点状回声，分布均匀，回声强度稍高于胸锁乳突肌回声。

(2) 均匀性异常：

① 弥漫性不均匀。见于结节性甲状腺肿、桥本氏甲状腺炎等。

② 局部不均匀。见于甲状腺局灶占位性病变或急性、亚急性甲状腺炎等。

(3) 强度异常：

① 增强。见于钙化、机化等。

② 减低。见于急性、亚急性甲状腺炎、甲状腺功能减退、液化坏死、囊性变等。

5. 血管纹理

(1) 正常：较稀少，在上、下极以及前、后缘处可见动、静脉的条状无回声。

(2) 异常：血管扩张增粗，分支增多，内径大于0.2 cm，走行可扭曲。见于甲状腺肿、甲状腺功能亢进等。

6. CDFI

(1) 正常：甲状腺内血流信号较少，呈星点状或短条状散在分布。

(2) 增多：

① 弥漫性增多，散在分布，五彩闪烁，可融合成片，呈“火海征”。见于甲状腺功能亢进等；

② 局限性增多，呈“海岛征”或“火球征”。见于甲状腺功能亢进、甲状腺腺瘤、甲状腺癌等。

(3) 减少：甲状腺内血流信号显著减少。见于甲状腺功能减退或甲状腺炎炎性浸润区内等。

7. PWD 频谱

(1) 正常：甲状腺上动脉频谱较易提取，峰值流速(PSV)为20～40 cm/s，舒张末期流速(EDV)为10～15 cm/s，阻力指数(RI)为0.5～0.7。

(2) 流速增加：甲状腺上动脉呈高速低阻频谱，PSV 大于 70 cm/s，甚至可达 200 cm/s，EDV 可达 45 cm/s。见于甲状腺功能亢进、甲状腺腺瘤、甲状腺癌等。

(3) 流速减少：动脉频谱多难以提取，PSV 小于 20 cm/s。见于甲状腺功能减退等。

三）特殊分析内容

如果需要时应进一步观察分析特殊内容。

1. 甲状腺局灶性病变

(1) 数目：单发或多发。多发者取体积最大者为代表予以详细描述。

(2) 方位：首先说明其位于甲状腺左侧叶、右侧叶或峡部，再进一步说明其具体位置，位于侧叶的上极、中极、下极。更直观的方法是在体表标志示意图上标示。

(3) 大小：通过纵、横多切面扫查，选择最大切面测量，报告其纵向径(长径)与横向径(短径)测值。

(4) 形态：规则，类圆形或椭圆形等，见于甲状腺腺瘤等；不规则，可呈分叶状或蟹足样等，见于甲状腺癌等。

(5) 包膜：有完整清晰线状强回声包膜，见于甲状腺腺瘤等；无包膜或不完整包膜(假包膜)，见于甲状腺结节或癌等。

(6) 边界：边界光滑、清晰，周围可见“晕环征”，见于腺瘤等；边界模糊不清，见于甲状腺炎性浸润区、结节或癌等。

(7) 内部回声：均匀低回声，见于良性肿块；不均匀回声，散在或簇状分布点状钙化强回声，多见于恶性肿块；规则的无回声区，见于囊肿；不规则无回声区，见于脓肿形成、液化坏死或囊性化等。

(8) 后方回声：无改变，见于结节、腺瘤等；增强，见于囊肿、脓肿形成、液化坏死或囊性化等；衰减，甚至见声影，见于钙化、机化等。

(9) 侧方声影：有明显的侧方声影，见于包膜较厚的肿块；无侧方声影，见于无包膜的肿块。

(10) 内部以及周围血流：恶性肿块内血流的检出较为敏感，但是特异性不高。一般认为恶性肿块的血流方向杂乱，流速较高，阻力较低；结节血流相对较少检出；炎性浸润区内部血流稀少，周围血流丰富；腺瘤内部及周围均可见较丰富的血流。

2. 探头加压扫查

观察探头加压局部有无压痛。

(1) 正常：一般无明显压痛。

(2) 异常：甲状腺炎炎性浸润区可有明显压痛。

注意探头加压的力度，避免患者出现严重不适。在检测肿块内血流时应避免探头压迫，以免丢失血流信息。

3. 动态检查

必要时嘱病人做吞咽动作以观察甲状腺的上下活动范围，以及肿块与甲状腺活动的同步性等。

4. 颈部淋巴结

检查颈部是否有肿大的淋巴结。如果发现颈部淋巴结肿大，应注意是否与甲状腺病变相关。

二、甲状腺超声报告规范

一）报告内容

报告的内容包括临床信息以及超声信息，主体内容是超声表现，核心内容是超声提示。

1. 超声表现

遵循超声表现描述的一般规范要求(见“总论”相关内容)。

报告必须给出甲状腺的全面、详细的检测内容，主要包括超声测值和声像图描述两大部分。其中，超声测值部分一般应记载双侧甲状腺左、右侧叶的长径、宽径、厚径以及峡部的厚径；声像图描述部分应详细、客观记录超声所见，从甲状腺的整体外观到局部，从B型超声到多普勒超声，主要包括大小、形态、内部回声以及血流等。

如果甲状腺内有局灶性病变时，还应报告其位置、大小、形态以及内部回声等；如果病变内部有血流并可提取频谱，则应进一步提供频谱分析的测量值以及计算值。

2. 超声提示

遵循超声提示的一般规范要求(见“总论”相关内容)。

对甲状腺内部回声不均而未见明显肿块者，提示“甲状腺弥漫性病变”。

对甲状腺体积增大而原因不明者，提示“甲状腺增大”。

对甲状腺肿块性质不明者，以“甲状腺占位性病变”统称之。

以上种种情况均可建议结合临床分析或进一步检查，以明确诊断。

需要提醒的是，甲状腺局灶性病变是发生在左侧叶、右侧叶或是峡部一定要报告明确，不能混淆。

3. 超声图像选择

为了更加直观、准确地反映超声所见，报告还应常规附有1～4幅超声图像。报告所选图像应显示清晰，标注齐全，与超声提示相配合，首先选择反映病情的图像。病变较多时，选择相对严重病变的图像。检查结果正常时，则选择甲状腺的基本图像。

二）报告格式

甲状腺超声检查报告格式示例见表12。

表12 甲状腺超声检查报告单

<table>
<tr><td colspan="4">××××医院</td></tr>
<tr><td colspan="4">超声检查报告单</td></tr>
<tr><td>姓名：</td><td>性别：</td><td>年龄：</td><td>超声号：</td></tr>
<tr><td>科别/病区：</td><td>床号：</td><td>门诊/住院号：</td><td>临床诊断：</td></tr>
<tr><td>检查类别：</td><td colspan="2">仪器：</td><td>检查状况：优　一般　差</td></tr>
<tr><td colspan="4">检查部位：甲状腺</td></tr>
<tr><td colspan="2">代表图像：常规1～4幅

甲状腺图1</td><td colspan="2">

甲状腺图2</td></tr>
</table>

续　表

超声表现： 超声测值：甲状腺左侧叶长 4.4 cm，宽 1.6 cm，厚 1.5 cm； 右侧叶长 4.5 cm，宽 1.5 cm，厚 1.5 cm； 峡部厚 0.3 cm。 B 型超声：甲状腺大小、形态正常，边界清晰，内部呈细密的中等回声，分布均匀。 CDFI：甲状腺内见稀疏的点状、条状血流信号。
超声提示：甲状腺未见异常
检查医生：　　　　报告医生：　　　　检查时间：
备注：超声报告仅供临床医生参考！

三）信息储存

遵循超声信息储存的一般规范要求（见“总论”相关内容）。需要特别提示的是图像资料的采集与保存。因为图像是诊断的重要依据，是分析讨论的基础。

甲状腺应常规储存的基本图像资料：

（1）甲状腺左、右侧叶最大纵切面 B 超声像图（甲状腺图 2）。于此切面测量甲状腺左、右侧叶长径。

（2）甲状腺左、右侧叶最大纵切面 CDFI 声像图。

（3）甲状腺经峡部最厚横切面 B 超声像图（甲状腺图 1）。于此切面测量甲状腺峡部厚径。

（4）甲状腺侧叶最大横切面 B 超声像图。于此切面测量甲状腺左、右侧叶的宽径、厚径。

除了留取必要的基本切面图像，阳性结果都要有图像记录。占位性病变除了有 B 超灰阶声像图外，还必须保存其 CDFI 声像图。病变内部有血流时，还要提取血流的 PWD 频谱图。

超声图像多留不限！

第三节　正常甲状腺超声报告示范

一、超声表现

1. *B 型超声*

（1）大小：左、右侧叶长径为 4～5.5 cm，宽径为 1.6～2.5 cm，厚径为 1.3～1.5 cm；峡部厚径小于 0.5 cm。

（2）形态：规则，左、右侧叶基本对称。横切面呈蝴蝶形或哑铃形（甲状腺图 1），左、右侧叶纵切面多呈椭圆形。

（3）边界：清晰，见光滑完整的线状强回声包膜。

（4）内部回声：呈细密的点状回声，分布均匀，回声强度稍高于肌肉回声。

（5）血管纹理：较稀少，在上、下极以及前、后缘处可见动、静脉的条状无回声。

2. *多普勒超声*

（1）CDFI：甲状腺内血流信号较少，呈星点状或短条状散在分布（甲状腺图 2）。

（2）PWD 频谱：甲状腺上动脉频谱较易提取，峰值流速（PSV）为 20～40 cm/s，舒张末期流速（EDV）为 10～15 cm/s，阻力指数（RI）为 0.5～0.7。

二、超声提示

1+2　提示：甲状腺未见异常

第四节 甲状腺常见病超声报告示范

一、单纯性甲状腺肿(Simple Thyrocele)[又称:胶样甲状腺肿(Colloid Thyrocele)]

一)超声表现

1. B型超声

(1) 甲状腺不同程度对称性均匀性增大,可达正常的3～10倍。

(2) 甲状腺形态饱满,外形规则(甲状腺图3)。

(3) 甲状腺内部回声尚正常或稍增粗,少数可见边界模糊的低弱回声区。

(4) 甲状腺过度增大者可见无回声区以及强回声斑块等表现。

2. 多普勒超声

(1) CDFI:甲状腺内血流无明显改变,可见散在点状、条状血流信号。

(2) PWD频谱:甲状腺内动脉血流参数与正常相似,频带稍宽。

二)超声提示

1(1)(2)(3)+2(1)+临床表现(具有西北地区或山区等地方性,女性多于男性,多无显著全身症状,甲状腺功能正常或减低) **提示:甲状腺肿大,单纯性甲状腺肿可能**

注意: 单纯性甲状腺肿需与结节性甲状腺肿、弥漫性甲状腺肿等相鉴别。

二、结节性甲状腺肿(Nodular Goiter)[又称:腺瘤样甲状腺肿(Adenomatous Goiter)]

一)超声表现

1. B型超声

(1) 甲状腺不同程度、非对称性增大。

(2) 甲状腺外形不规则,表面不平整(甲状腺图4)。

(3) 甲状腺内部回声不均匀,其中散在分布多个局灶性病变。

(4) 病灶数目不一,大小不等,多无包膜,境界多不清,内部回声强弱不均,可见无回声区以及强回声斑块等表现。

2. 多普勒超声

(1) CDFI:甲状腺血流一般无明显改变。病灶周边可见血流束绕行,内部多无明显血流信号。较大的病灶内部可见少量点、条状血流信号。

(2) PWD频谱:甲状腺内动脉血流正常或流速稍增加,PSV多小于70cm/s。较大的病灶内部可提取高速湍流频谱。

二)超声提示

1(1)(3)(4)+2(1)+临床表现(多见于女性,病程长,甲状腺功能正常或亢进) **提示:甲状腺肿大伴局灶性病变,结节性甲状腺肿可能**

注意: 甲状腺增生性结节需与腺瘤、腺癌等相鉴别。鉴别诊断困难时可行超声引导下穿刺活检。

三、弥漫性甲状腺肿(Diffuse Goiter)[又称:甲状腺功能亢进(Hyperthyoidism)]

一)超声表现

1. B型超声

(1) 甲状腺弥漫性、均匀性、对称性增大,峡部也明显增厚。

(2) 甲状腺包膜规则，形态饱满，侧叶的上、下极圆钝。

(3) 甲状腺内部呈密集细小点状回声，低到中等强度，分布尚均匀或欠均匀。未经治疗者回声偏低，病程长以及反复发作者回声稍强。

(4) 甲状腺内血管扩张，分支增多，显示较清楚，内径可达 0.2cm。

(5) 甲状腺可达正常的 2～3 倍，严重者可压迫颈动脉鞘，使颈部血管移位。

2. 多普勒超声

(1) CDFI：甲状腺内血流信号极为丰富，散在分布，五彩缤纷，呈“火海征”(甲状腺图 5)或“海岛征”。

(2) PWD 频谱：甲状腺内动脉呈高速低阻频谱，严重者呈湍流频谱。PSV 大于 70 cm/s，甚至可达 200 cm/s，EDV 可达 45 cm/s。

二）超声提示

1(1)(2)(3)(4)＋2(1)(2)＋临床表现(多见于女性，具有突眼、心动过速、神经过敏、多汗、多食、体重减轻等症状，血检甲状腺功能 T_3、T_4 增高等)　**提示：甲状腺肿大，符合甲状腺功能亢进**

注意：弥漫性甲状腺肿与单纯性甲状腺肿、结节性甲状腺肿、桥本氏甲状腺炎等相鉴别。

四、甲状腺功能减退(Hypothyroidism)

一）超声表现

1. B 型超声

(1) 甲状腺体积缩小，边缘欠清或模糊不清。

(2) 甲状腺内部回声普遍减低，分布欠均匀(甲状腺图 6)，有时呈网络状改变，可见多个不规则的无回声区。

2. 多普勒超声

(1) CDFI：甲状腺内血流减少，部分可无明显血流信号显示。

(2) PWD 频谱：多难以提取动脉频谱。甲状腺上动脉 PSV 降低，小于 20cm/s。

二）超声提示

1(1)(2)＋2(1)(2)＋临床表现(具有基础代谢低下、血检甲状腺素 T_3、T_4 降低、促甲状腺素 TSH 增高等表现)　**提示：甲状腺体积缩小、回声减低，符合甲状腺功能减退**

五、急性甲状腺炎(Acute Thyroiditis)

一）超声表现

1. B 型超声

(1) 甲状腺弥漫性增大。

(2) 甲状腺内部回声减弱，分布不均匀。

(3) 甲状腺局部可见不规则无回声区，边界模糊，透声可较差。

2. 多普勒超声

CDFI：病变区周边血流信号稍丰富，内部血流信号稀少。

3. 其他

甲状腺区探头压痛明显。

二）超声提示

1(1)(2)＋2＋3＋临床表现(有发热、乏力、全身不适等感染的典型症状，血常规 WBC 升高等)　**提示：急性甲状腺炎**

　　＋1(3)　提示：伴有脓肿形成

六、亚急性甲状腺炎(Subacute Thyroiditis)

一）超声表现

1. B型超声

(1) 甲状腺多呈不对称性轻、中度增大。

(2) 甲状腺边界模糊。患侧甲状腺与其接近的颈前肌之间间隙可消失，呈轻度弥漫性粘连，表现为低回声带。

(3) 甲状腺内回声减低，分布不均匀，多呈片状或灶状低回声区，形态不规则，境界不清，可呈“冲洗过征”(甲状腺图7)。

(4) 部分患者可见颈部淋巴结肿大表现(见相关内容)。

2. 多普勒超声

CDFI：病变区内部血流信号稀少或轻度增加，周边未见明显血流束绕行。

3. 其他

(1) 甲状腺区探头压痛明显。

(2) 经激素治疗后甲状腺内部低回声区可缩小、消失。

二）超声提示

1(1)(2)(3)+2+3(1)(2)+临床表现(多见于女性，甲状腺局部肿痛，心率增快与体温升高程度不一致，之前有流感及病理性腮腺炎等病史) **提示：甲状腺片状低回声区，亚急性甲状腺炎可能**

+1(4) 提示：伴颈部淋巴结肿大

七、慢性淋巴细胞性甲状腺炎(Chronic Lymphadenoid Thyroiditis)

[又称：桥本氏甲状腺炎(Hashimoto's Thyroiditis)]

一）超声表现

1. B型超声

(1) 早期甲状腺呈弥漫性轻、中度增大，峡部增厚显著(甲状腺图8)，甲状腺横切面可呈矩形。晚期甲状腺可稍萎缩。

(2) 甲状腺表面光滑，轮廓清晰。

(3) 甲状腺回声多普遍减低，分布不均匀。随着病程进展，内部可见散在的条索状强回声，呈分隔状或网络状。

2. 多普勒超声

(1) CDFI：在早、中期伴有甲亢时甲状腺内血流信号丰富，可类似“火海征”；在晚期无甲亢或甲减时血流信号无增加或减少。

(2) PWD频谱：甲状腺内动脉多为低速血流，早期甲状腺上动脉血流流速轻度增加，但是仍低于原发性甲亢。

二）超声提示

1(1)(2)(3)+2(1)(2)+临床表现(见于35～55岁的女性，甲状腺质硬，免疫机制检查血甲状球蛋白抗体(TGAB)与甲状腺微粒体抗体(TMAB)增高等特异性表现，可伴有干燥综合征、系统性红斑狼疮等其他自身免疫性疾病) **提示：甲状腺回声减低、分布不均匀，慢性淋巴细胞性甲状腺炎可能**

注意：慢性淋巴细胞性甲状腺炎需与亚急性甲状腺炎、结节性甲状腺肿、甲状腺癌等相鉴别。鉴别困难时可行超声引导下穿刺活检，以明确诊断。

八、甲状腺囊肿(Thyroid Cyst)

一）超声表现

1. B型超声

(1) 甲状腺内见局灶性病变(甲状腺图 9)。

(2) 病灶呈囊状无回声区,囊壁完整、光滑,形态规则,多类圆形,内部透声较好,后壁及其后方回声增强。

2. 多普勒超声

CDFI:病灶囊壁有时可见点状血流信号,囊内无血流信号,较大者探头挤压振荡可诱发闪彩伪像。

二）超声提示

1(1)(2)+2　提示:甲状腺囊肿

九、甲状腺腺瘤(Adenoma)

一）超声表现

1. B型超声

(1) 甲状腺不大或局限性增大,其内见局灶性病变(甲状腺图 10),以单发为主,多发较少见。

(2) 病灶形态规则,多呈类圆形;有包膜,边界整齐,界限清晰;内部以弱回声多见,其次为中等、稍强回声;回声分布较均匀。

(3) 约 50%病灶伴有无回声区、强回声团块等表现。

(4) 病灶可伴有侧壁声影,周边多可见弱回声晕环,后方回声可增强。

(5) 病灶较大时颈总动脉及气管可见受压移位。

2. 多普勒超声

(1) CDFI:病灶周围可见丰富的血流信号,呈“彩环状”;内部血流信号多少不定,与其组织结构特点相关。

(2) PWD 频谱:病灶周围可提取高速动脉频谱;患侧甲状腺上动脉 PSV 高于健侧。

二）超声提示

1(1)(2)(4)+2(1)+临床表现(多见于女性患者,多无特殊症状,甲状腺肿块境界清、生长缓慢等)　**提示:甲状腺实性占位性病变,甲状腺腺瘤可能**

+1(3)　提示:伴有囊性化、钙化

注意: 甲状腺腺瘤需与增生性结节、腺癌等相鉴别。必要时可行超声引导下穿刺活检。

十、甲状腺囊腺瘤(Cystoadenoma)

一）超声表现

1. B型超声

(1) 甲状腺内见局灶性混合回声病变(甲状腺图 11)。

(2) 病灶单发,形态规则,有完整包膜,内部呈囊状无回声区,囊壁厚,壁上见乳头状或团块状突起。

2. 多普勒超声

CDFI:病灶周围血流信号较丰富,内部乳头部可见少量点状血流信号。

二）超声提示

1(1)(2)+2+临床表现(多无特殊症状,既往病史提示起病之初即为囊肿伴乳头的超声表现)　**提示:甲状腺囊实混合性占位性病变,甲状腺囊腺瘤可能**

十一、甲状腺癌(Thyroid Cancer)

一）超声表现

1. B型超声

(1) 甲状腺内局部回声异常，见局灶性病变。

(2) 病灶以单发为主，形态不规则，没有包膜或包膜不完整，境界不清，可向周围浸润，呈“锯齿状”或“蟹足状”，大小与恶性程度无关；内部多为低回声，分布多不均匀，可见散在或局灶细小的针尖状、沙粒状强回声点以及不规则的无回声区等（甲状腺图12）。

(3) 病灶后方可见衰减。

(4) 病灶较大时，其周围血管以及邻近甲状腺的颈总动脉、气管等可见受压移位。

2. 多普勒超声

(1) CDFI：病灶周围及其内部血流信号丰富，分布杂乱，可呈“彩球征”。

(2) PWD频谱：病灶周围及其内部可提取高速湍流频谱，PSV大于70 cm/s，RI多较低，可为0.4。

3. 其他

约半数在颈部可见增大的淋巴结，其外形多失去正常形态，短径(S)/长径(L)大于0.5，或者淋巴门消失，回声低弱。

二）超声提示

1(1)(2)(3)+2(1)(2)+3+临床表现（可有放射线治疗史，颈部肿块，病情发展快等） **提示：甲状腺实性占位性病变，甲状腺癌可能**

+3 提示：伴颈部淋巴结肿大

注意：甲状腺癌需与增生性结节、腺瘤、亚急性甲状腺炎等相鉴别。鉴别有困难时可行超声引导下穿刺活检，获得病理性诊断。

（杨益虎）

附录：

临床技术操作规范·超声医学分册·甲状腺
（中华医学会）

【适应证】

1. 甲状腺肿大或萎缩。
2. 鉴别甲状腺囊性或实性结节。
3. 鉴别单发或多发结节。
4. 协助临床鉴别良性与恶性结节。

【检查方法】

1. 仪器条件

选用7.5～10 MHz的高频线阵探头，直接进行检查。

2. 体位

一般取仰卧位，肩部垫一枕头，头稍后仰，充分暴露颈前及侧方。如检查颈侧方淋巴结时，可采取左侧或右侧卧位。

3. 方法

(1) 右叶矢状切面（纵切面）测量上下径及前后径。

(2) 右叶横切面（峡部水平）测量右叶横径。

(3) 峡部横切面(包括左、右叶)测量峡部前后径。

(4) 左叶矢状切面(纵切面)测量上下径及前后径。

(5) 左叶横切面(峡部水平)测量左叶横径。

【检查内容】

1. 甲状腺肿大或萎缩(正常参考值:长径 4.0～5.5 cm,横径 2.0～2.5 cm,前后径 1.0～1.5 cm,峡部前后径 0.4 cm)。
2. 甲状腺内如有结节,应检查位于左叶或右叶,是单发或多发。
3. 甲状腺结节是囊性或实性。
4. 甲状腺结节的边界是否光滑、包膜是否完整,内部回声是强或弱,有无微粒样钙化。
5. 颈部是否有肿大的淋巴结。
6. 如有彩色多普勒超声仪,还应观察血流,供临床参考。

【注意事项】

1. 如颈部发现淋巴结肿大时,应注意是否来自同侧甲状腺病变。
2. 甲状腺峡部上方囊肿,应考虑甲状舌管囊肿,颈侧方的囊肿应考虑来自腮裂囊肿。

第五章　甲状旁腺超声诊查规范

第一节　甲状旁腺超声检查规范

一、仪器设施方面规范

1. 超声诊断仪

甲状旁腺位置较浅表，因此其超声检查要求超声诊断仪有较好的性能，特别是具有高频线阵探头，有较高的分辨力和近场聚焦能力。一般要求探头频率为 7.5～12 MHz。对颈脖粗壮、甲状腺肿大等患者，可适当降低探头频率。

2. 配套设施

甲状旁腺超声检查对环境设施无特殊要求，符合常规要求即可(见“总论”相关章节)。

二、患者方面规范

1. 检查前

一般患者无需特殊准备，检查前请解开衣领，去除项链等颈部饰物并妥善收藏好。

对甲状旁腺功能减退引起手足搐搦、精神失常的患者，在检查前应适当处理，保证检查能够顺利进行。

对甲状旁腺功能亢进引起骨质疏松的患者，应在床边或推车上进行检查，避免搬动患者而引起骨折。

2. 检查中

请患者遵照医嘱摆好体位，接受检查。检查中请保持平稳呼吸，尽量避免吞咽动作。必要时可遵医嘱保持短暂屏气或做吞咽动作。请患者积极配合医生，以较好地完成检查。

3. 检查后

一般情况下，患者稍候片刻即可取走超声报告单。对疑难病例以及介入性超声诊治等特殊情况，请遵医嘱按时取走超声报告单。请患者妥善保管好超声报告单，并携报告单前往临床医生处继续就诊。

三、医生方面规范

一）临床医生

1. 检查前

临床医生应掌握甲状旁腺超声检查适应证，正确合理应用超声检查，完整填写超声检查申请单，提供翔实准确的临床相关资料，包括患者主诉、病史、体格检查、血钙和血磷浓度化验等，特别是在触及颈部肿块时，应详细描写肿块的位置、大小、质地、活动度以及有无压痛等情况，还有临床初步的诊断意向，以供超声医生在进行超声分析时参考。

甲状旁腺超声检查适应证：

(1) 甲状旁腺增生。

(2) 甲状旁腺腺瘤。

（3）多发性内分泌腺瘤。

（4）甲状旁腺腺癌等。

2. 检查后

临床医生应仔细阅读超声报告，正确理解，客观评价，结合临床其他信息作出合理的临床诊断。

二）超声医生

1. 检查前

做好检查前的知识准备，熟悉甲状旁腺的解剖，掌握甲状旁腺的正常以及常见病变的超声表现，并了解甲状旁腺病变的主要临床表现等，为甲状旁腺的超声检查与诊断做好准备。

2. 检查中

（1）核查：核对患者姓名，防止张冠李戴；核查检查手续是否齐全，有无登记编号，以便于资料的存储、查询等管理；了解患者病史及检查部位、目的、要求等，做到心中有数。

（2）摆放体位：患者常规取仰卧位，抬高下巴或在颈部垫枕以使头略后仰，以充分暴露检查区。如果单侧颈部肿块较大，可采取向健侧侧卧位或头向健侧转45°，以便于检查。总之，不拘泥于固定体位，以便于检查、患者舒适为宜。

（3）仪器调节：切换高频浅表探头，选择检查部位"甲状旁腺"。根据实际显像情况，调节探头频率、图像深度、增益、焦点等功能按键或旋钮，以图像显示清晰、适于观察为宜。

（4）扫查分析：一般按照先左后右的顺序进行。首先将探头横置于颈前部，在甲状软骨与胸骨上窝之间上下移动横切扫查，在初步确定甲状腺的位置后，再分别纵切、横切扫查两个侧叶。以甲状腺为透声窗，在两侧叶的后上方以及后下方观察甲状旁腺。注意双侧对比。

如果没有发现甲状旁腺，还需扩大扫查范围，排除甲状旁腺异位的可能。上甲状旁腺可异位于气管与甲状腺之间，下甲状旁腺可异位于颈侧、胸骨上窝以及胸骨后方等。

注意事项：

颈部为患者较敏感的部位，在检查甲状旁腺时探头应轻度接触皮肤，避免过度加压，使患者产生作呕欲吐等不适，影响到检查的顺利进行。

3. 检查后

（1）记录、书写报告。描述检查所见，采集必要的、合适的图像，书写超声检查报告，要求准确、规范、翔实。

（2）整理、存储资料。记录、整理全部检查信息，包括临床信息以及超声信息，归档保存。

（3）对诊断不清的疑难病例可随访调查，进行分析总结。

第二节　甲状旁腺超声诊断规范

一、甲状旁腺超声分析规范

一）超声分析基础

甲状旁腺位于甲状腺两侧叶的背面，其前方为甲状腺，后方为颈长肌，内侧为气管以及食管，外侧为颈总动脉。

甲状旁腺左、右各有一对，共计4个。位于甲状腺上极的多呈平饼形或树叶形，位于甲状腺下极的多呈类圆形或泪珠形。

二）常规分析内容

1. *B型超声*

(1) 大小：

① 正常：约0.5 cm×0.3 cm×0.1 cm。体积较小，多难以显示、观察。

② 增大：单个甲状旁腺增大，超过0.5 cm，大者可达4.5 cm。见于甲状旁腺腺瘤等；多个甲状旁腺不同程度增大，可清晰显示。见于甲状旁腺增生。

(2) 形态：

① 正常：规则，多呈类圆形。

② 异常：不规则，呈分叶状。见于甲状旁腺腺癌等。

(3) 边界：

① 正常：清晰，见光滑完整的线状强回声包膜。

② 异常：不清晰，向周围组织浸润。见于甲状旁腺腺癌。

(4) 内部回声：

① 正常：呈均匀的低回声，与甲状腺回声接近或稍低。

② 异常：回声强弱不等，分布不均匀，可见出血、囊性化、钙化等表现。见于甲状旁腺腺瘤、甲状旁腺腺癌等。

2. *多普勒超声*

(1) CDFI：

① 正常：无明显血流。

② 异常：血流增多，呈环绕或深入内部。见于甲状旁腺腺瘤、腺癌等。

(2) PWD频谱：

① 正常：不能提取频谱。

② 异常：可提取高速动脉频谱，PSV可达100 cm/s。见于较大的甲状旁腺腺瘤、腺癌等。

三）特殊分析内容

颈部淋巴结

(1) 正常：体积太小，不能显示。

(2) 异常：体积增大，其短径(S)/长径(L)之值大于0.5，单发或多发。见于甲状旁腺腺癌的患侧颈部。

二、甲状旁腺超声报告规范

一）报告内容

报告的内容包括临床信息以及超声信息，主体内容是超声表现与超声提示。

1. *超声表现*

正常甲状旁腺体积过小，回声与周围组织差异不大，难以显示观察。因此“超声表现”主要描述重要的“所未见”内容。

如果甲状旁腺有局灶性病变时，还应报告其位置、大小、形态以及内部回声等；如果病变内部有血流并可提取频谱，则应进一步提供频谱分析的测量值以及计算值。

2. *超声提示*

正常甲状旁腺难以显示观察，因此在颈前部甲状腺周围探查未见明显异常征象，即可提示甲状旁腺未见异常。

需要提醒的是，如果甲状旁腺有局灶性病变，则病变是发生在左侧或是右侧一定要报告明确，不能混淆。

3. 超声图像选择

为了更加直观、准确地反映超声所见，报告还应常规附有 1～4 幅超声图像。报告所选图像应显示清晰，标注齐全，与超声提示相配合，首先选择反映病情的图像。病变较多时，选择相对严重病变的图像。检查结果正常时，则选择甲状旁腺的基本图像。

二）报告格式

甲状旁腺超声检查报告格式示例见表 13。

表 13　甲状旁腺超声检查报告单

××××医院			
超声检查报告单			
姓名：	性别：	年龄：	超声号：
科别/病区：	床号：	门诊/住院号：	临床诊断：
检查类别：	仪器：		检查状况：优　一般　差
检查部位：甲状旁腺			
代表图像：常规 1～4 幅。 甲状腺图 1		甲状腺图 2	
超声表现： B 型超声：甲状腺左、右侧叶的深面以及周围未见异常征象。双侧颈部未见异常包块回声。			
超声提示：甲状旁腺区未见异常			
检查医生：	报告医生：	检查时间：	
备注：超声报告仅供临床医生参考！			

三）信息储存

遵循超声信息储存的一般规范要求（见“总论”相关内容）。需要特别提示的是图像资料的采集与保存。因为图像是诊断的重要依据，是分析讨论的基础，以备后用。

甲状旁腺应常规储存的基本图像资料：

（1）甲状腺左侧叶最大纵切面 B 超声像图。

（2）甲状腺右侧叶最大纵切面 B 超声像图。

除了留取必要的基本切面图像，阳性结果都要有图像记录。占位性病变除了有 B 超灰阶图外，还必须保存其 CDFI 血流图。病变内部有血流时还要提取血流的 PWD 频谱图。

超声图像多留不限！

第三节　正常甲状旁腺超声报告示范

一、超声表现

甲状旁腺计有 4 个，超声表现类似。

1. B 型超声

（1）大小：约 0.5 cm×0.3 cm×0.1 cm，如绿豆大小。

(2) 形态：规则，多呈类圆形。

(3) 边界：清晰，见光滑完整的线状强回声包膜。

(4) 内部回声：呈均匀的低回声，与甲状腺回声接近或稍低。

2. *多普勒超声*

CDFI：甲状旁腺内无明显血流信号。

二、超声提示

1+2　提示：甲状旁腺未见异常

注意：正常甲状旁腺体积过小，回声与周围组织差异不大，一般难以显示观察。因此在颈前部甲状腺周围探查未见明显异常征象，即可提示甲状旁腺未见异常。

第四节　甲状旁腺常见病超声报告示范

一、甲状旁腺增生(Hyperplasisa of Parathyroid Gland)

一）超声表现

1. *B型超声*

(1) 甲状旁腺不同程度增大，径线超过0.5 cm，呈双侧性、多发性(甲状旁腺图1,2)。

(2) 甲状旁腺形态较饱满，外形尚规则。

(3) 甲状旁腺内部回声呈均匀低回声(甲状旁腺图3)，少数可稍强。

2. *多普勒超声*

(1) CDFI:甲状旁腺内可见较丰富的血流信号。

(2) PWD频谱:一般难以提取频谱。

二）超声提示

1+2(1)+临床表现(可见于慢性肾功能衰竭、佝偻病、骨髓瘤等，有高血钙、低血磷、骨痛等甲状旁腺功能亢进表现)　**提示:甲状旁腺区多发性低回声，甲状旁腺增生可能**

注意:甲状旁腺增生需与甲状旁腺腺瘤、颈部肿大淋巴结等相鉴别。建议进一步完善检查，必要时可行超声引导下穿刺活检，以明确其病理性质。

二、甲状旁腺腺瘤(Parathyrocele)

一）超声表现

1. *B型超声*

(1) 单个甲状旁腺增大，内见局灶性病变。

(2) 病灶形态较规则，多为椭圆形，也可呈泪珠状。有完整包膜，边界光滑、整齐；内部为低回声，分布多均匀(甲状旁腺图4)；较大病灶内部可见无回声区及强回声点。

2. *多普勒超声*

(1) CDFI:病灶周边及内部血流信号丰富，呈环绕或深入内部。

(2) PWD频谱:病灶内部可提取高速动脉血流频谱，PSV可达100cm/s。

3. *其他*

患者做吞咽动作时，病灶可有移动性。

二）超声提示

1+2+临床表现（多见于40～60岁女性，甲状旁腺单发性增大，并且临床具有高血钙、低血磷、骨痛、骨质疏松等甲状旁腺功能亢进的表现）　**提示：甲状旁腺区实性占位性病变，甲状旁腺腺瘤可能**

注意：甲状旁腺腺瘤需与甲状旁腺增生、颈部肿大淋巴结等相鉴别。建议进一步完善检查，必要时可行超声引导下穿刺活检，以明确其病理性质。

三、甲状旁腺腺癌（Adenocarcinoma of Parathyroid Gland）

一）超声表现

1. B型超声

（1）单个甲状旁腺增大，内见局灶性病变。

（2）病灶体积较大，平均直径约2.4 cm；形态不规则，常呈分叶状；没有完整包膜，边界不清，常向周围组织浸润；内部为低回声，分布不均匀，常有强回声区以及无回声区。

2. 多普勒超声

（1）CDFI：病灶周边及内部血流信号丰富，呈环绕或深入内部。

（2）PWD频谱：病灶内部可提取高速动脉血流频谱。

3. 其他

（1）同侧颈部可见增大的淋巴结，其短径(S)/长径(L)大于0.5。

（2）同侧甲状腺或颈长肌等周围组织有受累及表现。

（3）动态观察病灶发展快，变化大。

二）超声提示

1+2+临床表现（甲状旁腺肿块，并有高血钙、低血磷、骨痛等甲状旁腺功能亢进的表现）　**提示：甲状旁腺区实性占位性病变，甲状旁腺腺癌可能**

+3(1)　提示：伴颈部淋巴结肿大

+3(2)　提示：伴同侧甲状腺或颈长肌等周围组织受累

建议进一步完善检查，必要时可行超声引导下穿刺活检，以明确其病理性质。

（杨益虎）

第六章　颈部动脉超声诊查规范

第一节　颈部动脉超声检查规范

一、仪器设施方面规范

1. 超声诊断仪

颈部动脉位置较浅表，因此其超声检查要求超声诊断仪具有较高的分辨力，通常选用高频线阵探头，一般要求探头频率为 5～10 MHz。对于椎动脉的探测，一般使用探头频率较颈动脉的稍低，常选用 5～7.5 MHz的探头。对于颈部较粗壮者，可适当降低探头频率，以获得较好效果。

另外，颈部动脉的超声检查还要求超声诊断仪具有高灵敏的血流检测能力以及强大的血流参数分析能力。

2. 配套设施

颈部动脉超声检查对于配套设施无特殊要求，常规只需配备一长条形小枕头，以用于检查时垫于患者颈后部，充分暴露检查部位。

二、患者方面规范

1. 检查前

患者无需特殊准备，检查前避免剧烈运动，解开衣领，去除项链等颈部饰物并妥善保管好。

2. 检查中

请患者遵照医嘱摆好体位，接受检查。检查中请保持平稳呼吸，尽量避免咳嗽、吞咽动作。请患者积极配合医生，以便较好地完成检查。

3. 检查后

一般情况下，患者稍候片刻即可取走超声报告单；对疑难病例，请遵医嘱按时取走超声报告单。请患者妥善保管好超声报告单，并携报告单前往临床医生处继续就诊。

三、医生方面规范

一）临床医生

1. 检查前

临床医生应掌握颈部动脉超声检查适应证，正确合理应用超声检查，完整填写超声检查申请单，提供翔实准确的临床相关资料，包括患者主诉、病史、颈部动脉听诊、血压、血脂化验等，还有临床初步的诊断意向，以供超声医生在进行超声分析时参考。

颈部动脉超声检查适应证：

(1) 颈部动脉硬化性闭塞症。

(2) 颈部动脉瘤(真性、假性、夹层)。

(3) 多发性大动脉炎。

(4) 颈动脉体瘤。

(5) 颈部动脉扭曲。

(6) 颈部动静脉瘘。

(7) 颈部动脉创伤。

(8) 颈部动脉变异。

(9) 椎动脉闭塞性疾病。

(10) 锁骨下动脉盗血综合征等。

2. 检查后

临床医生应仔细阅读超声报告，正确理解，客观评价，结合临床其他信息作出合理的临床诊断。

二）超声医生

1. 检查前

做好检查前的知识准备，熟悉颈部动脉的解剖，掌握正常颈部动脉及其常见病变的超声表现，并了解疾病的主要临床表现等，为颈部动脉的超声检查、诊断做好准备。

2. 检查中

(1) 核查：核对患者姓名，防止张冠李戴；核查检查手续是否齐全，有无登记编号，以便于资料的存储、查询等管理；了解患者病史及检查部位、目的、要求等，做到心中有数。

(2) 摆放体位：患者常规取仰卧位，平卧于检查床上，摆正头部，颈后垫枕，使头后仰，充分暴露检测部位。对于颈总动脉分叉水平较高者，可采取头部稍偏向对侧，以便于检查。总之，体位以便于检查、获得满意显像为宜。

(3) 仪器调节：切换高频浅表探头，选择检查部位“颈部动脉”。根据实际显像情况，调节探头频率、图像深度、增益、焦点等功能按键或旋钮，以图像显示清晰、适于观察为宜。

(4) 扫查分析：可按医生的检查习惯，先从左或右依次进行检查。检查时将探头置于锁骨上缘颈动脉根部，从颈总动脉近心端开始，探头沿血管走行，向头侧移动，尽可能检测到颈动脉的最高点。先取横切面依次向上滑行检测颈总动脉、颈内、颈外动脉，然后再行纵切面依次检测上述三条血管。检查时注意颈内动脉与颈外动脉的鉴别。

探测椎动脉时先显示颈总动脉的纵切面，然后将探头缓慢向外侧移动，显示相互平行颈椎的横突及后方声影，于相邻横突中间可见管道状无回声区，即为椎动脉椎间段，椎静脉位于椎动脉前方，两者血流方向相反。沿椎动脉向下探查可见椎动脉的颈段以及锁骨下动脉的椎动脉开口处，向上探查可见颅底横突孔。

注意事项：

① 检查过程中，避免探头过度加压，以免引起患者不适。

② 检查从近心端至远心端，先横切确定血管，再纵切探查。

③ 适当调节超声诊断仪，如速度范围、滤波器、彩色增益等。彩色增益调节适当，防止人为频带增宽；调整聚焦点位置到检查血管的深度；取样门置于血管中央，取样角度尽量与血流方向一致，两者夹角应校正小于 60°。这样频谱稳定，测值准确。

④ 患侧与健侧要对比检查。

3. 检查后

(1) 记录、书写报告。描述检查所见，采集必要的、合适的图像，书写超声检查报告，要求准确、规范、翔实。

(2) 整理、存储资料。记录、整理全部检查信息，包括临床信息以及超声信息，归档保存。

(3) 对诊断不清的疑难病例可随访调查，进行分析总结。

第二节 颈部动脉超声诊断规范

一、颈部动脉超声分析规范

一）超声分析基础

1. 颈部动脉解剖基础

颈部动脉始发于主动脉弓。左侧颈总动脉及锁骨下动脉直接起源于主动脉弓，右侧颈总动脉与锁骨下动脉则通过无名动脉（头臂干）与主动脉弓相连。

颈总动脉（CCA）于甲状软骨上缘水平分为颈内动脉和颈外动脉，该分叉处管腔膨大，解剖学上称为颈动脉窦，又称壶腹部。

颈内动脉（ICA）先在颈外动脉后外侧上行，以后位于其后内侧，并垂直上升达颅底，经颅内动脉管入颅。颈内动脉在颅外段无分支。

颈外动脉（ECA）初在颈内动脉内侧，后绕至其外侧。颈外动脉在颈部分支较多，有甲状腺上动脉、舌动脉、面动脉、颞浅动脉、枕动脉及上颌动脉等。

椎动脉（VA）为锁骨下动脉的最大分支。它起自锁骨下动脉第1段，上行穿过第6至第1颈椎横突孔后，经枕大孔进入颅腔。两侧椎动脉在桥延沟处合成一条基底动脉，沿途分支到脑干、小脑等。

2. 血流动力学基础知识

血流在心血管系统中流动所产生的一系列物理现象属于血流动力学范畴，它主要研究的是血流的压力、阻力及流量及其它们之间相互关系。心脏泵血是血液在血管系统中连续流动的动力源，但血液在流动过程中又受到血液与血管壁及血液成分之间的阻力的影响，其速度随传播距离的增加而降低。同时，管腔内径的变化及管腔形态的改变亦对血液的流动产生一系列的影响（颈部动脉图1、2）。

（1）层流：在直管中且低流速状态下，血流呈规律性的分层流动。在层流状态，流体质点（血流内红细胞群）以相同的方向做规则的分层流动，无横向交错运动。由于黏性摩擦力存在，流体在圆管腔内做稳定的层流流动时，各层流将出现速度梯度。如将管腔作一纵向剖面，将各流层最大速度连接为一曲线，血流的流速分布呈抛物线型。脉冲多普勒取样门范围内的局部流速，不代表整个管腔的平均流速。

（2）射流：在血管狭窄病变中，当内径狭窄超过50%以上时，血液至狭窄处阻力突然增加，此时在狭窄处内缘间产生一个高速血流束，其方向仍为单向，与狭窄面平行，即为射流。射流仍为层流性质。

（3）湍流：在血管狭窄病变中，当内径狭窄超过50%以上时，狭窄后可出现湍流。在湍流状态，流体的质点（血流的红细胞群）以多种方向和速度做无规则的运动。在同一横截面上，流速高低参差不齐。在纵向剖面上，流速分布呈不规则型或活塞型。

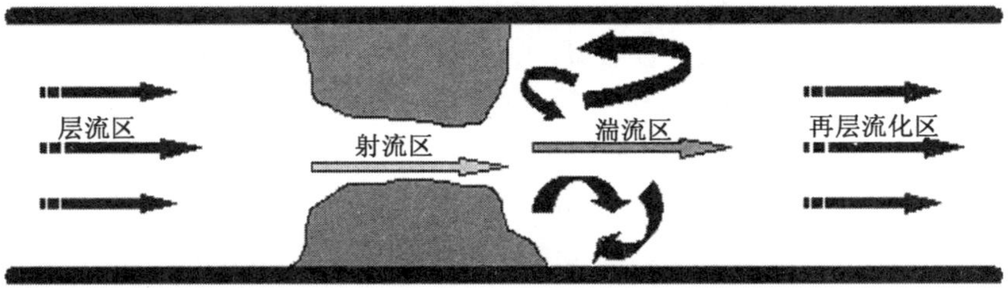

颈部动脉图1 血流动力学示意图(1)

（4）涡流：多见于血流由小管道进入突然扩大的管腔时产生，主要原因是在进入突然扩大的管腔内时，管壁对血液的摩擦力突然消失，使进入扩大管腔的血液流体的边缘血流速度突然增加，并带动周围死角内静止血液产生漩涡状流动。涡流区各点的流速及方向均不相同。常见的涡流多见于动脉瘤及管腔严重狭窄的后方。

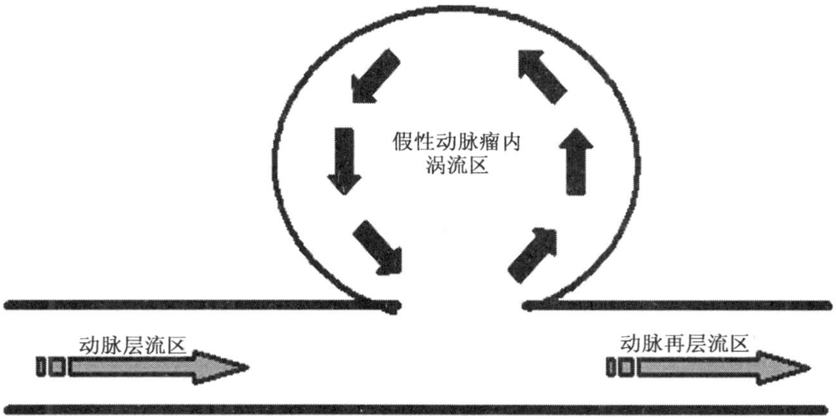

颈部动脉图 2 血流动力学示意图(2)

(5) 血管形态的异常对血流的影响：血液在走向平直的脉管系统中传播时，呈层流状态分布。但当先天或后天原因引起管腔走向突然发生改变时，血液在扭曲处由于离心力的作用，流体的层流状态发生改变，在扭曲处的远侧管壁处流速增加，而在近侧管壁处则流速降低，故彩色多普勒表现为远侧壁处色彩明亮，近侧壁处色彩暗淡。同时以扭曲的顶点为分界，血流方向相对于探头发生改变，表现为一侧为朝向探头的红色，另一侧为背离探头的蓝色。

二）常规分析内容

1. B 型超声

1）血管的走行

(1) 正常：左侧颈总动脉及锁骨下动脉直接起源于主动脉弓，右侧颈总动脉与锁骨下动脉则通过无名动脉(头臂干)与主动脉弓相连。在颈部两侧颈动脉鞘内上行。

颈总动脉一般与甲状软骨上缘水平分为颈内动脉和颈外动脉，颈外动脉初走行于颈内动脉内侧，后又绕至其外侧，并可见数条分支；颈内动脉先在颈外动脉后外侧上行，以后位于其后内侧，并垂直上升达颅底，在颅外段无分支。

椎动脉起自锁骨下动脉第一段，于前斜角肌与颈长肌之间上行约 4 cm，此为椎动脉的第 1 段即颈段。然后穿过颈椎的第 6 至第 1 横突孔上行入颅，为第 2 段即椎间段。

(2) 血管数目异常：

① 单支：仅见一侧颈部动脉，对侧相应解剖区域未探及同名动脉。为先天性，多见于椎动脉。单支动脉管径增宽，流速明显增加。

② 双支：亦属于先天性发育异常，为一侧解剖区域见两条同名的颈部动脉，其走向及血供等相一致。在颈部动脉中，以椎动脉多见。双支椎动脉多同时合并椎动脉的狭窄，对侧椎动脉代偿性增宽，流速加快。

③ 缺如：见前述“单支”，与单支相对应。一侧为单支时，对侧即为缺如。多见于椎动脉，于相对应解剖区域未探及椎动脉声像图，仅见椎静脉声像图走行于颈椎横突之间。

(3) 血管移位：

① 多见于颈部动脉周围占位性病变对动脉的压迫。如甲状腺腺瘤或癌可将颈总动脉往外侧推移；食管占位时，颈动脉亦可见外移；颈部转移性肿大淋巴结相互融合时，可推移邻近的颈总动脉向一侧移位。

② 颈动脉的移位亦可见于动脉本身的病变，如颈动脉体瘤，瘤体可将颈内、颈外动脉向两侧推移，颈总动脉分叉角度增大，颈内、外动脉间距增大。

③ 其他少见性病变，如颈部术后瘢痕收缩，也可牵拉造成颈部动脉移位。

(4) 血管扭曲：即颈部动脉走向迂曲。严重迂曲形成锐角者，称之为扭结。常见的扭曲形态可呈“C”、“S”、“V”、“U”、“Λ”形。颈部动脉的扭曲可见于颈总动脉、颈内动脉、颈外动脉，亦可见于椎动脉。

颈总动脉的扭曲以起始部最多见，多呈“C”形，扭曲范围较大时可呈“S”形；颈内、颈外动脉扭曲以起始部最多见，多呈“V”或“Λ”形，部分可呈“U”形；椎动脉的扭曲可见于起始部，亦可见于椎间段。椎动脉起始部的扭曲，一般以“C”或“S”形多见，而椎间段的扭曲以“V”或“Λ”形多见。

动脉扭曲的形态可能与动脉的解剖位置有关。颈总动脉及椎动脉起始部因其周围结缔组织较疏松，且范围较大，故发生扭曲以“C”或“S”形多见。而椎动脉椎间段的扭曲，由于相邻椎体横突间隙相对较小，且位置固定，故椎间段椎动脉发生扭曲时，其范围相对明显缩小，故仅呈“V”或“Λ”形。扭曲动脉的彩色多普勒表现有一定特异性，即以扭曲动脉的顶点为分界，呈红蓝各半的血流信号，扭曲段动脉内血流远侧壁流速可加快，靠近近侧壁则流速降低。

(5) 血管交通异常：动静脉之间见异常交通。见于先天性或后天性动静脉瘘。

2）血管壁

(1) 正常：颈部动脉管壁分为内、中、外 3 层，结构清晰。最内层为内膜层，呈稍强线状回声，连续、光滑；中间为肌层，呈稍宽低回声带；最外层为浆膜层，呈线状强回声，与周围结缔组织无法区分。

常规测量颈部动脉内膜—中膜的厚度(IMT)，正常小于 0.1 cm，颈总动脉分叉处小于 0.12 cm。

(2) 厚度异常：

① 局限性内膜增厚：多见于动脉粥样硬化。主要表现为局部动脉内膜毛糙、增厚，其上可见斑块形成。

② 局限性管壁增厚：可见于多发性大动脉炎。主要表现为受累动脉管壁正常结构消失，外膜与周围组织分界不清；管壁呈局限性增厚，为低回声或中强回声；管腔内可继发血栓。

③ 弥漫性管壁增厚：多见于多发性大动脉炎。主要表现为动脉管壁的弥漫性增厚，管腔呈向心性狭窄。

(3) 连续性异常：

① 内膜中断：即内膜破损，一般常见于夹层动脉瘤，在颈部动脉中相对较少见，多系动脉粥样硬化导致局部内膜破损所致。超声表现为病变段动脉扩张，动脉壁内膜局部破裂剥离，呈细线状回声，随血流而摆动。分离的内膜将血管分隔成真、假两腔。

② 管壁中断：见于假性动脉瘤形成。超声表现为动脉管壁局部全层中断，在动脉旁见一无回声或混合回声区，其与动脉管腔相通。

3）管腔

(1) 内径：一般取动脉中段横切面，于心脏收缩期时测量一侧内膜面至对侧内膜面的最大距离。

① 正常：一般从近心段到远心段由粗渐细。其中，颈总动脉内径约 0.6 cm，颈内动脉内径约 0.5 cm，颈外动脉内径约 0.4 cm，椎动脉内径约 0.35 cm。

② 全程扩张：动脉全程均匀扩张。见于动脉梗阻近段以及对侧动脉闭塞等。

③ 局部扩张：病变的动脉段呈梭形或囊状膨大的无回声区。瘤壁可伴有粥样硬化斑块，有的瘤腔可见附壁血栓。多见于动脉瘤等。

④ 全程狭窄：动脉管腔全程细窄，可为均匀性狭窄，也可为不均匀性狭窄。见于大动脉炎或发育异常等。

⑤ 局部狭窄：动脉管腔局部显著狭窄。狭窄度可以用内径狭窄率或面积狭窄率来评估。狭窄程度在 50%～70%为中度狭窄，70%以上为重度狭窄。狭窄程度大于 50%以上可产生显著的血流动力学改变。见于动脉硬化斑块或多发性大动脉炎、血栓形成等。

⑥ 闭塞：管腔内充满强回声团块或絮状低回声团块，类实体样，狭窄度为100%。多见于动脉粥样硬化性闭塞症或血栓性闭塞。

(2) 内部回声：

① 正常：正常管腔内为无回声，透声好。

② 云雾状回声：可见于两种情况：一是动脉血流流速明显降低时，管腔内缓慢流动的云雾状回声为血管腔内红细胞；另一种情况为增益调节过高导致的伪像，此时，适当降低增益，云雾状回声即可消失。

③ 斑块回声：内膜上斑块形成，突向管腔内。见“特殊分析内容”。

④ 血栓回声：管腔内血栓形成。见“特殊分析内容”。

⑤ 内置导管回声：多见于动脉粥样硬化性闭塞症，为改善颅内血供，而于狭窄动脉管腔内置管。表现为狭窄管腔内的细管状强回声，管壁明亮、纤细，管径均匀，内部透声好。

2. CDFI

1）血流位置

(1) 正常：血管内叠加显示彩色血流信号。彩流充盈饱满，既不溢出，也不缺损。在B型超声显示不清时，CDFI可帮助定位血管。

(2) 异常：彩色血流信号出现在异常位置。如彩色血流信号溢出血管之外，见于仪器性能不佳或速度标尺调节不当、假性动脉瘤等；彩色血流信号出现于动、静脉之间，见于动静脉瘘等。

2）血流方向

(1) 正常：CDFI以人工彩色编码方法显示血流，血流朝向探头显示为红色，血流背离探头显示为蓝色，血流方向紊乱显示为五彩杂色。正常颈部动脉为单向进颅血流，根据与探头的相对关系而显示相应色彩。

(2) 反流：血流方向异常，与正常相反，即逆流，多是由于先天或后天性因素导致的近端血管的闭塞所致。可持续显示反向色彩，也可间断出现反向色彩。如锁骨下动脉盗血综合征，可见同侧椎动脉逆流，其血流是对侧椎动脉通过颅内动脉环逆流而至；又如同侧颈总动脉闭塞时，同侧颈内动脉可见逆流至颈外动脉，以提供血供。

(3) 杂乱：血流方向杂乱，无固定、统一方向，血流色彩显示为花色，呈“五彩镶嵌征”。见于血管狭窄处的湍流等。

3）血流速度

(1) 正常：CDFI以色调(彩色辉度)半定量反映血流速度。血流速度较高时色彩明亮，血流速度较低时色彩暗淡。一般颈部动脉血流为层流，管腔内速度较集中，中央较明亮，近管壁较暗淡。流速随心动周期而出现有规律性变化，呈闪烁状脉动显示。

(2) 速度增加：血管内彩流束较正常明亮。速度过高时可见血流色彩失真，应调整速度标尺、彩色增益等。见于管腔狭窄处等。

(3) 速度减慢：血管内彩流束较正常暗淡。速度过低时彩流束难以显示，呈“假阴性”，应调整速度标尺、彩色增益等。见于管腔狭窄远段等。

4）血流充盈

(1) 正常：管腔内彩流充盈饱满，既不溢出，也不缺损。

(2) 充盈过度：表现为彩色血流信号溢出血管之外，并见色彩过度明亮及混叠等。常见于血管狭窄段或近端存在动静脉瘘等异常分流的状态。

(3) 充盈缺损：管腔内局部无彩流充盈，多见于动脉内斑块形成或血栓形成。特别需要注意的是，当低回声斑块或血栓形成时，B超声像图可无异常表现，此时彩色多普勒可见充盈缺损，对诊断具有重要意义。

(4) 闭塞：是充盈缺损的极端情况，管腔内无彩色血流信号显示。见于重度动脉粥样硬化闭塞症或血栓性闭塞等。

5）血流性质

(1) 正常：颈部动脉管腔内为层流，管腔中央流速最高，向管壁方向依次递减，表现为管腔中心色彩明亮，向管壁方向颜色变暗。

(2) 射流：因管腔明显狭窄，血流束细窄；血流流速明显增加，血流色彩过于明亮而变色。

(3) 湍流：是由于血流状态的异常所致，常见于动静脉瘘、局部管腔狭窄等情况。表现为血流色彩杂乱，五彩镶嵌。

(4) 涡流：指血流方向具有多向性，但流速增高不明显。一般多见于动脉瘤等。表现为瘤腔内出现较稳定的红、蓝双色彩流，呈漩涡状。

3. PWD 频谱

1）频谱方向（流向）

(1) 正常：频谱曲线在基线上者血流朝向探头（正频移），反之血流背离探头（负频移）。颈部动脉均为单向进颅血流，频谱位于基线一侧。

(2) 反向：频谱部分或全部倒置，出现在基线的反方向上。见于锁骨下动脉盗血综合征、颈总动脉闭塞等。

(3) 双向：基线上下两侧均见频谱。见于管腔狭窄段湍流、动脉瘤窦道等。

2）频谱形态

(1) 正常：颈部动脉的频谱形态为三峰型连续波，收缩期为 2 个峰，第 1 峰较为陡直，第 1 峰后见第 2 峰，又称第 1 副峰，可能系主动脉瓣关闭引起血液短暂反流所致；第 3 峰见于舒张早期，血管壁弹性回复所致。一般三峰高度依次递减。

(2) 波峰圆钝：主要是第 1 峰圆钝，可呈平顶状。见于严重动脉硬化、狭窄远段供血不足等。

(3) 波峰转折：第 1 峰上升支中间出现转折，波峰呈台阶状，峰值流速出现时间后移。见于不同程度的动脉硬化。

(4) 波峰高尖：第 1 峰显著高尖，上升块，下降也快，并且峰值流速增高。见于狭窄段高阻力波形。

(5) 单峰波：三峰波消失，呈收缩期单峰，频谱可不连续，舒张期血流消失。见于重度动脉硬化、狭窄远段等。

3）流速以及相关参数

(1) 流速：

① 正常：颈部动脉血流速度随心动周期呈有规律变化，收缩期流速较高，舒张期有流速高低不等的持续血流。血流速度也与年龄、性别、心功能等有关。

颈总动脉的峰值流速（v_s）为 80～90 cm/s，舒张末期流速（v_d）为 20～30 cm/s；颈内动脉峰值流速为 50～80 cm/s，舒张末期流速为 20～30 cm/s；颈外动脉峰值流速为 45～90 cm/s，舒张末期流速为 15～25 cm/s；椎动脉峰值流速为 50～70 cm/s，舒张末期流速为 15～30 cm/s。

② 增高：流速超过正常值（或与健侧对比）2 倍以上。见于显著狭窄段射流或动静脉瘘口湍流等。

③ 减低：流速低于正常值（或与健侧对比）1/2 以上。见于重度狭窄远段、动脉瘤瘤腔内或左心排血功能降低等。

(2) 阻力指数：

① 正常：颈内动脉供应大脑血流，循环阻力低，显示为低阻形流速曲线，收缩期血流上升较缓慢，全舒张期均有较丰富血流信号，RI 为 0.60 左右。

颈外动脉供应头面部血流，循环阻力大，显示为高阻力型流速曲线，收缩期迅速上升达高峰，舒张期下降也比较快，呈尖峰状，舒张期基线上方仅有少量低速血流，RI 为0.80左右。

颈总动脉阻力介于颈内动脉与颈外动脉之间，RI 约为 0.70 左右。

椎动脉与颈内动脉类似，也是低阻波形，RI 约为 0.60 左右。

② 增高：一般 RI 大于 0.75。动脉管壁僵硬，弹性下降，血管顺应性降低；或者远段狭窄、阻塞等，导致血流灌注阻力增加。见于广泛的动脉硬化、大动脉炎、血管狭窄等。

③ 减低：一般 RI 小于 0.5。血管扩张或侧支循环形成等，血流灌注阻力减低。

(3) 颈内动脉与颈总动脉的峰值流速之比(v_{ICA}/v_{CCA})：

① 正常：v_{ICA}/v_{CCA}小于 0.8。

② 增高：v_{ICA}/v_{CCA}大于 1.5，见于动脉狭窄程度达到 50%；v_{ICA}/v_{CCA}大于 1.8，见于动脉狭窄程度大于 60%。

4）血流时相

(1) 持续时间：

① 正常：颈部动脉频谱均为连续性频谱，整个心动周期内持续有血流。

② 血流断续：频谱不连续，在舒张期出现中断。见于严重狭窄处的高阻波。

(2) 节律：

① 正常：颈部动脉频谱节律与心动周期一致，稳定、有规律。

② 节律不齐：频谱分布节律不齐，间期长短不一。见于心律不齐。

5）频谱离散度(频谱曲线宽度)

(1) 正常：颈部动脉血流均为层流，流速较为集中，频谱曲线较狭窄。

(2) 频谱曲线增宽：在相同取样门的条件下，频谱曲线宽度是正常宽度的 3 倍以上。频带宽者取样门内血细胞的流速分布范围广。见于较大取样门或狭窄处湍流。

6）频谱灰阶(频谱辉度)

(1) 正常：频谱辉度强者取样门内流速相同的血细胞数目多，反之亦然。颈部动脉血流频谱辉度一般较强，显示清晰。

(2) 暗淡：频谱辉度暗淡，显示不清。见于多普勒增益太低、取样门过小或血流太少等。

7）频谱曲线边缘

(1) 正常：颈部动脉频谱曲线边缘(包络线)光滑、整齐，显示清晰。

(2) 毛糙：频谱边缘毛糙、不光滑，可见毛刺状或笋尖状表现。见于显著狭窄段湍流的紊乱颤动或血液中微气泡较多等。

8）频谱曲线下窗口(频窗)

(1) 正常：一般颈部动脉为层流，频带较窄，与基线的距离较大，频窗明显。

(2) 频窗变小或充填：频谱显著增宽，流速高低不一，频窗明显变小或充填消失。见于湍流。

4. 多普勒音频信号

(1) 正常：颈部动脉血流的多普勒音频信号像口哨声，响亮且有节律。

(2) 增强：多普勒音频信号高亢、尖锐。见于狭窄段流速增加。

(3) 低弱：多普勒音频信号低弱不清。见于狭窄后远段或供血不足等。

(4) 噪声：多普勒音频信号嘈杂刺耳，没有节奏感。见于严重狭窄段、动静脉瘘瘘口、假性动脉瘤窦道等。

三）特殊分析内容

1. 动脉硬化斑块

(1) 数目：单发或多发。多发者取体积最大者为代表，予以详细描述。

(2) 位置：斑块位于血管的部位。斑块可以呈局限性或弥漫性分布。一般血管的起始部和分叉部好发。

(3) 大小：通过纵、横多切面扫查，选择最大切面测量，报告其纵向径与横向径测值。

(4) 形态：是否明显隆起，是否规则。斑块形态多不规则，斑块表面溃疡形成时可见“火山口”征象。

(5) 内部回声：内部回声为低回声或中等回声。见于软斑；内部回声为高回声或强回声，分布多不均匀。见于硬斑；内部回声杂乱，可见不规则的无回声区。见于斑块内出血等。

(6) 后方回声：无改变。见于软斑；见声影。见于硬斑等。

(7) CDFI：斑块处彩流充盈缺损。

(8) PWD 频谱：较大斑块导致局部管腔狭窄。狭窄段流速增加，频带增宽，频窗缩小或消失。

2. 血栓

(1) 数目：单发或多发。多发者取体积最大者为代表，予以详细描述。

(2) 位置：血栓附着于血管的部位。血栓可以局限性分布，也可以长条状分布，充满一段管腔。

(3) 大小：通过纵、横多切面扫查，选择最大切面测量，报告其纵向径与横向径测值。管腔完全栓塞时报告其长度。

(4) 形态：血栓形态多欠规则。局限者呈团块状、子弹头状，较长者呈长条状。

(5) 内部回声：急性血栓内部回声低弱，分布均匀；亚急性血栓回声稍强，分布欠均匀；慢性血栓内部回声明显增高，分布不均，部分内可见强回声钙化灶，后方可伴声影。

(6) 后方回声：一般无改变；部分慢性血栓内局部钙化，后方见声影。

(7) CDFI：血栓处彩流充盈缺损，狭窄段彩流束细窄，色彩明亮、杂乱；慢性血栓栓体收缩，与管壁有间隙，呈“轨道征”；完全闭塞段彩流消失；血栓再通后可见细窄、不均匀的彩流束，呈“溪流样”。

(8) PWD 频谱：较大血栓导致局部管腔狭窄，狭窄段流速增加，频带增宽，频窗缩小或消失；完全闭塞段不能提取频谱；血栓再通后频谱呈高阻波。

3. 束臂试验

(1) 试验方法：用止血带完全阻断肱动脉血供，或以血压计袖带加压至收缩压以上，并嘱患者患肢同时反复用力握拳屈肘，持续数分钟，然后快速松开止血带或袖带，连续观察同侧椎动脉的多普勒频谱变化情况。束臂试验用于诊断锁骨下动脉盗血综合征。

(2) 分析：

① 正常时在束臂试验前后同侧椎动脉频谱无明显变化。

② 如果在上肢动脉压力突然下降时，同侧椎动脉出现反向血流，可提示此侧锁骨下动脉的起始段或头臂干(无名动脉)存在明显狭窄。这是诊断锁骨下动脉盗血综合征的重要依据。病情轻者，椎动脉反流仅在束臂试验中被诱发出来。部分盗血者椎动脉部分反流，在束臂试验中可变为完全性反流。

二、颈部动脉超声报告规范

一）报告内容

报告的内容包括临床信息以及超声信息，主体内容是超声表现与超声提示。

1. 超声表现

遵循超声表现描述的一般规范要求(见“总论”相关内容)。

报告应详细、如实记载颈部动脉超声检查分析内容，主要包括超声测值和声像图描述两大部分。其中，超声测值部分一般应记载颈部动脉的内径(D)、内中膜厚度(IMT)以及血流动力学参数，如收缩期峰值流速(PSV)、舒张末期流速(EDV)、谷值流速(v_{min})、时间平均流速(TAV)、阻力指数(RI)和搏动指数(PI)；声像图描述部分应详细、客观记录超声所见，从颈部动脉的整体观到血管壁以及血管腔，从 B 型超声到 CDFI 以及 PWD 频谱分析，主要包括动脉走行、内径、内部回声以及血流动力学状态等。

如果动脉内有斑块或血栓等局灶性病变时，还应报告其位置、数目、大小、形态以及内部回声等。

2. 超声提示

遵循超声提示的一般规范要求(见“总论”相关内容)。

超声提示应客观、稳妥，不要武断，立足于超声表现，并结合临床表现，综合分析。难以诊断者应建议进一步检查或动态观察。

3. 超声图像选择

报告还应常规附有 1～4 张超声图像。报告所选图像应与超声提示相配合，首先选择反映病情的图像。病变较多时，选择相对严重病变的图像。检查结果正常时，则选择颈部动脉的基本图像。

二）报告格式

颈部动脉超声检查报告格式示例见表 14。

表 14　颈部动脉超声检查报告单

××××医院			
超声检查报告单			
姓名：	**性别**：	**年龄**：	**超声号**：
科别/病区：	**床号**：	**门诊/住院号**：	**临床诊断**：
检查类别：彩超	**仪器**：		**检查状况**：优　一般　差
检查部位：颈部动脉			
代表图像：常规 1～4 幅。 颈部动脉图 3	颈部动脉图 4		

超声表现：

超声测值：

血管		内径(cm)	内中膜厚度(cm)	PSV(cm/s)	EDV(cm/s)	谷值流速(cm/s)	时间平均流速(cm/s)	RI	PI
CCA	左侧	0.66	0.06	60.2	1605	13.0	25.2	0.70	1.87
	右侧	0.66	0.07	73.3	18.2	14.4	28.6	0.75	2.06
ICA	左侧	0.60	0.05	44.1	16.0	10.0	21.4	0.64	1.59
	右侧	0.62	0.05	47.0	16.9	15.7	22.8	0.64	1.37
VA	左侧	0.28	0.04	44.6	16.0	12.5	23.0	0.64	1.39
	右侧	0.21	0.06	48.9	13.2	10.7	21.7	0.73	1.76

B 型超声：各条颈部动脉显示清晰，走行正常，管径在正常范围，管壁光整，管腔内透声好，未见异常回声。

CDFI：各条颈部动脉内彩流呈搏动性闪烁显示，充盈良好，未见缺损、狭窄。

PWD 频谱：各条颈部动脉血流频谱形态正常，各项血流参数在正常范围内。

超声提示：颈部动脉未见异常

检查医生：　　　　**报告医生**：　　　　**检查时间**：

备注：超声报告仅供临床医生参考！

三）信息储存

遵循超声信息储存的一般规范要求(见“总论”相关内容)。其中图像的采集、保存是重点。因为图像是诊断的重要依据,是分析讨论的基础,以备后用。

图像要求显示清晰,要反映病变特征,或者是重要的鉴别特征(所未见)。图像需进行必要的注释,并标示体表标识和探头的方位。

颈部动脉应常规储存的基本图像资料:

(1) 颈总动脉、颈内动脉、颈外动脉横切面声像图。左、右两侧各 3 幅。探头置于锁骨上颈总动脉根部横切面扫查,向上缓慢移动探头至颈总动脉分叉处上方颈动脉图像消失,分别于颈总动脉分叉部近心端 1.5 cm 处、颈内、外动脉距分叉处 0.5 cm 处冻结图像。在这些切面上分别测量各血管的内径及内中膜厚度。

(2) 颈总动脉、颈内动脉、颈外动脉纵切面声像图。左、右两侧各 3 幅。按次序依次检查各条动脉,取其最大纵切面冻结图像。于此切面观察动脉走行、CDFI 彩流充盈情况等。

(3) 椎动脉纵切面声像图。左、右各 1 幅。探头沿椎动脉走向扫查,取其最大纵切面冻结图像。于此切面观察椎动脉在颈椎横突孔内的走行以及 CDFI 彩流节段性显示的情况等。取其第 5～6 椎间隙之间椎动脉最大纵切面测量其内径及内中膜厚度。

(4) 各条血管的 PWD 频谱图。观察血流频谱形态,并检测、计算血流参数。

除了留取必要的基本切面图像,阳性结果都要有图像记录。

超声图像多留不限!

第三节　正常颈部动脉超声报告示范

一、超声表现

1. *B 型超声*

(1) 走行:颈总动脉分叉处稍膨大,随后分为颈内、颈外动脉(颈部动脉图 3)。颈内动脉位于颈外动脉的外后方。椎动脉椎间段因穿越颈椎横突孔而呈节段性显示。

(2) 管壁:显示清晰、光整,可见强回声外膜、弱回声中膜及低回声内膜 3 层结构。管壁厚为 0.1～0.2 cm,内中膜厚度(IMT)小于 0.1 cm,颈总动脉分叉处小于 0.12 cm。管壁随心动周期而搏动。

(3) 管径:从近心段到远心段由粗渐细。颈总动脉约 0.6 cm,颈内动脉约 0.5 cm,颈外动脉约 0.4 cm,椎动脉约0.35 cm。正常颈部动脉随年龄增大有增宽趋势。

(4) 内部回声:管腔内为澄净的无回声。

2. *多普勒超声*

(1) CDFI:

① 各动脉内彩流充盈完整,色彩单一,管腔中央色彩明亮,管壁处色彩暗淡,随心动周期呈快速闪烁状。

② 在颈总动脉分叉处(壶腹部)可见少量杂色血流。

③ 椎动脉椎间段彩流呈节段性显示(颈部动脉图 7)。

(2) PWD 频谱:各动脉血流频谱形态正常,收缩期峰值流速(PSV)、舒张末流速(EDV)及阻力指数(RI)等血流参数在正常范围内。**注意:** 血流参数与年龄、性别等有关!

① 颈总动脉(CCA):频谱为低阻型,曲线呈三峰(颈部动脉图 4)。收缩期上升快,为两个峰(峰 1 大于峰 2,$v_2/v_1<0.8$),舒张期为单峰。舒张期可见全程持续低速血流。峰值流速介于 ICA 与 ECA 之间。PSV 为 80～90 cm/s,EDV 约为 23 cm/s,RI 为 0.7±0.05。

② 颈内动脉(ICA)：频谱为低阻型，曲线呈三峰递减或两峰，双峰间切迹不明显(颈部动脉图 5)。收缩期上升较慢，舒张期下降也较慢。舒张期全程丰富血流。PSV 约为 55 cm/s，EDV 约为 20 cm/s，RI 为 0.59±0.06。

③ 颈外动脉(ECA)：频谱为高阻型，曲线收缩期上升快，舒张期下降也快，呈尖峰状(颈部动脉图 6)。舒张期血流较少。PSV 为 65～70 cm/s，EDV 约为 15 cm/s，RI 为 0.74±0.09。

④ 椎动脉(VA)：频谱为低阻波，曲线与 ICA 类似，呈三峰递减(颈部动脉图 8)。收缩期峰值流速及平均流速比颈内动脉低。PSV 约为 45 cm/s，EDV 约为 15 cm/s，RI 约为 0.65。

二、超声提示

1+2　提示：颈部动脉未见异常

第四节　颈部动脉常见病超声报告示范

颈部动脉常见疾病中，动脉瘤、动静脉瘘等超声报告示范请参见“腹主动脉”、“四肢动脉”等章节。

一、动脉扭曲(Artery Distortion)

一) 超声表现

1. *B 型超声*

(1) 动脉走行扭曲，多见于颈总动脉、颈内动脉和椎动脉起始段等。

(2) 扭曲动脉可呈“∩”形、“U”形、“C”、或“S”形，扭曲严重者可形成“Λ”形锐角样弯曲。

(3) 动脉弯曲处内膜可毛糙、增厚，部分还可见粥样硬化斑块形成(见相关内容)，严重者可导致局部管腔闭塞。

2. *多普勒超声*

(1) CDFI：扭曲的动脉内以弯曲处为分界分别充盈红、蓝两种色彩的血流信号(颈部动脉图 9)。扭曲严重者在弯曲处由于血流方向发生紊乱而呈现杂色血流。

(2) PWD 频谱：动脉弯曲处两边为反向频谱，频谱形态一般无明显改变。扭曲严重者在弯曲狭窄处血液峰值流速增加，频谱充填。

二) 超声提示

1+2+临床表现(一般临床上没有显著症状，多为偶然中发现；部分扭曲严重者可表现为颈部搏动性的肿块)　**提示：颈部动脉扭曲**

注意：颈部动脉扭曲需与颈部动脉瘤、颈内静脉局限扩张症、颈部淋巴管瘤等颈部肿块相鉴别。

二、动脉硬化性闭塞症(Arteriosclerosis Obliterans)

一) 超声表现

1. *B 型超声*

(1) 颈部动脉管壁增厚，内膜毛糙。

(2) 硬化斑块形成：局部内膜增厚，其上见病灶形成。病灶多发生在颈总动脉分叉处(颈部动脉图 10)，其次为颈内动脉起始段；病灶形态多不规则，可以是局限性或弥漫性分布；病灶回声多样，部分呈弱回声或等回声，部分回声增强，后方可伴声影，部分可见不规则的无回声区。

(3) 血管腔狭窄：病灶处血管腔狭窄(颈部动脉图 11)，甚至可完全闭塞。狭窄率小于 50%为轻度，狭窄率 50%～70%为中度，狭窄率大于 70%为重度。

(4) 血栓形成：病变动脉内可见团块回声。随着时间的延长，病灶回声水平逐渐增强。

2. 多普勒超声

(1) CDFI：

① 轻度狭窄者可无明显改变。

② 中度狭窄或重度狭窄者表现为狭窄处彩流束明显变细，且在狭窄后可见色彩镶嵌的杂色血流信号。

③ 完全闭塞者则闭塞段管腔内无血流信号，而闭塞近心端彩流暗淡，并且会出现色彩相反的血流信号。

(2) PWD 频谱：

① 颈动脉轻度狭窄时，频带轻度增宽，峰值流速无明显变化或轻微加快。

② 中度以上狭窄表现为频谱增宽、充填，边缘毛糙不清，峰值流速增加，可大于 100 cm/s，阻力指数增高；狭窄后见高速双向充填样频谱；狭窄远端的血流频谱低平，表现为峰值流速减低，加速时间延长。

③ 闭塞段管腔内不能提取多普勒频谱。

二）超声提示

1(1)(2)＋临床表现(多见于 50 岁以上中老年人，常伴有高血压、高血脂、糖尿病等病史；好发于中大动脉，如颈部动脉、腹主动脉、股动脉等；常在颈总动脉或其分叉处触及震颤，闻及收缩期血管杂音) **提示：颈部动脉硬化性斑块形成**

＋1(3)＋2 提示：颈部动脉硬化性闭塞

＋1(4) 提示：伴血栓形成

三、多发性大动脉炎(Polyarteritis)

一）超声表现

1. B 型超声

(1) 病变多侵犯中、大动脉，如头臂干、颈部动脉、胸、腹主动脉等。

(2) 病变累及动脉管壁的全层，管壁正常结构消失，外膜与周围组织分界不清。管壁呈局限性或普遍性增厚，以内膜增厚为明显，管壁厚 0.3～1.0cm(颈部动脉图 12)。

(3) 病变处动脉壁呈中等回声或高回声，病程较长者可合并强回声斑块。

(4) 受累动脉管腔普遍或局限性狭窄，严重者可闭塞。

(5) 管腔内可见团块回声，常常较管壁的回声低。

2. 多普勒超声

(1) CDFI：

① 局部狭窄段彩流束细窄，色调明亮；狭窄开口处(远端)可见五彩血流。

② 弥漫病变时血管内彩流束明显变细，色调暗淡。

③ 血管完全闭塞段局部彩流消失，闭塞近端彩流束中断，呈盲端状。

(2) PWD 频谱分析：

① 受累动脉狭窄段可提取高速单向频谱，频谱曲线增宽。

② 弥漫病变时可提取低速单向频谱。

③ 管腔完全闭塞段不能提取频谱。

二）超声提示

1(1)(2)(4)＋2(1)(2)＋临床表现(多见于青年女性，好发部位以主动脉弓及其分支最为多见；可伴乏力、低热、消瘦、食欲不振、多汗、关节肌肉酸痛等非特异性症状以及一系列受累动脉供血不足症状，如头晕、耳鸣、锁骨下盗血、上肢无脉、血压测不出等) **提示：多发性大动脉炎**

＋1(5) 提示：伴血栓形成

四、颈动脉体瘤(Carotid Body Tumor)

一）超声表现

1. B型超声

(1) 颈总动脉分叉处见低回声病灶。

(2) 病灶边界较清晰，内部回声欠均匀，有时可见管道状结构穿行于其中，并于颈外动脉相通。病灶大小不等，小者约 2～3 cm，大者可达 10～20 cm 左右。

① 局限型：病灶较小，位于颈总动脉分叉处，颈内、颈外动脉间距增大可达 1～3 cm(正常小于 0.5 cm)，并向两侧推移，颈内动脉被推向后外侧，颈外动脉被推向前内侧。

② 包裹型：病灶较大，包绕颈部动脉生长。

(3) 颈部动脉可受压或向外移位。

2. 多普勒超声

(1) CDFI：

① 病灶内血流信号丰富，并可见多条血管于颈外动脉分出后进入病灶内。

② 颈部动脉可受压变窄，血流束变细。

(2) PWD 频谱：病灶内可提取动、静脉频谱，且多为低阻力频谱。

二）超声提示

1(1)(2)＋2(1)①＋临床表现(颈部下颌角下方、胸锁乳突肌内侧肿块，质地中等，表面光滑；一般无明显症状，少数可有脑供血不足以及吞咽困难、声嘶等脑神经受累症状) **提示：颈部实性肿块，颈动脉体瘤可能**

注意：颈动脉体瘤需与颈神经鞘瘤、颈部淋巴结等相鉴别。

五、椎动脉闭塞症(Vertebral Artery Occlusion)

一）超声表现

1. B型超声

(1) 患侧椎动脉管壁增厚，内膜毛糙。

(2) 患侧椎动脉局部管腔狭窄，内径小于 0.28 cm，多见于椎动脉起始部。

(3) 患侧椎动脉内膜可伴有斑块形成(见相关内容)。

(4) 健侧椎动脉可呈现代偿性改变，内径增宽。

2. 多普勒超声

(1) CDFI：

① 椎动脉狭窄处血流束变细，血流色彩紊乱。

② 椎动脉完全闭塞时，则闭塞段管腔内无血流信号(颈部动脉图 13)。

③ 健侧椎动脉彩流束增宽，色调明亮。

(2) PWD 频谱：

① 椎动脉狭窄处频带增宽，峰值流速局限性加快，PSV＞100 cm/s，RI＞0.75，PI＞1.35。

② 狭窄远端椎动脉呈狭窄下游频谱改变，频谱低平，波峰圆钝，收缩期上升较缓慢，PSV＜35 cm /s，EDV＜10 cm/s。

③ 健侧椎动脉流速加快，血流量增加。

二）超声提示

1(2)＋2(1)①(2)①＋临床表现(患者多有动脉硬化或多发性大动脉炎等；出现发作性、可逆性头痛、眩

晕、恶心、呕吐、耳鸣，甚至昏倒在地，发病多由于头颈部前屈、后伸或旋转所致） **提示：椎动脉闭塞**

＋1(3) 提示：椎动脉斑块形成

注意：椎动脉闭塞症需与椎动脉先天性发育细窄相鉴别。

六、锁骨下动脉盗血综合征(Subclavian Steal Syndrome)

一）超声表现

1. *B型超声*

（1）头臂干或锁骨下动脉于椎动脉发出前存在明显狭窄或闭塞。

（2）头臂干或锁骨下动脉狭窄处可见斑块、血栓等回声(见相关内容)。

2. *多普勒超声*

（1）CDFI：

① 头臂干或锁骨下动脉狭窄处彩色血流束变细，色彩紊乱。完全闭塞段则无血流显示。

② 椎动脉虹吸：同侧的椎动脉内可见部分或完全的逆流，血流色彩与健侧相反；健侧的椎动脉血流代偿性加速，色调明亮。

③ 患侧上肢动脉流速减低，色调暗淡；舒张期反向血流消失。

（2）PWD频谱：

① 头臂干或锁骨下动脉狭窄处频谱峰值流速加快，频带增宽；其远端动脉血流呈狭窄下游改变，流速降低，波峰圆钝。

② 同侧的椎动脉频谱上收缩期波峰出现切迹、反向波或完全倒置(颈部动脉图14)；健侧的椎动脉血流代偿性加速，波峰高直。

③ 患侧上肢动脉流速减低，频谱低平；舒张期反向波消失。

3. *束臂试验*

束臂试验可诱发患侧椎动脉的反向血流，或使部分逆流变成完全逆流。

二）超声提示

1(1)＋2(1)①②(2)①②＋3＋临床表现(患者有动脉硬化或大动脉炎等，头晕、头痛、耳鸣、视物模糊等脑局部缺血以及患侧上肢冷凉、乏力、不灵活、脉搏不著等缺血症状，血压较健侧低20 mmHg以上) **提示：锁骨下动脉盗血综合征**

(徐大华 杨益虎)

附录：

超声检查规范与质量控制(试行)·颈部血管
(新疆超声诊断质量控制中心)

【检查方法】

1. 受检者取仰卧位，双肩垫枕，头略向后仰。检查时嘱患者颈部伸展，头略向另一侧倾斜。
2. 常规检测从颈总动脉近心端开始向头侧端自下而上连续扫查至颈内、颈外动脉分叉处，超声束与颈总动脉走向平行，可清晰显示血管壁结构。
3. 完成纵向扫查后，声束方向顺时针或逆时针旋转90°，与血管长轴垂直，显示血管的横断面影像，同样自下而上连续扫查显示横断面结构。

【检查内容】

1. 测量颈总动脉内膜厚度，分别测量颈总动脉干(颈总动脉分叉处近端1.5 cm范围的内膜厚度)与分叉部内膜厚度，测量三次，取其平均值。

2. 连续纵向及横向扫查颈总动脉、颈总动脉分叉处、颈内动脉和椎动脉血管壁，观察有无血管内膜增厚及粥样硬化斑块形成。若有斑块形成，测量斑块大小。若狭窄，测该处直径狭窄率、面积狭窄率，CDFI 及 PW 于狭窄处及其远端检出高速血流。
3. PW 将取样门置于颈总动脉中段、颈内动脉及椎动脉远端，通过频谱检测分析参数收缩期峰值血流速度（PSV）、舒张末期血流速度（EDV）、PSV/EDV、血管阻力指数（RI）、血管搏动指数（PI）和血流量（VOLUME）、管腔内径。
4. CDFI 纵向及横向连续扫查颈总动脉、颈总动脉分叉处、颈内动脉和椎动脉，观察有无血液动力学改变及血管变异。

第七章　乳腺超声诊查规范

第一节　乳腺超声检查规范

一、仪器设施方面规范

1. 超声诊断仪

乳腺位置较浅表，因此乳腺超声检查要求超声诊断仪有较好的性能，特别是具有高频线阵探头，有较高的分辨力。一般要求探头频率 7.5～12 MHz。

特殊情况下，在皮下脂肪层太薄或乳腺腺体层太薄，病灶位置过于浅表时，可提高探头频率，或在探头与乳腺之间加垫水囊；在皮下脂肪层太厚或乳腺腺体层太厚，或者隆胸术后，病灶位置过深时，可降低探头频率，使用 5 MHz 探头，或使用常规腹部探头。

2. 配套设施

符合常规要求（见"总论"相关章节）即可，但需要强调的是，乳腺检查时需要充分暴露乳腺及其周边部位，因此要为患者考虑，提供人性化服务。

首先乳腺是女性敏感部位之一，因此要求检查室为封闭安全的环境，注意保护患者的隐私，让患者放松心情，积极配合检查。非检查相关人员不得在场。

其次保持检查室温度适宜。检查室应配备空调、水暖、取暖器等，特别是在冬天，要注意保温，避免患者不适或受凉生病，保证患者耐受、配合检查，医生能够从容完成检查。

二、患者方面规范

1. 检查前

一般患者无须特殊准备，但是应注重必要的卫生知识宣教，让患者知道乳腺超声检查的方法、目的等，争取理解，消除羞涩，积极配合，充分暴露乳腺部位，对必要的查体予以理解。

2. 检查中

患者应信任医生，遵从医生吩咐，积极配合完成检查。检查时患者应放松情绪，充分暴露乳腺，保持舒适体位，一般采取仰卧位，坐位也可。

3. 检查后

超声检查的优势之一就是实时成像，及时报告。请患者稍候片刻取走报告，并妥善保管好，携报告单前往临床医生处继续就诊。

三、医生方面规范

一）临床医生

1. 检查前

临床医生应掌握乳腺超声检查适应证，正确合理应用超声检查，完整填写超声检查申请单，提供翔实准确的临床相关资料，包括患者主诉、病史、体格检查以及钼靶、CT 等相关检查，如年龄、是否哺乳期、有无隆胸、既往手术史等。如果触及肿块，还要描述肿块的大小、质地、活动度等，必要时可画图示意或在患者体表标识。另外，还要有临床初步的诊断意向，以供超声医生在进行超声分析时参考。

乳腺超声检查适应证：

（1）常规超声检查：① 乳腺炎、乳腺脓肿；② 乳腺增生病；③ 乳腺囊肿；④ 乳腺纤维腺瘤；⑤ 乳腺癌；⑥ 乳腺内异物；⑦ 隆乳术后观察；⑧ 男性乳腺发育症等。

（2）介入性超声：① 超声引导下乳腺组织活检；② 超声引导下乳腺脓液、囊液、血肿的抽吸、冲洗等。

2. 检查后

临床医生应仔细阅读超声报告，正确理解，客观评价，结合临床其他信息作出合理的临床诊断。

二）超声医生

1. 检查前

做好检查前的知识准备，熟悉乳腺的解剖，掌握乳腺的正常以及常见病变的超声表现，并了解乳腺疾病的主要临床表现等，为乳腺的超声检查、诊断做好准备。

2. 检查中

（1）核查：核对患者姓名，防止张冠李戴；核查检查手续是否齐全，有无登记编号，便于资料的存储、查询等管理；了解患者病史及检查部位、目的、要求等，做到心中有数。

（2）摆放体位：患者常规取仰卧位，解除衣物，双手上举于头侧，充分暴露乳腺以及腋窝等检查部位。检查乳腺外侧时，如乳腺过大或下垂，可取向对侧的半侧卧位。患者也可采取坐位。不拘泥于固定体位，以便于检查、患者舒适为宜。

（3）仪器调节：切换高频浅表探头，选择检查部位“乳腺”。根据实际情况，调节探头频率、图像深度、增益、焦点等功能按键或旋钮，以图像显示清晰、适于观察为宜。

（4）扫查分析：双侧乳腺逐一检查。常用两种方法：一种为分区扫查，将乳腺分为四个象限，逐一扫查。探头先后纵横相切，十字交叉探查。探头纵切时左右缓慢移动扫查，横切时上下移动扫查。另一种是以乳头为中心，探头向外移动，沿放射状扇面扫查。注意探头依次扫查时在交界区应重叠扫查；扫查时应查至乳腺边缘的脂肪层为止，还应注意乳腺中心乳晕下方的探查。

在患者或临床医生提示腋窝可疑病变时，或者考虑乳腺恶性病变时，应进一步扫查腋窝，排除副乳、肿大淋巴结、脓肿等。

乳腺体积较大，超声检查是利用探头切面扫查，极易漏诊，所以应仔细全面扫查，以免漏诊，特别是好发病变的乳腺外上象限以及临床提示可疑病变区。

对病变区探头可适当加压扫查，通过手感分析腺体的弹性、局部是否压痛、是否存在肿块，以及肿块的质地、移动性等，以帮助诊断。但是在检测肿块内血流时应避免探头压迫，以免丢失血流信息。

注意事项：

给异性患者进行超声检查时，检查人员应有两个人以上，以免发生误会时有旁证。乳腺是女性的敏感部位，超声医生态度应认真严肃，操作手法规范，避免多余动作。检查中尽量减少身体接触，避免不必要的误会。必要的查体要事先说明，取得患者理解与同意。

3. 检查后

（1）记录、书写报告。描述检查所见，采集必要的、合适的图像，书写超声检查报告，要求准确、规范、翔实。

（2）整理、存储资料。记录、整理全部检查信息，包括临床信息以及超声信息，归档保存。

（3）对诊断不清的疑难病例可随访调查，进行分析总结。

第二节　乳腺超声诊断规范

一、乳腺超声分析规范

一）超声分析基础

1. 乳腺解剖基础

成年妇女的乳腺，位于胸前 2～6 肋软骨之间、胸大肌的浅面。外起自腋前线，内至胸骨缘。

乳腺部位由浅层至深层依次为皮肤、皮下脂肪、乳腺腺体、胸大肌及肋骨等。乳头位于乳腺中心，周围由乳晕包绕。正常乳腺每侧含 15～20 腺叶，每一腺叶又分为若干小叶。由乳腺周边的末梢乳管向乳头方向相互汇合成输乳管，逐渐增粗为小导管、中导管、大导管，在乳晕下汇入输乳窦，最终开口于乳头输出管。

乳腺血供来自腋动脉（从乳腺外上进入）、内乳动脉分支（由内侧进入）、肋间动脉分支（由基底部进入）。

2. 乳腺生理基础

（1）幼儿期：乳腺呈静止期，乳头下可见扁平的乳腺组织，腺管生长分支很缓慢。

（2）青春期：是乳腺发育的重要时期。在雌激素的作用下，乳腺导管系统及其周围间质增生，导管轻度扩张，分支增加，末端腺泡芽生长，间叶结缔组织和脂肪组织明显增多。皮下纤维以及脂肪等间质也大量形成。乳腺增大，发育成盘状，继之呈半球状。但是此期小叶尚未形成。

（3）性成熟期：乳腺随月经周期的变化发生改变，又分为增殖期、分泌期及月经期。增殖期：乳腺导管延伸，扩张，腺管末端分支增多扩张为腺泡，形成新的小叶；分泌期：乳腺小叶扩大，腺泡增生肥大，管周纤维组织疏松、水肿，有少许淋巴细胞浸润，乳腺增大发胀；月经期：导管末端以及小叶明显退化复原，小腺管系统萎缩，间质紧缩，多余的水分吸收，乳腺变软缩小。

（4）妊娠期：乳腺小管增大、增多，腺泡亦增多，导管扩张，内可见腺泡细胞的分泌物。

（5）哺乳期：乳腺受泌乳素的影响，小叶内腺体大量增多，管腔明显扩大。

（6）老年萎缩期：乳腺逐步退化，腺泡及导管萎缩，间质结缔组织透明样变性。乳腺腺体逐渐萎缩变薄，脂肪相对增多，为雌激素分泌减少所致。

二）常规分析内容

乳腺超声分析对象主要包括乳腺腺体实质层（腺泡及其周围间质结缔组织等小叶部分，导管及其周围纤维组织等导管系统）、乳腺区其他组织（皮肤、皮下脂肪层及库柏氏韧带、肌层等）以及相邻的腋窝处三部分。

1. 乳腺腺体层

1）厚度

腺体层一般呈半球形或盘状，边缘较薄，乳头下最厚。一般以乳腺外上象限的腺体层厚度为代表，取外上象限（左侧 1 点区域，右侧 11 点区域）中点部位测量腺体层厚径。测量时应保持探头垂直于胸壁。因乳腺饱满者呈半球形，探头摆放不正可导致测值增大。

（1）正常：此值因人而异，变化较大，主要与发育年龄相关。但是一般女性性成熟期腺体层厚度比较稳定，为 0.5～1.0 cm。正常乳腺外观的大小不取决于腺体层的厚度，而是取决于皮下脂肪层的厚度。

（2）较薄：发育前期没有发育成熟，腺体较薄；老年期萎缩性改变，腺体较薄。

（3）增厚：乳腺增生或局部占位病变时，整体或局部腺体增厚。

2）平整度

（1）正常：腺体层与脂肪层分界较清晰，腺体层表面较平整或轻度波状起伏。

（2）异常：乳腺局部浅表占位或显著的乳腺增生可引起腺体层不平整，局部隆起或呈群峰林立状。

3）内部回声强度

（1）正常：青春期前呈低回声。性成熟期后以小叶部分的高回声为主，较甲状腺回声强，还有少部分的导管系统的低回声。

（2）增强：

① 局灶性增强：见于钙化、机化等，后方可伴有声影。

② 弥漫性增强：见于乳腺小叶增生、老年乳腺萎缩等。

（3）减弱：多为局灶性，也可见片状。可见于乳腺纤维瘤、乳腺癌、局部纤维化增生、脂肪嵌入、乳腺炎症等。当有血肿、脓肿、瘤体液化或导管扩张时，腺体局部呈无回声区。

4）内部回声分布

（1）正常：分布尚均匀，以片状的小叶高回声为主，可间杂少量树枝状的导管系统低回声条。

（2）不均匀：

① 弥漫性不均匀：强回声与低回声间交错分布，呈蜂窝状。见于纤维腺病型乳腺增生病。

② 局灶性不均匀：局部出现异常回声区，以低回声多见，呈瘤状、假瘤状或片状。多见于乳腺纤维瘤、乳腺癌、局部纤维化增生、脂肪嵌入、乳腺炎症等。乳腺导管扩张或囊性乳腺增生时，腺体层内可见管状或囊状的无回声区。

5）乳腺导管

（1）正常：一般不扩张，呈微管状。哺乳期导管扩张增粗，呈树枝状，其内充盈乳汁。

（2）导管扩张：

① 均匀扩张：呈管状或树枝状。见于浆液性乳腺炎、导管内乳头状瘤等。

② 导管局限性扩张：呈短管状或囊肿状。见于囊性乳腺增生病或局部导管受压等。

6）CDFI

（1）正常：乳腺腺体内血流较稀少，可于外上、内侧或基底部见少量星点状、短条状血流。

（2）异常：局部血流增加。见于炎性浸润区、肿瘤等。

7）PWD 频谱

（1）正常：乳腺内动脉频谱较难提取，一般流速最大约为 10 cm/s，RI 0.58 左右。

（2）异常：局部动脉流速增加，阻力降低。

2. 乳腺区皮肤、皮下脂肪层及库柏氏韧带、肌层等

（1）正常：皮肤呈弧形强回声带，厚 0.2～0.3 cm，边界光滑、整齐。其下的浅筋膜较薄，常不显示。皮下脂肪组织呈低回声，境界不甚清楚。库柏氏韧带（Cooper's 韧带）呈条索状强回声，分布于低回声的脂肪层内，牵拉乳腺小叶，穿过脂肪层，与皮下浅筋膜相连。腺体层深部为较厚的胸大肌以及较薄的胸小肌、肋间肌，都呈均匀的低回声区，其内可见排列整齐的中高回声的线条状肌纹理。肋骨位于肌层内，骨表面呈弧形或长条形强回声，后部显著衰减，其后方伴声影。

（2）异常：

① 皮肤局部增厚，回声带不平整；直视皮肤局部不平整，可呈橘皮样变。见于乳腺癌浸润皮肤等。

② 脂肪层内局部回声密集增强，可见不完整的线状强回声包膜。见于脂肪瘤。

③ 库柏氏韧带增粗变形，走行扭曲。见于乳腺癌浸润韧带。

3. 腋窝

（1）正常：腋窝处未见包块或异常组织回声。

（2）异常：

① 腋窝处探见一个或数个低回声团块，类圆形，有包膜，境界清，内部回声均匀。见于炎性、结核性、肿瘤性淋巴结肿大。

② 腋窝处探见较扁平的高回声区，境界尚清，回声尚均匀，与乳腺腺体组织回声表现相同。见于副乳。

三）特殊分析内容

如果需要时应进一步观察分析特殊内容。

1. 乳腺腺体局灶性占位

(1) 数目：单发或多发。多发者取体积最大者为代表，予以详细描述。

(2) 方位：肿块位于乳腺的具体位置。首先说明位于左侧或右侧乳腺，再说明其具体位置。粗略的定位以乳腺分区表示，肿块位于外上象限、外下象限、内上象限或内下象限。较为精确的定位以钟面计时表示，例如肿块位于 9 时方向上、距乳头 3 cm 处。更直观的方法是在体表标志示意图上标示。

(3) 大小：通过纵、横多切面扫查，选择最大切面测量，报告其纵向径（前后径，垂直于皮肤测量）与横向径（垂直于前后径）测值，并计算其纵横比。纵横比大于 1，多见于恶性肿块；纵横比小于 1，多见于良性肿块。

(4) 形态：规则，类圆形或椭圆形等，见于纤维腺瘤等；不规则，可呈分叶状或蟹足样等，见于乳腺癌等。

(5) 包膜：有完整清晰线状强回声包膜，见于纤维腺瘤等；无包膜或不完整包膜（假包膜），见于纤维增生瘤化或乳腺癌等。

(6) 边界：边界光滑、清晰，见于纤维腺瘤等；边界毛糙不清，见于乳腺癌等。

(7) 内部回声：均匀低回声，见于良性肿块；不均匀回声，可散在或簇状分布点状强回声，见于恶性肿块。

(8) 后方回声：无改变，见于纤维腺瘤、纤维增生瘤化等；增强，见于乳腺囊肿等；衰减，甚至见声影，见于癌肿等不均质的肿块。

(9) 侧方声影：有明显的侧方声影，见于包膜较厚的肿块；无侧方声影，见于无包膜的肿块。

(10) 内部以及周围血流：恶性肿块内血流的检出较为敏感，但是特异性不高。一般认为恶性肿块的血流方向杂乱，流速较高，阻力较低；良性肿块血流相对较少检出。

2. 探头加压扫查

(1) 乳腺炎：观察探头加压局部有无压痛。一般无明显压痛，炎性浸润区可有明显压痛。

(2) 乳腺肿块：探头加压可压缩脂肪层以及腺体层厚度，使深部肿块显示更清晰；观察探头加压肿块有无形变，判断其质地的软硬；探头推挤肿块，观察其活动性。

注意：在检测肿块内血流时应避免探头压迫，以免丢失血流信息。

3. 隆胸术后检查

不同方式的隆胸术有不同的超声表现。临床常用的方式有置入硅胶囊法、注射硅胶法。

(1) 置入硅胶囊法：

① 正常：在腺体层内或后方见囊状无回声区，囊壁光滑完整，内部透声一般较好，时间长者内可见不规则的低回声区。

② 异常：硅胶囊形态不规则，内部回声不均匀，可呈团块状；硅胶囊破裂者硅胶囊张力小，形态不规则，囊壁连续性中断，囊外可见不规则的无回声区，为溢出的硅胶。

(2) 注射硅胶法：

① 正常：腺体层内散在均匀分布低弱回声带，以乳头为中心，呈放射状分布。

② 异常：腺体厚薄不均，回声不均匀，见不规则的片状低弱回声区。

注意：因注射式隆胸操作不可逆，失败后难以挽救，临床上现已禁用。

二、乳腺超声报告规范

一）报告内容

报告的内容包括临床信息以及超声信息，主体内容是超声表现与超声提示。

1. 超声表现

遵循超声表现描述的一般规范要求(见“总论”相关内容)。

报告必须给出乳腺的全面、详细的检测内容，主要包括超声测值和声像图描述两大部分。其中，超声测值部分一般应记载双侧乳腺的腺体厚度(统一取外上象限部位测量)；声像图描述部分应详细、客观记录超声所见，从乳腺的整体到局部，从腺体层到皮肤、皮下脂肪以及腋窝等，从B型超声到多普勒超声，主要包括厚度、形态、内部回声以及血流等。

如果乳腺内有局灶性病变时，还应报告其位置、大小、形态以及内部回声等；如果病变内部有血流并可提取频谱，则应进一步提供频谱分析的测量值以及计算值。

2. 超声提示

遵循超声提示的一般规范要求(见“总论”相关内容)。

需要提醒的是，乳腺局灶性病变的定位要报告明确，尤其是发生在左乳还是在右乳，一定不能混淆。

3. 超声图像选择

为了更加直观、准确地反映超声所见，报告还应常规附有1～4幅超声图像。报告所选图像应显示清晰，标注齐全，与超声提示相配合，首先选择反映病情的图像。病变较多时，选择相对严重病变的图像。检查结果正常时，则选择双眼的基本图像。

二）报告格式

乳腺超声检查报告格式示例见表15。

表15 乳腺超声检查报告单

××××医院			
超声检查报告单			
姓名：	**性别：**	**年龄：**	**超声号：**
科别/病区：	**床号：**	**门诊/住院号：**	**临床诊断：**
检查类别：	**仪器：**		**检查状况：**优　一般　差
检查部位：乳腺			
代表图像：常规1～4幅。 乳腺图1			
超声表现： 超声测值：左乳腺体层厚度0.8 cm，右乳腺体厚度层0.9 cm。 B型超声：双乳腺体层未见增厚，表面较平整，内部回声尚均匀，未见导管扩张；皮肤、皮下脂肪等未见异常；双侧腋窝未见异常包块回声。 CDFI：乳腺内未见异常血流。			
超声提示：双侧乳腺未见异常			
检查医生：	**报告医生：**		**检查时间：**
备注：超声报告仅供临床医生参考！			

三）信息储存

遵循超声信息储存的一般规范要求(见“总论”相关内容)。需要特别提示的是图像资料的采集与保存。因为图像是诊断的重要依据，是分析讨论的基础，以备后用。

乳腺应常规储存的基本图像资料：

(1) 左乳外上象限横切面声像图。于此切面测量左乳腺体层厚度。

(2) 右乳外上象限横切面声像图。于此切面测量右乳腺体层厚度。

除了留取必要的基本切面图像,阳性结果都要有图像记录。占位性病变除了有灰阶声像图外,还必须保存其 CDFI 声像图。病变内部有血流时还要提取血流的 PWD 频谱图。

超声图像多留不限!

第三节 正常乳腺超声报告示范

一、超声表现

1. 皮肤及皮下组织

皮肤呈弧形强回声带,厚为 0.2～0.3 cm,边界光滑、整齐。其下的浅筋膜较薄,常不显示。

皮下脂肪组织呈低回声区,境界不甚清楚。

库柏氏韧带(Cooper's 韧带)呈条索状强回声,分布于低回声的脂肪层内,牵拉乳腺小叶,穿过脂肪层,与皮下浅筋膜相连。

2. 腺体层

一般女性性成熟期腺体层厚度比较稳定,为 0.5～1.0 cm。腺体层表面较平整或轻度波状起伏。腺体回声分布尚均匀,以片状的小叶高回声为主,可间杂少量树枝状的导管系统低回声条。乳腺导管不扩张,呈微管状。

注意: 受内分泌的影响,女性不同生理时期乳腺腺体图像可有一定的变化。

(1) 幼儿期:皮下脂肪菲薄,仅在乳头下方可见中心稍厚、周围渐薄的盘状低回声区。

(2) 青春期:乳腺组织的结构层次增多,乳头下方的低回声区扩大,其内可见微细管状的导管系统。大者 CDFI 可见微细血管,PWD 频谱分析可提取搏动性频谱,RI 为 0.65 左右。

(3) 性成熟期:乳腺腺体层由相对高回声的小叶部分(小叶及其间质)与低回声的导管系统(乳腺导管及其周围间质)组成(乳腺图 1)。乳腺导管系统长轴呈树枝状分布,横切与小叶高回声间杂分布。CDFI 显示乳腺内血流不显著,呈短条状或星点状。PWD 频谱分析流速最大约 10 cm/s,RI 为 0.58 左右。

(4) 妊娠期:乳腺皮下脂肪层变薄,但乳腺腺体层增厚,导管扩大增多,导管周围间质纤维组织增生以外区以及基底部显著。而乳腺末端腺管增生,腺管分支增快、增多,侵入周围脂肪以及结缔组织,小叶增生形成,乳腺增大。CDFI 显示乳腺内部及周围血管增多、增粗,流速增加。

(5) 哺乳期:乳腺增大,皮下脂肪变薄,腺体实质层增厚。腺泡高度增生肥大,小叶间纤维组织明显减少,导管扩张增粗,内径为 0.2～0.3 cm,内部可见缓慢流动的无回声乳汁。乳汁透声稍差,其内可见点状高回声的脂肪球。

(6) 老年萎缩期:乳腺皮下脂肪层相对增厚,库柏氏韧带增长,回声增强,乳腺组织萎缩,厚度变薄。绝经时间长者腺体呈条索状强回声。

3. 深层组织

腺体层深部为较厚的胸大肌以及较薄的胸小肌、肋间肌,都呈均匀的低回声区,其内可见排列整齐的中高回声的线条状肌纹理。肋骨位于肌层内,骨表面呈弧形或长条形强回声,后部显著衰减,其后方伴声影。

胸膜壁层呈稍厚的带状强回声,其下可见随呼吸移动的肺部气体强回声。

4. 腋窝

腋窝处未见包块或异常组织回声。

二、超声提示

1+2(1)+3+4+临床表现(患者年龄幼小) **提示:双侧乳腺符合幼儿期表现**

1+2(2)+3+4+临床表现(患者年龄在10余岁青春期) **提示:双侧乳腺符合青春期表现**

1+2(3)+3+4+临床表现(患者成年) **提示:双侧乳腺未见异常**

1+2(4)+3+4+临床表现(患者处于妊娠期) **提示:双侧乳腺符合妊娠期表现**

1+2(5)+3+4+临床表现(患者处于哺乳期) **提示:双侧乳腺符合哺乳期表现**

1+2(6)+3+4+临床表现(患者年老、已绝经) **提示:双侧乳腺符合老年萎缩期表现**

第四节 乳腺常见病超声报告示范

一、乳腺炎(Mastitis)

一)超声表现

1. 乳腺腺体层

(1) 腺体层厚度:正常或局部增厚(多位于乳腺下部)。

(2) 腺体层表面:较平整或局部坡状隆起(炎性浸润区较浅表,范围较广)。

(3) 腺体层内部回声:局部见回声异常的病变区。

① 急性炎性:病变区回声分布不均匀,局部回声减低。

② 慢性炎性、脓肿吸收消退期:病变区内部回声强弱不均(乳腺图2)。

③ 脓肿形成期:病变区内见不规则的无回声区,透声可较差,边界增厚且不光滑(乳腺图3)。

(4) CDFI:病变区内部及周边血流信号相对丰富,可见散在的点状血流信号。

(5) 乳腺导管系统:可见局部导管程度不等扩张(炎性浸润区水肿挤压或导管炎性阻塞等)。

(6) 其他:乳腺病变区局部探头挤压有压痛。

2. 乳腺区其他组织

乳腺区皮肤、脂肪组织、库柏氏韧带、肌层等未见异常表现。

3. 腋窝

同侧腋窝可探见低回声团块。

二)超声提示

1(3)①+临床表现(多见于初产妇哺乳期,乳腺局部红肿痛热、血象高、高热、寒战等表现) **提示:乳腺局部回声异常,符合急性乳腺炎表现**

1(3)②+临床表现(多见于初产妇哺乳期,既往有乳腺局部红肿痛热、血象高、高热、寒战等表现;消炎治疗有效) **提示:乳腺局部回声异常,符合慢性乳腺炎表现**

+1(3)③ 提示:伴乳腺脓肿形成

+1(5) 提示:伴乳腺局部导管扩张

+3 提示:伴同侧腋窝淋巴结肿大

二、乳腺增生症(Hyperplasia of Mammary Glands)

一)超声表现

1. 乳腺腺体层

(1) 单纯小叶增生型:乳腺腺体层增厚,边缘尚平整,内部回声密集增强,分布尚均匀,小叶部分的高回声区占很大的比例,而导管系统的低回声区比较而言所占比例少(乳腺图4)。

(2) 纤维腺病增生型:乳腺腺体层多显著增厚,边缘不平整,内部结构紊乱,回声分布不均匀,小叶部分的高回声区增多,而导管系统的低回声条也显著增粗,两者交叉间杂分布,呈“蜂窝状”或“豹纹征”(乳腺图5)。

(3) 纤维化增生型：乳腺腺体层厚度正常或可局部增厚，其边缘欠平整或不平整，内部回声分布不均匀，局部见片状或局灶性低回声区，可似瘤样，后方可见轻度衰减（乳腺图 6）。

(4) 混合型：超声表现复杂多样，同一患者或同一侧乳腺均可见以上多种类型的表现。

(5) CDFI：无特征性表现，偶见血流信号增多，散在分布，无规律性。

(6) 腺体层内可见到多少不等囊状或梭状无回声区（乳腺图 7）。

2. 乳腺区其他组织

乳腺区皮肤、脂肪组织、库柏氏韧带、肌层等未见异常表现。

3. 腋窝

(1) 腋窝未见异常表现。

(2) 副乳增生：腋窝处皮下探见局灶性高回声区，形态欠规则，境界欠清，内部回声欠均，与乳腺组织回声相似。

二）超声提示

1(1)＋临床表现（多见于 30～40 岁女性，月经来潮前乳房呈间歇性胀痛、逐渐加剧，腺体厚实等）　**提示：乳腺增生（单纯小叶增生型）**

1(2)＋临床表现（月经来潮前乳房间歇性胀痛、逐渐加剧，腺体厚实质韧、触感条索状、结节状等）　**提示：乳腺增生（纤维腺病增生型）**

1(3)＋临床表现（多见于 30～40 岁女性，月经来潮前乳房间歇性胀痛、逐渐加剧，腺体不均匀性增厚、局部可触及瘤样物等）　**提示：乳腺增生（纤维化增生型）**

1(4)＋临床表现（多见于 30～40 岁女性，月经来潮前乳房间歇性胀痛、逐渐加剧，腺体不均匀性增厚、可触及散在结节等）　**提示：乳腺增生（混合增生型）**

＋1(6)　提示：伴有乳腺导管囊状扩张

＋3(2)　提示：伴有副乳增生

注意：乳腺局灶性纤维化增生（瘤化）需与乳腺肿瘤相鉴别。两者鉴别诊断有困难时可行超声引导下活检。

三、乳腺囊肿（Mammary Cyst）

一）超声表现

1. 乳腺腺体层

(1) 腺体层内见无回声区（乳腺图 7），单发或散在分布，体积多较小，形态规则，呈囊状、梭状或短管状；边界清楚，囊壁光整，内部透声好；其后方回声增强，可呈“蝌蚪尾征”；可见侧壁声影。

(2) 多伴有腺体增生的表现（见相关内容）。

2. 乳腺区其他组织

乳腺区皮肤、脂肪组织、库柏氏韧带、肌层等未见异常表现。

3. 腋窝

腋窝未见异常表现。

4. 其他

探头挤压振荡后，CDFI 可见较大病灶内显著的闪彩伪像。

二）超声提示

1(1)＋临床表现（既往多有哺乳史，乳腺局部触及囊性包块）　**提示：乳腺囊肿**

＋1(2)　提示：伴有乳腺增生

四、乳腺导管扩张症(Mammary Ductal Ectasia)

[又称:浆细胞性乳腺炎(Plasma Cell Mastitis)]

一)超声表现

1. 乳腺腺体层

(1) 急性期:腺体内见导管扩张,可达0.3~0.5 cm,管腔内透声有时较差,可散在点状回声。

(2) 慢性期:乳晕下腺体内见低回声病灶(乳腺图8),边界不清,形态不规则。其回声强度往往比脂肪层回声还要低,其内回声分布欠均匀,中央区可增强,有时还可见扩张扭曲导管的无回声区。

(3) CDFI:病灶内可见点状血流信号,位于病灶中心。

(4) PWD频谱:典型的频谱为全程低速血流,收缩期较陡直,舒张期低平。峰值流速PSV约为17 cm/s,RI<0.70,PI约为1.17。

2. 乳腺区其他组织

乳腺区皮下脂肪层内可见低回声区,与腺体层病灶连为一体。皮肤可见局部稍隆起,与其深面的病灶境界尚清。

3. 腋窝

腋窝未见异常表现。

二)超声提示

1(1)+临床表现(常见于中年女性,病史可达数年;乳晕下肿痛、乳头浆液性分泌物等) **提示:乳腺导管扩张**

1(2)+临床表现(常见于中年女性,病史可达数年;乳头浆液性分泌物、乳晕处可扪及硬结,长期存在;抗生素消炎治疗无效等) **提示:乳晕下不均质肿块伴周围导管扩张,浆细胞性乳腺炎可能**

乳晕下不均质肿块性质不明时,建议进一步检查或消炎治疗后复查,动态观察鉴别。必要时可行超声引导下穿刺活检。

五、乳腺导管乳头状瘤(Mammary Intraductal Papilloma)

[又称:囊内瘤(Mammary Intracyst Tumor)]

一)超声表现

1. 乳腺腺体层

(1) 乳腺内见导管扩张,近乳头端局部可呈囊状。

(2) 囊内为无回声,边缘见低或中等回声团块,呈乳头状(乳腺图9),大小不等。

2. 乳腺区其他组织

乳腺区皮肤、脂肪组织、库柏氏韧带、肌层等未见异常表现。

3. 腋窝

腋窝未见异常表现。

二)超声提示

1(1)(2)+临床表现(中年女性自发性溢液、溢血或触及肿块等) **提示:乳腺内囊实混合性肿块,乳腺导管乳头状瘤可能**

注意:乳腺导管乳头状瘤需与乳头状导管癌等相鉴别。必要时可行超声引导下穿刺活检。

六、乳腺纤维腺瘤(Mammary Fibroadenoma)

一)超声表现

1. 乳腺腺体层

(1) 腺体层内见局灶性病变(乳腺图10)。

(2) 病灶:

① 数目:单发或多发。以单发为多,多发者取体积最大者为代表详细描述。

② 方位:以分区或钟面计时标示,多位于外上象限。

③ 大小:取最大切面进行测量,纵横比小于1。

④ 形态:规则,多呈类圆形或椭圆形。

⑤ 包膜:有一层光滑完整的线状强回声包膜。

⑥ 边界:光整、清晰。

⑦ 内部回声:一般为分布均匀的低弱回声,少数因钙化或液化等而回声不均,出现局灶性强回声或无回声。

⑧ 后方回声:正常或轻度增强。

⑨ 侧方声影:可有。

⑩ 内部以及周围血流:CDFI示无或见少量点状血流信号;PWD频谱分析示一般为低阻波,舒张期有持续正向低速血流,多数RI<0.7,PI<1.3。

2. 乳腺区其他组织

乳腺区皮肤、脂肪组织、库柏氏韧带、肌层等未见异常表现。

3. 腋窝

腋窝未见异常表现。

4. 其他

探头加压时,病灶可有一定程度的压缩(前后径减小)。

二)超声提示

1(1)(2)+临床表现(多见于年轻女性,常为单发;乳腺触及包块,规则、界清、质地偏软、可移动等) **提示:乳腺实性占位性病变,纤维腺瘤可能**

注意:乳腺纤维腺瘤需与乳腺增生症瘤化区、乳腺癌等相鉴别。必要时可行超声引导下穿刺活检。

七、乳腺癌(Mammary Carcinoma)

一)超声表现

1. 乳腺腺体层

(1) 腺体层局部见局灶性病变(乳腺图11)。

(2) 病灶的一般表现:

① 数目:以单发为多。

② 方位:以分区或钟面计时标示,多位于外上象限。

③ 大小:取最大切面进行测量,纵横比大于1。

④ 形态:不规则,多呈分叶状或蟹足状。

⑤ 包膜:无或包膜不完整。

⑥ 边界:不清晰,呈浸润性生长。

⑦ 内部回声:回声不均匀,以低回声为主,可见成堆或散在针尖样强回声点,中心部可见不规则的无回

声区。

⑧ 后方回声：多有衰减。

⑨ 侧方声影：无。

⑩ 内部以及周围血流：CDFI 示内部血流信号较丰富，呈点状、短棒状；PWD 频谱分析示血流阻力较高，PSV>20 cm/s，RI>0.7。

(3) 病灶的特征性表现：

① 乳头状导管癌：乳腺导管较广泛扩张，在导管内见多中心性散在分布的中低回声的病灶（乳腺图12），呈乳头状充满管腔，向周围有蟹足样浸润，其后常有衰减；挤压乳腺，乳头可挤出黏液、血液或黏稠状物。

② 髓样癌：乳腺内见较大的病灶，常达 4～6 cm，圆球形，边缘较光滑，内部呈中低回声，多伴有部分无回声区，后方回声一般不减弱，甚至可有增强。

③ 硬癌：乳腺内见病灶，体积一般不大，边界不整，境界不清，后部及其后方回声衰减显著。

2. 乳腺区其他组织

癌瘤可侵及筋膜、库柏氏韧带以及皮肤等，出现相应的表现：筋膜可增厚、隆起或中断；库柏氏韧带增粗、缩短、扭曲；皮肤增厚、不平整，目视呈橘皮样，皮肤与皮下组织粘连不清；乳头受牵拉而凹陷等。

3. 腋窝

同侧腋窝可见淋巴结肿大征象（见相关内容）。

4. 其他

(1) 探头加压，病灶无压缩。

(2) 可见同侧锁骨下淋巴结、肝、肺及骨骼等转移灶表现（见相关内容）。

二）超声提示

1(1)(2)＋临床表现（多见于 50 岁以上患者，乳腺肿块质硬不清、皮肤橘皮样变、乳头内陷、同侧腋窝淋巴结肿大等）　**提示：乳腺实性占位性病变，乳腺癌可能**

＋2　提示：伴有筋膜、库柏氏韧带以及皮肤等受累

＋3　提示：伴有腋窝淋巴结肿大

＋4（2）　提示：伴有远处转移

注意：乳腺癌需与纤维瘤、增生性瘤化等相鉴别，必要时行超声引导下穿刺活检。

（杨益虎　张玫玫）

附录：

临床技术操作规范·超声医学分册·乳腺
（中华医学会）

【适应证】

1. 乳腺脓肿。
2. 超声引导下乳腺囊性、实性肿块抽吸、活检。
3. 孕妇、哺乳期及年轻妇女乳腺检查。
4. 评价临床可触及但 X 线摄影术阴性的肿块。
5. 评价 X 线摄影术不能明确诊断的病例。
6. 鉴别乳腺的囊性与实性物理性质。
7. 鉴别诊断乳腺肿块良性与恶性。

8. 男性有乳腺肿块者。

【检查方法】

1. 仪器条件　选用 7.5～10 MHz 的高频线阵探头，直接进行检查。若肿块位置很表浅，需提高探头频率或使用水囊衬垫；而 5 MHz 的探头对于深部较大的占位、硅胶充填物等显示较好。
2. 体位　一般取仰卧位，双手上举至头上，以充分暴露乳腺及腋窝等部位。检查乳腺外侧象限时，可采用半侧卧位。
3. 方法　由于乳腺体范围较大，每位检查者应按固定程序进行扫查，以免遗漏。有以下两种方法供参考：① 按顺时针或逆时针顺序，以乳头为中心向外行辐射状扫查；② 按先横切后纵切的顺序，从上到下、从左到右逐一切面扫查。总之，变换扫查位置时应与已扫查切面有部分重叠，每一次扫查都应达到乳腺周围脂肪组织为止。

【检查内容】

1. 导管、小叶形态结构，导管是否扩张。
2. 乳腺腺体内是否有占位性病变，单发还是多发，特别是触诊或乳腺 X 线摄影发现有肿块的部位更应仔细扫查。
3. 每一占位性病变的二维声像图特点，如位置、大小、内部回声、边界是否光滑或有否“蟹足样”改变，后方回声是否增强或衰减。
4. 如有彩色多普勒应观察每一占位性病变的血流情况。
5. 对于发现的任何病变均需进行前后径和横径测量。

【注意事项】

1. 检查乳腺时探头应轻放于皮肤上，不宜加压，以免改变肿块形态、位置等，特别是检查肿块内血流时，加压会影响小血管的显示。
2. 检查乳腺腺体组织的同时，应观察前后脂肪层、库柏韧带（乳房悬韧带）等是否有病变，特别是周围脂肪伸入腺体层内，会造成类似肿块的假象，应仔细加以鉴别。

第八章　超声心动图诊查规范

现代超声心动图诊断仪常规技术包括：M 型超声心动图、B 型超声心动图（包括常规经胸与经食管超声）、彩色多普勒血流成像（CDFI）、频谱多普勒（Spectrum Doppler），而组织多普勒成像（DTI）、彩色室壁运动分析（CK）、声学密度定量技术（AD）以及对比超声心动图、血管内超声、血管内频谱多普勒、心腔内超声成像、三维超声成像等新技术尚未作为常规检查技术。

本章主要就常规经胸心脏超声检查的诊查规范进行探讨。

第一节　超声心动图检查规范

一、仪器设施方面规范

1. 超声诊断仪

一般心脏超声检查要求超声诊断仪具备 M 型、B 型、脉冲和连续波多普勒及彩色血流显像等功能。心脏一直在搏动着，并且受到胸壁以及肺波的影响，因此心脏超声检查对超声诊断仪有较高的要求，尤其是高灵敏度的多普勒超声性能。常规经胸心脏超声检查一般选用电子相控阵扇形或微凸扇形、机械扇形探头，以宽频或变频探头为主，具有谐波技术，超声频率范围为 2～5 MHz。小儿可用高频探头（5 MHz 或以上）。

2. 配套设施

心脏超声检查对环境无特殊要求，符合常规要求即可（见“总论”相关章节）。

需要提示的是，心脏病患者多年老体弱、活动不利，因此检查床应高度适中，便于患者上下；因检查时间较长，检查床应较为舒适、柔软，以便患者可以耐受检查。

进行心脏介入检查或者运动试验、负荷试验等特殊检查时，室内应配备急救药物和抢救设施。

二、患者方面规范

1. 检查前

一般患者无须特殊准备。检查前请患者放松情绪，静坐或平卧休息。

对不能合作的幼儿，可 10％水合氯醛口服或灌肠，待患儿入睡后再行检查；介入性检查如经食管超声需用适量的局部麻醉剂和镇静剂；声学造影检查需注射造影剂；负荷超声需患者配合适量运动或注射相应药物；术中经食管超声在患者麻醉和气管插管后进行。

2. 检查中

请患者遵从医嘱，摆放合适体位，安静放松，接受检查。检查中患者一般保持平静呼吸即可。请患者积极配合医生，在必要时按照医生要求改变体位及呼吸状态，以较好地完成检查。

3. 检查后

请患者稍候片刻取走报告，并妥善保管好，携报告单前往临床医生处继续就诊。

三、医生方面规范

一）临床医生

1. 检查前

临床医生应掌握超声心动图检查适应证，正确合理应用超声检查，完整填写超声检查申请单，提供翔实准确的临床相关资料，包括患者主诉、病程以及心脏听诊、心电图等相关检查、检验的阳性结果，还有临床初步的诊断意向，以供超声医生在进行超声分析时参考。

超声心动图检查适应证：

判定心脏位置以及内脏的位置关系；检出心脏结构异常；评价心脏血流动力学变化；检出心包疾患；评价心脏手术及介入治疗后心脏结构恢复情况和血流动力学的转归；评价心脏功能等。

具体包括：

1）先天性心脏病

（1）心脏位置异常：右位心、右旋心、左旋心等。

（2）房室间隔畸形：房间隔缺损、室间隔缺损、房室间隔缺损。

（3）房室腔畸形：单心房、三房心、单心室等。

（4）动脉畸形：动脉导管未闭、主肺动脉间隔缺损、永存动脉干等。

（5）瓣膜畸形：三尖瓣下移畸形，二尖瓣、三尖瓣裂缺等。

（6）心脏复杂畸形：法洛四联症、法洛三联症、右心室双出口、完全型大动脉转位、矫正型大动脉转位等。

2）心脏瓣膜病

（1）二尖瓣病变：① 二尖瓣狭窄：风湿性二尖瓣狭窄、先天性二尖瓣狭窄、退行性二尖瓣环钙化等；② 二尖瓣关闭不全：风湿性二尖瓣关闭不全、二尖瓣脱垂综合征、二尖瓣腱索断裂、乳头肌功能不全、二尖瓣及瓣环环钙化、感染性心内膜炎、先天性二尖瓣关闭不全，二尖瓣黏液性变、全身疾病引起的二尖瓣关闭不全等。

（2）主动脉瓣病：① 主动脉瓣狭窄：先天性主动脉瓣狭窄、风湿性主动脉瓣狭窄、退行性主动脉瓣狭窄等；② 主动脉瓣关闭不全：风湿性主动脉瓣关闭不全、感染性心内膜炎、先天性主动脉瓣畸形、主动脉瓣黏液性变、主动脉瓣退行性变、主动脉瓣脱垂、主动脉根部病变及结缔组织疾病引起的主动脉瓣关闭不全等。

（3）三尖瓣病变：① 三尖瓣狭窄：风湿性三尖瓣狭窄、先天性三尖瓣狭窄、巨大三尖瓣赘生物等；② 三尖瓣关闭不全：风湿性三尖瓣关闭不全、功能性三尖瓣关闭不全、感染性心内膜炎、Ebstein 畸形、三尖瓣脱垂、其他原因引起的三尖瓣关闭不全等。

（4）肺动脉瓣病变：① 肺动脉瓣狭窄：先天性肺动脉瓣狭窄、类癌综合征引起的肺动脉瓣狭窄等；② 肺动脉瓣关闭不全：相对性肺动脉瓣关闭不全、先天性肺动脉瓣畸形等。

（5）人工瓣膜：① 正常人工瓣膜：生物瓣、机械瓣；② 人工瓣狭窄：生物瓣狭窄；③ 人工瓣反流；④ 瓣周漏；⑤ 人工瓣血栓形成及感染性心内膜炎。

（6）感染性心内膜炎。

3）冠心病

（1）心肌缺血。

（2）心肌梗死。

（3）心肌梗死并发症等。

4）原发性心肌病

（1）肥厚型心肌病。

（2）扩张型心肌病。

（3）限制型心肌病。

（4）致心率失常右心室心肌病。

（5）心肌致密化不全等。

5）心包疾病

（1）心包积液。

（2）缩窄性心包炎。

6）心脏占位

（1）心脏肿瘤：心腔内肿瘤、心肌肿瘤、心包肿瘤、心外肿瘤侵犯心脏。

（2）心腔内血栓。

7）全身疾病的继发心脏改变

（1）肺源性心脏病。

（2）高血压性心脏病。

（3）系统性红斑狼疮的心脏改变。

（4）甲状腺疾病（甲状腺功能亢进性、甲状腺功能减退性）心肌病。

（5）糖尿病性心肌病。

（6）心脏淀粉样变。

（7）尿毒症性心脏改变等。

2. 检查后

临床医生应仔细阅读超声报告，正确理解超声报告，客观评价超声报告，结合临床其他信息作出合理的临床诊断。

临床医生需知道超声心动图检查只是心脏影像学检查之一，超声检查不能诊断或提示全部心脏病变。超声心动图检查可以检测心血管的解剖结构及其活动情况以及心腔内、大血管内的血流，并据此诊断心血管疾病，或提供有关心血管的解剖与活动功能方面的资料，提示疾病的可能性，或提供辅助诊断依据，供临床医生参考。

二）超声医生

1. 检查前

（1）思想准备：爱岗敬业，加强职业道德建设，尊重患者，重视病情，认真检查，细致观察，专心工作，对每一个患者负责。心脏病患者可能年老体弱、活动不利，对此应有心理准备，对患者多体谅，多帮助，以使检查能够顺利完成。

（2）知识准备：熟悉心脏以及心底大血管的解剖，掌握心脏的正常以及常见病变的超声表现，并了解心脏病的主要临床表现等，为心脏的超声检查、诊断做好准备。

2. 检查中

1）核查

核对患者姓名；核查手续是否齐全，登记编号，便于资料的管理；了解患者病史及检查目的、要求等，做到心中有数。

2）摆放体位

一般采取左侧卧位或平卧位，充分暴露胸前区；需行胸骨右缘探查时，取右侧卧位；需行胸骨上窝探查，可垫高其肩部，并使病人头朝后仰；需行剑突下探查时，取屈膝放松腹壁。在不影响检查的情况下，体位以患者舒适为宜。

3）仪器调节

启动仪器，调节仪器的分辨力，以保持显像清晰。选择适合成人或儿童的探头，成人选用 2～3.5 MHz 探头，而小儿可用高频探头（5 MHz 或以上）。选择预设的心脏超声检查条件或根据实际情况调节探头频率、图像深度、增益、焦点等功能按键或旋钮，以图像显示清晰、适于观察为宜。

4）扫查分析

心脏超声检查采用直接扫查法，无论先天性或后天性心脏病，均应首选经胸超声检查。

经胸心脏超声检查分析基本方法：

（1）B 型超声是最主要的检查方法，可反映心脏某区域的形态、毗邻关系、活动特点等。

（2）用 M 型超声从心尖到心底水平，完成心尖波群、心室波群、二尖瓣波群及心底波群的基本检查。

（3）彩色血流显像（CDFI）显示心内和大血管血流，定性判断正常和异常血流区域，判断异常血流的时相、方向、部位。

（4）脉冲或连续多普勒测量各瓣膜口流速和压差，判定心血管分流和瓣膜反流，半定量分流和反流的程度。视血流速度选用脉冲和连续多普勒测定瓣口、分流口、流出道异常血流的流速和压差，并在适当条件下估测肺动脉压。

经胸心脏超声检查基本切面：

主要有胸骨旁（胸骨左缘第 3～5 肋间隙）、心尖部（心尖搏动处）、剑突下以及胸骨上窝（胸骨上切迹处）等 4 个声窗。胸骨旁及心尖部是最常用的声窗，对这两个部位的扫查可获得心脏结构大部分的信息；剑突下声窗适用于慢性阻塞性肺气肿、胸廓畸形患者、婴幼儿；胸骨上窝声窗适用于观察心底部以及大血管等结构。

特殊情况下，右位心时探头位置应置于胸骨右缘检查，以显示相应切面；升主动脉夹层动脉瘤还应在胸骨右缘显示升主动脉长轴切面；负荷超声需采用左心室长轴、左心室短轴、左心两腔心和心尖四腔心切面对照分析；血管内超声和周围血管超声除显示病变血管段外，还需要显示病变远端参考段及近段参考段血管切面；对拟行介入性封堵治疗的间隙缺损，除标准测量缺损的大小外，还应显示缺损与毗邻结构关系。

（1）胸骨旁位：

① 胸骨旁左心室长轴切面：探头置于胸骨左缘第 3、4 肋间，探头标志对准病人右肩，探测平面与右胸锁关节至左乳头连线基本平行，探头基本垂直于胸壁，此切面即为左心室长轴切面（心脏图 1）。

该切面显示内容：右心室大小、右心室前壁厚度、右心室流出道结构、室间隔和左心室后壁的厚度及运动状况，主动脉窦部、主动脉瓣（右冠瓣、无冠瓣）及瓣环结构、升主动脉、左心室流入道及流出道，二尖瓣结构、回声、开放、关闭情况，冠状静脉窦，心包膜回声、心包内积液情况。

该切面是观察左心房、左心室、二尖瓣、主动脉瓣的主要切面之一，亦是 M 型超声测量左心室收缩功能的标准切面。测量时需适当调整扫查平面，以保证测量时声束与测量结构分别垂直。在此切面上，需注意识别左心室内假腱索和右心室内肌束及调节束。

在此切面上，使 M 型取样线分别通过不同的区域，可获得主动脉根部波群、二尖瓣波群、心室波群等几组重要的波群。

心底波群：M 型取样线通过主动脉瓣环区，可获得此波群（心脏图 2），所代表的结构自前向后分别为胸壁、右心室流出道、主动脉根部及左心房。此波群包括主动脉根部曲线、主动脉瓣曲线、左心房后壁曲线。

二尖瓣波群：M 型取样线通过二尖瓣前、后叶瓣尖，可获得此波群（心脏图 3）。此波群包括二尖瓣前叶曲线、二尖瓣后叶曲线、室间隔曲线、左心室后壁曲线。其中，二尖瓣前叶曲线在正常人呈双峰，折点依次称为 A、B、C、D、E、F、G，A 峰位于心电图上 P 波之后，E 峰位于心电图上 T 波之后，C 点表示二尖瓣关闭，D 点表示二尖瓣由此时开放。

心室波群：M 型取样线通过左心室中部腱索水平获得此波群（心脏图 4），所代表的各层结构依次为胸壁、右心室前壁、右心室腔、室间隔、左心室及左心室后壁。此波群可测量室间隔、左心室后壁厚度与增厚率,左心室腔大小,计算左心功能,观察室壁运动。

② 胸骨旁右心室流入道切面:在左心室长轴切面上,探头尾部移向左肩,声束向右下偏转可得到右心室流入道切面。

该切面显示内容:右心房及右心室、右心室壁、三尖瓣前叶及后叶、下腔静脉。

该切面是观察右心室心肌梗死的主要切面之一,同时也对诊断右心房下部病变和显示下腔静脉入口处病变的意义较大。由于右心房及右心室形状不规则,且该切面只显示部分心房及心室,故该切面不能作为右心房及右心室大小测量的标准切面。

③ 胸骨旁右心室流出道切面:在左心室长轴切面上,声束稍向右上倾斜即可显示右心室流出道切面。

该切面显示内容:右心室流出道及右心室壁、肺动脉瓣、主肺动脉及其分支、主动脉瓣。

该切面对观察右心室流出道及肺动脉瓣病变的价值较大。

④ 胸骨旁大血管短轴切面:探头置于胸骨左缘第 2、3 肋间,扫描平面与左心室长轴相垂直,与左肩及右肋弓的连线基本平行。

该切面显示内容:主动脉瓣结构、回声、开放、关闭情况,右心室流出道结构,肺动脉瓣前叶和后叶结构、回声、开放、关闭情况,主肺动脉及其分支的内径,三尖瓣前叶及隔叶回声、开放、关闭情况,左、右冠状动脉开口及主干,房间隔及室间隔延续情况。

在此切面上,使 M 型取样线通过肺动脉瓣可获得肺动脉瓣的活动曲线。曲线上折点依次为 A、B、C、D、E、F,A 波相当于心电图 P 波之后,BC 段是右心室收缩导致肺动脉瓣后叶迅速开放的曲线,C 点为肺动脉瓣开放到达的最高限度,CD 是右心室射血时肺动脉向前移动所致的缓慢上升的直线,DE 段是右心室舒张时肺动脉瓣关闭时的运动曲线,EF 段是心脏舒张时肺动脉瓣后叶曲线向后移动。

该切面是诊断主动脉瓣及主动脉根部病变、肺动脉瓣、主肺动脉及左、右肺动脉病变的重要切面,也是室间隔缺损必不可少的诊断切面之一。在该切面的基础上,若探头顺时针转 30°,部分人可显示左心耳,以观察左心耳血栓;若声束上翘 30°左右,可显示左、右冠状动脉主干,对于诊断冠状动脉主干病变,如川崎病的冠状动脉病变等有重要价值。

⑤ 胸骨旁左心室短轴切面:在大血管短轴切面上,声束向左下(心尖部)偏转扫查,可依次得到二尖瓣水平、乳头肌水平及心尖水平 3 个左心室短轴切面。

该切面显示内容:右心室大小、右心室壁厚度、运动情况,左心室流入道、左心室流出道结构,二尖瓣结构、回声、开放、关闭情况,左心室各室壁各节段的室壁厚度、回声、运动情况,心包膜回声、有无心包积液。

该切面可了解左心室整体收缩、舒张功能,是诊断冠心病左心室壁节段运动异常的重要切面,同时可诊断心室占位性病变及其毗邻关系,其中二尖瓣水平的左心室短轴切面是测量二尖瓣最大开放面积的标准切面。

⑥ 胸骨旁四腔心切面:探头置于胸骨左缘第 5 肋间,向心尖部移动,位于胸骨旁线与锁骨中线之间,指向右胸锁关节,扫查声束基本与左心室长轴基本垂直。

该切面显示内容:部分肺静脉,余显示结构同心尖四腔心切面所显示(见下述)。

该切面可大致观察 4 个心腔的形态及腔内结构,非标准测量切面。

(2) 心尖位:

① 心尖四腔心切面:探头置于心尖搏动处,探头标志指向右后侧可得到心尖四腔心切面(见心脏图 5)。室间隔、房间隔连线与二尖瓣、三尖瓣连线呈十字交叉位于图像中心,将心腔清晰地划分为左、右心室和左、右心房 4 个腔室。

该切面显示内容:左心房、左心室、右心房及右心室的形态、大小及结构的完整性,室间隔、房间隔的连续性以及是否存在房室管畸形和心内膜垫缺损,右心室壁厚度、运动情况,室间隔、侧壁、心尖部厚度、运动情况，二尖瓣、三尖瓣的附着位置及结构、回声、开放、关闭情况，左心室流入道、右心室流入道结构。

该切面是测量二尖瓣口及三尖瓣口血流速度的标准切面，也是测量左心室收缩功能的标准切面之一。在观察心腔占位性病变及心肌、心包病变上的价值同左心室短轴切面；在冠心病者可观察后室间隔及左心室侧壁的节段运动。另外，该切面对房间隔缺损、室间隔缺损的部位及肺静脉异位引流的判断很重要。

② 心尖五腔心切面：在心尖四腔心切面上，将声束稍向上倾斜，可见一半环形的主动脉腔，此即五腔心切面。

该切面显示内容：主动脉瓣右冠瓣及无冠瓣结构、回声、开放及关闭情况，主动脉瓣环、右冠窦及无冠窦，二尖瓣腱索及乳头肌，余显示结构同心尖四腔心切面。

该切面可评价主动脉瓣及其瓣下病变，是测量主动脉瓣口血流的标准切面；能显示室间隔膜部，是诊断室间隔膜部缺损、判断主动脉骑跨或移位的主要切面；显示前间隔及左心室后壁，在冠心病者可观察前间隔及左心室后壁的节段运动。

③ 心尖两腔心切面：在心尖四腔心切面上，探头上翘并使扫查声束顺时针旋转 15°～20°，撇开右心房及右心室，只显示左心房及左心室即可得到心尖两腔心切面。

该切面显示内容：左心房、左心室形态、大小，左心室前壁、下壁厚度、回声、运动情况，二尖瓣结构、回声、开放、关闭情况。

该切面是测量左心室收缩功能的切面之一，因其显示左心室前壁及下壁，在冠心病者可观察这两个室壁的节段运动。

④ 心尖三腔心切面：在心尖四腔心切面上，扫查声束逆时针旋转 110°即得到心尖三腔心切面。

该切面显示内容：左心房、左心室形态、大小，主动脉瓣环、主动脉瓣回声、开放、关闭情况，室间隔厚度、运动及连续情况，心尖、左心室后壁厚度、回声、运动情况，二尖瓣结构、回声、开放、关闭情况。

(3) 剑突下位：

① 剑突下四腔心：探头置于剑突下，声束向上倾斜，取冠状面的扫描图像即为剑突下四腔切面。

该切面显示内容：此图上所显示的房间隔回声与声束近于垂直，故回声失落现象很少，多用于观察房间隔缺损；另外对了解心房位置、心脏畸形等有较大帮助。特殊情况下，如慢性阻塞性肺气肿患者只能取剑突下声窗扫查时，观察及测量内容同心尖四腔心切面。

② 剑突下短轴切面：在剑突下四腔心切面上，探头逆时针旋转左右，并使扫查声束指向左肩，可得到剑突下大血管短轴切面。

该切面显示内容：同胸骨旁短轴切面。

该切面主要用于检查慢性阻塞性肺气肿、胸廓畸形等患者。

(4) 胸骨上窝位：

① 胸骨上窝主动脉弓长轴切面：探头置于胸骨上窝，指向心脏，旋转探头直至扫查平面处于身体的矢状切面与冠状切面之间。

该切面显示内容：主动脉弓部及其主要分支、升主动脉远端、降主动脉起始部。

该切面是显示升主动脉远端、主动脉弓及其主要分支、降主动脉起始部的标准切面。在此切面上，探头顺时针旋转 40°～50°，声束指向右上方，可显示上腔静脉长轴。

② 胸骨上窝主动脉弓短轴切面：在主动脉弓长轴切面上，使探头顺时针旋转 90°，横切主动脉弓，得到主动脉弓短轴切面。

该切面显示内容：主动脉弓横切面、肺动脉干分支之处及右肺动脉。

该切面与主动脉弓长轴切面互相对照，可确定主动脉弓的走向、宽度、分支情况，可估计肺动脉及上腔静脉有无异常，可了解降主动脉与肺动脉之间有无未闭的动脉导管。

注意事项：

① 严格遵守操作程序进行检查。

② 认真查看申请单，了解病情，密切结合临床。

③ 可根据检查需要适当调整患者体位。

④ 可根据检查需要调整患者呼吸状态。如少数肺气肿患者可嘱其于呼气末屏气，行剑突下探查时嘱其吸气，可使心脏更接近探头。

⑤ 注意标定探头方位，调节仪器增益和灰阶，多普勒检查时声束方向需与血流方向尽可能平行（夹角小于 60°）以获取准确数据。

⑥ 对测量数据或诊断有疑问时应及时重复检查和测量，避免漏诊和误诊。

⑦ 介入性超声等特殊检查应征得患者及家属同意，并严格控制适应证、禁忌证及终止指标。介入检查结论依据超声声像图特征性改变可明确诊断，也可描述阳性所见，结合临床作排除性的鉴别诊断。

3. 检查后

（1）记录、书写报告。描述检查所见，采集必要的、合适的图像，书写超声检查报告，要求准确、翔实、科学。

（2）整理、存储资料。记录、整理全部检查信息，包括临床信息以及超声信息，归档保存。

（3）对诊断不清的疑难病例可随访调查，进行分析总结。

第二节 超声心动图诊断规范

一、超声心动图分析规范

一）超声分析基础

1. 心脏解剖

1）位置与外形

心脏斜位于胸腔内纵隔的下部，1/3 在正中线右侧，2/3 在正中线左侧，前方对向胸骨体和第 2～6 肋软骨；后方平对第 5～8 胸椎；两侧与胸膜腔和肺相邻。

心脏为前后稍扁的圆锥形肌质器官，近似本人双手合拳大小，周围裹以心包。心脏与动脉、静脉血管相连，是血液循环的动力装置。

心脏外形分为心尖、心底、胸肋面、膈面、左侧面、左缘、右缘、下缘等。

（1）心尖朝向左下方，心底在右后上方，长轴与身体正中线约成 45°。心尖较圆钝，由左心室构成，位于左锁骨中线内侧 1～2 cm 处，邻近胸壁。心尖稍向右侧的心尖切迹为冠状血管跨越处。

（2）心底较宽，大部分由左心房及小部分右心房构成。上有升主动脉、肺动脉、上腔静脉，后有两对肺静脉，下有下腔静脉等出入。

（3）胸肋面又称前壁，其右上大部分为右心房，小部分为左心房；左下 2/3 为右心室前壁，1/3 为左心室前壁。

（4）膈面即为心脏的下面，2/3 由左心室构成，1/3 为右心室。

（5）左侧面构成大部分为左心室，小部分为左心房。

（6）左缘主要由左心室构成，较圆钝。

（7）右缘较锐，又称锐缘，其上部由右心房构成，呈垂直位，下部由右心室构成，呈水平横位，因此段为心脏膈面与胸肋面的交界缘，故又称为下缘。

2）心内结构

心脏内部分为四个腔，后上方为左、右心房；前下部为左、右心室。左、右心房为房间隔分开，左、右心室为室间隔分开。

（1）右心房：位于心脏的右上部，呈不规则的椭圆形，房壁较薄，约 0.2 cm。前部呈锥体状突出于主动脉根部，右侧为右心耳，其内腔呈三角形，腔壁上因附有从界嵴向前突出的平行柱状梳状肌而粗糙不平。右心耳内腔的后部分及位于后外侧腔静脉窦构成右心房腔，其交界处即为界嵴。右心房的后侧壁即为房间隔，呈长方形，高为宽的 2 倍，厚度小于 0.4 cm，下 1/3 为卵圆窝，膜性，较薄，中心部厚约 0.1 cm，是胚胎期卵圆孔闭锁后的遗迹。卵圆窝的下端与下腔静脉瓣、冠状窦瓣相连接。右心房有 3 个入口，即位于后上部的上腔静脉口、位于后下部的下腔静脉口、位于卵圆窝前下方的冠状窦口，其中仅上腔静脉口处无瓣膜。右心房的出口是位于卵圆窝与冠状窦口前方的右心房室口，向下通向右心室。

（2）右心室：位于心脏右下部，右心室壁厚为 0.3～0.4 cm，为左心室壁厚度的 1/3。右心室室壁内大部分较粗糙，室壁肌束形成交错的肌性隆起称为肉柱。靠近肺动脉口的右心室内腔较为光滑，称为肺动脉圆锥或肺动脉漏斗部。其后部一弓形肌性隆起（室上嵴）将右心室分为后下方的流入道和前上方的流出道。

① 右心房室口与三尖瓣：右心房室口位于肺动脉口的右下方，其周围很硬的纤维环口为三尖瓣环。三尖瓣为 3 片近似三角形的瓣叶，其基底附着于三尖瓣环，瓣尖指向右心室腔，瓣膜的心房面较光滑，心室面较粗糙。在瓣膜的游离缘及其粗糙的心室面上附有腱索，各瓣膜通过腱索与右心室壁上的乳头肌相连。三尖瓣分为前瓣、后瓣、内侧瓣（或称隔瓣）。前瓣对向肺动脉漏斗部，是三个瓣中最宽大的一个瓣叶，其下部与上部分别有腱索与乳头肌及室上嵴下缘的圆锥乳头肌相连；后瓣较小，其下部以腱索与后乳头肌相连；内侧瓣朝向室间隔，下部以腱索与隔乳头肌相连。三个瓣膜关闭时闭合形成“Y”形。在三个瓣膜间裂常有副瓣存在（45%）。三尖瓣环、瓣膜、腱索、乳头肌在功能上是一个整体，称为三尖瓣复合体，可防止右心室收缩时血液发生逆流。

② 乳头肌与腱索：右心室壁乳头肌为粗大的肌性锥状隆起，由心室壁深层肌纤维延伸而成，其一端附着于室壁，另一端突入右心室腔，尖端移行为数条细索状的腱索，连于三尖瓣的心室面。乳头肌分前、后、内侧三组。前乳头肌起于右心室前壁中、下部，粗大；后乳头肌起于后壁，为数个小乳头肌；内侧乳头肌起于室间隔，较小，有时可缺如。缺如时内侧瓣直接以腱索连于室间隔的肉柱上。三尖瓣与乳头肌的腱索附着关系可有多种变化，同一乳头肌起始的腱索可分别连于相邻的两个瓣叶上。

③ 节制束：又称为调节束或隔缘肉柱，从室间隔向外行至右心室前壁，连于前乳头肌底部，内含希氏束的右束支。节制束可防止心室壁过度扩张。

④ 室上嵴：位于右心房室口与肺动脉口之间的肺动脉圆锥后部突起的肌性隆起为是室上嵴，其位置相当于主动脉根部、主动脉瓣的前方，分隔肺动脉圆锥与右心室的其他部分。心室收缩时，其协助缩窄房室口，并使心尖做向前、向右的顺钟向旋转。室上嵴肥大可致右心室流出道狭窄。

⑤ 肺动脉圆锥：即肺动脉漏斗部，为右心室流出道的短管，起自室上嵴游离缘，内壁光滑无肉柱，向左上方止于肺动脉口。

⑥ 肺动脉口与肺动脉瓣：肺动脉口为右心室流出道的出口。肺动脉口纤维环周缘附有前、左、右三个半月瓣，为肺动脉瓣。瓣膜呈口袋形，袋口向上，每个瓣膜游离缘中央部均可见增厚的小结（半月瓣结），小结的两侧游离缘形成半月瓣弧影。半月瓣与肺动脉瓣壁之间的间隙为肺动脉窦。肺动脉半月瓣闭合可封闭肺动脉瓣口，阻止血液回流入右心室。

（3）左心房：位于心脏的左后上方，构成心底的大部分。左心房呈卵圆形，房壁厚约 0.3 cm。其前部向右前方突出形成左心耳，因腔壁上附有发达的梳状肌使腔面粗糙不平，易致血栓形成。左心房前有升主动脉和肺动脉，后邻胸主动脉和食管。左心房后壁两侧左、右各有一对肺静脉入口，入口周围无瓣膜，但左心房壁的肌肉可伸展入肺静脉根部 1～2 cm 并似袖套一样形成心房静脉鞘，起着部分括约肌的作用，以减少心房收缩时血液的反流。位于左心房前下方的左心房室口为左心房的出口，向下通左心室。

(4) 左心室：位于心脏的左下部，左心房的左前下方。左心室腔呈圆锥体形，腔内肉柱较多，尤以心尖部为著，室壁较厚，0.9～1.0 cm。左心室入口为左心房室口，出口为主动脉口。位于左心房室口的二尖瓣前瓣将左心室内部分为前后两部分，前半为流出道，后半为流入道，两道形成"V"形，称为左心通路。

① 左心房室口与二尖瓣：左心房室口位于主动脉口的左下方，其周围纤维环(二尖瓣环)的前内侧与主动脉瓣的左、后半月瓣相邻。二尖瓣附着于二尖瓣环上，分为前瓣和后瓣，两瓣之间形成一个朝向前下方的漏斗形口。前瓣较大，呈三角形或半圆形的帆状，附着于左心房室口纤维环的前内侧，又称前内瓣，其游离缘无切迹，下缘以腱索与前组乳头肌相连，活动度较大。前瓣上方与主动脉壁相延续并与主动脉之间形成瓣膜间隔，该瓣因位于左心房室口与主动脉口之间，而成为左心室流入道与流出道的交界。后瓣较小，呈半月形，附着于房室口纤维环的后外侧，又称后外瓣，下缘以腱索与后乳头肌相连。后瓣游离缘常有裂隙而将后瓣分成中间大两侧小的三个瓣片。后瓣活动度小，主要伴随纤维环收缩而活动。二尖瓣闭合时，后瓣的大部分与前瓣相接触，在前、后瓣尖交界处则形成前、后瓣间裂。在瓣尖裂处，前、后瓣又可分裂形成副瓣(51%)。二尖瓣环、瓣膜、腱索、乳头肌在功能上也是一个整体，称为二尖瓣复合体，可防止心室收缩时血液从左心室逆流至左心房。

② 乳头肌与腱索：左心室乳头肌较右心室乳头肌粗大，多起于左心室壁中、下 1/3 交界处。通常分为前、后两组：前组 1～5 个(多为 1～2 个)，位于左心室前壁和外侧壁交界处，故又称前外侧乳头肌；后组 1～5 个(多为 1 个)，位于左心室后内壁，故又称后内侧乳头肌。每个乳头肌发出的腱索可连于二尖瓣的两个瓣膜，而每个瓣膜也都有发自前、后乳头肌的腱索附着。通常，与前瓣相连的腱索较为粗大坚韧，腱索之间可有合并支存在，其中有两条起自前外侧和后内侧的乳头肌特别粗大，称为支持腱索，对前瓣的功能十分重要，一旦断裂形成连枷状，二尖瓣则产生严重二尖瓣关闭不全。与后瓣或副瓣相连的腱索较细而短，呈线状或网状。腱索分为一、二、三 3 个等级，每个乳头肌尖端分为 4～6 个小头，每个小头上有两根一级腱索，每根一级腱索发出两根二级腱索，每根二级腱索发出五根三级腱索。

③ 主动脉前庭：又称主动脉下窦，为主动脉口以下的左心室腔部分，位于室间隔上部与二尖瓣前瓣之间左心室腔的前内侧部，为左心室流出道的一段，其前为左心室前壁，后为左心房，左为二尖瓣前瓣，右为室间隔上部。

④ 主动脉口与主动脉瓣：主动脉口为左心室流出道的出口，位于左心房室口的右前方，肺动脉口的后方。主动脉瓣由无冠瓣(后瓣)、左冠瓣、右冠瓣(前瓣)三个半月瓣组成，瓣膜大而坚韧，呈口袋形，袋口向上，游离缘中央部的半月瓣小结较为明显。三个半月瓣与主动脉壁之间形成三个主动脉窦(Valsalva 窦)。在左、右主动脉窦壁上分别有左、右冠状动脉的开口，而后主动脉窦壁上一般无冠状动脉的开口。

⑤ 室间隔：位于左、右心室之间，为右心室的左后壁、左心室的右壁。室间隔的前、后界分别为前、后室间沟。室间隔分为下方的肌部和上方的膜部。肌部较厚，由心肌组成，右侧面有圆锥乳头肌、节制束等附着，肌层及心内膜深面有右束支的分支穿行；左侧面的心内膜深面有左束支及其分支穿行。膜部较薄且较小，由纤维组织构成。膜部上方紧邻主动脉口下方，右侧面有三尖瓣的隔瓣附着，隔瓣附着处之前的膜部为左、右心室分界，之后为右心房与左心室主动脉前庭的分界。室间隔膜部的纤维支架连接着心脏心腔中的三个腔(除左心房外)以及四个瓣膜装置中的三个(除肺动脉纤维环外)，故为心腔结构中十分重要的区域。室间隔膜部形态多变，一般为卵圆形，是室间隔缺损的多发部位。

由于心脏长轴倾斜并略扭转，以致房间隔与室间隔均呈斜位，前缘均对向左前方。室间隔带有螺旋状扭转，致肺动脉圆锥位于左心室的前方，右心室尖位于左心室尖的右方。

3）心脏支架与心壁结构

(1) 心脏支架：包括左、右心房室口与主动脉口、肺动脉口周围的纤维环以及各环之间的纤维三角，又称心脏纤维骨骼。它不仅是心脏各瓣膜的附着处，也是心房、心室的起止点。纤维环较硬且具有收缩功能。

左心房室口上的纤维环不完整，其背侧 1/3～1/2 处无纤维环结构，位于此处的二尖瓣后瓣缺乏坚固的结缔组织附着，加上瓣膜与心房、心室的内膜相连续，因此心房扩大时可引起二尖瓣后瓣向后移位而致二尖瓣关闭不全。

右纤维三角位于主动脉环后方与左、右心房室环之间，为纤维组织增厚而成，呈三角形，向前下方延伸为室间隔膜部。左纤维三角位于主动脉环与左心房室环之间，较右纤维三角小且薄弱。

心脏支架将心房与心室肌分隔开，以致其可不在同一时间内收缩，这对维持心房、心室的节律性收缩起重要作用。

（2）心壁结构：心壁由内向外分为心内膜、心肌层和心外膜三层。

① 心内膜：贴于心房壁和心室壁的内面与血管内膜相延续。心内膜深面有血管、淋巴管、神经和心传导系统。心内膜向心腔内的折叠中间夹有一层致密的结缔组织成为心瓣膜，附着于相应的纤维环。

② 心肌层：

心房肌：较薄，分浅、深两层。浅层为环绕左、右心房的环形肌束，部分纤维可伸入房间隔。深层为各心房所固有，为起自纤维环的垂直肌束呈襻状从前向后跨绕心房再止于纤维环；尚有一些环形纤维围绕各静脉口及心耳等处。

心室肌：较厚，分浅、中、深三层。浅层纤维起自纤维环和纤维三角，大部分纤维聚向心尖，并在心尖形成涡状集中，称心涡，然后进入深部形成深层；另一部分纤维深入形成环状的中层，为各心室所固有，肌束层环形排列，可起自纤维环或由浅层纤维深入环形而成，然后再移形为深肌层。深层纤维部分起于心涡，部分则由中层纤维移形而来。深层纤维可形成肉柱及乳头肌，突入心腔内。心室收缩时，心室肌由心尖向心底部运动以便将血液挤进动脉血管内。另有部分肌束呈螺旋状环形，使心尖在心室收缩时做向前向右的逆钟向旋转。

③ 心外膜：为覆盖于心肌表面的浆膜性心包的脏层。心外膜深面有血管、淋巴管和神经穿行。

4）心脏的血管

（1）心脏的动脉：供应心脏的动脉为起自升主动脉的左、右冠状动脉及其分支，其起始端开口于相应主动脉窦的中央，有时可偏左或偏右，有个别甚至在窦外。开口呈卵圆形、环形或狭裂隙形。

① 左冠状动脉：起自左主动脉窦，发出后穿肺动脉起始部与左心耳之间向前到房室沟内，再向前行 0.1～1 cm 处分前降支和回旋支，有时在两支之间还分出对角支。

前降支：又称前室间支，分出后沿室间沟向下行至心尖切迹，并常绕行到膈面再上行到后室间沟的下 1/3。前降支发出左圆锥动脉、右心室前支、室间隔前支等供应左心室前壁的中下部，右心室前壁靠近前室间沟的部分，以及室间隔的前 2/3。

回旋支：较前降支稍细，发出后先在左心耳掩盖下前行，再沿左侧房室沟内弯向左行。主要分支有左心室前支、左心室后支、左心房束支和左缘支，供应左心室前壁上部、左心室后壁和左心房。

② 右冠状动脉：起自右主动脉窦，经右心耳与肺动脉之间到房室沟右半，再绕心右缘到隔面后沿后室间隔内下行到心尖。主要分支有右圆锥支、右心室前支、右缘支、右心室后支、右心房支、窦房结动脉、房室结动脉、室间隔后支、后降支、横支、左心房后支和左心室后支等。主要供应右心室前后壁、右心缘、左心室下壁、室间隔后 1/3、右心房以及左心房后部等。

③ 冠状动脉侧支循环：左、右冠状动脉在心肌浅层和中层内，以直支穿过肌层，层层分支相互吻合。冠状动脉的侧支循环存在于左、右冠状动脉之间的吻合，如左、右冠状动脉圆锥支之间，前、后降支之间，前、后室间隔动脉之间，以及左、右心房支之间。此外，冠状动脉还通过心包动脉网与心脏外的锁骨下动脉、胸主动脉等分支相吻合。

冠状动脉的分布可分为四型：

Ⅰ型：左心室膈面主要由左冠状动脉分布。

Ⅱ型：左心室膈面主要由右冠状动脉分布。

Ⅲ型：左心室膈面由左、右冠状动脉均等分布。

Ⅳ型：右心室膈面由左冠状动脉分布。

（2）心脏的静脉：心壁内的小静脉，直接开口于心腔内，主要在右心房和右心室，称最小静脉。右心室前壁的心前静脉直接开口于右心房。其他大部分静脉汇成较粗的静脉支，如心大、心中、心小静脉，均汇入冠状窦。冠状窦直径为 0.3～0.5 cm，长 2～5 cm，位于后房室沟内，开口于右心房后内方的下腔静脉口与右心房室口之间，开口的后下方有冠状窦瓣。

5）心脏的神经与传导系统

（1）心脏的神经：主要来自交感神经和迷走神经的心支，先在大血管根部形成心浅丛和心深丛，再分支进入心脏各部。心浅丛位于主动脉弓的凹侧，心深丛位于气管叉的前面。从心丛发出的分支可直接分布到心房或随冠状血管壁分布到心壁，在心外膜下形成网状的心内膜下丛，分别支配心壁各层。

心脏的运动神经为交感神经和副交感神经。交感神经分布到窦房结、房室结和左右冠状动脉主干，并随动脉分支到心脏各部；副交感神经分布到窦房结、心房肌和冠状动脉，也有人认为可延伸到心室肌。心脏的感觉神经包括与交感神经同行的感觉纤维到脊神经胸 1～5 节段后角，以及与副交感神经同行的感觉纤维到延髓迷走神经背核和网状结构。

（2）心脏的传导系统：由特殊分化的心肌细胞构成。

① 窦房结：位于上腔静脉根部前面与右心房结合处之间的心外膜下，呈梭形，中心部有窦房结动脉穿过。

② 结间束：位于窦房结和房室结之间，包括前、中、后束，均起自窦房结。前、中结间束主要在房间隔内下行到房室结；后结间束经界嵴再沿右心房后外壁内行走，经下腔静脉瓣到房室结。

③ 房室结：又称房室交界处，为传导系统在心房与心室之间的连接部，又分房结区、结区和结束区三部分，房室结位于房间隔下部、冠状窦口前上方的心内膜下，呈长椭圆形，略扁平，房室结内有房室结动脉穿行。

④ 房室束：又称希氏（Hiss）束，稍扁平，从房室结下端发出后穿过中心纤维体，经室间隔膜部的后下缘到达室间隔肌性部上缘，分叉成左、右束支。

⑤ 左束支：呈扁平带状，从房室束分出后穿过室间隔膜部（无冠瓣与右冠瓣交界处下方），沿室间隔左侧心内膜深面下行 2～4 cm 后，分成前支和后支，有时可出现中间支，继续下行，前支到乳头肌、左心室前壁和侧壁；后支到后乳头肌和左心室后壁；中间支主要到室间隔。左束支分支早，呈分叉状散开，各分支交叉成网。

⑥ 右束支：呈圆索状，以单一的细长束从房室束分出后，在室间隔肌部右心室侧心内膜深面下行，经节制束到前乳头肌根部即为前支；经右心室后壁到后乳头肌为后支；到心室壁为外侧支。这些分支在心内膜下交织成网。

⑦ 浦肯野纤维：为心脏传导系统的终末纤维，广泛分布于心室壁的心内膜下，称为心内膜下浦肯野纤维网。

⑧ 副传导束：又称旁路束，为正常房室束以外连接心房与心室之间的旁路纤维。

Jams 束：即外侧旁路束，主要为后结间束的一部分纤维止于房室结下端，甚至直接止于室间隔上端的房室束。

Kent 束：为左、右心房室环外缘的一束纤维，成为心房与心室之间的直接通路。

Mahaim 纤维：起于房室结下部或房室束的纤维，终止于室间隔肌部而成为束支的短路。

6）心包与心包腔

心包是包裹心脏和出入心脏的大血管根部的圆锥形纤维浆膜囊。心包分为内层的浆膜性心包和外层的纤维性心包两层。

(1) 浆膜性心包：又分脏、壁两层。脏层贴于心脏表面成为心外膜，并在大血管根部转为壁层，壁层紧贴于纤维性心包的内面。脏、壁两层心包之间的腔隙即为心包腔，内含少量浆液。

(2) 纤维性心包：下端与膈肌中心腱相联合，上端与大血管根部的血管外膜相延续，两侧与纵隔胸膜相邻。

(3) 心包横窦：为心包腔在升主动脉和肺动脉后方与上腔静脉、左心房前壁之间的间隙。

(4) 心包斜窦：为心包腔在左心房后壁、左右肺静脉、下腔静脉与心包后壁之间的斜行间隙。

2. 心脏生理

在生命过程中，心脏不断做收缩和舒张交替的活动，通过心脏这种节律性活动以及由此而引起的瓣膜的规律性开启和关闭，推动血液沿单一方向循环流动。

1）心动周期

心脏从一次收缩的开始到下一次收缩前为一个心动周期。正常心脏的活动由一连串的心动周期组合而成，因而心动周期可以作为分析心脏机械活动的基本单元。

由于心脏是由两个合胞体构成，心动周期包括心房的收缩期和舒张期以及心室的收缩期和舒张期。在一个心动周期中，首先是两个心房收缩，继而心房舒张，几乎在心房舒张的同时，两心室进行收缩，然后心室舒张；接着心房又开始收缩，进入下一个心动周期。

在通常的心动周期中，心肌收缩时间比舒张时间短，心动周期时程的长短与心率相关。以成人平均心率 75 次/分计算，则每一心动周期平均约 0.8 秒，心室收缩时间约 0.3 秒，舒张时间约 0.5 秒。如心率增快，则心动周期缩短，收缩期和舒张期也相应的缩短，但舒张期的缩短更显著。

由于心室的舒缩活动是推动血液的主要力量，因此通常所说的心缩期及心舒期为心室的收缩期和心室的舒张期。如以心室的舒张活动为中心，可将整个心动周期分为 8 个时相。

(1) 等容收缩期：心室肌的收缩稍晚于心室的电兴奋。由于心室肌几乎同时进行收缩，故心室肌收缩时心室内压力迅速增高，当心室压高于心房压时，心室内血液推动左、右心房室瓣(二尖瓣和三尖瓣)使其关闭。房室瓣关闭后心室内压力急剧上升，但在心室内压力未超过主动脉压(心舒末期主动脉压约 80 mmHg)和肺动脉压(心舒末期肺动脉压约 8 mmHg)前，半月瓣仍处于关闭状态。在这段极短的时间(0.04～0.06 秒)内，房室瓣与半月瓣均关闭，心室腔内的血液量不变，心肌纤维长度或心室容积也不变，仅有心室内压力迅速增高，称为等容收缩期。

(2) 快速射血期：心室肌继续收缩使左、右心室内压力继续上升，终于超过主动脉压和肺动脉压时，两侧半月瓣被打开，血液在此期内迅速射入主动脉和肺动脉内，心室容积迅速缩小。此时血液进入主动脉的速度远高于主动脉内血液进入微循环的速度，心室压与主动脉压继续上升，一直持续到主动脉压力曲线顶峰。此期约 0.11 秒，是每个心动周期内血液进入主动脉的时期。

(3) 减慢射血期：此期心室收缩力量和室内压力开始减小，射血速度减慢，而血液流出动脉的速度加快，于是动脉血压稍有下降。此期结束时，心室内压略低于主动脉内压时血液仍可继续流入动脉，心室容积继续减小直至最低。此期历时约 0.14 秒。

(4) 等容舒张期：半月瓣关闭时，心室内压仍然高于心房内压，房室瓣仍然关闭。当心室内压继续下降到低于心房压时，房室瓣开放，从半月瓣关闭到房室瓣开放这段时间内，心室肌张力迅速减小，心室内压迅速下降，而心室容积改变极小，称为等容舒张期。历时约 0.06 秒。

(5) 快速充盈期：房室瓣开放后，心室容积迅速扩大，心室内压明显低于心房压，此时，心房及大静脉内的血液迅速流入心室，称快速充盈期。历时约 0.11 秒，静脉血液回心主要在这段时间。

(6) 减慢充盈期：随着心室血液的充盈，心室容积增大变慢，静脉内血液经心房流入心室的速度减慢，直到心房开始收缩之前，此期称减慢充盈期。历时约 0.2 秒。

(7) 房缩期：在心室舒张的末期，心房收缩，心房内压升高，在心室舒张的最后一段时间内帮助血液流入心室，此期历时约 0.1 秒。随后心房舒张，至下一次心室等容收缩开始，进入下一个心动周期。

通常，心房的收缩对心室的充盈不起主要作用。当心率加速（心室舒张期缩短）或房室瓣狭窄时，心房收缩对心室的血液充盈可发挥较大作用。发生心房纤维颤动时，心房收缩缺失可导致房内压增加，不利于静脉血液回流，心室的充盈量稍有减少，虽不影响正常生活，但运动耐力受到限制。

2）心泵功能的评定

（1）心脏排血量：是衡量心脏功能的基本指标。一次心跳一侧心室射出的血液量称为每搏输出量，简称每搏量。每分钟射出的血液量称为每分排血量，简称心排量，等于心率与每搏量的乘积。左、右心室的排血量基本相等。心排量与机体新陈代谢水平相适应，可因性别、年龄及其他生理情况而不同。以健康成年男性为例，在静息状态下，心率平均为 75 次/分，每搏量为 60～80 ml，心排量为 4.5～6.0 L/min。

（2）心指数：资料表明，人体静息时的心排血量和基础代谢率一样，与体表面积成正比。以单位体表面积（m^2）计算的心排血量，称为心指数。中等身材的成年人体表面积为 1.6～1.7 m^2，安静和空腹情况下心排血量为 5～6 L/min，故心指数为 3.0～3.5 L/(min・m^2)。安静和空腹状态下的心指数称为静息心指数，是分析比较不同个体心功能时常用的评定指标。

（3）射血分数：心室舒张末期容积与收缩末期容积之差，即为每搏排血量。正常成年人，左心室舒张末期容积约 145 ml，收缩末期容积约 75 ml，每搏排血量为 70 ml。每搏排血量占心室舒张末期容积的百分比，称为射血分数。健康成年射血分数为 55%～65%。

（4）决定心排血量的主要因素：心排血量等于每搏排血量与心率的乘积，故而，凡是能影响每搏量和心率的因素，均能改变心排量。主要包括：① 前负荷，即心室舒张末期容积。其取决于总血量的多少和静脉回流的速度。② 后负荷。其过度增大超过心室的代偿能力时，会导致心排量减少。③ 心肌收缩性，即在前、后负荷保持不变的条件下，心肌内在的工作性能，包括心肌缩短程度的大小及缩短速度的快慢。④ 心率。一定范围内，心率与心排量呈正变关系，若过快，则使心排量明显减少。⑤ 心室收缩的同步性。同步性越高则泵血能力越高，同步性越差则泵血能力越低。

3）血流动力学

研究血液在心血管系统内流动的力学，称为血流动力学，涉及血压、血流阻力、血流量、血流速度以及它们之间的相互关系。

（1）血流量：单位时间内流经某个器官的血液量，称为该器官的血流量。心脏的每分排血量相当于整个机体的血流量。

（2）血液流速：单位时间内血液中某一质点在血管中流动的距离，称为血液流速。若以 v(cm/s)表示流速，Q(ml/s)表示流量，A(cm^2)表示管道的横截面积，则三者关系为 $v=Q/A$。在流量稳定时，流速与管道截面积成反比，即在管道粗的地方流速小，管道细的地方流速大。

（3）层流与湍流：黏滞液体在做稳定流动时，可把液体分作若干层。管轴的流速最快，环绕轴外的各层离轴心越远则速度越小，贴附管壁的那一薄层血浆基本上不流动。流动中血液的血细胞越接近轴心越浓，这种流动叫层流。

若液体的流速逐渐增加超过某一定值时，正常的层流情况即被破坏，液体中各质点的流动方向不一致，叫做湍流。湍流发生时，管道对液体流动的阻力激增，为克服阻力所消耗的能量也明显增加，因而在同样压力差下，流量将减少，流动也不稳定。

人体血液循环在正常情况下处于层流状态。但在心室快速射血期，主动脉和肺动脉根部的血流速度很高，可出现湍流。湍流被认为是产生心血管杂音的原因，故在贫血、甲亢、心瓣膜病等情况下，均可因湍流的形成而用听诊器在相应体表部位听到杂音。

二）常规分析内容

1. 心腔及心腔壁

1）心脏及各心腔的位置

（1）正常：心脏大部分位于左侧胸腔内，心尖朝向左下方，称为左位心。解剖左心房及左心室位于左侧，解剖右心房及右心室位于右侧（右位肝脏、左位胃泡，剑突下切面显示下腔静脉位于椎体右前方、腹主动脉位于左前方）。

（2）异常：

① 右旋心：心脏大部分位于左侧胸腔，心尖指向右侧。

② 中位心：心脏位于胸腔中部，心脏轴线居中，心尖指向前下方。

③ 右移心：心脏大部分位于右侧胸腔，心尖指向左侧。

④ 右位心：心脏大部分位于右侧胸腔，心尖指向右侧。

⑤ 心房反位：解剖左心房位于右侧，而右心房位于左侧，左位肝脏及右位胃泡，剑突下切面显示下腔静脉位于椎体左前方，腹主动脉在椎体右前方。见于右位心及孤立性左位心，其中心房反位的左位心称为孤立性左位心。

⑥ 左心房对称位：双侧心房类似左心房为对称性左心房，下腔静脉肝段缺如，由奇静脉或半奇静脉延续回流入上腔静脉；剑突下切面示肝静脉直接回流入心房，腹主动脉与（半）奇静脉位于椎体同侧，腹主动脉在前。

⑦ 右心房对称位：双侧心房类似右心房为对称位右心房，剑突下切面示下腔静脉与腹主动脉位于椎体同侧，下腔静脉在前。

⑧ 心室反位：解剖左心室位于右侧，解剖右心室位于左侧。见于右位心或矫正型大动脉转位。其中心房位置正常、心室反位的右位心称为孤立性右位心，心房、心室均为反位的右位心称为镜像右位心。

2）房、室的连接关系

（1）正常：解剖左心室及二尖瓣与左心房连接，解剖右心室及三尖瓣与右心房连接。

（2）异常：

① 房室连接不一致：解剖左心室及二尖瓣与解剖右心房连接，解剖右心室及三尖瓣与解剖左心房连接，见于矫正型大动脉转位。

② 房室连接不定：见于心房对称位。

③ 单心室房室连接：双流入道心室者，两侧心房与唯一的心室连接，或心室连接本身的流入道外，尚连接另侧流入道大于 50%的口径，见于单心室、完全房室间隔缺损等；一侧房室连接缺如。该侧房室连接处未见瓣膜形态，房室交界处为肌性结构。

④ 共同房室瓣：房室连接处仅见一组融合的房室瓣，多见于单心室、完全房室间隔缺损等。

⑤ 一侧房室瓣两室插入：房室瓣环跨越室间隔称为房室孔跨越（override）。若跨越大于瓣环的 50%则属于心室双流入道；房室瓣腱索跨越室间隔附着于室间隔另一侧或心腔时称为房室瓣骑跨（straddling），多见于完全房室间隔缺损、单心室等。

⑥ 一侧房室瓣闭锁：二尖瓣闭锁或三尖瓣闭锁。若超声可显示瓣膜形态，但瓣膜不能开放，房室连接关系存在，则为膜性闭锁；若未见瓣膜形态，房室交界处为肌性结构，则为房室连接缺如。

3）心腔的大小与形态

（1）正常：

① 左心房呈卵圆形，测量其大小多取胸骨旁左心室长轴切面，调节 M 型取样线取 4 区图像，取主动脉根部后壁（左心房前壁）与左心房后壁收缩末期的垂直距离，正常成人左心房内径在 40 mm 以内。

② 右心房呈不规则的椭圆形，精确测量其大小较困难，通常在心尖四腔切面上，于右心房中部测量其左

右径，正常成人右心房内径小于 40 mm。

③ 左心室呈圆锥体形，测量其大小多取胸骨旁左心室长轴切面，调节 M 型取样线取心室波群(2a 区曲线)，取室间隔心内膜面与左心室后壁心内膜面的垂直距离。正常成人左心室舒张末期内径为 37～55 mm，收缩末期内径为 22～38 mm。正常左心室流出道内径为 20～35 mm。

④ 右心室包绕于左心室右前方，精确测量其大小较困难，通常取胸骨旁左心室长轴切面，M 型取样线取心底波群(4 区)，测量胸壁曲线与主动脉根部之间的垂直距离，为右心室流出道内径，舒张末期为 21～33 mm。

(2) 异常：

① 左心房增大：成人左心房内径大于 40 mm，失去正常的卵圆形形态。多见于二尖瓣狭窄或关闭不全、主动脉瓣狭窄、冠状动脉粥样硬化性心肌病、舒张功能减退、扩张型心肌病、室间隔缺损及动脉导管未闭等先天性心脏病。

② 右心房增大：成人右心房左右径大于 40 mm。多见于三尖瓣狭窄或关闭不全、肺动脉高压、房间隔缺损及法洛三联症等先天性心脏病。

③ 左、右心房增大：左、右心房均大于 40 mm。多见于持续性房颤、缩窄性心包炎、限制型心肌病、扩张型心肌病等。

④ 左心室增大：成人左心室内径男性大于 55 mm，女性大于 50 mm。见于主动脉瓣关闭不全、二尖瓣关闭不全、扩张型心肌病、冠状动脉粥样硬化性心肌病、室间隔缺损和动脉导管未闭等先天性心脏病。

⑤ 左心室流出道内径改变：流出道内径变窄，小于 20 mm，见于梗阻性肥厚型心肌病；流出道内径增宽，大于 35 mm，见于主动脉瓣狭窄。

⑥ 右心室增大：右心室流出道内径舒张末期大于 33 mm。见于三尖瓣关闭不全、致心律失常右心室心肌病、肺动脉高压、肺动脉瓣狭窄、房间隔缺损及法洛四联症等先天性心脏病。

⑦ 右心室流出道狭窄：右心室流出道内径小于 15 mm，见于右心室流出道肌束肥厚、主动脉窦瘤破入右心室流出道、先天性肺动脉瓣下狭窄等。

4）心腔壁厚度与连续性

(1) 正常：左心室壁舒张末期厚度最薄，正常成人厚为 7～11 mm，收缩末期最厚，为 14～16 mm；右心室壁厚度一般为左心室壁厚度的 1/3，厚为 3～4 mm。除房室口及大血管开口外，正常房壁及室壁回声连续、平滑、完整。

(2) 异常：

① 室壁增厚：左心室壁舒张末期厚度大于 11 mm 为左心室壁增厚；室间隔与左心室后壁均增厚为对称性左心室肥厚，见于高血压、主动脉瓣狭窄、限制型心肌病、肥厚型心肌病等；仅有室间隔增厚或部分心室壁增厚为非对称性左心室增厚，可见于高血压、肥厚型心肌病等。右心室游离壁厚度大于 4 mm 为右心室壁增厚，见于肺动脉瓣狭窄、肺动脉高压等。

② 室壁变薄：病变区心室壁厚度明显小于其余正常心室壁的厚度。左心室局部室壁变薄，见于冠状动脉性心脏病；右心室游离壁局部室壁变薄，可见于致心律失常右心室心肌病。

③ 心腔壁连续性中断：心室壁连续性中断多为室间隔回声连续性中断，出现回声失落，断端回声可增高，见于先天性心脏病室间隔缺损、心肌梗死并发室间隔穿孔、外伤致心脏破裂等。心房壁连续性中断多为房间隔回声连续性中断，断端回声增高，见于先天性心脏病房间隔缺损。剑突下四腔切面扫查时超声束垂直于房间隔，可排除假性回声失落。

④ 心腔壁膨隆：心腔壁失去原有的平滑的特征，局部膨出，可呈瘤样，瘤壁较薄，搏动明显减弱或呈矛盾运动，见于室间隔膜部瘤、心肌梗死后并发室壁瘤、房间隔膨胀瘤等。

5）心室壁运动

(1) 正常：室间隔与左心室后壁呈逆向运动，表现为收缩期室间隔与左心室后壁均向左心室腔移动，室间隔与左心室后壁相互靠近，而舒张期则相互背离。右心室壁收缩期亦向右心室腔运动，M型超声显示右心室前壁与室间隔呈同向运动。正常心室壁收缩期心内膜向心运动幅度大于5 mm，室壁增厚率大于30%。

(2) 异常：

① 室壁运动增强：收缩期正常心内膜向心运动幅度大于或等于5 mm，运动幅度较正常室壁运动幅度大即为室壁运动增强，可见于急性心肌梗死未受累的心肌、室壁高动力循环状态及室壁容量负荷过重。

② 室壁运动减弱：收缩期心内膜向心运动幅度小于4 mm，收缩期室壁增厚率小于30%。弥漫性室壁运动减弱见于扩张型心肌病、限制型心肌病等，节段性室壁运动减弱见于冠状动脉性心脏病。

③ 节段性室壁运动异常：

运动减弱：收缩期心内膜向心运动幅度在2～4 mm或较正常室壁减弱50%～70%，多见于不同程度的心肌缺血。

运动消失：收缩期心内膜向心运动幅度小于2 mm，多见于严重心肌缺血、急性心肌梗死区及陈旧性心肌梗死瘢痕区。

矛盾运动：收缩期室壁相外离心运动，见于急性心肌梗死区及室壁瘤膨出处。

④ 同向运动：室间隔与左心室后壁呈同向运动，见于房间隔缺损、三尖瓣关闭不全等右心容量负荷过重者。

6）心室壁回声

(1) 正常：正常心室壁为均匀中等回声。

(2) 异常：

① 回声增强：病变心肌回声高于周围正常心肌回声。局部心肌回声增强可见于冠心病陈旧性心肌梗死、肥厚型心肌病等；弥漫性心肌回声增高，呈闪烁小斑点状，见于尿毒症性心脏改变。

② 回声不均：心室壁内不规则点状回声，可见于甲状腺功能减退性心肌病；心室壁内散在的、不规则的强反射点，见于心脏淀粉样变。

7）心腔内回声

(1) 正常：左心房及右心房腔内为无回声区；左、右心室内可见乳头肌及腱索回声连接房室瓣及心室壁；右心室内另见调节束。乳头肌水平左心室短轴面显示左心室内后内侧乳头肌大致在时钟7～8点位置，前外侧乳头肌大致在3～4点位置。

(2) 正常变异或轻度异常：

① 下腔静脉瓣：下腔静脉瓣起源于下腔静脉右心房入口缘，通常在胸骨旁右心室流入道切面最易观察到，显示为右心房下方的水平样线状回声，有时可在右心房内快速摆动。

② 希阿里网(chiari network)：为右心房内的筛孔状膜性结构，类似于下腔静脉瓣，而与下腔静脉入口有关，但范围更广泛。其超声表现类似于下腔静脉瓣，为右心房内一条或一条以上有高活动性的曲线状回声。希阿里网为先天性残留物，无特殊临床意义，但偶可为血栓附着部位或俘获右心导管。

③ 房间隔膨胀瘤：指房间隔异常膨出，诊断标准为房间隔膨胀瘤基底宽大于或等于15 mm，膨出的高度大于或等于11 mm。房间隔膨胀瘤受左、右心房压差的影响，可膨向右侧、左侧或左右移动。

④ 左心室假腱索：为横跨左心室腔的纤维条索状结构，不连接乳头肌和瓣膜，可横跨于乳头肌之间、乳头肌和室间隔之间、左心室游离壁之间或心尖部。可呈单条或多条。

⑤ 兰伯乳头状突起(Lambl's excrescences)：为主动脉瓣上增生的乳头状突起，通常与年龄有关，老年人多见。兰伯乳头状突起无特殊临床价值，但可被误认为赘生物等异常结构。

⑥ 心腔内人造物体：如起搏导管等。这些静脉导管显示为通过右心室流入道的细长线状回声，有时可为多条线状重复反射回声。剑突下切面有助于显示导管回声的位置和走向。目前，超声检查可遇到的人工构造物有起搏导管、封堵器(由于封堵房间隔缺损、室间隔缺损、动脉导管未闭等)、人工瓣等。

（3）异常：

① 心腔内云雾状回声：心房或心室内血流速度缓慢时可出现自发显影，表现为心腔内云雾状回声，见于风湿性心脏病二尖瓣狭窄、扩张型心肌病、冠状动脉心肌病心肌梗死后等。

② 血栓：以左心房内最多，其次为左心室内。左心房内血栓表现为左心房后壁或左心耳房壁额外团块状回声，呈多层性，形状不规则，相对于附着点无移位，为中等回声，新鲜血栓回声较低，机化则回声增强。左心室内血栓表现为心室壁上见团块状回声附着，形态不规则，多为扁平形，呈稍高回声或等回声，相对于附着室壁不移动，附着处的室壁活动幅度明显降低、运动消失或呈矛盾运动。

③ 黏液瘤：以左心房居多。左心房内见卵圆形或不规则形的团块状回声，边缘清晰，无包膜回声，轮廓不规则，呈结节状或息肉状；瘤体回声强度为介于软组织与液体之间的低回声，回声不均；一般带蒂，基底一般附着于房间隔卵圆窝处；瘤体活动度与蒂长短相关，蒂长则活动度大，舒张期瘤体突入左心室腔或嵌顿于二尖瓣口，收缩期回到左心房。

④ 纤维瘤：通常位于左心室游离壁、室间隔或心尖处，常见钙化，与周围正常心肌组织有明确分界，无自主活动性。

⑤ 横纹肌瘤：常多发，常位于心室流出道，易造成流出道机械性梗阻，超声心动图上发现多腔室多发性结节样回声提示横纹肌瘤。为儿童最常见的心脏肿瘤，30%～50%的人合并结节性硬化症。

⑥ 脂肪瘤：最常见于左心室或右心房，可位于心包内或心内膜下。心包内的脂肪瘤一般比较大，边缘光滑；心内膜下的脂肪瘤通常无蒂，可位于心肌组织内，也可突向心腔生长；左心室脂肪瘤无自主活动性且回声较强；房间隔脂肪瘤样肥厚通常位于房间隔上部和下部，而不累及卵圆窝部位。

⑦ 乳头状瘤：常见于 60 岁以上者，通常起源于心脏瓣膜或邻近心内膜，位于瓣膜的下游，即二尖瓣的心室侧和主动脉瓣的主动脉侧，通常较小（1 cm 左右），凝胶状，有蒂与瓣膜或心内膜相连。超声检查时不易与老年人兰伯乳头状突起相鉴别。

2. 瓣膜的分析

之一：二尖瓣

1）瓣膜形态

（1）正常：二尖瓣前、后叶分别与主动脉后壁及左心房、左心室后壁延续，前叶瓣体较长，后叶较短；瓣叶为光滑、纤细、柔顺性好的中等回声，通过腱索连于前、后组乳头肌。

（2）先天性畸形：

① 瓣膜畸形：两个瓣叶增厚、挛缩及结节样改变，瓣体及交界处广泛粘连、融合，腱索及两组乳头肌纤维化、缩短，见于先天性二尖瓣发育异常。

② 腱索畸形：瓣叶本身及联合部发育均正常，但两个瓣叶的腱索均连接于同一组乳头肌，并相互粘连、融合，形如降落伞，见于降落伞型二尖瓣。

③ 瓣上环：瓣叶及其支持结构均正常，二尖瓣瓣上见起自左心房壁、围绕二尖瓣口并向瓣口脱垂的膜样组织，肺静脉开口及左心耳均位于膜样组织的上方。此为二尖瓣瓣上环。

④ 二尖瓣裂：前瓣多见，瓣叶回声连续性中断，断端指向左心室流出道及主动脉根部者，一般见于单纯二尖瓣裂缺；二尖瓣口水平左心室短轴面显示裂缺断端指向室间隔者，见于部分性房室间隔缺损合并二尖瓣前瓣裂缺。

（3）瓣膜增厚变形：瓣体、瓣尖或整个瓣叶回声明显增高，严重者呈团块状，瓣叶僵直，呈机械性弯曲，腱索缩短、增粗、融合，瓣口开放呈漏斗状甚至管形。见于风湿性二尖瓣病变。

（4）瓣叶脱垂：病变瓣叶较正常瓣叶冗长，收缩期呈圆隆状脱向左心房，前后叶对合点位置可正常或位于二尖瓣环连线之上。见于马方综合征、急性心肌梗死、心肌病变、心包积液等。

（5）腱索断裂：腱索断裂的瓣叶失去与腱索连接的正常结构，舒张期其瓣尖指向室间隔，收缩期部分或全部瓣体进入左心房，瓣尖朝向左心房后壁，瓣体与瓣尖之间呈直角。见于感染性心内膜炎、胸部外伤、急性心肌梗死等。

(6) 瓣叶穿孔：病变瓣叶瓣体部回声连续性中断。见于感染性心内膜炎致二尖瓣穿孔。

(7) 赘生物：二尖瓣瓣叶回声增强，瓣叶上可见额外的、能动的毛绒样、絮状或团块状回声，一般附着于二尖瓣的心室面，为中等或稍高回声，边缘模糊，活动度大。见于感染性心内膜炎或心脏血栓等。

(8) 二尖瓣环钙化：瓣环回声明显增高，多位于二尖瓣后叶和左心室后壁成角处，呈团块状或条状浓密回声。见于老年性瓣膜退行性变。

2）瓣膜活动

(1) 正常：前叶活动度较后叶大，前叶舒张早期向室间隔方向活动，舒张中期向后漂浮，处于半关闭状态，舒张晚期又向前飘动，但幅度较小，相当于M型曲线二尖瓣波群上的E、A两峰；后叶舒张期则向左心室后壁方向运动，在M型曲线二尖瓣波群上前、后叶表现为异向运动。二尖瓣水平左心室短轴面，二尖瓣舒张期开放呈鱼嘴样长椭圆形瓣口，收缩期前后叶向中心方向呈横线样闭合。正常二尖瓣口面积为4.0～6.0 cm^2。

(2) 异常：

① 活动度减低：二尖瓣开放幅度减低，瓣膜形态、回声正常，见于扩张型心肌病等左心功能不全者。

② 开放受限：二尖瓣达不到正常的开放幅度，致开口面积减小。瓣叶回声增强，开口减小，瓣叶无相互粘连，见于先天性二尖瓣狭窄。前、后叶粘连，活动僵硬，舒张期后叶受前叶牵拉一起朝向室间隔方向运动，开口减小变形，面积小于2.5 cm^2，见于风湿性二尖瓣狭窄。

③ 活动度增加：病变的瓣叶瓣体冗长，收缩期呈圆隆状越过二尖瓣环水平突向左心房，见于二尖瓣脱垂。瓣叶收缩期迅速活动，瓣尖错位，正常对合点消失并脱入左心房，舒张期瓣尖指向室间隔，收缩期部分或全部进入左心房，瓣尖朝向左心房后壁，呈“连枷样”运动，见于二尖瓣腱索断裂。

④ 关闭不全：前、后叶收缩期闭合时对合不严，存在裂隙，见于风湿性二尖瓣关闭不全等。前后叶对合不良，对合点移位，见于二尖瓣脱垂。瓣尖错位，正常对合点消失，见于二尖瓣腱索断裂。

3）瓣膜运动曲线

(1) 正常：M型超声心动图二尖瓣前叶舒张期活动曲线呈“M”型、后叶呈“W”型，二者呈镜像运动（心脏图2）。前叶运动曲线各部分依次称为C、D、E、F、G、A、B，E峰和A峰的形成为舒张期前向运动所致，C表示二尖瓣关闭点，D表示二尖瓣开放点，后叶在收缩期与前叶闭合共同形成收缩期CD段。正常二尖瓣开放幅度（DE振幅）为15～30 mm，二尖瓣舒张期关闭速度（EF斜率）为70～150 mm/s，二尖瓣前叶E峰和室间隔的分隔间距（EPSS）正常值为0～5 mm。

(2) 异常：

① CD段异常：CD段隆起，表现为CD段呈向上弧形隆起的驼峰样改变的图形，甚至接触室间隔后壁，见于梗阻性肥厚型心肌病；CD段吊床样改变，表现为CD段下沉超过3 mm或大于DE振幅的1/5，见于二尖瓣脱垂及腱索断裂；CD段双线，表现为CD段呈双线样回声，见于二尖瓣关闭不全。

② EF斜率异常：EF斜率缓慢，小于60 mm/s，见于左心室舒张功能减退、二尖瓣狭窄等；EF斜率增快，大于150 mm/s，见于二尖瓣关闭不全。

③ DE振幅异常：DE振幅减低，小于15 mm，见于左心室舒张功能减退、二尖瓣狭窄、扩张型心肌病等；DE振幅增加，大于30 mm，见于二尖瓣关闭不全。

④ EPSS增宽：EPSS大于5 mm，见于扩张型心肌病、冠状动脉心脏病等左心室扩大并心功能不全者。

⑤ A峰消失：二尖瓣活动曲线仅见E峰。E峰形态、大小在各心动周期均一致，见于房扑、室上性心动过速、室性心动过速等；每个心动周期均不一致，见于心房纤颤。

⑥ 同向运动：二尖瓣前、后叶舒张期晚期或整个舒张期一起朝向室间隔运动，表现为二尖瓣前、后叶活

动曲线在舒张晚期或整个舒张期几乎平行。见于风湿性二尖瓣狭窄。

⑦ 前叶舒张期扑动：二尖瓣前叶舒张期产生快速扑动，30～40次/分，搏动幅度小于4 mm，扑动开始于二尖瓣前叶开放最大时。见于对二尖瓣方向产生偏心反流的主动脉瓣关闭不全。

4）瓣口血流

（1）正常：彩色多普勒血流成像显示舒张期二尖瓣瓣口宽阔明亮的血流带自左心房进入左心室，收缩期瓣口无血流自左心室反流至左心房。

脉冲多普勒取样门置于舒张期二尖瓣瓣尖，获得二尖瓣舒张期血流频谱（心脏图6）。该频谱由舒张早期血流快速充盈产生的E峰和舒张晚期左心房收缩使得血流充盈左心室产生的A峰组成。舒张早期最大血流速度（E）正常值为0.6～1.3 m/s，舒张晚期最大血流速度（A）正常值为0.4～0.7 m/s。E/A比值正常值为1～2；E峰减速时间（DcT）正常成人为16～240 ms；等容舒张时间（IVRT）正常值为（75±11）ms。

（2）异常：

① 血流束变细：见于风湿性或先天性二尖瓣狭窄、中度以上反流束偏心的主动脉瓣关闭不全。

② 速度增快：彩色多普勒成像显示二尖瓣口血流色彩明亮，中间可呈五彩镶嵌状；脉冲多普勒或连续多普勒测得血流速度大于1.3m/s。见于左心容量负荷增加、左心高动力循环状态、二尖瓣狭窄。

③ 速度减慢：彩色多普勒成像显示二尖瓣口血流色彩暗淡、均一；脉冲多普勒测得血流速度小于0.6 m/s。见于扩张型心肌病等左心低动力循环状态。

④ 收缩期反流：彩色多普勒成像显示二尖瓣口收缩期自左心室反流至左心房的蓝色血流束，见于二尖瓣脱垂、二尖瓣腱索断裂、风湿性二尖瓣病变等引起的二尖瓣关闭不全。

⑤ 频谱改变：脉冲多普勒频谱呈充填状，见于二尖瓣狭窄；脉冲多普勒取样门置于二尖瓣下左心房流出道内，记录到收缩期高速血流信号，可持续整个收缩期，见于二尖瓣关闭不全。

⑥ E/A比值异常：E/A小于1（心脏图7），提示左心室松弛功能受损，左心室充盈压尚正常；E/A大于2，提示左心室限制性充盈异常，顺应性减退，左心室充盈压及左心房压增高；左心室舒张功能减退，但其E/A比值正常者，称为假性正常化，为左心室松弛功能异常和限制性充盈异常的过渡形式，需结合其他评价左心室舒张功能的指标综合判断。

⑦ E峰减速时间（DcT）异常：延长提示左心室松弛功能减退，缩短提示左心室顺应性减退，左心室充盈压增高。

⑧ 等容舒张时间（IVRT）延长：见于左心室舒张功能减退者、老年人。

之二：三尖瓣

1）瓣膜形态

（1）正常：三尖瓣在十字交叉的右侧附着于三尖瓣环，分为前叶、后叶及隔叶，前叶瓣体较长，隔叶较短小，隔叶较二尖瓣前叶附着点低5～12 mm；正常瓣叶为光滑、纤细的中等回声。

（2）异常：

① 三尖瓣闭锁：三尖瓣位置处呈现粗厚的回声增强影，三尖瓣正常结构消失，不见瓣膜活动。

② 三尖瓣隔瓣下移：隔瓣附着点比二尖瓣前叶的附着点低15 mm以上，瓣叶短小，边缘增厚卷曲呈菜花状，关闭时与前叶不能对合；胸骨旁大血管短轴面显示三尖瓣隔瓣附着点移至11～12点位置。见于Ebstein畸形。

③ 瓣叶增厚变形：瓣叶回声明显高于正常瓣叶，甚至呈团块状，瓣叶僵直、增厚、粘连，腱索缩短、增粗、融合。见于风湿性三尖瓣病变。

④ 瓣叶脱垂：病变瓣叶较正常瓣叶冗长，收缩期呈圆隆状脱向右心房，前后叶对合点位置可正常或位于三尖瓣环连线之上。见于马方综合征、急性心肌梗死、心肌病变、心包积液等。

⑤ 假性室隔瘤：三尖瓣隔叶向下覆盖于室间隔回声失落的部分或全部缺口上，并成瘤样膨向右心室

面。见于膜周部室间隔缺损。

⑥ 赘生物：三尖瓣瓣叶回声增强，瓣叶上可见额外的、能动的毛绒样、絮状或团块状回声，一般附着于瓣膜的心室面，为中等或稍高回声，边缘模糊，活动度大。见于感染性心内膜炎或心脏血栓等。

2）瓣膜活动

（1）正常：前叶舒张早期向右心室前壁方向活动，舒张中期向后漂浮，处于半关闭状态，舒张晚期又向前飘动，但幅度较小，相当于 M 型曲线三尖瓣波群上的 E、A 两峰；在 M 型曲线三尖瓣波群上前、后叶表现为异向运动。正常三尖瓣口面积为 5.0 cm^2。

（2）异常：

① 活动度减低：三尖瓣开放幅度减低，瓣膜形态、回声正常，见于右心功能不全。

② 开放受限：瓣膜回声增强、开放幅度减低，但相互无粘连者见于先天性三尖瓣狭窄；瓣膜相互粘连，活动僵硬，开口减小变形，常见于风湿性三尖瓣狭窄。

③ 活动度增加：病变的瓣叶瓣体冗长，收缩期呈圆隆状越过三尖瓣环水平突向右心房，见于三尖瓣脱垂。

④ 关闭不全：三个瓣叶收缩期闭合时对合不严，存在裂隙，见于风湿性三尖瓣关闭不全；腱索缩短或瓣环扩张致瓣叶不能对合；瓣叶对合不良，对合点移位，见于三尖瓣脱垂。

3）瓣膜运动曲线

（1）正常：三尖瓣波群与二尖瓣相似，为 E、A 双峰，但是比二尖瓣活动度大。

（2）异常：

① CD 段双线：CD 段呈双线样回声，可见于三尖瓣关闭不全。

② EF 斜率异常：EF 斜率缓慢，见于右心室舒张功能减退、三尖瓣狭窄等；EF 斜率增快，见于二尖瓣关闭不全。

③ DE 振幅减低：见于右心室舒张功能减退、三尖瓣狭窄、右心功能不全等。

④ A 峰消失：三尖瓣活动曲线仅见 E 峰。E 峰形态、大小在各心动周期均一致见于房扑、室上性心动过速、室性心动过速等，每个心动周期均不一致见于心房纤颤。

⑤ 同向运动：三尖瓣前、后叶舒张期晚期或整个舒张期一起朝向右心室前壁运动，表现为三尖瓣前、后叶活动曲线在舒张晚期或整个舒张期几乎平行，见于风湿性三尖瓣狭窄。

4）瓣口血流

（1）正常：彩色多普勒血流成像显示舒张期三尖瓣瓣口红色宽带血流束自右心房进入右心室，其亮度、显色范围均低于二尖瓣口。正常情况下，收缩期瓣口无血流自右心室反流至右心房。

脉冲多普勒取样门置于舒张期三尖瓣瓣尖，获得与二尖瓣血流频谱相似、占据舒张期的正向双峰血流频谱，分别为 E 峰和 A 峰。成人正常流速为 0.3～0.7 m/s，E/A 比值正常范围为 1～2；右心室等容舒张时间正常值为 40～90 ms。

（2）异常：

① 血流束变细：见于风湿性或先天性三尖瓣狭窄。

② 速度增快：彩色多普勒成像显示三尖瓣口血流色彩明亮，重者血流中部可呈五彩镶嵌状；脉冲多普勒或连续多普勒测得血流速度大于 0.7 m/s。见于右心容量负荷增加、右心高动力循环状态、三尖瓣狭窄。

③ 速度减慢：彩色多普勒成像显示三尖瓣口血流色彩暗淡；脉冲多普勒测得血流速度小于 0.3 m/s。见于右心低动力循环状态。

④ 收缩期反流：彩色多普勒成像显示三尖瓣口收缩期自右心室反流至右心房的蓝色血流束。见于各种原因引起的三尖瓣关闭不全。

⑤ E/A 比值异常：E/A 小于 1，提示右心室松弛功能受损；右心室顺应性也减退时，表现为 E/A 大于

1，则为假性正常化。

⑥ 频谱改变：脉冲多普勒频谱呈充填状，见于三尖瓣狭窄；脉冲多普勒取样门置于三尖瓣下右心房流出道内，记录到收缩期高速血流信号，可持续整个收缩期，见于三尖瓣关闭不全。

之三：主动脉瓣

1）瓣膜形态

（1）正常：主动脉瓣为主动脉口周围纤维环上附着的3个半月形的瓣膜，正常为纤细、光滑的中等回声。大动脉短轴切面显示主动脉瓣开放时三个瓣叶近似三角形瓣口，关闭时三个瓣叶对合呈“Y”字形。

（2）瓣叶发育畸形：

① 单叶式主动脉瓣：大动脉短轴面显示主动脉瓣仅一个瓣叶，收缩期呈圆顶帐篷样突向主动脉腔，顶端小孔开放，舒张期无关闭线。

② 二叶式主动脉瓣：大动脉短轴面显示主动脉瓣为二瓣叶，收缩期开放距离小，舒张期关闭线为一条左右横线或前后纵行线，两个瓣叶大小可不一致。

③ 三叶式或四叶式主动脉瓣畸形：大动脉短轴面显示主动脉瓣为三个或四个瓣叶，各大小不一致，闭合线失去原有的“Y”形。

（3）瓣叶增厚变形：瓣叶不同程度增厚，回声增强、增粗，甚至呈团块状，瓣叶变形、僵硬；大动脉短轴显示其收缩期开口呈不规则形，边缘不规则，舒张期关闭时失去正常的“Y”形态。瓣膜互相粘连者见于风湿性主动脉瓣病变，瓣膜无相互粘连者见于先天性主动脉瓣狭窄、主动脉瓣退行性变等。

（4）瓣叶脱垂：病变瓣叶冗长或者撕裂，舒张期脱向左心室流出道。见于马方综合征、高位室间隔缺损、感染性心内膜炎、外伤等。

（5）瓣叶穿孔：病变瓣叶瓣体部回声连续性中断，彩色多普勒可见经过穿孔的五彩反流束。见于感染性心内膜炎致主动脉瓣穿孔。

（6）赘生物：主动脉瓣叶上可见额外的、能动的毛绒样、絮状或团块状回声，一般附着于主动脉瓣的心室面，为中等或稍高回声，边缘模糊，活动度大。见于感染性心内膜炎或心脏血栓等。

（7）瓣环钙化：瓣环回声明显增高，多位于二尖瓣后叶和左心室后壁成角处，呈团块状或条状浓密回声，见于老年性瓣膜退行性变。

2）瓣膜活动

（1）正常：瓣叶收缩期开放贴向主动脉壁，舒张期关闭朝中心对合。大动脉短轴面显示收缩期瓣叶开放呈近似三角形瓣口，舒张期对合呈“Y”字形。正常成人主动脉瓣口面积为3.0～4.0 cm^2。

（2）异常：

① 活动度减低：主动脉瓣开放幅度减低，瓣膜形态、回声正常，见于扩张型心肌病等心功能不全者。

② 开放受限：主动脉瓣回声增强，活动僵硬，开放幅度减小，瓣口面积小于1.5 cm^2。存在瓣膜数量畸形者见于先天性主动脉瓣狭窄；瓣膜变形、相互粘连者见于风湿性主动脉瓣狭窄；瓣膜基底部回声增强、增厚明显，瓣叶无相互粘连，见于老年性退行性主动脉瓣狭窄。

③ 活动度增加：病变的瓣叶瓣体冗长或破裂，舒张期越过主动脉瓣环水平脱向左心室流出道。见于各种病因引起的主动脉瓣脱垂。

④ 关闭不全：各瓣叶对合不良，中间存在裂隙，或瓣膜形态改变致舒张期正常“Y”形对合线消失。见于风湿性、先天性及老年退行性等主动脉瓣病变。

3）瓣膜运动曲线

（1）正常：主动脉瓣波群为右冠瓣及无冠瓣的活动曲线，前线代表右冠瓣，后线代表无冠瓣舒张期瓣叶闭合向中间靠拢，形成一条直线.收缩期瓣叶开放两线分开，分别靠近主动脉根部呈六边盒形。两线开放的最大间距为瓣叶开放幅度，正常为16～26 mm；六边盒起点与止点为瓣叶开放持续时间，即射血时间，正常为 300 ms。

（2）异常：

① 开放幅度减低：开放幅度小于 12 mm，见于主动脉瓣狭窄。

② 瓣叶活动曲线改变：失去原有的六边盒线形形状，呈分布不均的片状强反射，见于风湿性或先天性主动脉瓣病变。

③ 舒张期闭合线异常：闭合线偏心，见于先天性二叶式主动脉瓣、主动脉瓣脱垂；闭合线呈双线且距离大于 1 mm，见于主动脉瓣关闭不全。

4）瓣口血流

（1）正常：彩色多普勒血流成像在心尖五腔切面上显示左心室流出道经主动脉瓣收缩期血流总体显色为蓝色，在主动脉瓣环处显色亮度增加，主动脉瓣口亮度达最高；舒张期瓣口无血流自主动脉反流至左心室。

脉冲多普勒取样门置于收缩期主动脉瓣上，获得加速支陡直不对称的三角形空窗单峰波形（心脏图 8）。正常成人血流速度为 1.0～1.7 m/s。

（2）异常：

① 血流束变细：见于风湿性、先天性或老年性瓣膜退变引起的主动脉瓣狭窄。

② 速度增快：彩色多普勒成像显示主动脉瓣口血流色彩明亮，甚至呈五彩镶嵌状；连续多普勒测得血流速度大于 2.0 m/s。见于左心容量负荷增加、左心高动力循环状态、主动脉瓣狭窄。

③ 速度减慢：彩色多普勒成像显示主动脉瓣口血流色彩暗淡、均一；脉冲多普勒测得血流速度小于 1.0 m/s。见于扩张型心肌病等左心低动力循环状态。

④ 舒张期反流：彩色多普勒成像显示主动脉瓣口舒张期自主动脉反流至左心室的红色血流束，见于主动脉瓣脱垂、主动脉瓣环扩张、主动脉瓣退行性变、风湿性主动脉瓣病变等引起的主动脉瓣关闭不全。

⑤ 频谱改变：脉冲多普勒频谱的前支圆钝，频谱呈充填状，偶可持续至舒张早期。见于重度主动脉瓣狭窄；脉冲多普勒取样门置于主动脉瓣下左心室流出道内，记录到舒张期高速血流信号，持续整个舒张期，反流束方向不一。见于主动脉瓣关闭不全。

之四：肺动脉瓣

1）瓣膜形态

（1）正常：肺动脉瓣由三个彼此相连的半月形瓣膜及纤维环组成，常规超声心动图很难见到肺动脉瓣的全貌。在大动脉短轴切面上，肺动脉瓣位于主动脉左前方相当于 1～2 点钟处，常见者为与主动脉根部相邻的后瓣，有时可见左前瓣或右前瓣，位于肺动脉外侧壁；正常肺动脉瓣回声纤细、反射弱。

（2）发育畸形：

① 肺动脉瓣缺如：常规显示肺动脉瓣的位置不显示肺动脉瓣回声。

② 二叶或四叶式瓣膜：心底大血管短轴面及右心室流出道面显示肺动脉瓣回声增强、增粗，闭合点偏心。

③ 三瓣叶畸形：瓣叶收缩期呈圆顶状膨入肺动脉、瓣尖悬浮于肺动脉中，瓣膜柔软，顶端小孔仅 2～3 mm；另一种为瓣膜显著增厚、短小，瓣口直径约 5～10 mm。

④ 肺动脉瓣下狭窄：隔膜型狭窄于心底短轴切面室上嵴处可见细线状回声位于右心室流出道内，中央有一小孔；肌肥厚型者室上嵴部位心肌呈环形肥厚，右心室流出道内径变窄小于 15 mm。

⑤ 瓣膜上狭窄：主肺动脉主干、左肺动脉分叉处或近侧段管腔内径明显变窄。

（3）瓣叶增厚变形：瓣叶不同程度增厚、挛缩，回声增强，瓣叶变形不显著，见于风湿性心脏病联合瓣膜病变。

（4）赘生物：肺动脉瓣叶上可见额外的、能动的毛绒样、絮状或团块状回声，一般附着于肺动脉瓣的心室面，为中等或稍高回声，边缘模糊，活动度大。

2）瓣膜活动

（1）正常：瓣叶收缩期开放贴向主肺动脉壁，舒张期关闭朝中心对合。正常肺动脉瓣口面积约3.0 cm^2。

（2）异常：

① 开放受限：肺动脉瓣回声增强，活动僵硬，开口减小，小于1.5 cm^2。瓣叶呈圆顶帐篷状膨入肺动脉且瓣叶柔软者见于隔膜型肺动脉瓣狭窄；瓣叶显著增厚、短小，联合部无融合者见于先天性肺动脉瓣畸形；瓣膜联合部融合、瓣叶增厚，且合并有其他瓣膜风湿性改变者见于风湿性肺动脉瓣病变。

② 关闭不全：瓣叶对合不良，中间存在裂隙；见于风湿性或先天性肺动脉瓣病变、特发性肺动脉扩张、原发性肺动脉高压等。

3）瓣膜运动曲线

（1）正常：通常情况下，仅可见肺动脉瓣后瓣的运动曲线。在舒张早期，瓣膜后移（ef 斜率）；在心电图上 P 波后，心房收缩，后瓣迅速向后活动（a 波）；随后右心室开始收缩，瓣叶再次呈向后的开放活动（bc 斜率）；继之，收缩期瓣叶呈缓慢的直线或曲线形向前活动（c－d）；右心室舒张，瓣叶呈迅速的前后关闭运动（d－e），e 点为肺动脉瓣关闭点。

（2）异常：

① a 波加深：4～6 mm 见于轻度肺动脉瓣狭窄，6～9 mm 者见于中度肺动脉瓣狭窄，大于9 mm 见于重度肺动脉瓣狭窄。

② b 点下移：见于肺动脉瓣狭窄。

③ a 波变浅或消失：见于肺动脉高压。

4）瓣口血流

（1）正常：彩色多普勒血流成像在心底大血管短轴切面及右心室流出道切面可见收缩期蓝色血流自右心室流出道流入主肺动脉。脉冲多普勒取样门置于收缩期肺动脉瓣上，获得近似对称的圆钝形曲线，呈窄带单峰波形，占据整个收缩期。正常成人血流速度为0.6～0.9 m/s，吸气时流速减低。

（2）异常：

① 血流束变细：见于风湿性或先天性肺动脉瓣狭窄。

② 速度增快：彩色多普勒成像显示肺动脉口血流色彩明亮，或呈五彩镶嵌湍流；连续多普勒测得血流速度大于1.0 m/s。见于右心室容量负荷增加、肺动脉瓣狭窄、右心室流出道狭窄等。

③ 速度减慢：彩色多普勒成像显示肺动脉瓣口血流色彩暗淡；脉冲多普勒测得血流速度小于0.6 m/s。见于右心低动力循环状态。

④ 舒张期反流：彩色多普勒戍像显示肺动脉瓣口舒张期自主肺动脉反流至右心室的红色血流束。见于肺动脉扩张、肺动脉高压、先天性肺动脉瓣发育畸形等。

⑤ 频谱波形改变：脉冲多普勒于肺动脉远侧取样显示收缩期负向湍流频谱见于肺动脉瓣狭窄；脉冲多普勒记录到肺动脉血流频谱呈特征性三角形改变“匕首状”，上升支加速并出现顿挫，峰值降低并前移，射血时间缩短，减速时间大于加速时间。见于肺动脉高压。

3. 心脏相关血管分析

之一：主动脉

1）动脉与心室连接、位置

（1）正常：主动脉起源于左心室，主动脉前壁与室间隔膜部相连，位于主肺动脉右后方。

（2）异常：

① 主动脉骑跨：主动脉前壁与室间隔连续性中断，主动脉骑跨于室间隔之上。见于法洛四联症、右心室双出口等。

② 主动脉起源于右心室：主动脉大部分或全部自右心室发出。见于完全型大动脉转位、矫正型大动脉

转位、右心室双出口 Taussing-Bing 畸形。

③ 主动脉位置异常：主动脉位于肺动脉左前方。见于矫正型大动脉转位、右心室双出口；主动脉位于肺动脉右侧。见于右心室双出口；主动脉位于肺动脉右前方。见于完全型大动脉转位、右心室双出口。

2）管壁及内径

（1）正常：主动脉解剖学上分为胸主动脉和腹主动脉，胸主动脉可进一步分为升主动脉、主动脉弓和降主动脉。升主动脉内径小于 40 mm，主动脉弓部及降主动脉内径小于 35 mm。主动脉根部管壁与主动脉瓣三个半月瓣之间构成主动脉窦。

（2）异常：

① 主动脉扩张：升主动脉内径大于 40 mm，主动脉弓部及降主动脉内径大于 35 mm。见于高血压、主动脉瓣狭窄等。

② 主动脉瘤：病变段主动脉内径为正常部位内径的 1.5 倍以上，主动脉壁变薄。主动脉某一部位管壁局限性向外突出，呈囊袋状，瘤体可为单个或多个，与正常主动脉分界清楚，为囊性动脉瘤；主动脉某一段弥漫性扩张，基底较宽，凸出度较小，呈梭形，为梭形动脉瘤。

③ 主动脉缩窄：病变段主动脉内径变窄，其远端可见狭窄后扩张。见于主动脉峡部缩窄、主动脉弓缩窄。

④ 主动脉弓离断：升主动脉内径较窄，小于心房的前后径，胸骨上窝切面正常人升主动脉—弓部—降主动脉呈弧形向上的曲线消失，主动脉弓与降主动脉连续性中断。

⑤ 主动脉夹层：病变段主动脉内径增宽，管壁分为内、外两层，外层壁厚，回声强；内层壁薄，回声弱；内、外两层之间为液性暗区，且在局部形成“口袋”状回声。外层壁搏动幅度较正常主动脉壁稍低，内层常有拍击样运动。主动脉夹层分为三型：Ⅰ型始于升主动脉，向周围动脉扩张；Ⅱ型局限于升主动脉；Ⅲ型始于左锁骨下动脉开口远侧，可局限或向远端扩展。

⑥ 主动脉壁连续中断：剑突下左心室流出道切面、剑突下右前斜切面、胸骨旁大动脉短轴切面及胸骨上窝切面可显示主动脉与肺动脉主干之间或主动脉后壁与右肺动脉起始部之间的血管壁连续性中断，彩色多普勒显示有穿过缺损的分流。见于主肺动脉间隔缺损。

⑦ 主动脉窦瘤：病变主动脉窦壁明显变薄，呈瘤样向外局限性扩张，为主动脉窦瘤；瘤壁顶端回声连续性中断，则为窦瘤破裂。

3）血管内回声

（1）正常：血管内通常为无回声。

（2）异常：

① 膜样回声：主动脉长轴切面示管腔内条带状回声，随心动周期摆动；短轴面示该条带为膜样回声，将血管分为两个腔。见于主动脉夹层。

② 团块状附壁回声：主动脉长轴及短轴切面均显示额外团块状回声附于血管壁，随管壁搏动，基底宽，可为低回声、中等回声或高回声。见于主动脉瘤或主动脉夹层内血栓形成。

4）血流

（1）正常：彩色多普勒示正常主动脉内血流色彩均一，管腔中心血流色彩较亮。升主动脉及降主动脉内正常血流速度为 1.0～1.7 m/s。

（2）异常：

① 血流速度减慢：流速小于 1.0 m/s，彩色多普勒示血流色彩暗淡。见于主动脉瘤、主动脉扩张、主动脉夹层假腔、主动脉缩窄后。

② 血流速度增快：流速大于 2.0 m/s，彩色多普勒示血流色彩明显变亮，重者为五彩镶嵌状。见于主动脉缩窄段。

③ 血管内无血流：彩色多普勒示升主动脉腔内无血流信号。见于主动脉弓离断者。

④ 涡流：血流呈漩涡状，色彩暗淡。见于主动脉瘤。

⑤ 血流反向：彩色多普勒示血管内血流方向与正常血流方向相反。见于主动脉夹层的假腔。

5）动脉导管

（1）正常：新生儿 3～4 周动脉导管闭合，常规超声心动图显示降主动脉与左肺动脉之间无交通。

（2）动脉导管未闭：高位胸骨旁短轴切面及胸骨上窝主动脉弓长轴切面可见异常管道连通降主动脉与左肺动脉起始部。随着肺动脉压力的增高，彩色多普勒显示连续性红色血流束自降主动脉进入左肺动脉或双向分流。

之二：肺动脉

1）肺动脉与心室连接、位置

（1）正常：肺动脉起源于右心室，肺动脉前壁与右心室流出道前壁相延续，位于主动脉左前方。大血管短轴切面可显示主肺动脉及其分支包绕于主动脉根部左前方。

（2）肺动脉起源异常：

① 肺动脉起源于左心室：肺动脉发自解剖左心室。见于完全型大动脉转位、矫正型大动脉转位、右心室双出口 Taussing-Bing 畸形。

② 主肺动脉起源于共同大动脉并发出左、右肺动脉分支，或者左、右肺动脉分别发自共同大动脉而主肺动脉缺如，或者仅见一支肺动脉发自共同大动脉。见于永存动脉干。

（3）肺动脉闭锁：常用切面为胸骨旁右心室流出道长轴切面及大动脉根部短轴切面。肺动脉瓣环处可见膜样回声，但未见瓣膜开放活动，为肺动脉瓣闭锁；右心室流出道通向主肺动脉的通道消失，为漏斗部闭锁；各切面均不能显示主肺动脉及分支结构，为主肺动脉及分支闭锁。

（4）肺动脉位置异常：肺动脉位于主动脉右后方，见于矫正型大动脉转位、右心室双出口；肺动脉位于主动脉左侧，见于右心室双出口；肺动脉位于主动脉左后方，见于完全型大动脉转位、右心室双出口。

2）管壁及内径

（1）正常：肺动脉管壁回声纤细、光滑、连续完整。主肺动脉内径为 15～25 mm，右肺动脉内径为 8～16 mm，左肺动脉内径为 10～14 mm。

（2）异常：

① 肺动脉扩张：肺动脉内径大于主动脉内径。见于原发性肺动脉扩张、肺动脉高压、室间隔缺损、房间隔缺损、动脉导管未闭、肺动脉瓣狭窄等。

② 肺动脉狭窄：肺动脉主干及左、右分支一处或多处内径明显小于正常段血管内径。见于先天性肺动脉狭窄。

③ 肺动脉壁连续中断：剑突下左心室流出道切面、剑突下右前斜切面、胸骨旁大动脉短轴切面及胸骨上窝切面，可显示主动脉与肺动脉主干之间或主动脉后壁与右肺动脉起始部之间的血管壁连续性中断，彩色多普勒显示有穿过缺损的分流。见于主肺动脉间隔缺损。

3）血管内回声

（1）正常：血管内通常为无回声。

（2）腔内团块状回声：右心室流出道切面或大血管短轴切面显示主肺动脉或左、右肺动脉管腔内见额外团块状回声附着，回声较低或呈中等回声，位置固定，并伴近端肺动脉内径增宽。见于肺栓塞。

4）血流

（1）正常：彩色多普勒示主肺动脉及其分支内血流为均一的蓝色；频谱多普勒显示为圆钝的全收缩期、负向窄带单峰波形，血流速度为 0.7～1.1 m/s。

（2）异常：

① 血流速度减慢：流速小于 0.7 m/s，彩色多普勒示血流色彩暗淡。见于肺动脉扩张、肺动脉高压，右心功能不全。

② 血流速度增快：流速大于 2.0 m/s，彩色多普勒示血流色彩呈五彩镶嵌状。见于肺动脉瓣狭窄、房间隔缺损、室间隔缺损。

③ 异常血流：大血管短轴面于左肺动脉起始部见红色五彩镶嵌的连续性血流。见于动脉导管未闭。

④ 频谱波形改变：脉冲多普勒于肺动脉内取样显示收缩期负向湍流频谱。见于肺动脉瓣狭窄；脉冲多普勒记录到肺动脉血流频谱呈特征性三角形改变"匕首状"，上升支加速并出现顿挫，峰值降低并前移，射血时间缩短，减速时间大于加速时间。见于肺动脉高压。

之三：冠状动脉

1）起源、走行

（1）正常：左、右冠状动脉分别起源于主动脉根部的左、右冠状动脉窦。常规超声心动图胸骨旁大血管短轴面 3 点钟处可显示左冠状动脉开口及主干，顺时针旋转可显示左冠状动脉主干分出左前降支及左回旋支；胸骨旁大动脉短轴切面 10～11 点位置可显示右冠状动脉开口及主干。

（2）异常：

① 左冠状动脉起源于肺动脉：胸骨旁大动脉短轴切面显示增粗的右冠状动脉起源于主动脉右冠窦，探头向头侧倾斜时可见左冠状动脉，但不与主动脉根部连接，胸骨旁右心室流出道长轴切面可在肺动脉瓣上方靠肺动脉外侧壁显示左冠状动脉开口。

② 冠状动脉瘘：病变冠状动脉的主干内径明显大于另一支冠状动脉主干，并且走形迂曲多变。剑突下四腔心切面、心尖四腔切面显示三尖瓣环处、右心室流出道或心尖部扩张的冠状动脉横切面及其进入右心室的瘘口，见于右冠状动脉右心室瘘；心尖四腔切面显示右心房顶部扩张的冠状动脉横切面及其瘘入右心房的瘘口，见于右冠状动脉右心房瘘；左冠状动脉左心房瘘一般位于前壁；右冠状动脉左心室瘘位于左心室后基底部。

2）管腔及内径

（1）正常：冠状动脉管壁为中等回声，光滑、连续完整，管腔内为无回声。正常成人左、右冠状动脉主干内径为 3.0～5.0 mm，儿童冠状动脉内径随年龄增长而增加(见表 16)。

表 16　正常儿童左、右冠状动脉主干内径　（单位：mm）

	左冠状动脉	右冠状动脉
新生儿	1.0～1.5	0.9～0.3
1 岁	2.0～2.5	1.5～2.0
3 岁	2.2～3.0	1.8～2.2
6 岁	2.5～3.5	2.0～3.0
12～14 岁	2.8～3.8	2.5～3.2

（2）异常：

① 冠状动脉扩张：冠状动脉内径超过该年龄的正常值，5 岁以下儿童冠状动脉直径大于 3 mm，5 岁以上儿童冠状动脉直径大于 4 mm，或冠状动脉/主动脉内径大于 0.16 但小于 0.3，或扩张的冠状动脉直径大于附近或远端连接血管直径的 1.5 倍以上。见于川崎病冠状动脉病变、冠状动脉瘘。

② 冠状动脉瘤：冠状动脉壁瘤样向外膨隆，内径 3～4 mm，为轻度动脉瘤，好发于主干及左前降支近端；冠状动脉呈球形或串珠状、边界清楚的无回声区，主干内径 4～8 mm，前降支或回旋支内径大于或等于 3 mm，冠状动脉/主动脉根部内径大于 0.3，为中度动脉瘤；冠状动脉呈弥漫性损伤，内径大于 8 mm，冠状动

脉/主动脉根部内径大于或等于0.6，为重度动脉瘤。多见于川崎病。

③ 管腔内异常回声：冠状动脉瘤体内见低回声斑块，见于冠状动脉瘤并血栓形成；冠状动脉管腔内见不连续的点状或条状高回声，见于冠状动脉粥样硬化。

3）血流

（1）正常：冠状动脉血流是以舒张期为主的连续性血流，脉冲多普勒表现为双峰多普勒频谱。冠状动脉与心腔间无血流交通。

（2）异常：

① 左冠状动脉内异常血流：左冠状动脉内呈现红蓝交替的双向彩色血流信号。见于左冠状动脉异常起源于肺动脉。

② 冠状动脉内无血流：冠状动脉内不能显示彩色血流信号，频谱多普勒亦探测不到血流信号。见于冠状动脉闭塞。

③ 冠状动脉瘘：异常血流自冠状动脉瘘入心腔。冠状动脉瘘口处五彩分流信号持续整个心动周期，脉冲或多普勒显示收缩期及舒张期均呈递减型频谱波形，见于冠状动脉瘘入右心系统或左心房；五彩分流信号及频谱仅出现在舒张期，见于冠状动脉瘘入左心室。

之四：肺静脉

1）与左心房的连接

（1）正常：左侧上、下肺静脉经胸主动脉前汇入左心房，右侧上、下肺动静脉横过上腔静脉、右心房及主动脉的后方进入左心房。剑突下及心尖四腔切面可显示右上肺静脉及左侧肺静脉汇入左心房。

（2）完全肺静脉连接异常：

① 心上型：剑突下冠状切面见左、右肺静脉汇合成共腔位于左心房后方并与左心房分隔；胸骨上短轴切面可显示向上行走的垂直静脉；共腔经垂直静脉引流入上腔静脉，但垂直静脉全程较难显示。

② 心脏型：剑突下或心尖四腔切面及剑突下短轴切面显示肺静脉各自或汇总后直接进入右心房；以上切面亦可显示血流经共腔引入冠状静脉窦，并可显示扩大的冠状静脉窦。

③ 心下型：剑突下冠状切面见左、右肺静脉汇合成共腔，位于左心房后方并与左心房分隔；剑突下矢状切面可见下行的垂直静脉在下腔静脉与腹主动脉之间向下穿过膈肌，向下追踪可见其汇入肝门静脉或肝静脉。

④ 混合型：最常见者右肺静脉直接汇入右心房，而左肺静脉通过垂直静脉与左无名静脉连接。

（3）部分肺静脉连接异常：

① 右肺静脉与右上腔静脉或右心房连接。

② 左肺静脉与左无名静脉连接。

③ 右肺静脉与下腔静脉连接，右肺静脉形成共干汇入下腔静脉。

2）血流

（1）正常：心尖四腔心切面显示肺静脉舒张期为主的红色血流。脉冲多普勒于肺静脉左心房开口上1 cm处取样获得肺静脉血流频谱（心脏图9），心室舒张期的D波及左心房舒张期的S波为正向血流，心房收缩期的AR波为血液逆流入肺静脉的负向血流。正常情况下D/S比值大于1，AR波0.18～0.45 m/s。

（2）异常：

① D/S比值小于1：见于左心室舒张功能减退。

② AR波增高：AR波大于0.45 m/s。见于左心室舒张功能减退、左心房压力增高。

③ 血流速度增快：彩色多普勒显示肺静脉血流呈五彩湍流，脉冲多普勒测得血流速度大于1.0 m/s，血流频谱波峰顶端平坦。见于肺静脉狭窄。

之五：体静脉

1）腔静脉与右心房连接、走行

（1）正常：胸骨上窝切面显示左、右无名静脉汇合成上腔静脉，并下行汇入右心房；剑突下矢状切面显示肝静脉汇入下腔静脉后进入右心房。冠状静脉窦经左心房的后方汇入右心房。

（2）右上腔静脉异常：

① 右上腔静脉缺如：右侧头臂静脉通过右无名静脉与残存的左上腔静脉连接。

② 右上腔静脉与左心房连接：右侧上腔静脉位置正常，进入心包腔后向左行，引流入左心房顶部。

③ 右上腔发育不良：右上腔静脉纤细或仅留纤维束。

（3）左上腔静脉残存：左上腔静脉通过冠状窦回流至右心房，或左上腔静脉连接冠状窦并存在冠状窦隔缺损，或左上腔静脉连接左心房顶部；或左上腔静脉与左肺动脉连接。

（4）下腔静脉连接异常：下腔静脉中断伴奇静脉延续；下腔静脉回流入左心房；下腔静脉右心房汇合处狭窄。

（5）肝静脉连接异常：右下腔静脉正常，肝总静脉直接引流入右心房；肝总静脉引流入左心房；一支肝静脉入左心房，另一支入下腔静脉；一支肝静脉入冠状窦，另一支入下腔静脉。

2）内径

（1）正常：下腔静脉近端内径 12～23 mm，远端内径 11～25 mm；肝静脉内径 6～11 mm，冠状静脉窦内径小于 5 mm。

（2）异常：

① 下腔静脉内径增宽：同时见下腔静脉右心房汇合处狭窄。见于右心功能不全。

② 肝静脉增宽：肝静脉内径大于 12 mm。见于右心功能不全等。

③ 冠状静脉窦扩张：见于右心房容量或压力负荷过重、冠状动静脉瘘、肝静脉异位引流。

4. 心包分析

1）回声

（1）正常：心包显示为一条亮而致密的连续性回声带，由脏层与壁层组成，回声强度明显高于心肌和心内膜。

（2）增强：心包反射较正常心包明显增强，其后方可出现明显的声影。见于缩窄性心包炎。

（3）缺如：心脏周围不能显示该亮而致密的回声带，同时可见室壁舒张期明显向外膨出。见于先天性心包缺如。

2）厚度

（1）正常：心包厚度小于或等于 1.0 mm。

（2）增厚：心包厚度 3～10 mm，重者可大于 10 mm。见于缩窄性心包炎、心包间皮细胞瘤。

3）心包腔

（1）正常：正常心包脏、壁层几乎无法分开，腔内有时可见细线样无回声，为腔内起润滑作用的正常液体。

（2）脏、壁层粘连：脏、壁层心包无法区分，回声较正常心包回声增强。若心包腔内存在无回声区，则无回声区分布不均，内可见蜘蛛网状光带或絮状回声起伏震荡，无回声区不随体位改变而变化。见于心包炎等。

（3）脏、壁层分离：心包脏、壁层为无回声区分开，可为局限性或弥漫性。无回声区局限于左心室后壁，宽 2～3 mm，为微量心包积液；月牙形无回声区仅见于左心室后壁，宽 5～10 mm，为少量心包积液；右心室前壁处无回声区宽 5～10 mm，左心室后壁处无回声区宽 10～20 mm，为中等量心包积液；右心室前壁处无回声区宽大于 15 mm，左心室后壁处无回声区宽大于 20 mm，为大量心包积液。

(4) 心包腔内异常回声：

① 心包腔无回声区内见黏附于心包脏层的水草状、飘带状回声飘动，或无明显飘动的大量纤维状回声。见于结核性、风湿性心包积液。

② 心包腔无回声区内见细小回声点及较短的带状回声，回声带一般无飘动。见于化脓性心包积液。

③ 心包增厚，向腔内突出，回声强弱不均，表面凹凸不平，无完整包膜，基底较宽，固定于心包壁上。见于心包间皮细胞瘤。

④ 心包腔无回声区内见回声不均的团块，表面附有多条线状或带状回声，随心动摆动。见于心包恶性肿瘤。团块呈圆形，靠近右心室的心包腔内，多为转移性肿瘤。

⑤ 紧贴心包显示囊状回声，呈圆形或椭圆形，壁薄光滑，囊内为无回声区；囊状回声以外的心包腔内无液性暗区。见于心包囊肿。

三）特殊分析内容

1. *心功能超声检测*

二维超声及 M 型超声能反映心脏结构状态及室壁运动的幅度、方向、速度等，多普勒超声能无创地测量心血管的血流速度、方向和性质。通过超声测定心脏功能，对于判断病情、选择治疗、观察疗效及估计预后等具有重要意义。

1）左心室收缩功能

(1) M 型超声心动图：

① 取胸骨旁左心室腱索水平，测量左心室舒张末期内径 LVD_d 及收缩末期内径 LVD_s。

② 根据 Teichholz 校正公式 $V=[7.0/(2.1\pm D)]\times D^3$（$V$ 为左心室容积，D 为左心室内径）计算舒张末期(LVEDV)及收缩末期容积(LVESV)。

③ 每搏量(SV)＝LVEDV－LVESV。SV 正常值约为 35～90 ml。

④ 心排血量(CO)＝SV×HR，HR 为心率。CO 正常值约为 3～6 L/min。

⑤ 左心室短轴缩短率(LVFS)＝$(LVD_d-LVD_s)/LVD_d$。正常范围为 25%～45%。

⑥ 左心室射血分数(LVEF)＝(LVEDV－LVESV)/LVEDV。正常值为 50%～75%。

⑦ 左心室心肌质量(LVM)＝$1.04\times[(IVST+LVD_d+LVPWT)^3-LVD_d{}^3]-13.6$，其中，IVST 为室间隔厚度，$LVD_d$ 为左心室舒张期内径，LVPWT 为左心室后壁厚度。正常值：男性为(93±22)g，女性为(76±18)g。正常值约为 115 g。

⑧ 射血前期(PEP)：心电图 Q 波至主动脉瓣开放点的时间。正常值约为 95 ms。左心室内压力上升速率(dp/dt)和心搏量越高，PEP 就越短。

⑨ 左心室射血时间(LVET)：指收缩期射血所经过的总时间，即主动脉瓣开放至关闭的时间，其值为加速时间与减速时间之和。正常值约为 300 ms，PEP/LVET 正常值为 0.35。

⑩ EPSS：二尖瓣前叶峰和室间隔的分隔间距，正常值为 0～5 mm。心功能不全时 EPSS 增大。

(2) B 型超声心动图：假设左心室腔为一个扁椭圆体，并据此计算左心室容积，常用计算方法有：长度—面积法、Simpson 法。

长度—面积法：心尖双平面法测左心室容积(V)，A_1 为心尖四腔切面左心室面积，A_2 为心尖二腔切面左心室面积，L 为心尖双平面共同长轴，则 $V=8\times A_1\times A_2/3\pi L$。

Simpson 法：将左心室切割成若干个等高圆柱体，分别计算每个圆柱体体积，左心室容积(V)等于所有圆柱体体积之和。

① 左心室舒张末容积(LVEDV)：正常值为(70±20)ml/m^2。

② 收缩末容积(LVESV)：正常值为(24±10)ml/m^2。

③ 左心室射血分数(LVEF)＝(LVEDV－LVESV)/LVEDV。正常值大于或等于 55%。

（3）多普勒超声心动图：

① 每搏量(SV)＝VTI×A，VTI 为主动脉瓣口血流速度时间积分，A 为二维超声测量的主动脉瓣口面积。SV 正常值为 35～90 ml。

② 左心室收缩时间间期(STI)：射血前期(PEP)指心电图 Q 波至主动脉血流频谱起始点的时间，射血期(LVET)指主动脉血流频谱的起始点到终止点的时间。

③ 左心室压力变化速率(dp/dt)：用等容收缩期内二尖瓣反流速度的变化估测左心室压力变化速率，正常值大于或等于 1200 mmHg/s，临界值为 1000～1200 mmHg/s。

④ 心肌做功指数(IMP，Tei 指数)＝(ICT±IRT)/LVET，其中 IRT 为等容舒张时间，ICT 为等容收缩时间，LVET 为左心室射血时间。

2）左心室舒张功能

（1）M 型超声心动图：二尖瓣前叶 EF 斜率：M 型超声二尖瓣前叶运动曲线上直接测量 EF 斜率，即一秒钟 EF 下降的垂直距离(mm/s)，反映左心室舒张早期的充盈速率。正常值大于 60 mm/s。

（2）多普勒超声心动图：

① 等容舒张时间(IVRT)：左心室流出道血流频谱终点至二尖瓣血流频谱起点的时间，即主动脉瓣关闭到二尖瓣开放所需的时间。IVRT 主要由二尖瓣开放时间所决定，受左心室舒张速率及左心房压的影响。正常值约 75 ms。IVRT 延长(大于 100 ms)通常提示左心室舒张功能受损，松弛性减低；而 IVRT 缩短(小于 60 ms)提示左心房压升高。

② 左心室压力最大下降速率(－dp/dt)：连续波多普勒记录二尖瓣反流频谱，在反流频谱减速支上每隔 20 ms 测量反流速度，根据简化 Benoulli 方程换算成反流压差，测量每两点间的压差下降速率，比较各点压差下降速率。其中最大值为－dp/dt，其绝对值愈大表示心室心肌松弛速度愈快。正常值为 1825～2922 mmHg/s。

（3）二尖瓣舒张期血流频谱：脉冲多普勒取样门置于舒张期二尖瓣瓣尖，获得二尖瓣舒张期血流频谱。该频谱由舒张早期血流快速充盈产生的 E 峰和舒张晚期左心房收缩使得血流充盈左心室产生的 A 峰组成。

① 舒张早期最大血流速度(E)正常值为 0.6～1.3 m/s，舒张早期最大血流速度(A)正常值为 0.4～0.7 m/s。

② E/A 比值：正常值为 1～2。E/A 小于 1，提示左心室松弛功能受损，左心室充盈压尚正常；E/A 大于 2，提示左心室限制性充盈异常，顺应性减退，左心室充盈压及左心房压增高。部分患者左心室舒张功能减退，但其 E/A 比值正常，称为假性正常化，为左心室松弛功能异常和限制性充盈异常的过渡形式，需结合其他评价左心室舒张功能的指标综合判断。

③ E 峰减速时间(DcT)：二尖瓣 E 峰顶点至 E 峰降至最低点的时间，正常成人为 16～240 ms。DcT 延长提示左心室松弛功能减退，DcT 缩短提示左心室顺应性减退，左心室充盈压增高。

④ A 峰充盈时间(ETA)：A 峰起点至 A 峰终点的时间。正常值为 60～180 ms。

⑤ 舒张早期充盈分数(RFF)：二尖瓣血流频谱中舒张早期血流的速度时间积分与全舒张期血流的速度时间积分之比。正常值大于 55％。

⑥ 舒张晚期充盈分数(AFF)：二尖瓣血流频谱中舒张晚期血流的速度时间积分与全舒张期血流的速度时间积分之比。正常值约为 30％。

（4）肺静脉血流频谱：心尖四腔心切面，脉冲多普勒取样门置于右上肺静脉内距心房入口处 1～2 cm 处获得肺静脉血流频谱。肺静脉血流频谱包括收缩期 S 波、舒张期 D 波和舒张末期心房血流逆向波 AR 波组成。

① D/S 比值：正常情况下 S 波及 D 波基本相等或略小于 D 波。左心室松弛性及顺应性均下降时，D 波增大，S 波降低，D/S 大于 1。

② AR 波：左心室舒张功能正常时 AR 波小于 30 cm/s，其持续时间小于二尖瓣舒张晚期血流频谱 A 峰持续时间(ETA)。左心室松弛功能减退、顺应性正常时 AR 波正常或轻度增大；左心室松弛性及顺应性均下降时，AR 波增大，时限延长，大于 ETA。

③ 二尖瓣环运动速度：采用组织多普勒成像技术，取心尖四腔切面，取样门置于二尖瓣环，脉冲多普勒记录二尖瓣环运动频谱，包括收缩期 S 峰、舒张早期 E 峰及舒张晚期 A 峰。左心室舒张功能正常时，E 峰大于 A 峰；舒张功能减退时，E 峰小于 A 峰。与二尖瓣口舒张期血流频谱相比，该法无假性正常化。

④ 舒张早期左心室血流传播速度(FVP)：取心尖四腔心切面，用彩色多普勒血流显示二尖瓣口血流，M 型取样线通过血流中心并平行于血流束，记录 M 型彩色多普勒图像。沿图像前缘选择一段延伸发生变化的线性节段，其起点为血流进入左心室的入口处，终止于左心室腔内线性节段达最低血流速度处，测量该线性节段的斜率，即为舒张早期左心室血流传播速度。舒张功能减退时 FVP 减低，其正常值大于 70 mm/s。

目前，评价左心室舒张功能尚无公认的“金标准”，且存在诸多影响因素，因此判断左心室舒张功能是否异常，需结合临床，对比多项舒张功能检测指标进行综合评定。

3）右心室收缩功能

① 右心室射血前期(RVPEP)：同步心电图上 Q 波起点至 M 型超声心动图肺动脉瓣曲线开放点的时间，或 Q 波起点至多普勒超声心动图肺动脉血流频谱起点的时间。正常值为 77～115 ms。右心功能不全时，RVPEP 延长。

② 右心室射血期(RVET)：M 型超声心动图肺动脉瓣曲线开放点至关闭点的时间，或多普勒超声心动图肺动脉血流频谱起点至终点的时间。正常值 269～365 ms。右心功能不全时，RVET 缩短。

③ RVPEP/ RVET：正常值为 0.28±0.06。右心功能不全或肺动脉高压时该比值升高。

4）右心室舒张功能

① 右心室等容舒张时间：肺动脉瓣关闭至三尖瓣开放所需的时间。正常值为 40～90 ms。

② 三尖瓣口血流频谱：取心尖四腔心切面，取样门置于舒张期三尖瓣瓣尖，脉冲多普勒获得三尖瓣舒张期血流频谱，包括舒张早期充盈峰 E 峰及舒张晚期充盈峰 A 峰。舒张早期最大血流速度(E)，正常值为 0.6 m/s；舒张晚期最大血流速度(A)，正常值为 0.4 m/s。

③ E/A 比值：正常范围为 1～2。E/A 小于 1，提示右心室松弛功能受损；右心室顺应性也减退时，又可表现为 E/A 大于 1，为假性正常化。

2. 二尖瓣口面积测量

(1) 测量方法：

① 仿形轨迹法：在二尖瓣水平胸骨旁短轴切面，舒张末期，声束位于瓣尖水平时，采用仿形轨迹法描绘二尖瓣口的边界，超声仪可自动计算出二尖瓣口面积，该方法与外科手术测值相关良好。

一般测量误差多是低估瓣口面积，故测量时需注意仔细定位真正的二尖瓣口，声束方向必须垂直于二尖瓣瓣尖上；适当调节增益，避免增益过高而造成瓣膜增粗的伪像；测量瓣口面积需在舒张早期瓣膜开放最大时；描绘二尖瓣口回声内缘的仿形轨迹测量其面积。

② PISA 法：用彩色多普勒血流汇聚法计算二尖瓣口的面积，称为 PISA 法。计算方法为：$A_{MV}=2\pi r\times v_a\times\theta/(180°\times v_{max})$。其中 r 为狭窄瓣口至彩色反转界面的半径，$v_a$ 为色彩反转的速度，θ 为二尖瓣入口的角度，v_{max} 为二尖瓣前向峰值的流速。此法虽简便易行，但还需继续研究和临床实践来检验其准确性。

③ 压力减半时间法(PHT 法)：血流通过二尖瓣时跨瓣压力随时间变化而改变。当血流流过正常的二尖瓣时，出现一个高速血流的快速峰值，随后速度迅速降低。当瓣膜狭窄时，速度峰值更高，但压力阶差降低所需的时间将延长，并且狭窄越严重，压力降低越慢。

研究发现二尖瓣的面积(A_{mv})和跨瓣压力降低至原来峰值一半所需的时间(T)成反比。根据经验，A_{mv}

取单位cm^2、T取单位 ms 时，$A_{mv}=220/T$。因此，只需测量T值即可估测二尖瓣口面积。根据简化 Bernoulli 方程：$P=4v^2$，当速度降至峰值的 0.7 时，压力阶差将降至峰值的一半，这段时间T则称为压差降半时间，则A_{mv}近似值为：$A_{mv}=220/$压力降半时间。

心率为窦性时，采用舒张早期 E 峰顶部斜坡进行测量而忽略 A 峰；心率为房颤时，可测量多普勒速度信号顶部的斜坡以计算二尖瓣口面积，并测量多个心动周期取平均值。

该方法为经验公式，仅适用于测量自然瓣的瓣口面积而不能用于人工瓣瓣口面积的测量，并且压力降半时间越短，其测值越不准确。当存在中度以上的二尖瓣关闭不全，重度主动脉瓣关闭不全、心动过速、左心室舒张功能减退时，其测值误差亦较大。

④ 连续方程法：在无瓣膜反流及心内分流的情况下，根据连续性方程的原理，通过二尖瓣口的血流量应该等于通过主动脉瓣口的血流量，即 $MVA=AOA\times TVI_{AO}/TVI_{MV}$。其中 MVA 为二尖瓣口面积，AOA 为主动脉瓣口面积，TVI_{AO}为主动脉瓣口血流速度积分，TVI_{MV}为二尖瓣口血流速度积分。本方法测量的瓣口面积为有效的瓣口面积，仅适用于不伴有反流及分流的病人。

（2）测值分析：

① 正常：成人二尖瓣口面积为 4～6 cm^2。

② 狭窄：二尖瓣狭窄症状的程度取决于瓣口面积的大小。瓣口面积在 1.5～2.5 cm^2，为轻度狭窄；面积在 1.0～1.5 cm^2，为中度狭窄；面积小于 1.0 cm^2 为重度狭窄。

3. 二尖瓣反流量的估测

（1）根据反流束长度：

① 在瓣口附近为轻度反流。

② 达心房中部为中度反流。

③ 达心房顶部、贯通整个心房为重度反流。

（2）根据反流束面积与心房面积的比值：在目前的无创性诊断方法中，此半定量是最方便也是相对比较准确的。

① 比值小于 20%为轻度反流。

② 20%～40%为中度反流。

③ 比值大于 40%为重度反流。

（3）PISA 法：即采用彩色多普勒血流会聚的方法对有效二尖瓣反流血流量及面积进行计算。$F=2\pi R^2\times v$，其中F为瞬时反流率(ml/s)，R为反流半球的半径，v为 Nyquist 界面速度(cm/s)；然后根据公式 MRV＝F×Sys 得出每搏的二尖瓣反流量，其中 MRV 为每搏二尖瓣反流量，Sys 为收缩时间。

判断标准：

① 有效反流面积 0～10 mm^2，为 MR＋。

② 10～25 mm^2，为 MR＋＋。

③ 25～50 mm^2，为 MR＋＋＋。

④ 大于 50 mm^2，为 MR＋＋＋＋。

需注意的是，由于 Nyquist 速度范围的选择是根据探头的频率及所测反流瓣口上血流速度的低限值所设定的，过高或过低都可能影响反流量的测量，且此法受较多的人为因素的影响，存在一定误差。

（4）根据反流延伸的范围：将取样门置于二尖瓣瓣口的左心房侧，PDE 可记录到收缩期湍流频谱。根据反流延伸的范围将反流分为四度：

Ⅰ度：仅在二尖瓣后记录到反流。

Ⅱ度：在二尖瓣后左心房腔的一个区域内记录到反流。

Ⅲ度：在二尖瓣到左心房一半的位置记录到反流。

Ⅳ度：在整个左心房内记录到反流。

4. 三尖瓣反流量的估测

与二尖瓣类似。

5. 肺动脉压测定

(1) 应用瓣膜反流测定肺动脉压：肺动脉高压病人，由于右心室扩大和肺动脉内径增宽，常产生相对性三尖瓣关闭不全及肺动脉瓣关闭不全。在 CDFI 引导下用连续波多普勒超声测定反流最大速度，根据 Bernoulli 方程计算反流瓣膜两端的压力阶差，及右心室和右心房、肺动脉与右心室之间的压力阶差，从而推算出肺动脉压。

三尖瓣反流压测定肺动脉收缩压(SPAP)：

① 无肺动脉瓣狭窄时：SPAP＝三尖瓣反流压＋RAP(右心房压，约 10 mmHg)。

② 存在肺动脉瓣狭窄时：SPAP＝三尖瓣反流压＋RAP－肺动脉瓣口跨瓣压。

肺动脉瓣反流测定肺动脉舒张压(DPAP)：

① 无三尖瓣狭窄时：DPAP＝肺动脉瓣反流压＋RAP(右心房压，约 10 mmHg)。

② 存在三尖瓣狭窄时：DPAP＝肺动脉瓣反流压＋RAP－三尖瓣口跨瓣压。

(2) 应用肺动脉瓣血流频谱估测肺动脉压：用于无明显三尖瓣反流者估测肺动脉压力是否增高。

① 肺动脉血流加速时间(AT)缩短，小于 80 ms，正常为 80～120 ms。

② 右心室射血前期时间(RVPEP)延长。

③ 右心室射血时间(RVET)缩短，正常为 300～400 ms。

④ AT/RVPEP 比值缩短，小于 0.9。

⑤ AT/RVET 比值缩短，小于 0.2。

⑥ RVPEP/RVET 比值增大，大于 0.35。

(3) 存在心室、大血管水平分流时估测肺动脉压：

① SPAP＝体循环收缩压－收缩期分流压。

② DPAP＝体循环舒张压－舒张期分流压。

(4) 肺动脉高压分度：

① 肺动脉平均压 30～40 mmHg 为轻度。

② 40～70 mmHg 为中度。

③ 70 mmHg 以上为重度。

6. 室壁节段运动分析

1) 左心室壁节段划分

目前最常用的是美国超声学会(ASE)推荐的利用左心室的三个长轴切面和三个短轴切面进行的 16 节段划分法(心脏图 10)：

(1) 三个短轴切面为左心室二尖瓣水平、乳头肌水平和心尖水平短轴切面，分别代表左心室基底段、中间段和心尖段。其中左心室二尖瓣水平和乳头肌水平短轴切面从室间隔沟开始顺时针分为前壁、侧壁、后壁、下壁、后间隔和前间隔 6 个节段；左心室心尖短轴切面分为前壁、侧壁、下壁、间隔 4 个节段。

(2) 三个长轴切面为左心室长轴切面，心尖四腔切面和心尖二腔切面。其中左心室长轴切面显示前间隔基底段、中间段和后壁基底段、中间段 4 个节段，心尖四腔切面显示后间隔基底段、中间段、心尖段和侧壁基底段、中间段、心尖段 6 个节段，心尖二腔切面显示前壁基底段、中间段、心尖段和下壁基底段、中间段、心尖段。

2) 室壁节段与冠状动脉供血的关系

(1) 左前降支供应：前间隔、左心室前壁中段、心尖段；其中第一对角支供应左心室前壁基底段，第二对角支供应左心室前壁中间段。

(2) 左回旋支供应：左心室前壁基底段、侧壁、后壁、乳头肌。

(3) 右冠状动脉供应：左心室下壁、室间隔基底段；右心室缘支供应右心室前壁。

(4) 双重供血：下壁心尖段可由左前降支和(或)右冠状动脉供血，侧壁心尖段可由左前降支和(或)左回旋支供血。

3）节段性室壁运动异常(RWMA)分析

(1) 收缩期室壁增厚率异常：在M型超声心动图上测量室间隔或左心室后壁心肌收缩期增厚的程度，计算公式为：室壁增厚率(ΔT)＝(室壁收缩期厚度－室壁舒张期厚度)/室壁舒张期厚度×100%。

① 正常：ΔT大于30%。

② ΔT小于30%定义为室壁运动减弱。

③ ΔT小于10%定义为室壁无运动。

(2) 收缩期室壁向心运动异常：即收缩期心内膜向心运动幅度的变化，临床上多以目测与幅度测量相结合，进行定性及半定量诊断。

目测定性分析：

① 运动正常：收缩期心内膜向心运动幅度大于或等于5 mm。

② 运动减弱：收缩期心内膜向心运动幅度在2～4 mm或较正常室壁减弱50%～70%，多见于不同程度的心肌缺血。

③ 运动消失：收缩期心内膜向心运动幅度小于2 mm，多见于严重心肌缺血、急性心肌梗死区及陈旧性心肌梗死瘢痕区。

④ 矛盾运动：收缩期室壁相外离心运动，见于急性心肌梗死区及室壁瘤膨出处。

⑤ 运动增强：室壁运动幅度高于正常，见于急性心肌梗死未受累区心肌代偿。

目测半定量分析：

① 0分——室壁节段显示不清。

② 1分——室壁运动正常。

③ 2分——室壁运动减弱。

④ 3分——室壁运动消失。

⑤ 4分——室壁矛盾运动。

⑥ 5分——出现室壁瘤。

⑦ 6分——室壁运动消失伴室壁心肌瘢痕。

⑧ 7分——室壁矛盾运动伴室壁心肌瘢痕。

将各节段的室壁运动得分总和再除以节段数，称为室壁运动记分指数。指数为1时表示心肌运动正常；指数大于1为异常。指数越大，表示心肌运动异常的部位越多、程度越重。

7. 激惹试验

怀疑或者为了除外梗阻型隐匿性肥厚型心肌病时，需使用激惹试验。

(1) 异丙肾上腺素激惹试验：异丙肾上腺素500 μg加入250 ml生理盐水或5%葡萄糖液内进行静脉点滴，剂量从1 μg/min开始，每3～5分钟增加1 μg，在静脉点滴过程中用M型超声心动图观察二尖瓣前叶有无收缩期前向运动(SAM现象)出现，或原有轻度SAM现象有无加重，脉冲多普勒测量左心室流出道血流速度有无增快到使压差大于20 mmHg。当出现流出道梗阻表现，或剂量达到5～10 μg/min，或病人不能耐受，立即终止试验。

(2) 亚硝酸异戊酯激惹试验：亚硝酸异戊酯0.2 ml，压碎后让病人吸入，观察方法同异丙肾上腺素，持续5～10分钟即可。

需注意，在试验中病人心率不能超过120次/分，血压不能超过180/110 mmHg，心电图不应出现过多室性早搏。

8. 三维超声心动图

三维超声心动图是从各个不同角度、部位获取心脏大血管的多幅二维切面，然后将所获取的资料经计算机处理后显示其立体图像的一种新方法。在静息三维基础上加上时间因素使之动态实时显示，即为动态三维超声心动图，又称四维超声心动图。

主要应用：

(1) 先天性心脏病：可以直观地显示房间隔(室间隔)缺损的有无、位置、形状、直径、周长、面积及其类型等。

(2) 瓣膜病变：对二尖瓣狭窄、脱垂及瓣膜穿孔、瓣裂和瓣膜上赘生物的显示有独到的优势。

(3) 异常血流束的形态判断：在三维心脏结构的基础上叠加彩色血流信息，可直观地显示反流或分流的形态及范围，判别中心性或偏心性射流，有可能对异常血流进行精确的定量测定。

(4) 定量测定左(右)心室容量及左(右)心室心肌质量。

9. 经食管超声心动图

(1) 术前准备：10%利多卡因喷雾行咽部局部麻醉；建立静脉通路输液；药物镇静。

(2) 方法：受检者左侧卧位，放置咬合嘴；检查者左手拿食管探头操作部，右手持探头尖端，插管时嘱受检者吞咽，将探头尖端不加力插入食管距切齿 30 cm 处。

经食管超声心动图平面通常根据食管探头的深度分为：食管上段切面，探头尖端距切齿 25～30 cm，探头位于左心房后方，也称为心底切面；食管中段切面，探头尖端距切齿 30～35 cm；经胃切面，探头尖端距切齿 35～40 cm。

在上述每一部位，通过旋转探头可获取四个主要切面：0°(横截面)，通过前屈和后屈探头尖端可获取心底结构的斜切面；45°(主动脉瓣短轴观)，类似于经胸胸骨旁大动脉短轴切面；90°，斜切心脏长轴；135°(左心房和左心室流出道长轴)，类似于胸骨旁长轴切面。

(3) 主要应用：主动脉病变(胸主动脉夹层、主动脉粥样硬化等)的诊断；心脏手术术中监测整体心功能、及时发现残余病变等；感染性心内膜炎及其并发症；潜在心源性血栓；自体或人工瓣膜病变，包括二尖瓣脱垂的准确定位、二尖瓣球囊扩张术及行房颤射频消融手术前排除左心房、左心耳血栓；房间隔缺损，特别是静脉窦型；危重患者。

10. 组织多普勒成像

通过滤波器的作用，将高速运动的血流信号滤掉，保留低速运动的室壁运动信号。组织多普勒成像可从各个不同的声窗观测不同心肌节段的心肌运动速度。目前较常从心尖切面观测左心室室壁向心轴向运动，因为心尖切面心尖位置在整个心动周期相对固定，而且基底心肌轴向运动多与多普勒取样线近似平行。

典型的脉冲组织多普勒频谱可观察到向心运动的收缩期波和离心方向运动的舒张早期波和舒张晚期波。置多普勒取样线于二尖瓣瓣环外侧缘或内侧缘，亦可观察到二尖瓣瓣环收缩期波、舒张早期波和舒张晚期波。

主要应用：

① 对节段室壁运动功能的分析：通过检测节段心肌运动的速度、方向变化等指标定量分析节段心肌异常。

② 对心肌运动功能的评价：在扩张型、肥厚型、限制型心肌病，通过对心肌运动各指标的测定评价心肌运动功能。

③ 对心律失常心肌运动失调进行检测：通过对一些参数了解心律失常对心肌运动的影响，特别是传导障碍所致心律失常，有可能成为指导射频消融手术治疗心律失常的常规方法。

④ 对心肌收缩和舒张功能的评价：心肌收缩峰速度可作为心室收缩功能指标，心肌舒张期运动速度及舒张早期和舒张晚期之间的速度变化率等反映心室舒张功能。

11. *负荷超声心动图*

指药物或运动负荷状态下的超声心动图检查，其观察重点是左心室壁运动分析，是目前评价心肌缺血、心肌存活和左心室功能的常见诊查手段。

(1) 分类：运动负荷(踏车运动试验)、药物负荷(多巴酚丁胺等)。

(2) 运动负荷或多巴酚丁胺负荷的终止标准：达到靶心率；出现严重高血压(SBP 大于 220 mmHg 或 DBP 大于 110 mmHg)；低血压反应(SBP 较前一负荷节段降低大于 20 mmHg)；出现室性心动过速；运动负荷时出现胸痛气促及心电图严重缺血表现；多巴酚丁胺负荷时出现节段性室壁运动异常。

(3) 运动负荷或多巴酚丁胺负荷试验阳性指标：负荷后出现大于 1 个室壁节段运动异常或原有运动异常加重；出现"双相反应"，即小剂量促进室壁增厚而大剂量使室壁变薄；出现左心室扩大；室壁节段运动延迟，室壁增厚率减低；新出现二尖瓣关闭不全或原有二尖瓣关闭不全加重。

(4) 主要应用：诊断心肌缺血；评价心肌存活；识别严重冠心病；心肌梗死后危险度分层；预测和评估冠状动脉血运重建术后心肌的功能状况；非心脏大手术的术前评价。

12. *对比超声心动图*

对比超声心动图亦称为心脏(或心肌)声学造影，是应用造影剂或震荡的生理盐水与超声心动图相结合的诊断技术。由于造影剂或震荡的生理盐水内含的微气泡有与心脏结构不同的声学表现，因此造影剂可帮助显示心腔或心肌结构。

主要应用：

① 确定心内分流(心腔内或大血管分流)，增强多普勒血流频谱的记录。

② 心肌血流灌注的论证：评价心肌梗死，评价冠状动脉侧支循环，无创评价冠状动脉血流和血流储备，评价再灌注治疗效果，测定存活心肌等。

13. *能量多普勒超声心动图*

能量多普勒超声心动图亦称为能量多普勒彩色血流显像，以功率显示方式处理多普勒信号强度，其显示能量参数而不是血流速度，因而不受探测角度的影响和尼奎斯特极限的限制，可显示低速血流和平均速度为零的区域。

二、超声心动图报告规范

一）报告内容

报告的内容包括临床信息以及超声信息，主体内容是超声表现与超声提示。

1. *超声表现*

遵循超声表现描述的一般规范要求(见"总论"相关内容)。

报告必须给出心脏的全面、详细的检测内容，主要包括超声测值和声像图描述两大部分。其中，超声测值部分一般应记载心脏主要结构的测值、主要瓣口和大血管的血流参数测值和计算值；声像图描述部分应详细、客观记录超声所见，从心脏的整体外观到局部结构，从 B 型超声到多普勒超声，主要包括包括 B 型超声、M 型超声对心血管解剖结构及活动的描述，彩色多普勒对各个瓣膜口血流或心腔一心腔、心腔一大血管、大血管一大血管间血流的所见(血流方向、时相、血流到达的部位、血流彩色信号特点等)，频谱多普勒对各个瓣膜口血流的测量分析数据，还有心脏的特殊检查内容等。

如果心脏内有局灶性病变时，应报告其位置、大小、形态以及内部回声等；如果心包腔内见积液时，应报告积液的位置和宽度等。

2. *超声提示*

遵循超声提示的一般规范要求(见"总论"相关内容)。

若超声检查不能给出独立诊断，可作出相应提示；若超声检查不作出提示，可仅报告超声检查阳性所见，建议进一步检查或动态观察。

3.超声图像选择

报告还应常规附有1～4幅图像。报告所选图像应与超声提示相配合，首先选择反映病情的图像。病变较多时，选择相对严重病变的图像。检查结果正常时，则选择心脏的基本图像。

二）报告格式

心脏超声检查报告格式示例见表17。

表17　超声心动图检查报告单

<table>
<tr><td colspan="4">××××医院</td></tr>
<tr><td colspan="4">超声心动图检查报告单</td></tr>
<tr><td>姓名：</td><td>性别：</td><td>年龄：</td><td>超声号：</td></tr>
<tr><td>科别/病区：</td><td>床号：</td><td>门诊/住院号：</td><td>临床诊断：</td></tr>
<tr><td>检查类别：</td><td colspan="2">仪器：</td><td>检查状况：优　一般　差</td></tr>
<tr><td colspan="4">检查部位：心脏</td></tr>
<tr><td colspan="2">代表图像：常规1～4幅。
心脏图1</td><td colspan="2">心脏图3</td></tr>
<tr><td colspan="4">超声表现：
超声测值：
AOD：25 mm；　LAD：30 mm；
LVD_d：50 mm；　LVD_s：40 mm；
IVS_d：8 mm；　$LPWD_d$：12 mm；
RAD：32 mm；　RVD_d：20 mm；
RVD_s：18 mm；　EF：75%；
FS：40%；　SV：80；
E峰：0.90 m/s；　A峰：0.60 m/s；
E/A：1.5。
B型、M型超声心动图：各心房、心室位置及连接关系正常，内径在正常范围以内；房、室间隔连续完整；室间隔及左心室后壁厚度正常，搏动良好，静息状态下未见明显节段性运动异常；各瓣膜结构、回声、开放、闭合未见异常。二尖瓣EF斜率，DE振幅均正常；主动脉、主肺动脉及左右肺动脉结构、连接正常；肺静脉及上、下腔静脉结构及连接正常。
多普勒超声心动图：
CDFI：主动脉瓣口、二尖瓣口、三尖瓣口未见明显异常血流束；房、室间隔及大血管水平未探及分流。
多普勒频谱：各瓣口以及大血管内血流频谱正常，流速等在正常范围。</td></tr>
<tr><td colspan="4">超声提示：心脏未见异常</td></tr>
<tr><td>检查医生：</td><td colspan="2">报告医生：</td><td>检查时间：</td></tr>
<tr><td colspan="4">备注：超声报告仅供临床医生参考！</td></tr>
</table>

三）信息储存

遵循超声信息储存的一般规范要求（见“总论”相关内容）。需要特别提示的是图像资料的采集与保存，因为图像是诊断的重要依据，是分析讨论的基础。

心脏应常规储存的基本图像资料：

（1）胸骨旁长轴切面声像图。

（2）大动脉短轴切面声像图。

（3）二尖瓣水平左心室短抽切面声像图。

（4）心尖四腔心切面CDFI声像图。

除了留取必要的基本图像，阳性结果都要有图像记录。有条件者可存储动态视频，将检查过程或病变随时间的变化情况记录下来。

超声图像多留不限!

第三节　正常超声心动图报告示范

一、超声表现

1. B型、M型超声心动图

(1) 各心房、心室位置及连接关系正常,内径在正常范围以内(正常参考值见表18、19)。

(2) 房、室间隔连续完整。

(3) 室间隔及左心室后壁厚度正常,搏动良好,静息状态下未见明显节段性运动异常。

(4) 各瓣膜结构、回声、开放、闭合未见异常。二尖瓣EF斜率、DE振幅均正常。

(5) 主动脉、主肺动脉及左、右肺动脉结构、连接正常;肺静脉及上、下腔静脉结构及连接正常。

2. 多普勒超声心动图

(1) CDFI:

① 主动脉瓣口、二尖瓣口、三尖瓣口未见明显异常血流束。

② 房、室间隔及大血管水平未探及分流。

(2) PWD频谱:

心腔内血流速度正常范围见表20。

① 主动脉瓣口收缩期流速为1.0～1.7 m/s;肺动脉瓣口收缩期流速为0.6～1.0 m/s;二尖瓣口舒张期流速为0.6～1.3 m/s;三尖瓣口舒张期流速为小于1.0 m/s。

② 二尖瓣口舒张期血流频谱E/A大于1。

③ 肺静脉血流频谱正常。

表18　B型超声心动图测量的正常参考值

测　量　项　目	均值±标准差(cm)	范　　围(cm)
主动脉内径(收缩末期)		
主动脉瓣环	2.1±0.3	1.6～2.6
窦部	2.9±0.4	2.4～3.9
窦管交界	2.6±0.3	2.1～3.4
升主动脉	2.6±0.3	2.2～3.4
主动脉弓	2.5±0.2	2.2～2.7
肺动脉内径(舒张末期)		
右心室流出道	1.7±0.4	1.9～2.2
肺动脉瓣环	1.8±0.2	1.1～2.2
主肺动脉	1.9±0.3	1.5～2.5
右肺动脉	1.3±0.3	0.8～1.6
左肺动脉	1.2±0.2	1.0～1.4
左心房内径(收缩末期)		
上下径	4.2±0.6	3.1～5.1
左右径	3.5±0.5	2.5～4.4

续　表

测　量　项　目	均值±标准差(cm)	范　　围(cm)
右心房内径(收缩末期)		
上下径	4.1±0.4	3.4～4.9
左右径	3.7±0.4	2.9～4.5
左心室内径		
长径(舒张末期)	7.6±0.4	7.0～8.4
长径(收缩末期)	5.6±0.5	4.6～6.4
左右径(舒张末期)	4.3±0.6	3.3～5.2
左右径(收缩末期)	3.1±0.4	2.4～4.2
右心室内径		
长径(舒张末期)	6.6±0.6	5.0～7.8
长径(收缩末期)	5.0±0.5	4.3～5.9
左右径(舒张末期)	3.3±0.5	2.5～4.2
左右径(收缩末期)	2.6±0.3	2.0～3.2
下腔静脉内径		
近端	1.7±0.3	1.2～2.3
远端	1.6±0.5	1.1～2.5
肝静脉	0.8±0.2	0.6～1.1

表 19　M 型超声心动图测量的正常参考值

测量项目	超声测值
主动脉内径(AOD)	20～35 mm
左心房内径(LAD)	20～35 mm
右心室舒张末期内径(RVD_d)	13～22 mm
室间隔舒张期厚度($IVST_d$)	7～11 mm
左心室后壁舒张期厚度($LVPWT_d$)	7～11 mm
左心室舒张末期内径(LVD_d)	40～55 mm
左心室收缩末期内径(LVD_s)	30～45 mm
室间隔运动幅度(IVSA)	3～8 mm
左心室后壁运动幅度(LVPWA)	7～12 mm
左心室短轴缩短率(FS)	25%～45%
左心室射血分数(EF,Teicholz 法)	50%～80%

表 20　心腔内血流速度正常范围

	成人正常范围(m/s)	儿童正常范围(m/s)
升主动脉/降主动脉	1.00～1.70	1.20～1.85
左心室流出道	0.70～1.10	0.70～1.20
左心室流出道血流		
E 峰	0.60～1.30	0.80～1.30
A 峰	0.20～0.70	
右心室流出道/肺动脉	0.60～1.00	0.50～1.10
右心室流入血流		
E 峰	0.30～0.70	0.50～0.80
肺静脉		
S 峰	0.30～0.70	
D 峰	0.28～0.60	
A 峰(逆向)	0.18～0.45	

二、超声提示

1+2　提示：超声心动图未见异常

第四节　心脏常见病超声心动图报告示范

一、房间隔缺损(Atrial Septal Defect)

一）超声表现

1. *B 型超声心动图*

(1) 多个切面显示房间隔回声连续性中断，断端增厚，形如火柴头，又称为“T”字征(心脏图 11、12)；剑突下四腔切面及剑突下双房心切面两个相互垂直的切面上测量房间隔缺损的大小，观察缺损边缘与房室瓣及腔、肺静脉的关系；右心房、右心室内径增大，主肺动脉内径增宽。

(2) 继发孔型：房间隔回声失落位于房间隔中部(心脏图 12)。

(3) 原发孔型：房间隔下部回声失落，缺损下缘为房室瓣纤维环；二尖瓣前叶及三尖瓣隔叶附着于室间隔上。

(4) 部分型：二尖瓣口水平左心室短轴面显示二尖瓣前叶中部连续性中断，断端指向室间隔；或三尖瓣隔瓣中部出现回声失落。

(5) 上腔静脉窦型：剑突下双心房切面显示房间隔回声失落位于上腔静脉入口下方，缺损上缘与右心房壁间无房间隔组织；伴右上肺静脉异位引流者，上腔静脉骑跨于房间隔断端上缘，右侧肺静脉回流入右心房或上腔静脉；不伴肺静脉异位引流者，上腔静脉无骑跨，肺静脉开口靠近房间隔缺损边缘。

(6) 下腔静脉窦型：剑突下下腔静脉长轴切面显示房间隔回声中断位于下腔静脉入口上方，缺损下缘无房间隔组织；伴右下肺静脉异位引流者，下腔静脉骑跨于缺损上，右下肺静脉回流入右心房或下腔静脉；不伴肺静脉异位引流者，下腔静脉无骑跨。

(7) 冠状静脉窦型：右心流入道切面及右心两腔切面显示冠状窦增大，冠状窦隔连续性中断。

2. *M 型超声心动图*

右心室内径增大；室间隔与左心室后壁呈同向运动。

3. *多普勒超声心动图*

(1) CDFI：

① 房间隔回声失落处探及左向右红色穿隔血流束(心脏图 11)。

② 合并肺动脉高压时房间隔回声失落处为右向左蓝色分流束或双向分流束。

③ 二尖瓣、三尖瓣口显示收缩期反流束。

(2) 频谱多普勒：

① PWD 频谱：取样于房间隔回声失落的右心房侧，一般可得到舒张期 1～3 个正向波和 1 个收缩早期负向波，最大流速小于 1.5 m/s；三尖瓣口及肺动脉瓣口血流速度增快，最快小于 2.5 m/s；二尖瓣口及三尖瓣口探及收缩期反流频谱。

② CWD 频谱：测量三尖瓣口收缩期反流速度，估测肺动脉收缩压。

二）超声提示

1(1)(2)+2+3(1)①(2)①+临床表现[反复呼吸道感染，肺动脉瓣区闻及(2～3)/6 级喷射性杂音，P_2亢进；胸部透视见“肺门舞蹈征”]　**提示：房间隔缺损(继发孔型)，三尖瓣关闭不全**

1(1)(3)+2+3(1)①(2)①+临床表现[反复呼吸道感染，肺动脉瓣区闻及(2～3)/6 级喷射性杂音，P_2

亢进;胸部透视见“肺门舞蹈征”〕 **提示:房间隔缺损(原发孔型),三尖瓣关闭不全**

1(1)(4)+2+3(1)①(2)①+临床表现〔反复呼吸道感染,肺动脉瓣区闻及(2~3)/6级喷射性杂音,P_2亢进;胸部透视见“肺门舞蹈征”〕 **提示:部分型房室间隔缺损,三尖瓣关闭不全,二尖瓣关闭不全**

1(1)(5)+2+3(1)①(2)①+临床表现〔反复呼吸道感染,肺动脉瓣区闻及(2~3)/6级喷射性杂音,P_2亢进;胸部透视见“肺门舞蹈征”〕 **提示:房间隔缺损(上腔静脉窦型),三尖瓣关闭不全**

1(1)(6)+2+3(1)①(2)①+临床表现〔反复呼吸道感染,肺动脉瓣区闻及(2~3)/6级喷射性杂音,P_2亢进;胸部透视见“肺门舞蹈征”〕 **提示:房间隔缺损(下腔静脉窦型),三尖瓣关闭不全**

1(1)(7)+2+3(1)①(2)①+临床表现〔反复呼吸道感染,肺动脉瓣区闻及(2~3)/6级喷射性杂音,P_2亢进;胸部透视见“肺门舞蹈征”〕 **提示:房间隔缺损(冠状静脉窦型),三尖瓣关闭不全**

+3(1)② 提示:合并肺动脉高压

二、室间隔缺损(Interventricular Septal Defect)

一)超声表现

1. B型超声心动图

(1) 膜部型:心尖及胸骨旁四腔心切面、五腔心切面、胸骨旁大动脉短轴切面可见室间隔连续性中断,三尖瓣与主动脉瓣、三尖瓣与二尖瓣叶直接连接,并作为缺损的部分边缘。

(2) 膜周部或膜周融合型:室间隔回声失落较大;其向后延伸累及肌部流入道,心尖及胸骨旁四腔心切面显示二尖瓣、三尖瓣附着于相同水平;其向前可延伸至室上嵴即膜周流出道,胸骨旁左心室长轴切面显示回声失落位于主动脉瓣环下。

(3) 室间隔连续中断部位组织菲薄,局部向右侧呈瘤样突出(心脏图13),瘤基底较宽,瘤壁上可见一个或多个破口;若为三尖瓣隔叶覆盖部分或全部缺损口则形成假性室隔瘤。

(4) 肌部型:

① 肌部流入道:肌部流入道室间隔回声失落,断端边缘有肌肉组织与房室瓣纤维环分隔。

② 肌部流出道:胸骨旁大动脉短轴切面显示室间隔连续中断位于肺动脉瓣环下方,断端上缘有肌肉组织与肺动脉瓣环分隔;主动脉右冠瓣常脱向左心室流出道,嵌入室间隔缺损中,部分或全部堵塞缺损口。

③ 肌小梁部:室间隔连续性中断位于肌部的任何部位;心尖部多见,多呈海绵状,缺损较小,走行迂曲,右心室面肌小梁粗糙。

(5) 双动脉下型:胸骨旁大动脉短轴及右心室流出道切面显示室间隔回声失落位于肺动脉瓣环与主动脉瓣环下方,其边缘即为主动脉瓣环及肺动脉瓣环。

2. M型超声心动图

左心房、左心室内径多增大。合并肺高压时左心房、左心室可为正常大小而右心室内径增大。

3. 多普勒超声心动图

(1) CDFI:

① 室间隔回声失落处探及收缩期左向右红色穿隔血流束。

② 合并肺动脉高压时室间隔回声失落处为右向左蓝色分流束或双向分流束。

③ 主动脉瓣口可显示舒张期反流束。

(2) 频谱多普勒:

① 室间隔回声失落处可测及收缩期高速单向、单峰分流频谱。

② 随着肺动脉高压进展,室间隔回声失落处可为单向或双向低速分流频谱。

③ 连续多普勒测定三尖瓣口收缩期反流速度及穿隔血流速度,估测肺动脉收缩压。

二）超声提示

1(1)+2+3(1)①③(2)①+临床表现［反复呼吸道感染，胸骨左缘3～4肋间闻及(4～6)/6级粗糙的全收缩期杂音，并向心前区广泛性传导，可触及收缩期震颤］ **提示：室间隔缺损（膜部），主动脉瓣关闭不全**

1(2)+2+3(1)①③(2)①+临床表现［反复呼吸道感染，胸骨左缘3～4肋间闻及(4～6)/6级全收缩期杂音］ **提示：室间隔缺损（膜周部或膜周融合型），主动脉瓣关闭不全**

1(3)+2+3(1)①③(2)①+临床表现［反复呼吸道感染，胸骨左缘3～4肋间闻及(4～6)/6级粗糙的全收缩期杂音，并向心前区广泛性传导，可触及收缩期震颤］ **提示：室间隔缺损（膜周部），合并室隔瘤（或假性室隔瘤）形成，主动脉瓣关闭不全**

1(4)①+2+3(1)①③(2)①+临床表现［反复呼吸道感染，胸骨左缘3～4肋间闻及(4～6)/6级粗糙的全收缩期杂音，并向心前区广泛性传导，可触及收缩期震颤］ **提示：室间隔缺损（肌部流入道），主动脉瓣关闭不全**

1(4)②+2+3(1)①③(2)①+临床表现［反复呼吸道感染，胸骨左缘3～4肋间闻及(4～6)/6级粗糙的全收缩期杂音，并向心前区广泛性传导，可触及收缩期震颤］ **提示：室间隔缺损（肌部流出道），主动脉右冠瓣脱垂，主动脉瓣关闭不全**

1(4)③+2+3(1)①③(2)①+临床表现［反复呼吸道感染，胸骨左缘3～4肋间闻及(4～6)/6级全收缩期杂音］ **提示：室间隔缺损（肌小梁部），主动脉瓣关闭不全**

1(5)+2+3(1)①③(2)①+临床表现［反复呼吸道感染，胸骨左缘3～4肋间闻及(4～6)/6级粗糙的全收缩期杂音，并向心前区广泛性传导，可触及收缩期震颤］ **提示：室间隔缺损（双动脉下型），主动脉瓣关闭不全**

+3(1)②(2)②　提示：合并肺动脉高压

三、完全房室间隔缺损（Completely Atrioventricular Septal Defect）

一）超声表现

1. *M型及B型超声心动图*

(1) 多切面显示房室隔十字交叉处回声失落，房室瓣为共同房室瓣，观察共同瓣的形态、瓣叶数目、发育情况及其与室隔的附着关系；共同房室瓣与两侧心室平均连接为平衡型房室间隔缺损，大部分与一侧心室连接则为不平衡型；若右心室明显增大，左心室发育不良，称为右心室优势型；若左心室明显增大，右心室发育不良，称为左心室优势型。

(2) A型：前桥瓣腱索附着于室间隔嵴上，左心室流出道延长呈鹅颈状。若前桥瓣腱索紧密连接于室间隔嵴上，则出现左心室流出道梗阻。

(3) B型：前桥瓣腱索附着于右心腔内乳头肌上。

(4) C型：前桥瓣腱索附着于右心室游离壁、悬浮于室间隔缺损嵴上。

(5) 过渡型：室间隔上段存在比较粗糙的瘤样结构，回声失落较小。

2. *多普勒超声心动图*

(1) CDFI：无肺动脉高压时，显示心房水平、心室水平左向右分流；反之，可以出现右向左分流或双向分流束。显示共同房室瓣的反流束。

(2) 频谱多普勒：测量室间隔缺损的分流速度及瓣膜的反流速度，评估是否存在肺动脉高压及肺动脉高压的程度。

二）超声提示

1(1)(2)+2+临床表现（反复呼吸道感染，生长发育迟缓，活动后气促，心尖部第1心音减弱，肺动脉瓣第2心音固定性分裂、亢进，胸骨左缘可闻及收缩期4/6级及以上杂音伴震颤） **提示：A型完全房室间隔缺**

损，可合并左心室流出道梗阻，共同房室瓣反流

1(1)(3)+2+临床表现(反复呼吸道感染，生长发育迟缓，活动后气促，心尖部第1心音减弱，肺动脉瓣第2心音固定性分裂、亢进，胸骨左缘可闻及收缩期4/6级及以上杂音伴震颤)　**提示：B型完全房室间隔缺损，共同房室瓣反流**

1(1)(4)+2+临床表现(反复呼吸道感染，生长发育迟缓，活动后气促，心尖部第1心音减弱，肺动脉瓣第2心音固定性分裂、亢进，胸骨左缘可闻及收缩期4/6级及以上杂音伴震颤)　**提示：C型完全房室间隔缺损，共同房室瓣反流**

1(1)(5)+2+临床表现(反复呼吸道感染，生长发育迟缓，活动后气促，心尖部第1心音减弱，肺动脉瓣第2心音固定性分裂、亢进，胸骨左缘可闻及收缩期4/6级及以上杂音伴震颤)　**提示：过渡型房室间隔缺损，共同房室瓣反流**

四、三房心(Cor Triatriatum)

一）超声表现

1. B型超声心动图

(1) 心尖四腔心及胸骨旁左心室长轴切面见膜样结构将左心房分为两个部分，与二尖瓣相连者为正腔；膜样结构位于卵圆孔及左心耳的上方，呈后上—前下走向。

(2) 在心尖及剑突下四腔心切面，见膜样组织与房间隔几乎垂直，舒张期朝向二尖瓣、收缩期背离二尖瓣运动；有时隔膜尖端朝向二尖瓣，形似漏斗。

(3) 胸骨旁大动脉短轴切面可见位于主动脉根部后方的隔膜，与副腔相连的肺静脉以及与真房腔相连的左心耳；隔膜中央回声缺失即为孔洞所在；观察肺静脉回流的部位、数目；右心房、右心室内径增大，肺动脉内径增宽。

2. M型超声心动图

右心室内径增大；室间隔与左心室后壁可呈同向运动。

3. 多普勒超声心动图

(1) CDFI：显示通过隔膜及二尖瓣的血流，梗阻部位为五彩血流信号；隔膜完整时，显示血流自副腔回流至右心房。

(2) 频谱多普勒：在心尖四腔及二腔切面中，应用脉冲多普勒及连续多普勒可测量隔膜上小孔处的血流，估测过隔膜处的峰值压差和平均压差。

二）超声提示

1+2+3+临床表现(可闻及肺动脉瓣区杂音，梗阻型者可闻及双肺底湿啰音)　**提示：三房心**

注意： 三房心需与二尖瓣瓣上环相鉴别。

五、单心室(Single Ventricle)

一）超声表现

1. B型及M型超声心动图

(1) 剑突下及心尖切面可显示增大的主要心腔，同时观察该心腔的肌小梁结构；观察残余心腔的位置以及心室大动脉的连接；通常为两组房室瓣，单组房室瓣者伴房间隔缺损，共同房室瓣者伴心房腔异构。

(2) 左心室型单心室：残余心腔位于主心腔的左前或右前，两组房室瓣均位于小梁间隔的后方，均缺少二尖瓣或三尖瓣的解剖特征；主动脉多发自前方的残余心室腔，肺动脉发自主心腔，主、肺动脉平行排列。

(3) 右心室型单心室：残余心腔多位于左后方，房室瓣位于小梁间隔的前方；两个大动脉一般都自主腔发出，也可出现主动脉发自主腔而肺动脉闭锁。

(4) 不定型单心室：心室腔内多切面探查均见不到小梁间隔或残余心腔。

2. *多普勒超声心动图*

(1) CDFI：

① 显示心室腔间的血流交通和房室瓣口收缩期的反流。

② 伴房间隔缺损或心房异构者显示心房水平的分流束。

(2) 频谱多普勒：

① 房室瓣口探及反流频谱，心室水平探及分流频谱。

② 伴房间隔缺损或心房异构者心室及心房水平探及分流频谱。

③ 合并动脉狭窄时，于狭窄处探及高速湍流频谱，连续多普勒可估测狭窄处压差。

二）超声提示

1(1)(2)(3)(4)＋2(1)①(2)①＋临床表现(肺血多者新生儿期即出现气促、呼吸困难、喂养困难，体检见肝脏增大、心界扩大、第一心音增强；肺血少者出生后即有发绀) **提示：单心室**

＋2(1)②(2)②③ 提示：合并房间隔缺损或其他心脏畸形

六、双腔右心室(Double Chamber of Right Ventricle)

一）超声表现

1. *B型及M型超声心动图*

(1) 胸骨旁大动脉短轴切面显示右心室内异常肌束，呈条状、三角状回声，由右心室前游离壁伸向右心室腔，附着于室上嵴水平，致流出道内径变窄；剑突下四腔心切面显示异常肥厚的肌束将右心室流出道分成近端腔及远端腔，两腔之间见狭窄的通道；右心房、右心室增大，右心室壁增厚，肺动脉及其分支发育良好。

(2) 室间隔膜周部室上嵴以下近端腔部位连续性中断，常为三尖瓣隔叶覆盖呈瘤样突向右心室腔，瘤壁见破口。

2. *多普勒超声心动图*

(1) CDFI：

① 显示肥厚肌束所致狭窄处五彩镶嵌的血流信号。

② 合并室间隔缺损者显示回声失落处的过隔分流信号。

(2) 频谱多普勒：

① 狭窄部位可探及高速湍流频谱。

② 合并室间隔缺损时，探及室间隔水平的分流频谱。

二）超声提示

1(1)＋2(1)①(2)①＋临床表现(发育较差、可有紫绀，胸骨左缘3～4肋间可闻及3/6级以上收缩期杂音；X片示肺血减少、心影增大；心电图示右心房增大、右心室肥厚) **提示：双腔右心室**

＋1(2)＋2(1)②(2)② 提示：合并室间隔缺损(膜周部)、假性室隔瘤形成

注意：双腔右心室需与肺动脉瓣狭窄、室间隔缺损相鉴别。

七、右心室双出口(Double Outlet Right Ventricle)

一）超声表现

1. *B型超声心动图*

(1) 胸骨旁左心室长轴切面、四腔心切面及剑突下四腔心切面显示：主动脉与肺动脉全部或大部分发自右心室(心脏图14)，两组半月瓣在同一水平左右并排排列，主动脉瓣在肺动脉瓣右方，亦可位于肺动脉瓣右前方或左前方；主动脉瓣骑跨于室间隔缺损上，亦可完全发自右心室。若主动脉完全发自右心室而肺动脉骑跨于室间隔之上则为 Taussing-Bing 畸形。

(2) 胸骨旁长轴切面显示大动脉后壁与二尖瓣前叶之间存在浓密条状强回声区(心脏图 14),即为半月瓣下肌性圆锥结构。

(3) 室间隔上端回声连续性中断,其回声失落通常较大(心脏图 14),需多个切面观察其与大动脉的位置关系。

(4) 合并肺动脉狭窄:剑突下及胸骨旁切面可显示狭窄的肺动脉,多见于室间隔缺损位于主动脉下或双动脉下者。

2. 多普勒超声心动图

(1) CDFI:

① 室间隔缺损处显示收缩期左向右红色分流束或双向分流束。

② 肺动脉狭窄处显示收缩期五彩镶嵌射流信号。

(2) 频谱多普勒:

① 室间隔缺损处探及收缩期左向右或双向分流频谱。

② 肺动脉狭窄处探及收缩期高速湍流频谱。

③ 连续多普勒测量收缩期肺动脉狭窄处血流速度,估测肺动脉狭窄程度。

二)超声提示

1+2+临床表现[无肺动脉狭窄者发绀不明显,喂养困难,活动后气促、乏力;Taussing-Bing 畸形者出现严重的发绀及杵状指(趾);合并肺动脉狭窄者,发绀明显、活动后蹲踞,生长发育迟缓、出现杵状指(趾),心前区隆起、胸骨左缘 2~4 肋间可闻及漏斗部狭窄的粗糙喷射性收缩期杂音,肺动脉第 2 心音减弱] **提示:右心室双出口**

注意:右心室双出口与法洛四联症、肺动脉瓣狭窄相鉴别。

八、法洛四联症(Tetralogy of Fallot)

一)超声表现

1. B 型超声心动图

(1) 胸骨旁长轴切面显示室间隔上端与主动脉前壁连续性中断(心脏图 15),合并房室间隔缺损时,多为"C"型。

(2) 主动脉增宽,骑跨于室间隔之上(心脏图 15)。骑跨的程度用骑跨率表示:骑跨率=(主动脉前壁至室间隔的垂直距离/主动脉前壁至后壁的距离)×100%。骑跨率小于 25%为轻度骑跨,25%~50%为中度骑跨,大于 50%为重度骑跨。主动脉瓣与二尖瓣间为纤维连接。

(3) 心尖及剑突下四腔心均显示右心室壁增厚、右心房及右心室腔增大,左心房、左心室内径正常或偏小。

(4) 剑突下右心室流出道切面、胸骨旁大动脉根部短轴切面(心脏图 16)及右心室流出道长轴切面显示向右、向前移位的圆锥隔,明确右心室流出道有无狭窄及狭窄程度;观察肺动脉瓣形态、回声、开放情况,判断有无狭窄;测量左、右肺动脉及降主动脉内径,通过 McGoon 比判断肺动脉有无狭窄。McGoon 比即左、右肺动脉发出第一分支血管前的肺动脉直径之和除以横隔水平的降主动脉直径,比值大于或等于 2.0 认为肺动脉无狭窄,比值大于或等于 1.2~1.3 时可以进行根治手术。

(5) 高位胸骨旁大动脉短轴面显示右冠状动脉增宽,有冠状动脉走行于右心室流出道表面;或者主动脉根部仅见一个冠状动脉开口,可见单支增粗的左或右冠状动脉发出三个分支。

2. M 型超声心动图

右心室增大,右心室壁增厚;肺动脉瓣活动曲线中的 a 波变深。

3. 多普勒超声心动图

(1) CDFI：

① 室间隔缺损处显示双向过隔分流信号(心脏图15)。

② 右心室流出道或肺动脉瓣狭窄处显示收缩期五彩湍流信号。

(2) 频谱多普勒：

① 室间隔缺损处探及双向分流频谱。

② 连续多普勒测量右心室流出道或肺动脉瓣狭窄处收缩期血流速度，估测狭窄程度。

二）超声提示

1(1)(2)(3)(4)+2+3+临床表现[发绀明显、活动后蹲踞，生长发育迟缓、出现杵状指(趾)，心前区隆起、胸骨左缘2～4肋间可闻及漏斗部狭窄的粗糙喷射性收缩期杂音，肺动脉第二心音减弱] **提示：法洛四联症**

+1(5) 提示：合并冠状动脉畸形(左前降支起源于右冠状动脉或单支冠状动脉)

注意：法洛四联症需与法洛三联症、右心室双出口(A型)相鉴别。

九、法洛三联症(Trilogy of Fallot)

一）超声表现

1. B型超声心动图

(1) 剑突下右心室流出道切面、胸骨旁大动脉根部短轴切面及右心室流出道长轴切面显示漏斗部、肺动脉瓣、主肺动脉及分支。漏斗部狭窄者右心室流出道肌肉局限性或弥漫性增厚致右心室流出道内径变窄，主肺动脉多无狭窄后扩张；肺动脉瓣狭窄者瓣叶增厚、回声增强，瓣叶联合融合，开放受限，呈圆顶状突向主肺动脉腔，主肺动脉及分支可见狭窄后扩张。

(2) 剑突下两腔切面及四腔切面显示房间隔回声连续性中断，游离端呈球状增厚，形如火柴头，呈"T"字征；若为卵圆孔开放，则可见继发隔与原发隔分离，中间存在缝隙，无明显断端。

(3) 心尖及剑突下四腔均显示右心房、右心室腔增大，右心室壁增厚，心腔内肌小梁及调节束增粗。

2. M型超声心动图

右心室增大，右心室壁增厚；肺动脉瓣活动曲线中的a波变深。

3. 多普勒超声心动图

(1) CDFI：右心室流出道或肺动脉瓣狭窄处显示收缩期五彩镶嵌湍流扩散至主肺动脉内，狭窄严重者可见细束高速血流射向主肺动脉及左肺动脉内；房间隔回声失落处显示左向右红色过隔分流，肺动脉瓣狭窄严重者则显示为右向左或双向分流束。

(2) 频谱多普勒：连续多普勒测量右心室流出道或肺动脉瓣狭窄处收缩期血流速度，估测狭窄程度；房间隔水平探及与CDFI显示彩色分流束相应的分流频谱；三尖瓣口血流E/A小于1。

二）超声提示

1+2+3+临床表现(活动后气急、心悸，易疲劳，哭闹时见阵发性发绀，胸骨左缘第2～3肋间可闻及收缩期喷射性杂音，伴震颤，ECG示右心房、右心室扩大) **提示：法洛三联症**

十、扩张型心肌病(Dilated Cardiomyopathy)

一）超声表现

1. B型超声心动图

(1) 各房室腔均扩大，以左心室扩大为著(心脏图17)；室壁厚度正常或变薄，室壁运动普遍减低，常伴心肌收缩时间上不协调；房室瓣开放幅度减低；二、三尖瓣瓣环扩张，致二、三尖瓣对合不良。

(2) 左心室心尖部见回声较强的不规则团块回声附着，位置较固定。

2. M 型超声心动图

左心房、左心室、右心室内径扩大，室壁搏动幅度减低，收缩期增厚率小于 30%，左心室短轴缩短率小于 25%；二尖瓣前叶 DE 振幅减低，CD 段平直，EPSS 增宽大于 10 mm（心脏图 18）；左心室流出道内径增宽。

3. 多普勒超声心动图

(1) CDFI：房室腔内及各瓣口前向血流信号暗淡；各瓣膜口显示五彩反流束。

(2) 频谱多普勒：

① PWD 频谱：病变早期，二尖瓣口舒张期血流 E/A 小于 1；伴有严重二尖瓣反流时，E/A 值可出现假性正常化；心力衰竭严重时，E/A 大于 1.5～2.0，表现为限制性充盈形式。主动脉血流频谱的加速支上升缓慢，峰值后移，最大血流速度和流速积分减低，射血时间延长，射血时间缩短。肺动脉血流频谱峰值前移，射血时间缩短，血流速度减低。于各瓣膜口探及反流频谱。

② CWD 频谱：二尖瓣反流频谱检测左心室 dp/dt 小于 1000 mmHg；测量三尖瓣口最大反流速度，估测肺动脉收缩压。

二）超声提示

1(1)＋2＋3＋临床表现（排除其他病因，疲乏体弱，活动后气喘，夜间不能平卧，食欲减退，下肢水肿）**提示：扩张型心肌病**

＋1(2)　提示：伴左心室附壁血栓形成

注意：扩张型心肌病需与缺血性心肌病、限制型心肌病、病毒性心肌炎等相鉴别。

十一、肥厚型心肌病（Hypertrophic Cardiomyopathy）

一）超声表现

1. B 型超声心动图

(1) 室间隔增厚，可局部增厚或弥漫性增厚；增厚心肌回声增强呈毛玻璃样或粗细不一的斑点状（心脏图 19）；病变心肌运动幅度减低，正常心肌运动正常或代偿性增强；左心房增大，左心室腔狭小；左心室内乳头肌肥厚。

(2) 左心室流出道内径小于 20 mm；二尖瓣前叶收缩期前向运动（SAM 现象），根据二尖瓣前叶与室间隔的距离可分为三度：距离大于 10 mm 为轻度，小于或等于 10 mm 为中度，二尖瓣前叶与室间隔接触时间占总收缩时间 30%以上为重度；同时可出现二尖瓣前、后叶收缩期对合不良。

(3) 心尖部的室间隔和左心室下后壁明显增厚，余室壁厚度正常或轻度增厚（心脏图 20）；左心室腔狭小；左心室内乳头肌肥厚。

2. M 型超声心动图

(1) 非对称性肥厚者，室间隔增厚，与左心室后壁厚度之比大于 1.3，室间隔运动幅度及收缩期增厚率减低；对称性肥厚，室间隔与左心室后壁均增厚，厚度之比小于 1.3；二尖瓣前叶 EF 斜率减慢；左心房扩大，左心室内径变小。

(2) 二尖瓣前叶 CD 段隆起（心脏图 21）。

3. 多普勒超声心动图

(1) CDFI：左心室流出道内收缩期显示为五彩射流束，沿左心室流出道向主动脉瓣口延伸；二尖瓣口显示收缩期反流信号。

(2) 频谱多普勒：

① 左心室流出道内探及收缩期湍流频谱，频谱轮廓呈“匕首状”，测量其峰值流速，评估狭窄程度。

② 等容舒张时间延长，二尖瓣口舒张早期血流速度(E)减低，舒张晚期血流峰值速度(A)增大，E/A 小

于1。

4. 其他

激惹试验：结果为阳性。

二）超声提示

1(1)+2(1)+3(2)②+临床表现（无特殊临床症状，心电图可显示为左心室肥厚伴劳损） **提示：肥厚型心肌病（非梗阻性）**

+3(1)+4 提示：合并二尖瓣关闭不全

1(1)(2)+2(1)(2)+3(1)(2)+临床表现（心慌、心绞痛、晕厥，胸骨左缘3、4肋间闻及粗糙的收缩期杂音） **提示：肥厚型心肌病（梗阻性），二尖瓣关闭不全**

1(3)+3(2)②+临床表现（可有心律失常，ECG示 V_4～V_6 导联T波倒置，出现病理性Q波等） **提示：心尖肥厚型心肌病**

注意：肥厚型心肌病需与高血压心脏病、主动脉瓣狭窄、限制性心肌病等相鉴别。

十二、限制型心肌病（Restrictive Cardiomyopathy）

一）超声表现

1. B型超声心动图

(1) 心室腔正常或偏小，其长径缩短，横径相对增宽，心房扩大明显；左心室壁可均匀增厚，回声不均（心脏图22），心内膜回声增强、增厚，尤以心尖部明显；左心室壁搏动弥漫性减弱，右心室壁搏动亦减弱；下腔静脉增宽；心包膜回声正常。

(2) 增厚的心肌中可见散在的斑点状强回声；房室瓣增厚、回声增强，乳头肌及腱索增厚、增粗。

(3) 心包内可见无回声区（心脏图22）。

2. M型超声心动图

(1) 室间隔与左心室后壁增厚，室壁运动幅度减低，收缩期增厚率减小；左心室腔正常或偏小，左心房增大；二尖瓣前叶EF斜率缓慢，DE振幅减低，EPSS增宽。

(2) 心包与左心室后壁间见无回声区。

3. 多普勒超声心动图

(1) CDFI：二尖瓣、三尖瓣口探及收缩期反流信号；下腔静脉和（或）肝静脉血流色彩暗淡，可探及收缩期反流征象。

(2) PWD频谱：

① 二、三尖瓣血流频谱：E峰高尖，E峰减速时间缩短DT≤150 ms；A峰减低，E/A增高大于2.0；等容舒张时间缩短小于或等于60 ms；频谱不随呼吸变化或变化不明显。

② 肺静脉血流频谱：收缩期峰值速度(S)降低，舒张早期峰值速度(D)增高，D/S大于1，AR波增大，时限延长，长于二尖瓣舒张期血流频谱A峰充盈时间。

③ 二尖瓣环运动速度：采用多普勒组织成像技术，舒张早期E峰减低，舒张晚期E峰增大，E/A小于1；舒张早期与收缩期峰值速度比值VE/VS小于1.3。

(3) CWD频谱：根据三尖瓣反流压差估测肺动脉收缩压，通常增高不超过50 mmHg。

二）超声提示

1(1)(3)+2(1)(2)+3+临床表现（活动后气喘，右心衰竭表现） **提示：限制型心肌病可能（需进一步行心导管检查及心肌活检），二、三尖瓣关闭不全，心功能不全，心包积液**

+1(2) 提示：心肌淀粉样变继发限制型心肌病改变可能

注意：限制型心肌病与缩窄性心包炎、肥厚型心肌病等相鉴别。

十三、致心律失常右心室心肌病（Proarrhythmia Right Ventricular Cardiomyopathy）

一）超声表现

1. B型超声心动图

右心房、右心室内径增大，左心房、左心室内径正常或相对正常；右心室基底部、心尖部或右心室流出道处的室壁局部变薄（1～2mm），甚至呈“羊皮纸”样改变，并局限性向外膨出，室壁活动呈节段性运动减弱；病变室壁可呈瘤样或憩室样改变；右心室内膜、肌小梁及调节束回声增强、增粗。

2. M型超声心动图

右心室增大，右心室壁运动幅度减低。

3. 多普勒超声心动图

(1) CDFI：三尖瓣口探及收缩期反流信号。

(2) 频谱多普勒：三尖瓣口探及收缩期反流频谱。

二）超声提示

1＋2＋3＋临床表现（频发右心室源性室性心律失常，排除其他原因引起的右心室扩大和室壁运动异常） **提示：致心律失常右心室心肌病，三尖瓣关闭不全，右心功能不全**

注意：致心律失常右心室心肌病需与右心室扩张型心肌病、右心室心肌梗死相鉴别。

十四、心肌致密化不全（Cardiac Muscle Peropyknosis）

一）超声表现

1. B型超声心动图

(1) 心腔内多发、过度隆突的肌小梁，小梁间见大小不等的深陷的隐窝，形成网状结构，病变以近心尖部1/3室壁节段及后外侧游离壁最为明显。

病变区室壁内层非致密化心肌疏松增厚，呈强回声，肌小梁组织丰富，而外层的致密心肌明显变薄呈中低回声，局部低运动状态。非致密化心肌层与致密化心肌层的厚度之比大于2.0（心脏图23）。

(2) 左心房、左心室扩大，室壁运动幅度弥漫性减低。

2. M型超声心动图

左心房、左心室内径增大；室壁运动幅度减低；二尖瓣前叶DE振幅减低，CD段平直，EPSS增宽。

3. 多普勒超声心动图

(1) CDFI：显示隐窝间隙内有低速血流与心腔相通（心脏图24），以近心尖1/3节段最为明显；二、三尖瓣口探及收缩期反流信号。

(2) 频谱多普勒：探及隐窝间隙内有低速血流频谱；二、三尖瓣口探及收缩期反流频谱，二尖瓣口舒张期血流频谱E/A小于1；连续多普勒测量三尖瓣口收缩期反流速度，估测肺动脉压力。

二）超声提示

1(1)(2)＋2＋3(1)(2)＋临床表现（频发室性心律失常，活动后气喘等心功能不全症状） **提示：心肌致密化不全，二、三尖瓣关闭不全，心功能不全**

注意：心肌致密化不全需与扩张型心肌病、肥厚型心肌病相鉴别。

十五、甲状腺功能亢进性心肌病(Hyperthyroidism Cardiomyopathy)

一)超声表现

1. B型超声心动图

(1) 左心房、左心室内径增大;室间隔与左心室壁可增厚,室壁搏动增强。

(2) 晚期时右心房、右心室可增大;室壁搏动弥漫性减弱。

2. M型超声心动图

(1) 左心房、左心室内径增大;室间隔与左心室后壁可增厚,室壁运动幅度增大。

(2) 晚期者二尖瓣前叶 DE 振幅减低,EPSS 增宽。

3. 多普勒超声心动图

(1) 早期:

① CDFI:二尖瓣口及主动脉瓣口血流信号色彩明亮。

② 频谱多普勒:二尖瓣口及主动脉瓣口血流速度明显增快;等容舒张时间缩短,左心室充盈时间缩短,二尖瓣口 E、A 峰可融合。

(2) 晚期合并二尖瓣关闭不全:

① CDFI:晚期二尖瓣口收缩期可探及反流信号。

② 频谱多普勒:二尖瓣口舒张期血流速度减低,E/A 比值减低。

二)超声提示

1(1)+2(1)+3(1)+临床表现(心悸、呼吸困难、心前区疼痛,甲状腺肿大,甲状腺功能亢进史) **提示:甲状腺功能亢进性心肌病**

1(2)+2(2)+3(2)+临床表现(心悸、呼吸困难、心前区疼痛,活动后气喘,甲状腺肿大,长期甲状腺功能亢进史) **提示:甲状腺功能亢进性心肌病,二尖瓣关闭不全,心功能不全**

十六、甲状腺功能减退性心肌病(hypothyroidism cardiomyopathy)

一)超声表现

1. B型超声心动图

(1) 左心房增大,左心室正常或略小,晚期可全心增大。

(2) 室间隔增厚为多,左心室后壁或右心室前壁也可增厚,室壁运动减弱。

(3) 心包内可见无回声区。

2. M型超声心动图

(1) 左心房内径增大;二尖瓣前叶 DE 振幅减低,EPSS 增宽。

(2) 室间隔与左心室后壁增厚,室壁运动幅度减低。

(3) 左心室后壁与心包间可见条带状无回声区。

3. 多普勒超声心动图

(1) CDFI:二、三尖瓣口收缩期显示反流信号。

(2) 频谱多普勒:二尖瓣、三尖瓣口收缩期探及反流频谱;左心室射血前期时间延长,PEP/ET 比值增大,等容舒张时间延长;二尖瓣口血流频谱示 E、A 峰速度减低。

二)超声提示

1(1)(2)+2(1)(2)+3(1)(2)+临床表现(体质弱,动作缓慢而迟钝,面部及胫前水肿,劳力性呼吸困难;甲状腺功能减退病史) **提示:甲状腺功能减退性心肌病,二、三尖瓣关闭不全,心功能不全**

+1(3)+2(3) 提示:伴心包积液

十七、糖尿病性心肌病(Diabetes Cardiomyopathy)

一）超声表现

1. B型超声心动图

(1) 左心房增大;左心室壁增厚,室壁回声欠均匀。

(2) 晚期可有室壁搏动弥漫性减弱。

2. M型超声心动图

(1) 左心房增大;二尖瓣前叶EF斜率减慢;主动脉重搏波减低;室间隔与左心室后壁增厚;主动脉壁搏动幅度减低。

(2) 晚期室壁运动幅度减低;二尖瓣前叶DE振幅减低,EPSS增宽。

3. 多普勒超声心动图

(1) CDFI:未见明显异常血流信号。

(2) 频谱多普勒:二尖瓣口舒张期血流频谱E/A小于1;等容舒张时间延长;肺静脉血流频谱显示D/S大于1,AR波增大,时限延长大于二尖瓣口舒张期血流频谱A峰充盈时间。

二）超声提示

1(1)+2(1)+3+临床表现(糖尿病史,排除高血压、冠心病等其他疾病)　**提示:糖尿病性心肌病**

+1(2)+2(2)+临床表现(胸闷、呼吸困难、活动后气喘、夜间不能平卧等)　**提示:伴心功能不全**

十八、尿毒症性心肌病(Urinemia Cardiomyopathy)

一）超声表现

1. B型超声心动图

(1) 左心房、左心室内径增大;左心室壁可对称性向心性增厚,也可呈非对称性室间隔增厚;心肌回声增强,呈闪烁小斑点状;主动脉瓣环及主动脉瓣、二尖瓣环及乳头肌可增厚、钙化;心包内出现无回声区,心包膜增厚、回声增强。

(2) 晚期者室壁搏动弥漫性减弱。

2. M型超声心动图

(1) 左心房、左心室内径扩大;二尖瓣前叶EF斜率减慢;主动脉重搏波减低;室间隔与左心室后壁可对称性增厚,也可非对称性增厚;左心室后壁后与心包间可见无回声区。

(2) 晚期者室壁运动幅度减低,二尖瓣前叶DE振幅减低,EPSS增宽。

3. 多普勒超声心动图

(1) CDFI:二、三尖瓣口收缩期及主动脉瓣口舒张期显示反流信号。

(2) 频谱多普勒:二尖瓣、三尖瓣口及主动脉瓣口探及反流频谱;左心室等容舒张时间延长;二尖瓣口血流频谱示E/A小于1;肺静脉血流频谱显示D/S大于1,AR波增大,时限延长大于二尖瓣口舒张期血流频谱A峰充盈时间。

二）超声提示

1(1)+2(1)+3+临床表现(肾功能不全尿毒症者,血压增高、胸闷、心悸,胸片示心影增大)　**提示:尿毒症心肌病,主动脉瓣关闭不全,二、三尖瓣关闭不全,心包积液**

+1(2)+2(2)　**提示:伴心功能不全**

十九、系统性红斑狼疮性心肌病(Systemic Lupus Erythematosus Cardiomyopathy)

一）超声表现

1. B型超声心动图

(1) 左心房、左心室内径增大；室壁搏动弥漫性减弱；二尖瓣、主动脉瓣及瓣环回声增强。

(2) 瓣叶边缘及附近心内膜可见直径为1～4 mm的额外回声，可单发或多发，多位于二尖瓣的心室面或主动脉瓣的主动脉面。

(3) 心包内出现无回声区，心包膜可增厚。

2. M型超声心动图

(1) 左心房、左心室内径扩大；二尖瓣前叶EF斜率减慢；主动脉重搏波减低；二尖瓣前叶DE振幅减低，EPSS增宽；室壁运动幅度减低。

(2) 左心室后壁后与心包内可见无回声区。

3. 多普勒超声心动图

(1) CDFI:二、三尖瓣口收缩期及主动脉瓣口舒张期显示反流信号。

(2) 频谱多普勒:

① PWD频谱:于二尖瓣、三尖瓣口及主动脉瓣口探及反流频谱；左心室等容舒张时间延长；二尖瓣口血流频谱示E/A小于1；肺静脉血流频谱显示D/S大于1，AR波增大，时限延长大于二尖瓣口舒张期血流频谱A峰充盈时间。

② CWD频谱:测定三尖瓣口收缩期反流速度，估测肺动脉收缩压。

二）超声提示

1(1)+2(1)+3+临床表现(患系统性红斑狼疮，临床可无明显心血管疾病症状)　**提示:系统性红斑狼疮性心肌病，主动脉瓣关闭不全，二、三尖瓣关闭不全，心功能不全**

+1(2)　提示:合并二尖瓣、主动脉瓣瓣膜疣状赘生物

+1(3)+2(2)　提示:合并心包积液

二十、风湿性二尖瓣病变(Rheumatic Mitral Disease)

一）超声表现

1. B型超声心动图

(1) 二尖瓣前、后叶，尤其是瓣叶游离缘增厚大于3 mm，回声增强，前、后叶瓣尖融合，开放幅度减小(心脏图25)，瓣口面积明显变小(小于2.5 cm^2)，呈“小鱼嘴样”改变(心脏图26)，用仿形轨迹法描记瓣口面积。瓣体病变较轻时，二尖瓣前叶于舒张期向左心室流出道呈气球样膨出，呈“圆顶状”运动，是进行经皮球囊二尖瓣成形术的指征。病变严重时，瓣体增厚、纤维化、钙化，部分呈团块状回声，活动减小或消失；腱索增粗、缩短及融合；瓣口开放呈“漏斗状”。

(2) 合并关闭不全:二尖瓣关闭时瓣口部位出现裂隙，严重时出现左心室扩大。

(3) 肺动脉压增高:室间隔平直，右心房、右心室扩大，肺动脉及其分支增宽。

(4) 合并左心房血栓:于左心耳、左心房顶部或侧壁可见边缘欠清晰的不规则团块状回声，回声强弱不等(心脏图27)。新鲜血栓回声较低，但如伴有钙化，则可见增强的回声，通常不随心脏舒缩而活动。

2. M型超声心动图:

(1) 二尖瓣前叶EF斜率明显减慢(轻度狭窄为35～55 mm/s，中度狭窄为10～25 mm/s，重度狭窄小于10 mm/s)，DE振幅减低，E峰与A峰相连，可呈“城墙状”；前、后叶呈同向运动，狭窄程度较轻时表现为舒张晚期同向运动。

(2) 合并关闭不全：左心室增大，左心室壁活动增强；可见 CD 段呈双线。

(3) 严重狭窄合并心房颤动：A 峰消失，瓣膜运动曲线似城墙样改变。

(4) 室间隔活动平坦，甚至与左心室后壁呈同向运动；肺动脉开放时呈“W”或“V”样改变。

3. 多普勒超声心动图

(1) CDFI：

① 舒张期通过二尖瓣的血流变细，呈以红色为主的五彩镶嵌状，在离开二尖瓣瓣尖后，直径迅速增大。

② 合并关闭不全：于收缩期可见起自二尖瓣口伸向左心房、以蓝色为主的彩带状、喷泉样反流束。采用面积法或 PISA 法估测反流量。

(2) PWD 频谱：

① 二尖瓣血流舒张期血流频谱增宽，E 波上升速度增快，峰值高于正常，E 峰大于 1.5 m/s，E 波下降速度明显减慢，下降时间延长；A 波峰值高于正常，下降速度增快。压力降半时间(PHT)明显延长，可大于 100 ms以上。跨瓣最大压差(PPG)及平均压差(MPG)增大，PPG 可达 20～30 mmHg，MPG 可达 5 mmHg。压力减半法或连续方程法估测二尖瓣口面积：轻度狭窄 1.5～2.5cm2，中度狭窄 1.0～1.5 cm^2，重度狭窄小于 1.0 cm^2。

② 二尖瓣口收缩期增宽的湍流频谱，可持续于整个收缩期，也可为收缩期的一部分；反流频谱增宽、幅度增高、回声增强，多数呈双向。

③ 心房颤动：二尖瓣血流舒张期 A 峰消失，频谱呈单峰状。

④ 估测肺动脉压：PASP 大于 30 mmHg。

(3) CWD 频谱：二尖瓣口见收缩期反流频谱曲线，频谱始于二尖瓣关闭，止于二尖瓣开放，呈负向单峰波形，顶峰圆顿，内部充填，加速支及减速支均陡直，轮廓近似对称。在左心室收缩功能正常时，最大反流速度一般大于4 m/s。

二）超声提示

1(1)+2(1)+3(1)①(2)①+临床表现(既往有风湿热、风湿性关节炎或风湿性心脏病病史，劳力性呼吸困难，体检闻及舒张中、晚期隆隆样杂音，X 线检查发现左心房和右心室增大，肺动脉段突出或肺淤血等) **提示：风湿性二尖瓣狭窄**

+1(2)+2(2)+3(1)②(2)②(3)　提示：合并二尖瓣关闭不全

+1(3)+3(2)④+临床表现(体检二尖瓣面容、P_2 亢进等)　**提示：合并肺动脉高压**

+2(3)+3(2)③(3)+临床表现(体检心律绝对不规则等)　**提示：合并心房颤动**

+1(4)　提示：合并左心房血栓形成

二十一、先天性二尖瓣狭窄(Congenital Mitral Valvular Stenosis)

一）超声表现

1. B 型超声心动图

(1) 二尖瓣瓣膜狭窄：二尖瓣瓣叶增厚，回声增强，交界部及腱索粘连、融合、缩短，二尖瓣活动僵硬，开放受限。

(2) 降落伞型二尖瓣：二尖瓣腱索和乳头肌回声增强、增粗、缩短并融合，使得二尖瓣瓣叶开放明显受限，活动幅度减小；仅见一组增厚、巨大的乳头肌。

(3) 二尖瓣瓣上环：左心房内，位于二尖瓣环附近连于前瓣和后瓣根部的膜样回声，舒张期朝向二尖瓣而收缩期凸向左心房。二尖瓣瓣叶及联合部形态可正常，四支肺静脉开口及左心耳位于隔膜上方。

(4) 肺动脉压增高时，室间隔平直，右心房、右心室扩大，肺动脉及其分支增宽。

2. M型超声心动图

(1) 二尖瓣前叶EF斜率明显减慢,DE振幅减低;二尖瓣舒张期扑动,后叶可见舒张期前向运动。

(2) 合并心房颤动:A峰消失。

(3) 可伴有左心房内二尖瓣瓣膜上隔膜的额外回声。

3. 多普勒超声心动图

(1) CDFI:舒张期起始于左心室流入道不同水平的以红色为主的五彩镶嵌高速血流信号。

(2) 频谱多普勒:

① 血流速度增快达2~3 m/s。频谱波形E波陡直,上升速度快而下降速度减慢。二尖瓣口压力半降时间延长,压力减半法可估测二尖瓣口面积。梗阻严重时,A峰可高于E峰。

② 心房颤动:A峰消失,频谱呈单峰状。

③ 估测肺动脉压:PASP大于30 mmHg。

二)超声提示

1(1)+2(1)+3(1)(2)①+临床表现(运动后气急、呼吸困难,反复呼吸道感染,晕厥,体检闻及心尖部舒张期杂音) **提示:先天性二尖瓣狭窄(瓣膜型)**

1(2)+2(1)+3(1)(2)①+临床表现(运动后气急、呼吸困难,反复呼吸道感染,晕厥,体检闻及心尖部舒张期杂音) **提示:先天性二尖瓣狭窄(降落伞型)**

1(3)+2(1)(3)+3(1)(2)①+临床特征(运动后气急、呼吸困难,反复呼吸道感染,晕厥,体检闻及心尖部舒张期杂音) **提示:先天性二尖瓣狭窄(瓣上环)**

+2(2)+3(2)② 提示:合并心房颤动

+1(4)+3(3)③ 提示:合并肺动脉高压

注意:先天性二尖瓣狭窄需与风湿性二尖瓣狭窄、三房心等相鉴别。

二十二、二尖瓣脱垂(Mitral Prolapse)

一)超声表现

1. B型超声心动图

(1) 病变的瓣叶瓣体冗长,瓣膜回声稍增厚,腱索回声稍细弱;收缩期病变的二尖瓣瓣体呈圆隆状越过二尖瓣环水平突向左心房(心脏图28),在二尖瓣环连线上大于2 mm,致使瓣叶与主动脉后壁或左心房后壁的夹角小于90°;前后叶对合点位置上移或后移,但是仍能对合。

(2) 合并明显二尖瓣反流:左心房、左心室增大,左心室壁搏动增强。

2. M型超声心动图

(1) 二尖瓣收缩晚期或全收缩期CD段呈多重回声和"吊床样"改变,CD段下沉一般超过3 mm或大于DE距离的1/5。

(2) 二尖瓣反流较重时,出现左心房、左心室增大和左心室壁活动增强,二尖瓣前叶DE振幅及EF斜率增加。

3. 多普勒超声心动图

二尖瓣脱垂伴二尖瓣关闭不全:可见典型的二尖瓣反流束和反流频谱(见"风湿性二尖瓣关闭不全")。前叶脱垂时,反流血液射向左心房后壁;后叶脱垂时,反流血液射向左心房前壁(心脏图13)。

二)超声提示

1(1)+2(1)+3+临床表现(多见于青年女性,无冠心病、结缔组织疾病、肥厚型心肌病、先天性心脏病及大量心包积液等病理状态,心尖区闻及收缩期中晚期咔嚓音) **提示:二尖瓣脱垂,不伴或伴有少量反流**

1(1)(2)+2(1)(2)+3+临床表现(60%~70%病人有胸痛,疼痛部位不固定,与劳累无关,查体心尖区

闻及收缩期中、晚期“咔嚓”音及收缩晚期杂音，通常无明显的特异性心电图表现）　**提示：二尖瓣脱垂，伴明显二尖瓣反流**

注意： 二尖瓣脱垂需与肥厚型梗阻性心肌病、心包积液等相鉴别。

二十三、二尖瓣腱索断裂（Ruptured Chordae Tendineae of Mitral Valve ）

一）超声表现

1. B型超声心动图

（1）二尖瓣前、后叶于收缩期迅速活动，瓣尖错位，正常对合点消失并脱入左心房；断裂腱索的活动度增大；瓣叶活动度明显增加。在舒张期，腱索断裂的瓣叶的瓣尖指向室间隔，瓣体的凹面朝向左心室；而在收缩期，腱索断裂的瓣叶则部分或全部进入左心房，瓣尖朝向左心房后壁，瓣体与瓣尖之间呈直角，呈现“连枷样”运动。

（2）后腱索断裂时，二尖瓣后叶于收缩期脱入左心房，在心房内可见团块状回声。

（3）左心房、左心室增大，左心室壁搏动增强。

2. M型超声心动图

（1）二尖瓣前叶DE振幅增加，舒张早期E峰可抵室间隔；前叶EF斜率增加；前叶舒张期出现不规则的粗糙的扑动。

（2）左心房内出现来自连枷状腱索或脱垂的二尖瓣后叶的回声；舒张期后叶呈高幅、低频的不规则振动；收缩期后叶呈“吊床样”改变；舒张期后叶迅速向前漂移；舒张早期后叶扑动。

（3）左心房、左心室增大，左心室壁活动增强，左心房后壁收缩期漂浮幅度增加。

3. 多普勒超声心动图

（1）见二尖瓣反流征象（见“风湿性二尖瓣关闭不全”）。

（2）前腱索断裂时，反流血液射向左心房后壁。

（3）后腱索断裂时，反流血液射向左心房内房间隔侧。

二）超声提示

1(1)(3)＋2(1)(3)＋3(1)(2)＋临床表现［感染性心内膜炎、胸部钝伤、急性心肌梗死病史，突发呼吸困难，心尖区突然闻及全收缩期(3～4)/6级杂音，沿脊柱向上下传导］　**提示：二尖瓣前叶腱索断裂并二尖瓣关闭不全**

1(2)(3)＋2(2)(3)＋3(1)(3)＋临床表现［感染性心内膜炎、胸部钝伤、急性心肌梗死病史，突发呼吸困难，心尖区突然闻及全收缩期(3～4)/6级杂音及海鸥音，杂音在第2肋间和心底部最响］　**提示：二尖瓣后叶腱索断裂并二尖瓣关闭不全**

二十四、风湿性主动脉瓣病变（Rheumatic Aortic Disease）

一）超声表现

1. B型超声心动图

（1）主动脉瓣叶不同程度增厚，回声增强、增粗，活动僵硬；收缩期开放时开口面积变小、变形，呈不对称梅花形，边缘不规则（心脏图29）；主动脉内径增宽，室间隔与左心室后壁向心性增厚。

（2）舒张期关闭时失去正常的“Y”形态，闭合处可见裂隙大于2 mm，严重关闭不全时瓣叶边缘见不规则漏洞；左心房、左心室增大。

2. M型超声心动图

（1）主动脉瓣回声浓密，开放幅度小于12 mm；狭窄程度重时，呈分布不均的片状强反射；左心室流出道增宽大于35 mm，E点与室间隔距离增大，室间隔及左心室后壁增厚，活动幅度减低。

(2) 主动脉瓣关闭线呈双线；二尖瓣前叶舒张期扑动，左心室增大，左心室流出道增宽。

3. *多普勒超声心动图*

(1) CDFI：

① 在心尖五腔心或三腔心切面上显示为收缩期以蓝色为主的条状五彩血流进入主动脉瓣口，喷射入主动脉。

② 在心尖五腔心或三腔心切面上见红色血流束经主动脉瓣反流入左心室流出道，在胸骨旁左心室长轴切面则显示为蓝色反流（心脏图30）。根据瓣膜病变情况，反流束可朝向室间隔、左心室流出道中部或二尖瓣前叶。

(2) 频谱多普勒：

① 从心尖位探查，为负向、高尖频谱，峰值后移；重度狭窄时，频谱的前支圆钝，频谱呈充填状，血流速度大于2 m/s。

测量收缩期跨瓣压差可估计主动脉瓣狭窄程度：峰值压差小于50 mmHg（或平均压差小于30 mmHg）为轻度狭窄；50～100 mmHg（或平均压差小于50 mmHg）为中度狭窄；压差大于100 mmHg（或平均压差大于50 mmHg）为重度狭窄。

连续方程测量主动脉瓣口面积，即主动脉瓣瓣口面积（AVA）＝左心室流出道面积×左心室流出道流速时间积分/主动脉瓣口流速时间积分。AVA小于2.0 cm为轻度狭窄；小于1.2 cm为中度狭窄；小于0.75为重度狭窄。

② 在心尖五腔心或三腔心切面上见左心室流出道反流束为舒张期高速血流信号，持续整个舒张期。

二）超声提示

1(1)＋2(1)＋3(1)①(2)①＋临床表现（既往有风湿热、风湿性关节炎或风湿性心脏病病史，呼吸困难、心绞痛、晕厥，可闻及心前区收缩期杂音等） **提示：风湿性主动脉瓣狭窄**

1(1)(2)＋2(1)(2)＋3(1)①②(2)①②＋临床表现（既往有风湿热、风湿性关节炎或风湿性心脏病病史，呼吸困难、心绞痛、晕厥、活动后气喘，可闻及心前区收缩期及舒张期杂音等） **提示：风湿性主动脉瓣狭窄合并关闭不全**

注意：风湿性主动脉瓣病变需与退行性主动脉瓣钙化、先天性主动脉瓣畸形、感染性心内膜炎主动脉瓣赘生物等相鉴别。

二十五、先天性主动脉瓣狭窄（Congenital Stenosis of Aortic Valve）

一）超声表现

1. *B型超声心动图*

(1) 主动脉瓣上狭窄：隔膜型狭窄在主动脉瓣上有两条孤立的细线状回声，分别起自主动脉前、后壁并向管腔内突出，其中回声失落处即为隔膜中央小孔，其径小于主动脉瓣环；壶腹型狭窄者主动脉嵴处血管壁向管腔突起，使局部管腔内径变窄；升主动脉发育不全者升主动脉变细，常累及主动脉弓，狭窄程度与范围不一，狭窄部位以下的主动脉根部扩张，狭窄以远的主动脉明显扩张；左心室壁增厚。

(2) 主动脉瓣膜狭窄：瓣膜回声增强，开放间距变小。单叶式主动脉瓣收缩期呈圆顶帐篷样突向主动脉腔，顶端小孔开放，瓣叶呈弧形凸面向主动脉壁，舒张期移向瓣环处或突向左心室流出道，无关闭线；二叶式主动脉瓣则开放时两个瓣叶间距小，开放受限，瓣叶增厚、回声增强，舒张期关闭线偏心，两个瓣叶可大小不一；三叶或四叶式主动脉瓣，瓣叶大小不一，开放受限，闭合线位置偏移；左心室壁增厚及升主动脉增宽（心脏图31）。

(3) 散在性主动脉瓣下狭窄：隔膜型者在主动脉瓣下约1 cm处，见一细线状回声，两端连于室间隔及二尖瓣前叶根部，中央部位回声失落处为小孔，孔径一般为4～12 mm（心脏图32）；纤维肌肉环形者主动脉瓣下 1～3 cm 处见隆起的肌性回声，两端分别连于室间隔及二尖瓣前叶根部，中间孔径约 5～10 mm；隧道型者起自主动脉瓣下的环形肌向下延伸数厘米，使左心室流出道形成管状狭窄；左心室壁增厚。

2. M 型超声心动图

室间隔与左心室后壁增厚，活动幅度减低。

3. 多普勒超声心动图

(1) CDFI：

① 变细的五彩射流起自主动脉瓣上。

② 变细的血流束起自主动脉瓣口，远端见五彩湍流(心脏图 33)，二叶式主动脉瓣时主动脉射流为偏心性。

③ 细窄血流束起自狭窄口处，狭窄远端见五彩湍流。

(2) 频谱多普勒：

① 于升主动脉近端取样显示负向湍流频谱，血流速度增快，大于 1.3 m/s。

② 于主动脉瓣口测得收缩期湍流频谱，连续多普勒及连续性方程可估计狭窄程度(心脏图 34)。

③ 于主动脉瓣下取样，显示收缩早、中期为低速血流，收缩晚期流速达峰值。

二）超声提示

1(1)＋2＋3(1)①(2)①＋临床表现(呼吸困难等) **提示：先天性主动脉瓣上狭窄(隔膜型、壶腹型、升主动脉发育不全)**

1(2)＋2＋3(1)②(2)②＋临床表现(呼吸困难、心绞痛、晕厥，心前区收缩期杂音等) **提示：先天性主动脉瓣狭窄(单叶式、二叶式、三叶式、四叶式)**

1(3)＋2＋3(1)③(2)③＋临床表现(呼吸困难、心绞痛、晕厥，心前区收缩期杂音等) **提示：散在性主动脉瓣下狭窄(隔膜型、纤维肌肉环型、隧道样型)**

注意：先天性主动脉瓣狭窄需与风湿性主动脉瓣狭窄、肥厚型梗阻性心肌病相鉴别。

二十六、主动脉瓣脱垂(Aortic Valve Prolapse)

一）超声表现

1. B 型超声心动图

(1) 舒张期主动脉瓣叶体部呈圆隆状，突入左心室流出道，越过主动脉瓣环连线以下大于 2 mm。

(2) 主动脉瓣关闭线偏心，右冠瓣脱垂时，关闭线接近主动脉后壁；无冠瓣脱垂时，关闭线接近主动脉前壁。

(3) 左心室扩大，左心室流出道增宽，可有升主动脉增宽。

2. M 型超声心动图

(1) 舒张期主动脉瓣呈“吊床样”凸入左心室流出道。

(2) 主动脉瓣关闭线偏心，右冠瓣脱垂时，关闭线下移；无冠瓣脱垂时，关闭线上移。

(3) 左心室扩大，升主动脉可增宽。

3. 多普勒超声心动图

(1) CDFI：心尖五腔心或三腔心切面上见红色血流束经主动脉瓣反流入左心室流出道。根据瓣膜病变情况，反流束可朝向室间隔(无冠瓣脱垂)、左心室流出道中部(主动脉瓣环扩张)或二尖瓣前叶(右冠瓣脱垂)。

(2) 频谱多普勒：心尖五腔心切面上舒张期可提取正向、高速、宽频带湍流频谱，持续整个舒张期。

二）超声提示

1＋2＋3＋临床表现(心慌、活动后气喘，心前区舒张期杂音等) **提示：主动脉瓣脱垂伴关闭不全**

二十七、风湿性三尖瓣病变(Rheumatic Tricuspid Disease)

一）超声表现

1. B型超声心动图

(1) 三尖瓣瓣膜尤其是瓣尖部回声浓密，开放受限，前瓣与隔瓣之间的开放幅度小于3 cm，瓣体舒张期呈“圆顶状”隆起；腱索和乳头肌呈不同程度的增厚、增粗、粘连；右心房明显增大，腔静脉明显增宽。

(2) 合并关闭不全：瓣膜关闭时不能合拢；右心房、右心室增大，房间隔向左侧膨出，室间隔与左心室后壁呈同向运动等；下腔静脉与肝静脉扩张。

2. M型超声心动图

(1) EF斜率减慢，E峰幅度降低；三尖瓣曲线示后叶与前叶同向运动；瓣膜增厚，曲线增粗，后叶活动幅度明显降低，重度狭窄时曲线呈“城墙样”。

(2) 合并关闭不全：右心室内径增大，室间隔搏动平坦。

3. 多普勒超声心动图

(1) CDFI：

① 于舒张期可见自右心房经三尖瓣口至右心室的以红色为主的中心部可见黄蓝斑点的射流束。

② 合并关闭不全：可见收缩期通过三尖瓣口至右心房内的以蓝色为主的五彩反流束，起自三尖瓣口，延伸至右心房内，持续整个收缩期。反流程度的判断同“二尖瓣反流”。

(2) 频谱多普勒：

① 心尖四腔心切面上，取样门置于三尖瓣口右心室侧，可提取增宽、幅度增大、内部充填的湍流频谱。连续多普勒测三尖瓣舒张期最大流束，得出舒张期三尖瓣口跨瓣压差，可评价三尖瓣狭窄程度。对于无三尖瓣严重反流的病人，当舒张期三尖瓣口峰值流速大于1.0 m/s为轻度狭窄，在1.3～1.7 m/s之间为中度狭窄，大于1.7 m/s为重度狭窄。

② 合并关闭不全：收缩期三尖瓣口反流束为收缩期宽带型频谱，幅度增高、内部充填，顶峰圆钝。

二）超声提示

1(1)＋2(1)＋3(1)①(2)①＋临床表现(风湿热或风湿性关节炎病史，呼吸困难、腹部肿胀、右上腹疼痛，查体发现三尖瓣区舒张期杂音等) **提示：风湿性三尖瓣狭窄**

＋1(2)＋2(2)＋3(1)②(2)② 提示：合并三尖瓣关闭不全

注意：风湿性三尖瓣病变需与先天性三尖瓣狭窄、房间隔缺损、右心功能不全等相鉴别。

二十八、三尖瓣关闭不全(Tricuspid Incompetence)

一）超声表现

1. B型超声心动图

(1) 三尖瓣瓣膜关闭时不能合拢；右心房、右心室增大，室间隔与左心室后壁呈同向运动等；下腔静脉与肝静脉扩张。

(2) 存在三尖瓣脱垂者，可见收缩期三尖瓣前叶、隔叶和后叶分别或一起脱入右心房三尖瓣环连线水平以上，瓣叶不能回到正常对合点，造成瓣膜对合不严；其中，右心室流入道切面可显示三尖瓣前叶及后叶，心尖四腔心和大动脉短轴面可显示三尖瓣前叶和隔叶。

(3) 器质性三尖瓣病变时，瓣膜增厚，回声增强，收缩期瓣叶关闭有间隙。

2. M型超声心动图

(1) 三尖瓣叶活动曲线开放、关闭速度增快；右心室内径增宽、室间隔搏动平坦。

(2) 存在三尖瓣脱垂者，三尖瓣叶CD段在全收缩期或收缩中、晚期呈“吊床样”改变，下移幅度大于

2 mm。

(3) 器质性三尖瓣关闭不全时,三尖瓣叶曲线呈多重回声。

3. 多普勒超声心动图

(1) CDFI:可见收缩期通过三尖瓣口至右心房内的以蓝色为主的五彩反流束,起自三尖瓣口,延伸至右心房内,持续整个收缩期。反流程度的判断同“二尖瓣反流”。

(2) 频谱多普勒:三尖瓣口可提取收缩期宽带型频谱,幅度增高,内部充填,顶峰圆钝。

二）超声提示

1(1)(2)+2(1)(2)+3(1)(2)+临床表现(水肿、胃肠道症状,查体发现三尖瓣区吹风样全收缩期杂音,吸气增强) **提示:三尖瓣脱垂伴三尖瓣关闭不全**

1(1)(3)+2(1)(3)+3(1)(2)+临床表现(有风湿、结缔组织病、尿毒症等病史,有水肿、胃肠道症状,查体发现三尖瓣区吹风样全收缩期杂音,吸气增强) **提示:三尖瓣器质性病变(如风湿性)伴关闭不全**

注意:三尖瓣关闭不全需与生理性三尖瓣反流相鉴别。

二十九、三尖瓣下移畸形(Ebstein's Anomaly)

一）超声表现

1. B型超声心动图

(1) 心尖四腔心切面显示三尖瓣前瓣附着点正常,瓣叶冗长呈帆篷状;隔瓣下移,其附着点明显低于前瓣附着点,比二尖瓣的附着点低 15 mm 以上,瓣叶短小,边缘增厚卷曲呈菜花状,关闭时与前叶不能对合;胸骨旁大血管短轴面显示三尖瓣隔瓣附着点移至 11～12 点位置;胸骨旁右心室流入道面可显示三尖瓣后瓣下移;原三尖瓣环至下移的功能三尖瓣口之间为房化右心室,壁薄呈瘤状扩张,剩余的右心室小梁部及流出道部分为功能右心室;右心房增大。

(2) 剑突下四腔、剑突下心房两腔或胸骨旁四腔切面见房间隔回声连续性中断。

2. M型超声心动图

室间隔与左心室后壁可呈同向运动,左心室相对较小。

3. 多普勒超声心动图

(1) CDFI:

① 三尖瓣口显示收缩期五彩反流信号。

② 房间隔水平显示左向右红色过隔分流信号。右心房压力增高者,过隔分流为双向或右向左蓝色分流信号。

(2) 频谱多普勒:

① 三尖瓣口探及收缩期反流频谱。

② 房间隔水平可探及左向右分流频谱。右心房压力增高者可为双向或右向左分流频谱。

二）超声提示

1(1)(2)+2+3+临床表现(婴儿发育差,喂养困难,发绀、气短,心悸、反复发生心衰,三尖瓣区可闻及2～3级较粗的全收缩期杂音,ECG 示阵发性房性心动过速、心房扑动、心房颤动、P 波高电压) **提示:三尖瓣下移畸形(Ebstein 畸形),继发孔型房间隔缺损(或卵圆孔未闭),三尖瓣关闭不全**

三十、三尖瓣闭锁(Tricuspid Atresia)

一）超声表现

1. B型超声心动图

(1) 心尖四腔心切面显示三尖瓣位置处呈现粗厚的回声增强影,三尖瓣正常结构消失,不见瓣膜活动。

(2) 剑突下或胸骨旁四腔切面显示右心房明显增大，房间隔突向左心房面，房间隔回声连续性中断。

(3) 多个切面显示右心室发育不良，右心室腔较小，肺动脉自发育不良的右心室发出。

(4) 胸骨旁左心室长轴切面及大动脉短轴切面显示室间隔回声连续性中断。

2. M型超声心动图

左心室增大，右心室腔小。

3. 多普勒超声心动图

(1) CDFI：

① 三尖瓣位置无血流通过。

② 卵圆孔位置或房间间隔回声失落处显示右向左蓝色过隔血流信号。

③ 室间隔回声失落处显示左向右红色过隔分流信号。

(2) 频谱多普勒：

① 卵圆孔或房间隔回声失落处探及右向左分流频谱。

② 室间隔缺损处探及左向右分流频谱。

二）超声提示

1+2+3+临床表现[活动受限和劳力性呼吸困难、蹲踞发绀、反复发生心衰，发育不良、杵状指(趾)、胸前区突出、胸骨左缘3～4肋间闻及收缩期响亮的喷射性杂音] **提示：三尖瓣闭锁，继发孔型房间隔缺损(或卵圆孔未闭)，室间隔缺损，右心室发育不良**

三十一、先天性肺动脉瓣狭窄(Congenital Stenosis of Pulmonary Valva)

一）超声表现

1. B型超声心动图

(1) 肺动脉瓣上狭窄：肺动脉主干、左、右肺动脉分叉处或近侧段管径变窄，狭窄处近侧扩张，远侧段可有狭窄后扩张；右心室扩大、右心室壁增厚。

(2) 肺动脉瓣膜狭窄：收缩期肺动脉瓣叶呈圆顶帐篷状膨入肺动脉，瓣尖悬于肺动脉中，瓣体呈弓形向管壁方向膨出，瓣膜柔软，顶端有一2～3 mm的小孔；或肺动脉瓣膜显著增厚、短小，开口减小，瓣口直径为5～10 mm；漏斗部常发育不良；右心室肥大，肺动脉主干狭窄后扩张。

(3) 肺动脉瓣下狭窄：隔膜型狭窄于室上嵴处可见细线样回声位于右心室流出道，中央有一小孔；肌束肥厚型者于室上嵴部位心肌环形肥厚致右心室流出道内径变窄。

2. M型超声心动图

(1) 肺动脉瓣活动曲线中的a波变深，轻度狭窄时大于4 mm，中度狭窄时为6～9 mm，重度狭窄时大于9 mm；b点下移，收缩期肺动脉瓣见高频扑动。

(2) 右心室壁增厚，右心室增大。

3. 多普勒超声心动图

(1) CDFI：肺动脉瓣口收缩期可探及起自狭窄部位(瓣上、瓣口或瓣下)的细窄五彩湍流信号。

(2) 频谱多普勒：肺动脉瓣口可提取收缩期负向湍流频谱，流速增快，持续整个收缩期。

二）超声提示

1(1)+2(2)+3+临床表现(心悸、气喘、胸痛，胸骨左缘闻及收缩期杂音) **提示：先天性肺动脉瓣上狭窄**

1(2)+2+3+临床表现(心悸、气喘、胸痛，胸骨左缘闻及收缩期杂音) **提示：先天性肺动脉瓣膜狭窄**

1(3)+2(2)+3+临床表现(心悸、气喘、胸痛，胸骨左缘闻及收缩期杂音) **提示：先天性肺动脉瓣下狭窄(隔膜型、肌束肥厚型)**

注意：先天性肺动脉瓣狭窄需与风湿性肺动脉瓣狭窄相鉴别。

三十二、肺动脉瓣关闭不全(Pulmonary Incompetence)

一）超声表现

1. B型超声心动图

(1) 肺动脉瓣回声增强；肺动脉增宽，肺动脉瓣环扩张，肺动脉瓣开放幅度增大，关闭后有裂隙；右心室内径增大，右心室壁活动增强，室间隔与左心室后壁呈同向运动。

(2) 先天性肺动脉瓣发育畸形者，可有肺动脉瓣关闭线偏心；室间隔与左心室后壁呈同向运动。

(3) 肺动脉压力增高者，主肺动脉及其分支内径增宽；室间隔与右心室游离壁增厚，室间隔凸向左心室侧；右心房和右心室扩大。

2. M型超声心动图

右心室内径扩大，右心室前壁和室间隔活动增强；三尖瓣前叶扑动。

3. 多普勒超声心动图

(1) CDFI：

① 舒张期自肺动脉瓣口至右心室流出道的红色血流信号，反流速度快时可为五彩血流。

② 收缩期肺动脉内血流显色暗淡，舒张期右心室流出道内出现五彩肺动脉瓣反流。

(2) 频谱多普勒：

① 肺动脉瓣口可提取舒张期正向、充填的、边缘毛糙的反流频谱，持续整个舒张期。

② PWD频谱可记录到收缩期肺动脉瓣口血流频谱特征性三角形变化：上升支加速并出现顿挫，峰值降低并前移，射血时间缩短，减速时间大于加速时间；同步记录心电图，显示右心室射血前期时间延长。

③ CWD频谱测量三尖瓣反流压差可估测肺动脉收缩压，判断肺动脉高压的程度。

二）超声提示

1(1)+2+3(1)①(2)①+临床表现(晚期可有右心衰竭表现，胸骨左缘2～3肋间舒张期杂音)　**提示：相对性肺动脉瓣关闭不全**

1(2)+2+3(1)①(2)①+临床表现(常伴有其他先天性心脏畸形，可有心力衰竭等症状)　**提示：先天性肺动脉瓣畸形合并肺动脉瓣关闭不全**

1(3)+2+3(1)②(2)①②③+临床表现(呼吸困难、水肿、低氧血症等)　**提示：肺动脉高压合并肺动脉瓣关闭不全**

三十三、心脏人工瓣膜(Cardiac Valve Prosthesis)

一）超声表现

1. B型超声心动图

(1) 机械瓣：

① 球瓣显示为笼架四根支柱呈两对强回声亮线，中间硅胶球呈低回声；二尖瓣位球瓣舒张期硅胶球朝笼架顶运动，收缩期返回瓣环；主动脉瓣位球瓣收缩期硅胶球朝笼架顶运动，舒张期返回瓣环，活动幅度一般为7～10 mm。

② 蝶瓣显示瓣环为两条强回声带；二尖瓣蝶瓣叶舒张期向左心室侧开放，收缩期关闭贴紧瓣环；主动脉瓣蝶瓣叶收缩期开放，舒张期关闭，开放幅度为10～17 mm。

(2) 生物瓣：支架呈弧形强回声带，长轴切面可显示三个瓣叶中的两个，瓣叶为纤细回声，短轴面因支架阻挡不易显示瓣叶。

(3) 人工瓣狭窄：瓣叶活动幅度减小，小于8～10 mm，生物瓣增厚大于3 mm，回声增强。

(4) 人工瓣关闭不全：瓣叶增厚、回声增强，关闭有裂隙，见连枷样运动或收缩期抖动。

(5) 瓣周漏：严重时表现为瓣环与附着部位有间隙，瓣环位置随心脏舒缩变异。

(6) 人工瓣血栓形成：人工瓣膜增厚或瓣架增粗，有不规则的絮状回声贴附，瓣膜开放、关闭的幅度及速度改变，大的血栓可呈高回声团块。

2. *多普勒超声心动图*

(1) 机械瓣：

① CDFI：二尖瓣位球瓣舒张期两条红色血流带包绕球瓣，常见混叠现象；蝶瓣者，二尖瓣位单瓣下两侧舒张期两束红色血流信号，两叶瓣中央见单束血流信号通过；主动脉瓣位收缩期见两束或单束蓝色血流束。

② 频谱多普勒：二尖瓣位记录到舒张期部分充填频谱，速度 1～2 m/s；主动脉瓣位记录到三角形单峰频谱。

(2) 生物瓣：

① CDFI：二尖瓣位舒张期一条红色血流束，中间可有混叠；主动脉瓣位收缩期见蓝色血流束。

② 频谱多普勒：二尖瓣位记录到舒张期部分充填频谱，速度 1～2 m/s；主动脉瓣位记录到三角形单峰频谱。

(3) 人工瓣狭窄：

① CDFI：二尖瓣位人工瓣下舒张期窄束五彩血流束，主动脉瓣位人工瓣上收缩期窄束五彩血流束。

② 频谱多普勒：记录到二尖瓣位舒张期及主动脉瓣位收缩期充填高速湍流频谱。

(4) 人工瓣关闭不全：

① CDFI：二尖瓣位始于瓣尖延伸至左心房内的全收缩期蓝色为主的五彩反流信号；主动脉瓣位始于瓣尖延伸至左心室流出道内的全舒张期反流信号。

② 频谱多普勒：记录到二尖瓣位收缩期及主动脉瓣位舒张期的充填的湍流频谱。

(5) 瓣周漏：

① CDFI：对小的瓣周漏可显示其反流的起源部位；二尖瓣位起自人工瓣环与房室环或主动脉根部之间，延伸至左心房内的收缩期蓝色为主的五彩反流束；主动脉瓣位起自人工瓣环与主动脉根部前、后壁之间，延伸至左心室内的舒张期五彩血流。

② 频谱多普勒：于上述部位记录到相应时相的湍流频谱。

二）超声提示

1(1)(2)+2(1)(2)+临床表现(瓣膜置换手术史)　**提示：二尖瓣(主动脉瓣)人工瓣置换术后**

+1(3)+2(3)　提示：人工瓣再狭窄

+1(4)+2(4)　提示：人工瓣关闭不全

+1(5)+2(5)　提示：人工瓣瓣周漏

+1(6)　提示：人工瓣血栓形成

三十四、感染性心内膜炎(Infective Endocarditis)

一）超声表现

1. *B型超声心动图*

(1) 瓣膜上见额外的团块状或绒毛絮状回声，直接附着或有蒂连于瓣膜上，多附着于瓣膜的关闭线，如房室瓣的心房侧、半月瓣的心室侧，亦可累及心室内膜面；多为中等回声或强回声，边缘模糊，呈蓬草状，有蒂者活动度较大；相应的心房、心室扩大(心脏图 35)。

(2) 致瓣膜穿孔者，可见瓣膜回声中断。

(3) 人工瓣瓣叶或瓣环处见异常回声团块附着，呈绒毛状或形状不规则，中等回声或强回声，活动度较大。

2. M型超声心动图

(1) 瓣膜曲线增粗,出现毛绒样回声,关闭线呈多重回声。

(2) 相应的心房、心室扩大。

3. 多普勒超声心动图

(1) 合并瓣膜关闭不全:

① CDFI:相应瓣膜口可探及相应时相的五彩反流信号。

② 频谱多普勒:相应瓣膜口相应时相可记录到充填的反流频谱。

(2) 合并瓣膜穿孔:

① CDFI:瓣膜连续中断处见相应时相的五彩反流束通过。

② 频谱多普勒:瓣膜连续中断处记录到相应时相的充填、宽带反流频谱。

二）超声提示

1(1)+2(1)+3(1)+4+临床表现(器质性心脏病患者、心脏手术后的患者,出现原因不明的发热或新的杂音或难治性心力衰竭;拔牙、扁桃体摘除、支气管镜检查、气管插管、泌尿道操作等手术后,出现败血症表现,心脏出现新的杂音)　**提示:感染性心内膜炎,二尖瓣(主动脉瓣、三尖瓣、肺动脉瓣)赘生物并关闭不全**

+1(2)+2(2)+3(2)　提示:合并二尖瓣(主动脉瓣、三尖瓣、肺动脉瓣)穿孔

1(1)(3)+2(1)+3(1)+4+临床表现(人工瓣膜置换术后出现不明原因发热,急性起病者高热、寒战等毒性反应,亚急性起病者无特异)　**提示:感染性心内膜炎,人工瓣赘生物并关闭不全,人工瓣置换术后**

注意:感染性心内膜炎需与系统性红斑狼疮(SLE)引起的心内膜炎等相鉴别。

三十五、左心房黏液瘤(Left Atrial Myxoma)

一）超声表现

1. B型超声心动图

左心房增大,内见瘤体回声:

① 瘤体呈卵圆形或不规则形,呈结节状或息肉状,边缘清晰,无包膜回声。

② 瘤体回声强度为介于软组织与液体之间的低回声,回声不均。

③ 瘤体一般带蒂,基底附着于房间隔卵圆窝处。

④ 瘤体活动度与蒂长短相关。蒂长则活动度大,舒张期瘤体突入左心室腔或嵌顿于二尖瓣口(心脏图36),收缩期回到左心房。

2. M型超声心动图

二尖瓣波群扫查可见二尖瓣前叶之后或前、后叶之间出现云雾状回声(心脏图37);二尖瓣前叶EF斜率减慢,呈城墙样改变,但前、后叶异向运动;左心房增大。

3. 多普勒超声心动图

(1) CDFI:舒张期在瘤体与二尖瓣环之间出现窄射流束(心脏图38),收缩期二尖瓣口见沿瘤体与左心房壁间的反流束(心脏图39)。

(2) 频谱多普勒:脉冲多普勒于二尖瓣口左心室侧显示舒张期血流速度增快,心房侧收缩期则显示二尖瓣反流频谱。

二）超声提示

1+2+3+临床表现(劳力性呼吸困难、咳嗽、咯血,猝死,合并右心系统黏液瘤时则反复发生肺栓塞)

提示:左心房黏液瘤

注意：左心房黏液瘤需与左心房内血栓、感染性心内膜炎赘生物、左心房恶性肿瘤等相鉴别。超声只能显示肿瘤形态学上的特点，确诊需手术病理证实。

三十六、心腔内血栓（Thrombus of chambers heart）

一）超声表现

1. B型超声心动图

（1）左心房后壁或侧壁见额外团块回声附着，形态不规则，基底面宽，游离面小；团块多为中等偏强或偏弱回声，呈多层性，机化则回声增强；在心脏舒缩活动中无移位。左心房内血流缓慢时可见自发显像，即云雾状回声（心脏图27）。

（2）左心室内多于心尖部心内膜上见团块状回声附着，呈扁平形，基底面宽，与室壁平行；回声稍强于邻近心内膜回声，机化则出现强回声；大多数在心脏舒缩活动无移位。左心室壁普遍或节段性运动减弱、消失或矛盾运动，心室腔内血流缓慢时可见自发显像，呈云雾状回声（心脏图46）。

2. M型超声心动图

（1）心底波群见左心房后壁上浓密的反射回声带，呈多层。

（2）行心尖扫查见心室壁活动幅度减低、运动消失或呈矛盾运动，心室壁上见多层浓密反射回声带。

3. 多普勒超声心动图

CDFI：合并瓣膜病等病变时可显示相应异常血流。

二）超声提示

1(1)+2(1)+3+临床表现（风湿性心瓣膜病或心房颤动等病）　**提示：左心房内附壁血栓**

1(2)+2(2)+3+临床表现（冠心病心肌梗死后、扩张型心肌病等）　**提示：左心室内附壁血栓**

三十七、动脉导管未闭（Patent Ductus Arteriosus）

一）超声表现

1. B型超声心动图

（1）胸骨左缘右心室流出道长轴切面及胸骨上窝主动脉弓长轴切面见连接于左肺动脉起始部及降主动脉的管道；高位胸骨旁短轴切面示主肺动脉有右、左肺动脉及动脉导管三个开口，称为“三指征”；左心房、左心室增大，合并肺动脉高压者右心房及右心室增大。

（2）钝角型：动脉导管沿主肺动脉长轴向后下方进入降主动脉，与远端降主动脉夹角为钝角；锐角型或垂直型：动脉导管自肺动脉向上进入降主动脉，与降主动脉远端夹角呈锐角。该型常合并心脏复杂畸形。

2. M型超声心动图

（1）左心房、左心室内径扩大。

（2）合并肺动脉高压时可见右心室增大，室间隔搏动平坦。

3. 多普勒超声心动图

（1）CDFI：无肺动脉高压时，显示自降主动脉至主肺动脉的明亮的红色或橙色左向右连续性分流血流信号；肺动脉压力逐渐升高时，左向右分流逐渐减少，仅可见舒张期橙色分流；继发肺动脉高压时，可见舒张期淡粉色的分流束自降主动脉经动脉导管进入主肺动脉，收缩期淡蓝色的分流束自肺动脉经动脉导管进入降主动脉；严重肺动脉高压时，收缩期及舒张期均为蓝色分流束自肺动脉进入降主动脉。

（2）频谱多普勒：

① PWD频谱：无肺动脉高压时，肺动脉内可探及高速连续性左向右分流频谱，分流速度为3～5 m/s；肺动脉压力逐渐升高时，左向右连续分流速度减低；出现肺动脉高压后，肺动脉内可探及收缩期向下、舒张期向上的血流频谱；严重肺动脉高压时则仅探及连续性负向血流频谱。

② CWD 频谱：肺动脉内可探及高速连续性左向右分流频谱，分流速度为 3～5 m/s(图 40)；测量动脉导管收缩期及舒张期的分流速度，无流出道梗阻时，根据体循环动脉压估测肺动脉压力。

二）超声提示

1(1)(2)+2+3+临床特征(婴儿喂养困难，反复呼吸道感染，生长发育迟缓；心前区隆起，心尖搏动弥散，胸骨左缘第 2 肋间可扪及舒张期震颤并闻及粗糙的连续性机器样杂音；肺动脉高压者出现差异性发绀)

提示：动脉导管未闭

三十八、主肺动脉间隔缺损(Aorticopulmonary Fistula or Window)

一）超声表现

1. *B 型超声心动图*

(1) 剑突下左心室流出道切面、剑突下右前斜切面、胸骨旁大动脉短轴切面及胸骨上窝切面均可显示主、肺动脉间隔处回声失落；左心房、左心室增大，肺动脉增宽。

(2) Ⅰ型：缺损位于半月瓣与肺动脉分叉之间，升主动脉左侧壁与肺动脉干的右前壁间回声失落。

(3) Ⅱ型：缺损位于主肺动脉间隔远端，升主动脉与右肺动脉起始部间壁回声失落，右肺动脉常发自升主动脉。

(4) Ⅲ型：主、肺动脉间隔完全缺损。

(5) 合并肺动脉高压时右心房、右心室亦增大。

2. *多普勒超声心动图*

(1) CDFI：

① 于主、肺动脉间隔回声失落处显示过隔血流。

② 合并肺动脉高压时过隔血流颜色较淡。

(2) 频谱多普勒：

① PWD 频谱：肺动脉主干及分支内均探及前向的连续性血流频谱；近端主动脉弓及降主动脉内均可探及舒张期逆流频谱。

② CWD 频谱：测量主、肺动脉间隔缺损部位收缩期及舒张期的分流速度，无流出道梗阻时，根据体循环动脉压估测肺动脉压力。

二）超声提示

1(1)(2)+2(1)①(2)+临床表现(婴儿喂养困难，反复呼吸道感染，胸骨左缘 3～4 肋间闻及连续性机器样杂音)　**提示：主肺动脉间隔缺损(Ⅰ型)**

1(1)(3)+2(1)①(2)+临床表现(婴儿喂养困难，反复呼吸道感染，早期胸骨左缘 3～4 肋间闻及连续性机器样杂音，随后杂音舒张期成分渐减弱至完全消失，随后收缩期成分也消失，心尖部闻及舒张中期隆隆样杂音)　**提示：主肺动脉间隔缺损(Ⅱ型)，右肺动脉起源于升主动脉**

1(1)(4)+2(1)①(2)+临床表现(反复呼吸道感染、喂养困难，早期胸骨左缘 3～4 肋间闻及连续性机器样杂音，随后杂音舒张期成分渐减弱至完全消失，随后收缩期成分也消失，心尖部闻及舒张中期隆隆样杂音)　**提示：主肺动脉间隔缺损(Ⅲ型)**

+1(5)+2(1)②+临床表现(出现发绀)　提示：合并肺动脉高压

注意：主肺动脉间隔缺损需与动脉导管未闭、永存动脉干等相鉴别。

三十九、永存动脉干(Truncus Arteriosus Persistens)

一）超声表现

1. B型超声心动图

(1) 胸骨旁左心室长轴切面可见粗大的共同动脉干骑跨于室间隔上约50%，室间隔与共同动脉干前壁的连续性消失；胸骨旁短轴切面仅见一组半月瓣，为共干的瓣膜，可有2～6个瓣叶，以三叶瓣最多见；右心室与肺动脉之间连续性中断，无肺动脉瓣结构。

(2) A_1 型：共同动脉干的左侧或左后方，距离共干瓣膜较近处可见较短的主肺动脉发出，其远心端分成左、右肺动脉。

(3) A_2 型：左、右肺动脉分别自共同动脉干后壁或侧壁发出。起源于后壁者两者开口距离较近，起源于侧壁者两者开口较远。

(4) A_3 型：一侧肺动脉从共同动脉干发出，而另一侧肺动脉缺如。

(5) A_4 型：胸骨上窝切面显示主动脉弓中断或缩窄，肺动脉与降主动脉间见较粗的未闭的动脉导管连接，主动脉弓呈右位。

2. 多普勒超声心动图

(1) CDFI：

① 显示共同干瓣膜口舒张期反流束进入两侧心室，多以左心室为主。

② 肺动脉起始部有狭窄时显示五彩湍流信号。

③ 室间隔缺损处显示双向过隔血流束。

④ A_4 型存在动脉导管未闭时显示自肺动脉至降主动脉的血流信号。

(2) 频谱多普勒：

① 共同干瓣膜口探及舒张期反流信号。

② 肺动脉或主动脉弓狭窄处显示高速湍流信号。

③ 室间隔缺损处探及双向血流信号。

④ A_4 存在动脉导管未闭时，降主动脉内探及连续前向血流信号。

二）超声提示

1(1)(2)+2+临床表现[发育差，婴儿期有发绀，喂养困难，呼吸急促，反复发生心衰，合并肺动脉分支开口狭窄者发绀明显；胸骨左缘3～4肋间闻及(2～3)/6级粗糙的全收缩期杂音] **提示：共同动脉干(A_1型)，室间隔缺损，共同干瓣膜反流**

1(1)(3)+2+临床表现[发育差，婴儿期有发绀，喂养困难，呼吸急促，反复发生心衰，合并肺动脉分支开口狭窄者发绀明显；胸骨左缘3～4肋间闻及(2～3)/6级粗糙的全收缩期杂音] **提示：共同动脉干(A_2型)，室间隔缺损，共同干瓣膜反流**

1(1)(4)+2+临床表现[发育差，婴儿期有发绀，喂养困难，呼吸急促，反复发生心衰，合并肺动脉分支开口狭窄者发绀明显；胸骨左缘3～4肋间闻及(2～3)/6级粗糙的全收缩期杂音] **提示：共同动脉干(A_3型)，室间隔缺损，共同干瓣膜反流**

1(1)(5)+2+临床表现[发育差，婴儿期有发绀，喂养困难，呼吸急促，反复发生心衰，合并肺动脉分支开口狭窄者发绀明显；胸骨左缘3～4肋间闻及(2～3)/6级粗糙的全收缩期杂音] **提示：共同动脉干(A_4型)，室间隔缺损，动脉导管未闭，共同干瓣膜反流**

注意： 永存动脉干需与法洛四联症、右心室双出口、肺动脉闭锁伴室间隔缺损等相鉴别。

四十、完全性肺静脉异位引流(Total Abnormal Pulmonary Venous Drainage)

一）超声表现

1. B型及M型超声心动图

(1) 右心房、右心室增大，左心房、左心室相对较小；存在未闭的卵圆孔或房间隔连续性中断。

(2) 心上型：剑突下冠状切面见左、右肺静脉汇合成共腔位于左心房后方并与左心房分隔；胸骨上短轴切面可显示向上行走的垂直静脉；共腔经垂直静脉引流入上腔静脉，但垂直静脉全程较难显示。

(3) 心脏型：剑突下或心尖四腔切面及剑突下短轴切面显示肺静脉各自或汇总后直接进入右心房；以上切面亦可显示血流经共腔引入冠状静脉窦，并可显示扩大的冠状静脉窦。

(4) 心下型：剑突下冠状切面见左、右肺静脉汇合成共腔位于左心房后方并与左心房分隔；剑突下矢状切面可见下行的垂直静脉在下腔静脉与腹主动脉之间向下穿过膈肌，向下追踪可见其汇入肝门静脉或肝静脉。

(5) 混合型：最常见者右肺静脉直接汇入右心房，而左肺静脉通过垂直静脉与左无名静脉连接。

2. 多普勒超声心动图

(1) CDFI：

① 显示左心房内无肺静脉回流，肺静脉血流直接进入右心房内。

② 垂直静脉内显示红色向上的血流信号(心上型)或蓝色向下血流信号(心下型)。

③ 卵圆孔或房间隔回声失落处显示右向左蓝色分流信号。

④ 肺静脉狭窄处显示五彩湍流信号。

⑤ 三尖瓣口显示收缩期反流信号。

(2) 频谱多普勒：

① 探及垂直静脉内正向血流频谱及右上腔静脉内负向血流频谱。

② 房间隔水平探及右向左分流频谱。

③ 肺静脉狭窄处频谱相位性消失，为湍流血流频谱。

④ 连续多普勒测量三尖瓣口反流速度，估测肺动脉压力。

二）超声提示

1(1)(2)+2+临床表现(患儿发育极差，发育不良，出现呼吸困难，反复呼吸道感染；胸骨左缘可闻及收缩期杂音，肺动脉第二音亢进，部分患者可闻及连续性杂音)　**提示：完全性肺静脉异位引流(心上型)，房间隔缺损(或卵圆孔未闭)，可合并肺静脉狭窄，三尖瓣关闭不全**

1(1)(3)+2+临床表现(患儿发育极差，发育不良，出现呼吸困难，反复呼吸道感染；胸骨左缘可闻及收缩期杂音，肺动脉第二音亢进，部分患者可闻及连续性杂音)　**提示：完全性肺静脉异位引流(心脏型)，房间隔缺损(或卵圆孔未闭)，可合并肺静脉狭窄，三尖瓣关闭不全**

1(1)(4)+2+临床表现(患儿发育极差，发育不良，呼吸困难，反复呼吸道感染；胸骨左缘可闻及收缩期杂音，肺动脉第二音亢进，部分患者可闻及连续性杂音)　**提示：完全性肺静脉异位引流(心下型)，房间隔缺损(或卵圆孔未闭)，可合并肺静脉狭窄，三尖瓣关闭不全**

1(1)(5)+2+临床表现(患儿发育极差，发育不良，呼吸困难，反复呼吸道感染；胸骨左缘可闻及收缩期杂音，肺动脉第二音亢进，部分患者可闻及连续性杂音)　**提示：完全性肺静脉异位引流(混合型)，房间隔缺损(或卵圆孔未闭)，可合并肺静脉狭窄，三尖瓣关闭不全**

四十一、完全型大动脉转位(Complete Transposition of Great Arteries)

一）超声表现

1. B型超声心动图

(1) 剑突下短轴切面，横隔水平显示下腔静脉位于脊柱右前方、腹主动脉位于脊柱左前方者心房位置正常；根据左、右心室的解剖特点确定心房、心室连接正常，心室位置正常。

(2) 左心室长轴切面及胸骨旁大动脉短轴切面显示两根大动脉呈平行发出，主动脉位于右前，向下与右心室流出道向延续，向上走行与主动脉弓相延续，主动脉窦处发出左、右冠状动脉；肺动脉位于左后，发自位于左侧的左心室，与左心室流出道相延续，其主干较短，分出左、右肺动脉分支(心脏图 41)。

(3) 合并卵圆孔未闭或房间隔缺损：剑突下四腔及双心房切面可清晰显示房间隔缺损的断端及卵圆孔的膜样组织。

(4) 合并动脉导管未闭：胸骨上窝切面可显示左肺动脉与降主动脉之间的异常通道。

(5) 合并室间隔缺损：以干下型及膜周流入道型室间隔缺损多见。室间隔上端回声连续中断(心脏图 41)，肺动脉常骑跨于室间隔上，骑跨率小于 50%，肺动脉瓣与二尖瓣前叶呈纤维连接。

(6) 室间隔完整时，室间隔突向左心室面，致左心室流出道动力性梗阻，肺动脉下纤维环或纤维嵴可致左心室流出道器质性狭窄；合并室间隔缺损时，肺动脉下纤维环或纤维嵴、肥厚的圆锥组织突向左心室流出道、膜部或三尖瓣累赘组织跨越室间隔缺损突向左心室流出道、二尖瓣累赘组织以及肺动脉瓣狭窄均可致左心室流出道梗阻。

(7) 合并冠状动脉畸形：

① 冠状动脉回旋支起源于右冠状动脉：胸骨旁切面显示左、右冠状动脉起源于左、右冠状动脉窦，一分支走行于肺动脉根部与二尖瓣之间，回旋支起源于右冠状动脉主干且向后向左走行。

② 单支右冠状动脉：胸骨旁切面显示右冠状动脉起源于主动脉右冠窦，内径略增宽，左冠状动脉起源于右冠状动脉主干并分出左前降支及回旋支。

③ 左、右冠状动脉发自单一冠状动脉窦：胸骨旁切面示左、右冠状动脉自同一个冠状动脉窦发出。

2. 多普勒超声心动图

(1) CDFI：

① 合并房间隔缺损：房间隔水平显示过隔分流束。

② 合并动脉导管未闭：可见自降主动脉经动脉导管至肺动脉的分流束。

③ 合并室间隔缺损：室间隔水平显示过隔分流束。

④ 合并左心室流出道狭窄：于狭窄处显示收缩期五彩镶嵌射流束。

(2) 频谱多普勒：

① 合并房间隔缺损：房间隔水平探及分流频谱，判断分流方向。

② 合并动脉导管未闭：于肺动脉内动脉导管开口处探及连续分流频谱。

③ 合并室间隔缺损：室间隔水平探及分流频谱，连续多普勒测量分流速度，估测肺动脉压力。

④ 合并左心室流出道狭窄：于狭窄处探及收缩期高速湍流，连续多普勒测量最大血流速度，估测狭窄程度。

二）超声提示

1(1)(2)(3)+2(1)①(2)①+临床表现(出生时即全身发绀，渐加重) **提示：完全型大动脉转位，合并房间隔缺损(卵圆孔未闭)**

1(1)(2)(4)+2(1)②(2)②+临床特征(出生时即全身发绀，渐加重，出现差异性发绀，上肢较下肢重；胸骨左缘第 2 肋间可闻及机器样连续性杂音) **提示：完全型大动脉转位，合并动脉导管未闭**

1(1)(2)(5)+2(1)③(2)③+临床表现(早期出现喂养困难,多汗,气促,肝大,胸骨左缘 3～4 肋间闻及全收缩期杂音) **提示:完全型大动脉转位,合并室间隔缺损**

1(1)(2)(5)(6)+2(1)④(2)④+临床表现[发绀出现较早,杵状指(趾)明显,胸骨左缘 3～4 肋间闻及全收缩期杂音,胸骨左上缘闻及收缩期喷射音] **提示:完全型大动脉转位,合并室间隔缺损,左心室流出道狭窄(肺动脉瓣狭窄)**

1(1)(2)(3)(7)+2(1)①(2)①+临床表现(出生时即全身发绀,渐加重) **提示:完全型大动脉转位,合并房间隔缺损(卵圆孔未闭),冠状动脉畸形**

注意:完全型大动脉转位需与 Taussig-Bing 畸形相鉴别。

四十二、矫正型大动脉转位(Corrective Transposition of Conducting Arteries)

一) 超声表现

1. B 型超声心动图

(1) 剑突下短轴切面:

① 心房位置正常:横隔水平显示下腔静脉位于脊柱右前方、腹主动脉位于脊柱左前方。

② 心房反位:下腔静脉位于脊柱左前方、腹主动脉位于脊柱右前方。

③ 双侧右心房结构:下腔静脉与腹主动脉位于脊柱同侧。

④ 双侧左心房结构:下腔静脉中断,由(半)奇静脉延续。

(2) 根据左、右心室的解剖特点确定解剖右心室(功能性左心室)及三尖瓣连接左心房,解剖左心室(功能性右心室)及二尖瓣连接右心房。

① 右心室特点:房室瓣为三尖瓣,其隔叶附着于室间隔的位置较二尖瓣前瓣低,心室内可见三组乳头肌及粗大的调节束,心内膜粗糙,肌小梁粗大。

② 左心室特点:房室瓣为二尖瓣,其前瓣附着于室间隔的位置较三尖瓣隔瓣高,心室内见两组乳头肌,心内膜面光滑,肌小梁细小。

(3) 胸骨旁长轴及短轴切面:显示解剖左心室与肺动脉连接、解剖右心室与主动脉连接,三尖瓣与主动脉不呈直接连接,主动脉通常位于左前方、肺动脉位于右后方;升主动脉常在左侧向上行走,降主动脉位于其后方。

(4) 合并三尖瓣下移畸形:三尖瓣前瓣冗长,呈“风帆样”,隔瓣、后瓣下移,下移的距离大于 8 mm/m^2;腱索较短,回声增强、增粗,乳头肌发育不良,致三尖瓣闭合不良。

(5) 合并室间隔缺损:以膜周部室间隔缺损多见。胸骨旁及剑突下切面显示室间隔上端回声连续性中断。

(6) 合并左心室流出道或肺动脉瓣狭窄:心尖及剑突下左心室切面可显示左心室流出道、肺动脉瓣、肺动脉干及分支,判断狭窄的位置。

2. 多普勒超声心动图

(1) CDFI:

① 合并三尖瓣下移畸形:三尖瓣口收缩期显示蓝色五彩反流束。

② 合并室间隔缺损:室间隔水平显示过隔分流束。

③ 合并左心室流出道或肺动脉瓣狭窄:于狭窄处显示收缩期五彩镶嵌射流束。

(2) 频谱多普勒:

① 合并三尖瓣下移畸形:三尖瓣口探及收缩期反流频谱。

② 合并室间隔缺损:室间隔水平探及分流频谱,连续多普勒测量分流速度,估测肺动脉压力。

③ 合并左心室流出道及肺动脉瓣狭窄:于狭窄处探及收缩期高速湍流,连续多普勒测量最大血流速

度，估测狭窄程度。

二）超声提示

1(1)(2)(3)＋临床表现(无明显临床症状) **提示：矫正型大动脉转位**

1(1)(2)(3)(4)＋2(1)①(2)①＋临床特征(疲乏、心悸、胸痛，胸骨左缘第4肋间收缩期闻及粗糙的全收缩期杂音等) **提示：矫正型大动脉转位，三尖瓣下移畸形并三尖瓣关闭不全**

1(1)(2)(3)(5)＋2(1)②(2)②＋临床特征(气急乏力、反复呼吸道感染，充血性心力衰竭，胸骨左缘3～4肋间闻及全收缩期杂音等) **提示：矫正型大动脉转位，室间隔缺损**

1(1)(2)(3)(6)＋2(1)③(2)③＋临床特征(心悸、气喘、乏力、胸痛，胸骨左缘较低位闻及粗糙的喷射样递减型收缩期杂音等) **提示：矫正型大动脉转位，左心室流出道狭窄(肺动脉瓣狭窄)**

四十三、主动脉窦瘤(Aortic Sinus Aneurysm)

一）超声表现

1. B型超声心动图

(1) 受累的主动脉窦呈瘤样向外局限性扩张，瘤体的形态类似囊袋状，壁薄，轮廓清晰；左心室长轴面、心底短轴面及心尖五腔心切面可显示主动脉右冠窦明显扩张，向右心室流出道膨出，瘤体较大可致右心室流出道或肺动脉瓣口变窄；心底短轴切面、心尖四腔心及五腔心切面可显示主动脉无冠窦向右心房膨出，位于三尖瓣隔瓣上方；心底短轴切面显示主动脉左冠窦扩张向邻近腔室如左心房、左心室或肺动脉膨出。主动脉根部增宽，升主动脉内径多正常。

(2) 未破的窦瘤内可见较强的多层性回声团块。

(3) 窦瘤破裂时见窦壁局部回声缺失，即为破裂口，可测量其大小；根据窦瘤破入部位不同，相应心腔扩大。

2. M型超声心动图

主动脉根部内径增宽。

3. 多普勒超声心动图

(1) CDFI：于窦壁破口处探及收缩、舒张期双期连续血流束；窦瘤致右心室流出道狭窄时，右心室流出道内可探及收缩期五彩射流信号。

(2) 频谱多普勒：于窦壁破口处可探及收缩、舒张双期连续血流频谱。

二）超声提示

1(1)＋2＋临床表现(无特殊症状，部分可有右心室流出道梗阻体征) **提示：主动脉窦瘤**

＋1(2) 提示：伴瘤体内血栓形成

1(1)(2)(3)＋2＋3＋临床表现(心悸、胸痛，胸骨左缘3、4肋间闻及响亮的连续性杂音) **提示：主动脉窦瘤破裂**

注意：主动脉窦瘤破裂需与室间隔缺损相鉴别。

四十四、主动脉夹层(Dissection of Aorta)

一）超声表现

1. B型超声心动图

(1) 依不同分型，分别可见主动脉根部、升主动脉、主动脉弓及降主动脉内径增宽。Ⅰ型病变范围始于升主动脉，向周围动脉扩展；Ⅱ型病变范围局限于升主动脉；Ⅲ型病变范围始于左锁骨下动脉开口远侧，可以局限，也可以向周围扩展。

(2) 主动脉壁分为内、外两层，外层壁厚、回声强，内层壁薄、回声弱；内、外两层之间为无回声区，且在局部形成“口袋”状回声，收缩期“口袋”膨胀挤压主动脉管腔，舒张期“口袋”回缩缓解主动脉挤压（心脏图 42）；动脉短轴面可显示主动脉内分隔征象（心脏图 43）；夹层部位内径变小，外径变大。

（3）夹层内见多层性较强回声团块。

（4）左心室扩大；主动脉瓣舒张期闭合点移位偏心。

2. M 型超声心动图

主动脉前壁或后壁或两者均增厚，主动脉外径明显扩大，而内径则缩小；随心脏周期变化，主动脉壁出现矛盾运动；主动脉壁分成内、外两层，外层厚于内层。

3. 多普勒超声心动图

（1）动脉夹层：

① CDFI：夹层内显示的血流信号色彩与主动脉腔内的血流信号色彩相反；部分人可显示主动脉内膜的破口，收缩期主动脉管腔的血流经破口流入夹层内，舒张期夹层内的血流经破口流入主动脉管腔，形成双向往返血流。

② 频谱多普勒：取样门置于主动脉壁的内、外两层之间，在收缩、舒张期显示截然不同的正负双向湍流频谱。

（2）合并主动脉瓣关闭不全：

① CDFI：主动脉瓣口显示舒张期以红色为主的反流信号。

② 频谱多普勒：主动脉瓣口记录到持续整个舒张期的湍流频谱。

二）超声提示

1(1)(2)＋2＋3(1)＋临床表现（胸口持续性撕裂样疼痛，多有高血压病史）　**提示：主动脉夹层（Ⅰ型、Ⅱ型、Ⅲ型）**

＋1(3)　提示：夹层内血栓形成

＋1(4)＋3(2)　提示：合并主动脉瓣关闭不全

注意：主动脉夹层需与真性主动脉瘤、假性主动脉瘤相鉴别。

四十五、冠状动脉性心脏病（Coronary Heart Disease）

一）超声表现

1. B 型超声心动图

（1）节段性室壁收缩期增厚率减低，运动减弱，室壁厚度尚正常，心内膜或心肌回声增强；目测半定量法得出的室壁运动计分指数（WMSI）越大表示缺血心肌范围越大；静息状态下室壁运动正常而负荷超声心动图下显示新出现节段性室壁运动异常，或者静息状态下已有室壁运动异常而负荷超声心动图下室壁运动异常加剧；对比超声心动图表现为局部心肌显影不良。

（2）节段性室壁收缩期增厚率减低，运动消失或呈矛盾运动，室壁明显变薄（心脏图 44）；目测半定量法得出的室壁运动计分指数（WMSI）越大表示梗死或缺血心肌的范围越大；静息状态下室壁运动异常且负荷超声心动图下该室壁运动异常无明显变化；对比超声心动图表现为局部心肌显影不良。

（3）合并其他异常：

① 室壁瘤：心室壁局部变薄，收缩期向外呈瘤样膨出，瘤壁失去正常的收缩功能，运动消失或呈矛盾运动，心室腔呈“8”字形（心脏图 45）；多位于左心室前壁近心尖部。

② 假性室壁瘤：左心室游离壁连续性中断，并形成一窄道；左心室腔外见一无回声的囊腔，借窄道与左心室腔相通，囊壁由心包及心外膜构成；多位于左心室后下壁及侧壁。

③ 室间隔穿孔：室间隔肌部回声连续中断，回声失落周围心肌变薄，回声增强，呈节段性运动异常。

④ 乳头肌功能不全：二尖瓣前、后叶收缩期对合不良；乳头肌及其邻近心肌出现节段性运动异常。

⑤ 乳头肌或腱索断裂：二尖瓣前叶或后叶呈连枷样运动，瓣尖收缩期甩向左心房，舒张期甩向左心室，断裂的乳头肌或腱索连于瓣尖，随心动周期飘动，二尖瓣前、后叶对合错位。

⑥ 左心室附壁血栓：室壁节段运动异常区域的心内膜上附着低回声或等回声或稍高回声团块，无蒂，形态不规则，基底部较宽，相对附着点无活动，与心室壁分界清楚（心脏图46）。

2. M型超声心动图

二尖瓣前叶EF斜率减低；合并心功能不全时，二尖瓣开放幅度减低，CD段平直，EPSS增宽；左心室、左心房增大，局部室壁运动幅度减低。

3. 多普勒超声心动图

（1）假性室壁瘤：

① CDFI：显示瘤体与左心室之间往返的血流束。

② PWD频谱：于破口处探及双期双向分流信号。

（2）室间隔穿孔：

① CDFI：于室间隔回声中断处显示左向右红色过隔分流束。

② PWD频谱：于室间隔回声中断处的右心室面可探及收缩期左向右高速湍流频谱。

（3）乳头肌功能不全或腱索断裂：

① CDFI：显示收缩期自二尖瓣口延伸至心房内的蓝色反流束。

② PWD频谱：于二尖瓣口心房面探及收缩期反流频谱。

二）超声提示

1(1)＋2＋临床表现（胸骨后压榨样疼痛或闷胀感，持续3～5分钟，服硝酸甘油可缓解） **提示：冠心病（心肌缺血性心脏改变），可合并心功能不全**

1(2)＋2＋临床表现（持续性剧烈压榨样疼痛，有濒死感，疼痛位于胸骨后，常波及整个前胸；休息及含硝酸甘油不能缓解；血心肌损伤标志物含量增高；ECG见相应导联ST段抬高、T波改变或Q波形成） **提示：冠心病（心肌梗死，室壁节段性运动异常），心功能不全**

＋1(3)① 提示：合并室壁瘤形成

＋1(3)②＋3(1) 提示：合并假性室壁瘤

＋1(3)③＋3(2)＋临床表现（心前区突然出现响亮粗糙的收缩期杂音，可伴震颤） **提示：合并室间隔穿孔**

＋1(3)④＋3(3)＋临床表现（心尖部闻及收缩期杂音） **提示：合并乳头肌功能不全，二尖瓣关闭不全**

＋1(3)⑤＋3(3)＋临床表现（患者突发急性左心功能不全或心源性休克；心尖部可闻及粗糙的收缩期杂音及海鸥音） **提示：合并乳头肌或腱索断裂，重度二尖瓣关闭不全**

＋1(3)⑥ 提示：合并左心室附壁血栓形成

四十六、冠状动脉瘘(Coronary Artery Fistula)

一）超声表现

1. B型超声心动图

（1）左心室长轴切面、心底短轴切面及心尖五腔心切面显示冠状动脉近端内径增宽，走行迂曲，沿起始部追踪可发现瘘管回声，瘘管纵切为管状无回声，横切为圆形无回声；近心端及瘘口可呈瘤样改变；瘘口较大时，瘘入的心腔明显增大。

（2）右冠状动脉近端扩张，瘘入右心室的瘘口可位于三尖瓣环处、右心室流出道及右心室心尖部；瘘入右心房的瘘口多位于右心房顶部；瘘入左心室的瘘口多位于左心室后壁基底部。

(3) 冠状动脉左心房瘘的瘘口多位于左心房前壁，病变冠状动脉多为左冠主干或回旋支；左冠状动脉亦可瘘入右心房、右心室。

2. 多普勒超声心动图

(1) CDFI：显示冠状动脉瘘管及瘘口处的异常血流；若瘘入右心房、右心室或左心房，五彩分流信号可持续整个心动周期；若瘘入左心室，则五彩分流信号仅出现在舒张期。

(2) 频谱多普勒：瘘入右心系统或左心房时，瘘口处可记录到收缩期及舒张期均递减的频谱波形；瘘入左心室，则递减频谱仅出现在舒张期。

二）超声提示

1(1)(2)＋2＋临床表现(活动后气急、胸痛，相应部位的杂音)　**提示：右冠状动脉瘘**

1(1)(3)＋2＋临床表现(活动后气急、胸痛，相应部位的杂音)　**提示：左冠状动脉瘘**

注意：冠状动脉瘘需与主动脉窦瘤破裂、川崎病冠状动脉扩张、主动脉左心室隧道等相鉴别。

四十七、肺动脉高压(Pulmonary Artery Hypertension)

一）超声表现

1. B型超声心动图

(1) 右心房、右心室增大，右心室流出道内径增宽大于30 mm，主肺动脉及其分支内径大于16 mm；室间隔运动异常。

(2) 右心室壁增厚，大于5.0 mm，运动幅度增强。

(3) 主肺动脉分叉处或左、右肺动脉内可见额外不规则团块状回声。

2. M型超声心动图

(1) 肺动脉瓣曲线a波消失或小于2 mm，ef段平坦，肺动脉瓣开放延迟，出现收缩中期关闭，曲线呈"W"型；右心室增大，右心室流出道增宽；室间隔运动幅度减低，一般小于5 mm，可与左心室后壁呈异向运动或同向运动。

(2) 右心室壁增厚。

3. 多普勒超声心动图

(1) CDFI：三尖瓣口收缩期及肺动脉瓣口舒张期可探及反流信号。

(2) 频谱多普勒：

① PWD频谱：取样门置于主肺动脉中记录到肺动脉收缩期血流频谱形似"匕首样"，右心室射血前期(RVPEP)延长，血流加速时间(AT)缩短，加速度增快，右心室射血时间(RVET)缩短，AT/RVET减小，RVPEP/AT增大。

② CWD频谱：测定三尖瓣口收缩期血流速度，估测肺动脉收缩压；无三尖瓣反流时，测肺动脉瓣口舒张期反流速度估测肺动脉舒张压及平均压，或测量收缩期肺动脉瓣口的上述参数加以判别肺动脉压力有无增高。

二）超声提示

1(1)(2)＋2(1)(2)＋3＋临床表现(慢性肺部或胸廓疾患)　**提示：肺源性心脏病，肺动脉高压，三尖瓣关闭不全**

1(1)(2)＋2(1)(2)＋3＋临床表现(多见于女性，口唇发绀，颈静脉怒张，排除肺源性心脏病、先天性心脏病、结缔组织病、风湿性心脏病等病史)　**提示：原发性肺动脉高压，三尖瓣关闭不全**

1(1)(3)＋2(1)＋3＋临床表现(长期卧床或制动史，突发胸痛、呼吸困难；ECG示肺性P波，III导联Q波、T波导致等；血D-二聚体增高)　**提示：肺动脉栓塞，肺动脉高压，三尖瓣关闭不全**

注意：肺动脉高压需与特发性肺动脉扩张、肺动脉瓣狭窄相鉴别。

四十八、高血压心脏病(Hypertensive Heart Disease)

一）超声表现

1. B型超声心动图

主动脉内径增宽；左心房内径扩大；主动脉瓣环和(或)主动脉瓣回声增强；室间隔与左心室壁对称性增厚，代偿期左心室壁运动可增强，失代偿期室壁运动幅度减低。

2. M型超声心动图

主动脉内径增宽，主动脉前壁舒张期下降速度小于收缩期上升速度，重搏波减小或消失；左心房内径扩大；室间隔与左心室后壁对称性增厚；二尖瓣前叶斜率减低。

3. 多普勒超声心动图

(1) CDFI：二尖瓣口收缩期可探及反流信号。

(2) 频谱多普勒：二尖瓣口探及收缩期反流频谱；脉冲多普勒超声示二尖瓣口舒张期血流频谱 E/A 小于 1，肺静脉血流频谱表现为 AR 波增大；组织多普勒成像示二尖瓣环运动频谱 E/A 小于 1。

二）超声提示

1+2+3+临床表现(长期高血压病且血压控制不良病史)　**提示：高血压心脏病，二尖瓣关闭不全**

注意：高血压心脏病需与老年性主动脉瓣狭窄、肥厚型心肌病等相鉴别。

四十九、心包积液(Pericardial Effusion)

一）超声表现

1. B型超声心动图

(1) 心包脏、壁层分离，心包腔内心室、心房周围见无回声区。

① 微量：无回声区宽度小于 5 mm。

② 少量：右心室前壁和左心室后壁无回声区宽度 5～10 mm，但心尖部心包腔内未显示无回声区(心脏图 47)。

③ 中等量：左心室后壁无回声区宽度 10～20 mm，右心室前壁、心尖部无回声区 5～10 mm。

④ 大量：无回声区包绕整个心脏且宽度大于 20 mm(心脏图 48)。

(2) 积液量少时，各腔室内径正常。

(3) 积液量大时心脏缩小，悬浮于无回声区中，见心脏“荡击波征”或“摆动征”。

(4) 舒张末期右心房塌陷，舒张期右心室游离壁呈“塌陷征”。

2. M型超声心动图

(1) 左心室前壁之前及左心室后壁之后见无回声区。

(2) 二尖瓣开口幅度减低，DE 振幅减低，右心室前壁、室间隔及左心室后壁呈同向运动。

(3) M型超声取样线置于心尖部，出现“荡击波征”，即心脏收缩时心尖抬举触及声束，心包腔无回声区内出现一反射回声；舒张时心尖下垂离开声束，心包无回声区内这一反射回声消失。

(4) 右心室及右心房舒张期塌陷，右心室及右心室流出道减小。呼气时，右心室腔几乎闭合，左心室稍扩大；而吸气时相反。

3. 多普勒超声心动图

(1) CDFI：一般心包积液者可未见明显异常血流；若是手术或外伤或心肌梗死引起心脏穿孔致心脏压

塞者，可心室心壁或心包破裂部位的彩色血流束，血流束起始部的宽度即破裂口的宽度。

（2）PWD 频谱：二尖瓣口舒张早期速度增快，舒张晚期速度减慢。

二）超声提示

1(1)+2(1)+临床表现（心前区疼痛或无明显临床症状，可有基础性全身疾病）　**提示：心包积液（中少量）**

1(1)(3)+2(1)(2)(3)+3+临床表现（胸闷、呼吸困难，心界向两侧扩大、心音遥远、奇脉）　**提示：心包积液（大量）**

1(1)(3)(4)+2(1)(2)(3)(4)+3+临床表现（呼吸困难、面色苍白，烦躁不安，血压下降甚至休克，ECG 示窦性心动过速）　**提示：心脏压塞，心包积液（大量）**

五十、缩窄性心包炎（Constrictive Pericarditis）

一）超声表现

1. B 型超声心动图

左、右心房内径增大，左、右心室腔正常或缩小；室壁活动僵硬，舒张受限；心包壁增厚，回声增强，心包钙化处呈显著增强回声团或带；有时心包内可见局限性无回声区，内见较多的沉渣及絮状回声等；下腔静脉、肝静脉扩张，不随呼吸改变。

2. M 型超声心动图

左心室后壁舒张中、晚期变平坦，左心室后壁与心包壁层可呈两条平行回声增强的曲线；二尖瓣前叶 EF 斜率加快；室间隔运动异常。

3. 多普勒超声心动图

（1）CDFI：心脏可无异常血流。

（2）频谱多普勒：二尖瓣口舒张期血流频谱呈充盈受阻表现，舒张早期流速增快，晚期减慢，E/A 比值增大；肝静脉血流频谱呈“W”形。

二）超声提示

1+2+3+临床特征（有急性心包炎病史，劳累后呼吸困难、端坐呼吸、腹水、肝肿大、水肿等）　**提示：缩窄性心包炎，必要时行心导管检查**

注意：缩窄性心包炎需与限制型心肌病相鉴别。

（何安霞　孙善松）

附录：

超声检查规范与质量控制（试行）·心脏（节选）
（新疆超声诊断质量控制中心）

【检查方法及内容】

受检者一般需要静卧于高度适当的检查床上，体位适当，自然放松，安静，充分暴露检查部位，一般要求腰部以上没有衣物覆盖，尤其是胸前区域。受检者体位依检查部位和状况而异，一般常规胸骨旁、心尖部检查时，受检者通常取仰卧体位或 45°左右的左侧卧位，左侧卧位的倾斜程度需根据检查目的进行调整。

（1）左心室长轴切面：

① M 型超声取主动脉根波群，测量主动脉窦部（舒张期）及左心房腔（收缩期）。M 型超声取左心室波群分别测量左心室舒张末期、左心室收缩期末期、室间隔（舒张末期）、左心室后壁（舒张末期）的内径及厚度，并由此计算出左心室舒张期

容积(EDV)、左心室收缩期容积(ESV)、左心室短轴缩短率(FS)、左心室射血分数(EF)、左心室每搏量(SV)、心输出量(CO)。

② 二维于该切面测量主动脉环部、右心室流出道、右心室。观察室间隔及左心室后壁的中段与基底段有无运动异常。

③ CDFI 可观察二尖瓣、主动脉瓣瓣口血流及左心室流出道血流，室间隔是否完整。

(2) 胸骨左缘大动脉短轴切面：

观察右心室前壁、右心室流出道、主肺动脉及其分支、主动脉根部及主动脉瓣、左心房、房间隔、右心房、三尖瓣、左冠状动脉主干和心包膜等心血管结构，并测量肺动脉主干内径。

(3) 胸骨左缘乳头肌水平左心室短轴切面：

① 观察右心室前壁、右心室、室间隔、左心室、乳头肌、左心室前壁、侧壁、后壁及下壁和心包膜等心血管结构。二维观察左心室前壁、侧壁、后壁、下壁室间隔的中段有无运动异常，通过 M 型超声观察左心室前壁及后壁有无节段性运动异常较为直观。

② CDFI 可观察右心室流出道、肺动脉瓣、肺动脉及其分支、主动脉瓣血流，室间隔有无异常分流。

(4) 心尖部四腔心切面：

① 探头置于心尖搏动处，或从胸骨旁心尖部断面继续向外下移动探头，直至左心室壁完全消失，在将探头方向标指向右胸锁关节，与左心室长轴断面基本垂直，使图像的扇形尖端位于心尖部，扇面指向心底部，心脏十字交叉一般位于图像中央，同时显示四个心腔，二尖瓣和三尖瓣处于左右排列方向，以此作为确定切面位置正确的标志，图像的左右方位与心脏实际位置相同，上下位置正好倒转。观察心脏的四个腔及其心壁、乳头肌、房室瓣、房、室间隔、肺静脉、冠状静脉窦和心包膜等心血管结构。

② 二维观察二尖瓣、三尖瓣口活动情况，房、室间隔有无回声中断，左心室侧壁及前室间隔尖段、中段、基底段有无节段性运动异常。测量右心房内径(收缩期)。

③ CDFI 观察二尖瓣、三尖瓣瓣口血流，房室间隔有无过隔分流，肺静脉开口位置是否正常。

④ PW 及 CW 观察二尖瓣、三尖瓣瓣口、肺静脉开口血流，通过二尖瓣瓣口血流频谱测 E 峰、A 峰来评价左心室舒张功能。

(5) 心尖部五腔心切面：

① 探头放置部位及其指向基本与心尖部四腔心切面相似，但稍将探头向上偏斜，并顺时针序旋转 15～20 度，在心尖四腔心切面的图像中央十字交叉处出现左心室流出道和近端主动脉根图像。在主动脉根内可观察到主动脉瓣。

② CDFI 观察主动脉瓣上、瓣下及左心室流出道血流。

③ PW 及 CW 观察主动脉瓣上、瓣下及左心室流出道血流频谱。

(6) 心尖部两腔心切面：

① 将探头在心尖四腔心切面的基础上逆时针旋转 90 度。观察左心室前壁及下壁、心尖段、中段和基底段的室壁有无节段性运动异常，观察左心房、左心室及二尖瓣结构。

② CDFI 观察二尖瓣血流。

(7) 胸骨上窝主动脉弓长轴切面：

① 患者将枕头置于肩部，头部后仰，平卧于检查床上，探头置于胸骨上窝，指向后下方心脏方向，探测平面基本与主动脉弓长轴平行，介于矢状面与冠状面之间的一定角度，以清晰显示主动脉弓及其分支为标准。观察升主动脉、主动脉弓及其主要分支、降主动脉起始部、肺动脉和上腔静脉等心血管结构。

② CDFI 观察升主动脉、主动脉弓及其主要分支、降主动脉起始部、肺动脉和上腔静脉血流及有无异常分流。

③ PW 及 CW 探测升主动脉、主动脉弓及其主要分支、降主动脉起始部血流频谱，检查有无高速血流，通过降主动脉起始部血流频谱可以估计主动脉瓣返流程度。

(8) 剑突下四腔心切面：

① 患者平卧，屈双膝，腹部放松，探头置于剑突下，探头方向指向左肩部，与胸骨旁长轴切面基本垂直，扇形图像的尖端和右侧为肝脏，随后为靠近心尖部的右心室壁，扇面指向心底部。有助于观察心脏四个心腔各部位结构、空间位置关系和功能，房、室间隔，尤其是房间隔的完整性。

② CDFI 观察房、室间隔有无分流。

第九章　肝脏超声诊查规范

第一节　肝脏超声检查规范

一、仪器设施方面规范

1. 超声诊断仪

肝脏位于右上腹部，容易受肋骨和肺内气体的干扰，肝脏超声检查多采用高分辨力实时超声诊断仪，凸阵或线阵探头，探头频率为 2.5～5 MHz。对儿童和需要了解肝脏轮廓表面及浅表部位结构时，可采用 5 MHz的探头，对于肥胖患者可采用 2.5 MHz 的探头。

2. 配套设施

肝脏超声检查要求患者暴露上腹部，因此室内温度要求较温暖，特别在寒冷的季节，适当的加热耦合剂可以减少对患者皮肤的刺激。其他符合常规要求即可（见“总论”相关章节）。

二、患者方面规范

1. 检查前

常规的肝脏超声检查患者可无需特殊准备，但空腹可以保证胆囊、胆管内充盈胆汁，并减少肠胃的内容物和气体的干扰，有助于肝脏的显示及观察门静脉系统血流。

若患者平素便秘，腹内积便或腹胀积气较多，宜于检查前夜服用泻药以促排出粪便和消化道积气。肝硬化、腹部气体较多者可在饮水 500～800 ml 后检查。

传染性肝炎患者应采取相应预防隔离措施。

2. 检查中

请患者遵医嘱摆好体位，充分暴露腹部接受检查。检查中请保持平稳呼吸，两手上举置于头侧枕上，遵医嘱保持短暂吸气、呼气或做屏气动作。请患者积极配合医生，以较好地完成检查。

3. 检查后

一般情况下，患者稍候片刻即可取走超声报告单；对疑难病例以及介入性超声诊治等特殊情况，患者请遵医嘱按时取走超声报告单。请患者妥善保管好超声报告单，并携报告单前往临床医生处继续就诊。

三、医生方面规范

一）临床医生

1. 检查前

临床医生应掌握肝脏超声检查适应证，正确合理应用超声检查，并完整填写超声检查申请单，提供翔实准确的临床相关资料，包括患者主诉、病程、体格检查以及肝功能、两对半等相关检查、检验，以及临床医生初步的诊断意向，以供超声医生在进行超声分析时参考。

肝脏超声检查适应证：

(1) 肝脏变异：① 肝尾状叶肥大；② 肝脏反位等。

(2) 肝脏弥漫性病变：① 肝炎；② 肝硬化；③ 血吸虫病肝脏；④ 脂肪肝；⑤ 其他：肝糖原累积病、肝豆状核变性、Caroli 病等。

(3) 肝脏局灶含液性病变：① 肝囊肿；② 多囊肝；③ 肝脓肿；④ 隔下脓肿；⑤ 外伤性肝血肿；⑥ 肝内胆管局限性扩张；⑦ 肝静脉窦扩张；⑧ 肝包虫病；⑨ 其他：肝脏皮样囊肿、肝囊性乳头状腺瘤等。

(4) 肝脏非肿瘤局灶性实质病变：① 肝局灶性炎症及坏死；② 非均匀性脂肪肝；③ 肝局灶性钙化病变；④ 肝脏局灶性结节性增生；⑤ 炎性假瘤；⑥ 其他：肝尾状叶代偿性增大、再生肝等。

(5) 肝脏良性实质性肿瘤：① 肝血管瘤；② 肝腺瘤；③ 肝错构瘤；④ 其他：肝纤维瘤、肝脂肪瘤、肝胆管腺瘤等。

(6) 肝脏恶性肿瘤：① 原发性肝癌；② 胆管细胞癌；③ 肝母细胞瘤；④ 肝脏继发性恶性肿瘤；⑤ 其他：平滑肌肉瘤、血管外皮瘤等。

(7) 肝脏血管性病变：① 门静脉高压；② 门静脉栓塞；③ 门静脉海绵样变性；④ 脐静脉重新开放；⑤ 肝动脉瘤；⑥ 肝静脉阻塞；⑦ 移植肝血管并发症等。

(8) 介入性超声在肝脏的应用：① 超声引导下肝脏穿刺活检；② 超声引导下肝脏囊肿抽吸硬化治疗；③ 超声引导下肝脏肿瘤乙醇注射治疗；④ 超声引导下经皮肝穿刺胆管置管引流；⑤ 超声引导下肝脏肿瘤射频、微波治疗等。

2. 检查后

临床医生应仔细阅读超声报告，正确理解超声报告，客观评价超声报告，结合临床其他信息作出合理的临床诊断。

二）超声医生

1. 检查前

做好检查前的知识准备，熟悉肝脏的解剖，掌握肝脏的正常以及常见病变的超声表现，并了解肝脏疾病的主要临床表现等，为肝脏的超声检查、诊断做好准备。

2. 检查中

(1) 核查：核对患者姓名，防止张冠李戴、冒名顶替等差错的发生；核查交费、预约、登记等手续齐全，实行科学、有序的管理；了解患者病史及检查部位、目的、要求等，做到心中有数。

(2) 摆放体位：患者常规取仰卧位，双手上提置于枕后平卧于检查床上，根据需要亦可取左、右侧卧位、坐位、站立位、半卧位。总之，体位以便于检查、获得满意显像为宜。

(3) 仪器调节：选择低频腹部探头，选择检查部位为“肝脏”。根据显像情况，调节探头频率、深度、增益、焦点及彩色多普勒检查的速度标尺等功能按键或旋钮，将仪器调整为最佳功能状态。

(4) 扫查分析：肝脏体积较大，形态不规则，超声时扫查应做到系统、全面和规范，注重手法，按一定步骤有序地进行。一般首先从肝左叶开始扫查，肝左叶剑突下纵切、横切，从左外叶连续扫查至左内叶；然后肝右叶肋下斜切、肋间斜切，依次多切面观察肝右前叶至右后叶。每一切面都定点侧动探头配合患者呼吸或体位改变，多角度观察，尽量避免遗漏区域和病变。

注意事项：

① 在肝脏超声检查中，应对各部位进行连续性滑行扫查。在某一位置进行切面观察时，应做左右或上下方向最大范围的侧动扫查，避免跳跃式扫查。同时，应避免探头停于某一位置长时间凝视图像。

② 对肝脏径线测量时要坚持标准体位和标准切面，避免因呼吸深度和检查体位的不同而带来的误差。肝脏形态不规则，同一部位声束稍倾斜测值即可有不同；进餐后胃腔胀大向上推挤肝脏，门静脉系统回流增加、管径增粗。故同一肝脏不同状态的测值可有差异。

③ 在右肋间扫查观察右膈顶部肝组织结构时应让病人尽可能呼气，使横膈尽量上升后做屏气动作，以便超声束能有效投射至上述区域，并使检查者有足够时间调整声束投射方向及观察，分析声像图特征。同理，在肝脏其他部位检查中，让病人尽可能吸气使横膈尽量下降后再屏气，以避开肋骨、肋弓和胃肠气体的遮挡而获得最佳显示。肝硬化肝缩小向右上后移，结肠上移气体较多影响较大，可从右腋中线第 5 肋间开始向下检查。

④ 在肋下缘肋间断面扫查时，右肾上极、右肾上腺及腹膜后病变易重叠在肝脏切面上，故应重视纵切面或冠状切面的扫查，并配合呼吸运动动态观察，帮助确定病变是在肝内还是在肝外。

⑤ 彩超检查血流显示程度与仪器性能质量关系密切。高性能彩超能显示病灶内微小血管（小于 1 mm），中低档彩超难以显示。在测量血管血流频谱时，应充分取得病人的合作，暂时屏住呼吸 3～5 秒，在此时间内获取一段平稳频谱即可。切不可长时间屏气，以免造成频谱误差。

3. 检查后

（1）记录、书写报告。描述检查所见，采集必要的、合适的图像，书写超声检查报告，要求准确、规范、翔实。

（2）整理、存储资料。记录、整理全部检查信息，包括临床信息以及超声信息，归档保存。

（3）对诊断不清的疑难病例可随访调查，进行分析总结。

第二节　肝脏超声诊断规范

一、肝脏超声分析规范

一）超声分析基础

肝脏是人体最大、最重的实质器官，由肝小叶和一系列管道（门静脉、肝静脉、肝动脉和肝内胆管）所组成。肝脏顶部与膈面相接触，位于右锁骨中线第 5 前肋的上缘，下缘不超过右侧肋弓。右半肝的前方和外侧为肋骨所遮盖，后方大部分为右肺所遮掩，右后下方有右肾与之相邻，左半肝前方有胸骨、剑突及左侧肋骨。

肝脏的上面为膈面，下面为脏面。肝的膈面有镰状韧带附着，将肝分成左、右两叶；脏面凹陷不平，与食管、胃、十二指肠、胆囊、小网膜、结肠肝曲、右肾等相接触，有“H”形的 2 条纵沟和 1 条横沟。右纵沟前部为胆囊窝，容纳胆囊，后部有下腔静脉（称第二肝门），有 3 条肝静脉（肝右静脉、肝中静脉和肝左静脉）在此流入下腔静脉。左纵沟前部有肝圆韧带，是脐静脉在出生后闭锁而形成的纤维索，后部有静脉韧带，为静脉导管闭锁而成。横沟为肝门（亦称第一肝门），长约 5 cm，有门静脉、肝管、肝动脉通过。左、右纵沟内容可为超声显示，有助于对肝脏的分叶。

通过肝静脉、门静脉的走行可以对肝实质进行分叶。肝右静脉行走于肝右间裂内，故作为肝右前叶与右后叶的分界标志。肝中静脉行走于正中裂的后半部和尾状叶内，是肝右前叶与左内叶的分界标志，也是右半肝与左半肝的分界标志。肝左静脉近端与门静脉左支矢状段行走于左叶间裂内，是肝左外叶与左内叶的分界标志。肝左静脉主干位于左段间裂中，为左外叶上段和下段的分界标志。

二）常规分析内容

一般先观察 B 型超声声像图，再观察彩色多普勒显像（CDFI），需要时再进一步进行脉冲多普勒（PWD）频谱分析。

1. B 型超声

1）大小

超声诊断肝脏疾患主要是观察并依靠声像图的变化，径线的测量虽可供诊断时参考，但因个体差异较大，价值不大。

目前常用的几项肝脏径线测量方法：

肝左叶长径：肝左叶通过腹主动脉的矢状纵切面测量肝左叶上缘至下缘的最大距离。

肝左叶厚径：测量切面同上。测量肝左叶前缘至后缘的垂直距离。

肝右叶最大斜径：肝右叶肋下斜切显示观察膈顶部，以肝右静脉注入下腔静脉的肋下肝缘斜切面声像图为标准，测量肝脏前缘至后缘之间的最大距离。

肝右叶厚径：肝肋间斜切显示第二肝门时肝脏前、后缘间的垂直距离。

(1) 正常：肝左叶厚径：(5.8±0.8) cm；长径：(6.2±1.1) cm。肝右叶最大斜径：(12.2±1.1) cm；厚径：8～10 cm。

(2) 增大：肝脏体积增大，形态饱满，肝左叶厚径超过 6 cm，长径超过 9 cm，肝右叶最大斜径超过 14 cm，肝右叶厚径超过 10 cm。多见于脂肪肝、弥漫性肝癌等。

(3) 缩小：肝脏整体或左、右叶部分缩小，径线明显小于正常。见于重症肝炎、肝硬化失代偿期等。

2）形态

(1) 正常：外形近似楔形，右叶厚而大，在纵切面声像图上，肝脏形态略呈三角形。剑突下纵切左叶前下角小于 45°，右肋缘下向后上方斜切右叶后上角小于 140°。

(2) 变异：肝脏形态变异，肝右叶下部出现向下如舌状突出生长的舌叶，甚至可伸入右髂窝，即“肝舌叶”或“Reidel 叶”。

(3) 饱满：肝脏外形圆钝，体积增大，左叶前下角及右叶后上角增大，左叶前下角大于 45°，右叶后上角大于 140°。多见于脂肪肝。

(4) 不对称：肝脏左叶增大，右叶缩小，左右叶比例失调。见于肝硬化、尾状叶肥大。

(5) 不规则：肝脏失去正常形态，有多个肿块向外突起或包膜呈锯齿状。见于肝硬化、肝脏多发性肿瘤等。

3）边界

(1) 正常：边界清晰，轮廓光滑整齐，轮廓线回声强而清晰。

(2) 异常：轮廓线不清，包膜回声中断。见于肝脏外伤等。

4）内部回声

(1) 正常：呈稍低的细小点状回声，分布均匀，有时可见稀疏、散在的略强回声点及短小线状回声。

(2) 均匀性异常：

① 弥漫性不均匀。见于肝硬化等。

② 局部不均匀。见于肝脏局灶占位性病变等。

(3) 强度异常：

① 增强。见于钙化、机化等。

② 减低。见于急性肝炎、液化坏死、囊性变等。

5）管道纹理

(1) 正常：肝内门静脉、肝静脉的一、二、三、四级分支均能在声像图上显示。肝固有动脉在肝门附近可观察到，但其分支常无法确认或识别。肝内胆管分析内容见“胆道系统”。

门静脉主干内径测量：在右季肋部第一肝门处斜切扫查，同时显示门静脉主干以及肝外胆管的长轴切面，在第一肝门下方 1～2 cm 处测量。测量时患者应保持平静呼吸，测量值不包括管壁厚度。

肝静脉内径测量：在第二肝门处扫查，显示肝静脉的长轴切面，在第二肝门上方 1～2 cm 处测量。

门静脉主干：(1.15±0.13) cm。肝静脉左支：(0.87±0.05) cm；中支：(0.97±0.04) cm；右支：(0.96±0.05) cm。

（2）增多：肝静脉扩张增粗，分支增多。见于肝脏淤血、下腔静脉阻塞综合征等；门静脉增宽，走行扭曲，门静脉主干内径大于 1.5 cm，左、右支内径大于 1.3 cm。见于肝硬化门静脉高压。

（3）减少：血管纹理显示不清，走行紊乱。见于脂肪肝、肝硬化等。

（4）移位：肝静脉、门静脉分支受压推移。见于原发性肝癌等。

（5）异常回声：门静脉、肝静脉内出现异常回声。见于肝硬化、肝癌等形成的血栓、癌栓。

（6）异常管道：门静脉失去正常的管状结构，呈网状或多个线条状结构。见于门静脉海绵样变性；肝脏的异常管道开放，如脐静脉（肝圆韧带）开放。多见于肝硬化；门静脉、肝静脉交通。见于布-加综合征。

2. 多普勒超声

1）CDFI

（1）正常：肝脏内门静脉、肝静脉血流信号丰富，呈分支状血流分布。肝动脉在 B 型超声上一般不易显示，但彩色多普勒可提高肝内肝动脉的显示率。

（2）增多：

① 一种是肝脏内血流信号弥漫性增多。见于淤血肝等。

② 一种是肝脏局限性血流信号增多，测及闪烁动脉血流。见于肝脏恶性肿瘤等。

（3）减少：

① 肝脏内血流信号减少，不易显示肝静脉及门静脉。见于脂肪肝。

② 门静脉血流颜色黯淡或反向。多见于肝硬化。

（4）反向：门静脉内见反向血流。见于门静脉高压或栓塞。

（5）形态改变：门静脉血流束扭曲变形，呈蜂窝状。见于门静脉海绵样变性。

（6）异常管道血流：重新开放的脐静脉、门静脉与肝静脉的侧支血管等内见血流信号。

2）PWD 频谱

（1）正常：门静脉为入肝血流，频谱呈连续低平波，可随呼吸变化而有轻微的波动，平均流速范围较大，多在 15～20 cm/s，但也有受饮食因素的影响；肝动脉也为入肝血流，频谱呈收缩期单峰波，上升快，下降慢；肝静脉为离肝血流，除了受心房压力影响外，也受呼吸因素的影响，频谱呈三相波，收缩期平均流速为 29 cm/s，舒张期平均流速为 22 cm/s。

（2）流速增加：肝动脉流速增大，有时可达 1 m/s 以上，见于原发性肝癌。

（3）流速减少：门静脉、肝静脉流速降低。多见于肝硬化、淤血肝。

（4）反向频谱：门静脉内可提取反向频谱。见于门静脉高压或栓塞。

（5）其他改变：肝动脉阻力指数增大，呈高阻力频谱，多大于 0.6。见于原发性肝癌；肝静脉频谱呈连续性频谱或反向波消失的门静脉样频谱。见于布-加综合征、右心衰等。

三）特殊分析内容

如果需要时应进一步观察分析特殊内容。

1. 肝脏局灶性病变

（1）数目：单发或多发。多发者取体积最大者为代表予以详细描述。

（2）方位：首先根据肝内组织结构特征进行定位分析，说明其位于肝左叶、肝右叶、尾状叶，进一步可区分位于左内叶、左外叶、右前叶、右后叶，再进一步可对其进行分段。更直观的方法是在体表标志示意图上标示。还可以根据肝周的组织结构帮助定位，邻近心脏者位于肝左叶，邻近右肾者位于肝右后叶。

（3）大小：通过纵、横多切面扫查，选择最大切面测量，报告其长径与短径（垂直于长径）测值。

（4）形态：规则，类圆形或椭圆形等。见于肝囊肿等；不规则，可呈分叶状。见于肝癌等。

（5）包膜：有完整清晰线状强回声包膜。见于肝囊肿等；无包膜或不完整包膜（假包膜）。见于肝硬化增生结节、肝癌等。

(6) 边界:边界光滑、清晰。见于肝囊肿等;周围可见“晕圈征”。见于肝脏继发性恶性肿瘤等;边界模糊不清,见于非均匀性脂肪肝等。

(7) 内部回声:均匀高回声。见于肝血管瘤;不均匀结节状回声。多见于恶性肿块;规则的无回声区,见于囊肿;不规则无回声区。见于脓肿形成、液化坏死或囊性变等。

(8) 后方回声:无改变或轻度增强。见于血管瘤等;增强。见于囊肿、脓肿形成、液化坏死或囊性变等;衰减,甚至见声影。见于钙化、机化等。

(9) 侧方声影:有明显的侧方声影。见于包膜较厚的肿块;无侧方声影。见于无包膜的肿块。

(10) 内部以及周围血流:恶性肿块内血流的检出较为敏感。一般认为恶性肿块的血流丰富,可探及动脉血流,流速较高,阻力指数较高,多高于 0.6。良性结节血流相对较少检出且多为静脉血流。非均匀性脂肪内部血管走行不受影响。

2. 肝区探头加压扫查

观察探头加压局部有无压痛、肝脏质地如何。

(1) 正常:肝脏质地柔软,径线随呼吸深度而发生一定变化,一般无明显压痛。

(2) 异常:

① 肝脏脓肿时可有压痛。

② 肝硬化或肝恶性肿瘤时探测肝左叶质地变硬。

注意探头加压的力度,避免患者出现严重不适。

3. 动态检查

必要时嘱病人做呼吸动作以观察肝脏的上下活动范围,以及肿块与肝脏活动的同步性等。

4. 肝门部淋巴结

检查肝门部是否有肿大的淋巴结。如果发现肝门部淋巴结肿大,应注意是否与肝脏病变相关。

5. 门静脉系统

门静脉系统的检查包括门静脉主干及其肝内主要分支以及脾静脉,具体分析内容分别见相关章节。

二、肝脏超声报告规范

一) 报告内容

报告的内容包括临床信息以及超声信息,主体内容是超声表现与超声提示。

1. 超声表现

遵循超声表现报告的一般规范要求(见“总论”相关内容)。

报告必须给出肝脏的全面、详细的检测内容,主要包括超声测值和声像图描述两大部分。其中,超声测值部分一般应记载肝脏左、右叶的径线以及门静脉内径;声像图描述部分应详细、客观记录超声所见,从肝脏的整体到局部,从B型超声到多普勒超声,主要包括大小、形态、内部回声以及血流等。

如果肝脏内有局灶性病变时,还应报告其大小、形态以及内部回声等;如果病变内部有血流并可提取频谱,则应进一步提供频谱分析的测量值以及计算值。

2. 超声提示

遵循超声提示的一般规范要求(见“总论”相关内容)。超声提示应客观、稳妥,不要武断。具有充分依据者可以明确提示诊断,给临床直接的提示;诊断依据不充分者不要勉强,可以根据可能性的大小依次提示相关诊断,建议进一步检查,以明确诊断;没有诊断依据者可以提示超声所见的可疑征象,提请临床注意和重视,可建议进一步检查,以诊断或排除疾病。

对肝脏内部回声不均而未见明显肿块者,提示“肝脏回声不均”或“肝脏回声增粗”等描述性诊断。对肝脏肿块性质不明者,以“肝脏占位性病变”统称之。以上种种情况均可建议结合临床分析或进一步检查,以明确诊断。

3. 超声图像选择

报告还应常规附有 1～4 幅超声图像。报告所选图像应与超声提示相配合，首先选择反映病情的图像，病变较多时，选择相对严重病变的图像。检查结果正常时，则选择肝脏的基本图像。

二）报告格式

肝脏超声检查报告格式示例见表 21。

表 21 肝脏超声检查报告单

<table>
<tr><td colspan="6">××××医院</td></tr>
<tr><td colspan="6">超声检查报告单</td></tr>
<tr><td>姓名：</td><td>性别：</td><td colspan="2">年龄：</td><td colspan="2">超声号：</td></tr>
<tr><td>科别/病区：</td><td>床号：</td><td colspan="2">门诊/住院号：</td><td colspan="2">临床诊断：</td></tr>
<tr><td>检查类别：</td><td colspan="3">仪器：</td><td colspan="2">检查状况：优　一般　差</td></tr>
<tr><td colspan="6">检查部位：肝脏</td></tr>
<tr><td colspan="3">代表图像：常规 1～4 幅。
肝脏图 1</td><td colspan="3">肝脏图 2</td></tr>
<tr><td colspan="6">超声表现：
超声测值：左叶长径 6.6 cm，厚径 5.2 cm；右叶斜径 13.8 cm，厚径 7.8 cm。门静脉主干内径 1.1 cm。
B 型超声：肝脏形态规则，轮廓光整，包膜回声强而清晰，肝实质回声呈稍低的细小回声点，分布均匀，肝内管道结构走向清晰自然。
CDFI：肝内可探及点状及长条状血流信号，走向清晰自然。</td></tr>
<tr><td colspan="6">超声提示：肝脏未见异常</td></tr>
<tr><td colspan="2">检查医生：</td><td colspan="2">报告医生：</td><td colspan="2">检查时间：</td></tr>
<tr><td colspan="6">备注：超声报告仅供临床医生参考！</td></tr>
</table>

三）信息储存

遵循超声信息储存的一般规范要求（见“总论”相关内容）。需要特别提示的是图像资料的采集与保存。因为图像是诊断的重要依据，是分析讨论的基础。

肝脏应常规储存的基本图像资料：

(1) 肝左叶剑下纵切面声像图（肝脏图 1）。于此切面测量肝左叶长径与厚径。

(2) 左半肝横切面声像图。此切面要求显示门静脉“工字形”血管。

(3) 右肋缘下斜切面声像图（肝脏图 2）。此切面要求显示肝右静脉注入下腔静脉，于此切面测量肝右叶肋下斜径。

(4) 右肋间斜切面声像图。此切面要求显示第一肝门。

(5) 右肋间斜切面声像图（肝脏图 3）。此切面要求显示第二肝门，于此切面测量肝右叶厚径。

(6) 肝右叶冠状切面声像图。此切面要求显示肝肾隐窝。

对有局灶性病变者要储存其代表性灰阶图像，有条件者还要观察并保存其 CDFI 图像。如果病变内部有血流并可提取频谱，则应进一步储存其 PWD 频谱图。

超声图像多留不限！

第三节　正常肝脏超声报告示范

一、超声表现

1. *B型超声*

(1) 大小：肝左叶长径不超过 9 cm，厚径不超过 6 cm，肝右叶最大斜径不超过 16 cm，肝右叶厚径不超过 11 cm(肝脏图 1,2,3)。

(2) 形态：形态规则，轮廓光整。

(3) 边界：清晰，包膜回声强而清晰规则。

(4) 内部回声：实质回声呈稍低的细小回声点，分布均匀。

(5) 血管纹理：肝内管道结构走向清晰自然。

2. *多普勒超声*

(1) CDFI：肝内可探及点状、长条状、分支状血流信号，走向清晰自然。

(2) PWD 频谱：肝静脉为离肝血流，门静脉为入肝血流，流速在正常范围内。

二、超声提示

1(2)(3)(4)(5)＋2(1)　提示：肝脏未见异常

第四节　肝脏常见病超声报告示范

一、脂肪肝(Fatty Liver)

一）超声表现

1. *B型超声*

(1) 肝脏轻度或中度增大，轮廓尚平整或边缘较圆钝。

(2) 肝实质回声增多、增强，呈"亮肝征"(肝脏图 4)。

(3) 肝区回声浅部细而密，呈"云雾状"，深部回声逐渐减弱而稀少。

(4) 肝内管道分布走向欠清晰或不明显。

(5) 肝段、叶或局部见片状高或低回声区，形态不规则，呈"斑片状"或"地图状"，边缘较模糊，无包膜回声。

2. *多普勒超声*

CDFI：肝内可探及点状及长条状血流信号，走向欠清晰。

二）超声提示

1(1)(2)(4)＋2＋临床表现(患者体胖，体重指数偏高等)　**提示：肝脂肪浸润**

1(1)(2)(3)(4)＋2＋临床表现(患者体胖，体重指数偏高；肝区可闷胀不适，血脂可偏高，肝功能可异常等)　**提示：脂肪肝**

1(1)(2)(4)(5)＋2＋临床表现(患者体胖，体重指数偏高等)　**提示：肝内局部回声异常，非均匀性脂肪肝可能性大**

注意：非均匀性脂肪肝需与肝血管瘤、原发性肝癌等相鉴别。超声造影有助于鉴别诊断，介入性超声穿刺活检可明确诊断。

二、肝损害后改变(Change After Hepatic Lesion)

一) 超声表现

1. B型超声

(1) 肝脏大小正常或稍大,轮廓尚清晰,形态尚正常,包膜清晰、光整。

(2) 肝实质回声增粗、减低,分布欠均匀。

(3) 肝实质回声粗细不等,分布不均匀,似呈网状结构(肝脏图5)。

2. 多普勒超声

(1) CDFI:门静脉内径在正常范围。肝静脉、肝动脉走行自然。

(2) PWD频谱:肝脏内各血管血流参数与正常相似。

二) 超声提示

1(1)(2)+2+临床表现(有肝炎、酗酒、长期吃药等病史,无显著全身症状、肝脏功能正常) **提示:肝脏回声增粗,请结合临床**

1(1)(3)+2+临床表现(有肝炎、酗酒、长期吃药等病史,肝区可有不适、肝脏功能异常等) **提示:肝脏回声增粗、不均匀,肝损害后改变可能**

三、肝硬化(Hepatic Cirrhosis)

一) 超声表现

1. B型超声

(1) 肝脏表现:

① 体积缩小,形态失常,表面高低不平,呈"波浪状"或"锯齿状"(肝脏图6)。

② 肝实质回声增高、增粗,分布不均匀,见密度不一的短小粗线状或短弧线状增高回声,类似鳞片状或苔藓样改变。

③ 肝内可呈网状增高回声,网格回声较细而整齐,围绕不规则形态的低回声区。

④ 肝内可见近似圆形或稍不规则形的低回声区或高回声区,境界尚清,内部回声欠均。

⑤ 肝静脉分布失常,内径变细,走行僵直,行径迂曲。严重者肝静脉因肝内纤维组织不规则收缩而极度变细,以致难以确认或不能显示,呈"肝静脉消失征";门静脉及其属支增宽,门静脉主干内径大于1.3 cm,脾门静脉内径大于0.8 cm,走行迂曲。

(2) 肝外表现:

① 脾脏多肿大。

② 肝门区及脾门区可见门静脉海绵样改变(见相关内容)。

③ 侧支循环开放,脐静脉开放最常见,胃底及食管区可见扩张的静脉。

④ 常伴有胸腔、腹腔内无回声区(肝脏图6)。

⑤ 胆壁明显增厚,可呈"双边征"。

2. 多普勒超声

(1) CDFI:

① 门静脉扩张,血流束增宽,流速减慢,主干可呈双向血流。

② 肝静脉血流束粗细不均或弯曲不规则,走行不自然。

③ 肝动脉血流束增宽,血流信号色彩明亮,较正常人易于显示。

④ 可见脐静脉重新开放,其内充盈暗淡血流信号。

(2) PWD频谱:

① 门静脉流速减慢，可见反流频谱。

② 肝动脉血流增加，流速增高。

二）超声提示

1(1)①②③+2(1)①②(2)①+临床表现(肝炎病史，肝区隐痛、乏力、腹胀、上消化道出血等症状，血检肝功能异常等)　**提示：肝脏弥漫性病变，肝硬化可能**

+1(1)④　提示：伴多发结节可能

+1(1)⑤　提示：伴门静脉高压

+1(2)①　提示：伴脾肿大

+1(2)②　提示：伴门静脉海绵样变性

+1(2)③　提示：伴脐静脉开放

+1(2)④　提示：伴胸腔积液、腹腔积液

+1(2)⑤　提示：伴胆壁继发性水肿

注意：肝硬化结节需与小肝癌相鉴别。介入性超声活检、超声造影等有助于鉴别诊断。

四、门静脉高压(Portal Hypertension)

一）超声表现

1. B型超声

(1) 门静脉系统血管扩张(肝脏图7)：肝外段门静脉内径增宽，大于1.4 cm；门静脉左、右支内径增宽，大于1.0 cm；脾门部脾静脉内径增宽，大于0.8 cm；肠系膜上静脉内径增宽，大于1.0 cm。

(2) 脐静脉开放表现：于左叶矢状切面显示由门脉左支的囊部向肝下缘走向的管状结构扩张，内径大于0.5 cm(正常情况下内径在0.3 cm以下)，沿腹壁内侧向下迂曲走行。

(3) 可有门静脉海绵样变性的表现(见相关内容)。

(4) 门静脉主干以及肝内分支内可见团块状回声。

(5) 侧支循环形成的表现：脐旁静脉以及胃冠状静脉迂曲扩张。

(6) 伴有肝硬化的表现(见相关内容)。

(7) 伴有脾肿大的表现(见相关内容)。

(8) 腹腔内可见无回声区。

2. 多普勒超声

(1) CDFI：

① 门静脉内血流信号暗淡，一般为单色，可能出现色彩相反的血流信号。

② 开放的脐静脉内充盈血流信号，色彩较暗淡。

(2) PWD频谱：

① 门静脉频谱低平，血流速度变慢，最大血流速度小于15 cm/s，随呼吸出现起伏的变化消失，可出现反向或双向的频谱。

② 开放的脐静脉内可提取连续低速的静脉频谱，与门静脉类似。

二）超声提示

1(1)+2(1)①(2)①+临床表现(既往有肝硬化等病史，右上腹隐痛不适、腹部胀满、脾肿大、腹腔积液等症状)　**提示：符合门静脉高压**

+1(2)+2(1)②(2)②　提示：伴脐静脉开放

+1(3)　提示：伴门静脉海绵样变性

+1(4)　提示：伴门静脉血栓

+1(5)　提示:伴肝硬化

+1(6)　提示:伴脾肿大

+1(7)　提示:伴腹腔积液

五、门静脉海绵样变性(Portal Vein Cavernous Transformation)

一) 超声表现

1. *B型超声*

(1) 肝门部或肝内门静脉分支正常结构消失,走行迂曲,其切面回声呈蜂窝状,管腔粗细不均匀,腔内或周围有网格状无回声。

(2) 门静脉内可见团块状回声。

(3) 可见脐静脉开放表现(见相关内容)。

(4) 伴有肝硬化表现(见相关内容)。

(5) 伴有脾肿大表现(见相关内容)。

(6) 多伴有腹腔积液表现(见相关内容)。

2. *多普勒超声*

(1) CDFI:肝门部或肝内异常变形、扩张的门静脉分支内见红蓝不规则相间的彩色血流信号(肝脏图8)。

(2) PWD频谱:门静脉内可提取连续性低速的血流频谱。

二) 超声提示

1(1)+2(1)(2)+临床表现(既往有肝硬化等病史,可无明显症状,或右上腹隐痛不适、腹部胀满等症状)　**提示:门静脉海绵样变性**

+(2)　提示:伴门静脉栓子

+(3)　提示:伴脐静脉开放

+(4)　提示:伴肝硬化

+(5)　提示:伴脾肿大

+(6)　提示:伴腹腔积液

六、门静脉血栓(Portal Vein Thrombosis)

一) 超声表现

1. *B型超声*

(1) 门静脉主干及分支增宽,管腔内见条索状、絮状或团块状回声,附着于血管内膜面上(肝脏图9),回声较低或中高回声,有效血管腔变小,狭窄或闭塞。

(2) 门静脉管壁回声可模糊不清,周围可见不规则网格状管腔。

(3) 可见肝硬化、脾肿大、腹控积液等表现(见相关内容)。

2. *多普勒超声*

(1) CDFI:

① 病灶内部无血流信号。

② 门静脉狭窄:门静脉狭窄处血流信号色彩明亮,狭窄后血流信号色彩杂乱,而狭窄远端血流信号色彩暗淡。

③ 门静脉堵塞:门静脉病变段管腔内无血流信号。

④ 侧支循环形成:可见门静脉旁蜂窝状血流信号。

（2）PWD 频谱：

① 门静脉狭窄：门静脉狭窄处血流速度增快。

② 门静脉堵塞：门静脉病变段不能提取频谱。

二）超声提示

1(1)+2(1)①②(2)①+临床表现（有肝硬化等病史，腹胀不适等） **提示：门静脉血栓形成**

+1(2)+2(1)④ 提示：伴侧支循环形成

+1(3) 提示：伴有肝硬化、脾肿大、腹腔积液等

注意：门静脉血栓需和门静脉癌栓相鉴别。

七、淤血肝(Congestive Liver)

一）超声表现

1. *B 型超声*

（1）肝脏普遍性增大，包膜光滑，肝实质回声无变化或稍低。

（2）下腔静脉和肝静脉内径增宽。肝静脉内径多大于 1.0 cm（肝脏图 10），可达 2.0 cm；下腔静脉内径大于 2.0 cm，可达 2.5～4.4 cm。

（3）下腔静脉和肝静脉随心跳、呼吸运动的生理性搏动减弱或消失。

2. *多普勒超声*

（1）CDFI：增宽的下腔静脉、肝静脉内血流信号色彩黯淡，有时呈"云雾状"。

（2）PWD 频谱：肝静脉及下腔静脉频谱曲线形态失常，a 波增高，D 波高于 S 波。

二）超声提示

1(1)(2)+2(1)(2)+临床表现（心功能低下或下肢、腹壁静脉曲张等症状、心脏超声检查异常等） **提示：淤血肝**

八、血吸虫病肝改变(Hepatic Change After Schistosomiasis)

一）超声表现

1. *B 型超声*

（1）肝脏增大、缩小或不规则。

（2）肝脏轮廓尚光整或表面不平整，可呈锯齿状。

（3）肝实质回声稍增高、增密，分布不均匀，见条索状或粗网状增强回声，其间夹杂分布不规则的低至中等回声区（肝脏图 11）。

（4）门静脉管壁明显增厚，呈粗大条索状强回声；门静脉内径可明显变细狭。

2. *多普勒超声*

（1）CDFI：肝内血管走向失常，门静脉、肝静脉血流束变细变窄。

（2）PWD 频谱：肝脏内动脉血流正常或流速稍增加，PSV 多小于 70 cm/s。

二）超声提示

1(3)+2(1)+临床表现（既往有血吸虫病史或有疫区接触史等） **提示：陈旧性血吸虫病肝改变可能**

九、肝囊肿(Hepatic Cyst)

一）超声表现

1. *B 型超声*

（1）肝脏形态规则，轮廓光整或肝脏增大，肝表面局限性隆起。

(2) 肝实质内见单个或多个圆形或椭圆形无回声病灶，壁薄，境界清晰，轮廓光整(肝脏图 12)。

(3) 部分病灶内可见带状分隔，呈多房性。

(4) 病灶侧壁回声可失落，可见侧壁声影，病灶后方回声增强。

(5) 病灶壁可增厚，境界不清；病灶内回声可增多，可见分层现象。

2. *多普勒超声*

CDFI：病灶内无血流信号或囊壁处见短线状血流信号；探头挤压后较大病灶内可诱发闪彩伪像。

二）超声提示

1(1)(2)(3)+2+临床表现(一般无明显症状，较大囊肿可有饭后饱胀、食欲减退、恶心、呕吐、右上腹痛、肝区囊性包块等) **提示：肝囊肿(单发或多发)**

+1(5)+临床表现(既往有肝囊肿，近期肝脏局部可有隐痛等) **提示：囊内感染或出血可能**

十、多囊肝(Polycystic Disease of Liver)

一）超声表现

1. *B型超声*

(1) 肝脏呈不规则明显增大，形态失常，轮廓不光滑，高低不平。

(2) 肝内正常结构紊乱或消失，实质内布满无数紧密相连、大小不一的无回声区，间隔较薄，呈线状回声(肝脏图 13)。

(3) 病灶间可见部分肝组织，常因周围的囊肿后方回声增强和侧边声影的影响，而不能显示其正常结构，表现为回声杂乱。

(4) 可同时发现体内其他脏器有多囊表现，如多囊肾、多囊脾、多囊胰等(见相关内容)，或伴有其他先天性畸形表现。

2. *多普勒超声*

CDFI：无回声区内无血流信号，囊壁处可见短线状血流。

二）超声提示

1(2)(3)+2+临床表现(具有家族史，女性发病较多；大多长期无明显症状，后期肝区可隐痛、肝功能可异常等) **提示：多囊肝可能**

+1(4) 提示：伴有其他脏器多囊病或先天性畸形

注意：多囊肝需与肝多发性单纯囊肿相鉴别。

十一、肝包虫囊肿(Hepatic Hydatid Cyst)

一）超声表现

1. *B型超声*

(1) 肝脏形态规则或不规则，肝包膜可局部隆起，呈“驼峰征”。

(2) 肝左、右叶比例可失常。

(3) 肝内见单发或多发无回声病灶，呈囊肿样。

① 单囊型：多呈圆形或类圆形，轮廓清晰；囊壁较厚，回声较强且边缘整齐，与肝实质有明显的分界，外壁光滑；囊内透声多较差，可见“囊砂征”。

② 多囊型：大的囊腔内有时可见大小不等的圆形无回声区，呈“母子囊征”或“套环征”，囊与囊之间分界清楚。

③ 实变型：少数病灶囊壁增厚，囊内模糊不清，充满杂乱不均的强回声，呈实体样。

(4) 肝内病灶附近的管道可受挤压，走行失常；局部胆管可扩张。

2. 多普勒超声

CDFI:病灶内无明显彩色血流信号。

二）超声提示

1(3)+2+临床表现(多有牧区接触史,可有肝区胀痛、食欲不振等症状,寄生虫检查包虫抗体阳性等) **提示:肝内囊性病变,包虫囊肿可能**

十二、肝脓肿(Hepatic Abscess)

一）超声表现

1. B型超声

(1) 肝脏增大、增厚或肝脏轮廓局限性隆起。

(2) 肝内见局灶性病变区。

① 浸润早期:病灶呈境界不清、分布不均匀的低至中等回声。

② 进展期:病灶局部可呈蜂窝状,内见不规则的无回声区,其中可见散在点状、团状回声(肝脏图14)。

③ 形成期:脓腔壁厚、不光整;腔内浅层回声微弱,深层回声不规则增强,随体位改变可见漂浮移动回声;后方回声增强,侧壁可见声影。

④ 慢性期:脓肿境界尚清,壁增厚增强,可见强回声斑块(肝脏图15)。

⑤ 消散期:脓腔缩小甚至消失,境界不清。

(3) 可在膈下或右侧胸腔内见无回声区。

2. 多普勒超声

CDFI:病变区周边可探及少量血流信号。

3. 其他

肝脏区探头压痛明显。

二）超声提示

1(2)①②+2+3+临床表现(肝区疼痛、寒战、高热、血象升高等) **提示:肝脏局灶性异常回声区,肝脓肿可能,建议治疗后复查**

+1(2)③④ 提示:脓肿形成,建议超声引导下穿刺抽吸、注药

+1(3) 提示:伴膈下积液或右侧胸腔积液

注意:肝脓肿需与肝脏恶性肿瘤相鉴别。试验性消炎治疗和超声动态观察有助于鉴别,作超声引导下针吸细胞学检查,常可明确诊断。

十三、膈下脓肿(Subphrenic Abscess)

一）超声表现

1. B型超声

(1) 膈肌高回声与肝脏表面回声明显分离。

(2) 膈肌与肝表面之间呈一宽带状无回声区,透声可稍差。

(3) 右侧胸腔可见无回声区。

2. 多普勒超声

CDFI:病变区无血流信号。

二）超声提示

1(1)(2)+2+临床表现(可有腹部手术史,发热、右上腹痛、血象高等症状) **提示:膈下脓肿可能**

+1(3) 提示:伴右侧胸腔积液

十四、肝血肿(Hepatic Hematoma)

一)超声表现

1. B型超声

(1) 肝脏形态规则或不规则,轮廓清晰,包膜光整或不连续、中断。

(2) 肝包膜不连续或中断处探及线条状高回声。

(3) 肝实质内或包膜下可见边界较清晰、边缘不清的弱无回声区(肝脏图16)。

(4) 病变区内可见条索状分隔,伴有高回声漂浮或回声增强增多,肝周可探及无回声区。

2. 多普勒超声

CDFI:无回声区内无血流信号。

3. 其他

肝区可有压痛。

二)超声提示

1(1)(2)(3)(4)+2+临床表现(有外伤史,肝区局部疼痛等) **提示:肝血肿可能**

十五、肝内局灶性钙化病变(Hepatic Focal Calcification)

一)超声表现

1. B型超声

(1) 肝脏形态规则,轮廓光整。

(2) 肝实质回声分布均匀,肝内见斑片状(肝脏图17)、条状强回声区,后方可伴有声影,可单发或多发,分布不一,多发者可呈"窝状"。

(3) 肝内见强回声区,呈"="样,境界清晰,后方可伴有声影或"彗尾征"。

2. 多普勒超声

CDFI:病变区未见血流信号。

二)超声提示

1(1)(2)+临床表现(无明显症状) **提示:肝内局部组织钙化**

1(1)(3)+临床表现(无明显症状) **提示:肝内管道壁局部钙化**

注意:肝内钙化灶需与肝内胆管结石相鉴别。

十六、肝脏局灶性结节性增生(Hepatic Focal nodular Hyperplasia)

一)超声表现

1. B型超声

(1) 肝脏内见局灶性病变,多为单发。

(2) 病灶回声(肝脏图18):

① 病灶境界清楚,但无包膜回声,边缘常不规则,可略呈分叶状。

② 病灶大小一般为2~3 cm,直径多在5 cm以下。

③ 病变灶常呈低回声或等回声,分布欠均匀,中心部分常有高回声斑点或条索。

2. 多普勒超声

(1) CDFI:外部可见肝动脉彩色血流束呈扭曲样进入病灶,并在病灶中央分支呈"开花状"或"轮辐状"。

(2) PWD频谱:病灶内多可提取动脉频谱,血流速度多较低,阻力指数及搏动指数多较低,RI多在0.5~0.62。

二）超声提示

1(1)(2)+2(1)(2)+临床表现（多见于女性，可能与口服避孕药有关；多无症状，可有肝区隐痛、右上腹包块等症状，随访病灶变化不大） **提示：肝脏实性占位性病变，局灶性结节性增生可能，必要时超声引导下穿刺活检**

注意： 肝脏局灶性结节性增生需与肝脏其他良恶性肿瘤相鉴别。超声造影、介入性超声有助于鉴别诊断。

十七、肝脏炎性假瘤（Hepatic Inflammatroy Pseudotumor）

一）超声表现

1. *B 型超声*

(1) 肝脏形态轮廓无明显改变，肝内见局灶性病变（肝脏图 19）。

(2) 病灶回声：

① 病灶呈圆形或类圆形，境界清楚，无包膜回声，亦无声晕。

② 病灶一般大小为 2～3 cm。

③ 病灶呈低回声，分布略欠均匀。

2. *多普勒超声*

CDFI：病灶周围及其内部多无血流信号。

二）超声提示

1(1)(2)+2+临床表现（上腹痛、不规则发热等） **提示：肝脏低回声占位性病变，炎性假瘤可能大，建议进一步检查，必要时可行超声引导下穿刺活检**

注意： 肝脏炎性假瘤需与肝脏其他良恶性肿瘤相鉴别。超声造影、介入性超声有助于鉴别诊断。

十八、肝脏血管瘤（Hepatic Hemangioma）

一）超声表现

1. *B 型超声*

(1) 肝脏形态规则或局限性增大、增厚，轮廓光整、不规则或肝表面局限性隆起。

(2) 肝实质回声分布均匀，肝内见局灶性病变。

(3) 毛细血管瘤：病灶一般不大，境界清晰或不清晰，回声较强，可呈“浮雕征”或“线环征”；内部可见细小如针状圆形或管状无回声区，呈筛状结构；有时可见小血管自肝组织直接进入血管瘤内，呈“裂缝征”。

(4) 海绵样血管瘤：病灶多较大，境界欠清，边缘可不规则，回声强弱不一，可呈网状，内见大小不一、形态不规则的无回声区，后方回声可增强（肝脏图 20）。

2. *多普勒超声*

(1) CDFI：病灶血流信号不明显或显示较多的点、条状血流，部分与周围肝组织血流相通。

(2) PWD 频谱：病灶周围及其内部有时可提取高速湍流频谱，PSV 可大于 70 cm/s。

二）超声提示

1(2)(3)+2(1)+临床表现（无明显症状，病史较长，随访无明显变化） **提示：肝脏实性占位性病变，毛细血管瘤可能**

1(2)(4)+2(1)+临床表现（多无明显症状，较大者可有肝区隐痛、闷胀等症状） **提示：肝脏实性占位性病变，海绵样血管瘤可能**

注意： 肝脏血管瘤需与肝脏其他良恶性肿瘤相鉴别。超声造影、介入性超声有助于鉴别诊断。

十九、原发性肝癌(Primary Hepatic Carcinoma)

一）超声表现

1. B型超声

(1) 肝脏形态规则或局限性增大增厚、不规则,轮廓光整或凹凸不平、表面局限性隆起。

(2) 肝区回声增粗,分布不均匀,可呈网状。

(3) 肝内可见局灶性病变(肝脏图 21):

① 病灶可单发或多发。

② 病灶大小不一,可呈粟粒型,也可呈巨块型。

③ 病灶呈圆形、椭圆形或形态不规则,境界清晰或较清晰,边缘较整齐或不整齐,轮廓呈分叶状,或有回声较高的环状包膜,周围多有环状声晕。

④ 病灶呈低、较高、高或等回声区,分布均匀、较不均匀或不均匀,可呈“结中结征”或“镶嵌征”。

⑤ 病灶周围有散在结节状低至中等回声,呈“卫星征”。

⑥ 病灶周围的肝静脉和门静脉可被压变细、中断或移位,呈“鼠尾征”、“截断征”、“绕行征”等。

(4) 门静脉、肝静脉、下腔静脉等内径可明显增宽,内见结节状增强回声,或布满低至中等回声,类实质性结构。

(5) 位于肝门部的病灶可压迫胆道系统,常可使受压处的肝内胆管扩张,可呈“蝴蝶征”。

(6) 肝门部、腹主动脉旁等可见淋巴结肿大表现(见相关内容)。

(7) 腹腔内可见无回声区。

2. 多普勒超声

(1) CDFI:病灶内部血流信号丰富,呈点状、线状或分支状不规则迂曲走行;病灶周围绕行血流信号丰富,呈“提篮状”或“网状”。

(2) PWD 频谱:病灶周围及其内部可提取高速湍流频谱,RI 多呈高阻。

二）超声提示

1(3)+2(1)+临床表现(多有肝炎病史,最近有明显消瘦,右上腹部隐痛,腹胀,上腹部肿块及食欲减退,AFP 异常等) **提示:肝脏实性占位性病变,肝癌可能,建议进一步检查**

+1(2) 提示:伴肝损害

+1(4) 提示:伴门静脉、肝静脉、下腔静脉等栓子

+1(5) 提示:伴肝内胆管扩张

+1(6) 提示:伴肝门部、腹主动脉旁等淋巴结肿大

+1(7) 提示:伴腹腔积液

注意:原发性肝癌需与肝脏其他良恶性肿瘤以及非均匀性脂肪肝、尾状叶肥大等相鉴别。超声造影、介入性超声有助于鉴别诊断。

二十、继发性肝癌(Secondary Hepatic Carcinoma)

一）超声表现

1. B型超声

(1) 肝脏形态规则或局限性增大增厚、不规则,轮廓光整或肝表面局限性隆起,可呈“驼峰征”。

(2) 肝内可见局灶性病变:

① 病灶多为多发,但是多个病灶表现类似(肝脏图 22)。

② 病灶大小不一。

③ 病灶呈圆形、椭圆形或形态不规则，境界清晰或较清晰，边缘较整齐或不整齐，轮廓呈分叶状，周围多有较宽的环状声晕，可呈“牛眼征”、“靶环征”或“反向靶征”等。

④ 病灶呈低、较高、高或等回声区，分布均匀、欠均匀或不均匀。

⑤ 病灶周围的肝静脉和门静脉可被压变细、中断或移位，呈“鼠尾征”、“截断征”、“绕行征”等。

(3) 门静脉、肝静脉、下腔静脉等内径可明显增宽，内见结节状增强回声，或布满低至中等回声，类实质性结构。

(4) 肝门部、腹主动脉旁等可见淋巴结肿大表现(见相关内容)。

2. 多普勒超声

(1) CDFI：病灶内血流信号不明显，周围可见绕行、移位的血流信号。

(2) PWD 频谱：病灶周围及其内部可提取高速湍流频谱，PSV 可大于 70 cm/s。

二）超声提示

1(2)+2(1)(2)+临床表现(既往有肿瘤病史，近期消瘦，食欲不振，肝区隐痛，明显黄疸等，部分 AFP 增高)　**提示：肝脏实性占位性病变，继发性肝癌可能，建议进一步检查，必要时可行超声引导下穿刺活检**

+1(3)　提示：伴有门静脉、肝静脉、下腔静脉等栓子

+1(4)　提示：伴有肝门部、腹主动脉旁等淋巴结肿大

注意：继发性肝癌需与肝脏其他良恶性肿瘤以及非均匀性脂肪肝、尾状叶肥大等相鉴别。超声造影、介入性超声有助于鉴别诊断。

(吴意赟　杨益虎)

附录：

超声检查规范与质量控制(试行)·肝脏
(新疆超声诊断质量控制中心)

【检查方法】

1. 检查前准备　常规的肝脏超声检查不需要任何检查前准备，只在同时需要对胆道系统进行检查以及观察门静脉系统血流量进餐前后的变化时，病人才在空腹情况下进行检查。

2. 检查体位

(1) 仰卧位：为常规检查体位。病人仰卧，平稳呼吸，两手上举置于枕后。主要用于检查肝左叶、右前叶和部分右后叶。

(2) 左侧卧位病人向左侧 45°～90°卧位，右臂上举置于头后，便于观察肝右叶，特别是对右后叶的观察。

(3) 半卧位、坐位和站立位：适用于肝脏位置较高的病人，用于了解肝脏的活动度以诊断肝脏下垂。

(4) 俯卧位：一般不用，仅在肝脏位置过高、肝右叶显著肿大或需与其他疾病如腹膜后肿块鉴别诊断时选用。

3. 扫查方法　肝脏超声扫查应做到系统、全面和正规，按一定步骤有序地进行。根据先易后难的顺序，首先从左肝开始扫查。

4. 肝脏超声常规切面

(1) 右季肋下横切观察第一肝门。

(2) 剑突下横切观察第二肝门。

(3) 右肋间斜切观察右叶间裂。

(4) 肋缘下矢状面观察左外侧角、左叶间裂、左叶经腹主动脉、正中裂、膈顶部、肝下缘。

【检查内容】

1. 肝脏的测量

(1) 肝右叶最大斜径：需显示观察膈顶部，以肝右静脉注入下腔静脉的肋下肝缘斜切面声像图为标准，测量得到的肝脏前后缘之间的最大垂直距离，正常值不超过 12～14 cm。

(2) 肝右叶前后径：在肋间切面声像图上测量得到的肝脏前后缘间的垂直距离，正常测量 8～10 cm。

(3) 肝右叶横径：自肝最右外侧缘至下腔静脉右侧壁间的距离，正常测值不超过 10 cm。

(4) 左半肝厚度和长度：以通过腹主动脉的矢状纵切声像图作为测量左半肝厚度和长度的标准切面，尽可能显示膈肌，正常测值为左半肝厚度(包括尾状叶)不超过 6 cm，长度不超过 9 cm。

(5) 肝右叶锁骨中线肋缘下厚度和长度：正常人肝脏在平稳呼吸时，超声在肋缘下常探测不到；当深呼吸时长度可达肋缘下 0.5～1.5 cm；对肺活量大者，肝上下移动度亦大，深呼吸时，长度明显增加，与平稳呼吸的比较甚至可有 5～6 cm之差。

2. 观察肝脏的大小、形态、边缘、包膜光整及连续性，及右叶膈顶部、左外叶边角部位。
3. 肝实质内回声的均匀程度，有无弥漫性或局灶性增强、衰减、透声性增加或减低。
4. 肝实质内异常病灶的部位、大小形态、数量、回声性质、有无包膜、内部液化、声晕、侧空失落效应及后方增强或衰减。
5. 肝血管、胆管的分布、走向、纹理的清晰度；有无局限性或整体的增粗、扩张、扭曲、狭窄、移位、闭塞；病灶内、外的血流分布情况；血管内有无栓子形成。
6. 体位移动、深呼吸时观察肝脏的活动度，包膜与周围组织有无粘连。
7. 肝门部及腹腔内有无肿大淋巴结；有无腹水。

【注意事项】

1. 在肝脏超声检查中，应对上下、内外等部位进行连续性滑行扫查。在某一位置进行断面观察时，应做左右或上下方向最大范围的侧动扫查，避免跳跃式扫查。
2. 对肝脏径线测量时要坚持标准体位和标准切面，避免因呼吸深度和检查体位的不同而带来的误差。
3. 在右肋间扫查观察右膈顶部肝组织结构时应让病人尽可能呼气，使横膈尽量上升后做屏气动作，以便超声束能有效投射至上述区域，并使检查者有足够时间调整声束投射方向及观察，分析声像图特征。同理，在肝脏其他部位检查中，让病人尽可能吸气使横膈尽量下降后再屏气，以避开肋骨、肋弓和胃肠气体的遮挡而获得最佳显示。
4. 在肋下缘肋间断面扫查时，右肾上极、右肾上腺及腹膜后病变易重叠在肝脏断面上。故应重视纵断面或冠状断面的扫查，并配合呼吸运动动态观察，帮助确定病变是在肝内还是在肝外。
5. 在测量血管血流频谱时，应充分取得病人的合作，暂时屏住呼吸 3～5 秒，在此时间内获取一段平稳频谱即可。切不可长时间屏气，以免造成频谱误差。

第十章 胆道系统超声诊查规范

第一节 胆道系统超声检查规范

一、仪器设施方面规范

1. 超声诊断仪

胆道系统(简称胆系)检查宜选用实时超声诊断仪。探头可选择凸阵、线阵、扇扫探头,凸阵探头效果更好;探头频率一般选用 3～5 MHz,成人一般用中心频率 3 MHz 或 3.5 MHz,小儿和瘦人可选用频率 5 MHz,肥胖者可选用 2～2.5 MHz 更为适宜。

2. 配套设施

胆系超声检查要求患者暴露上腹部,因此室内温度要求较温暖,特别在寒冷的季节,适当地加热耦合剂可以减少对患者的刺激。其他符合常规要求即可(见“总论”相关章节)。

二、患者方面规范

1. 检查前

常规的胆系超声检查患者检查前需空腹 8 小时以上,并减少胃肠的内容物和气体的干扰。通常在前 1 日晚餐后开始禁食,次日上午空腹检查。若需饮水时则只能饮白水。婴儿需空腹 3 小时以上。

横结肠内粪便干扰严重者,需要灌肠排便后检查。

X 线胃肠造影 3 日后、胆系造影 2 日后再做超声检查或先安排超声检查。

若病情紧急则应及时检查,不必拘泥于上述准备要求。患者可在病情稳定后做好准备再复查。

2. 检查中

请患者遵医嘱摆好体位,接受检查。检查中请保持平稳呼吸,必要时遵医嘱保持短暂吸气及屏气动作。请患者积极配合医生,以较好地完成检查。

小儿或不合作者,可给安眠药后在睡眠状态下检查。

3. 检查后

一般情况下,患者稍候片刻即可取走超声报告单。对疑难病例以及介入性超声诊治等特殊情况,患者请遵医嘱,按时取走超声报告单。请患者妥善保管好超声报告单,并携报告单前往临床医生处继续就诊。

三、医生方面规范

一)临床医生

1. 检查前

临床医生应掌握胆系超声检查适应证,正确合理应用超声检查,完整填写超声检查申请单,提供翔实准确的临床相关资料,包括患者主诉、病程、体格检查、血常规检查以及临床初步的诊断意向等,以供超声医生在进行超声分析时参考。

胆系超声检查适应证：

（1）胆系结石：① 胆囊结石；② 肝外胆管结石；③ 肝内胆管结石。

（2）胆系炎症：① 急性胆囊炎；② 慢性胆囊炎；③ 胆管炎。

（3）胆系肿瘤：① 胆囊腺瘤；② 胆囊癌；③ 肝外胆管癌。

（4）胆囊增生性疾病：① 胆囊胆固醇沉着症；② 胆囊腺肌增生症；③ 胆囊小隆起性病变。

（5）先天性胆系疾病：① 先天性胆囊异常；② 先天性胆管囊状扩张症。

（6）胆道蛔虫症。

（7）黄疸的鉴别诊断。

（8）介入性超声在胆系的应用：① 超声引导下经皮肝穿刺胆管造影；② 超声引导下经皮肝穿刺胆管置管引流。

2. 检查后

临床医生应仔细阅读超声报告，正确理解超声报告，客观评价超声报告，结合临床其他信息作出合理的临床诊断。

二）超声医生

1. 检查前

做好检查前的知识准备，熟悉胆道系统的解剖，掌握胆道系统的正常以及常见病变的超声表现，并了解胆道系统疾病的主要临床表现等，为胆道系统的超声检查、诊断做好准备。

2. 检查中

（1）核查：核对患者姓名，防止张冠李戴、冒名顶替等差错的发生；核查交费、预约、登记等手续齐全，实现科学、有序的管理；了解患者病史及检查部位、目的、要求等，做到心中有数；核查患者空腹的准备情况，对不符合检查要求者，应坚持原则拒绝检查并做好解释工作。

（2）摆放体位：患者常规取仰卧位，平卧于检查床上，根据需要亦可取左、右侧卧位或坐位、站立位、胸膝卧位。总之，体位以便于检查、获得满意显像为宜。

（3）仪器调节：选择低频腹部探头，选择检查部位为“胆道系统”。根据显像情况，调节探头频率、深度、增益、焦点等功能按键或旋钮。与扫查肝脏相比，胆系的增益条件可稍降低。注意调节胆囊的病灶位于聚焦范围内，这对于胆道系统内较小的病变的检查尤为重要。

（4）扫查分析：胆道系统的超声扫查技术，主要目的是充分利用超声窗，减少胃肠气体的干扰，使胆道系统得到良好的显示。

① 胆囊观察：首先患者取仰卧位，于右肋缘下进行纵切、斜切及横切扫查，显示胆囊长轴切面，测量长径和宽径；然后沿右肋间斜切，此时可清晰显示胆囊颈部、胆囊颈管等结构，观察胆壁情况。需要时可嘱患者左侧卧位，或调整呼吸（深吸气后屏气等），以获得更理想的图像。

② 肝内、外胆管观察：右肋缘下第一肝门部斜切可清晰显示胆总管长轴切面，通常位于门静脉前方，二者之间有时还可见小圆形的肝动脉横切面，可呈“米老鼠征”。叠加 CDFI 后可明确鉴别无血流信号的胆总管和彩色血流充盈的动、静脉。观察左肝内胆管时，于深吸气后在剑突下横切，探头指向患者头侧，此时可显示左肝内“工”字形的门脉矢状部及分支，左肝管若扩张时可见一垂直跨过矢状部的无回声管状结构，可测量其宽度。观察右肝管时，于呼气后沿肋间斜切可于门脉右支旁显示扩张的右肝管。必要时叠加 CDFI 可以区分肝内门静脉、代偿增粗的肝动脉及扩张的左、右肝管等，以免混淆。胸膝卧位可能使积聚于胆道周围的肠气移开，更清晰地显示胆囊颈部和肝外胆管病变。

注意事项：

① 胆囊为腹腔内脏器，位置可移动较大。站立位或体型瘦长者，正常胆囊可能位于髂前上棘下方，也可能异位于左侧，需仔细进行鉴别。

② 观察胆道系统时，应根据不同患者的具体情况灵活选择最适宜的体位，对困难的病例需综合使用多种体位反复仔细检查，并配合适当的吸气、呼气状态，尽量利用肝脏做透声窗，以减少胃肠气体的干扰，清晰显示病灶。

③ 位于近场胆囊底部处的混响伪像常常很明显，会严重影响胆囊底部病变的显示效果。此时应移动探头，改变声束入射方向，或改变患者体位，避免声束垂直胆囊壁入射以减少伪像。

④ 观察有无肝外胆管扩张，注意其末端可能存在的梗阻原因，如结石、胆管肿瘤以及胰头部肿瘤。

⑤ 大多数情况下胆囊管不易显示，可采取左侧卧位从肋间冠状切面扫查，该体位可使胆囊向前移动、颈部拉长，从而使胆囊管伸展。

3. 检查后

(1) 记录、书写报告。描述检查所见，采集必要的、合适的图像，书写超声检查报告，要求准确、规范、翔实。

(2) 整理、存储资料。记录、整理全部检查信息，包括临床信息以及超声信息，归档保存。

(3) 对诊断不清的疑难病例可随访调查，进行分析总结。

第二节　胆道系统超声诊断规范

一、胆道系统超声分析规范

一）超声分析基础

胆道系统是指肝脏排泌的胆汁输入十二指肠的管道结构，以肝门为界，分为肝内及肝外两部分。肝内部分由毛细胆管、小叶间胆管以及逐渐汇合而成的左、右肝管组成；肝外部分由肝总管、胆总管及胆囊组成。

1. 肝内胆管

正常肝内胆管多过于细窄，内径小于 0.2 cm，一般难以显示、观察。

2. 肝外胆管

肝总管长 3～4 cm，直径 0.4～0.6 cm。肝总管在肝十二指肠韧带外缘行走，位于肝固有动脉的右侧和门静脉的右前方，下行与胆囊管汇合成胆总管。

胆总管长 4～8 cm，直径 0.6～0.8 cm，管壁厚 0.2～0.3 cm，富有弹力纤维。胆总管依行程分为四段：十二指肠上段、十二指肠后段、胰腺段、肠壁内段。

3. 胆囊

胆囊位于肝右叶脏面下方的胆囊窝内，呈梨形，为中空器官，由肝门向下延伸至肝缘，长为 7～12 cm，宽 3～4 cm，容量 35～50ml。胆囊分为胆囊底、体和颈三部分。胆囊底部微露于肝脏下缘，其体表投影的位置相当于右上腹部腹直肌的外缘和右肋弓缘交界处或右侧第 9 肋软骨处。在胆囊体部与颈部之间膨出的后壁形成一个漏斗状的囊，称为哈氏囊，胆囊结石常嵌顿其内。

二）常规分析内容

一般先观察 B 超灰阶超声声像图，再观察彩色多普勒显像(CDFI)，需要时再进一步进行脉冲多普勒(PWD)频谱分析。

1. B 型超声

(1) 位置：

① 正常：胆囊多位于肝脏下方的胆囊窝内，图像上位于肝右叶中下方的凹陷内。胆囊颈部和门静脉右支之间的肝中裂的纤维和脂肪结构形成的高回声带正好经过胆囊窝。

② 异常：胆囊位置反转，位于左上腹部。一般伴有其他脏器反位；异位胆囊可位于肝内、肝上、肝后方、

前腹壁、肾脏后方等。

（2）大小：胆囊大小通常以长径、宽径来反映。胆囊的大小个体差异较大，并与空腹时间等有关。对于反映胆囊的张力状态，宽径较长径灵敏。测量多采用右肋缘下纵切面略向上倾斜，显示胆囊最大纵切面。如果胆囊有折叠，应分段测量、求和得到长径；垂直于长径取最宽处测量宽径。全部测量点均在胆囊内壁。

① 正常：胆囊的超声测量长径一般不超过 9 cm，宽径多不超过 3.5 cm。胆囊管正常时很难显示，能够显示者，其内径小于 0.2 cm。

② 增大：胆囊长径超过 9 cm，宽径大于 3.5 cm。胆囊增大显著，长径超过 10 cm 或宽径大于 4 cm，可称为胆囊积液。多见于急性胆囊炎、胆囊结石颈部嵌顿、胆囊收缩功能差等。

③ 萎缩：胆囊长径小于 4 cm，宽径小于 2 cm。多见于萎缩性胆囊炎、餐后胆囊。

④ 缺如：胆囊区未显示正常的胆囊声像图，但应除外胆囊反位、异位、游走等情况。

（3）形态：

① 正常：胆囊的纵切面呈梨形，亦可见类圆形或长条形。

② 变异：大部分形状变异是由于 Phrygian 帽（2%～6%），胆囊底部向自身反折在底部形成一个弯曲。此外还有双胆囊等。

③ 饱满：胆囊外形圆钝，以宽径增大为主。多见于禁食患者、急性胆囊炎、胆囊收缩功能差等。

④ 不规则：胆囊失去正常形态。可见于胆囊癌、肝硬化、慢性胆囊炎、胆囊穿孔等。

（4）胆囊壁：

① 正常：边界清晰，轮廓光滑整齐。胆囊壁厚度的超声测量宜选择胆囊长轴切面上体部的前壁，其厚度一般不超过0.2～0.3 cm。

② 清晰度异常：胆壁显示不清晰，境界毛糙。见于慢性胆囊炎、脂肪肝、消化不良等。

③ 厚度异常：胆壁局部增厚，见于胆囊息肉、胆囊腺肌症、胆囊癌等；胆囊壁弥漫性增厚，一般超过 0.3 cm，多见于急性胆囊炎、胆囊继发低蛋白血症性水肿等。

④ 回声异常：胆囊壁回声增强。见于陶瓷胆囊等；胆囊壁回声呈弱回声。见于胆囊继发性水肿、急性化脓性胆囊炎等。

⑤ 连续性异常：胆壁局部中断，多发于胆囊底部。见于化脓性胆囊炎坏疽穿孔。

（5）内部透声：

① 正常：胆囊腔内胆汁透声好，呈纯净的无回声，表现为典型的囊性结构。

② 弥漫性异常回声：胆囊腔内透声差，回声增多、增强，可类实体样改变。见于急性胆囊炎胆囊积脓、胆泥淤积、胆盐结晶、充满型结石等。

③ 局灶性异常回声：胆囊腔内出现异常的点状、团块等回声，可见于胆囊结石、胆泥团、胆囊息肉、胆囊癌、胆囊蛔虫等。

（6）胆管：肝外胆管内径的测量：在距第一肝门 1～2 cm 处测量最宽纵切面管腔内径。

① 正常：肝内胆管内径一般不超过 0.2 cm，正常左、右肝管直径小于 0.4 cm，肝外胆管内径不超过0.8 cm。

② 可疑：肝外胆管内径在 0.6～0.8 cm 之间，脂餐试验有助于鉴别。

③ 扩张：正常成人肝外胆管上段内径大于 0.8 cm 可提示轻度扩张，而大于 1.0 cm 可确认为肝外胆管扩张。60 岁以上老年人每增加 10 岁，正常值上限可增加 0.1 cm。见于肝内、外胆管结石、胆管肿瘤、右上腹包块等。

梗阻部位的判断：肝外胆管扩张伴胆囊肿大，提示肝外胆管下端的阻塞；肝外胆管扩张而无胆囊肿大，提示肝外胆管上端的阻塞；肝外胆管显示正常或不显示，而肝内胆管或左右肝管仅一侧扩张提示肝门部阻塞；胆管及胰管双扩张，提示壶腹部水平阻塞；胆囊肿大，胆管不扩张，提示胆囊颈部阻塞或胆囊本身存在病变。

④ 回声异常：胆管内高或强回声，多见于胆管结石；胆管内“双线征”，见于胆道蛔虫；胆管内低回声，多见于胆管癌、胆泥团等。

2. 多普勒超声

(1) CDFI：

① 正常：胆囊为囊状结构，囊壁的血流一般不易显示。

② 增多：胆囊壁的实质占位内有时可测及血流增多，多见于胆囊癌、较大的胆囊腺瘤等。

(2) PWD 频谱：

① 正常：正常胆囊壁难以提取频谱，能提取到的多数为静脉性频谱。

② 流速增加：胆囊壁的实质占位内可提取高速、高阻动脉血流频谱。多见于胆囊癌等。

三）特殊分析内容

如果需要时应进一步观察分析特殊内容。

1. 胆囊局灶性病变

① 数目：单发或多发。多发者取体积最大者为代表予以详细描述。

② 方位：说明其位于胆囊的前壁还是后壁，位于胆囊的底部、体部或颈部。更直观的方法是在体表标志示意图上标示。

③ 大小：通过纵、横多切面扫查，选择最大切面测量，报告其长径与短径(垂直于长径)测值。

④ 形态：形态稳定，见于胆囊结石等；乳头状，可见于胆囊小隆起样病变；不规则，可呈分叶状，见于胆囊癌等。

⑤ 边界：边界光滑、清晰，见于胆囊结石等；边界模糊不清，见于胆囊癌等。

⑥ 内部回声：强回声，见于胆囊结石；中等回声，多见于胆囊小隆起样病变等。

⑦ 后方回声：无改变。见于胆囊小隆起样病变等；彗尾征。见于附壁胆盐结晶等；声影。见于胆囊结石等。

⑧ 内部以及周围血流：恶性病灶内血流的检出较为敏感。一般认为恶性肿块的血流丰富，可探及动脉血流，流速较高，阻力指数较高。良性病灶内血流相对较少检出。

2. 胆区探头加压扫查

观察探头加压局部有无压痛。注意探头加压的力度，避免患者出现严重不适。

① 正常：一般无明显压痛。

② 异常：胆囊炎时可有压痛、反跳痛等，超声墨菲氏征阳性。

3. 动态检查

必要时嘱病人改变体位以观察胆囊内、胆管内异常回声的移动情况。

4. 肝门部淋巴结

检查肝门部是否有肿大的淋巴结。如果发现肝门部淋巴结肿大，应注意是否与胆囊病变相关。

5. 胆囊脂餐试验

通过脂餐试验可以观察胆囊形态学变化，从而反映胆囊的收缩功能。试验方法：嘱患者定量进食脂肪餐(通常为 2 两油煎 2 个鸡蛋)，然后进行动态观察，分析胆囊及肝外胆管的变化情况，并与空腹时进行比较。

① 正常：正常胆囊高脂餐 1 小时后，超声探测其胆囊收缩应大于 1/2；2 小时后达到排空或接近排空。正常的肝外肝管内径或可疑扩张的肝外胆管内径减小。

② 异常：

胆囊方面：胆囊收缩不明显，可提示胆囊收缩功能较差；脂餐后胆囊在 30 分钟内胆囊容积缩小大于一半，即胆囊收缩功能亢进，见于胆囊腺肌症等。

胆管方面：若胆总管下端阻塞，脂餐后胆囊收缩，因胆汁排出受阻可使管腔内压升高，造成肝外胆管充盈和增宽。脂餐后肝外胆管内径增加大于 0.1 cm，胆囊面积缩小小于 1/3；或可疑扩张的肝外胆管内径脂餐后增加，但是小于 0.1 cm，血胆红素和碱性磷酸酶升高。可见于肝外胆管下段不全梗阻。

二、胆道系统超声报告规范

一）报告内容

报告的内容包括临床信息以及超声信息，主体内容是超声表现与超声提示。

1. 超声表现

遵循超声表现报告的一般规范要求（见“总论”相关内容）。

报告必须给出胆道系统的全面、详细的检测内容，主要包括胆道系统的超声测值和声像图描述两大部分。其中，超声测值部分一般应记载胆囊长径、宽径和肝外胆管的内径；声像图描述部分应详细、客观记录超声所见，主要包括胆囊的大小、形态、胆壁以及内部回声，还有肝内胆管和肝外胆管的扩张情况等。

如果胆道系统有局灶性病变时，还应报告其大小、形态以及内部回声等；如果病变内部有血流并可提取频谱，则应进一步提供频谱分析的测量值以及计算值。

2. 超声提示

遵循超声提示的一般规范要求（见“总论”相关内容）。

一般胆道系统结石、胆管扩张可以明确提示，胆道系统炎症则需要结合临床分析，而胆道系统占位只能提示病变的存在，建议临床进一步检查以明确其病理性质。

例如超声表现“胆壁毛糙”，如果患者无可疑病史或不适症状，则应提示超声所见，建议临床进一步检查以除外胆囊病变；而如果同时还有胆壁增厚、胆区探头有压痛等超声表现，临床又有胆囊炎病史、厌油、胆区疼痛等表现，则可进一步提示胆囊炎可能。

3. 超声图像选择

报告还应常规附有 1～4 幅超声图像。报告所选图像应与超声提示相配合，首先选择反映病情的图像，病变较多时，选择相对严重病变的图像。检查未见异常时，选择胆系基本图像。

二）报告格式

胆道系统超声检查报告格式示例见表 22。

表 22　胆道系统超声检查报告单

<table>
<tr><td colspan="4">××××医院</td></tr>
<tr><td colspan="4">超声检查报告单</td></tr>
<tr><td>**姓名**：</td><td>**性别**：</td><td>**年龄**：</td><td>**超声号**：</td></tr>
<tr><td>**科别/病区**：</td><td>**床号**：</td><td>**门诊/住院号**：</td><td>**临床诊断**：</td></tr>
<tr><td>**检查类别**：</td><td colspan="2">**仪器**：</td><td>**检查状况**：优　一般　差</td></tr>
<tr><td colspan="4">**检查部位**：胆道系统</td></tr>
<tr><td colspan="4">**代表图像**：常规 1～4 幅。
胆道系统图 1</td></tr>
</table>

续 表

超声表现： 超声测值：胆囊大小：6.2 cm×2.5 cm，肝外胆管内径：0.6 cm。 B型超声：胆囊轮廓尚清晰，囊壁线欠光整，囊内无回声，透声尚可，后壁及后方回声增强。 肝内胆管未见扩张。 CDFI：胆囊壁见点状血流，囊内未见血流。
超声提示：胆道系统未见异常
检查医生：　　　　**报告医生**：　　　　**检查时间**：
备注：超声报告仅供临床医生参考！

三）信息储存

遵循超声信息储存的一般规范要求(见“总论”相关内容)。需要特别提示的是图像资料的采集与保存，因为图像是诊断的重要依据，是分析讨论的基础。

胆系应常规储存的基本图像资料：

(1) 肋缘下或肋间斜切胆囊最大长轴切面声像图。要求该图显示胆囊颈部以及底部，于此切面测量胆囊的长径和宽径。

如果胆囊长轴扭曲或体积过大，可以分段留取，以显示胆囊全貌。

(2) 肋缘下斜切肝外胆管长轴切面声像图。于此切面测量肝外胆管的内径。

另外，胆系局灶性病变要储存其代表性灰阶图像，有条件者还要观察并保存其 CDFI 图像。如果病变内部有血流并可提取频谱，则应进一步储存其 PWD 频谱图。

超声图像多留不限！

第三节　正常胆道系统超声报告示范

一、超声表现

1. *B型超声*

(1) 超声测值：胆囊长径为 4～9 cm，宽径为 2～4 cm，壁厚不超过 0.3 cm；肝外胆管内径不超过 0.8 cm，2 级以上肝内胆管内径过于细窄，多不能显示。

(2) 形态：胆囊形态多呈梨形，胆管呈管状。

(3) 边界：胆囊壁、胆管壁轮廓线清晰，光滑、整齐(胆道系统图 1)。

(4) 内部回声：胆囊、胆管内为无回声，胆汁透声好。

2. *多普勒超声*

CDFI：胆囊壁一般不易显示血流信号，可仅见点状血流信号；囊内无血流信号。

二、超声提示

1(1)(2)(3)(4)+2　提示：胆道系统未见异常

第四节　胆道系统常见病超声报告示范

一、急性胆囊炎(Acute Cholecystitis)

一）超声表现

1. B型超声

(1) 起病阶段胆囊可无明显改变,但是进展快。

(2) 胆囊明显增大,张力高。

(3) 胆囊轮廓线模糊,胆壁弥漫性增厚,厚度大于0.4 cm,可呈“双边征”(胆道系统图2);胆壁呈强回声带,其间出现间断或连续的弱回声带,可呈“条纹征”。

(4) 胆囊内透声可较差,充满稀疏或密集的细小或粗大斑点回声,无声影,呈漂浮状,不形成沉积带。

(5) 可伴有胆囊结石表现(见相关内容),往往有结石嵌顿于胆囊颈部。

(6) 可显示胆囊壁局部膨出或缺损胆囊周围局限性无回声区。

2. 多普勒超声

CDFI:增厚的胆壁上可见点状血流信号。

3. 其他

(1) 胆区探头加压试验:探头通过胆囊表面区域时有明显触痛反应,或是将探头深压腹壁以接近胆囊底部,此时嘱病人深吸气,患者感觉触痛加剧并突然屏住气不动,即是超声的“墨菲氏征”阳性。

(2) 胆囊脂餐试验:胆囊收缩功能差或丧失。

二）超声提示

1(2)(3)(4)+2+3(1)+临床表现(右上腹绞痛和胆囊区压痛,发热,血象增高等)　**提示:符合急性胆囊炎,建议消炎后复查**

+1(5)+临床表现(右上腹平素不适,突发绞痛,胆囊区压痛,血象增高等)　**提示:慢性胆囊炎急性发作、胆囊结石颈部嵌顿**

+1(6)　提示:合并胆囊穿孔、胆周积液

注意:急性胆囊炎需与低蛋白血症等胆囊改变相鉴别。

二、慢性胆囊炎(Chronic Cholecystitis)

一）超声表现

1. B型超声

(1) 胆囊大小:

① 一般可正常或稍大。

② 萎缩:胆囊明显缩小,囊腔变窄,甚至可消失。

③ 积液:胆囊明显增大,但张力不高。

(2) 胆囊壁:

① 可仅见囊壁欠光整或稍毛糙,增厚不明显。

② 胆囊壁毛糙、增厚,厚度大于0.4 cm(胆道系统图3)。

③ 增殖型:囊壁显著增厚,可以超过1.5 cm。

④ 壁上可附着点状强回声,后方伴“彗尾征”。

(3) 胆囊内透声:

① 胆汁透声尚可。

② 胆囊内可见团状或沉积物状低回声，形态不具体，无声影，可缓慢移动变形，有悬浮感。

③ 胆囊内可见结石表现(见相关内容)。

2. *多普勒超声*

CDFI：增厚的胆壁可见点状血流信号。

3. *其他*

探头通过胆囊表面区域时可有轻微触痛反应。

二）超声提示

1(2)②＋临床表现(右上腹或左肩背部不适、厌油、脂肪泻等)　**提示：符合慢性胆囊炎**

＋1(1)②　提示：萎缩性胆囊炎可能

＋1(1)③　提示：胆囊积液可能，建议进行胆囊脂餐试验

＋1(2)④　提示：伴附壁胆汁结晶体

＋1(3)②　提示：伴胆泥淤积

＋1(3)③　提示：伴胆囊结石

三、胆囊结石(Cholecystolithiasis)

一）超声表现

1. *B型超声*

(1) 胆囊内见异常回声：

① 典型结石：胆囊内见强回声团块，单发或多发，后方伴有声影(胆道系统图4)，可随体位变化而移位。

② 泥沙样结石：胆囊内见细小强回声点，沉积于胆囊后壁，后方伴有声影，随体位而移动。

③ 颈部结石嵌顿：胆囊颈部见一强回声团块，横切呈“靶环征”，后方伴声影，体位改变无明显移动。

④ 充满型结石：胆囊内充满强回声或整个胆囊呈弧形强回声带，无回声囊腔消失，类实体样。强回声前方有时可显示胆囊壁，后方结构则完全被声影所掩盖，呈“WES三合征”。

(2) 胆囊大小正常或增大，壁毛糙、增厚，内部透声尚可或较差。

2. *多普勒超声*

CDFI：强回声团块内未见血流信号，其后方可见闪彩伪像。

二）超声提示

1(1)①(2)＋临床表现(患者可有右上腹不适、厌油腻等症状)　**提示：慢性胆囊炎、胆囊结石**

1(1)②(2)＋临床表现(患者可有右上腹不适、厌油腻等症状)　**提示：慢性胆囊炎、胆囊结石(泥沙样)**

1(1)③(2)＋临床表现(患者平素可有右上腹不适、厌油腻等症状，现突发右上腹绞痛)　**提示：慢性胆囊炎、胆囊结石(颈部嵌顿)**

1(1)④(2)＋临床表现(患者可有右上腹不适、厌油腻等症状)　**提示：慢性胆囊炎、胆囊结石(充满型)**

注意：胆囊结石假阳性与假阴性的鉴别诊断。

四、肝内胆管结石(Calculus of Intrahepatic Duct)

一）超声表现

1. *B型超声*

(1) 肝内出现强回声，小者呈点状，大者呈团块状，其后方多数伴有声影(胆道系统图5)。

(2) 多发的强回声团具有沿左、右肝管走向分布的特点，呈串珠样或长条样。

(3) 强回声团附近可见小胆管扩张，呈“等号征”或与伴行的门脉分支形成“平行管征”，严重时可呈“多管征”或“海星征”。

(4) 合并胆汁淤积或炎症感染：肝脏增大，边缘变钝，肝内可见多发无回声区。

(5) 有时可见病变胆管以远区域的肝实质萎缩，而其余肝叶增大，整个肝脏变形。

二）超声提示

1(1)(3)＋临床表现(可有右上腹疼痛、黄疸等症状) **提示：肝内胆管结石伴胆管扩张**

＋1(4) 提示：伴肝肿大或肝脓肿

＋1(5) 提示：伴局部肝萎缩

注意：肝内胆管结石需与肝内钙化灶相鉴别。

五、肝外胆管结石(Calculus of Extrahepatic Bile Duct)

一）超声表现

1. B型超声

(1) 肝外胆管内有形态稳定的强回声团块，其后方出现声影(胆道系统图6)。强回声团块与胆管壁之间分界清楚，典型者可见细窄的无回声区环绕着强回声团块。

(2) 胸膝位或脂餐后强回声团块可发生移动。

(3) 有病变的胆管一般都扩张。胆管壁显示增厚，回声较强。

(4) 胆囊可增大，肝内胆管也可扩张。

二）超声提示

1(1)(3)＋临床表现(有腹痛、黄疸、发热等症状，常有反复发作的病史) **提示：肝外胆管结石伴扩张**

六、先天性胆管囊状扩张症(Congenital Cystic Dilatation of Biliary Duct)

一）超声分析

1. B型超声

(1) 先天性胆总管囊状扩张(胆总管囊肿)：肝门区胆总管部位可见纺锤形无回声区，上、下两端均与胆管相连，壁光滑清晰。

(2) 先天性肝内胆管囊状扩张(卡路里病)：左、右肝内胆管节段性或弥漫性囊性扩张，呈椭圆形或梭形，囊腔间相互连通，边缘清晰、光滑。

(3) 扩张胆管内可见强回声团块伴声影。

2. 多普勒超声

CDFI：扩张胆管内无彩色血流信号。

二）超声提示

1(1)＋2＋临床表现(可无明显症状，也可有腹痛、黄疸等表现) **提示：先天性胆总管囊状扩张**

1(2)＋2＋临床表现(可无明显症状，也可有腹痛、黄疸等表现) **提示：先天性肝内胆管囊状扩张**

＋1(3) 提示：伴有胆管结石

七、胆道蛔虫症(Ascariasis of Biliary Tract)

一）超声表现

1. B型超声

(1) 肝外或肝内胆管呈不同程度的扩张，胆总管可呈明显扩张。

(2) 扩张的胆管内见数毫米宽的细管状回声，形态自然，边缘清晰光滑。管内可见间断的点线状高回声。

(3) 扩张的胆管或胆囊内可见细管状回声蠕动，可呈“W”样(胆道系统图 7)。

(4) 胆囊多有增大。

二）超声提示

1(1)(2)+2+临床表现(右上腹突发钻顶样疼痛，粪常规检查可见蛔虫卵等) **提示：胆道蛔虫**

+1(3) 提示：胆道活体蛔虫。建议驱虫治疗后复查

八、胆囊息肉样病变(Gallbladder Polypoid Disease)

一）超声表现

1. *B型超声*

(1) 胆壁局部见局灶性异常回声：

① 附壁胆汁结晶：单个或多个强回声，体积较小，呈点状，后方伴有“彗尾征”，改变体位无移动。

② 炎性息肉：多个中等或稍低回声，体积较小，呈点状，后方无声影，改变体位无移动。

③ 胆固醇性息肉：单个或多个中等或稍高回声，体积稍大，但一般小于 1.0 cm，基底较窄，呈结节状，后方无声影(胆道系统图 8)，改变体位无明显移动。

④ 腺瘤：单个中等或稍低回声，多见于颈部或底部，体积较大，约 1.0 cm 左右，基底稍宽，呈团块状(胆道系统图 9)，后方无声影，改变体位无明显移动。

⑤ 胆囊癌结节：单个中等或稍低回声，多见于颈部或底部，体积较大，多大于 1.3 cm，基底较宽，呈团块状，形态可不规则，后方无声影(胆道系统图 11)，改变体位无明显移动。

(2) 胆壁可毛糙、增厚。

2. *多普勒超声*

CDFI：小病灶内未见血流信号，大病灶内可见点状血流信号。

二）超声提示

1(1)①+2+临床表现(多无特殊不适，偶有右上腹不适、厌油腻等) **提示：胆囊息肉样病变，胆汁结晶可能**

1(1)②+2+临床表现(多无特殊不适，偶有右上腹不适、厌油腻等) **提示：胆囊息肉样病变，炎性息肉可能**

1(1)③+2+临床表现(多无特殊不适，偶有右上腹不适、厌油腻等) **提示：胆囊息肉样病变，胆固醇性息肉可能**

1(1)④+2+临床表现(多无特殊不适，偶有右上腹不适、厌油腻等) **提示：胆囊息肉样病变，腺瘤可能**，建议密切观察

1(1)⑤+2+临床表现(多无特殊不适，偶有右上腹不适、厌油腻等) **提示：胆囊息肉样病变，胆囊癌可能**，建议进一步检查

+1(2) 提示：伴有胆囊炎

九、胆囊腺肌增生症(Adenomyomatosis of Gallbladder)

一）超声表现

1. *B型超声*

(1) 胆囊壁增厚，可呈弥漫性(胆道系统图 10)、节段性或是底部局部增厚隆起；囊壁增厚可达正常的3～5 倍。节段性增厚，可呈“三角征”；局灶性增厚，可呈“息肉样”。

(2) 增厚的胆囊壁内可见散在的小无回声囊腔。

(3) 胆囊壁内可见点状强回声，其后方可伴“彗尾征”。

2. 多普勒超声

CDFI:胆囊壁无明显彩色血流信号。

3. 其他

脂餐试验显示胆囊收缩功能亢进。

二）超声提示

1(1)(2)(3)+2+临床表现(多见于女性,有饭后右上腹不适等症状)　**提示:胆囊壁增厚,胆囊腺肌增生症可能**

注意:胆囊腺肌增生症需与慢性胆囊炎相鉴别。

十、胆囊癌(Carcinoma of Gallbladder)

一）超声表现

1. B型超声

(1) 胆囊壁异常回声:

① 结节型:胆囊壁上见乳头状中等回声团块(胆道系统图 11),突向腔内,基底较宽,表面不平整。病灶一般较小,1～2.5 cm。好发于胆囊颈部。

② 蕈伞型:胆囊壁上见基底宽、边界不整齐的团块突入胆囊腔,弱回声或中等回声,常为多发,可连成一片。

③ 厚壁型:胆囊壁呈不均匀增厚,可以呈局限性或弥漫型,表面多不规则,往往以颈部、体部增厚显著。

④ 混合型:胆囊壁显示有不规则的增厚,并且伴有乳头状或蕈伞状团块突入胆囊腔。此型较多见。

⑤ 实体型:胆囊壁显著增厚,胆囊腔消失,呈一个不均质低回声团块,或胆囊内充满不均质的团块状回声,类实体样。

(2) 可伴有胆泥淤积表现(见相关内容)。

(3) 可伴有胆囊结石表现(见相关内容)。

(4) 肝门部可见一个或数个类圆形低回声团块。

2. 多普勒超声

(1) CDFI:病灶内部可见点状或短线状彩色血流信号。

(2) PWD 频谱:病灶内部可提取动脉频谱。

二）超声提示

1(1)+2+临床表现(可无明显症状,或右上腹隐痛不适、黄疸等)　**提示:胆囊实质性占位,胆囊癌可能**,建议进一步检查

　　+1(2)　提示:伴有胆泥淤积

　　+1(3)　提示:伴有胆囊结石

　　+1(4)　提示:伴肝门部淋巴结肿大

注意:小结节胆囊癌需与胆囊其他小隆起性病变相鉴别。

十一、肝外胆管癌(Cancer of Extrahepatic Biliary Duct)

一）超声表现

1. B型超声

(1) 肝外胆管扩张,内见异常病灶回声:

① 乳头型:胆总管腔内见乳头状强回声团,边界不齐,无声影。

② 团块型：胆总管腔内见圆形或分叶状团块(胆道系统图12)，与管壁无分界，并可见胆管壁回声残缺不齐。团块多数为强回声，较大时可显示为不均匀弱回声。

③ 截断型或狭窄型：胆管远端突然被截断，呈“截断征”；或是锥形狭窄，呈“鼠尾征”。阻塞端及其周围区域往往呈现较致密的强回声斑点，边界不清。

(2) 病灶以上整个胆道系统明显扩张，可呈“蝴蝶征”。

(3) 肝脏多弥漫性增大。

(4) 肝内可有转移灶表现(见相关内容)。

(5) 肝门部可见淋巴结肿大表现(见相关内容)。

2. 多普勒超声

(1) CDFI：病灶内部可见点状或短线状彩色血流信号。

(2) PWD 频谱：病灶内部可提取动脉频谱。

二）超声提示

1(1)(2)＋2＋临床表现(胆道阻塞的症状，如进行性黄疸、上腹痛、体重减轻等)　**提示：肝外胆管占位性病变，胆管癌可能**

＋1(4)　提示：伴有肝内转移灶可能

＋1(5)　提示：伴有肝门部淋巴结肿大

注意：肝外胆管下段的癌肿需与胰腺癌、壶腹癌等相鉴别。

(吴意赟　杨益虎)

附录：

超声检查规范与质量控制(试行)·胆囊与胆道
(新疆超声诊断质量控制中心)

【检查方法】

1. 患者准备

(1) 患者须禁食 8 h 以上，早晨空腹检查较为适宜。

(2) 必要时饮水 300～500 ml 有利于肝外胆管显示。

(3) 胃肠道气体干扰明显者，可灌肠排便后检查。

(4) 急诊患者不受以上条件限制，可在密切观察下及时进行检查。

(5) 一般胆囊检查须在 X 线胃肠造影三天后、胆系造影两天后进行。

2. 仪器条件

实时超声诊断仪都可以用于胆道系统检查，仪器的调节与肝脏检查相似，以能清晰显示观察部位的胆系结构为原则，探头选择凸阵、线阵、扇扫探头，凸阵探头效果更好，探头频率一般选用 3～5 MHz，小儿可选用 5～7 MHz。观察胆囊血流信号时需要随时调节聚焦区、彩色显示范围、灵敏度、滤波频率等，并设法消除伪像。

3. 扫查方法

(1) 利用肝脏显示充盈的胆囊及肝外胆管，在患者深吸气屏气状态下，用探头加压推挤气体可提高胆管显示率。

(2) 右上腹直肌外缘纵断切面，探头稍向左倾斜，显示胆囊纵轴断面。

(3) 患者深吸气后屏气，探头从肋缘下向膈肌斜面切面扫查，显示胆囊位于右肾前方，向左上移动可见胆囊颈管部及肝外胆管截面位于下腔静脉横断面的前外侧，并可见门脉左右支及其腹侧伴行的左右肝胆管。

(4) 患者取右前斜位 45°，探头置右上腹正中肋缘下纵切面下段稍侧向右外侧扫查显示肝外胆管。

(5) 胸膝卧位可能使积聚于胆道周围的肠气移开，更清晰地显示胆囊颈部和肝外胆管病变。

【检查内容】

1. 胆囊的形态、大小、胆壁的厚度及是否光滑。
2. 胆囊内有无胆泥、结石、隆起性病变或肿瘤。
3. 疑有胆囊炎或胆囊颈部梗阻者，用脂餐试验观察胆囊收缩功能。
4. 肝内、外胆管管径；胆管有无扩张，扩张程度、范围、部位。
5. 胆管有无结石、肿瘤、局部管壁增厚或囊状扩张。

【正常胆囊及参考值】

1. 胆囊纵切面多呈梨形或长茄形，横断面呈椭圆形。胆囊壁光滑，胆囊内胆汁为无回声，透声性好。
2. 胆囊纵轴指向肝门，颈部位置较深，邻近门脉右支。体部前壁贴于肝脏的胆囊床，床部游离于肝下缘邻近腹前壁。
3. 超声测量

(1) 正常胆囊的长径一般不超过 8.5 cm，前后径数不超过 3.5 cm；前后径对胆囊张力的反映较长径更有价值。

(2) 正常胆囊壁厚度空腹状态下不超过 2.5 mm，测量时探头必须垂直于胆囊壁，否则会产生胆囊壁增厚的假象。

【正常胆道及参考值】

1. 肝内胆管：左、肝管在门脉左右支的前方，内径在 2 mm 以下；正常肝内胆管二级以上分支超声难以清晰显示。
2. 肝外胆管：声像图上肝外胆管大致分为上下两段，上段紧贴于门静脉腹侧与之伴行；下段与下腔静脉伴行，前方为胃十二指肠，胆管下段延伸进入胰头背外侧。下段胆管由于胃肠道气体的干扰，不易清晰显示。正常人肝外胆管上段内径不超过 5.0 mm，下段内径不超过 8 mm，高龄者有增宽趋势。

【注意事项】

1. 胆囊壁增厚呈双层，不是急性胆囊炎特有的表现，肝硬化合并低蛋白血症和腹水、急性重症肝炎时都可出现。
2. 初期单纯性胆囊炎超声表现不典型。胆囊稍增大，囊壁轻度增厚。
3. 化脓性胆管炎合并胆囊炎时，胆囊不大，仅显示囊壁增厚、模糊，内有沉积物。胆囊壁外肝组织有低回声带可能为严重胆囊炎的炎性渗出。
4. 胆囊结石易误诊的常见于以下：

(1) 胆囊内炎性沉积物或陈旧的浓缩胆汁等易误诊为泥沙样结石。

(2) 当结石不大或嵌顿于胆囊颈管时容易漏诊。

(3) 位于近肝门部的肝外胆管结石误认为胆囊结石。

(4) 胆囊颈管部结石、粘连瘢痕组织、癌肿、胆囊颈部淋巴结钙化灶等易误诊为胆管结石。

(5) 肝胆管积气及后方多重反射易误诊为结石声影，应注意鉴别。

(6) 胆总管末端的癌肿、蛔虫尸体碎块和黏稠胆汁、脓性胆汁、胆管乳头部溃疡炎症等也有同结石相似的超声表现。

5. 胆囊气性坏疽，胆囊增大，囊壁显著增厚，囊内含有气体，后方显示不清。
6. 胃切除术后，常见胆囊增大伴沉积物回声，但囊壁不增厚，无压痛，有助于鉴别。
7. 轻度慢性胆囊炎声像图无特异性，慢性胆囊炎胆囊萎缩常显示不清，超声诊断困难。
8. 胆囊炎增殖型需与胆囊癌的厚壁型、胆囊腺肌样增生症鉴别。
9. 结石的胆囊轮廓不清晰，仅见胆囊前壁的弧形高回声，伴宽大声影，看不到结石轮廓，呈典型的“WES”征（wall echo shadow，囊壁回声的声影）。

超声检查中易误诊为“WES”征有下列情况：

(1) 钙胆汁或钙化胆囊声像图显示为高回声带，其后伴有清晰的声影，胆囊内腔不能显示，鉴别困难。

(2) 胆囊过小或先天缺如，肝门附近含气的胃肠道易误诊为胆囊充满结石。

(3) 胆囊切除术后瘢痕组织或胆囊窝纤维化，应结合病史诊断。

10. 胆囊结石合并胆囊癌的发病率高，较多结石高回声团及声影掩盖肿瘤是漏诊的主要原因。实块性胆囊癌有时与肝癌不易区别。
11. 肝内外胆管扩张程度不能作为鉴别良恶性梗阻的依据。
12. 肝外胆管扩张是超声检查梗阻性黄疸的灵敏指标。胆管的扩张先于临床黄疸出现。
13. 梗阻水平判断：

(1) 总管扩张是下端梗阻的可靠依据。

(2) 肝外胆管正常或不显示而肝内胆管或左右肝管仅一侧扩张提示上段肝门部阻塞。

(3) 多数情况下胆囊与胆总管的张力状态是一致的，即胆囊增大提示下段阻塞，胆囊 不大符合上段阻塞。

(4) 有时胆囊与胆总管处于矛盾的张力状态，提示胆囊颈部阻塞或胆囊本身存在病变。胆囊是否增大不能作为判断梗阻水平的标志。

第十一章　胰腺超声诊查规范

第一节　胰腺超声检查规范

一、仪器设施方面规范

1. 超声诊断仪

胰腺位于腹膜后，位置较深，容易受肠道气体的干扰，因此要求超声诊断仪具有较高的分辨力。成人探头常选用 3.5 MHz 凸阵、线阵或扇形探头，肥胖者可用 2.5 MHz 探头，检查儿童和体瘦者选用 5 MHz 凸阵或线阵探头。

2. 配套设施

胰腺超声检查时患者需要暴露上腹部，因此要求检查室内温度适宜。特别在寒冷的冬季，适当地加热耦合剂可以减少对患者的刺激。其他符合常规要求即可(见“总论”相关章节)。

二、患者方面规范

1. 检查前

患者须禁食 8 小时以上，以保证胆囊、胆管内充盈胆汁，并减少肠胃的内容物和气体的干扰。通常在前一日晚餐后开始禁食，次日上午空腹检查。

若腹内积便或积气较多，宜于前夜服用泻药或灌肠以促排出粪便和消化道积气。如通过上述方法胃内仍有较多的气体，胰腺显示不满意时，可饮用胃肠造影剂(除汽水等)500～800 ml，让胃内充满液体作为透声窗，便于显示胰腺。

2. 检查中

请患者遵医嘱摆好体位，接受检查。检查中请保持平稳呼吸，放松腹壁肌肉，必要时遵医嘱保持短暂吸气及屏气动作。请患者积极配合医生，以较好地完成检查。

3. 检查后

一般情况下，患者稍候片刻即可取走超声报告单。对疑难病例等，患者请遵医嘱按时取走超声报告单。

请患者妥善保管好超声报告单，并携报告单前往临床医生处继续就诊。

三、医生方面规范

一）临床医生

1. 检查前

临床医生应掌握胰腺超声检查适应证，正确合理应用超声检查，并完整填写超声检查申请单，提供翔实准确的临床相关资料，包括患者主诉、病程、体格检查以及淀粉酶等相关检验，以及临床医生初步的诊断意向，以供超声医生在进行超声分析时参考。

胰腺超声检查适应证：

(1) 胰腺炎症：① 急性胰腺炎；② 慢性胰腺炎。

(2) 胰腺囊肿：① 假性囊肿；② 包虫囊肿；③ 多囊胰。

(3) 胰腺良性肿瘤：① 胰岛细胞瘤；② 囊腺瘤；③ 胃泌素瘤；④ 胰高血糖素瘤等。

(4) 胰腺恶性肿瘤：① 胰腺癌；② 壶腹癌；③ 囊腺癌。

(5) 其他：① 胰腺先天性异常；② 胰腺结核等。

(6) 介入性超声在胰腺的应用：① 超声引导下胰腺实性病变穿刺活检；② 超声引导下胰腺假性囊肿抽吸治疗；③ 超声引导下胰管穿刺造影。

2. 检查后

临床医生应仔细阅读超声报告，正确理解，客观评价，结合临床其他信息作出合理的临床诊断。

二）超声医生

1. 检查前

做好检查前的知识准备，熟悉胰腺的解剖，掌握胰腺的正常以及常见病变的超声表现，并了解胰腺疾病的主要临床表现等，为胰腺的超声检查、诊断做好准备。

2. 检查中

(1) 核查：核对患者姓名，防止张冠李戴、冒名顶替等差错的发生；核查交费、预约、登记等手续齐全，实现科学、有序的管理；了解患者病史及检查部位、目的、要求等，做到心中有数；核查患者的准备情况，不符合检查要求者应坚持原则拒绝检查并做好解释工作。

(2) 摆放体位：患者常规取仰卧位，平卧于检查床上。根据需要亦可取左、右侧卧位或坐位、半卧位、俯卧位。总之，体位以便于检查、获得满意显像为宜。

(3) 仪器调节：选择低频腹部探头，选择检查部位为"胰腺"。选择中聚焦或动态聚焦，使探头的聚焦保持在相应的胰腺水平；同时也应适当调节增益等。增益不宜开得过大，应调节到较低的水平，以清晰地显示胰腺。

(4) 扫查分析：胰腺位置较深，且无包膜，横切扫查寻找胰腺时应首先找到脊柱和腹主动脉以及下腔静脉等定位标志，然后在第1～2腰椎平面行横切扫查腹部，上下移动。必要时可行右低左高位斜行扫查，观察胰腺长轴的形态及全貌。胰腺前界为胃窦，后界为脾静脉。横切扫查后，再作胰腺各部的纵切作为补充。

注意事项：

① 约1/4人的胰腺形态或位置有变异，熟悉胰腺形态的各种类型和位置，对选择扫查断面和判定是否异常特别重要。

② 当进行横切面扫查时，注意识别脾静脉。不要将头侧的脾动脉或足侧的左肾静脉误认为脾静脉；当胰头部肿瘤等病变不明显，而胰管均匀性扩张时，勿将扩张的胰管看作脾静脉而漏诊，彩色多普勒有利于鉴别。

③ 与胰头紧贴的肝尾叶，容易被误认为胰腺肿瘤。多切面扫查可判定肝尾叶与肝左叶背侧的连续关系；胰周围肿大的淋巴结与胰腺紧贴时，很容易被误认为胰腺肿瘤；部分病人胰头和钩突部的原始腹胰呈低回声，可能被误认为肿瘤，但多切面检查发现其为非球形结构。

④ 后腹膜纤维化时声像图显示为近似胰腺的回声带，可被误认为胰腺。纤维化常发生于胰腺下部、腹主动脉与肠系膜上动脉之间、脾静脉后方，不符合胰腺的解剖位置。

⑤ 胰头区的无回声病变应注意是否为十二指肠积液，观察有无蠕动或改变体位来加以分辨。

⑥ 胰尾是最难显示的部位，应向脾门方向追寻。右侧卧位左冠状切面对显示胰尾部很有帮助。

⑦ 胰体尾部肿物可使脾静脉后移，而腹膜后肿物或淋巴结肿大又可使脾静脉前移，致使以脾静脉确定胰腺位置发生困难。在这种情况下，彩色多普勒对识别胰周结构有重要价值。

⑧ 如需饮水或服用造影剂观察，患者在饮水或造影剂时应使用吸管，避免大口饮服时气体随之咽入胃内，影响声窗，干扰观察。改变体位或饮水后仍不能清晰显示胰腺，应嘱病人改期再来检查，或选择其他检查方式。

3. 检查后

（1）记录、书写报告。描述检查所见，采集必要的、合适的图像，书写超声检查报告，要求准确、规范、翔实。

（2）整理、存储资料。记录、整理全部检查信息，包括临床信息以及超声信息，归档保存。

（3）对诊断不清的疑难病例可随访调查，进行分析总结。

第二节　胰腺超声诊断规范

一、胰腺超声分析规范

一）超声分析基础

1. 胰腺系统解剖

胰腺位于腹膜后，是一个无包膜的腹膜后脏器，于正中线横跨第1～2腰椎的前方。它的体表投影是：上缘相当于脐上10 cm，下缘相当于脐上5 cm。

胰腺分头、颈、体及尾四部分。

（1）胰头包括钩突部，是胰腺的最大部分，整个胰头埋在十二指肠曲内，胰头的上方是门静脉及肝动脉，前方及右侧为肝脏，右前方为胆囊，后方为下腔静脉。胃十二指肠动脉及肝动脉第1支，嵌入胰头的上缘，胆总管进入胰头的后下缘。

（2）钩突部为胰头的一部分，它的前方为肠系膜上动脉，后方为下腔静脉。有时钩突的下部可以向左延伸，达肠系膜上静脉与腹主动脉之间。

（3）胰颈是胰腺的狭小部分，长约2.5 cm，其前方为胃后壁，后方为肠系膜上静脉与脾静脉的汇合处，并形成门静脉。

（4）胰体离腹壁最近，其前方有胃，胃与胰体之间隙为网膜囊。胰体后方是脾静脉。胰体的定位常以腹主动脉及肠系膜上动脉的前方来确定。

（5）胰尾位于脾静脉的前方，再往后为左肾、左肾上腺，其左前方有胃。胰头向左延伸部即为胰尾，其末端直达脾门。脾静脉是胰体、尾上位界标。

（6）胰管位于胰腺实质内，分主胰管及副胰管。胰管由尾向头部右行并逐渐增粗，进入胰头后与胆总管汇合，共同开口于十二指肠壶腹部。正常主胰管内径为0.2～0.3 cm。

2. 胰腺断层解剖

（1）经腹壁横切面：由后向前，首先是脊柱，脊柱的前方是下腔静脉和腹主动脉，往前为肠系膜上动脉，再往前为脾静脉。胰腺的体尾部就在脾静脉的前方。胰腺后方的两侧为左、右肾脏。胰头的右侧为肝右叶，右前方为胆囊。胆总管上段位于胰腺的右前方，下段则位于胰头的后方。胰腺的前方为肝左叶，前方偏左为胃，左侧为脾脏，胰尾的末端位于脾门。

（2）经腹壁纵切面：可以观察胰腺的横径。沿下腔静脉纵切，位于下腔静脉及左肝之间，可以观察到胰头，呈椭圆形。沿腹主动脉纵切，位于腹主动脉及左肝之间，可以观察到胰头，呈三角形。由胰头再往左侧，相当于腹主动脉左缘，纵切时可以观察到胰尾，亦呈三角形。

二）常规分析内容

一般先观察B超灰阶声像图，再观察彩色多普勒显像（CDFI），需要时再进一步进行脉冲多普勒（PWD）频谱分析。

1. B型超声

(1) 大小：由于胰腺的形态个体差异，胰腺不同部位测值的正常范围变化较大。此外，不同年龄段的胰腺大小也有一定差别，老年人胰腺有不同程度萎缩。临床习惯以厚度判别胰腺是否肿大。

目前常用的胰腺厚径测量方法：在胰腺经腹壁横切的长轴切面上，于下腔静脉前方测量胰头，于腹主动脉前方测量胰体，于腹主动脉左侧缘测量胰尾。注意：测量厚度时应垂直于胰腺长轴，取其最短距离，不一定是前后径。

① 正常：胰头厚径正常小于 2.5 cm，胰体、尾厚径正常小于 2.0 cm，胰管内径正常小于 0.2 cm。对于小儿胰腺的测量，胰头部最大厚度为同平面椎体横径的 1/2，最大不应超过椎体横径，胰体、尾部均为椎体横径的 1/3，最大不应超过椎体的 2/3。

② 增大：胰腺各径线增大，胰头厚径大于 2.5 cm，胰体、尾厚径大于 2.0 cm。可见于急性胰腺炎、胰腺肿瘤等。

③ 偏小：见于过于消瘦患者、胰岛素依赖型糖尿病患者或胰腺术后患者等。

(2) 形态：

① 正常：胰腺经腹壁横切面的形态常见有腊肠形、哑铃形和蝌蚪形。

② 变异：环形胰腺，多见于出生后 1 年，胰腺围绕十二指肠第 2 段。

③ 均匀性肿大：胰腺体积增大，外形饱满，呈“桑蚕征”。多见于急性胰腺炎。

④ 局部肿大：胰腺局部失去正常形态，见肿块向外突起。见于胰腺癌等。

(3) 边界：

① 正常：边界清晰，轮廓光滑整齐，轮廓线有时欠清晰。

② 异常：轮廓线不清。见于急性坏死性胰腺炎等。

(4) 内部回声：

① 正常：呈均质较细回声，回声强度一般介于肝脏与脾脏之间。

② 均匀性异常：一种是弥漫性不均匀。见于慢性胰腺炎等；一种是局部不均匀。见于胰腺癌等。

③ 强度异常：增强。见于钙化、机化等；减低。见于急性胰腺炎、胰腺囊肿等。

(5) 胰管：

① 正常：正常情况下，主胰管一般显示欠清，内径多小于 0.2 cm，胰头部可达 0.3 cm。

② 扩张：主胰管内径大于 0.3 cm 以上，管腔可均匀扩张，也可呈串珠状。见于慢性胰腺炎合并胰管结石、胰头癌等。

2. 多普勒超声

(1) CDFI：

① 正常：胰腺内血流一般不易显示。胰腺周围血管较多，可作为胰腺的定位标志。

② 增多：胰腺局限性血流信号增多。见于胰腺恶性肿瘤等。

③ 移位：胰腺周围血管受到推挤移位，受压变窄。见于胰腺肿瘤等。

(2) PWD 频谱：

① 正常：胰腺内血流难以检测。

② 流速增加：胰腺肿块内可提取搏动性动脉频谱或持续性静脉频谱。多见于胰腺癌。

三）特殊分析内容

如果需要时应进一步观察分析特殊内容。

1. 胰腺局灶性病变

(1) 数目：单发或多发。多发者取体积最大者为代表予以详细描述。

(2) 方位：首先说明其位于胰腺头、体、尾部。更直观的方法是在体表标志示意图上标示。

(3) 大小：通过纵、横多切面扫查，选择最大切面测量，报告其(长径)与短径(垂直于长径)测值。

(4) 形态：规则，类圆形或椭圆形等，见于胰腺囊肿等；不规则，可呈分叶状，见于胰腺癌等。

(5) 包膜：有完整清晰线状强回声包膜，见于胰腺囊肿等；无包膜或不完整包膜(假包膜)，见于胰腺癌等。

(6) 边界：边界光滑、清晰，见于胰岛素瘤等；边界模糊不清，见于胰腺癌等。

(7) 内部回声：不均匀结节状回声，多见于恶性肿块；规则的无回声区，见于囊肿；不规则无回声区，见于脓肿形成、液化坏死等。

(8) 后方回声：增强，见于囊肿、脓肿形成、液化坏死等；衰减，甚至见声影，见于钙化、机化等。

(9) 侧方声影：有明显的侧方声影，见于包膜、囊壁较厚的肿块；无侧方声影，见于无包膜的肿块。

(10) 内部以及周围血流：恶性肿块内血流的检出较为敏感。一般认为恶性肿块的血流丰富，可探及动脉血流，流速较高；良性结节血流相对较少检出。

2. 胰区探头加压检查

观察探头加压局部有无压痛。注意探头加压的力度，避免患者出现严重不适。

(1) 正常：一般无明显压痛。

(2) 异常：胰腺炎时可有明显压痛。

3. 动态检查

必要时嘱病人做呼吸动作以观察胰腺的上下活动范围，以及肿块与胰腺活动的同步性等。

4. 腹腔淋巴结

检查腹主动脉旁、胰腺周围、脾门淋巴结是否有肿大的淋巴结。如果发现淋巴结肿大，应注意是否与胰腺病变相关。

二、胰腺超声报告规范

一）报告内容

报告的内容包括临床信息以及超声信息，主体内容是超声表现与超声提示。

1. 超声表现

遵循超声表现报告的一般规范要求(见“总论”相关内容)。

报告必须给出胰腺的全面、详细的检测内容，主要包括超声测值和声像图描述两大部分。其中，超声测值部分一般应记载胰腺长轴厚径以及主胰管的内径；声像图描述部分应详细、客观记录超声所见，从胰腺的整体到局部，从B型超声到多普勒超声，主要包括大小、形态、内部回声以及血流等。

如果胰腺内有局灶性病变时，还应报告其大小、形态以及内部回声等；如果病变内部有血流并可提取频谱，则应进一步提供频谱分析的测量值以及计算值。

2. 超声提示

遵循超声提示的一般规范要求(见“总论”相关内容)。

超声提示应客观、稳妥，不要武断。具有充分依据者可以明确提示诊断，给临床直接的提示；诊断依据不充分者不要勉强，可以根据可能性的大小依次提示，可以建议进一步检查，以明确诊断；不能诊断者可以提示超声所见的可疑征象，提请临床注意和重视，可建议进一步检查，以诊断或排除疾病。

例如超声表现“胰腺体积增大”，如果患者无可疑病史或不适症状，则应报告超声所见，提示临床进一步检查以除外胰腺病变；而如果同时还有胰腺回声减低、胰区探头压痛显著等超声表现，临床有急腹痛、淀粉酶升高等表现，则可进一步提示急性胰腺炎可能。

3. 超声图像选择

报告还应常规附有1～4幅超声图像。报告所选图像应与超声提示相配合，首先选择反映病情的图像。

病变较多时，选择相对严重病变的图像。检查结果正常时，则选择胰腺的基本图像。

二）报告格式

胰腺超声检查报告格式示例见表 23。

表 23 胰腺超声检查报告单

<table>
<tr><td colspan="4">××××医院</td></tr>
<tr><td colspan="4">超声检查报告单</td></tr>
<tr><td>姓名：</td><td>性别：</td><td>年龄：</td><td>超声号：</td></tr>
<tr><td>科别/病区：</td><td>床号：</td><td>门诊/住院号：</td><td>临床诊断：</td></tr>
<tr><td>检查类别：</td><td colspan="2">仪器：</td><td>检查状况：优　一般　差</td></tr>
<tr><td colspan="4">检查部位：胰腺</td></tr>
<tr><td colspan="4">代表图像：常规 1～4 幅

胰腺图 1</td></tr>
<tr><td colspan="4">超声表现：
超声测值：胰头厚径：1.8 cm，胰体厚径：1.2 cm，胰尾厚径：1.5 cm。主胰管内径：0.2 cm。
B 型超声：胰腺形态规则，边界欠清晰，内部呈低回声，分布均匀。
主胰管未见明显增宽。
CDFI：胰区未见异常彩色血流信号。</td></tr>
<tr><td colspan="4">超声提示：胰腺未见异常</td></tr>
<tr><td colspan="4">检查医生：　　　　报告医生：　　　　检查时间：</td></tr>
<tr><td colspan="4">备注：超声报告仅供临床医生参考！</td></tr>
</table>

三）信息储存

遵循超声信息储存的一般规范要求（见“总论”相关内容）。需要特别提示的是图像资料的采集与保存，因为图像是诊断的重要依据，是分析讨论的基础，以备后用。

胰腺应常规储存的基本图像资料：

经上腹部横切胰腺长轴切面声像图，要求该图显示胰腺头、体、尾部，在此切面测量胰腺各部分的厚径。如果胰腺走行弯曲，不在一个切面上，可补充 1～2 幅图像以显示胰腺全貌。

另外，胰腺的局灶性病变要储存其代表性灰阶图像，还要观察并保存其 CDFI 图像。如果病变内部有血流并可提取频谱，则应进一步储存其 PWD 频谱图。

超声图像多留不限！

第三节　正常胰腺超声报告示范

一、超声表现

1. B 型超声

(1) 大小：胰头厚径不超过 2.5 cm，胰体、胰尾厚径不超过 2.0 cm；胰管不超过 0.2 cm。

(2) 形态：形态规则，轮廓光整。常见形态有蝌蚪形、哑铃形或腊肠形（胰腺图 1）等。

(3) 边界：清晰或不甚清楚。

(4) 内部回声：实质回声呈均质较细回声，回声强度介于肝脏与脾脏之间。
(5) 周围血管：周围管道结构走向清晰自然。
2. 多普勒超声
CDFI：胰周可探及长条状、分支状血流信号，走向清晰自然。

二、超声提示

1(1)(2)(3)(4)(5)＋2　提示：胰腺未见异常

第四节　胰腺常见病超声报告示范

一、急性胰腺炎(Acute Pancreatitis)

一）超声表现

1. B型超声
(1) 胰腺普遍性或局限性增大，以厚径增大为主。
(2) 胰腺形态异常：
① 水肿型：胰腺形态饱满，边缘光滑，轮廓尚清，可呈“桑蚕征”(胰腺图2)。
② 坏死型：胰腺大多形态不规则，边缘模糊不清(胰腺图3)。
(3) 胰腺内部回声异常：
① 水肿型：胰腺内部回声减低，分布尚均匀。
② 坏死型：胰腺内部回声强弱不均，局部可见不规则的无回声区。
(4) 可见主胰管扩张，内径大于0.4 cm。
(5) 胰周、小网膜囊、肾前旁间隙、腹腔等可见无回声区。
(6) 可有急性胆囊炎、胆囊结石嵌顿、胆道蛔虫等表现(见相关内容)。
2. 多普勒超声
(1) CDFI：胰腺内部无明显血流信号，胰周血管多受压变窄。
(2) PWD频谱：胰周血管血流速度多增高。
3. 其他
胰区探头加压检查压痛显著。

二）超声提示

1(1)(2)①(3)①＋2＋3＋临床表现(可有胆道疾病、酗酒、暴饮暴食等病史；起病急，上腹痛、恶心、呕吐，早期可出现休克、淀粉酶升高等)　**提示：符合急性胰腺炎(水肿型)**

1(1)(2)②(3)②＋2＋3＋临床表现(可有胆道疾病、酗酒、暴饮暴食等病史；起病急，上腹痛、恶心、呕吐，早期可出现休克，淀粉酶升高等)　**提示：符合急性胰腺炎(坏死型)**

＋1(5)　提示：伴胰周、腹腔等积液

＋1(6)　提示：伴急性胆囊炎、胆囊结石嵌顿、胆道蛔虫等

二、慢性胰腺炎(Chronic Pancreatitis)

一）超声表现

1. B型超声
(1) 胰腺大小可正常，也可轻度或局限性增大，轮廓不清，边界不规整，与周围组织界限不清。

(2) 胰腺内部回声增强(胰腺图 4),分布不均匀,呈条状或带状。胰腺实质内可见散在的强回声灶。

(3) 主胰管可扩张,呈囊状、扭曲或串珠状,其内可见增强回声团,后方伴声影。

(4) 胰腺内或胰周可见无回声区,囊壁较厚而不规则,边界模糊,囊内可见点状、团状、条状回声。

(5) 可有胆囊炎、胆囊结石等表现(见相关内容)。

2. *多普勒超声*

CDFI:胰腺内部血流无特异性改变。

二) 超声提示

1(1)(2)+临床表现(既往有急性胰腺炎病史,上腹痛、腹胀、厌油腻、脂肪泻及消瘦等) **提示:胰腺回声不均,慢性胰腺炎可能**

+1(3) 提示:伴主胰管扩张、胰管结石

+1(4) 提示:伴假性囊肿形成

+1(5) 提示:伴胆囊炎、胆囊结石等

三、胰腺假性囊肿(Pancreatic Pseudocyst)

一) 超声表现

1. *B 型超声*

(1) 胰腺形态不规则或失常,内部回声均质或增强。

(2) 胰区见圆形或分叶状无回声区,囊壁较厚、欠光整,内可见点状、团状以及带状回声,后壁及后方回声增强,侧方可见声影(胰腺图 5)。

(3) 较大的病灶可使胰腺周围的胃肠道受到挤压、移位。

2. *多普勒超声*

CDFI:部分较厚囊壁内可见微弱的彩色血流信号。

二) 超声提示

1(1)(2)+临床表现(既往有急性胰腺炎病史,可无明显症状,或持续性上腹痛,同时伴胃纳差、恶心、呕吐等) **提示:胰腺假性囊肿**

四、胰腺癌(Pancreatic Carcinoma)

一) 超声表现

1. *B 型超声*

(1) 胰腺弥漫性或局限性增大,形态失常。

(2) 胰腺局部见病灶回声(胰腺图 6,7):

① 病灶轮廓不整齐或不清晰,可呈蟹足样或花瓣状。

② 病灶内部回声异常,大多呈低回声,少数可见散在不均质回声点或不规则无回声区。

③ 病灶后方回声衰减或消失。

(3) 病灶压迫可使胰管阻塞,其尾侧胰管扩张,内径大于 0.3cm,边缘平滑,可呈蛇行或串珠状扩张。

(4) 病灶可挤压胆管,引起胆管扩张。

(5) 病灶压迫周围脏器,可出现挤压或移位现象。

(6) 晚期常有肝、周围淋巴结等转移及腹腔积液表现(见相关内容)。

2. *多普勒超声*

(1) CDFI:病灶内可探及点或条状血流信号。

(2) PWD 频谱：病灶内可提取搏动性动脉血流频谱或持续性静脉血流频谱。

二）超声提示

1(1)(2)+2+临床表现(上腹部不适，食欲减退，乏力，体重减轻，腹背痛，早期即出现黄疸等)　**提示：胰腺实性占位性病变，胰腺癌可能**

+1(3)　提示：伴胰管扩张

+1(4)　提示：伴胆管扩张

+1(5)　提示：伴有周围脏器受压、移位

+1(6)　提示：伴有肝、周围淋巴结等转移、腹腔积液等

五、壶腹癌(Ampullary Carcinoma)

一）超声表现

1. B型超声

(1) 肝内、外胆管扩张明显，但胰管扩张相对较轻。

(2) 在胰头及下腔静脉之右侧可见病灶团状回声(胰腺图 8)，体积不大，多在 1.5～3.0 cm，内部多为低回声，少数增高。

2. 多普勒超声

CDFI：病灶内可探及点或条状血流信号。

二）超声提示

1(1)(2)+临床表现(右上腹隐痛，渐进性黄疸、上消化道出血等)　**提示：壶腹部实性占位，壶腹癌可能，建议进一步检查**

(吴意赟　杨益虎)

附录：

超声检查规范与质量控制(试行)·胰腺
(新疆超声诊断质量控制中心)

【检查方法】

1. 仪器条件

(1) 常规检查胰腺，对仪器无特殊要求。根据病人腹壁厚度调节检查深度及聚焦区。胰腺检查常规采用 3.5 MHz 探头，其中凸阵探头效果较佳。对小儿和瘦弱体型者还可加用 5.0 MHz 探头。

(2) 根据需要观察的部位及血流速度，随时调节彩色多普勒取样范围，调节速度范围、增益、灵敏度、滤波频率、彩色优先显示级别等，达到既能够满意显示感兴趣区内的血流信号，又不出现彩色噪声、彩色外溢和严重混叠。

(3) 调节频谱多普勒取样区的大小、取样角度、探测速度范围、滤波频谱、扫查速度等，以获得清晰稳定的流速曲线。

2. 体位

(1) 被检查者体位取平卧位、侧卧位和坐位以及立位。

(2) 探头常规沿胰腺长轴走行检查，同时辅以胰腺各部位的短轴超声扫查。

(3) 在左第 8～9 肋间以脾脏为透声窗，在脾门静脉旁观察胰尾。

(4) 注意胰腺和周围脏器如：肝脏、脾脏、胆囊和胆道、胃于十二指肠、胰腺周围的血管和胰腺的关系。

(5) 肝外胆道扩张者须观察胰腺及胆道的全长。

(6) 对于较胖体型者、胰腺超声显像不理想者，可在患者饮水 500～600 ml 后在坐位和右侧卧位下检查。

【检查内容】

1. 胰腺的形态、大小、轮廓、边界。

2. 胰腺内部回声的均匀程度。
3. 胰管的长度与内径。
4. 胰腺周围主要血管、胆总管、相邻器官与胰腺的关系。
5. 胰腺病灶的所在位置、数量、分布范围、大小、形态、边缘、回声强度及其对周围器官和组织的影响。

【正常参考值】

1. 正常测量部位

剑突下(上腹部)横切面测量胰头、胰体、胰尾厚度,胰头于下腔静脉前方进行测量,胰体于腹主动脉前方进行测量,胰尾于腹主动脉左侧缘进行测量。

2. 胰腺正常参考值

胰头:小于或等于 2.5 cm ,胰体、尾小于或等于 2.0 cm。

【注意事项】

1. 测量和判断胰腺的形态、大小和位置,约 1/4 人的胰腺形态或位置有变异。
2. 胰腺炎时胰腺肿大程度、实质内炎症侵袭程度、周围炎性液体积聚。
3. 注意胰头部有占位性病变的患者胆道系统、胰管受压狭窄闭塞或扩张的范围、程度。判断和测量胰管扩张,发现胰腺结石。
4. 胰腺囊性病变的位置、大小、数量、囊壁和囊液情况。假性囊肿邻近的动脉可形成假性动脉瘤、门静脉血栓,超声检查必须警惕这种严重并发症的存在。
5. 发现胰腺内 1.0 cm 以上的实性肿瘤,确认胰腺肿瘤的位置、形态、大小、边缘和边界、内部回声等级和回声均匀程度,超声对胰尾部和较小胰腺肿瘤的敏感性较差。
6. 胰腺病变对胰腺后方血管的影响。
7. 胰腺外伤时小网膜囊积液积血,严重的胰腺破裂。
8. 区分胰腺病变和周围病变

① 与胰头紧贴的肝尾叶容易被误认为胰腺肿瘤,多断面扫查可判定肝尾叶与肝左叶背侧的连续关系;② 胰腺周围肿大的淋巴结与胰腺紧贴时易被误认为胰腺肿瘤;③ 部分胰头和钩突部的原始副胰呈低回声,易被误认为胰腺肿瘤,多切面观察其为非球形结构。

9. 严重黄疸伴胆道全程扩张,而胰头未发现明确病灶者,应考虑十二指肠壶腹部病变。
10. 胰岛细胞瘤多数位于胰腺体、尾部,通常瘤体较小(1～2 mm),呈圆形低回声结节,边界规整,内部回声均匀,绝大多数伴有发作性低血糖症状。

第十二章　脾脏超声诊查规范

第一节　脾脏超声检查规范

一、仪器设施方面规范

1. 超声诊断仪

脾脏超声检查的仪器条件同肝脏、胰腺等其他腹部脏器，多采用高分辨力的实时超声诊断仪，使用凸阵或线阵探头，探头频率 3～5 MHz。

2. 配套设施

脾脏超声检查要求患者暴露上腹部，因此室内温度要求较温暖，特别在寒冷的冬季，适当地加热耦合剂可以减少对患者的刺激。其他符合常规要求即可(见“总论”相关章节)。

二、患者方面规范

1. 检查前

常规的脾脏超声检查患者可无需特殊准备，但以空腹检查为佳，不宜饱食及饮多量的水，以免脾脏受到胃窦挤压而移位，或因胃窦内容物的遮挡而显示不清。

2. 检查中

请患者遵医嘱摆好体位，接受检查。检查中请保持平稳呼吸，必要时遵医嘱保持短暂吸气及做屏气动作。请患者积极配合医生，以较好地完成检查。

3. 检查后

一般情况下，患者稍候片刻即可取走超声报告单；对疑难病例等特殊情况，患者请遵医嘱按时取走超声报告单。

请患者妥善保管好超声报告单，并携报告单前往临床医生处继续就诊。

三、医生方面规范

一）临床医生

1. 检查前

临床医生应掌握脾脏超声检查适应证，正确合理应用超声检查，并完整填写超声检查申请单，提供翔实准确的临床相关资料，包括患者主诉、病程、体格检查以及相关特殊检查、检验等，以及临床医生初步的诊断意向，以供超声医生在进行超声分析时参考。

脾脏超声检查适应证：

(1) 脾脏先天性异常：① 先天性脾缺如；② 副脾；③ 先天性脾脏反位；④ 游走脾；⑤ 多脾症等。

(2) 脾脏肿大。

(3) 脾脏液性占位病变：① 脾囊肿；② 多囊脾；③ 脾包虫囊肿；④ 脾血肿；⑤ 脾脓肿等。

(4) 脾脏实质性病变：① 脾包膜炎及脾实质炎；② 脾结核；③ 脾梗死；④ 脾血管瘤；⑤ 脾恶性淋巴瘤；⑥ 脾转移瘤等。

(5) 其他：① 脾萎缩；② 自截脾；③ 脾切除术后伪像等。

2. 检查后

临床医生应仔细阅读超声报告，正确理解，客观评价，结合临床其他信息作出合理的临床诊断。

二）超声医生

1. 检查前

做好检查前的知识准备，熟悉脾脏的解剖，掌握脾脏的正常以及常见病变的超声表现，并了解脾脏疾病的主要临床表现等，为脾脏的超声检查、诊断做好准备。

2. 检查中

(1) 核查：核对患者姓名，防止张冠李戴、冒名顶替等差错的发生；核查交费、预约、登记等手续齐全，实现科学、有序的管理；了解患者病史及检查部位、目的、要求等，做到心中有数。

(2) 摆放体位：患者常规取仰卧位，亦经常采用右侧卧位，根据需要亦可取俯卧位。总之，体位以便于检查、获得满意显像为宜。

(3) 仪器调节：选择低频腹部探头，选择检查部位为“脾脏”。根据显像情况，调节探头频率、深度、增益、焦点等功能按键或旋钮。

(4) 扫查分析：患者取仰卧位，将探头置于腋中线至腋后线做冠状切面，了解脾脏位置，然后置探头于左侧腋前线至腋后线间第 9～11 肋间，逐一进行斜切扫查。在通过脾门显示脾静脉的肋间斜切面图上，测量脾脏厚径及长径，继之探头移至左肋缘下扫查，观察脾肿大程度，测量肋缘下脾脏的长度。

注意事项：

① 脾脏检查前了解病史及肝功能等情况有助于诊断。

② 认真全面扫查脾脏，避免盲区。嘱患者深吸气后屏气，因肺扩张、膈肌下压，脾脏位置下移；或者嘱患者右侧卧位，因重力作用，脾脏位置向前下移出，有利于脾脏的全面观察。

③ 必须熟悉脾脏的正常生理变异，如脾上、下极边缘切迹和内部回声偏低的变异，切勿误认为是占位性病变。

④ 超声检测脾脏时，应尽量利用脾静脉作为超声解剖标志，以便标准化。

⑤ 对于腹部外伤怀疑有脾破裂的要注意动态观察、密切随访。即使急诊超声检查未发现明显异常，亦不宜过早下结论，应继续观察，以免漏诊，延误病情。

3. 检查后

(1) 记录、书写报告。描述检查所见，采集必要的、合适的图像，书写超声检查报告，要求准确、规范、翔实。

(2) 整理、存储资料。记录、整理全部检查信息，包括临床信息以及超声信息，归档保存。

(3) 对诊断不清的疑难病例可随访调查，进行分析总结。

第二节　脾脏超声诊断规范

一、脾脏超声分析规范

一）超声分析基础

脾脏是人体最大的淋巴器官和储血器官。脾脏位于左上腹深部的腹腔内，呈长椭圆形，略似蚕豆，前缘有 2～3 个切迹，处于第 9～11 肋腋前线至腋后线之间。其大小和形状随含血量的多少而变化，差别较大。

正常脾脏在肋缘下摸不到。

脾脏表面分成脏面和膈面两部分。膈面向外膨出，脏面向内凹陷，其中央为脾门，是重要的超声检查标志。脾血管、淋巴管和神经由脾门出入，组成脾蒂。脾脏血管包括脾动脉和脾静脉。脾动脉在脾内为终末支，互相交通者不到1/10。脾静脉与肠系膜上静脉汇成门静脉。

二）常规分析内容

一般先观察B超灰阶声像图，再观察彩色多普勒显像(CDFI)，需要时再进一步行脉冲多普勒(PWD)频谱分析。

1. *B型超声*

(1) 数目、位置：

① 正常：脾脏位于左上腹部，是腹膜内位器官。

② 异常：脾区无脾脏结构的声像图，可见于脾切除、无脾综合征、游走脾脏等；脾区除正常脾脏外，还可见类似脾脏回声的团块，可见于副脾；中腹部、左髂窝等见形态和大小与脾脏类似的团块，可见于游走脾脏。

(2) 大小：目前常用的几项脾脏径线测量方法：

脾脏长径：通过肋间斜切面显示脾最长径(沿第10肋走向)，测量脾下极最低点到上极最高点间的距离。患者右侧卧位更便于检测。

脾脏厚径：通过脾脏肋间斜切面上显示脾门及脾静脉，略移动探头，在脾厚度最小的切面测量脾门至对侧凸面包膜的最小距离。

脾静脉内径：脾脏肋间斜切面显示脾门结构及脾静脉，距脾门部1 cm测量脾静脉内径。

① 正常：脾脏长度正常值范围为8～12 cm；脾脏厚度正常值范围为3～4 cm；脾静脉内径正常小于0.8 cm。

② 肿大：脾脏各径线超过正常范围，脾脏长径大于12 cm，脾脏厚度大于4 cm。见于各种原因引起的脾肿大。脾脏过大，充满左上腹，下缘达脐水平以下，又称为巨脾。

③ 萎缩：脾脏明显缩小，厚径小于2 cm，最大长径小于5 cm。见于老年性脾萎缩。

(3) 形态：

① 正常：正常脾脏的肋间斜切面略呈半圆形，外侧缘向外膨隆，内侧缘向内凹陷。

② 饱满：脾脏径线增大，脾上、下极处轮廓圆钝，脾前缘切迹较浅而模糊。多见于脾肿大。

③ 不规则：脾脏失去正常的形态，脾内见多个肿块向外隆起。多见于转移性脾恶性肿瘤。

(4) 边界：

① 正常：脾脏轮廓清晰，表面光滑整齐。

② 异常：脾脏轮廓线不清，包膜回声中断。见于脾脏外伤等。

(5) 内部回声：

① 正常：脾内呈低回声区，分布均匀，强度一般稍低于正常肝组织。

② 均匀性异常：一种是弥漫性不均匀，见于充血性脾肿大等；一种是局部不均匀，见于脾梗死、脾转移癌等。

③ 强度异常：增强，见于脾血管瘤、脾结核等；减低，见于脾囊肿、脾恶性淋巴瘤等。

(6) 血管纹理：

① 正常：脾门处可见数条管状无回声区通过，脾内小血管常不易显示。

② 增多：脾门区脾静脉明显增多、扭曲、扩张，脾实质内可出现增宽的脾静脉属支。见于脾肿大、脾静脉阻塞综合征等。

2. *多普勒超声*

(1) CDFI：

① 正常：脾门处脾动、静脉彩色多普勒多能显示；脾内的小血管常不易显示，但脾静脉的1级属支常可

显示。

② 增多：一种是脾内血流信号弥漫性增多，脾门部脾静脉内径增宽，走行扭曲。见于脾肿大等；一种是脾脏局限性血流信号增多，病变周围或内部可探及动脉血流。见于脾脏恶性淋巴瘤等。

(2) PWD频谱：

① 正常：脾脏动脉血流具有低阻的特点，脾动脉血流阻力指数正常参考值为0.62±0.05，脾静脉最大流速为(21.8±4.7)cm/s。

② 流速增加：脾内占位性病灶周围可提取动脉频谱，流速增加。

三）特殊分析内容

如果需要时应进一步观察分析特殊内容。

1. 脾脏局灶性病变

(1) 数目：单发或多发。多发者取体积最大者为代表予以详细描述。

(2) 方位：首先说明其是位于脾上、中或下部，再进一步说明位于脾脏包膜下或脾脏实质内。更直观的方法是在体表标志示意图上标示。

(3) 大小：通过纵、横多切面扫查，选择最大切面测量，报告其长径与短径(垂直于长径)测值。

(4) 形态：规则，类圆形或椭圆形等。见于脾囊肿等；不规则，可呈分叶状。见于恶性淋巴瘤等。

(5) 包膜：有完整清晰线状强回声包膜。见于脾囊肿等；无包膜或不完整包膜(假包膜)。见于脾梗死、脾肿瘤等；包膜线与脾实质分离。见于包膜下血肿等。

(6) 边界：边界光滑、清晰。见于脾血管瘤等；边界模糊不清。见于脾脓肿、血肿等；周围可见"晕环征"。见于脾脏转移癌等。

(7) 内部回声：均匀高回声。见于脾血管瘤；不均匀结节状回声。多见于恶性肿块；规则的无回声区。见于囊肿；不规则无回声区。见于脓肿形成、液化坏死或囊性化等。

(8) 后方回声：无改变。见于血管瘤等；增强。见于囊肿、脓肿形成、液化坏死或囊性化等；衰减。甚至见声影，见于钙化、机化等。

(9) 侧方声影：有明显的侧方声影。见于包膜较厚的肿块；无。见于无包膜的肿块。

(10) 内部以及周围血流：恶性肿块内血流的检出较为敏感。一般认为恶性肿块的血流丰富，可探及动脉血流，流速较高；而良性结节血流相对较少检出。

2. 脾区探头加压扫查

观察探头加压局部有无压痛。注意探头加压的力度，避免患者出现严重不适及加重病情。

(1) 正常：一般无明显压痛。

(2) 异常：脾脏外伤、脓肿形成时可有压痛。

3. 动态检查

必要时嘱病人做呼吸动作以观察脾脏的上下活动范围，以及肿块与脾脏活动的同步性等。

4. 随访观察

对于腹部外伤怀疑有脾破裂的要注意动态观察、密切随访。

二、脾脏超声报告规范

一）报告内容

报告的内容包括临床信息以及超声信息，主体内容是超声表现与超声提示。

1. 超声表现

遵循超声表现描述的一般规范要求(见"总论"相关内容)。

报告必须给出脾脏的全面、详细的检测内容，主要包括超声测值和声像图描述两大部分。其中，超声测值部分一般应记载脾脏的长径、厚径和脾静脉内径；声像图描述部分应详细、客观记录超声所见，从脾脏的整体到局部，从B型超声到多普勒超声，主要包括大小、形态、内部回声以及血流等。

如果脾脏内有局灶性病变时，还应报告其大小、形态以及内部回声等；如果病变内部有血流并可提取频谱，则应进一步提供频谱分析的测量值以及计算值。

2. 超声提示

遵循超声提示的一般规范要求（见“总论”相关内容）。

诊断要慎重，不要武断。脾内局灶性病变难以定性诊断时，以“占位性病变”统称之，可建议临床进一步检查，或随访密切观察。

3. 超声图像选择

报告还应常规附有1～4幅超声图像。报告所选图像应与超声提示相配合，首先选择反映病情的图像，病变较多时，选择相对严重病变的图像。检查结果正常时，则选择脾脏的基本图像。

二）报告格式

脾脏超声检查报告格式示例见表24。

表24 脾脏超声检查报告单

<table>
<tr><td colspan="4">××××医院</td></tr>
<tr><td colspan="4">超声检查报告单</td></tr>
<tr><td>姓名：</td><td>性别：</td><td>年龄：</td><td>超声号：</td></tr>
<tr><td>科别/病区：</td><td>床号：</td><td>门诊/住院号：</td><td>临床诊断：</td></tr>
<tr><td>检查类别：</td><td colspan="2">仪器：</td><td>检查状况：优　一般　差</td></tr>
<tr><td colspan="4">检查部位：脾脏</td></tr>
<tr><td colspan="4">代表图像：常规1～4幅
脾脏图1</td></tr>
<tr><td colspan="4">超声表现：
超声测值：肋间厚度：2.9 cm，长度：10.0 cm，脾静脉内径：0.4 cm。
B型超声：脾脏形态规则，轮廓清晰，表面光整，脾实质呈低回声区，分布均匀。
CDFI：脾内可探及少量点、条状血流信号。</td></tr>
<tr><td colspan="4">超声提示：脾脏未见异常</td></tr>
<tr><td colspan="4">检查医生：　　　　报告医生：　　　　检查时间：</td></tr>
<tr><td colspan="4">备注：超声报告仅供临床医生参考！</td></tr>
</table>

三）信息储存

遵循超声信息储存的一般规范要求（见“总论”相关内容）。需要特别提示的是图像资料的采集与保存，因为图像是诊断的重要依据，是分析讨论的基础，以备后用。

脾脏应常规储存的基本图像资料：

脾脏第10肋间斜切面声像图。要求该图显示脾脏最大长径及脾门结构，于此切面测量脾脏长径和厚径。

对有肿块者要储存其代表性灰阶图像，有条件者还要观察并保存其CDFI图像。如果病变内部有血流并可提取频谱，则应进一步储存其PWD频谱图。

超声图像多留不限！

第三节　正常脾脏超声报告示范

一、超声表现

1. *B型超声*

(1) 大小：脾脏长度不超过 12 cm，厚度不超过 4 cm，在左肋缘下不能探及(脾脏图 1)。

(2) 形态：脾脏肋间长轴切面略呈半月形，外侧缘呈向外突的弧形，内侧缘中部向内凹陷。

(3) 边界：脾脏轮廓清晰，表面光滑整齐。

(4) 内部回声：脾脏实质回声呈低回声区，分布均匀。

(5) 血管纹理：脾门部可见数条管状无回声区，脾内小血管常不易显示。

2. *多普勒超声*

(1) CDFI：脾门部可探及分支状血流信号，走向清晰自然。

(2) PWD 频谱：脾动脉及脾静脉血流参数在正常范围内。

二、超声提示

1(1)(2)(3)(4)(5)+2(1)　提示：脾脏未见异常

第四节　脾脏常见病超声报告示范

一、副脾(Splenule)

一) 超声表现

1. *B型超声*

(1) 脾门区、胃左及胰尾部等见单个(脾脏图 2)或多个低回声区。

(2) 低回声区形态规则，多类圆形；包膜回声光整，境界清楚；内部回声均匀，回声强度似脾脏。

2. *多普勒超声*

CDFI：低回声区内可见来源于脾门处动、静脉的血管分支。

二) 超声提示

1(1)(2)+临床表现(先天性发育异常，一般无明显症状，可有脾肿大、脾切除等病史)　**提示：副脾**

注意：副脾需与脾门部淋巴结相鉴别。

二、脾肿大(Enlarged Spleen)

一) 超声表现

1. *B型超声*

(1) 脾脏长度超过 12 cm(脾脏图 3)，左肋缘下探及脾脏实质性声像图，随呼吸而上下移动，其内侧可显示一个或两个脾切迹，可探及有血管出入的脾门。

① 轻度肿大：在仰卧位平吸气时，肋缘下刚可探及脾脏；深吸气时，脾下缘在肋缘下 2～3 cm。

② 中度肿大：脾下缘在肋下超过 3 cm，直至平脐。

③ 重度肿大：又称巨脾，脾下缘超过脐水平，有的甚至可达盆腔。

(2) 脾脏的厚度测值超过 4 cm，脾脏前缘超出腋前线，甚至与肝左叶相近。

(3) 脾脏外形饱满，切面形态圆钝。

2. 多普勒超声

(1) CDFI：脾内血流信号增加；脾门部可见脾静脉血流束增宽，走行扭曲。

(2) PWD 频谱：脾动脉、脾静脉血流速度多增高，但是淤血性脾肿大时血流速度多较慢。

二）超声提示

1(1)或(2)+2(1)+临床表现(可有全身性或系统性疾病、肝脏疾病和门静脉阻塞等疾病，左上腹不适，肋下可触及脾脏，严重者可有腹胀、食欲不振等症状)　**提示：脾肿大**

三、脾囊肿(Splenic Cyst)

一）超声表现

1. B 型超声

(1) 脾脏多无明显增大，轮廓光滑、整齐。

(2) 脾脏内见局灶性病变(脾脏图 4)：

① 病灶多为单发，有时亦可多发。

② 病灶呈轮廓光滑整齐、边缘清晰的无回声区，后方回声增强。

③ 病灶内有时亦可见线条状分隔，形成多房。

2. 多普勒超声

CDFI：病灶内无彩色血流信号。

二）超声提示

1(2)+2+临床表现(一般无明显症状，可有左上腹不适或胀痛等)　**提示：脾囊肿**

四、脾外伤(Splenic Trauma)

一）超声表现

1. B 型超声

(1) 脾包膜下血肿：脾增大，包膜光滑、完整，包膜下可见“月牙形”无回声区，呈“被覆征”，不随呼吸运动和体位改变而变化，其间可有细点状回声，脾实质受压表面呈凹陷状。

(2) 脾实质内血肿：脾外形不同程度增大，轮廓清楚、完整，病变处呈不规则无回声区(脾脏图 5)，可有散在低回声及飘浮现象。

(3) 脾破裂：脾包膜连续性中断，中断部位显示不均匀增强回声；脾实质内见无回声区，延伸至脾包膜破裂处，边界清楚，无包膜，内有大小不一、形态不规则的强回声；脾周围显示无回声区，其宽度不一(与脾周围积血量多少有关)。

(4) 腹腔内可探及无回声区。

2. 多普勒超声

CDFI：病变区内部无彩色血流信号。

二）超声提示

1(1)+2+临床表现(有外伤史，左上腹疼痛)　**提示：脾外伤(脾包膜下血肿)**

1(2)+2+临床表现(有外伤史，左上腹疼痛)　**提示：脾外伤(脾内血肿)**

1(3)+2+临床表现(有外伤史，左上腹疼痛)　**提示：脾外伤(脾破裂)**

+1(4)　提示：伴腹腔积血

五、脾梗死(Splenic Infarction)

一）超声表现

1. *B型超声*

(1) 脾脏可增大，有时亦可有变形。

(2) 脾脏内见局灶性病变：

① 病灶可单个或多个。

② 病灶常位于前缘部，靠近脾切迹处。

③ 病灶大小不等，呈楔形或不规则形，基底较宽，有时可直达脾包膜。

④ 病灶周边处多呈低回声，内部为不均匀分布的强回声斑，可伴有声影。

2. *多普勒超声*

CDFI：病灶内无血流信号。

二）超声提示

1(2)＋临床表现(突发左上腹疼痛、高热等症状)　**提示：脾脏内局灶性病变，脾梗死可能**

六、脾血管瘤(Splenic Angeioma)

一）超声表现

1. *B型超声*

(1) 脾脏大小、形态等整体表现多正常。

(2) 脾脏内见局灶性病变：

① 病灶境界清晰，边缘尚规则。有时可见病变外的血管进入而出现边缘缺裂现象，呈“裂开征”(脾脏图6)。

② 病灶回声多增强，分布稍不均匀，其内可有圆点状或短管状无回声区。少数呈低回声区，病变周边见中等回声线状环绕。

2. *多普勒超声*

CDFI：病变内无明显彩色血流或周边可见点状血流信号。

二）超声提示

1(2)＋2＋临床表现(一般无明显症状，较大的血管瘤可有左上腹不适、隐痛等)　**提示：脾脏实性占位性病变，血管瘤可能**

七、脾恶性淋巴瘤(Splenic Malignant Lymphoma)

一）超声表现

1. *B型超声*

(1) 脾脏增大，脾脏各径线相应增大，脾脏实质回声常略低于正常脾。

(2) 脾脏内见局灶性病变：

① 病灶为单个或多个圆形的低弱回声区，境界清楚，轮廓光滑整齐，但无明显包膜回声，远侧多无明显增强效应(脾脏图7)。

② 病灶较大时，可相互融合，呈分叶状。

③ 少数病灶可呈蜂窝状低回声区，内见较规则的线状回声。

2. *多普勒超声*

(1) CDFI：病灶内血流有轻、中度增多，血流丰富者及稀少者均较少见。

(2) PWD 频谱：病灶周边处及病灶内部往往可提取动脉频谱。

二）超声提示

1(2)＋2＋临床表现(左上腹不适或持续性钝痛，伴全身乏力、恶心等) **提示：脾脏实性占位性病变，恶性淋巴瘤可能**。建议进一步检查

注意：脾恶性淋巴瘤与脾转移癌声像图上不易鉴别，有原发病灶是诊断脾转移瘤的佐证。当鉴别困难时，可采用超声引导下经皮脾脏细针抽吸细胞学检查，以明确诊断。

八、脾转移癌(Splenic Metastatic Carcinoma)

一）超声表现

1. B型超声

(1) 脾内见局灶性病变：

① 病灶可为低回声区、高回声或混合回声，分布不均匀。

② 病灶可为多发，体积增大时可相互融合。

③ 病灶边界可较清，周围可见环状低回声晕，晕圈较宽(脾脏图 8)。

2. 多普勒超声

CDFI：病变区多难以显示血流信号，部分病灶周围可见彩色血流信号。

二）超声提示

1(1)＋2＋临床表现(既往有肿瘤病史等，左上腹可有隐痛不适等) **提示：脾脏实性占位性病变，转移性癌可能**

(吴意赟 杨益虎)

附录：

超声检查规范与质量控制(试行)·脾脏
(新疆超声诊断质量控制中心)

【检查方法】

1. 检查前无须特殊准备，必要时可行空腹检查。
2. 体位：可取右侧卧位、仰卧位及左前斜位。
3. 选用凸阵或线阵探头，频率 2.0～5.0 MHz，亦可用相控阵扇形探头。
4. 标准切面：左肋间斜切、左肋下斜切。
5. 探头位置：左肋间、左肋下。探头置于左腋中线、腋前线与腋后线之间的第 9～11 肋间进行扫查。
6. 常值测量：正常脾脏前缘不超过腋前线，下缘不超过左肋缘。

(1) 厚径：探头顺腋前线至腋后线 9～10 肋间斜切面显示脾门及脾静脉，测量自脾门垂直于脾对侧缘间的距离，即为脾厚径，正常参考范围为 3～4 cm，个别也可小于 4.5 cm。

(2) 长径：通过与左第 10 肋平行探测显示脾脏肋间斜切面，测量其下极最低点至上极最高点的距离，即为脾脏解剖学上的长径，正常参考范围为 8～10 cm。

7. 有条件者可采用彩色多普勒血流成像观察脾门及脾内血管分布，用频谱多普勒获取血流动力学参数。

【检查内容】

1. 检查时应观察脾脏的形态、大小、包膜、脾实质回声改变、有无钙化及异常团块回声。如有占位病变，应观察其边缘、内部回声高低及分布均匀程度、形态等。
2. 必要时再行彩色多普勒血流检查。

【注意事项】

1. 超声基本上可明确提示的病变包括下列五种：

(1) 脾肿大。

(2) 脾含液性占位病变，如脾囊肿、多囊脾、脾脓肿等。

(3) 脾实质性占位病变。

(4) 脾实质钙化。

(5) 脾外伤。

2. 部分病理结合声像图与临床病理情况及其他检查有可能确定病变的性质：

(1) 脾急性局灶性感染。

(2) 脾动脉栓塞。

3. 超声提供病理声像图改变但应进一步检查的病变包括下列两种：

(1) 脾实质弥漫性回声异常。

(2) 脾实质实性占位病变的良、恶性判断。

第十三章　胃肠超声诊查规范

第一节　胃肠超声检查规范

胃肠道超声诊查技术主要包括经腹壁胃肠道超声检查、术中胃肠道超声检查、腔内超声检查(经内窥镜、经直肠等)和胃肠道肿瘤超声引导下穿刺等，其中，经腹壁胃肠超声检查是最基础的检查方法，包括空腹常规检查法和胃肠道充盈检查法(即胃肠道超声造影)。本章就经腹壁胃肠超声检查与诊断进行具体说明。

一、仪器设施方面规范

1. 超声诊断仪

胃肠超声检查通常要求高分辨力实时超声诊断仪，可对脏器进行动态观察。使用灵敏度较高的彩色多普勒仪更为理想，便于对病变内及其周围血流的观察。

经腹部超声检查常选用凸阵探头，探头频率范围为3.5～7.5 MHz，一般以3.5～5 MHz最常用。腹部表浅部位尽量选择高频率探头。

2. 配套设施

在胃肠超声造影检查中，需配套使用胃肠超声造影剂。使用胃肠超声造影剂的目的是驱除胃肠道内气体以及食物碎块的干扰，使胃肠道层次结构及其病变清晰显示，便于准确地测量胃肠壁厚度；客观地显示各种病变的形态、大小、范围、内部结构，确定病变的位置；对胃肠道黏膜病变和黏膜下病变进行诊断和鉴别诊断；判断肿瘤侵袭的深度；帮助辨认发生于胃肠壁或外生的肿瘤，对胃肠壁受压现象作出客观提示；了解胃肠道的蠕动和排空功能；合理地使用胃肠充盈检查法还能提高胰腺和腹膜后结构的显像效果。

胃肠超声造影剂应符合保证图像清晰可认、取材经济方便、受检者易于接受、对胃无不良刺激且不影响病情等诸多要求。

胃肠超声造影剂的分类：

(1) 按照材质分类：简单者可以为温开水或茶水等普通饮料，谷物粉或淀粉类稀糊(粉状物与煮沸水调成的稀糊)也是一种较理想的胃充填物。还有特制的超声快速显像液，如中药造影液、羧甲基纤维素胶状悬液、胃窗85超声显像剂等。

(2) 按照回声强度分类：① 无回声型：这是最常用、最方便的胃肠超声造影剂，茶水、纯液体饮料、甘露醇、灌肠用的生理盐水等属于此类。适用于观察胃肠黏膜的小病变等。② 有回声型：通常使用谷物研磨加工成的细粉剂，用开水调成稀糊状，待温热后，嘱受检者服用。此类造影剂是观察胃壁内小病变的首选，也可用作胃肠道充盈超声检查和胃充盈排空试验。③ 混合回声型：如汽水等。

(3) 按照使用方式分类：通常为口服造影剂，如温开水等；检查上消化道、小肠也可用注射器通过鼻饲管将造影剂注入，适用于部分吞咽困难者和带鼻饲管者；另外，检查大肠、直肠时可灌肠使用造影剂。

应根据疾病的回声类型，选择最佳超声成像造影效果的物质。注意根据季节变化和患者病情调节造影剂的温度和种类。

胃肠的超声检查需要暴露较大面积的体表，进行较长时间的检查，因此应注意检查室的保温以及封闭管理，保护患者的身体健康以及隐私。

检查室应就近配置卫生间，便于患者检查后及时方便。

二、患者方面规范

1. 检查前

(1) 在超声检查预约时，患者应向医生告知胃肠其他相关检查项目，以便合理安排检查的次序。一般要求将胃肠超声检查安排在X线胃肠造影检查之前，以避免钡剂对超声检查的影响。已行钡剂造影者，则应待钡剂完全排出后(3天后)再行超声检查。另外，胃肠内窥镜检查也最好安排在超声检查之后。因为内窥镜检查后消化道内气体较多，影响超声检查效果，并且内窥镜检查之后短时间不宜大量进食造影剂。

(2) 上消化道超声检查前准备：检查前一日晚餐进流食，禁食易产气的食物，如奶制品、豆制品等。必要时给予轻泻剂。检查当日空腹8～12小时。

(3) 下消化道超声检查前准备：

① 嘱受检者排净大便。

② 乙状结肠和直肠检查应使膀胱良好充盈。

③ 需保留灌肠下行超声检查者，前一日晚餐进流食，睡前服轻泻剂，晨起排便，清洗灌肠。

④ 对儿童和不能合作者可于检查前适量使用镇静剂。

2. 检查中

请患者在检查中遵从医生安排，先进行空腹胃肠超声检查，然后连续快速服用超声造影剂进行胃肠超声造影检查。为避免较多的气体进入消化道，饮用时应使用吸管。请患者配合医生摆放体位，完成检查。

3. 检查后

请患者稍候片刻取走报告，并妥善保管好，携报告单前往临床医生处继续就诊。

检查后可及时排泄造影剂。

三、医生方面规范

一）临床医生

1. 检查前

临床医生应掌握胃肠超声检查适应证，正确合理应用超声检查，完整填写超声检查申请单，提供翔实准确的临床相关资料，包括患者主诉、病程、体格检查、钡餐、胃肠镜等相关检查，以及临床初步的诊断意向，以供超声医生在进行超声分析时参考。

胃肠超声检查适应证：

1）胃肠先天性病变

(1) 先天性肥厚性幽门狭窄。

(2) 肠腔狭窄。

(3) 先天性巨结肠。

(4) 肛门闭锁等。

2）胃肠感染性病变

(1) 胃炎。

(2) 消化道溃疡：胃溃疡、十二指肠溃疡。

(3) 阑尾炎。

(4) 消化道穿孔。

(5) 克隆病(Crohn病)。

(6) 结肠炎。

(7) 肠结核等。

3) 胃肠梗阻性病变

(1) 贲门失弛缓症。

(2) 急性胃扩张。

(3) 幽门梗阻。

(4) 胃潴留。

(5) 肠梗阻。

(6) 肠套叠等。

4) 胃肠占位性病变

(1) 贲门癌。

(2) 胃息肉。

(3) 胃腺瘤。

(4) 胃迷走胰腺。

(5) 胃错构瘤。

(6) 胃壁囊肿。

(7) 胃脂肪瘤。

(8) 胃平滑肌瘤。

(9) 胃平滑肌肉瘤。

(10) 胃癌。

(11) 胃恶性淋巴瘤。

(12) 胃转移瘤。

(13) 肠息肉。

(14) 肠腺瘤。

(15) 肠癌：小肠癌、大肠癌、直肠癌。

(16) 肠转移瘤等。

5) 其他病变

(1) 胃黏膜巨大肥厚症(Menetrier 病)。

(2) 胃异物。

(3) 胃结石。

(4) 胃下垂。

(5) 胃扭转。

(6) 胃底静脉曲张等。

2. 检查后

临床医生应仔细阅读超声报告，正确理解超声报告，客观评价超声报告，结合临床其他信息作出合理的临床诊断。

二) 超声医生

1. 检查前

(1) 思想准备：爱岗敬业，加强职业道德建设，尊重患者，重视病情，认真检查，细致观察，专心工作，对每一个患者负责。

(2) 知识准备：平时加强业务学习，积极动手实践，多看多问多想，努力提高业务水平。这样在工作中才能得心应手，游刃有余。熟悉胃肠的解剖，掌握胃肠的正常以及常见病变的超声表现，并了解胃肠疾病的主要临床表现等，为胃肠的超声检查、诊断做好准备。

(3) 预约安排，做好准备：胃肠超声检查宜安排在上午进行。注意钡透及内镜检查后3天才可行超声检查。

胃内潴留物不影响检查效果时，无须做胃肠道减压和洗胃。因为这种潴留物可被作为胃充填剂使病变得以良好的显示。

准备合适、足量的造影剂。成人胃和十二指肠超声检查饮用量为400～600 ml，小儿根据年龄酌减。小肠检查用量约为胃检查的1.5～2倍，为800～1,000 ml。灌肠用量成人约需准备2,000～3,000 ml，小儿用量减半。实际灌肠用量根据患者的年龄、体型、病变的位置和性质决定，以液体充分充盈病变区、图像显示清晰、患者能够耐受为基本原则。

应根据季节气温变化预热造影剂，以适于患者大量快速服用。

2. 检查中

熟悉检查流程，熟练操作。全面仔细探查，认真分析，慎重诊断。

(1) 核查：核对患者姓名，防止张冠李戴；核查手续齐全，登记编号，便于资料的存储、查询等管理；了解患者病史及检查部位、目的、要求等，做到心中有数；核查患者准备情况。如果发现不宜检查者应拒绝检查，重新预约安排检查。

(2) 摆放体位：一般取仰卧位。服用造影剂后先取左侧卧位，经肋下检查胃底部、贲门；再取仰卧位扫查胃体；然后取右侧卧位于右上腹检查幽门、胃窦、幽门管以及十二指肠等。为排除气体干扰，有时取坐位或俯卧位进行补充检查。

不拘泥于固定体位，以便于检查观察、患者舒适为宜。

(3) 仪器调节：选择经腹常规探头，选择检查部位"胃肠"。根据实际情况，调节探头频率、图像深度、增益、焦点等功能按键或旋钮。以图像显示清晰、适于观察为宜。注意在胃肠充盈造影剂时，远侧胃肠壁常回声过强，应降低相应深度的增益补偿，以使后方组织显示清晰。由于胃肠的蠕动引起胃肠腔内液体、气体等内容物的运动，导致CDFI产生闪彩伪像等严重干扰，应随时调节壁滤波器频率以减轻干扰噪声。

(4) 扫查分析：一般先空腹检查。空腹检查目的是对腹部各脏器有全面了解，观察胃肠形态、位置等，确定胃肠区病变的大致范围，排除胃肠潴留、梗阻、穿孔等；同时观察胃肠周围有无淋巴结肿大、其他脏器有无异常等。然后再进行胃肠充盈造影检查。怀疑胃肠穿孔、梗阻以及胰腺炎者禁用此法。

胃、十二指肠充盈造影检查：嘱患者一次性连续饮入造影剂，然后依次采取右前斜位、仰卧位、坐位(或站立位)、右侧卧位等对贲门胃底、胃体窦、幽门和十二指肠做系统观察。横向扫查与长轴垂直扫查相结合，扫查时应观察胃肠整体和各断面形态、位置、胃壁厚度、蠕动、胃内容物排空情况等。

如继续做小肠观察时，应每隔10～15分钟检查一次，直至检查到回盲区。

大肠灌水检查：清洁灌肠后，患者取右侧卧位，经肛门置管，然后患者取仰卧位，灌注温生理盐水。沿直肠至盲肠逆行顺序做超声检查。

直肠水囊检查：从肛门放入连接胶管的胶囊，经胶管向囊内注水，同时排净气体。将水囊充盈后，持探头在下腹部对直肠及周围结构进行检查。

胃肠检查中主要部位的检查方法：

① 食管下段以及贲门：

长轴切面：患者取仰卧位，探头置于剑突下偏左，指向后上方，于肝脏左外叶后方与腹主动脉之间见食管下段以及贲门长轴切面图，呈倒置的漏斗状，又称为"喇叭口征"。

短轴切面：患者取仰卧位，探头置于剑突下，与长轴切面时垂直，于肝脏左外叶后方近膈部可见食管的横切面。探头向下扫查，可见内腔逐渐扩大的环状贲门横切面。

② 胃底：患者取仰卧位，探头置于左肋下，指向后方。

③ 胃体：

长轴切面：探头沿胃腔的长轴方向移动，可见胃体前后壁及其下方的胃大弯下缘。其后方与胰腺体、尾部相邻。

短轴切面：探头垂直于胃腔的长轴方向，指向后方，胃体横切面呈椭圆形，左、右两侧分别为胃大弯、胃小弯，后壁紧贴胰腺。

④ 胃窦：

长轴切面：选择探头与幽门管平行，显示胃窦的前后壁、幽门管以及十二指肠球部。动态观察可见幽门随蠕动波周期性开放。

短轴切面：旋转探头，横切胃窦。

胃角部横切面：探头置于中上腹横切，指向后方。胃角部横切面呈"∞"样结构，右侧较小的环状结构为胃窦横切面，左侧较大的环状结构为胃体的横切面。

⑤ 十二指肠：探头置于右上腹，先显示胃窦以及幽门后，再调节探头，使声束通过十二指肠长轴，呈"C"形管状结构。球部位于胆囊颈部与胰头之间，降部位于胰头右侧，水平部穿行于肠系膜上动静脉与下腔静脉、腹主动脉之间，而升部不易辨认。

⑥ 空肠：探头置于左上腹和中腹部探查。动态观察可见肠管蠕动，内腔随蠕动而变化。

⑦ 回肠：探头置于中下腹和右下腹部探查。

⑧ 回盲部：在右下腹探查，在肠管充盈较好时，可见较粗大的升结肠与相对较细的回肠相连部。

⑨ 结肠：在右侧腹、上腹部、左侧腹等结肠走行部位探查。

⑩ 直肠：在盆腔检查，于膀胱或子宫后方、骶骨前方可见。

注意事项：胃肠位置、形态变化较大。一般先取仰卧位进行粗略扫查，了解胃肠及其病变的大致位置、走向等，然后再根据病变的具体位置进行长轴和短轴等多切面的仔细扫查。

3. 检查后

(1) 记录、书写报告。描述检查所见，采集必要的、合适的图像，书写超声检查报告，要求准确、翔实、科学。

(2) 整理、存储资料。记录、整理全部检查信息，包括临床信息以及超声信息，归档保存。

(3) 需要者可进行超声复查或随访，以明确诊断，总结分析经验教训，提高诊断水平。

第二节　胃肠超声诊断规范

一、胃肠超声分析规范

一）超声分析基础

1. 胃超声应用解剖

(1) 胃的分区：

① 贲门：指胃与食管连接处的入口，是胃的上端。

② 胃底：指贲门平面以上，向左上方膨出的部分。

③ 胃体：指胃底与幽门部之间的胃腔部分。

④ 胃窦：又称幽门部，指胃小弯的转角切迹右侧至幽门的部分。在幽门部大弯侧有中间沟，将幽门部分为幽门窦与幽门管。

⑤ 幽门：指胃的下端连接十二指肠的出口。

胃是消化管最宽大的部分。胃底和胃体及幽门窦的近端部分构成胃的消化部分(球状胃)，幽门窦远端部分及幽门管构成胃的排泄部分(管状胃)。

(2) 胃壁的构成：胃壁的组织结构一般分为四层，由黏膜层、黏膜下层、固有肌层和浆膜层构成。

① 黏膜层又包含表面上皮、固有层、黏膜肌层。

② 黏膜下层为疏松的结缔组织，内含血管、淋巴和神经等。

③ 肌层由内斜、中环、外纵三层平滑肌组成。

④ 浆膜层为疏松结缔组织，外被一层间皮细胞。

(3) 胃的血液供应来自腹腔动脉的分支。来自腹腔动脉干的胃左动脉以及来自肝固有动脉的胃右动脉供血胃小弯；来自胃十二指肠动脉的胃网膜右动脉和来自脾动脉的胃网膜左动脉供血胃大弯；来自脾动脉的数支胃短动脉供血胃底；同样来自脾动脉的胃后动脉供血胃体上部与胃底后壁。

(4) 胃的其他解剖特征：

① 胃小弯：指胃的上缘。胃小弯为凹缘，较短，朝向右上方。

② 胃大弯：指胃的下缘。胃大弯为凸缘，较长，朝向左下方。

③ 正常胃壁可显示规律的蠕动波。胃的蠕动呈环形收缩，主要由胃壁环层肌肉有节奏收缩所造成。起自胃体的上 1/3 处，向幽门部有规律地呈波浪状推进。越接近幽门，蠕动波越大，尤以胃大弯侧明显。

2. 肠超声应用解剖

(1) 十二指肠：起自幽门，下接空肠，全长约 25 cm，相当于 12 个手指并排的宽度，故得名。十二直肠呈"C"形，包绕胰头。其内壁大乳头上有胆总管与主胰管的共同开口。十二指肠可分为 4 段：第 1 段(球部)位于肝左内叶下方，胆囊内下方，幽门开放时可见液体充盈。第 2 段(降部)内侧为胰头。第 3 段(水平段)位于胰头下方，在下腔静脉与腹主动脉前方横过。第 4 段(升部)较短，液体停留时间也短，不易观察。十二指肠位置固定，第 2、3、4 段十二指肠位于腹膜后。

(2) 空肠：为系膜小肠的上 2/5，多位于左上腹和中腹部。空肠黏膜皱襞密集，呈绒状。

(3) 回肠：为系膜小肠的下 3/5，位于中下腹和右下腹。空、回肠之间无明显分界。回肠迂曲较多，黏膜皱襞逐渐稀少，内膜面相对平整。

(4) 结肠：是大肠的主要部分，分为升结肠、横结肠、降结肠、乙状结肠。结肠具有结肠袋及半月状黏膜皱襞。

(5) 阑尾：位于右髂窝，附于盲肠的后下端，为圆形管状盲端器官，形如蚯蚓，多数有弯曲，长为 2～20 cm，外径约 0.5 cm，内腔为 0.2～0.3 cm。阑尾位置变异较大，加之受肠气干扰，正常阑尾多难以显示。阑尾肿大、腹腔积液等情况可提高阑尾的超声显示率。

(6) 直肠：为大肠的最末段，上接于乙状结肠，下移行于肛管。女性位于子宫阴道后方，男性则位于膀胱和前列腺后方。可在膀胱良好充盈下进行检查。直肠长为 12～15 cm，壁平均厚约 0.4 cm，其中下端壁最厚，约 1 cm。

二）常规分析内容

一般先常规空腹检查，检查的范围应包括整个腹部，观察胃肠形态、位置等，排除潴留、梗阻、穿孔，还要观察胰腺等脏器有无病变、胃肠周围有无淋巴结肿大等。

排除禁忌证后再进行胃肠充盈造影检查。饮入或灌注有利于声像图显示的造影剂，在胃肠道腔充盈下进行超声检查。

按顺序观察食管贲门连接处、胃底、胃体、胃窦、幽门部、十二指肠以及以下肠管等结构层次是否清晰、黏膜层是否连续、肌层是否增厚、浆膜层是否完整光滑等，并进行超声测量，同时观察胃肠的蠕动情况。

1. 胃

(1) 食管贲门连接处：

① 正常：于肝脏左外叶后方与腹主动脉之间见食管下段以及贲门长轴切面图，呈倒置的漏斗状，又称为"喇叭口征"。"管"长"口"大，细长的管部为食管下段，膨大的口部为贲门。两者交界处为横膈食管裂孔

处。饮水时可见水在管腔内通过的情况，贲门前、后壁在饮水时分开。

② 异常：食管贲门连接处“喇叭口”不对称、不连续，并有低回声肿块，见于贲门癌。此时饮水则开放受限，管壁僵直，可见液体滞留、反流、分流或喷射。

(2) 胃壁厚度：胃壁内、外两条强回声线间距离代表胃壁厚度。应在胃适度充盈时进行(饮食 600～800 ml)。声束垂直于胃壁，清晰显示胃壁结构层次后，测量自胃黏膜与胃内容物界面的高回声线至胃浆膜层与周围组织界面的高回声线之间的距离。

① 正常：胃壁厚度 0.3～0.5 cm(平均值大多在 0.41～0.45 cm)。幽门部厚度成人小于 0.6 cm，儿童小于 0.4 cm。

② 变薄：胃壁局部变薄，见于胃溃疡等。胃壁整体变薄，见于胃扩张等。

③ 增厚：当管壁厚度高于正常值时提示增厚。厚度为正常 3 倍时为明显增厚。胃壁局部增厚，呈“新月征”、“马蹄征”等，见于胃壁肿瘤、胃底静脉曲张等。胃壁弥漫性增厚，呈“戒指征”、“面包圈征”等，见于胃炎等。

(3) 胃壁黏液层：

① 正常：胃壁黏膜层分泌的黏液覆盖在胃壁内表面，为胃壁回声最内层第 1 层，呈中强回声线，连续平滑。

② 中断：胃壁黏液层回声连续性中断。见于胃癌等。

(4) 胃黏膜层：

① 正常：为胃壁回声由内向外第 2 层，呈较细的低回声线，平整连续。

② 增厚：胃黏膜层局部增厚，黏膜皱襞粗大。见于胃炎或胃溃疡周围、胃息肉等。

③ 变薄：胃黏膜层局部变薄。见于较大的浅溃疡等。

④ 隆起：黏膜层上抬隆起，呈“黏膜桥层征”。见于黏膜下肿瘤，如胃平滑肌类肿瘤、恶性淋巴瘤等。

⑤ 凹陷：黏膜层局部明显凹陷，呈“火山口征”或“弹坑征”。见于较深的溃疡等。

⑥ 中断：胃黏膜层局部连续性中断。见于急性胃炎、溃疡穿孔、胃黏膜下肿瘤向腔内浸润突破黏膜层等。

(5) 胃壁黏膜下层：

① 正常：为胃壁回声由内向外第 3 层，呈强回声线，连续平滑。

② 异常：变薄或变厚或中断。见于胃溃疡、胃癌进展期等。

(6) 胃壁肌层：

① 正常：为胃壁回声由内向外的第 4 层，呈较宽的低回声带，厚度均匀，境界清晰。

② 变薄：胃壁肌层局部变薄。见于较深的胃溃疡；胃壁肌层弥漫性变薄。见于急性胃扩张、胃潴留等。

③ 增厚：胃壁肌层均匀性增厚。见于先天性肥厚性幽门狭窄等；胃壁肌层不均匀增厚。见于胃癌、胃平滑肌类肿瘤等。

④ 中断：胃壁肌层局部连续性中断，见于胃穿孔等。

(7) 胃浆膜层：

① 正常：为胃壁回声的最外层第 5 层，呈较薄的强回声线，连续平滑。

② 隆起：胃壁浆膜层局部向外隆起，呈浆膜桥层征。见于胃壁肿瘤向外膨出但是尚未突破浆膜层。

③ 中断：胃壁浆膜层局部连续性中断。见于胃穿孔、胃壁肿瘤向外浸润突破浆膜层等。

(8) 胃腔：

① 正常：空腹时胃腔胃壁，前、后壁相贴近，胃腔内可见少量气体、液体等内容物。胃充盈后胃腔明显扩大，其内充满造影剂。

② 扩张：胃腔高度扩张，胃壁变薄、松弛，胃壁蠕动消失。见于急性胃扩张；胃排空明显减慢，胃腔内容物积存，胃腔扩张。见于胃潴留。

③ 狭窄：胃腔狭窄变形。见于较大的胃壁肿瘤、胃大部切除术后等。

(9) 幽门部：

① 正常：幽门管长轴切面可类似宫颈管。动态观察可见幽门随蠕动波周期性开放。

② 幽门肥厚：幽门肌显著肥厚，呈“宫颈征”、“假肾征”。见于先天性幽门肥厚性狭窄、幽门管溃疡等。

③ 幽门狭窄：幽门管显著狭窄，开放受限，胃内容物通过困难。见于先天性幽门肥厚性狭窄、幽门管溃疡急性期、幽门梗阻等。

(10) 胃蠕动功能：

胃蠕动情况主要包括蠕动的方向、强弱、节律等。

① 正常：进餐后 3～5 分钟开始有蠕动，老年人可延迟至 10 分钟。蠕动自胃体向幽门部缓慢推进，呈对称性有节律的运动，每分钟约 3～4 次。

② 蠕动减弱：每分钟少于 2 次或蠕动幅度减低。见于胃癌侵犯肌层、胃潴留等。

③ 蠕动消失：无蠕动波。见于急性胃扩张；蠕动波在病变局部消失称局部蠕动消失。见于局部胃壁肿瘤浸润等。

④ 蠕动亢进：胃壁局部蠕动迅速通过。见于胃溃疡病变处。

⑤ 逆蠕动：胃窦部管壁蠕动方向与正常相反。见于先天性肥厚性幽门狭窄。

2. 肠

(1) 肠壁厚度：

测量方法同胃。

① 正常：非充盈性肠管壁厚度小于 0.3 cm，充盈后肠壁厚度小于 0.2 cm。

② 增厚：肠壁局部或全周增厚，呈“半月征”、“戒指征”、“马蹄征”、“假肾征”、“面包圈征”、“靶环征”等。见于阑尾炎、肠套叠、肠道肿瘤等。

③ 变薄：肠壁局部或弥漫性变薄。见于肠道溃疡、肠梗阻等。

④ 中断：肠壁局部连续性中断。见于肠道穿孔、外伤等。

(2) 肠腔：

① 正常：小肠内径小于 3.0 cm，大肠内径小于 4.0 cm，阑尾外径小于 0.7 cm。肠腔内可见少量内容物。

② 扩张：肠腔显著扩张，内见积液、积气等。空肠段可呈“琴键征”、“梯子征”、“鱼刺征”等；回肠段呈管状；结肠段见“结肠袋征”等。见于肠梗阻、较大的肠道肿瘤、较大的粪石、蛔虫团、克隆病等。

③ 狭窄：肠管局部或节段性狭窄，可呈“小溪征”、“炊烟征”、“咖啡豆征”等。见于肠梗阻、较大的肠道肿瘤、肠扭转等。

(3) 肠蠕动：

① 正常：动态观察可见肠管蠕动，内腔随蠕动而变化。

② 亢进：肠管壁蠕动频率明显高于正常，肠腔内容物流动活跃。见于机械性肠梗阻、肠套叠等。

③ 消失：肠管壁无蠕动。见于麻痹性肠梗阻、嵌顿疝等。

三）特殊分析内容

如果需要时应进一步观察分析特殊内容。

1. 胃肠局灶性病变

(1) 数目：病变为单发或多发。多发者取体积最大者为代表予以详细描述。

(2) 位置：病变位于胃肠的具体部位，一般根据解剖学特征进行判断。胃肠道在腹腔内处于游离状态，因而定位诊断较困难，但是食道下段、十二指肠、升结肠、降结肠和直肠等部位是固定的。也可根据邻近脏器的位置进行判断。回盲部为检查重点，是肿瘤好发部位。

(3) 大小：一般要求选取病变的纵、横最大切面进行测量，以长、宽、厚三个径线测值反映病变的大小。

(4) 形态：规则与否，相对胃肠壁呈隆起型、平坦型或凹陷型。

(5) 内部回声：无回声、低回声、中等回声、高回声、强回声，或者混合回声。

(6) 血流：病变内部以及周边有无血流，丰富程度怎样。可进一步提取血流频谱，分析其血流参数。

(7) 浸润深度：胃肠壁结构层次是否清晰，各层次有无增厚、抬起、凹陷、中断等。

(8) 病变处管腔：是否变形、狭窄、梗阻、扩张等。

(9) 病变局部蠕动波：是否消失或逆蠕动。

2. 胃排空功能

嘱患者进食标准餐：牛肉 50 g、馒头 75 g、菜汤 250 ml，其中含蛋白 35%、脂肪 10%、碳水化合物 55%。然后动态观察胃排空情况。

(1) 正常：胃排空时间为(165±42)分钟。

(2) 延迟：胃排空明显延迟，餐后 6 小时仍然有 1/4～1/3 以上的内容物充盈。见于胃下垂、胃扩张、胃潴留等。

3. 胃肠周围淋巴结

(1) 正常：胃肠周围无明显增大的淋巴结。

(2) 肿大：

① 胃肠周围见单个或多个增大的淋巴结，直径大于 1.0 cm。见于胃肠炎症、结核、肿瘤等。

② 胃底贲门癌多转移到胰腺旁、贲门旁和胃上淋巴结。

③ 胃窦部癌常转移到腹腔动脉旁和胃下淋巴结。

④ 结肠癌和直肠癌首先转移至肠管旁淋巴结，继而至肠系膜血管旁淋巴结，最后至腹腔血管旁淋巴结。

4. 探头加压试验

(1) 正常：腹部松软，无压痛、反跳痛。

(2) 异常：腹肌紧张，呈“板状腹”，患者拒按，探头加压后有显著的压痛和反跳痛。见于消化道穿孔、急性阑尾炎、肠套叠等。

5. 腹腔积液

(1) 正常：腹腔内无明显积液。

(2) 异常：在腹腔肝肾隐窝、脾肾隐窝、盆腔或胃肠周围间隙等见无回声区，可流动，无固定形态。根据积液的性质不同，腹腔积液回声有所不同。如积液较多时，可呈“蛙状腹”，内见肠管等漂浮其中。

6. 腹腔积气

(1) 正常：腹腔内无明显积气。

(2) 胃肠道积气：胃肠道扩张，内见强回声气团，其形态不定，位置可变，可见于病理性状态，如胃肠功能紊乱等；也可见于生理状态，如患者喜食豆制品、奶制品等，或患者检查前抽烟、讲话多等。

(3) 腹腔游离气体：胃肠腔外(上腹部腹膜下或膈下等)见气体强回声，随呼吸或体位改变而走窜不定，呈“气腹征”。可见于消化道穿孔。

7. 腹腔其他脏器

胃肠道恶性肿瘤最常转移至肝脏，女性卵巢也是易被累及的脏器。此外，对胰腺、脾脏、肾脏、腹膜等也需要仔细检查，以除外肿瘤转移。

二、胃肠超声报告规范

一）报告内容

报告的内容包括临床信息以及超声信息，主体内容是超声表现与超声提示。

1. 超声表现

遵循超声表现描述的一般规范要求（见“总论”相关内容）。

与其他脏器不同的是，胃肠超声报告应包括胃肠的空腹检查与充盈后检查两部分内容。

报告必须给出胃肠的全面、详细的检测内容，主要包括超声测值和声像图描述两大部分。其中，超声测值部分一般应记载胃肠壁的厚度；声像图描述部分应详细、客观记录超声所见，从整体外观到胃肠壁、胃肠腔，从大体形态到功能状态等。

如果胃肠有扩张，还应报告管腔内径、管壁蠕动等情况。

如果胃肠内有局灶性病变时，还应报告其大小、形态以及内部回声等；如果病变内部有血流并可提取频谱，则应进一步提供频谱分析的测量值以及计算值。

需要特别指出的是，报告中应交代胃肠超声造影剂的材质、回声类型以及具体用量和用法等。

2. 超声提示

遵循超声提示的一般规范要求（见“总论”相关内容）。

需要提醒的是，胃肠道较长，对局灶性病变报告必须给出较明确的定位。

3. 超声图像选择

报告还应常规附有 1～4 幅超声图像。报告所选图像应与超声提示相配合，首先选择反映病情的图像。病变较多时，选择相对严重病变的图像。占位性病变除了有灰阶图像外，还必须提供 CDFI 图像。检查结果均正常时，则选择主要解剖结构的图像，如贲门处、幽门处、回盲部等图像。

二）报告格式

胃超声检查报告格式示例见表 25。

表 25　胃超声检查报告单

<table>
<tr><td colspan="4" align="center">××××医院</td></tr>
<tr><td colspan="4" align="center">超声检查报告单</td></tr>
<tr><td>姓名：</td><td>性别：</td><td>年龄：</td><td>超声号：</td></tr>
<tr><td>科别/病区：</td><td>床号：</td><td>门诊/住院号：</td><td>临床诊断：</td></tr>
<tr><td>检查类别：</td><td colspan="2">仪器：</td><td>检查状况：优　一般　差</td></tr>
<tr><td colspan="4">检查部位：胃</td></tr>
<tr><td colspan="4">代表图像：常规 1～4 幅
胃肠图 1</td></tr>
<tr><td colspan="4">超声表现：
空腹检查：胃位置正常，胃腔前后壁贴近，内见少量气体强回声，胃壁平滑、连续，动态观察可见胃蠕动正常。
充盈检查：患者饮用无回声造影剂 600 ml 后动态观察，贲门开放正常，胃腔形态正常，胃壁厚 0.2～0.3 cm，各层结构清晰连续，呈明暗相见的 5 层回声。
胃蠕动清楚，2～3 次/分钟。幽门开放正常。
胃周未见增大淋巴结。</td></tr>
<tr><td colspan="4">超声提示：胃未见异常</td></tr>
<tr><td>检查医生：</td><td colspan="2">报告医生：</td><td>检查时间：</td></tr>
<tr><td colspan="4">备注：超声报告仅供临床医生参考！</td></tr>
</table>

肠道超声检查报告格式示例见表26。

表26　肠道超声检查报告单

××××医院			
超声检查报告单			
姓名：	**性别：**	**年龄：**	**超声号：**
科别/病区：	**床号：**	**门诊/住院号：**	**临床诊断：**
检查类别：	**仪器：**		**检查状况：**优　一般　差
检查部位：肠道			
代表图像：常规1～4幅			
超声表现： 空腹检查：肠管空虚，未见扩张。 充盈检查：患者饮用无回声造影剂600 ml后动态观察，肠管扩张，管壁厚度均匀，管腔内见内容物。空肠段管壁上见纤细而密集的黏膜皱襞，长轴呈“琴键征”、“梯子征”、“鱼刺征”、“梳齿征”等。回肠与空肠类似，但是黏膜皱襞较稀少，内壁较平滑。结肠可见半月状黏膜皱襞，充盈的结肠袋呈对称性有节段的串珠样结构。 动态观察可见肠管蠕动，内腔随蠕动而变化。 肠管周围未见明显增大淋巴结。			
超声提示：肠未见异常			
检查医生：	**报告医生：**		**检查时间：**
备注：超声报告仅供临床医生参考！			

三）信息储存

遵循超声信息储存的一般规范要求(见“总论”相关内容)。需要特别提示的是图像资料的采集与保存，因为图像是诊断的重要依据，是分析讨论的基础。常规要求保存空腹检查以及充盈检查时的胃肠基本图像。

胃应常规储存的基本图像资料：

(1) 食管与贲门连接处长轴切面声像图。

(2) 胃腔短轴切面声像图。

(3) 幽门管长轴切面声像图。

肠应常规储存的基本图像资料：

(1) 回盲部长轴切面声像图。

(2) 空肠、回肠、结肠、直肠等肠腔短轴切面声像图。

除了留取必要的基本切面图像，阳性结果都要有图像记录。占位性病变除了有B超灰阶图外，还必须保存其CDFI血流图。病变内部有血流时还要提取血流的PWD频谱图。

超声图像多留不限！

第三节　正常胃肠超声报告示范

一、超声表现

1. 空腹检查

(1) 正常食管：横向扫查于肝左外叶与腹主动脉间见靶环状图像，纵向扫查时呈管状结构。图像中间为气体强回声；周边低回声为食管管壁。

(2) 食管下段以及贲门：长轴切面于肝脏左外叶后方与腹主动脉之间见食管下段以及贲门长轴切面图，呈倒置的漏斗状，又称为"喇叭口征"。中心高回声为管腔，前后两条线状弱回声为前、后壁肌层，外侧高回声为浆膜层。"管"长"口"大，细长的管部为食管下段，膨大的口部为贲门。两者交界处为横膈食管裂孔处。短轴切面于肝脏左外叶后方近膈部可见食管的横切面，呈椭圆形低回声环状结构，中心的强回声团为食管内腔回声，称为"靶环征"，又称为"丹凤眼征"。探头向下扫查，可见内腔逐渐扩大的环状贲门横切面。

(3) 空腹胃体、胃窦：横切呈"靶环"样结构，中央为胃内气体强回声，周围厚度均匀的低回声为胃壁。胃壁厚度正常均一，各层结构层次连续、较清晰，黏膜面平滑，未见明显隆起或凹陷。

(4) 食管下端至幽门部长轴、短轴切面显示胃位置正常。

(5) 动态观察可见胃壁蠕动正常。

(6) 十二指肠位置正常，横切面呈环状。

(7) 肠道：空肠、回肠、结肠未见扩张。

(8) 胃肠内容物：有气体、液体、食糜或粪便。在声像图中，胃肠管腔内气体易于识别，呈强回声团，形态不稳定，位置可移动；食糜或粪便可呈不同程度的中等至高、强回声。液体的回声决定于液体本身的纯净程度。在正常生理情况下，以上几种物质多呈混合类型存在于胃肠内。实时超声观察可见它们在胃肠腔内流动的情况，以及因蠕动而在形态上发生的变化。

(9) 胃肠周围未见淋巴结肿大。

2. 胃肠充盈造影检查

(1) 饮用造影剂(温开水)后观察，食管下端与贲门部开放正常，造影剂顺利通过，食管无扩张；正常贲门的"丹凤眼征"在饮水时见液体通过中心的强回声团处，使之暂时消失。

(2) 贲门-胃连接部的喇叭口征在饮水时前后分开。

(3) 胃腔扩张，形态正常，胃大弯下缘在第 2 腰椎水平。

(4) 胃壁平厚度均为 0.3～0.5 cm，胃壁结构层次清晰，显示为强弱相间的 5 条回声线，由内向外呈"三明二暗"结构(胃肠图 1)：第 1 条中强回声线为黏膜层表面的黏液层，第 2 条弱回声线为黏膜层，第 3 条稍宽的强回声线为黏膜下层等，第 4 条较宽的弱回声线为固有肌层，第 5 条强回声线为浆膜层与其周围的界面。动态观察可见胃壁蠕动。

(5) 胃底：肝左外叶下方有含液胃腔的横切面，呈较大的椭圆形环状回声，壁较薄；近头侧胃底靠后与左膈紧贴，向下前侧缓行为胃体；胃底外后侧壁与脾相邻，胃体后方可见胰体尾和左肾。

(6) 胃体：长轴切面可见胃体前后壁及其下方的胃大弯下缘，其后方与胰腺体、尾部相邻。短轴切面胃体横切面呈椭圆形，靠腹壁侧胃壁为胃前壁，对侧为胃后壁，后壁紧贴胰腺，左右两侧分别为胃大弯、胃小弯，靠近肝脏侧为胃小弯，外下方为胃大弯。

(7) 胃体窦部切面：胃横断扫查上腹部，可见左、右两个分离的圆形或椭圆形液性无回声区；再持探头对胃行横行扫查，在上腹首先可见左右两个互相分离的圆或类圆液腔，分别为胃体和胃窦横切面；探头向下移行，胃角部横切面：见胃体、胃窦两个液腔相互靠拢，并最终汇合成"∞"状，中央胃壁汇合处为胃角；自胃角向下胃腔断面呈椭圆状。

(8) 胃窦：探头与幽门管平行，显示胃窦的长轴切面可以观察前后壁、幽门管以及十二指肠球部。幽门管长轴切面可类似宫颈管，动态观察可见幽门随蠕动波周期性开放。旋转探头，横切胃窦。显示短轴切面，声像图与胃体横切面相似，呈稍小的椭圆形。

(9) 肠壁较薄，经腹部检查难以分辨其层次，但其浆膜面平滑、连续。

(10) 十二指肠：十二指肠位置固定。调节探头，使声束通过十二指肠长轴，呈"C"形管状结构。第 1 段(球部)位于肝左内叶下方，胆囊颈部与胰头之间，幽门开放时可见液体充盈，类似三角形，位于胰头的右上方；而降部、水平部呈管状无回声区，包绕着胰头部，其中第 2 段(降部)位于胰头右侧，第 3 段(水平部)位于胰头下方，穿行于肠系膜上动静脉与下腔静脉、腹主动脉之间；第 4 段(升部)较短，液体停留时间也短，不易获得较理想的液体充盈图像，不易辨认。

(11) 小肠：小肠管壁呈线状中等强回声，厚度多在 0.3 cm 以下。一般情况下小肠管径充盈时小于 3.0 cm。

空、回肠之间无明显分界。空肠多居于左上腹和中腹部，充盈的空肠呈迂曲的管状，管壁上见纤细而密集的黏膜皱襞，长轴呈“琴键征”、“梯子征”、“鱼刺征”、“梳齿征”等，动态观察可见肠管蠕动，内腔随蠕动而变化；回肠位于中下腹和右下腹，充盈的回肠显示弯曲管状，与空肠类似，但是黏膜皱襞较稀少，内壁较平滑。

(12) 回盲部：在右下腹探查，在肠管充盈较好时，可见较粗大的升结肠与相对较细的回肠相连部。有时还可见不规则的回盲瓣随回肠蠕动而开放。阑尾多显示不清，有时可见阑尾呈细管状，游离端呈盲端，外径小于 0.7 cm，阑尾腔不随肠蠕动扩大。阑尾的显像与阑尾大小以及所在位置有关。近场较高频探头(7～10 MHz)对阑尾的显像有重要作用，周围结构的认读也对寻找阑尾有重要帮助，这些结构有盲肠、腰大肌和髂动、静脉等。

(13) 结肠：在右侧腹、上腹部、左侧腹等结肠走行部位探查，充盈的结肠呈较粗大的圆管状，管壁较薄而整齐，大肠壁厚度与小肠相同。充液大肠可见半月状黏膜皱襞。从整体看管壁呈波浪状，是结肠袋的表现，充盈的结肠袋呈对称性、有节段的串珠样结构。

(14) 直肠：在盆腔检查，于膀胱或子宫后方、骶骨前方呈长管状，管壁厚度小于 0.3 cm。肠腔内粪块以及气体等呈强回声，后方回声多衰减。

二、超声提示

1+2　提示：胃肠未见异常

第四节　胃肠常见病超声报告示范

一、胃下垂(Gastroptosis)

一）超声表现

1. B 型超声

(1) 口服胃造影剂(温开水)500～600 ml 后可见胃腔充盈无回声，呈低张力型。

(2) 站立位时胃的位置明显降低，胃的最下缘达盆腔，胃小弯低于脐水平，胃小弯角切迹在髂嵴连线以下。轻度胃下垂者胃小弯在脐水平以下 5 cm 以内，中度胃下垂者在脐水平下 5～8 cm，重度胃下垂者大于 8 cm。

(3) 十二指肠球部向左偏移。

2. 胃排空功能检查

胃排空明显延迟，餐后 6 小时仍然有近 1/4～1/3 的内容物充盈。

二）超声提示

1(1)(2)+临床表现(多见于瘦长体型女性患者；轻者多无症状，重者可有腹胀、慢性腹痛、呕吐等症状)

提示：胃下垂

二、急性胃炎(Acute Gastritis)

一）超声表现

1. *B型超声*

(1) 空腹检查：胃壁轻度增厚，厚度多在1.5 cm以下(胃肠图2)；胃壁回声偏低。

(2) 胃充盈后检查：胃黏膜层肥厚，黏膜皱襞粗大，尤其在胃窦区出现粗大黏膜皱襞有确诊意义。

(3) 有时可见粗大的黏膜表面不平整；或可见黏膜断续，部分呈游离状。

2. *多普勒超声*

CDFI：在肥厚的黏膜中有时可以显示血流信号。

二）超声提示

1(1)(2)＋临床表现(接触感染性物质或毒素，化学性或物理性损伤，心、肝、肾、肺等严重疾病病史；胃部烧灼感、呕吐等症状) **提示：胃壁增厚，急性胃炎可能**

三、消化性溃疡(Peptic Ulcer)

一）超声表现

1. *胃溃疡*

(1) 空腹检查：多为单发病灶。有时仅可见局限性轻度胃壁增厚，胃壁回声较低(小而较浅的溃疡)，也可见局限性胃壁黏膜层缺损(急性较大溃疡)。

(2) 胃充盈后检查：管壁局部黏膜层及黏膜下层增厚，中央见较平滑的凹陷病变区，呈"火山口征"或"弹坑征"。凹陷区内可见强回声(积存的气体)。

(3) 幽门管溃疡：以局限性管壁增厚为主要特点，经常伴有胃排空延迟；急性期时常见，幽门管腔狭窄，液体通过缓慢，导致胃腔扩大。

2. *十二指肠球溃疡*

(1) 可见局限性管壁增厚，球部变形，液体通过球部迅速(激惹现象)。

(2) 大多数十二指肠的黏膜层缺损面比较小，超声不太容易发现。

3. *消化道溃疡穿孔*

(1) 平仰卧位时，在上腹的腹壁下见游离气体强回声；在斜侧位时，肝脾和膈下见游离气体强回声。

(2) 常伴有腹腔内片状无回声区。

(3) 腹部局部有明显压痛。

二）超声提示

1(1)(2)＋临床表现(胃部烧灼感、餐后痛、黑便等症状) **提示：符合胃溃疡**

2(1)＋临床表现(上腹部烧灼感、夜间痛、黑便等症状) **提示：符合十二指肠溃疡**

＋3(1)(3) 提示：伴消化道穿孔

注意：胃良性溃疡需与溃疡型胃癌相鉴别。鉴别有困难时可行胃内窥镜活检以明确诊断。

四、先天性肥厚性幽门狭窄(Congenital Hypertrophic Pyloric Stenosis)

一）超声表现

1. *B型超声*

(1) 空腹检查：在胃幽门区见周边肥厚的幽门肌呈低回声，中央幽门管腔内容物呈高回声，组成"假肾征"。

(2) 胃充盈后检查：幽门肌局限性、均匀性增厚，厚度为0.5～0.8 cm，长度为2.0～2.5 cm，其径线超过正常值，内部呈低回声，而中央的黏膜层及黏膜下层呈高回声，组成“宫颈征”。

(3) 常伴有幽门管腔狭窄，管壁增厚，内膜面不平整，胃内容物通过困难。

2. 胃蠕动功能检查

胃壁蠕动可亢进或消失，并可发生胃窦部管壁逆蠕动。

3. 胃排空功能检查

胃排空延迟，常伴有少量胃潴留，胃腔轻度扩张。

二）超声提示

1(1)(2)+临床表现（常见于新生儿，男婴的发病率明显高于女婴；呕吐且逐渐加重，大多数病例于右上腹可触及橄榄形肿块等）　**提示：符合先天性肥厚性幽门狭窄**

五、急性胃扩张(Acute Dilatation of Stomach)

一）超声表现

1. B型超声

(1) 空腹检查：胃腔高度扩张（胃肠图 3），胃体表投影占据整个上腹部，下缘可达脐下。

(2) 胃壁变薄、松弛。

(3) 胃腔内有大量细碎均匀的回声（食糜），胃幽门开放困难。

(4) 部分患者十二指肠球部可明显扩张。

2. 胃蠕动功能检查

胃壁蠕动消失。

二）超声提示

1(1)(2)(3)+2+临床表现（多有暴饮暴食或腹部手术等病史；上腹部胀满、疼痛；体征有上腹振水音，肠鸣音多减弱，甚至消失等）　**提示：急性胃扩张**

六、胃底静脉曲张(Fundus Ventriculi Varicosity)

一）超声表现

1. B型超声

(1) 贲门部胃底壁增厚，壁间有较多的小而不规则的囊样结构，呈蜂窝状，或为迂曲的管状结构。

(2) 病变处胃壁黏膜层不平整。

(3) 常伴有肝硬化、脾肿大、门静脉高压、腹腔积液等表现（见相关内容）。

2. 多普勒超声

(1) CDFI：胃壁间囊状或管状结构内可显示较暗淡的血流信号。

(2) PWD 频谱多普勒：曲张静脉内可提取低速连续性频谱。

二）超声提示

1(1)(2)(3)+2(1)+临床表现（有肝硬化、门静脉高压等病史，呕血与黑便等症状）　**提示：胃底静脉曲张**

七、胃异物(Gastric Foreign Body)

一）超声表现

1. B型超声

(1) 胃腔内见异物回声。异物回声表现与其大小、形态以及材质等有关，大多表现为中等至强回声，后方可伴有声影。

(2) 异物回声团块可随体位改变移动。

(3) 胃腔内见团块状强回声，前部明亮，后部衰减；后方伴有声影。

二）超声提示

1(1)(2)＋临床表现(有误食异物病史)　**提示：胃异物**

1(3)＋临床表现(平素喜食柿子、黑枣等，或有头发、玻璃等异食癖)　**提示：胃石形成**

八、胃息肉(Gastric Polyp)

一）超声表现

1. *B型超声*

(1) 在胃充盈后检查：胃壁黏膜不平整，局部见病灶回声。

(2) 病灶自黏膜层向胃腔内隆起，多为单发，也可多发；病灶形态各异，可呈乳头状、指状或分叶状等；病灶大小多为1.0 cm左右，偶可见大于2.0 cm者；病灶回声多为中强回声，分布欠均匀；病灶基底部可见较细的蒂与胃壁连接。

(3) 病灶附着部位胃壁层次结构清晰。

2. *胃蠕动功能检查*

胃壁蠕动未见异常。

二）超声提示

1(2)(3)＋临床表现(多有胃炎等病史；无明显症状或症状多较轻)　**提示：胃息肉样病变**

注意：胃息肉需与胃癌相鉴别。当较大息肉的实质回声不均，尤其伴有低回声时，应警惕癌变可能。

九、贲门癌(Carcinoma of Gastric Cardia)

一）超声表现

1. *B型超声*

(1) 贲门部胃壁不规则增厚，回声减低；黏膜层被破坏，局部不光整；有时可见低回声病灶突入胃腔内。

(2) 贲门切面形态失常，内径增大，大于2.0 cm。食管下段以及贲门长轴切面的"喇叭口"不对称、不连续，管腔内气体强回声偏心，有时可见多个气体强回声反射；贲门部短轴切面呈不对称的"靶环征"。

(3) 贲门部胃壁僵直，贲门"喇叭口"饮水时开放受限，可见液体滞留、反流、分流或喷射等异常表现。

(4) 可在肝左叶内或胰腺内见到转移灶。

(5) 可在贲门周围见到肿大的淋巴结，呈类圆形低回声区。

二）超声提示

1(1)(2)＋临床表现(胸后烧灼感、吞咽障碍感等)　**提示：贲门部胃壁不规则增厚，贲门癌可能。建议进一步检查**

＋1(4)(5)　提示：伴肝、胰、周围淋巴结等转移

十、胃癌(Stomach Cancer)

一）超声表现

1. *B型超声*

(1) 胃壁不规则增厚，厚度超过1.0 cm。胃腔斜切面呈"假肾征"，横切面呈"靶环征"。

(2) 胃壁局部可见局灶性病变，病灶回声较低，分布欠均匀(胃肠图4)。

(3) 病灶表面可形成凹陷区，呈"火山口征"或"弹坑征"。

(4) 较大病灶可引起胃腔狭窄、变形。幽门部狭窄可伴胃潴留。

（5）病变区胃壁结构层次紊乱或破坏，内膜面不平整。

① 早期：胃壁的5层回声中，从内向外，第1层黏液层回声断裂，第2层黏膜层回声变薄，第3层黏膜下层回声无变化或变薄或增厚。

② 进展期：病变深达肌层，第4层肌层回声不均匀增厚，与第3层界限不清；病变深达浆膜下时，第5层浆膜层回声不清，向外膨出移位，呈“浆膜桥层征”；病变突破浆膜层时，第5层浆膜层回声断裂，局部突出不整。

（6）胃外表现：

① 肝胆胰、卵巢等脏器受累，内见转移灶。

② 胃周以及腹主动脉旁等处见淋巴结肿大。

③ 腹膜腔内见散在大小不等低回声病灶，多伴有大片无回声区，其内肠形僵直、不活跃。

2. *多普勒超声*

CDFI：增厚的胃壁内或较大病灶内可见不规则血流信号。

3. *其他*

（1）胃蠕动功能检查：侵及肌层可引起胃壁僵硬，蠕动减慢，幅度减低，或蠕动消失。

（2）胃排空功能检查：侵及肌层引起胃壁僵硬时，或较大肿块引起胃腔狭窄时，胃排空延迟，甚至可发生胃潴留。

二）超声提示

1(1)(2)(5)＋临床表现（胃纳不佳、食无味、体重减轻等症状；上腹部包块等体征；大便持续性隐血等）**提示：胃壁占位性病变，胃癌可能性大，建议进一步检查**

＋1(6)　提示：伴继发胃外转移

十一、克隆病（Crohn’s Disease）

一）超声表现

1. *B型超声*

（1）多在回肠末端以及结肠见肠管病变。

（2）病变肠管管壁为均匀性低回声，管壁厚度在1.5 cm以下。

（3）病变肠管内膜面不平整，可见多发凹陷区。

（4）病变肠管局部管腔呈不规则状狭窄，近端肠管常伴有扩张。

（5）病变肠管周围可见淋巴结肿大。

二）超声提示

1(1)(2)(3)＋临床表现（腹痛、腹泻、发热、营养不良等）　**提示：肠管局部增厚，克隆病可能**

＋1(5)　提示：伴肠周淋巴结肿大

十二、肠套叠（Introsusception）

一）超声表现

1. *B型超声*

（1）多在回盲部见肠管套叠病变。

（2）沿肠管长轴扫查可显示重叠的多层的平行肠管，呈“套筒征”或“假肾征”，套叠边缘处能发现肠壁反折现象。局部肠管较正常肠壁略厚，回声减低。

（3）沿肠管短轴扫查时呈现多环的“同心圆征”、“靶环征”或“炸面圈征”。因为同时有肠系膜套入，所形成的同心圆是偏心的。

(4) 近端肠管可见扩张征象。

二）超声提示

1(2)(3)＋临床表现(多见于小儿;突发急性腹痛、腹胀,腹部可触及包块,果酱样血便等) **提示:肠套叠**

十三、肠梗阻(Intestinal Obstruction)

一）超声表现

1. *B型超声*

(1) 肠管扩张,小肠内径大于 3 cm,结肠内径大于 5 cm。

(2) 肠管管壁出现轻度增厚,其厚度一般仅有数毫米;肠黏膜皱襞增厚,主要表现在空肠。

(3) 扩张肠管腔内见较多无回声区或强回声团。肠管扩张的状态随肠管的不同部位而有所不同。空肠主要集中在左上腹,黏膜皱襞大而明显,长轴扫查呈“鱼刺征”、“梳齿征”、“琴键征”、“梯子征”(胃肠图 5)等征象;回肠分布在右侧和下腹部,黏膜皱襞稀少而浅在,长轴切面呈长条管状,短轴切面可呈“咖啡豆征”;回盲区位于右髂窝处,回肠末端呈横位自后方经回盲瓣和大肠衔接。在局部梗阻时两叶回盲瓣呈唇样上下分布容易辨认;大肠内的半月状黏膜皱襞使大肠壁上出现多个皱折,呈“结肠袋征”(胃肠图 6)。

(4) 腹腔内或肠管之间可见无回声区。

(5) 有时还可见肠梗阻病因的表现,如强回声团块(粪石)、“假肾征”(肠道肿瘤)、“套管征”(肠套叠)、“线团征”(蛔虫团)等。

2. *肠蠕动功能检查*

(1) 机械性肠梗阻:肠壁蠕动增强、幅度增大、频率加快。肠腔内容物随蠕动有较活跃的流动,其流动的方向呈双向性,既有顺向流动,又有逆行流动。

(2) 麻痹性肠梗阻:肠蠕动弱或消失,内容物流动也相对减缓。

二）超声提示

1(1)(2)(3)＋临床表现(机械性肠梗阻的主要病因有肿瘤、结石、疝嵌顿等;麻痹性肠梗阻常继发于手术后,还经常并发于胆囊或胰腺的急性炎症等;腹痛、腹胀、呕吐以及停止自肛门排气排便等症状) **提示:肠管扩张,符合肠梗阻**

＋1(4)　提示:伴腹腔积液

＋1(5)　提示:伴粪石、肠道肿块、肠套叠或蛔虫团等

十四、急性阑尾炎(Acute Appendicitis)

一）超声表现

1. *B型超声*

(1) 阑尾肿胀,壁增厚。

① 卡他性阑尾炎、单纯性阑尾炎:阑尾轻度肿大,外径大于 0.6 cm;壁呈均匀的弱回声,壁厚大于 0.3 cm;纵切面形态似腊肠状或指状(胃肠图 7),横切面呈靶环状。

② 蜂窝织炎性阑尾炎、化脓性阑尾炎:阑尾明显增大,壁内结构层次不清,回声低弱,分布不均匀;纵切面呈腊肠状或管状,横切面呈圆环状。

③ 坏死性阑尾炎:阑尾明显增大,壁内结构层次不清,回声不均,局部见小片状弱回声或无回声;阑尾周围见不规则无回声区。

④ 脓肿性阑尾炎:阑尾显示不清,在右下腹阑尾部见混合回声团块,形态不规则,境界不清(胃肠图 9)。阑尾随呼吸的活动消失。

(2) 阑尾腔可扩张,腔内见无回声区及致密强回声团块(胃肠图 8)。

(3) 回盲区可见淋巴结肿大。

2. 多普勒超声

CDFI:肿大的阑尾壁上可见点状血流信号。

3. 其他

探头加压试验:右下腹阑尾区局部有明显的探头压痛。

二)超声提示

1(1)+3+临床表现(以转移性右下腹疼痛和全身感染中毒症状为主要特点;主要体征为右下腹麦氏点压痛和反跳痛等) **提示:符合急性阑尾炎**

+1(2) 提示:合并阑尾粪石

注意: 阑尾脓肿需与回盲部肿瘤相鉴别,鉴别困难时可消炎后复查,观察包块的转归变化。阑尾脓肿消炎治疗多有效。

十五、胃肠平滑肌类肿瘤(Gastrointestinal Smooth Muscle Tumor)

一)超声表现

1. B型超声

(1) 胃肠壁局部增厚,黏膜下见病灶。

(2) 胃肠平滑肌瘤:

① 病灶多为单发,呈圆球状或分叶状;病灶多小于5.0 cm,内部呈均匀或较均匀的低回声,边缘光滑,界限清晰(胃肠图10)。

② 病灶所在黏膜层可被抬起,呈"黏膜桥层征"。

③ 部分病灶的黏膜面可伴凹陷区,其形态较规整,基底较平滑。

④ 病灶周围的黏膜层、浆膜层光滑完整。

(3) 胃肠平滑肌肉瘤:

① 病灶可单发或多发;形态多为分叶状或不规则状,边缘回声毛糙;病灶较大,直径一般大于5.0 cm,平均直径多在10.0 cm左右;病灶内部回声增强,分布不均。

② 部分病灶的黏膜面可伴凹陷区,大而不规则,深度较深。

③ 较大的病灶中心可见不规则无回声区。

④ 病灶可向腔内生长,导致局部管腔变窄;也可向浆膜外生长,管腔受压变形不明显。

⑤ 病灶可向周围以及远处浸润、转移,常见肝脏或周围淋巴结转移征象。

2. 多普勒超声

CDFI:较大的病灶周边及内部可见搏动性血流信号。

二)超声提示

1(1)(2)+临床表现(胃部压迫不适、上腹痛、呕吐、上消化道出血、贫血、上腹包块等) **提示:胃肠黏膜下占位性病变,平滑肌瘤可能**

1(1)(3)+临床表现(胃部压迫不适、上腹痛、呕吐、上消化道出血、贫血、上腹包块等) **提示:胃肠黏膜下占位性病变,平滑肌肉瘤可能**

+1(3)⑤ 提示:伴胃肠周围以及远处继发转移

十六、胃肠恶性淋巴瘤(Gastrointestinal Malignant Lymphoma)

一）超声表现

1. B型超声

(1) 胃肠壁局部明显增厚,壁厚可达2.0 cm以上,黏膜下见病灶。

(2) 病灶多少不等,大小不一,通常直径在4.0 cm左右,也可达10.0～20.0 cm;病灶呈结节状或分叶状,边界尚清晰;病灶内部回声低弱,分布均匀,且透声好,后方伴轻度回声增强。

(3) 大部分病灶表面黏膜层完整,可呈"黏膜桥层征"。黏膜层可见凹陷区及不规则强回声斑。病灶增大进展可侵及黏膜层。

(4) 胃肠管腔狭窄不明显,一般不会伴有梗阻表现。

(5) 有时可见肝、脾肿大或腹腔淋巴结肿大等征象。

二）超声提示

1(1)(2)(3)+临床表现(上腹痛、体重减轻、发热等)　**提示:胃肠黏膜下占位性病变,恶性淋巴瘤可能**

+1(5)　提示:伴肝、脾肿大或腹腔淋巴结肿大

十七、肠癌(Intestines Cancer)

一）超声表现

1. B型超声

(1) 肠壁局部异常,病变区肠壁增厚,层次不清,连续性可中断,肠壁内见病灶。

(2) 病灶形态各异,多不规则;病灶大小不一,可向肠腔内或肠腔外生长;病灶内部回声强弱不等,浸润肠壁者多为低回声,突入肠腔者也可见中高回声;较大的病灶常呈"假肾征"。

(3) 较大病灶可引起肠腔的狭窄、梗阻等,呈"小溪征"、"炊烟征"等。

(4) 肠外表现:

① 肝、胰、肾、卵巢等脏器受累,内见转移灶。

② 肠周以及腹主动脉旁等处见淋巴结肿大。

③ 腹膜腔种植时,腹膜腔内见散在大小不等低回声病灶,多伴有大片无回声区,其内肠形僵直、不活跃。

2. 多普勒超声

CDFI:较大病灶内可见血流信号。

二）超声提示

1(1)(2)+临床表现(腹部不适,胀气,隐痛,腹部包块,腹泻、便秘交替,部分患者可有大便潜血阳性或黑便、贫血、体重减轻等)　**提示:肠道占位性病变,肠癌可能**

+1(4)　提示:合并周围以及远处转移

(杨益虎)

附录:

临床技术操作规范·超声医学分册·胃肠道(节选)
(中华医学会)

【仪器设备】

1. 高分辨力实时超声诊断仪是当前主要的机型。有条件者可使用彩色多普勒仪,便于对病变内及其周围血流的观察。

2. 探头包括下列 4 种：

(1) 经腹部超声检查常选用凸阵探头，探头频率范围：3.5～10.0 MHz，一般以 3.5～5.0 MHz 最常用。

(2) 手术中选用较高频短焦距探头，一般以 5.0～12.0 MHz 的平行线阵式探头最适宜。

(3) 直肠腔内超声探头的频率多为 5.0～10.0 MHz。

(4) 超声引导下穿刺探头的频率选用 3.5～4.0 MHz，微凸型探头、小型相控阵扇扫探头配以穿刺引导架最为理想。

【胃肠道充盈剂】

1. 根据充盈剂的回声分为无回声型和有回声型两种。

(1) 无回声型胃肠道充盈剂：这是最常用、使用最方便的胃肠道充盈剂。可以选择市场上优良品质的饮料，但不适用于寒冷季节。茶水、纯液体饮料、甘露醇、灌肠用的生理盐水等属于无气类充盈显影剂。

(2) 有回声型胃肠道充盈剂：通常使用谷物研磨加工成的细粉剂，用开水调成稀糊状，待温热后，嘱受检者服用，此类物品可用作胃肠道充盈超声检查和胃充盈排空试验。

2. 使用方法包括下列 3 种。

(1) 口服法：检查上消化道、小肠。

(2) 注入法：用注射器通过鼻饲管将充盈剂注入，适用于部分吞咽困难者和带鼻饲管者。

(3) 灌肠法：适用于大肠充盈超声检查。

3. 用量依检查部位不同而异。

(1) 胃和十二指肠用量：成人一般服用量在 400～600 ml。小儿根据年龄酌减。

(2) 小肠用量：约为胃检查的 1.5～2 倍，分两次服下。

(3) 灌肠用量：成人约需准备 2000～3000 ml，小儿用量减半。实际灌肠用量根据患者的年龄、体型、病变的位置和性质决定，以液体充分充盈病变区、图像显示清晰、患者能够耐受为基本原则。

【检查前准备】

1. 检查前一日晚餐进流食，其后禁食，查前 4 h 内禁水，检查前排净大便。

2. 胃内潴留物不影响检查效果时，无须做胃肠道减压和洗胃。

3. 准备好胃肠道充盈剂。

4. 经腹壁的乙状结肠和直肠检查应使膀胱良好充盈。

5. 需灌肠再行超声检查者，检查前一日晚餐进流食，睡前服轻泻剂，晨起排便，清洗灌肠。

【注意事项】

1. 胃肠道超声检查宜安排在上午进行，检查前空腹。

2. 胃肠道超声检查应在 X 线钡剂造影之前，避免钡剂影响超声检查效果。已行钡剂造影者，则必须等钡剂完全排出后再行超声检查。

3. 对儿童和不能合作者可于检查前适量使用镇静剂。

4. 对小儿也可在哺乳中或睡眠时进行检查。

5. 对怀疑胃或十二指肠溃疡穿孔以及消化道外伤急症者禁用胃肠道充盈检法。

6. 检查不同回声类型的疾病建议采用不同的充盈剂，以期获得最佳的造影效果。

7. 对急症患者的超声检查尽量快捷，提示注意实事求是。必要时，在病情稳定后超声复查。

第十四章　肾脏超声诊查规范

第一节　肾脏超声检查规范

一、仪器设施方面规范

1. 超声诊断仪

肾脏属腹膜后位器官，位置较深，即使冠状面扫查也要求仪器的穿透性能要好，因此要求使用凸阵和扇扫探头，成人一般用频率为 3～5 MHz，儿童可以选用频率为 5～7 MHz。

肾实质的血供情况及肾脏占位性病变的血流信号特点常常是超声观察的重要部分，因此要求仪器最好有高灵敏度的彩色多普勒显像的功能。

2. 配套设施

肾脏超声检查对环境设施无特殊要求，符合常规要求即可(见“总论”相关章节)。

二、患者方面规范

1. 检查前

患者一般无需特殊准备，但是检查肾血管以及肾门淋巴结时最好空腹。

2. 检查中

请患者充分暴露检查部位，遵医嘱摆好体位，接受检查。必要时应遵医嘱吸气后短暂屏气。请患者积极配合医生，以较好地完成检查。

3. 检查后

一般情况下，患者稍候片刻即可取走超声报告单。疑难病例或介入超声诊治等特殊情况，患者应遵医嘱按时取走报告。患者应妥善保管超声报告单，并携之前往临床医生处进行诊治。

三、医生方面规范

一）临床医生

1. 检查前

临床医生应掌握肾脏的超声检查适应证，正确合理应用超声检查，并完整填写超声检查申请单，提供翔实准确的临床相关资料，包括主诉、病史、体格检查、尿常规、肾功能等相关检查结果及初步诊断意向等，以供超声医生参考。

肾脏超声检查适应证：

(1) 肾脏先天性病变：① 肾脏缺如；② 肾脏发育不良；③ 游走肾；④ 异位肾；⑤ 双肾盂；⑥ 重复肾；⑦ 马蹄肾等。

(2) 肾脏局灶性病变：① 肾囊肿；② 肾结石；③ 肾盂积液；④ 肾钙乳症；⑤ 肾血肿；⑥ 肾脓肿；⑦ 肾结核；⑧ 肾脏错构瘤；⑨ 肾癌；⑩ 肾母细胞瘤等。

（3）肾脏弥漫性病变：① 海绵肾；② 肾钙质沉淀症；③ 肾功能不全等。

（4）肾脏血管性病变：① 肾动脉狭窄；② 胡桃夹综合征等。

2. 检查后

临床医生应仔细阅读超声报告，正确理解，客观评价，结合临床其他信息作出合理的临床诊断。超声检查对肾脏大小、位置异常以及囊肿、结石、肾盂积液等诊断价值较大，但是对肾炎等难以明确诊断。因此超声检查“未见异常”，不能简单认为“正常”，应结合临床表现以及其他检查、检验等综合分析诊断。

二）超声医生

1. 检查前

做好检查前的知识准备，熟悉肾脏的解剖，掌握肾脏的正常以及常见病变的超声表现，并了解病变的主要临床表现等，为肾脏的超声检查、诊断做好准备。

2. 检查中

（1）核查：核对患者姓名，防止张冠李戴；核查手续齐全，登记编号，便于资料的存储、查询等管理；了解患者病史及检查部位、目的、要求等，做到心中有数。

（2）摆放体位：患者常规取俯卧位，充分暴露腰部。也可嘱患者仰卧位，从侧面进行冠状切面检查；对较为体瘦的患者，可以经前腹壁进行矢状切面检查。如需排除肾下垂，患者应取立位或坐位观察。

（3）仪器调节：一般选择低频探头，选择检查部位为“肾脏”。根据显像情况，调节探头频率、深度、增益、焦点等功能按键或旋钮，以图像显示清晰、适于观察为宜。

（4）扫查分析：一般按照先左后右的顺序进行。扫查冠状切面时，病人仰卧位或侧卧位，探头置于腋后线，纵向扫查，使声束指向内前方，以肝脏或脾脏为声窗，可分别获得右肾和左肾最大冠状切面声像图；然后旋转探头 90°，上下移动探头进行横切扫查。扫查矢状切面时，病人仰卧位或俯卧位，探头置于腰背部或季肋角部纵向扫查，并使声束向上倾斜，然后旋转探头 90°，上下移动探头进行横切扫查。

注意事项：

① 为了防止检查漏诊，应纵切检查与横切检查相结合，移动或摆动探头，从肾脏的一侧到对侧、一端到另一端做连续性扫查。对于肾脏的赘生性肿物（囊肿、肾癌）尤应如此。

② 注意识别正常肾脏变异和伪像干扰，勿将正常肾脏表面的分叶状切迹和肥大肾柱误诊为肾肿瘤。

3. 检查后

（1）记录、书写报告。描述检查所见，采集必要的、合适的图像，书写超声检查报告，要求准确、规范、翔实。

（2）整理、存储资料。记录、整理全部检查信息，包括临床信息以及超声信息，归档保存。

（3）对诊断不清的疑难病例可随访调查，进行分析总结。

第二节 肾脏超声诊断规范

一、肾脏超声分析规范

一）超声分析基础

肾脏是成对的实质器官，左、右各一，位于腹膜后脊柱两旁的肾窝中。在肾的纵切面上，肾实质厚 1.5～2.5 cm，分为肾皮质和肾髓质两层。皮质在外层，厚度为 0.5～0.7 cm；肾髓质在内层，由 10～12 个肾锥体组成。各个肾锥体在肾窦周围呈放射状排列。肾锥体尖端即为肾乳头。肾乳头与肾小盏相接，每个肾乳头有 10～20 个乳头管开口于肾小盏。每个肾小盏收集 1～2 个肾乳头所排出的尿液。一般每 3～5 个小盏合成一个大盏。肾盂由 2～3 个大盏和 8～12 个小盏组成。肾盂、肾盏以及其内的血管、脂肪等统称肾窦，又称集合系统。

肾有两层包膜，肾包膜(真包膜)及肾周筋膜。在两层包膜之间有丰富的脂肪组织。

肾动脉在肾门附近分成 5 支段动脉，后再分出叶间动脉进入肾柱，沿肾锥体周围向肾表面伸展，达到肾锥体底部的髓质和皮质交界处时，大叶间动脉呈弓状转弯称弓状动脉。弓状动脉再发出分支最后形成毛细血管丛营养肾小管。

右肾位置接近下腔静脉，右肾静脉直接注入下腔静脉。而左肾静脉长，需要穿行于腹主动脉与肠系膜上动脉所形成的夹角内，跨越腹主动脉前方才注入下腔静脉，故左肾静脉易受压。左肾静脉的主要属支有左生殖腺静脉和左输尿管周围静脉，一旦受压会出现种种症状。

二）常规分析内容

一般先观察 B 超灰阶声像图，再观察彩色多普勒显像(CDFI)，需要时再进一步进行脉冲多普勒(PWD)频谱分析。

1. B 型超声

(1) 大小：肾脏大小与患者体重、年龄等有关，个体差异较大。临床上一般通过测量肾脏的长径、宽径及厚径来判断肾脏的大小变化。

肾脏长径：肾脏冠状切面或肾脏的矢状切面，取得肾脏长轴的最大切面，从上极的上缘测至下极的下缘，要求肾脏的上、下极要清晰显示。肾脏宽径：标准肾门部横切面，从肾门内侧缘测至外侧缘；肾脏厚径：标准肾门部横切面，从前缘测至后缘。

① 正常：一般男性大于女性，左肾大于右肾。

男性：长径 10.2 cm±1.6 cm，宽径 5.0 cm±1.2 cm，厚径 4.6 cm±1.5 cm；

女性：长径 10.1 cm±1.6 cm，宽径 4.8 cm±1.1 cm，厚径 4.2 cm±0.8 cm。

一般肾脏实质(主要是皮质)厚度大于 1 cm，肾窦的宽度小于肾脏厚度的 1/2。

② 增大：长径大于 12 cm，宽径大于 6 cm，可明确为肾脏增大。见于肾脏的急性损害期、慢性肾损害代偿期、肾脏内部占位或者孤立肾的代偿性增大等。

③ 缩小：长径小于 9 cm，宽径小于 4 cm，可明确为肾脏缩小。见于慢性肾损害的终末期、肾先天发育不良等。

④ 缺如：一侧肾区未见明显肾脏声像图。见于先天性发育异常或切除术后。**注意：**要排除异位肾、游走肾等。

(2) 形态：

① 正常：形态规则，轮廓清晰。

② 饱满：肾形胖大。见于急性肾炎、肾病综合征、肾盂积液等或身高体胖者。

③ 不规则：切面变形，肾脏表面轮廓凹凸不平。见于肾脏发育畸形、慢性肾盂肾炎、慢性肾损害中、晚期等。

(3) 边界：

① 正常：边界清晰，边缘见光滑完整的强回声包膜。

② 异常：边界不清晰，与周围组织之间间隙消失。见于肾功能不全晚期、肾周脓肿、肾周血肿等。

(4) 内部回声：

① 正常：内部回声层次分明，结构清晰。实质回声呈低回声，皮髓质边界清晰；肾窦呈高回声，未见分离。

② 异常：实质回声增高，皮髓质边界不清晰，肾内结构模糊，见于肾损害等；肾窦分离，见于肾积水等；局部异常回声病灶，见于肾结石、肾囊肿及肾肿瘤等。

2. 多普勒超声——CDFI

① 正常：肾脏内部血流丰富，自肾门部至皮质呈树形分布。

② 增多：局部血流增多。见于肾肿瘤等。

③ 减少：血流显著减少。见于肾动脉狭窄、慢性肾实质损害中晚期等。

④ 紊乱：局部血流分布紊乱。见于肾内动脉瘤、动静脉瘘、肾静脉曲张等。

三）特殊分析内容

1. 肾脏局灶性病变

(1) 数目：单发或多发。多发者取体积最大者予以描述。

(2) 方位：首先说明发生于左肾或右肾，然后进一步说明是位于肾脏的上部、中部或下部，位于肾包膜下、肾实质内还是肾盂内。

(3) 大小：通过纵、横多切面扫查，选择最大切面测量，报告其长径、宽径和厚径测值。

(4) 形态：类圆形或椭圆形等，见于肾脏错构瘤等；不规则，见于肾癌等。

(5) 边界：边界清晰，见于肾脏囊肿、错构瘤等；边界模糊不清，见于肾脓肿、肾癌等。

(6) 内部回声：团块状强回声，见于肾结石；均匀高回声，见于肾错构瘤等；不均匀回声，见于肾癌等；规则无回声，见于肾囊肿等；不规则无回声，见于肾脓肿等。

(7) 后方回声：无改变，见于肾脏错构瘤等；增强，见于肾囊肿；衰减，甚至见声影，见于钙化、结石等。

(8) 侧方声影：有明显侧方声影，见于壁较厚的肾囊肿。

(9) 内部以及周围血流：恶性肿块内部及周边血流丰富，可见点状、条带状血流信号，周边血流可呈抱球状；良性肿块内部及周边血流不丰富，如肾错构瘤。

2. 肾动脉 PWD 频谱

(1) 检测方法：

① 腹部正中横切扫查：患者取仰卧位，先纵切显示肠系膜上动脉起始部，然后探头旋转横切，向下滑行，在其下 1～2 cm 处腹主动脉的侧壁寻找肾动脉的开口。注意：左肾动脉的开口稍高于右肾动脉。探头适当加压有助于肾动脉的显示。观察肾动脉起始部的走行以及内径，检测肾动脉频谱，并与腹主动脉进行比较。

② 侧腰部冠状切面扫查：患者取仰卧位或侧卧位，探头置于腋间，行冠状切面扫查肾脏，显示、观察肾门部以及肾内各级动脉，并提取频谱进行分析。

③ 其他：前腹部肋间或肋缘下横切有助于右肾动脉的全程显示。俯卧位背部扫查可清晰显示肾内各级动脉以及肾门部肾主动脉远段。

对肾外的肾主动脉检查，可以从腹主动脉肾动脉的开口处向肾脏追查，也可从肾门部逆血流方向向腹主动脉追查。

(2) PWD 频谱分析：

① 正常：肾动脉频谱自肾门向皮质峰值流速逐渐减低，阻力指数逐渐减小。峰值流速(60～140)cm/s(小于 180 cm/s)，加速时间小于 0.07 s，加速度(1,100±800)cm/s^2，RI 0.56～0.7，肾动脉与腹主动脉的峰值流速的比值(RAR)小于或等于 3.5。

② 肾动脉狭窄：肾动脉狭窄大于 60%以上时血流可发生显著改变。

狭窄段流速增加，峰值流速大于或等于 180 cm/s，RAR 大于或等于 3.5，阻力指数增大。狭窄远端血流频谱低小，呈三角形、圆顶形或平坦形，称为小慢波(tardus-parvus 波)；血流速度减慢，加速时间延长，大于 0.07 s；加速度减小，小于 300 cm/s^2；阻力指数降低，小于 0.5。

3. 周围毗邻结构

若发现肾肿瘤，应当注意观察同侧肾静脉甚至周围下腔静脉内有无癌栓形成。检查肾门部、腹主动脉旁有无肿大淋巴结等。如果发现肿大淋巴结，应注意其与肾脏病变的关系。

二、肾脏超声报告规范

一）报告内容

报告的内容包括临床信息以及超声信息，主体内容是超声表现与超声提示。

1. *超声表现*

遵循超声表现描述的一般规范要求（见“总论”相关内容）。

报告必须给出肾脏的全面、详细的检测内容，主要包括超声测值和声像图描述两大部分。其中，超声测值部分一般应记载双侧肾脏的长径、宽径和厚径，还有肾脏皮质的厚度；声像图描述部分应详细、客观记录超声所见，从肾脏的整体到局部，从B型超声到多普勒超声，主要包括大小、形态、内部回声以及血流等。

如果肾脏有局灶性病变时，还应报告其大小、形态以及内部回声等；如果病变内部有血流并可提取频谱，则应进一步提供频谱分析的测量值以及计算值。

需要特别指出的是，肾动脉、肾静脉的血流频谱分析等列为特殊检查内容，在针对性检查时才进行详细的检测和报告。

2. *超声提示*

遵循超声提示的一般规范要求（见“总论”相关内容）。

需要提醒的是，报告必须给出双肾的评价。病变是发生在左肾或是右肾一定要明确，不能混淆。

3. *超声图像选择*

报告还应常规附有1～4幅超声图像。报告所选图像应与超声提示相配合，首先选择反映病情的图像。病变较多时，选择相对严重病变的图像。检查结果正常时，则选择双肾的基本图像。

二）报告格式

肾脏超声检查报告格式示例见表27。

表27 肾脏超声检查报告单

<table>
<tr><td colspan="4" align="center">××××医院</td></tr>
<tr><td colspan="4" align="center">超声检查报告单</td></tr>
<tr><td>姓名：</td><td>性别：</td><td>年龄：</td><td>超声号：</td></tr>
<tr><td>科别/病区：</td><td>床号：</td><td>门诊/住院号：</td><td>临床诊断：</td></tr>
<tr><td>检查类别：</td><td colspan="2">仪器：</td><td>检查状况：优 一般 差</td></tr>
<tr><td colspan="4">检查部位：肾脏</td></tr>
<tr><td colspan="2">代表图像：常规1～4幅

肾脏图1</td><td colspan="2">

肾脏图2</td></tr>
<tr><td colspan="4">超声表现：
超声测值：左肾：长径10.0 cm，宽径4.7 cm，厚径4.7 cm，皮质厚0.9 cm；
右肾：长径10.5 cm，宽径5.0 cm，厚径4.5 cm，皮质厚1.0 cm。
B型超声：双肾大小、形态正常，轮廓清晰，内部结构清晰，肾窦未见分离。
CDFI：双肾内部血流信号丰富，分布呈树状。</td></tr>
<tr><td colspan="4">超声提示：双肾未见异常</td></tr>
<tr><td colspan="4">检查医生： 报告医生： 检查时间：</td></tr>
<tr><td colspan="4">备注：超声报告仅供临床医生参考！</td></tr>
</table>

三）信息储存

遵循超声信息储存的一般规范要求(见“总论”相关内容)。需要特别提示的是图像资料的采集与保存。因为图像是诊断的重要依据，是分析讨论的基础。

肾脏应常规储存的基本图像资料：

1. 双肾最大长轴切面声像图(冠状切面或矢状切面皆可)。在此切面测量肾脏长径。

2. 双肾肾门水平的横切面声像图。在此切面测量肾脏的宽径和厚径。

除了留取必要的基本切面图像，阳性结果都要有图像记录。占位性病变除了保存灰阶图外，还必须保存其 CDFI 血流图。病变内部有血流时还要提取血流的 PWD 频谱图。超声图像多留不限！

第三节　正常肾脏超声报告示范

一、超声表现

1. *B 型超声*

(1) 超声测值：肾长径 9～12 cm，宽径 4～6 cm，厚径 3.5～5.5 cm(肾脏图 1)；肾皮质厚度为 0.8～1 cm。

(2) 形态：规则，冠状纵切面上下极光滑饱满，中部略向外呈弧形突出；横切面呈椭圆形。

(3) 边界：清晰，见光滑完整的线状强回声包膜。

(4) 内部回声：肾髓质回声呈卵圆形或圆锥形整齐地以放射状排列在肾窦回声周围；肾皮质回声包围在肾髓质回声外层，回声强度略高于肾髓质回声，皮、髓质境界清晰。肾窦回声位于肾的中央，呈一片椭圆形高回声区，边界欠整齐。实质部分与肾窦(集合系统)境界清晰。

(5) 肾窦一般未见分离，亦可出现轻度分离，无回声区前后径一般在 1 cm 以内。

2. *多普勒超声*

CDFI：肾脏血流信号较丰富，由肾门进出，在肾内呈树形分布(肾脏图 2)。

二、超声提示

1(1)(2)(3)(4)+2(1)　提示：双侧肾脏未见异常

第四节　肾脏常见病超声报告示范

一、肾脏先天性发育异常

之一：肾缺如(Renal Aplasia)

一）超声表现

1. *B 型超声*

(1) 患侧肾区未能探及肾脏声像图。

(2) 对侧肾脏往往代偿性增大。

(3) 下腹腔或腹膜后未探及肾脏声像图。

2. *多普勒超声*

CDFI：肾区未能探及肾脏血流信号。

二）超声提示

1(1)(2)(3)+临床表现(无肾病史、无肾切除史,无不适症状) **提示:一侧肾缺如可能**,建议进一步进行同位素肾图、肾盂造影等检查

之二:肾发育不全(Renal Agenesis)

一）超声表现

1. *B型超声*

(1) 患侧肾脏体积明显偏小(肾脏图3),轮廓尚清晰,肾脏周围脂肪多增多。

(2) 患侧肾脏内结构仍清晰,回声表现正常。

(3) 对侧肾脏多代偿性增大。

2. *多普勒超声*

CDFI:患侧肾脏内血流信号稀少。

二）超声提示

1(1)(2)+2+临床表现(先天性发育异常,一般无明显症状,多体检时发现) **提示:肾发育不全**

注意:肾发育不全需与肾损害后萎缩相鉴别。

之三:重复肾(Double Kidney)

一）超声表现

1. *B型超声*

(1) 单侧肾脏重复发生。重复肾多融合为一体,肾脏外形轮廓可无明显异常;也可增大变形,肾脏表面有浅沟切迹(肾脏图4)。

(2) 肾窦回声分开为上、下两团,不相连接。肾上极多可见肾窦分离,呈一囊状无回声区。

(3) 患侧同时可见输尿管部分或全部重复。

(4) 膀胱后方可见扩张的输尿管,甚至可见扩张输尿管在膀胱有异位开口。

2. *多普勒超声*

CDFI:肾门处仅可见一套肾蒂血管,肾内血流信号正常分布。

二）超声提示

1(1)(2)+2+临床表现(女性患儿有正常排尿,并有少量尿失禁为本病特点;男性患者早期不出现症状,直到青年或中年期,肾盂积液过多出现腹部包块巨大就医) **提示:重复肾**

+1(3) 提示:伴同侧输尿管重复

之四:双肾盂(Double Renal Pelvis)

一）超声表现

1. *B型超声*

(1) 肾脏大小、外形等可无明显改变,也可增大、饱满。

(2) 肾窦回声分为不相连接的两部分(肾脏图5)。

(3) 一般无肾盂分离及输尿管重复、扩张等表现。

二）超声提示

1(2)+临床表现(先天性异常之一,一般无明显症状) **提示:双肾盂**

之五:马蹄肾(Horseshoe Kidney)

一）超声表现

1. *B型超声*

(1) 双肾位置偏低。

(2) 双肾在中线(腹主动脉前)相连,呈"马蹄征"(肾脏图6)。可以是上极相连,也可是下极相连。

二）超声提示

1＋临床表现(先天性异常之一，属于融合肾的一种，一般无明显症状)　**提示：马蹄肾**

二、肾囊肿(Renal Cyst)

一）超声表现

1. *B型超声*

(1) 肾实质部位见局灶性病变(肾脏图7)：

① 病灶可单发或多发。

② 病灶大小不一。

③ 病灶多呈圆形或类圆形。

④ 病灶囊壁菲薄，内壁光滑整齐。

⑤ 病灶内为无回声区，透声多较好。

⑥ 病灶后方回声明显增强。

(2) 肾脏形态可有改变，局部实质可受压变薄。

(3) 肾门部病灶可引起肾盂分离表现。

2. *多普勒超声*

CDFI：病灶内无血流信号，较厚壁上偶可见少量点状血流信号。

二）超声提示

1(1)＋2＋临床表现(可为先天性的或获得性，一般无明显症状，较大者可有腰部隐痛不适等)　**提示：肾囊肿**

＋1(3)　提示：伴肾盂积液

对较大的囊肿可以建议进行超声引导下穿刺硬化治疗。

三、多囊肾(Polycystic Kidney)

一）超声表现

1. *B型超声*

(1) 双侧肾脏体积明显增大，肾脏形态失常。

(2) 双肾内可见无数个大小不等的无回声区，呈蜂窝状(肾脏图8)。

(3) 肾脏实质部分回声明显增强。

(4) 患者体内可有肝脏、脾脏、胰腺等其他脏器的多囊表现(见相关内容)。

2. *多普勒超声*

CDFI：肾内血流信号减少，分布紊乱。

二）超声提示

1(1)(2)(3)＋临床表现(明确的家族史，腹部肿块、腰痛、血尿和高血压等症状，肾功能可异常)　**提示：多囊肾**

＋1(4)　提示：伴多囊肝、多囊脾、多囊胰等

如果有较大的囊肿，可以建议进行超声引导下囊肿穿刺抽吸减张治疗。

四、肾结石(Kidney Stone)

一）超声表现

1. *B型超声*

(1) 肾见局灶性病变：

① 病灶可单发,也可多发。

② 病灶位于肾窦回声内或其边缘。

③ 病灶形态稳定,多呈圆形或椭圆形,也可呈鹿角状不规则形。

④ 病灶均为强回声(肾脏图9)。

⑤ 病灶后方一般会出现声影,较小结石可不明显。

⑥ 病灶周围可见肾盏甚至肾盂积液分离的无回声区。

(2) 可见同侧输尿管结石、积液等表现(见相关内容)。

2. *多普勒超声*

CDFI：病灶后方可见闪彩伪像。

二）超声提示

1(1)+临床表现(肾绞痛或肾区叩击痛,尿检红细胞明显增多等) **提示：肾结石**

+1(2) 提示：伴同侧输尿管结石或积液

五、肾盂积液(Hydronephrosis)

一）超声表现

1. *B型超声*

(1) 肾窦回声分离,其内出现无回声区,可呈“花朵征”、“烟斗征”(肾脏图10)、“调色碟征”等。

(2) 肾形可增大。

(3) 肾实质可受压萎缩变薄。

(4) 多数情况下都会有同侧输尿管积液或结石表现(见相关内容)。

2. *多普勒超声*

(1) CDFI：轻度肾盂积液,肾内血流信号无明显改变;中重度肾盂积液，肾内血流信号可减少。

(2) PWD频谱：轻度肾盂积液,肾动脉流速及阻力指数未见明显改变;中重度肾盂积液,肾动脉流速降低,阻力指数增加。

二）超声提示

1(1)(2)(3)+临床表现(可有泌尿系结石病史,腰痛不适等症状) **提示：肾盂积液**

+1(4) 提示：伴同侧输尿管积液或结石

六、肾血管平滑肌脂肪瘤(Angiomyolipoma of Kidney) [又称：肾错构瘤(Harmatoma of Kidney)]

一）超声表现

1. *B型超声*

(1) 肾脏大小、形态等多无明显改变。

(2) 肾皮质内见局灶性病变(肾脏图11)：

① 病灶常位于肾的表面或接近肾的表面,在肾上极者尤为常见。

② 病灶多呈类圆形。

③ 病灶无包膜，但是境界尚清。

④ 病灶较小者内部回声较高，分布均匀；病灶较大者可出现洋葱片样高低回声相间表现。

⑤ 病灶后方一般无声影。

2. *多普勒超声*

CDFI：病灶内部无明显血流信号。

二）超声提示

1(2)＋2(1)＋临床表现（一般无明显不适症状，较大者可有腰痛等）　**提示：肾脏血管平滑肌脂肪瘤可能**

七、肾血肿（Renal Hematoma）

一）超声表现

1. *B型超声*

（1）肾包膜下血肿：

① 肾脏形态失常，局部包膜下见新月状无回声区，其下部较宽，透声可较差，内可见低弱回声。

② 肾实质受压，与病灶之间无分隔。

（2）肾实质血肿：肾脏可肿大，实质内见不规则的无回声区。

二）超声提示

1(1)＋临床表现（有外伤或穿刺史等，腰痛、血尿等症状）　**提示：肾包膜下血肿**

1(2)＋临床表现（有外伤或穿刺史等，腰痛、血尿等症状）　**提示：肾实质血肿**

建议随访复查，观察血肿吸收、消散的情况。

八、肾损害后改变（Change After Renal Lesion）

一）超声表现

1. *B型超声*

（1）急性肾功能不全：肾前性病因者双肾可无明显变化；肾后性病因者呈双侧肾盂积液征象，肾脏体积可增大。

（2）慢性肾功能不全代偿期：双肾大小、形态尚正常，但是皮质回声增强，与肾窦分界欠清（肾脏图 12）。

（3）慢性肾功能不全终末期：双肾显著缩小，轮廓不清；肾皮质变薄，回声增强，肾皮质、髓质分界不清；肾窦回声不明显或消失，整个肾成为一团中等回声，肾内结构模糊不清（肾脏图 13）。

（4）腹腔内可见片状无回声区。

2. *多普勒超声*

（1）CDFI：早期或代偿期肾内血流信号轻度减少；肾功能不全终末期肾内血流信号明显减少，甚至无血流信号。

（2）PWD 频谱：肾动脉频谱可为高速低阻型（肾功能代偿期），也可为低速高阻型，甚至无法提取频谱（肾功能不全终末期）。

二）超声提示

1(1)＋2(1)(2)＋临床表现（有近期外伤、服药、酗酒等病史，腰痛、无尿等症状，发病急剧，病情危重）**提示：肾损害后改变，急性肾功能不全可能**

1(2)＋2(1)(2)＋临床表现（有长期的肾病史，临床具有腰痛、蛋白尿、浮肿等症状）　**提示：肾损害后改变，慢性肾功能不全（代偿期）可能**

1(3)＋2(1)(2)＋临床表现（有长期的肾病史和透析史，临床具有腰痛、蛋白尿、浮肿、腹腔积液等症状）

提示：肾损害后改变，慢性肾功能衰竭（终末期）可能

＋1(4)　提示：伴腹腔积液

九、肾细胞癌（Renal Cell Carcinoma）

一）超声表现

1. *B 型超声*

(1) 肾内出现局灶性病变（肾脏图 14）：

① 病灶呈圆形或椭圆形，有良好的球体感。

② 病灶内部回声一般较低。较大病灶内部回声一般呈不均匀回声区，内可见多个小的结节。

(2) 肾表面有局部隆起，肾窦回声局部可受压或缺损。

2. *多普勒超声*

(1) CDFI：病灶内部及周边可见血流信号，周边血流可呈星点状、“抱球征”。

(2) PWD 频谱：病灶内可提取动脉性频谱。

二）超声提示

1(1)＋2(1)＋临床表现（多见于 50～60 岁的成人，大多发生于一侧肾脏；有腰部肿块、肉眼血尿、腰痛等症状）　**提示：肾脏实性占位性病变，肾细胞癌可能**

注意：肾细胞癌需与肾柱肥大变异相鉴别。

十、肾母细胞瘤（Nephroblastoma）［又称：肾胚胎瘤（Embryoma of Kidney）］

一）超声表现

1. *B 型超声*

(1) 一侧肾脏内见局灶性病变：

① 病灶多体积巨大。

② 病灶多为低回声，但分布往往不均匀。

(2) 患侧肾脏可增大、变形，局部肾组织可受压变薄或出现肾盂分离表现。

2. *多普勒超声*

CDFI：病灶较大时可见丰富血流信号。

二）超声提示

1＋2＋临床表现（绝大多数发生于小儿，2～4 岁最多见；大多发生于一侧肾，一般无明显症状，可有腹部巨大包块、高热及高血压等症状）　**提示：肾脏实质性占位，肾母细胞瘤可能**

十一、肾动脉狭窄（Renal Artery Stenosis）

一）超声表现

1. *B 型超声*

(1) 肾动脉较细，起始段内径小于 0.5 cm。一般肾动脉显示较困难。

(2) 患侧肾脏体积缩小，长径小于 9 cm，或较健侧肾脏小 1.5～2 cm。

2. *多普勒超声*

(1) CDFI：

① 肾动脉狭窄段血流束变细，狭窄远段出现杂色血流信号（肾脏图 15）。

② 患侧肾内血流信号分布可无明显异常（轻度狭窄），也可明显减少（重度狭窄）。

(2) PWD 频谱：

① 肾动脉狭窄处血流峰值流速明显增高，大于或等于 180 cm/s。肾动脉与邻近腹主动脉峰值流速之比（RAR）大于或等于 3.5，则提示肾动脉狭窄程度大于或等于 60%。

② 肾内狭窄远端肾动脉频谱低平，收缩早期切迹消失，加速时间大于或等于 0.07 秒，加速度小于 300 cm/s^2，阻力指数小于 0.5（肾脏图 16）。

③ 狭窄处峰值流速与其下游肾内动脉峰值流速之比增加。

二）超声提示

1(1)(2)+2(1)(2)+临床表现（头昏、头痛等一系列高血压症状，但有其特点：青年发病常小于 30 岁，老年发病常大于 50 岁；血压升高呈持续性，以舒张压升高明显；长期高血压突然加剧；高血压伴腰背或肋腹部痛；高血压发作突然；无高血压家族史；药物治疗无效；腰背部可听到血管杂音等）　**提示：符合肾动脉狭窄**

十二、胡桃夹综合征（Nutcracker Syndrome）

［又称：左肾静脉压迫综合征（Left Renal Venous Compression Syndrome）］

一）超声表现

1. *B 型超声*

(1) 上腹部纵切图像上，腹主动脉与肠系膜上动脉形成“胡桃夹”，夹角明显减小（≤9°）。在其夹角之间，左肾静脉局部受压，内径减小。腹主动脉左侧方（狭窄前段）的左肾静脉直径比腹主动脉正前方（受压狭窄段）宽 2 倍以上（肾脏图 17）。

(2) 脊柱后伸位 15～20 分钟后扩张部位近端内径比受压狭窄部位宽 4 倍以上。

2. *多普勒超声*

(1) CDFI：左肾静脉可见血流信号充盈。腹主动脉左侧方的左肾静脉内彩流束比腹主动脉正前方的宽 2 倍以上。

(2) PWD 频谱：

① 左肾静脉受压狭窄段流速增高，与狭窄前段的流速之比大于 2～2.5。

② 脊柱后伸位 15～20 分钟后左肾静脉扩张部位近端血流速度小于或等于 9 cm/s。

二）超声提示

1(1)(2)+2(1)(2)+临床表现［多见于年龄 14 岁以下，体型偏瘦；单侧性（左侧）血尿、生殖静脉综合征（左肾静脉的睾丸静脉或卵巢静脉淤血而表现为肋腹痛，并于立位或行走时加重）、男性精索静脉曲张等］

提示：符合胡桃夹综合征

十三、移植肾（Renal Transplantation）

一）超声表现

1. *B 型超声*

(1) 移植肾位于一侧髂窝内，位置表浅。

(2) 移植肾内回声无明显变化，仅肾体积略大于正常肾。

(3) 移植肾排异反应表现：

① 急性排异：肾体积在几天内迅速增大，肾脏内部回声良好。

② 慢性排异：肾体积渐次增大，后来反而缩小，最后成为萎缩肾。

2. *多普勒超声*

(1) CDFI：

① 正常时移植肾内血流信号丰富，呈树状分布。

② 急性排异时移植肾内彩色血流信号明显减少。

(2) PWD频谱：

① 正常时移植肾内血流频谱呈低阻波，流速等血流参数在正常范围(肾脏图18)。

② 急性排异时移植肾内血流阻力显著增高，RI≥0.75。

二) 超声提示

1(1)(2)+2(1)①(2)①+临床表现(有肾移植病史，无明显不适)　**提示：移植肾未见异常**

1(3)+2(1)②(2)②+临床表现(有肾移植病史；急性排异时，移植肾体积在一两天内明显增大，硬度增加伴有胀痛，尿量减少，体重增加，血压上升，并有发热等)　**提示：移植肾排异可能**

需要时可行超声引导下移植肾穿刺活检。

(周正国　杨益虎)

附录：

超声检查规范与质量控制(试行)·肾脏
(新疆超声诊断质量控制中心)

【检查方法】

1. 使用凸阵和扇扫探头，成人一般用频率为3～5 MHz，儿童选用频率为5～7 MHz。
2. 检查前无需特殊准备，如饮水并充盈膀胱，有助于同时显示肾盂、输尿管和膀胱。
3. 扫查的切面

(1) 扫查冠状切面。病人仰卧位或侧卧位，探头置于腋后线，纵向扫查，使声束指向内前方。以肝脏和脾脏为声窗，可分别获得右肾和左肾的最大冠状切面声像图。标准肾脏冠状切面呈外凸内凹的蚕豆形，此切面应显示肾门结构。

(2) 扫查矢状切面。病人取仰卧位或俯卧位，探头置于腰背部或季肋角部纵向扫查，并使声束向上倾斜，获得肾脏矢状切面图。

冠状和矢状切面可统称为肾脏的长轴切面。

(3) 扫查横切面。在冠状扫查的位置，旋转探头90°，可获得肾脏的横切面声像图。标准肾门部横切面似马蹄形。此切面应显示肾门结构，并使显示的前后径(厚度)和宽径最小。

(4) 利用冠状切面和(或)横切面显示肾门部血管。使用彩色和脉冲多普勒诊断仪分别探测肾动脉、肾段动脉、叶间动脉的血流速度、阻力指数、加速时间。在上腹部横断扫查，检测肾动脉起始段的各种血流参数。

4. 测量方法

(1) 测量肾脏长径。标准肾脏冠状切面或肾脏的最大矢状切面，从上极的上缘至下极的下缘。

(2)测量肾脏宽径。标准肾门部横切面，从肾门内上缘至外侧缘。肾窦宽径从肾窦高回声的内侧缘到外侧缘。

(3) 测量肾脏厚度。标准肾门部横切面，从前缘至后缘。

【检查内容】

1. 肾脏的位置、形态、大小、包膜回声是否正常。如果一侧找不到肾脏，则应了解有无手术史，注意有无异位肾(盆腔、胸腔)、萎缩肾或先天性肾发育不全、肾缺如(单肾)，并做检查和鉴别。
2. 注意肾皮质、髓质(锥体)的厚薄和回声强度有无异常改变；有无集合系统(肾盂、肾盏)扩张征象。
3. 观察肾内有无弥漫性或局限性回声异常。
4. 若发现局限性回声异常，应确定其部位(肾实质、锥体或肾窦区)、大小、形态和回声特征。
5. 观察肾周有无积液或其他异常征象。
6. 怀疑肾脏恶性肿瘤时，应常规检查肾门部及主动脉、下腔静脉周围有无肿大淋巴结，肾静脉和下腔静脉内有无瘤栓。

【注意事项】

1. 决定有无肾内局限性病变，必须从肾长轴断面(冠状、纵断)和短轴系列断面来观察，以免漏诊或误诊，对于肾的赘生性肿物(囊肿、肾癌)尤应如此。

2. 注意识别正常肾脏变异和伪像干扰,勿将正常肾脏表面的分叶状切迹和肥大肾柱误诊为肾肿瘤。
3. 超声检查虽然对肾脏疾病的诊断和鉴别诊断有重要价值,但是尚存在许多局限性,甚至是“盲区”。超声诊断医生必须对各种疾病的超声检查价值和局限性有足够的认识。超声检查“无异常”,不等于“无疾病”,更不能称正常。必要时,建议进行其他检查。
4. 对肾血管检查,仅在临床有特殊要求时进行。

第十五章　输尿管超声诊查规范

第一节　输尿管超声检查规范

一、仪器设施方面规范

1. 超声诊断仪

彩色多普勒超声诊断仪有助于鉴别扩张的输尿管与腹部血管，观察输尿管口尿流喷射现象，利用闪彩伪像识别不典型结石。成人应用3～3.5 MHz的探头，凸阵探头最好；儿童应用5 MHz的探头。

2. 配套设施

符合常规要求即可(见“总论”相关章节)。

二、患者方面规范

1. 检查前

患者一般无需特殊准备。对可疑输尿管肿瘤或结石者必要时可做肠道准备，并适当充盈膀胱，饮水后服用(或肌肉注射)速尿15～20分钟后检查(孕妇及肾功能不全者除外)。

2. 检查中

请患者遵照医嘱摆好体位，接受检查。请患者积极配合医生，以较好地完成检查。

3. 检查后

一般情况下，患者稍候片刻即可取走超声报告单。对疑难病例等特殊情况，请遵医嘱按时取走超声报告单。请患者妥善保管好超声报告单，并携报告单前往临床医生处继续就诊。

三、医生方面规范

一）临床医生

1. 检查前

临床医生应掌握输尿管超声检查适应证，正确合理应用超声检查，完整填写超声检查申请单，提供翔实准确的临床相关资料，包括患者主诉、病史、体格检查以及尿常规检查等，还有临床初步的诊断意向，以供超声医生在进行超声分析时参考。

输尿管超声检查适应证：

(1) 输尿管结石。

(2) 输尿管积液。

(3) 输尿管狭窄。

(4) 输尿管囊肿。

(5) 先天性巨输尿管。

(6) 输尿管肿瘤。

(7) 输尿管重复等。

2. 检查后

临床医生应仔细阅读超声报告，正确理解，客观评价，结合临床其他信息作出合理的临床诊断。

超声检查对输尿管扩张、结石等诊断价值较大，但是有时对输尿管中段结石、输尿管狭窄部位等诊断困难。

二）超声医生

1. 检查前

做好检查前的知识准备，熟悉输尿管的解剖，掌握输尿管的正常以及常见病变的超声表现，并了解其病变的主要临床表现等，为输尿管的超声检查、诊断做好准备。

2. 检查中

(1) 核查：核对患者姓名，防止张冠李戴；核查手续齐全，登记编号，便于资料的存储、查询等管理；了解患者病史及检查部位、目的、要求等，做到心中有数。

(2) 摆放体位：患者常规取仰卧位，平卧于检查床上，双手抱头，充分暴露腰部以及下腹部。若仰卧位不能取得满意图像，可嘱患者俯卧位从背侧扫查。总之，不拘泥于固定体位，以便于检查、患者舒适为宜。

(3) 仪器调节：切换低频腹部探头，选择检查部位“输尿管”。根据实际显像情况，调节探头频率、图像深度、增益、焦点等功能按键或旋钮，以图像显示清晰、适于观察为宜。

(4) 扫查分析：一般按照先左后右的顺序进行。先取得肾脏冠状切面，自扩张的肾盂向下扫查至输尿管衔接部；再沿扩张的输尿管追踪下行，可分别在下腔静脉或主动脉外侧 1 cm 左右处寻找有无扩张的腹段输尿管，向下追踪至髂血管处观察输尿管情况；再向下至膀胱做正中矢状旁扫查，注意输尿管进入膀胱壁段的情况。下腹部横切扫查膀胱，注意双侧输尿管开口部。此外，注意观察输尿管沿途有无狭窄、梗阻，有无迂曲扩张，管腔内有无异常回声改变。

注意事项：

① 不同部位输尿管位置差别很大，必须重视聚焦和 DGC 的调节。

② 因肠道气体干扰，输尿管中段部分显示不满意。此时探头可适当加压，并辅以 CDFI 区分输尿管与周围血管。

③ 注意患侧肾盂、肾盏、输尿管与膀胱壁的改变。

④ 并不是所有的输尿管结石都合并明显的肾脏或输尿管积液，开口部小结石可能不引起积液，故检查时需全程观察，尽量做到不漏诊。

3. 检查后

(1) 记录、书写报告。描述检查所见，采集必要的、合适的图像，书写超声检查报告，要求准确、规范、翔实。

(2) 整理、存储资料。记录、整理全部检查信息，包括临床信息以及超声信息，归档保存。

(3) 对诊断不清的疑难病例可随访调查，进行分析总结。

第二节　输尿管超声诊断规范

一、输尿管超声分析规范

一）超声分析基础

输尿管是位于腹膜后的管状结构，临床上将之分为上、中、下 3 段。上段自肾盂输尿管连接部到跨越髂动脉处，中段自髂动脉到膀胱壁，下段自膀胱壁到输尿管出口。

输尿管全程有 3 个显著的狭窄：肾盂输尿管连接部、跨越髂动脉处、膀胱壁。这些也是输尿管结石易停留、嵌顿的部位。

二）常规分析内容

1. 管径

(1) 正常：输尿管各部的管径粗细不同。一般处于闭合状态，超声检查常难以显示。在大量饮水后和膀胱充盈时，正常输尿管可以显示，内径为 0.2～0.4 cm 不等。

(2) 扩张：

① 输尿管均匀性扩张。见于先天性巨输尿管、输尿管狭窄、结石、肿瘤、腹部包块压迫、前列腺增生、膀胱尿潴留等。

② 输尿管局限性扩张，又称输尿管囊肿。见于输尿管发育异常。

(3) 狭窄：狭窄部难以观察，但伴有狭窄上段输尿管扩张。见于输尿管先天性迂曲、腔静脉后输尿管、腹部包块压迫等。

2. 内部回声

(1) 正常：正常输尿管较细窄，难以显示或呈极细管状。

(2) 异常：

① 内见强回声团块。见于结石。

② 内见低回声或不均质回声团块。见于输尿管肿瘤等。

3. 蠕动

(1) 正常：正常输尿管有蠕动，膀胱输尿管开口处 CDFI 可见"喷尿征"。

(2) 异常：输尿管蠕动迟缓或消失。见于膀胱高压、肾功能不全等。

三）特殊分析内容

输尿管局灶性病变

(1) 方位：首先说明是左侧或右侧，是位于上段、中段或膀胱壁内段。若在中、上段可描述距肾门的距离。

(2) 数目：单发或多发。

(3) 大小：通过纵横多切面扫查，选择最大切面测量，报告其长径和横径测值。

(4) 形态：规则、类圆形或椭圆形等，见于输尿管结石；不规则，见于输尿管肿瘤。

(5) 边界：输尿管结石一般边界清晰，而输尿管肿瘤的边界可不清晰。

(6) 内部回声：规则强回声或团块状强回声，见于输尿管结石；不均匀低回声，见于输尿管肿瘤等。

(7) 后方回声：无改变，见于输尿管肿瘤；衰减，甚至见声影，见于结石。

(8) 内部以及周围血流：恶性肿块内部及周边血流丰富，可见点状、条带状血流信号；结石后方可见闪彩伪像。

二、输尿管超声报告规范

一）报告内容

报告的内容包括临床信息以及超声信息，主体内容是超声表现与超声提示。

1. 超声表现

报告要反映双侧输尿管的检查情况。正常输尿管显示困难，就报告主要的"所未见"征象。

如果输尿管可见，则需报告其内径；如果输尿管内有局灶性病变时，还应报告其大小、形态以及内部回声等；如果病变内部有血流并可提取频谱，则应进一步提供频谱分析的测量值以及计算值。

2. 超声提示

遵循超声提示的一般规范要求(见"总论"相关内容)。如果输尿管未能清晰显示，但是也未见扩张等异常征象，即可提示"输尿管未见异常"。

3. 超声图像选择

报告还应常规附有1～4幅超声图像。报告所选图像应与超声提示相配合，首先选择反映病情的图像。病变较多时，选择相对严重病变的图像。检查结果正常时，则选择输尿管的基本图像。

二）报告格式

输尿管超声检查报告格式示例见表28。

表28 输尿管超声检查报告单

<table>
<tr><td colspan="4">××××医院</td></tr>
<tr><td colspan="4">超声检查报告单</td></tr>
<tr><td>姓名：</td><td>性别：</td><td>年龄：</td><td>超声号：</td></tr>
<tr><td>科别/病区：</td><td>床号：</td><td>门诊/住院号：</td><td>临床诊断：</td></tr>
<tr><td>检查类别：</td><td colspan="2">仪器：</td><td>检查状况：优　一般　差</td></tr>
<tr><td colspan="4">检查部位：输尿管</td></tr>
<tr><td colspan="2">代表图像：常规1～4幅</td><td colspan="2"></td></tr>
<tr><td colspan="4">超声表现：
B型超声：双侧输尿管未见扩张。</td></tr>
<tr><td colspan="4">超声提示：双输尿管未见异常</td></tr>
<tr><td>检查医生：</td><td>报告医生：</td><td colspan="2">检查时间：</td></tr>
<tr><td colspan="4">备注：超声报告仅供临床医生参考！</td></tr>
</table>

三）信息储存

遵循超声信息储存的一般规范要求(见“总论”相关内容)。需要特别提示的是图像资料的采集与保存。因为图像是诊断的重要依据，是分析讨论的基础。

输尿管应常规储存的基本图像资料：

(1) 双侧肾脏冠状切面声像图。该图显示肾盂、输尿管连接部。

(2) 下腹部膀胱颈部横切面声像图。该图显示双侧输尿管的开口处。有条件可用CDFI记录输尿管口“喷尿征”(输尿管图1)。

除了留取必要的基本切面图像，阳性结果都要有图像记录。占位性病变除了有灰阶图外，还必须保存其CDFI血流图。病变内部有血流时还要提取血流的PWD频谱图。

超声图像多留不限！

第三节 正常输尿管超声报告示范

一、超声分析

1. B型超声

(1) 输尿管一般显示不清。

(2) 在大量饮水后或膀胱充盈时，输尿管可显示，见两条平行线状回声之间夹有一条无回声带，呈细管状,内径为 0.2～0.4 cm 不等。

二、超声提示

1(1)　提示:双侧输尿管未见异常

第四节　输尿管常见病超声报告示范

一、输尿管结石(Ureterolithiasis)

一)超声表现

1. B 型超声

(1) 输尿管内见强回声团块,单发或多发,形态多为椭圆形或短条状,后方伴有声影,呈"三联征"(输尿管图 2,3)。

(2) 病灶以上输尿管可扩张,内径大于 0.4 cm。

(3) 可伴有同侧肾盂积液征象(见相关内容)。

2. 多普勒超声

CDFI:病灶后方可出现闪彩伪像。

二)超声提示

1(1)+临床表现(既往可有肾结石病史,一侧肾绞痛、血尿等)　**提示:输尿管结石**

　　+1(2)　提示:伴同侧输尿管扩张

　　+1(3)　提示:伴同侧肾盂积液

注意:盆腔段输尿管结石需与肠道内容物相鉴别。

二、输尿管积液(Ureteral Fluidify)

一)超声表现

1. B 型超声

(1) 一侧或双侧输尿管扩张,呈管状,内径大于 0.4 cm。轻度扩张在 1 cm 以下(输尿管图 2,3),重度可达 2 cm 以上。

(2) 扩张输尿管远端可见扩张病因的征象,如结石、肿瘤、前列腺增生等(见相关内容)。

(3) 伴有同侧肾盂积液征象(见相关内容)。

2. 多普勒超声

CDFI:扩张的输尿管内无血流信号。

二)超声提示

1(1)+2+临床表现(患侧腰痛、血尿等)　**提示:输尿管积液**

　　+1(2)　提示:伴输尿管结石、肿瘤等

　　+1(3)　提示:伴同侧肾盂积液

三、输尿管囊肿(Ureteral Cyst)

一)超声表现

1. B 型超声

(1) 输尿管的局部显著扩张,呈囊肿状(输尿管图 4)。多见于输尿管末端(膀胱三角区)。

(2) 病灶较小者随输尿管间歇性排尿而有节律性膨大与缩小，呈“膨缩征”。4 cm 以上者此征象不明显。

(3) 病灶内可见结石征象(见相关内容)。

(4) 较大的病灶可伴有同侧肾盂积液征象(见相关内容)。

(5) 排尿后即时观测可见膀胱内尿液迅速增多。

2. *多普勒表现*

CDFI：病灶内部无血流信号；膀胱内可见“喷尿征”。

二）超声提示

1(1)(2)+临床表现(可无明显症状，或有腰痛、血尿等)　**提示：输尿管囊肿**

　　+1(3)　提示：伴输尿管结石

　　+1(4)　提示：伴同侧肾盂积液

四、先天性巨输尿管(Congenital Megaloureter)

一）超声表现

1. *B 型超声*

(1) 可单侧，也可双侧发病。

(2) 输尿管扩张，尤以盆段输尿管为甚(输尿管图 5)，内径可达 2cm 以上，迂回扭曲。

(3) 输尿管膀胱壁间段不扩张，输尿管蠕动波到膀胱壁间段中止。

(4) 同侧肾盂分离。

(5) 病变输尿管内可见结石征象(见相关内容)。

2. *多普勒超声*

CDFI：扩张输尿管内无血流信号。

二）超声提示

1(2)+2+临床表现(早期无明显症状，后期出现腹部包块、尿路感染等)　**提示：先天性巨输尿管可能**

　　+1(4)　提示：伴同侧肾盂积液

　　+1(5)　提示：伴输尿管结石形成

五、输尿管肿瘤(Tumor of Ureter)

一）超声表现

1. *B 型超声*

(1) 输尿管内可见局灶性病变：

① 病灶常出现在输尿管出口处(输尿管图 6)，并可突向膀胱内。

② 病灶形态可不规则，呈菜花状，并与输尿管管壁关系密切。

③ 病灶多为低回声。

(2) 病灶上段输尿管多扩张。

(3) 同侧肾盂可分离。

2. *多普勒超声*

(1) CDFI：病灶内部及周边可见点状或条带状血流信号。

(2) PWD 频谱：病灶内部可提取动脉频谱。

二）超声提示

1(1)+2(1)+临床表现(无痛性肉眼血尿等)　**提示：输尿管实性占位性病变，肿瘤可能，建议进一步**

检查

　　+1(2)　提示：伴同侧输尿管积液

　　+1(3)　提示：伴同侧肾盂积液

（周正国　杨益虎）

附录：

超声检查规范与质量控制(试行)·输尿管
(新疆超声诊断质量控制中心)

【检查方法】

1. 有条件者采用彩色超声检查仪有助于区别扩张的输尿管与腹部血管，识别结石(常出现彩色快闪伪像)和观察输尿管口尿流喷射现象。成人应用3～3.5 MHz探头，以凸阵探头最好。儿童应用5 MHz探头。
2. 宜在晨间空腹检查，以排除肠气干扰。必要时，前一日禁食产气食物，服缓泻剂、消胀片等。检查前大量饮水，适当充盈膀胱。必要时，饮水后服用呋塞米(速尿)或肌肉注射呋塞米(速尿)15～20分钟后检查。
3. 扫查方法和切面

(1) 受检者侧卧位冠状扫查输尿管长轴切面，以肾门或积水的肾盂为标志，显示肾、输尿管衔接部，然后沿长轴追踪扫查，逐段显示输尿管。也可取仰卧位分别在下腔静脉或腹主动脉外侧1～2 cm处纵向扫查，寻找扩张的腹段输尿管，向下追踪盆部输尿管。

(2) 以膀胱为声窗，在膀胱三角区显示膀胱壁段及两侧输尿管口。向上逆行追踪检查盆段输尿管。有条件时，使用彩色多普勒辨认输尿管出口并观察和对比双侧输尿管喷尿。

(3) 受检者取仰卧位，以髂总动脉末端及髂外动脉为标志加压倾斜扫查，在髂总动脉前方寻找到输尿管后，调整探头方向，显示输尿管第二狭窄部。若充盈的膀胱影响检查，可先检查输尿管盆段和膀胱壁内段，排空膀胱后再检查第二狭窄部。

(4) 受检者取俯卧位经背部扫查，显示积水的肾盂后，向下追踪探测到肾盂输尿管连接部和上段输尿管，直到受髂嵴声影影响为止。在经腹部显示输尿管困难时，此切面作为补充，不必常规检查。

【检查内容】

1. 自肾盂开始向下扫查，观察输尿管是否有扩张、扩张的程度及部位。
2. 正常输尿管内径狭小，超声不能显示。大量饮水使膀胱高度充盈后检查，可能显示输尿管下段和膀胱壁段及其蠕动，其内径可达2～4 mm。
3. 最易显示的部位为肾盂输尿管连接处和膀胱壁段(即第一和第三狭窄部)。通常首先依次检查该两处输尿管，若能确定病变所在，可不必常规检查第二狭窄部。
4. 输尿管走行是否正常，有无迂曲。
5. 扩张输尿管末端的部位、形态，管壁有无增厚及增厚的范围；观察输尿管腔内有无异常回声及其大小和回声特征，如结石、肿物等。
6. 尽可能找到输尿管开口的位置(膀胱壁段)，观察开口处有无结石或肿物等异常回声。
7. 有条件时，使用彩色多普勒观察输尿管口的尿流信号，也可利用彩色快闪伪像发现微小结石。

第十六章 膀胱超声诊查规范

第一节 膀胱超声检查规范

一、仪器设施方面规范

1. 超声诊断仪

符合一般腹部超声检查仪器条件即可。为观察膀胱肿瘤，最好使用彩色多普勒超声诊断仪。探头首选凸阵探头，探头频率成人用 3～3.5 MHz，儿童用 5～7 MHz。

2. 配套设施

膀胱超声检查对环境设施无特殊要求，符合常规要求即可（见“总论”相关章节）。

需要提示的是，膀胱检查需要患者憋尿，因此应就近设置卫生间，便于患者检查后及时排尿；另外，在检查膀胱残余尿时，也可节省患者来回时间，保证检查的准确性。

二、患者方面规范

1. 检查前

检查前患者需要大量饮水（约 1,000 ml 左右），适度充盈膀胱后才能进行检查。

2. 检查中

请患者遵照医嘱摆好体位，接受检查。进行膀胱残余尿测定时，请患者充分排尿后及时回到检查室进行检测，以保证检测的准确性。如果膀胱过度充盈，则需要患者在第一次排尿后，间隔 5～10 分钟后再次排尿，然后再进行残余尿检测，以防止测值偏大。

3. 检查后

一般情况下，患者稍候片刻即可取走超声报告单。对疑难病例等特殊情况，请遵医嘱按时取走超声报告单。请妥善保管好超声报告单，并携报告单前往临床医生处继续就诊。

如果对超声检查报告有疑问，请及时与检查医生联系。关于疾病的诊治处理请向临床医生咨询。

三、医生方面规范

一）临床医生

1. 检查前

临床医生应掌握膀胱超声检查适应证，正确合理应用超声检查，完整填写超声检查申请单，提供翔实准确的临床相关资料，包括患者主诉、病史、体格检查以及尿常规检查等，还有临床初步的诊断意向，以供超声医生在进行超声分析时参考。

膀胱超声检查适应证：

（1）膀胱炎。

（2）膀胱结石。

(3) 膀胱憩室。

(4) 膀胱异物。

(5) 膀胱囊肿。

(6) 膀胱子宫内膜异位。

(7) 膀胱结核。

(8) 膀胱肿瘤。

(9) 膀胱残余尿测定等。

2. 检查后

临床医生应仔细阅读超声报告,正确理解,客观评价,结合临床其他信息作出合理的临床诊断。

二)超声医生

1. 检查前

做好检查前的知识准备,熟悉膀胱的解剖,掌握膀胱的正常以及常见病变的超声表现,并了解其病变的主要临床表现等,为膀胱的超声检查、诊断做好准备。

2. 检查中

(1) 查对:核对患者姓名,防止张冠李戴;核查手续齐全,登记编号,便于资料的存储、查询等管理;了解患者病史及检查部位、目的、要求等,做到心中有数;询问患者的准备情况,尿急时才可以检查。

(2) 摆放体位:患者常规取仰卧位,平卧于检查床上,暴露下腹部至耻骨联合。

(3) 仪器调节:切换低频凸阵探头,选择检查部位"膀胱"。根据实际显像情况,调节探头频率、图像深度、增益、焦点等功能按键或旋钮。以图像显示清晰、适于观察为宜。

(4) 扫查分析:经腹部扫查,首先进行正中纵切扫查,清晰显示膀胱及尿道内口后,探头分别向两侧缓慢移动,顺序检查,务必不遗漏每一角落;然后做横向扫查,起自耻骨上,再把探头向上移动和侧动,务必对膀胱颈部做仔细的观察。

注意事项:

① 经腹扫查时需注意膀胱壁的厚度,黏膜、肌层和浆膜层次是否清晰、整齐光滑,黏膜有无局限性或弥漫性增厚,有无肿物和憩室等。

② 对于膀胱前壁表浅病变,可利用较高频率探头或调节变频探头的频率,必要时增加探头与皮肤距离,如加用耦合剂或水囊。

③ 膀胱的超声伪像较多,如膀胱前壁附近的混响伪像、肠气旁瓣伪像、部分容积效应伪像等,应当注意识别并通过调节加以抑制。

3. 检查后

(1) 记录、书写报告。描述检查所见,采集必要的、合适的图像,书写超声检查报告,要求准确、规范、翔实。

(2) 整理、存储资料。记录、整理全部检查信息,包括临床信息以及超声信息,归档保存。

(3) 对诊断不清的疑难病例可随访调查,进行分析总结。

第二节 膀胱超声诊断规范

一、膀胱超声分析规范

一)超声分析基础

膀胱为贮尿器官,其大小、形状、位置及壁的厚薄随充盈程度和其相邻器官的关系而有所不同。膀胱空虚时呈锥体形，充盈时略呈椭圆形或近圆形，顶部锥形变钝。膀胱底的下为膀胱颈部，尿道内口位于该处，它是膀胱声像图正中矢状切面重要标志。

成人膀胱位于骨盆腔内耻骨联合后方。充盈的膀胱贴近前腹壁，使垂入盆腔的小肠袢推移向上从而构成盆腔超声检查的良好声窗。膀胱上面由腹膜覆盖，自其顶部后上方返折，在男性形成膀胱直肠陷窝，女性则形成膀胱子宫陷窝。

二）常规分析内容

1. B型超声

（1）容量：

① 正常：膀胱容量为 400 ml 左右。

② 增多：膀胱容量大于 400 ml，伴有排尿困难，应排除膀胱炎、膀胱颈部病变或神经源性病变。

③ 缩小：膀胱容量过小，排尿频繁。多由慢性膀胱炎引起，也可见于盆腔较大包块等。

（2）膀胱壁：

① 正常：膀胱壁厚度均匀，空虚时厚约 0.3 cm，充盈时厚约 0.1 cm（取侧壁测量）；内壁明亮、光整，连续性好。

② 毛糙：膀胱内壁毛糙、不平整，可见点状、带状、絮状等回声附着。见于膀胱炎、膀胱积血等。

③ 增厚：膀胱内壁增厚，空虚时大于 0.5 cm，充盈时大于 0.3 cm，明显时壁上出现小梁、小房。见于膀胱炎、膀胱厚壁型肿瘤等。

④ 连续性中断：膀胱肿瘤突破黏膜层，侵犯肌层。

⑤ 向内隆起：见于膀胱肿瘤或附壁凝血块等。

⑥ 向外膨出：见于膀胱憩室、膀胱壁囊肿、膀胱壁内膜异位等。

（3）内部透声：

① 正常：尿液为无回声，透声好。

② 异常：透声差，内见异常回声。细小点状回声，见于膀胱炎或膀胱、肾脏出血性疾病；团块状回声，见于膀胱肿瘤、结石、凝血块以及异物等；管状回声，见于导尿管（膀胱图 5）、异物等。

2. 多普勒超声——CDFI

（1）正常：膀胱壁输尿管开口处见“喷尿征”。

（2）异常：“喷尿征”消失。见于肾功能不全、膀胱尿潴留、输尿管梗阻等。

三）特殊分析内容

1. 膀胱局灶性病变

（1）数目：单发或多发。多发者取体积最大者予以描述。

（2）方位：说明病灶位于膀胱壁的左、右侧壁、前、后壁、底部、三角区等。膀胱肿瘤多发于膀胱三角区；结石可随体位在膀胱内移动。

（3）大小：通过纵横多切面扫查，选择最大切面测量，报告其长径和横径测值。

（4）形态：乳头状、菜花状、有蒂、宽基底等，多为膀胱肿瘤。

（5）边界：清晰，见于分化良好的肿瘤、结石等；不清，见于分化程度低的肿瘤或凝血块等。

（6）内部以及周围血流：见较丰富动脉血流信号，见于膀胱肿瘤；无血流，见于膀胱凝血块、异物等。

2. 膀胱残余尿

残余尿是指排尿后膀胱内未能排出的残余尿量。

（1）测量方法：嘱病人排尿后立即测定。

① 经验公式估测：近似于椭圆球体计算，公式 $V=0.5\times d_1\times d_2\times d_3$，其中，$d_1$、$d_2$、$d_3$ 为膀胱纵、横两侧切面的最大内径。此公式适合大量残余尿的测定。

② 膀胱面积相加法：每隔 1 cm 作一幅膀胱横切面图，全部面积之和即为膀胱残余尿量。此方法较准确，但操作起来较费时。

③ 仪器自带测算功能：现代多功能超声仪器多自带容量计算功能，可以测量两个径线或三个径线（推荐测量三径线），以最大横切面测左右径和前后径，以正中线纵切面图测上下径，通过快捷键即可计算出残余尿量。此方法较方便，但因各仪器设置公式不同，测量结果也会有出入。

（2）诊断标准：

① 正常值：年轻人多小于 10 ml，年纪大者多小于 50 ml。

② 少量：50～100 ml。

③ 中等量：100～200 ml。

④ 大量：200 ml 以上。

⑤ 若患者不能排尿，可提示尿潴留。

注意：

① 膀胱过度充盈后测量残余尿往往不准确，测值往往偏大很多或出现虚假残余尿。故在测量残余尿前不要憋尿。对憋尿很多，又有排尿困难者，可于排尿后稍事休息，在第二次排尿后再进行残余尿测量。

② 测量膀胱径线时，纵切和横切的压力须相同，以免造成误差。

③ 排尿后膀胱形态变成不规则的几何形态，故依据公式求出的数据和实际误差可能较大，仅供临床医生参考。

二、膀胱超声报告规范

一）报告内容

报告的内容包括临床信息以及超声信息，主体内容是超声表现与超声提示。

1. *超声表现*

遵循超声表现描述的一般规范要求（见“总论”相关内容）。

需要特别指出的是：膀胱超声检查的前提条件是膀胱充盈良好。若充盈不足，其内部细小病变是无法进行超声分析的。因此应首先说明膀胱的充盈状态。

报告必须给出膀胱的全面、详细的检测内容，客观记录从膀胱壁到膀胱内尿液透声等超声所见。CDFI 检查还应报告膀胱内输尿管口喷尿现象。

如果膀胱内有局灶性病变时，还应报告其大小、形态以及内部回声等；如果病变内部有血流并可提取频谱，则应进一步提供频谱分析的测量值以及计算值。

如果检测膀胱残余尿，则应报告残余尿量。

2. *超声提示*

遵循超声提示的一般规范要求（见“总论”相关内容）。注意鉴别膀胱肿瘤与附壁凝血块等，必要时应建议进一步进行膀胱镜等检查，以明确诊断。

3. *超声图像选择*

报告还应常规附有 1～4 幅超声图像。报告所选图像应与超声提示相配合，首先选择反映病情的图像。病变较多时，选择相对严重病变的图像。检查结果正常时，则选择膀胱的基本图像。

二）报告格式

膀胱超声检查报告格式示例见表 29。

表 29 膀胱超声检查报告单

××××医院			
超声检查报告单			
姓名：	性别：	年龄：	超声号：
科别/病区：	床号：	门诊/住院号：	临床诊断：
检查类别：	仪器：		检查状况：优 一般 差
检查部位：膀胱			
代表图像：常规 1～4 幅 膀胱图 1			
超声表现： B 型超声：膀胱充盈良好，内壁光整，内部透声好，未见异常征象。 CDFI：膀胱三角区两侧输尿管开口处见喷尿的彩色信号。			
超声提示：膀胱未见异常			
检查医生：	报告医生：	检查时间：	
备注：超声报告仅供临床医生参考！			

三）信息储存

遵循超声信息储存的一般规范要求（见“总论”相关内容）。需要特别提示的是图像资料的采集与保存。因为图像是诊断的重要依据，是分析讨论的基础。

膀胱应常规储存的基本图像资料：

（1）膀胱腹正中线矢状纵切面声像图。

（2）膀胱三角区矢状横切面声像图。

除了留取必要的基本切面图像，阳性结果都要有图像记录。占位性病变除了有 B 超灰阶图外，还必须保存其 CDFI 血流图。病变内部有血流时还要提取血流的 PWD 频谱图。

超声图像多留不限！

第三节 正常膀胱超声报告示范

一、超声表现

1. *B 型超声*

（1）膀胱充盈良好，形态规整。

（2）膀胱壁厚度正常，内壁光整（膀胱图 1）。

（3）膀胱内尿液为澄净的无回声区，透声好。

2. *多普勒超声*

CDFI：膀胱三角区两侧输尿管开口处见喷尿的彩色信号。

二、超声提示

1（1）（2）（3） 提示：膀胱未见异常

第四节 膀胱常见病超声报告示范

一、膀胱炎(Cystitis)

一）超声表现

1. *B型超声*

(1) 急性炎症：

① 膀胱壁回声正常或轻度局限性或弥漫性增厚，呈低水平回声。

② 膀胱内可呈均匀的细点状低水平回声。

(2) 慢性炎症：

① 早期无明显变化。

② 长期病变可见膀胱壁增厚，内壁毛糙(膀胱图2)。膀胱三角区见片状增厚膀胱黏膜(增厚型)，或乳头样突起(乳头型)，或呈结节样隆起(结节型)。

③ 膀胱内尿液透声可较差，可见散在的点状、条带状、絮状等回声，随体位的改变可飘浮、移动。

2. *多普勒超声*

CDFI：膀胱壁及其内部未见明显异常血流信号。

3. *其他*

膀胱残余尿检测：可有异常残余尿。

二）超声提示

1(1)＋2＋3＋临床表现(女性更多见；主要表现为膀胱刺激症状，如尿频、尿急、尿痛，尚可有血尿或脓性尿等，疗程在一周内)　**提示：急性膀胱炎可能**

1(2)＋2＋3＋临床表现(女性更多见；主要表现为膀胱刺激症状，如尿频、尿急、尿痛，尚可有血尿或脓性尿等，疗程在一周以上)　**提示：慢性膀胱炎可能**

注意：腺性膀胱炎需与膀胱肿瘤相鉴别。

二、膀胱结石(Calculus of the Bladder)

一）超声表现

1. *B型超声*

(1) 膀胱内见病变回声(膀胱图3)：

① 病灶可单发或多发。

② 病灶自米粒大小至3～5 cm不等。

③ 病灶呈弧形或团块状强回声，后方伴声影。小于0.3 cm的常无典型声影。

④ 改变体位，强回声团块可沿重力方向移动。

(2) 可伴有膀胱炎表现(见相关内容)。

(3) 可伴有肾结石表现(见相关内容)。

2. *多普勒超声*

CDFI：病灶后方可出现闪彩伪像，变换切面或使用谐波成像伪像可消失。

二）超声提示

1(1)＋临床表现(多有泌尿系结石病史；排尿困难、血尿、尿痛或排尿中断等)　**提示：膀胱结石**

　＋1(2)　提示：伴膀胱炎

+1(3)　提示：伴肾结石

三、膀胱憩室(Vesical Diverticulum)

一）超声表现

1. *B型超声*

(1) 膀胱壁局部向外膨出，形成囊肿样无回声区(膀胱图4)。病灶多见于膀胱后方或两侧壁。

(2) 病灶大小不一，呈圆形或椭圆形，通过缺口与膀胱相通。

(3) 病灶在膀胱充盈时增大，排尿后缩小，但多不能完全消失。

(4) 合并感染：病灶无回声区内可出现点状回声漂动。

(5) 合并结石：病灶无回声区内见强回声团块，其后方伴声影。

2. *多普勒超声*

CDFI：病灶内部无血流信号。

二）超声提示

1(1)(2)(3)+临床表现(两段性排尿，尿液混浊等；合并尿路感染时出现尿频、尿急、尿痛等；合并结石可见血尿)　**提示：膀胱憩室**

+1(4)　提示：合并感染

+1(5)　提示：合并结石形成

注意：膀胱憩室需与输尿管囊肿、膀胱周围囊肿等相鉴别。

四、膀胱癌(Carcinoma of Bladder)

一）超声表现

1. *B型超声*

(1) 膀胱三角区膀胱壁局限性增厚，见局灶性病变：

① 病灶大小不一，形态不规则，表面不光滑，呈结节状或菜花状，突向膀胱腔(膀胱图6)。

② 病灶底部与膀胱壁相连，可为宽基底型或蒂状。

③ 病灶以高回声或中等回声居多数，少数呈中低水平回声。

④ 改变体位病灶位置不变。若通过蒂状回声与膀胱壁相连者，位置相对固定，可随体位变化摆动或“漂动感”。

(2) 晚期膀胱连续性破坏，轮廓不清。

(3)膀胱周围组织或器官可受累及，其形态、回声等可见异常改变。

2. *多普勒超声*

(1) CDFI：较大病灶内部可见丰富血流信号。

(2) PWD频谱：较大病灶内部可提取血流频谱，为高速低阻血流。

二）超声提示

1(1)+2(1)(2)+临床表现(男性多于女性。临床症状多为无痛性血尿，晚期出现尿频、尿急、尿痛和排尿困难等)　**提示：膀胱占位性病变，膀胱癌可能**

+1(3)　提示：伴膀胱周围组织浸润

注意：膀胱癌需与腺性膀胱炎、膀胱血凝块等相鉴别，必要时进一步进行膀胱镜检查。

(周正国　杨益虎)

附录：

临床技术操作规范·超声医学分册·膀胱
（中华医学会）

【适应证】

1. 膀胱肿瘤。
2. 膀胱结石。
3. 膀胱异物。

【检查方法】

1. 一般腹部超声检查，若有条件可用彩色多普勒超声仪，以凸阵探头最好，频率用 3～3.5 MHz。
2. 检查前大量饮水，使膀胱充分充盈。
3. 经腹检查时在耻骨上膀胱区由低到高横切、由中线向两侧纵切，进行系列扫查。
4. 经直肠检查膀胱与检查前列腺方法相似。

【检查内容】

1. 膀胱壁回声的连续性与完整性。
2. 膀胱壁（黏膜）回声有无局部增厚、增强及局部隆起。
3. 膀胱腔内有无异常回声，注意异常回声的部位、强度、形态、大小、移动性、后方声影及其与膀胱壁的关系。
4. 输尿管膀胱段、盆段有无扩张。
5. 用彩色多普勒观察输尿管口喷尿的情况。

第十七章　肾上腺超声诊查规范

第一节　肾上腺超声检查规范

一、仪器设施方面规范

1. 超声诊断仪

肾上腺位置较深，即使冠状面扫查也要求仪器的穿透性能要好。因此要求使用凸阵和扇扫探头，成人一般用频率为 2.5～3.5 MHz，儿童可以选用频率为 5～7.5 MHz。

2. 配套设施

肾上腺超声检查对环境设施无特殊要求，符合常规要求即可(见“总论”相关章节)。

二、患者方面规范

1. 检查前

患者一般无需特殊准备。但是肾上腺检查最好在空腹时进行。如果患者腹部胀气，服用轻泻剂或消胀片后可能得到较好的效果。

2. 检查中

请患者遵医嘱摆好体位，暴露好两侧腰部，接受检查。必要时应遵医嘱吸气后短暂屏气。请患者积极配合医生，以较好地完成检查。

3. 检查后

一般情况下，患者稍候片刻即可取走超声报告单；疑难病例或需介入超声诊治等特殊情况，患者应遵医嘱。患者应妥善保管超声报告单，并携其前往临床医生或介入超声医生处进行诊治。

三、医生方面规范

一）临床医生

1. 检查前

临床医生应掌握肾上腺的超声检查适应证，正确合理应用超声检查，并完整填写超声检查申请单，提供翔实准确的临床相关资料，包括主诉、病史、体格检查、血压等相关检查结果及初步诊断意向，以供超声医生参考。

肾上腺超声检查适应证：

(1) 肾上腺增生性疾病：① 皮质醇增多症；② 原发性醛固酮增多症。

(2) 肾上腺原发性肿瘤：① 肾上腺皮质腺瘤；② 肾上腺腺癌；③ 嗜铬细胞瘤；④ 神经母细胞瘤。

(3) 肾上腺转移性肿瘤。

(4) 肾上腺囊肿等。

2. 检查后

临床医生应仔细阅读超声报告，正确理解，客观评价，结合临床其他信息作出合理的临床诊断。

正常肾上腺体积较小，位置较深，超声检查一般难以检出。因此超声检查“未见异常”，不能简单认为“正常”，应结合临床表现以及其他检查、检验等综合分析诊断。

二）超声医生

1. 检查前

做好检查前的知识准备，熟悉肾上腺的解剖，掌握肾上腺的正常以及常见病变的超声表现，并了解肾上腺病变的主要临床表现等，为肾上腺的超声检查、诊断做好准备。

2. 检查中

（1）核查：查阅申请单，核对患者姓名，防止张冠李戴；核查手续齐全，登记编号，便于资料的存储、查询等管理；了解患者病史及检查部位、目的、要求等，做到心中有数。

（2）摆放体位。患者常规取仰卧位，平卧于检查床上，双手抱头，暴露腰部。若仰卧位不能取得满意图像，可嘱患者俯卧位从背侧扫查。有时还可采用站立位。总之，不拘泥于固定体位，以便于检查、患者舒适为宜。

（3）仪器调节。切换低频凸阵探头，选择检查部位“肾上腺”。根据实际显像情况，调节探头频率、图像深度、增益、焦点等功能按键或旋钮。以图像显示清晰、适于观察为宜。

（4）扫查分析。一般按照先左后右的顺序进行。扫除冠状切面时，病人仰卧位或侧卧位，探头置于腋后线，纵向扫查，使声束指向内前方，以肝脏及脾脏为声窗，观察肾上腺区；扫查矢状切面时，病人仰卧位或俯卧位，探头置于腰背部或季肋角部纵向扫查，并使声束向上倾斜，扫查肾上腺区。横切面扫查时，先显示肾脏上极，再向头侧移动探头至肾脏消失，以肝、脾为透声窗，观察肾上腺区。

注意事项：

① 由于肾上腺体积小而分布范围却较大，故而当此区域发生病变时，识别较困难，易造成漏诊或误诊，应进行多方位的探查。

② 左侧肾上腺较难显示。可嘱患者饮水后，以胃为透声窗，以提高此区域的病变显示率。

③ 肥胖及过度腹胀的患者，超声检查困难，需建议行其他检查。

④ 由于肾上腺位置较深，或患者肥胖等原因，彩超有时无法显示其血流情况。

3. 检查后

（1）记录、书写报告。描述检查所见，采集必要的、合适的图像，书写超声检查报告，要求准确、规范、翔实。

（2）整理、存储资料。记录、整理全部检查信息，包括临床信息以及超声信息，归档保存。

（3）对诊断不清的疑难病例可随访调查，进行分析总结。

第二节　肾上腺超声诊断规范

一、肾上腺超声分析规范

一）超声分析基础

肾上腺是左、右成对的扁平器官，位置在腹膜后、脊柱的两旁，相当于第 11 胸椎平面，包埋在肾周围筋膜之中。右侧肾上腺呈三角形，位于右肾上极的内上方、略偏前面；左侧肾上腺呈月牙形，在左肾上极的内侧前方，胰尾的后上方和腹主动脉的外侧。

二）常规分析内容

1. 大小

（1）正常：正常肾上腺多难以显示。如果可见，在纵切面上测量从腺体顶端到底边中点的距离为长径，在横切面测量宽径和厚径。肾上腺长 4～6 cm，宽 2～3 cm，厚 0.2～0.8 cm。

（2）增大：肾上腺体积增大，程度不一。见于肾上腺增生以及肿瘤等。

2. 形态

（1）正常：正常肾上腺多难以显示。如果可见，形态因切面不同有很多变化，可呈“人”字形、三角形或新月形等。

（2）异常：肾上腺区见团块状回声，形态可规则或分叶状。

3. 回声

（1）正常：肾上腺内部为中低回声区，有时可见中央线状高回声区。

（2）异常：肾上腺内部回声较低弱，可因出血坏死、钙化等而杂乱不均。见于肾上腺增生以及肿瘤等。

三）特殊分析内容

1. 肾上腺局灶性病变

（1）位置：病变发生于左侧肾上腺、右侧肾上腺或双侧肾上腺。

（2）大小：通过纵、横多切面扫查，选择最大切面测量，报告其长径、宽径和厚径测值。

（3）形态：规则、类圆形或椭圆形等，见于肾上腺皮、髓质肿瘤等。

（4）边界：边界清晰，见于肾上腺皮髓质肿瘤等。

（5）内部回声：均匀高回声，见于髓样脂肪瘤等；均匀低回声，见于肾上腺皮髓质肿瘤等；不均匀回声，见于肾上腺皮髓质肿瘤伴瘤内出血或肾上腺皮质腺癌等；规则无回声，见于肾上腺囊肿等。

（6）后方回声：无改变，见于肾上腺皮髓质肿瘤等；增强，见于肾上腺囊肿等。

（7）内部以及周围血流：恶性肿块内部及周边血流丰富，可见点状、条带状血流信号；肿块内部及周边血流不丰富，如无内分泌作用的肾上腺皮、髓质肿瘤。

2. 周围毗邻结构

（1）检查肾门部、腹主动脉旁有无肿大淋巴结。如果发现肿大淋巴结，应注意其与肾上腺病变的关系。

（2）检查腹膜、纵隔和交感神经系统有无肿瘤，排除肾上腺外的神经母细胞瘤等。

二、肾上腺超声报告规范

一）报告内容

报告的内容包括临床信息以及超声信息，主体内容是超声表现与超声提示。

1. 超声表现

由于正常肾上腺一般难以显示，因此主要报告重要的“所未见”。

如果肾上腺有局灶性病变时，还应报告其大小、形态以及内部回声等；如果病变内部有血流并可提取频谱，则应进一步提供频谱分析的测量值以及计算值。

需要提醒的是，肾上腺的一些占位性病变如嗜铬细胞瘤有可能异位于腹主动脉旁等部位，报告书写时要将相应区域写明。

2. 超声提示

遵循超声提示的一般规范要求（见“总论”相关内容）。

需要提醒的是，报告必须给出双侧肾上腺区域的评价。病变是发生在左侧、右侧或是其他部位，一定要明确。

3. 超声图像选择

报告还应常规附有1～4幅超声图像。报告所选图像应与超声提示相配合，首先选择反映病情的图像。病变较多时，选择相对严重病变的图像。检查结果正常时，则选择肾上腺的基本图像。

二）报告格式

肾上腺超声检查报告格式示例见表30。

表30　肾上腺超声检查报告单

××××医院			
超声检查报告单			
姓名：	**性别**：	**年龄**：	**超声号**：
科别/病区：	**床号**：	**门诊/住院号**：	**临床诊断**：
检查类别：	**仪器**：		**检查状况**：优　一般　差
检查部位：肾上腺			
代表图像：常规1～4幅			
超声表现： B型超声：双侧肾上腺区域及腹主动脉旁未见异常征象。			
超声提示：双侧肾上腺区未见异常			
检查医生：	**报告医生**：	**检查时间**：	
备注：超声报告仅供临床医生参考！			

三）信息储存

遵循超声信息储存的一般规范要求(见“总论”相关内容)。需要特别提示的是图像资料的采集与保存；因为图像是诊断的重要依据，是分析讨论的基础。

肾上腺应常规储存的基本切面图像资料：

(1) 双侧肾上腺区域仰卧位经侧腰部冠状切面声像图。

(2) 双侧肾上腺区域仰卧位经肋间斜切面声像图。此切面须注意观察腹主动脉旁有无异常征象。

除了留取必要的基本切面图像，阳性结果都要有图像记录。占位性病变除了有B超灰阶图外，还必须保存其CDFI血流图。病变内部有血流时还要提取血流的PWD频谱图。

超声图像多留不限！

第三节　正常肾上腺超声报告示范

一、超声表现

1. B型超声

(1) 成人：

① 正常肾上腺多难以显示，双侧肾上腺区域未见明显异常征象。

② 如果可见，肾上腺大小变化较大，但很少超过 3 cm；切面多呈三角形或新月形，内部回声强度中等。

(2) 新生儿：肾上腺形态因切面不同有很多变化，内部为低回声区，中央可见线状高回声。新生儿肾上腺厚度随出生天数的增加而迅速减薄。

二、超声提示

1(1)+临床表现(成人)　**提示：肾上腺区未见明显异常**

1(2)+临床表现(新生儿)　**提示：肾上腺未见异常**

第四节　肾上腺常见病超声报告示范

一、肾上腺皮质增生(Adrenal Cortical Hyperplasia)

一) 超声表现

1. *B型超声*

肾上腺因增生程度不同，声像图表现各异：

① 程度较轻者，肾上腺区可无明显异常发现。

② 肾上腺腺体增大，可仍保持原有形状，但是显示更清晰。

③ 有的呈结节样增生者，可探及类肿瘤样低回声区(肾上腺图 1)。

2. *多普勒超声*

CDFI：肾上腺内部无明显血流信号。

二) 超声提示

1+2+临床表现(皮质醇增多症、肾上腺性征异常症等内分泌功能紊乱症状：向心性肥胖、皮肤紫纹、性早熟、高血压等)　**提示：肾上腺皮质增生可能**

注意：肾上腺皮质增生需与肾上腺皮质肿瘤相鉴别。

二、肾上腺皮质肿瘤(Adrenal Cortical Tumor)

一) 超声表现

1. *B型超声*

(1) 肾上腺区见局灶性病变，常为单侧。

(2) 皮质腺瘤：病灶呈圆形或椭圆形，有球体感；病灶大小多为 1～3 cm，有完整包膜；内部回声较低，分布均匀；后方回声衰减不明显(肾上腺图 2)。

(3) 皮质腺癌：病灶形态可规则或呈分叶状，边界尚清；大小一般较大，多在 3 cm 以上；内部回声较低弱，可杂乱不均(肾上腺图 3)。

(4) 其他：肺、肝、脑等可见转移灶征象。

2. *多普勒超声*

(1) CDFI：

① 皮质腺瘤：部分病灶内部可见少量血流信号或未见血流信号。

② 多数皮质腺癌：部分病灶内部血流信号丰富。

(2) PWD 频谱：皮质腺癌部分病灶内部血流频谱呈高速低阻。

二）超声提示

1(1)(2)+2(1)①+临床表现(皮质醇增多症又称库欣综合征,发病女多于男,主要症状是满月脸、向心性肥胖、水牛背、紫纹、乏力、多毛和睑面部痤疮等;原发性醛固酮增多症的主要症状是高血压、肌无力或麻痹、多尿三大症状) **提示:肾上腺实性占位性病变,皮质腺瘤可能**

1(1)(3)(4)+2(1)②(2)+临床表现(皮质醇增多症或肾上腺性征异常综合征等) **提示:肾上腺实性占位性病变,皮质腺癌可能**

注意:肾上腺皮质肿瘤需与肾上腺皮质增生、嗜铬细胞瘤等相鉴别。

三、嗜铬细胞瘤(Pheochromocytoma)

一）超声表现

1. *B型超声*

(1) 肾上腺区见局灶性病变。常为单侧,多见于右侧。

(2) 病灶表现:

① 大小不一,直径多在3～5 cm。

② 圆形或椭圆形。

③ 多有完整的强回声包膜,边界清晰。约10%病灶的包膜不完整。

④ 小病灶内部为低回声区,较大病灶内部回声稍高(肾上腺图4);边缘回声增高,与肾包膜强回声构成"海鸥征"。部分病灶内部回声杂乱不均,可见无回声区。

(3) 较大的病灶可对肝脏、肾脏等周围脏器、组织有明显的占位效应。

(4) 在腹主动脉旁、肾门、肝门区和膀胱等处也可见病灶。10%的患者病灶呈多发性。

(5) 肾上腺周围组织以及远处可见浸润、转移表现。

2. *多普勒超声*

(1) CDFI:病灶内部可出现星点状血流。

(2) PWD频谱:病灶内部血流频谱无明显特征性表现。

二）超声提示

1(1)(2)+2(1)+临床表现(阵发性高血压或持续性高血压阵发性加剧,降压药物效果不明显,血糖可升高、恶心、呕吐、视力模糊等) **提示:肾上腺实性占位性病变,嗜铬细胞瘤可能**

四、肾上腺神经母细胞瘤(Adrenal Gland Neuroblastoma)

一）超声表现

1. *B型超声*

(1) 肾上腺区见局灶性病变,多为单侧。

(2) 病灶表现:病灶较大,边界清晰,多呈分叶状,内部回声不均匀,在低回声区间有高回声斑块,还可见无回声区。

(3) 同侧肾脏多受压向下推移。

2. *多普勒超声*

(1) CDFI:病灶内见较丰富血流信号。

(2) PWD频谱:病灶内可提取动脉频谱。

二）超声提示

1(1)(2)+2(1)+临床表现(患者多为婴幼儿,30%发生在1岁内,80%发生在5岁内;腹部肿块迅速增大,可伴有消瘦、发热等;转移早,以眼眶部转移为其特征) **提示:肾上腺实性占位性病变,神经母细胞瘤**

可能

注意：肾上腺神经母细胞瘤需与肾母细胞瘤等相鉴别。

（周正国 杨益虎）

附录：

临床技术操作规范·超声医学分册·肾上腺(节选)
（中华医学会）

【适应证】

1. 肾上腺皮质增生。
2. 肾上腺皮质肿瘤。
3. 肾上腺髓质肿瘤。

【检查方法】

1. 采用高分辨力的彩色多普勒超声仪，凸阵探头或线阵探头，频率采用 3～5 MHz，小儿可采用 5～7 MHz。
2. 患者空腹，必要时口服缓泻剂。

【检查内容】

1. 肾上腺的形态、大小、回声强度。
2. 肾上腺区有无异常回声，注意其位置、大小、分布、强度及其与肾脏和相邻组织的关系。

【注意事项】

1. 正常肾上腺呈中等回声，显示的形态可因体位和扫查的断面而有所变化，故应从多个方位、多个断面进行扫查。
2. 部分患者肾上腺在声像图上不能清楚显示。

第十八章　前列腺、精囊超声诊查规范

第一节　前列腺、精囊超声检查规范

一、仪器设施方面规范

1. 超声诊断仪

前列腺、精囊的超声检查常规方法是经腹检查。现在，随着超声诊断技术的发展，经直肠腔内超声检查也广泛应用于前列腺、精囊的检查。

一般要求使用高分辨力的超声诊断仪兼有彩色多普勒血流检测功能。经腹壁检查配用 3.5～5 MHz 凸阵式或线阵式探头；经直肠腔内检查配用端扫式 5～9 MHz 宽频或变频腔内探头，可为专用直肠探头，也可为经直肠和阴道两用探头。

2. 配套设施

前列腺、精囊超声检查对环境的要求，除了要符合常规要求(见"总论"相关章节)，还要注意经腹检查时患者需膀胱充盈尿液，因此应就近配备卫生间，便于患者检查后及时排尿；经直肠腔内检查前列腺，需要患者脱下内外裤，暴露肛门，因此应注意检查室的封闭管理，保护患者隐私。

经直肠腔内检查，需要配用探头套。可为专用乳胶探头套，也可用乳胶手套、避孕套、保鲜袋等。应注意探头套的卫生，并防止使用中破裂。需要时可使用双套，但是要在套子间涂满耦合剂，保证两者以及与探头扫查面之间的紧密接触。

经直肠腔内检查，还需要使用消毒的耦合剂，并且在检查床铺设一次性卫生材料，注意卫生，预防感染。

二、患者方面规范

1. 检查前

经腹壁超声扫查前列腺、精囊时，患者需事先多量饮水，适当充盈膀胱，有尿意即可。

注意： 不要求过分充盈膀胱，膀胱内有半量或更少一些尿液已足够。膀胱充盈太过反而使前列腺位置过于下移，探查不便，测值不准。

经直肠腔内超声扫查前列腺、精囊时，患者需穿着便于脱下的衣裤。检查前要求患者解清大便，便秘者给服轻泻剂或用甘油灌肠；适度充盈膀胱。

2. 检查中

请患者积极配合医生，按照医嘱解脱衣裤，摆放体位，以便较好地完成检查。经腹壁检查时患者只需要松解裤带，下推裤子，暴露下腹部即可；经直肠腔内检查时，患者需要完全脱下内外裤，充分暴露肛门。

3. 检查后

患者请稍候片刻取走报告，并妥善保管好，携之前往临床医生处继续就诊。

尿急或有便意的患者可就近及时方便。

三、医生方面规范

一）临床医生

1. 检查前

临床医生应掌握前列腺、精囊超声检查适应证，正确合理应用超声检查，完整填写超声检查申请单，提供翔实准确的临床相关资料，包括患者主诉、病程以及肛门指检、前列腺液检查、前列腺特异性抗原（PSA）检查、精液检查等相关检查、检验结果，以及临床初步的诊断意向，供超声医生在进行超声分析时参考。

前列腺超声检查适应证：

（1）前列腺弥漫性病变：① 前列腺增生；② 前列腺炎（急性、慢性）等。

（2）前列腺局灶性病变：① 前列腺钙化；② 前列腺囊肿；③ 前列腺癌；④ 前列腺肉瘤等。

（3）介入性超声在前列腺的应用：① 经直肠腔内超声引导前列腺穿刺活检；② 经直肠腔内超声引导前列腺脓肿抽吸引流、冲洗给药；③ 经直肠腔内超声对经尿道前列腺电切术中监护。

精囊超声检查适应证：

（1）精囊的先天异常（单、双侧缺如等）。

（2）精囊炎。

（3）精囊囊肿。

（4）精囊结石。

（5）精囊肿瘤（多为转移性）等。

2. 检查后

临床医生应仔细阅读超声报告，正确理解超声报告，客观评价超声报告，结合临床其他信息作出合理的临床诊断。

二）超声医生

1. 检查前

做好检查前的知识准备：临床方面需要掌握前列腺、精囊的解剖特征、常见病的临床表现等；超声方面应掌握前列腺、精囊正常和异常的超声表现以及检查方法、注意事项等。

2. 检查中

（1）核查：核对患者姓名，防止张冠李戴；核查手续齐全，登记编号，便于资料的存储、查询等管理；了解患者病史及检查部位、目的、要求等，做到心中有数。

（2）摆放体位：经腹检查常规取仰卧位，暴露下腹部至耻骨联合；经直肠腔内检查常规取左侧卧位，下肢屈髋屈膝，充分暴露臀部和会阴部；也可取截石位。

（3）仪器调节：切换探头，经腹壁检查选择常规的凸阵探头，经直肠腔内检查选择专用的腔内探头，选择检查部位“前列腺”或“精囊”。根据实际情况，调节探头频率、图像深度、增益、焦点等功能按键或旋钮，以图像显示清晰、适于观察为宜。

（4）扫查分析：

① 经腹壁检查：探头置于盆腔耻骨联合上缘，对前列腺、精囊纵切扫查与横切扫查。

② 经直肠腔内检查：检查者左手前推患者臀部，右手拿探头指向患者脐部，从肛门旋转插入。待阻力感消失时，表明探头已通过肛门括约肌，即可进行前列腺、精囊系列横切面、矢状切面扫查。

注意事项：

① 经腹超声检查前列腺的图像分辨力远不及经直肠检查法。因为耻骨联合的遮挡，前列腺的下部可能无法显示，影响前列腺的全面检查，可造成误漏诊。在超声测值中前列腺的厚径、长径的测量误差较大，重复性差。如果有腹壁厚、局部瘢痕、膀胱充盈不良等情况，或者操作手法影响，常使前列腺检查效果不能满

意。需要时可进一步进行经直肠腔内检查。

② 经直肠腔内检查，由于探头接近病变，缩短声路而降低声衰减，故可全面显示前列腺、精囊，并可明显提高图像分辨力，发现细小病灶；超声测值相对准确，可进一步计算前列腺的重量，对前列腺增生程度进行量化分析，对选择治疗方案、疗效观察等有意义。但是也有其局限性，检查为介入性，操作不方便，有感染、损伤等风险，患者不一定接受。另外，有外痔和肛裂的患者慎用；肛管、直肠狭窄者、腹膜刺激征者等不宜检查。

③ 经直肠腔内检查时，探头和乳胶套表面应有耦合剂充分润滑，插入肛门时动作必须轻巧，避免疼痛。探头最大进深小于 14 cm。

3. 检查后

(1) 记录、书写报告。描述检查所见，采集必要的、合适的图像，书写超声检查报告，要求准确、翔实、科学。

(2) 整理、存储资料。记录、整理全部检查信息，包括临床信息以及超声信息，归档保存。

(3) 对诊断不清的疑难病例可随访调查，进行分析总结。

第二节 前列腺、精囊超声诊断规范

一、前列腺、精囊超声分析规范

一）超声分析基础

1. 前列腺

前列腺位于膀胱颈部下方，包绕尿道的前列腺部，外形如栗子，尖向下而底在上。正常前列腺底部宽径约 4 cm，长径约 3 cm，厚径约 2 cm，重约 20 g。

前列腺是腺体和纤维肌肉组成的腺肌性器官，由 30～50 个管泡状腺集合而成，有 15～30 条排泄管开口于精阜两侧。按照传统分叶法，前列腺分为左、右两侧叶、前叶、中叶和后叶等 5 叶。根据前列腺的腺体组织对性激素的敏感性划区，对性激素敏感的为内腺区，包括位于尿道近段端周围的尿道周围腺、精阜近端尿道两侧的移行区，是前列腺增生的多发部位；对性激素不敏感的为外腺区，包括中央区和边缘区，是前列腺癌的好发部位。内腺与外腺之间有外科假包膜。

前列腺周围有包膜包围。包膜有 3 个薄弱处，即左右输精管通入处、两侧神经血管丛进入处及前列腺尖端。

2. 精囊

精囊左、右各一，长 4～5 cm，宽 1.5～2.0 cm，为一对前后扁平的梭形囊体。精囊位于前列腺上方，膀胱底部与直肠壁之间。输精管壶腹部位于其内侧，精囊排泄管与输精管壶腹部末端汇合，形成射精管，穿过前列腺开口于精阜。

二）常规分析内容

一般先观察 B 型超声灰阶声像图，再观察彩色多普勒血流显像 CDFI，需要时再进一步进行脉冲多普勒 PWD 频谱分析。

1. 前列腺

(1) 前列腺大小

测量方法：前列腺最大横切面上测量宽径，前列腺最大矢状切面沿尿道走向测量长径，并垂直于长径测量厚径。

① 正常：经腹检查：宽径 4.1±0.6 cm、长径 2.9±0.5 cm、厚径 2.8±0.4 cm。经直肠腔内检查：宽径

4.2±0.4 cm、长径 3.2±0.3 cm、厚径 2.1±0.7 cm。归纳起来正常前列腺的宽径、长径、厚径分别大致为 4 cm、3 cm、2～3 cm。

② 增大：前列腺一条或多条径线测值增大。见于前列腺炎、前列腺增生、前列腺癌等。

③ 缩小：前列腺径线测值缩小。见于前列腺部分切除术后。

(2) 前列腺形态：

① 正常：前列腺横切面图呈左右对称的栗子形，纵切面图呈椭圆形或慈姑形，尖端向后下方。

② 饱满：前列腺切面形态饱满，类圆形或塔形。见于前列腺炎、前列腺增生等。

③ 不规则：前列腺切面形态不规则，左、右可不对称。见于前列腺癌、前列腺部分切除术后等。

(3) 前列腺包膜：

① 正常：前列腺边缘见包膜回声，回声明亮、整齐，呈细线状。

② 增厚：前列腺包膜回声不均匀增厚，境界可不清。见于前列腺炎等。

③ 不完整：前列腺包膜回声不连续，局部诊断。见于前列腺癌等。

(4) 前列腺内部回声：

① 正常：前列腺内部为细小低回声，分布均匀。

② 增强：前列腺内部回声不均匀，局部回声增强，呈结节状或斑片状，部分后方伴有声影。见于慢性前列腺炎、前列腺钙化灶等。

③ 减低：前列腺内部回声整体或局部减低，甚至可呈无回声区。见于急性前列腺炎、前列腺脓肿形成、前列腺癌等。

(5) 前列腺血流：

① 正常：前列腺内无血流或仅见点状血流，左、右两侧分布对称。

② 增多：前列腺内弥漫性血流增多，见于急性前列腺炎；前列腺局限性血流增多，见于前列腺癌等。

③ 减少：前列腺血流增加后，局部血流减少或消失。见于急性前列腺炎脓肿形成。

2. 精囊

(1) 精囊大小：

① 正常：精囊最大长轴切面测量，长 2～4 cm，宽 1～2 cm。

② 增大：精囊径线超过正常值。见于精囊炎、精囊肿瘤等。

③ 缺如：精囊单侧或双侧未见。见于先天性发育异常。

(2) 精囊形态：

① 正常：精囊长轴切面细长，两侧对称。

② 饱满：精囊长轴切面增宽。见于精囊炎等。

③ 不规则：精囊切面形态不规则，两侧可不对称。见于精囊肿瘤等。

(3) 精囊回声：

① 正常：精囊内部为点状中低回声，分布尚均匀。

② 异常：精囊回声降低，呈弱回声或无回声。见于精囊炎、精囊积脓。

(4) 精囊血流：

① 正常：精囊内无血流。

② 异常：精囊血流有明显增加，常为双侧性。见于急性精囊炎、精囊肿瘤。

三）特殊分析内容

如果需要时应进一步观察分析特殊内容。

1. 前列腺、精囊局灶性病变

(1) 数目：单发或多发。多发者取体积最大者为代表予以详细描述。

（2）方位：首先说明其位于前列腺内腺或外腺，再进一步说明其具体位置，位于前列腺的左侧叶、右侧叶、下部或包膜下等。更直观的方法是在体表标志示意图上标示。

（3）大小：一般通过纵横多切面扫查，选择最大切面测量，报告其纵向径（长径）与横向径（短径）测值。也可取垂直的两个切面，测量其长、宽、厚3径。

（4）形态：规则，呈类圆形等，见于前列腺囊肿等；不规则，见于前列腺癌等。

（5）包膜或囊壁：有完整清晰线状强回声囊壁，见于前列腺囊肿等；无明确囊壁，见于前列腺脓肿；无包膜，边界不清，见于前列腺增生结节、前列腺癌等。

（6）内部回声：低回声，见于前列腺炎、前列腺增生、前列腺癌等；强回声，见于前列腺增生、前列腺钙化灶等；无回声区，见于急性前列腺炎脓肿形成等。

（7）血流：病变局部血流不同程度增加，见于前列腺炎、前列腺增生、前列腺癌等；而病变区血流无增加，见于前列腺囊肿、前列腺钙化、前列腺脓肿等。

2. 超声引导下前列腺活检

对高度疑似前列腺肿瘤的患者可行超声引导下前列腺活检，以明确诊断。

在经直肠腔内超声引导下，进行前列腺组织穿刺活检。为了提高检出率，一般在前列腺内均匀分布穿刺活检4～6针。

二、前列腺、精囊超声报告规范

一）报告内容

报告的内容包括临床信息以及超声信息，主体内容是超声表现与提示。

1. 超声表现

遵循超声表现报告的一般规范要求（见“总论”相关内容）。

前列腺、精囊检查首先要报告检查方法：经腹检查或经直肠腔内检查。经腹检查还要记录膀胱的充盈状况，反映检查条件和显像效果。

报告必须给出前列腺与精囊的全面、详细的检测内容，主要包括超声测值和声像图描述两大部分。其中，超声测值部分一般应记载前列腺的宽径、长径和厚径，精囊的长径和宽径。声像图描述部分应详细、客观记录超声所见，从前列腺与精囊的整体到局部，从B型超声到多普勒超声，主要包括大小、形态、内部回声以及血流等。

如果前列腺与精囊内有局灶性病变时，还应报告其大小、形态以及内部回声等；如果病变内部有血流并可提取频谱，则应进一步提供频谱分析的测量值以及计算值。

2. 超声提示

遵循超声提示的一般规范要求（见“总论”相关内容）。

对前列腺增大、左右不对称、外形不规则、回声不均、血流丰富等疑似前列腺肿瘤者应提示进一步检查，如PSA检查、经直肠腔内检查、CT检查或活检检查等，以便明确诊断，进行进一步治疗。

又如对前列腺增大、境界不清等疑似前列腺炎者应提示进一步化验前列腺液等，以便明确诊断，进行进一步治疗。

3. 超声图像选择

报告还应常规附有1～4张超声图像。报告所选图像应与超声提示相配合，首先选择反映病情的图像。病变较多时，选择相对严重病变的图像。检查结果正常时，则选择前列腺、精囊的基本图像。

二）报告格式

前列腺、精囊超声检查报告格式示例见表31。

表 31　前列腺、精囊超声检查报告单

<table>
<tr><td colspan="4">××××医院</td></tr>
<tr><td colspan="4">超声检查报告单</td></tr>
<tr><td>姓名：</td><td>性别：</td><td>年龄：</td><td>超声号：</td></tr>
<tr><td>科别/病区：</td><td>床号：</td><td>门诊/住院号：</td><td>临床诊断：</td></tr>
<tr><td>检查类别：</td><td colspan="2">仪器：</td><td>检查状况：优　一般　差</td></tr>
<tr><td colspan="4">检查部位：前列腺、精囊(经腹检查)</td></tr>
<tr><td colspan="2">代表图像：常规 1～4 幅

前列腺精囊图 1</td><td colspan="2">

前列腺精囊图 2</td></tr>
<tr><td colspan="4">超声表现：
经腹检查，膀胱充盈尚可，前列腺、精囊显示佳。
超声测值：前列腺：宽径 4.0 cm，长径 3.0 cm，后径 2.5 cm。
精囊：左侧长径 3.4 cm，宽径 1.5 cm；右侧长径 3.0 cm，宽径 1.2 cm。
B 型超声：前列腺、精囊形态正常，包膜清晰，内部为低回声，分布均匀。
CDFI：前列腺、精囊内未见明显血流。</td></tr>
<tr><td colspan="4">超声提示：前列腺、精囊未见异常</td></tr>
<tr><td>检查医生：</td><td>报告医生：</td><td colspan="2">检查时间：</td></tr>
<tr><td colspan="4">备注：超声报告仅供临床医生参考！</td></tr>
</table>

三）信息储存

遵循超声信息储存的一般规范要求(见“总论”相关内容)。尤其是图像的采集保存是重点。因为图像是诊断的重要依据，是分析讨论的基础，以备后用。

前列腺应常规储存的基本图像资料：

(1) 前列腺最大横切面声像图。于此切面测量前列腺宽径。

(2) 前列腺沿尿道走向的最大纵切面声像图。于此切面测量前列腺长径和厚径。

精囊应常规储存的基本图像资料：双侧精囊的最大纵切面声像图。于此切面测量精囊的长径与宽径。

除了留取必要的基本切面图像，阳性结果都要有图像记录。病灶内部有血流时还要提取血流的 PWD 频谱图。

超声图像多留不限！

第三节　正常前列腺、精囊超声报告示范

一、前列腺

一）超声表现

1. B 型超声

(1) 前列腺横切面图呈左右对称的栗子形(前列腺精囊图 1)，纵切面图呈椭圆形或慈姑形，尖端向后下方。

(2) 前列腺边缘见包膜回声，回声明亮、整齐，呈细线状。

(3) 前列腺内部为细小低回声，分布均匀。

(4) 超声测值：正常前列腺的左右径、上下径、前后径分别大致为 4.0 cm、3.0 cm、2.0～3.0 cm。

(5) 在前列腺的中心可见尿道回声。

2. *多普勒超声*

CDFI：前列腺内无明显血流信号或仅见点状血流信号。

二）超声提示

1(1)(2)(3)(4)+2　提示：前列腺未见异常

二、精囊

一）超声表现

1. *B 型超声*

(1) 前列腺两侧斜向纵切面在膀胱底部的后方见到左、右精囊(前列腺精囊图 2)，呈条状低回声区，分布尚均匀，其上端略尖，状如山羊角。

(2) 双侧精囊大小对称，长径 2～4 cm，宽径约 1 cm。

2. *多普勒超声*

CDFI：精囊内无明显血流信号。

二）超声提示

1(1)(2)+2　提示：精囊未见异常

第四节　前列腺、精囊常见病超声报告示范

一、前列腺炎(Prostatitis)

一）超声表现

1. *B 型超声*

(1) 前列腺外形饱满，可轻度增大。

(2) 包膜增厚，回声增强，境界欠清晰。

(3) 急性期：前列腺内部回声可均匀减低(前列腺精囊图 3)。

(4) 慢性期：前列腺内部回声稍增强，分布欠均匀(前列腺精囊图 4)。

(5) 前列腺内部有时可见不规则无回声区。经直肠腔内检查时挤压前列腺可见液体流动征象。

(6) 前列腺内部可见局灶性强回声区，呈斑状，可单发或多发，大小、分布不一，后方可伴有声影。

2. *多普勒超声*

CDFI：前列腺内部可见血流信号稍增多或明显增多，经直肠腔内检查时表现更为显著。

二）超声提示

1(1)(3)+2+临床表现(中年男性常见病，可与精囊炎、附睾炎合并发生；主要症状为发热、会阴部剧痛伴尿频、尿急、尿痛、排尿困难，或有急性尿潴留)　**提示：前列腺增大，急性前列腺炎可能**

+1(5)　提示：合并脓肿形成

1(1)(4)+2+临床表现(中年男性常见病，可与精囊炎、附睾炎合并发生；主要症状为下腹部或腹股沟部隐痛、睾丸或会阴下坠痛、尿道流白、性功能障碍等)　**提示：前列腺增大，慢性前列腺炎可能**

+1(6)　提示：合并钙化

注意：前列腺炎需与前列腺增生相鉴别，两者可并发。

二、前列腺增生(Prostatic Hyperplasia)

一）超声表现

1. *B型超声*

(1) 前列腺各径线增大，以厚径更显著。

(2) 前列腺形态改变，以左、右侧叶增生为主者横切面呈圆形(前列腺精囊图5)，以中叶增生为主者横切面呈塔形，可突入膀胱内。

(3) 内腺瘤样增大，外腺受压萎缩，两者分界清晰，其间可见线状强回声。

(4) 前列腺增大的内腺回声多均匀减弱，局部回声可增高，呈结节状。

(5) 前列腺内常见钙化灶征象(见相关内容)。

2. *多普勒超声*

CDFI：前列腺内部无明显血流或见点状血流信号。

二）超声提示

1(1)(2)(4)＋临床表现(发生于50岁以后老年男性；最初为夜尿增多、尿频、尿急、尿末滴沥，继而出现排尿费力，尿流缓慢，最后出现排尿困难和尿潴留等)　**提示：符合前列腺增生**

＋1(5)　提示：合并钙化灶

注意：前列腺增生结节需与前列腺癌相鉴别。鉴别诊断困难时，可进一步进行经直肠腔内超声检查、CT检查、超声造影检查等，而进行介入性超声活检则可明确病理诊断。

三、前列腺钙化灶(Prostatic Calcification)

一）超声表现

1. *B型超声*

(1) 前列腺回声不均匀，内见强回声病灶，其数量、大小以及分布不一。

(2) 单个型：病灶为单个，较大，呈斑片状，多出现在前列腺中部或左、右侧叶，可伴有声影(前列腺精囊图6)。

(3) 散在型：病灶为多个，散在分布，一般小于0.5 cm，多无声影。

(4) 弧形型：病灶为多个，集中在内、外腺交界处(假包膜)，排列成弧形(前列腺精囊图5)，多无明显声影。

(5) 可伴有前列腺增生、慢性前列腺炎等表现(见相关内容)。

2. *多普勒超声*

CDFI：前列腺内部无明显血流或见点状血流信号。较大病灶后方有时可见杂乱的闪彩伪像。

二）超声提示

1(1)(2)或(3)或(4)＋临床表现(一般无症状，多见于陈旧性损伤或退行性改变等，可伴有前列腺炎、前列腺增生等)　**提示：前列腺钙化灶**

＋1(5)　提示：伴前列腺增生或前列腺炎

四、前列腺囊肿(Prostatic Cyst)

一）超声表现

1. *B型超声*

(1) 前列腺内出现圆形或水滴形无回声病灶(前列腺精囊图7)，体积不大，多小于1～2 cm，后方回声增强。

(2) 病灶或局限在前列腺内，或突入膀胱腔内。

2. *多普勒超声*

CDFI：前列腺内部无明显血流或见点状血流信号。

二）超声提示

1(1)＋临床表现(多为先天性发育异常；一般较小，不出现症状；大囊肿压迫尿道，可出现尿道梗阻症状)　**提示：前列腺囊肿**

注意：前列腺囊肿需与射精管囊肿相鉴别。

五、前列腺癌(Prostatic Carcinoma)

一）超声表现

1. *B型超声*

(1) 早期前列腺基本上左右对称或轻度不对称；进展期前列腺各径增大，厚径增加更为突出。轮廓外形呈不规则隆起，包膜不完整，连续性中断，两侧常不对称。

(2) 前列腺内部回声不均，局部见病灶。

(3) 病灶约70%位于外腺的周缘区，93%早期病灶发生在包膜下，约71%的病灶位于前列腺下1/3处。病灶呈结节状，边界模糊不清；常为低回声，少数呈等回声或非均匀性回声增强。

(4) 外腺病变使内腺受压变形，内、外腺界限模糊不清。

(5) 膀胱颈部回声不规则增厚、隆起；两侧精囊可不对称。

2. *多普勒超声*

CDFI：前列腺内病灶局部血流信号增加(前列腺精囊图8)。

二）超声提示

1(2)(3)＋2＋临床表现(进展有快有慢；早期无任何症状，发展到引起下尿路梗阻时，出现类似前列腺增生症的症状，血尿机会多于增生症，晚期出现消瘦、腰、骶、髋、臀等处疼痛等；实验室检查PSA＞10 ng/ml，还有酸性磷酸酶升高等)　**提示：前列腺实性占位性病变，前列腺癌可能，建议进一步检查**

＋1(5)　提示：合并膀胱、精囊受累

注意：前列腺癌需与前列腺增生结节相鉴别，必要时行超声引导下穿刺活检。

六、精囊炎(Vesiculitis)

一）超声表现

1. *B型超声*

(1) 双侧精囊体积稍增大或显著增大(前列腺精囊图9)。也可一侧精囊增大，失去对称性。

(2) 精囊内部回声欠均，边界欠清。

(3) 精囊内可见无回声区，呈囊状，透声较差。

(4) 多同时伴有前列腺炎表现(见相关内容)。

2. *多普勒超声*

CDFI：部分精囊血流信号可明显增加。

二）超声提示

1(1)(2)＋2＋临床表现(主要症状为血精；可同时伴有下腹部或腹股沟部隐痛、睾丸或会阴下坠痛、尿道流白、性功能障碍等前列腺炎的症状)　**提示：精囊增大，精囊炎可能**

＋1(3)　提示：精囊积脓可能

+1(4)　提示：合并前列腺炎可能

七、精囊肿瘤(Tumor of Seminal Vesicle)

一）超声表现

1. B型超声

(1) 精囊单侧受累居多。双侧受累者，两侧常不对称。

(2) 受累精囊增大，形态不规则，边界不光整，失去原有的扭曲条状回声，内部呈不均匀的低回声(前列腺精囊图10)。

(3) 可同时伴有前列腺癌或膀胱癌等表现(见相关内容)。

2. 多普勒超声

CDFI：精囊的血流信号可增加。

二）超声提示

1(2)+2+临床表现(主要症状为血精；可有原发灶前列腺癌和膀胱癌等的症状)　**提示：精囊增大，精囊继发性肿瘤可能，建议进一步检查**

+1(3)　提示：伴前列腺癌可能或膀胱癌可能等

(杨益虎)

附录：

临床技术操作规范·超声医学分册·前列腺与精囊(节选)
(中华医学会)

【适应证】

1. 良性前列腺增生。
2. 前列腺癌。
3. 前列腺炎和脓肿。
4. 前列腺结石。
5. 精囊病变。

【检查方法】

1. 需高分辨率的超声诊断仪兼有彩色多普勒血流检测功能。仪器配有经腹壁扫查的3.5～5 MHz凸阵式或线阵式探头和经直肠端扫式的5～9 MHz宽频或变频探头。
2. 患者查前准备

(1) 经腹壁超声扫查需事先多量饮水，适当充盈膀胱。

(2) 经直肠超声扫查，排便后检查，膀胱无需充盈。

3. 体位与姿势

(1) 经腹壁扫查者取仰卧位，暴露下腹部至耻骨联合。

(2) 经直肠扫查者取左侧卧位，两腿屈曲，暴露臀部和会阴部。

4. 操作步骤和方法

(1) 经腹壁扫查，耻骨联合上缘盆腔纵切扫查与横切扫查。

(2) 经直肠扫查，进行前列腺系列横切面、矢状切面以及双侧精囊切面扫查。

【检查内容】

1. 前列腺的大小(径线测量)：长径(上下径)和厚径(前后径)利用矢状切面测量，宽径利用前列腺横切面或斜冠状切面测量。

2. 前列腺的形状、包膜是否完整，左右侧是否对称。
3. 内部回声有无异常，有无局限性回声异常，如囊性或实性病变，有无点状、斑点状或团块状强回声及其分布。
4. 彩色多普勒检查，正常前列腺血流信号左右两侧对称。注意有无弥漫性或局限性血流信号增多或减少。

【注意事项】

1. 经腹超声检查前列腺的图像分辨力远不及经直肠检查法。如有腹壁厚、局部瘢痕、膀胱充盈不良等情况，常使前列腺检查不能满意进行。
2. 经直肠前列腺检查时，探头和乳胶套表面应有耦合剂充分润滑。插入肛门时动作必须轻巧，避免疼痛。有外痔和肛裂的患者慎用。

第十九章　阴囊超声诊查规范

第一节　阴囊超声检查规范

一、仪器设施方面规范

1. 超声诊断仪

阴囊位置较浅表，因此阴囊超声检查要求超声诊断仪有较好的性能，具有较高的分辨力以及高灵敏度的彩色血流显像功能。一般要求配备高频线阵探头，频率为 7～12 MHz。3.5～5 MHz 的低频探头，只适用于较大的阴囊肿块的检查，或者配备水囊或超声耦合块等才能进行阴囊的超声检查。

2. 配套设施

阴囊超声检查对环境无特殊要求，符合常规要求即可(见“总论”相关章节)。

需要提醒的是，阴囊是人体私密部位，检查时应注意保护患者的隐私，加强检查室的封闭管理，与检查无关的人员应回避。这样患者才会放下心来，积极配合检查。当然，医务人员也要有自我保护意识，检查时应有两名以上工作人员在场。

二、患者方面规范

1. 检查前

一般无须特殊准备。检查前请患者清洁会阴部，穿着易于解脱的衣裤。

2. 检查中

检查时请患者放松情绪，信任医生，并积极配合。请患者仰卧检查床上，褪下裤子至大腿部，充分暴露阴囊。嘱患者把阴茎向上提拉，或用纸垫高阴囊，使阴囊位置上移，做直接探测。

在进行隐睾、精索静脉曲张和斜疝等疾病的检查时可采取站立位。请患者站立，褪下裤子至大腿部，充分暴露阴囊。因重力作用，站立位可使隐睾和疝囊下降，精索静脉充盈，这样易于找到和显示病变。

在检查中可请患者做乏氏动作，即深吸气后屏住，或用力咳嗽，也可使隐睾和疝囊下降，精索静脉充盈。

3. 检查后

请患者稍候片刻取走报告，并妥善保管好，携报告单前往临床医生处继续就诊。

三、医生方面规范

一）临床医生

1. 检查前

临床医生应掌握阴囊超声检查适应证，正确合理应用超声检查，完整填写超声检查申请单，提供翔实准确的临床相关资料，包括患者主诉、病程、体格检查等，以及临床初步的诊断意向，以供超声医生在进行超声分析时参考。

阴囊超声检查适应证：

(1) 睾丸疾病：① 睾丸炎；② 睾丸囊肿；③ 睾丸微结石；④ 睾丸结核；⑤ 睾丸肿瘤；⑥ 隐睾；⑦ 睾丸扭转；⑧ 睾丸外伤等。

(2) 附睾疾病：① 附睾炎；② 附睾囊肿；③ 附睾结核；④ 附睾肿瘤等。

(3) 精索以及其他疾病：① 精索静脉曲张；② 鞘膜积液；③ 阴囊斜疝；④ 阴囊外伤；⑤ 阴囊象皮肿等。

2. 检查后

临床医生应仔细阅读超声报告，正确理解超声报告，客观评价超声报告，结合临床其他信息作出合理的临床诊断。

二）超声医生

1. 检查前

(1) 思想准备：爱岗敬业，加强职业道德建设，尊重患者，重视病情，认真检查，细致观察，专心工作，对每一个患者负责。尤其是女医生，应克服羞涩心理，以工作为重，很好地完成检查。

(2) 知识准备：平时加强业务学习，积极动手实践，多看多问多想，努力提高业务水平，在工作中才能得心应手，游刃有余。临床方面需要掌握阴囊的解剖特征、常见病的临床表现等；超声方面应掌握阴囊正常和异常的超声表现以及检查方法、注意事项等。

2. 检查中

(1) 核查：核对患者姓名，防止张冠李戴；核查手续齐全，登记编号，便于资料的存储、查询等管理；了解患者的病史及检查部位、目的、要求等，做到心中有数。

(2) 摆放体位：患者常规取仰卧位，脱下衣裤，充分暴露下腹部和外阴部。需要时也可采取站立位。不拘泥于固定体位，以便于检查、患者舒适为宜。

(3) 仪器调节：切换高频浅表探头，选择检查部位“阴囊”。根据实际情况，调节探头频率、图像深度、增益、焦点等功能按键或旋钮，以图像显示清晰、适于观察为宜。

(4) 扫查分析：一般采取直接扫查法。一般先进行纵切检查，分别观察阴囊左右两侧，包括阴囊皮肤、睾丸、附睾、精索以及鞘膜腔等；然后进行横切检查，左、右两侧对比分析。

需要时可通过触诊寻找并固定睾丸或肿块等，进行详细检查。

在B超声像图清晰显示的基础上，使用CDFI、PWD频谱等观察、分析阴囊血供，主要是观察睾丸或肿块以及曲张精索静脉的血流。

注意事项：

① 阴囊为患者较为敏感的部位，检查时应注意方式、方法，保持检查室的封闭管理，态度严肃认真，让患者放松情绪，积极配合检查。

② 检查时动作轻柔，探头应轻度接触阴囊，避免过度加压，使患者产生胀痛等不适，影响到检查的顺利进行。

3. 检查后

(1) 记录、书写报告。描述检查所见，采集必要的、合适的图像，书写超声检查报告，要求准确、翔实、科学。

(2) 整理、存储资料。记录、整理全部检查信息，包括临床信息以及超声信息，归档保存。

(3) 对诊断不清的疑难病例可随访调查，进行分析总结。

第二节 阴囊超声诊断规范

一、阴囊超声分析规范

一）超声分析基础

阴囊为一个袋状结构，阴囊壁厚0.3～0.5 cm，由多层组织构成，自外到内为皮肤、肉膜、会阴浅筋膜、提睾肌筋膜、提睾肌、精索内筋膜及睾丸鞘膜。肉膜在阴囊正中线形成阴囊隔，把阴囊分成左、右两个囊，囊内分别容纳睾丸、附睾和精索下段。

1. 睾丸

睾丸呈椭圆形，位于阴囊内，左、右各一，左侧睾丸较右侧稍低。睾丸实质外有白膜包被，这是一层致密结缔组织。白膜在睾丸后缘增厚，形成睾丸纵隔。成人睾丸大小：长3.0～4.0 cm，宽2.0～3.0 cm，厚1.0～2.0 cm。

睾丸血供来自睾丸动脉。睾丸动脉起自腹主动脉，在精索内下行，有数支分支自睾丸后上外侧睾丸门进入睾丸，呈放射状分布。

睾丸鞘膜为腹膜延续，起于胚胎时的腹膜鞘状突，在胚胎期随睾丸下降而伸入阴囊，出生后与腹膜腔相通的部分闭合，下端包绕睾丸与附睾。睾丸鞘膜分为壁层和脏层，壁层靠近阴囊壁，脏层在睾丸后缘移行并包在睾丸和附睾头的表面。睾丸鞘膜的壁层与脏层之间的潜在腔隙为鞘膜腔。正常时其内可见少量浆液，具有润滑的作用。

2. 附睾

附睾是由睾丸内数条输出小管穿破白膜位于睾丸上端、体后缘及下端构成。附睾为一半月形小体，附着于睾丸的外后侧面，分头、体、尾三部。头部膨大，大小约为1.1 cm×0.7 cm，体尾部较薄而细长。附睾血供来自输精管动脉，起源于髂内动脉。

输精管是附睾管的延续，起自附睾尾部，向上与精索同行，通过腹股沟管进入盆腔，最终终止于射精管。

3. 精索

精索由输精管、精索动脉、精索蔓状静脉丛、淋巴管、神经等组成的条索状结构，外有精索内筋膜、提睾肌及其筋膜、睾丸精索鞘膜等包绕。精索走行于腹股沟管内，终于睾丸后缘。

精索静脉起自睾丸和附睾的蔓状静脉丛，沿精索上行。左侧以直角垂直注入左肾静脉，右侧以锐角斜行汇入下腔静脉。因此左侧精索静脉易发静脉曲张。

精索鞘膜指包绕于精索段的鞘膜，起于胚胎时的腹膜鞘状突，一般出生后处于闭锁状态。如未能闭合则可形成局限性积液或成为斜疝的通道。因为右侧睾丸下降较左侧稍晚，所以右侧腹股沟斜疝相对较多。

4. 腹股沟管

腹股沟管为男性精索或女性子宫圆韧带所通过的一条肌和腱之间的裂隙，位于腹前外侧壁的下部，由外上斜贯向内下，长约4.5 cm。腹股沟管是腹疝好发部位。

二）常规分析内容

一般先观察B型超声灰阶声像图，再观察彩色多普勒血流显像CDFI，需要时再进一步进行脉冲多普勒PWD频谱分析。阴囊部超声扫查要注意两侧对比分析。

1. 阴囊壁

(1) 正常：呈较强回声带，纹理层次清晰，厚度为0.3～0.6 cm(取前壁测量)，随室温而有变化。左、右两侧对称。

(2) 厚度异常：

① 弥漫性增厚：阴囊壁显著增厚，内部纹理清晰，回声正常或减低。见于象皮肿、布-加综合征等。

② 局限性增厚：阴囊壁局部不均匀性增厚，回声减低。见于阴囊外伤水肿、血肿等。

(3) 回声异常：

① 弥漫性回声减低：见于象皮肿、布-加综合征等。

② 局限性回声减低：见于阴囊外伤血肿等。

③ 局限性回声增强：见于陈旧性阴囊外伤瘢痕、钙化等。

2. 睾丸

(1) 数目：

① 正常：两个，左右阴囊内各一。

② 一个：一侧阴囊萎瘪，其内未见睾丸回声；另一侧阴囊内见正常睾丸回声。见于单侧隐睾、单侧睾丸切除术后等。

③ 无：双侧阴囊萎瘪，其内均未见睾丸回声。见于双侧隐睾、双侧睾丸切除术后等。

(2) 位置：

① 正常：位于阴囊内。

② 隐睾：单侧或双侧阴囊萎瘪，其内未见睾丸回声。可在阴囊根部、腹股沟部、盆腔内或肾旁探见未降的睾丸。见于单侧或双侧隐睾。部分患者在屏气后或站立位时位置异常的睾丸可下降到阴囊内。

③ 睾丸位置抬高：见于睾丸扭转。

(3) 大小：

① 正常：睾丸大小有一定的个体差异。成人长约 4.0 cm，宽约 3.0 cm，厚约 2.0 cm。左右对称。测量时应调整探头，选取睾丸的最长纵切面以及最宽横切面测量。

② 弥漫性增大：见于睾丸炎等。

③ 局限性增大：见于睾丸囊肿、肿瘤或血肿等。

④ 缩小：见于发育不良、隐睾、睾丸扭转等。

(4) 形态：

① 正常：纵切面呈卵圆形，形态规则。

② 形态饱满：纵切面类圆形。见于睾丸炎等。

③ 形态不规则：见于睾丸囊肿、血肿、肿瘤等。

(5) 回声：

① 正常：包膜整齐光滑，呈线状强回声；内部实质为中等点状回声，数量较密集，分布均匀，其内可见纵隔的较强回声带。

② 包膜回声中断：见于睾丸破裂。

③ 实质回声增强：睾丸内见点状或斑片状强回声，多少不等。见于睾丸微结石或钙化灶等。

④ 实质回声减低：见于睾丸炎、睾丸血肿、睾丸囊肿、睾丸扭转、睾丸精原细胞瘤、淋巴瘤等。

⑤ 实质回声不均匀：见于睾丸陈旧性外伤、睾丸结核、睾丸胚胎癌等。

(6) 血流：

① 正常：睾丸包膜上以及实质内可见点、条状动静脉血流。

② 弥漫性增加：睾丸内血管扩张，血流丰富，流速增加。见于急性睾丸炎等。

③ 局限性增加：睾丸内局部血管增多，血流丰富而集中。见于睾丸肿瘤等。

④ 减少：睾丸内血流明显减少。见于睾丸扭转、隐睾等。

⑤ 无：睾丸内无血流。见于睾丸扭转。

3. 附睾

(1) 位置:

① 正常:位于睾丸的后上方,紧贴于睾丸。

② 异常:因精索、睾丸扭转,附睾受到牵拉,位置抬高。

(2) 大小:

① 正常:头部较膨大,横切测量宽约 1.1 cm、厚约 0.7 cm,体尾部较薄,厚度小于 0.5 cm。

② 异常:附睾整体或局部增大,呈结节状,见于附睾炎、囊肿、结核等。

(3) 回声:

① 正常:内部为均匀的低弱回声,较睾丸回声低。

② 减低:整体或局部减低。见于附睾炎、附睾囊肿等。

③ 增强:局部增强。见于附睾钙化灶。

④ 强弱不均:见于慢性附睾炎、附睾结核等。

(4) 血流:

① 正常:附睾内可见星点状血流。

② 异常:附睾肿大的头部或尾部血流增多。见于附睾炎、附睾结核初期等。

4. 精索

(1) 直径:

① 正常:精索呈绳索状,直径约 1.0 cm,上下较均匀。

② 弥漫性增粗:精索均匀性增粗,或不均匀性增粗,呈串珠状。见于精索炎、精索静脉曲张等。

③ 局限性增粗:精索局部囊状扩张。见于精索囊肿等。

(2) 走行:

① 正常:精索走行较平直。

② 扭曲:走行弯曲。见于精索静脉曲张。

③ 扭结:精索扭曲严重,结成团块状,呈"线团征"。见于睾丸扭转。

(3) 精索静脉:

① 正常:起始部呈蔓状静脉丛,精索段呈细管状,内径小于 0.2 cm。

② 异常:精索静脉扩张,内径大于 0.2 cm,走行扭曲,横切面可呈蜂窝状。见于左侧或双侧精索静脉曲张。

5. 鞘膜腔

① 正常:处于闭合状态,或者轻度分离,其内可见少量条带状无回声区。

② 异常:患侧阴囊增大,鞘膜腔内见大片或宽带状无回声区,包绕于睾丸以及附睾前周;时间长者积液内透声可较差,内见点状、条状回声等。见于鞘膜积液、阴囊外伤鞘膜积血等。

三) 特殊分析内容

如果需要时应进一步观察分析特殊内容,包括局灶性病变的超声表现以及相关的特殊检查方法等。

1. 阴囊局灶性病变

(1) 数目:单发或多发。多发者取体积最大者为代表予以详细描述。

(2) 方位:首先说明其位于睾丸、附睾、精索或者阴囊壁等,再进一步说明其具体位置,例如位于睾丸的上极等。更直观的方法是在体表标志示意图上标示。

(3) 大小:通过纵横多切面扫查,选择最大切面测量,报告其纵向径(长径)与横向径(短径)测值。

(4) 形态:规则,呈类圆形等,见于睾丸囊肿等;不规则,可见于睾丸肿瘤、睾丸血肿等。

(5) 包膜:有完整清晰线状强回声包膜,见于疝囊、囊肿等;无包膜或不完整包膜,见于睾丸炎、睾丸肿瘤等。

(6) 边界：边界光滑、清晰，见于囊肿等；边界模糊不清，见于炎症等。

(7) 内部回声：低回声，见于炎症、睾丸淋巴瘤等；强回声，见于睾丸微结石、附睾陈旧性结核灶、疝囊内积气等；不均匀回声，见于睾丸胚胎癌、畸胎瘤、慢性附睾炎、疝囊等；无回声区，见于囊肿、血肿等。

(8) 后界以及后方回声：透声好，后界以及后方回声增强，见于囊肿等；透声差，后方见声影，见于钙化灶、疝囊内积气等。

(9) 内部以及周围血流：血流丰富，见红蓝相伴行的血流信号，见于睾丸精原细胞病或附睾炎性肿块等；无血流或血流不丰富，见于睾丸囊肿、附睾慢性结核灶等。

2. 探头加压试验

(1) 试验方法：探头置于检查部位，轻轻加压推挤。

(2) 分析内容：

① 病变的弹性。感觉病变质地的软硬程度，观察有无形变。较大的囊肿、鞘膜积液等感觉有囊性感，可以产生一定的形变。

② 有无压痛。观察患者的反应。炎症或外伤等，患者可有明显的压痛。

③ 包块是否缩小。探头向上托挤腹股沟部的包块，可复性疝的疝囊内容物可以回复腹腔内，疝囊可明显缩小。

3. 乏氏试验

(1) 试验方法：嘱患者深吸气，然后屏住一会儿。

(2) 分析内容：

① 包块是否增大：增加腹压，可诱发疝囊膨出或增大。或者交通性鞘膜积液时促进腹腔内浆液流入睾丸鞘膜腔，使阴囊增大。

② 包块是否下移：增加腹压，可使腹股沟部的隐睾位置下移至阴囊内。

③ 精索静脉是否曲张：增加腹压，可诱发精索静脉曲张，或加重曲张表现，静脉扩张更明显，其内血流中断或出现反流。

二、阴囊超声报告规范

一）报告内容

报告的内容包括临床信息以及超声信息，主体内容是超声表现与超声提示。

1. 超声表现

遵循超声表现报告的一般规范要求(见“总论”相关内容)。

报告必须给出阴囊全面、详细的检测内容，主要包括超声测值和声像图描述两大部分。其中，超声测值部分一般应记载左、右睾丸的长径、宽径和厚径；左、右附睾头部的宽径和厚径。声像图描述部分应详细、客观记录超声所见，从睾丸、附睾到精索、鞘膜腔，从B型超声到多普勒超声，主要包括大小、形态、内部回声、血流以及积液的有无等。

如果阴囊内有局灶性病变时，还应报告其大小、形态以及内部回声等；如果病变内部有血流并可提取频谱，则应进一步提供频谱分析的测量值以及计算值。

2. 超声提示

遵循超声提示的一般规范要求(见“总论”相关内容)。

需要提醒的是，局灶性病变是发生在左侧还是在右侧一定要报告明确，不能混淆。

3. 超声图像选择

为了更加直观、准确地反映超声所见，报告还应常规附有1～4幅超声图像。报告所选图像应显示清晰，标注齐全，与超声提示相配合。首先选择反映病情的图像，病变较多时，选择相对严重病变的图像。检查结果正常时，则选择阴囊的基本图像。

二）报告格式

阴囊超声检查报告格式示例见表 32。

表 32　阴囊超声检查报告单

<table>
<tr><td colspan="4">××××医院</td></tr>
<tr><td colspan="4">超声检查报告单</td></tr>
<tr><td>**姓名**：</td><td>**性别**：</td><td>**年龄**：</td><td>**超声号**：</td></tr>
<tr><td>**科别/病区**：</td><td>**床号**：</td><td>**门诊/住院号**：</td><td>**临床诊断**：</td></tr>
<tr><td>**检查类别**：</td><td colspan="2">**仪器**：</td><td>**检查状况**：优　一般　差</td></tr>
<tr><td colspan="4">**检查部位**：阴囊</td></tr>
<tr><td colspan="2">**代表图像**：常规 1～4 幅

阴囊图 1</td><td colspan="2">阴囊图 2</td></tr>
<tr><td colspan="4">**超声表现**：
超声测值：睾丸　左侧长 3.8 cm，宽 1.8 cm，厚 1.6 cm；
右侧长 4.0 cm，宽 2.0 cm，厚 1.5 cm。
附睾头　左侧宽 0.8 cm，厚 1.0 cm；
右侧宽 1.0 cm，厚 0.9 cm。
睾丸：双侧睾丸大小正常，形态规则，左右对称，包膜光整，边界清晰，内部回声中等，分布均匀，CDFI 可见点状、短条状血流。
附睾：双侧附睾头部大小正常，回声均匀；附睾体、尾部未见增大。
其他：双侧阴囊壁未见增厚。
双侧精索走行正常，精索静脉未见扩张、扭曲。
双侧鞘膜腔未见明显无回声区。</td></tr>
<tr><td colspan="4">**超声提示**：阴囊未见异常</td></tr>
<tr><td>**检查医生**：</td><td colspan="2">**报告医生**：</td><td>**检查时间**：</td></tr>
<tr><td colspan="4">备注：超声报告仅供临床医生参考！</td></tr>
</table>

三）信息储存

遵循超声信息储存的一般规范要求（见“总论”相关内容）。需要特别提示的是图像资料的采集与保存，因为图像是诊断的重要依据，是分析讨论的基础，以备后用。

阴囊应常规储存的基本图像资料：

（1）双侧睾丸最大纵切面声像图。于此切面测量睾丸的长径和厚径。

（2）双侧附睾头部最大横切面声像图。于此切面测量附睾头部宽径和厚径。

（3）阴囊的横切面声像图，包含两侧睾丸。于此切面对比观察两侧睾丸的对称性。

除了留取必要的基本切面图像，阳性结果都要有图像记录。占位性病变除了有 B 超灰阶图外，还必须保存其 CDFI 血流图。病变内部有血流时还要提取血流的 PWD 频谱图。

超声图像多留不限！

第三节 正常阴囊超声报告示范

一、超声表现

1. B型超声

(1) 阴囊壁：呈较强的回声带，厚0.3～0.6 cm。鞘膜壁层光滑。

(2) 睾丸(阴囊图1)：左右对称。大小有一定的个体差异，成人体积大小约4.0 cm×3.0 cm×2.0 cm；形态规则，纵切面呈卵圆形；境界清晰，包膜呈细狭的整齐环状高回声；睾丸内部实质回声呈较密集的点状中等回声，分布均匀，其内可见纵隔的较强回声带。

(3) 附睾(阴囊图2)：位于睾丸后上方，与睾丸相贴近；附睾头部较膨大，呈半圆形或新月形，大小约为1.1 cm×0.7 cm。体、尾部较薄且细长，显示困难，厚度不超过0.4 cm；附睾内部回声略低于睾丸回声。

(4) 其他：

① 精索呈低回声带，直径约1.0 cm，走行稍弯曲，内部可见多条平行细线回声及细管回声。

② 阴囊根部静脉丛呈蜂窝状，内径小于0.18 cm。

③ 睾丸鞘膜腔闭合不显示，或壁层与脏层稍分离，内见小片状或弧带状无回声区。

2. 多普勒超声

(1) CDFI：睾丸包膜上以及实质内见点状、条状红蓝色血流信号。

(2) PWD频谱：睾丸动脉为低速低阻频谱，RI平均为0.62。

二、超声提示

1+2 提示：阴囊未见异常

第四节 阴囊常见病超声报告示范

一、睾丸炎(Didymitis)

一) 超声表现

1. B型超声

(1) 睾丸弥漫性增大，形态饱满，表面光整，内部回声增粗，分布欠均匀，可见片状低回声区。

(2) 睾丸内可见不规则的无回声区。

(3) 其他：可伴见阴囊壁增厚、鞘膜腔积液、附睾炎等表现(见相关内容)。

2. 多普勒超声

(1) CDFI：睾丸包膜以及实质内血流信号丰富，血流束增宽，分布规则(阴囊图3)。

(2) PWD频谱：睾丸动脉流速增加，阻力指数下降。

3. 其他

探头加压试验：患侧睾丸压痛明显。

二) 超声提示

1(1)+2(1)+3+临床表现(大多继发于尿路感染，可与病毒性腮腺炎合并发生；患侧阴囊剧烈疼痛、肿胀，睾丸压痛明显，全身有畏寒、高热等症状，血常规白细胞增多等) **提示：睾丸肿大，考虑睾丸炎可能**

+1(2) 提示：伴有脓肿形成

+1(3)　提示：伴有鞘膜积液、附睾炎等

二、睾丸囊肿(Testicular Cyst)

一）超声表现

1. *B型超声*

(1) 睾丸白膜囊肿：在睾丸表面相当于睾丸的包膜回声上见0.2～0.5 cm的类圆形无回声区，囊壁光滑整齐，边界清晰，透声好。病灶位置浅，常向睾丸外轻度隆起。

(2) 睾丸内囊肿：睾丸实质内见类圆形无回声区，体积大小不等，一般0.2～1.8 cm，囊壁光滑整齐，边界清晰，透声好(阴囊图4)。

(3) 较大的病灶后方可见回声增强效应。

2. *多普勒超声*

CDFI：病灶内无血流信号。

二）超声提示

1(1)+2+3+临床表现(无明显症状，有时可触及囊性肿块)　**提示：睾丸白膜囊肿**

1(2)+2+3+临床表现(可继发于炎症、外伤或睾丸网细管的退行性变；无明显症状，有时可触及囊性肿块)　**提示：睾丸内囊肿**

三、睾丸微结石(Testicular Microlith)

一）超声表现

1. *B型超声*

(1) 睾丸实质内见散在的微小强回声点，呈细沙样，无声影，分布不均，密集者呈雪花纷飞样，稀疏者呈满天星样(阴囊图5)。

(2) 双侧睾丸表现类似。

二）超声提示

1(1)(2)+临床表现(多无症状，可能与不育、睾丸肿瘤等疾病有关)　**提示：睾丸微结石**

四、睾丸肿瘤(Testiculoma)

一）超声表现

1. *B型超声*

(1) 患侧睾丸内见局灶性病变：

① 病灶为低回声(多见于精原细胞瘤，尤其是早期病变，阴囊图6；淋巴瘤回声也极低)。

② 病灶为强弱不均回声，兼有回声减低和增强的非均质性成分(胚胎癌相对多见，也见于绒癌)。

③ 病灶为混合性回声，兼有低回声、强回声以及无回声(多见于畸胎瘤，也可见于胚胎癌)。

(2) 早期除局部回声异常外，可无明显睾丸形态和大小变化。病灶较大时睾丸弥漫性肿大或形态不规则。

(3)其他：可见肾门以及腹膜后淋巴结肿大等征象。

2. *多普勒超声*

CDFI：睾丸内血流信号增加，分布紊乱，病灶局部血流信号增多且集中。

二）超声提示

1(1)+2+临床表现(患者以青年人居多；多为单侧，可有阴囊坠胀、疼痛、睾丸肿大等症状)　**提示：睾丸实性占位性病变，睾丸肿瘤可能**

+1(3)　提示：伴有淋巴结肿大等转移征象

需要明确睾丸占位的病理性质时，可行超声引导下细针抽吸活检。

五、隐睾(Cryptorchism)［又称：睾丸未降(Undescended Testicle)］

一）超声表现

1. B型超声

(1) 一侧或双侧阴囊空虚萎瘪，内部未见睾丸回声。

(2) 可在阴囊根部(约5%)、腹股沟(约75%)、盆腔或肾旁(约25%)等部位探见卵圆形的低回声区，与睾丸回声相似，但多较小，回声偏低(阴囊图7)。

(3) 站立位检查或嘱患者做乏氏动作(深吸气后屏住)，有时可见阴囊根部或腹股沟处低回声团块下降到阴囊内。

2. 多普勒超声

CDFI：隐睾内血流信号较正常睾丸稀少。

3. 其他

探头加压扫查：在阴囊根部或腹股沟处的低回声团块可变形，患者有轻度胀痛。

二）超声提示

1(1)+2+临床表现(无明显临床症状，一侧或双侧阴囊空虚)　**提示：隐睾(单侧或双侧)**

　+1(2)　提示：在阴囊外探见未降的睾丸

六、睾丸外伤(Didymus Trauma)

一）超声表现

1. B型超声

(1) 单侧或双侧阴囊增大。

(2) 单侧或双侧睾丸肿大，回声异常。

① 睾丸挫伤：睾丸肿大，包膜完整，内部回声不均匀，可见不规则的弱、无回声区。

② 睾丸裂伤：睾丸肿大，形态失去卵圆形，包膜及睾丸实质局部中断，内部回声不均匀，可见不规则的弱、无回声区。

(3) 鞘膜腔内可见无回声区。时间长者透声差，内见不规则的点状、条状、团块状等回声。

2. 其他

探头加压试验：患侧阴囊压痛明显。

二）超声提示

1(1)(2)①+2+临床表现(见于外伤后，患侧阴囊肿痛)　**提示：睾丸外伤(挫伤)**

1(1)(2)②(3)+2+临床表现(见于外伤后，患侧阴囊肿痛)　**提示：睾丸外伤(裂伤)**

七、睾丸扭转(Torsion of the Testis)

一）超声表现

1. B型超声

(1) 单侧阴囊增大。

(2) 阴囊壁增厚。

(3) 患侧睾丸增大，位置抬高，回声减低，分布尚均匀(阴囊图8)。扭转时间较长者睾丸缩小，实质回声不均匀。

(4) 患侧精索增粗，可见精索扭转，呈“线团征”，在睾丸的前上方见一个2.0 cm左右的类圆形异常回声团块,边界毛糙,内部可见扭曲的平行线样回声。

(5) 可见患侧附睾增大,位置抬高,内部回声不均匀。

(6) 患侧鞘膜腔可见小片状无回声区。

2. 多普勒超声

(1) CDFI:患侧睾丸血流信号明显减少或消失。

(2) PWD 频谱:患侧睾丸如果还有血流,其速度降低,阻力指数增高。

3. 其他

探头加压试验:患侧阴囊压痛明显。

二)超声提示

1(1)(2)(3)(4)+2(1)+3+临床表现(以青少年为多见;患侧阴囊突发持续性疼痛、睾丸位置上抬、精索增粗等) **提示:睾丸扭转**

+1(4) 提示:伴同侧精索扭转

+1(6) 提示:伴同侧鞘膜积液

八、附睾炎(Epididymitis)

一)超声表现

1. B型超声

(1) 患侧附睾弥漫性增大,或体、尾部增大,呈结节状(阴囊图 9)。

(2) 急性期附睾回声减低。

(3) 附睾内可见不规则的无回声区。

(4) 病史长者附睾回声不均匀,可见强回声斑块。

2. 多普勒超声

CDFI:患侧附睾血流信号增加。

3. 其他

探头加压试验:患侧阴囊有压痛。

二)超声提示

1(1)(2)+2+3+临床表现(急性附睾炎大多继发于尿路感染,病人有剧烈疼痛、高热;慢性附睾炎疼痛相对较轻,主要表现为附睾肿物,以体、尾部较显著) **提示:附睾肿大,考虑附睾炎可能**

+1(3) 提示:伴有附睾脓肿形成

+1(4) 提示:伴有钙化灶

九、附睾囊肿(Epididymal Cyst)

一)超声表现

1. B型超声

(1) 患侧附睾局部增大,多在头部见囊状无回声区。

(2) 附睾单纯性囊肿:多小于 0.4 cm,囊壁光滑,透声好(阴囊图 10)。

(3) 附睾精液囊肿:1～2 cm,囊壁光滑,透声稍差,内部可见散在或沉积点状回声。

2. 多普勒超声

CDFI:囊肿内无血流信号。

二)超声提示

1(1)(2)+2+临床表现(一般无明显不适症状,阴囊触及可触及结节) **提示:附睾单纯性囊肿**

1(1)(3)+2+临床表现(一般无明显不适症状,阴囊触及可触及结节)　**提示:附睾精液囊肿**

十、附睾结核(Epididymal Tuberculosis)

一)超声表现

1. *B型超声*

(1) 患侧附睾头部或尾部增大,呈结节状。

(2) 附睾回声不均匀,病程长者可见强回声斑块(阴囊图 11)。

(3) 可累及睾丸,睾丸回声不均匀。

(4) 可累及精索呈串珠状增粗。

(5) 可累及阴囊皮肤,阴囊壁增厚、粘连,甚至可破溃形成窦道、瘢痕等。

(6) 可继发睾丸鞘膜积液表现(见相关内容)。

2. *多普勒超声*

CDFI:病灶局部血流信号显著减少或无血流信号。

二)超声提示

1(1)(2)+2+临床表现(多是尿路结核、阴囊或精囊结核的蔓延,病情进展多缓慢;结核菌素试验阳性;症状较轻,患侧阴囊隐痛、不适,触诊附睾结节)　**提示:附睾肿大,考虑附睾结核可能**

+1(3)　提示:累及睾丸

+1(4)　提示:累及精索

+1(5)　提示:累及阴囊壁

+1(6)　提示:伴睾丸鞘膜积液

十一、精索静脉曲张(Varicoceles of Spermatic Cord)

一)超声表现

1. *B型超声*

(1) 患侧精索增粗,走行可稍扭曲。多见于左侧。

(2) 患侧阴囊根部纵切时,见精索内较粗而不规则的管状无回声,管壁薄,管径可达 0.2 cm 以上,管腔内可见缓慢移动的云雾状低回声(阴囊图 12)。阴囊根部横切时可呈多房囊状或蜂窝状。

(3) 改用直立体位,或嘱病人做乏氏动作,可见上述管状回声明显增多、增宽。

2. *多普勒超声*

CDFI:

(1) 阴囊根部曲张静脉内可见红蓝血流信号,色彩暗淡,充盈欠佳。

(2) 乏氏动作时曲张静脉可见血流色彩反转(阴囊图 13);放松后血流束短暂增宽、增亮。

二)超声提示

1(1)(2)(3)+2+临床表现(患者可有不育史;几乎全部累及左侧,约占 99%;患侧阴囊坠胀,体检患侧精索增粗、扭曲,呈绳索状)　**提示:精索静脉曲张**

十二、鞘膜积液(Hydrocele of Tunica Vaginalis)

一)超声表现

1. *B型超声*

(1) 患侧阴囊增大。可单侧,也可双侧。

(2) 患侧阴囊内见无回声区:

① 睾丸鞘膜积液：患侧睾丸、附睾周围大部分被无回声区包绕，可见睾丸位于阴囊背侧，位置固定，不随体位变化而移动（阴囊图 14）。

② 精索鞘膜积液、精索囊肿：囊状无回声区位于睾丸上方，类圆形或梭形，边界清晰、光滑，位置可高可低，与腹腔无交通（阴囊图 15）。

③ 睾丸精索鞘膜积液、婴儿型鞘膜积液：阴囊内无回声区呈梨形，向上延伸至精索段。

④ 交通性鞘膜积液：仰卧位时，阴囊内无回声区较小；站立时无回声区显著增大。

(3) 病史长者或继发于炎症、外伤、肿瘤等者无回声区内透声可较差，内见点状、条索状、团块状回声。

(4) 可伴有睾丸炎、附睾炎、睾丸肿瘤、睾丸扭转等征象（见相关内容）。

2. 多普勒超声

CDFI：阴囊无回声区内无血流信号。

二）超声提示

1(1)(2)①+2+临床表现（多无明显不适，量多者患侧阴囊坠胀；患侧阴囊增大，透光试验阳性）　**提示：睾丸鞘膜积液**

1(1)(2)②+2+临床表现（多无明显不适，量多者患侧阴囊坠胀；患侧腹股沟囊性包块）　**提示：精索鞘膜积液**

1(1)(2)③+2+临床表现（多无明显不适，量多者患侧阴囊坠胀；患侧阴囊增大，透光试验阳性）　**提示：睾丸精索鞘膜积液**

1(1)(2)④+2+临床表现（多无明显不适，量多者患侧阴囊坠胀；患侧阴囊增大，大小随体位有变化，透光试验阳性）　**提示：交通性鞘膜积液**

+1(4)　提示：伴有睾丸炎、附睾炎、睾丸肿瘤、睾丸扭转等

十三、阴囊外伤（Scrotum Trauma）

一）超声表现

1. B 型超声

(1) 患侧阴囊增大。

(2) 阴囊内组织间弥漫渗血：阴囊壁增厚，纹理紊乱，层次结构不清晰，其内回声减低，分布不均，可散在分布小无回声区。

(3) 阴囊血肿：阴囊内见大片状无回声区，透声稍差，可见散在点状、带状、团块状回声，可浮动。

(4) 可伴有睾丸外伤、附睾受累等征象（见相关内容）。

2. 多普勒超声

CDFI：阴囊壁内可见星点状血流信号。

3. 其他

探头加压试验：患侧阴囊压痛明显。

二）超声提示

1(1)(2)+2+3+临床表现（多见于外伤和术后等；患侧阴囊肿痛）　**提示：阴囊壁水肿**

1(1)(3)+3+临床表现（多见于外伤和术后等；患侧阴囊肿痛）　**提示：阴囊血肿**

+1(4)　提示：伴有睾丸外伤、附睾受累

十四、腹股沟斜疝(Indirect Inguinal Hernia)

一）超声表现

1. B型超声

(1) 腹股沟部或阴囊增大,内见局灶性病变。

(2) 病灶境界不清,其内回声多杂乱,可见肠管、网膜以及渗出液等内容物(阴囊图16),有时还可见肠管蠕动。

(3) 阴囊内病灶向上延伸至腹股沟部,在腹股沟管内可见与病灶内类似的杂乱回声。

2. 多普勒超声

CDFI:病灶内有肠管时可见肠管的血流信号,在嵌顿后消失。

3. 其他

在检查中轻托增大的阴囊,有时可见阴囊缩小,病灶内容物减少;嘱患者咳嗽、深吸气后屏住或保持站立位,可见病灶突出或增大,内容物增加。

二）超声提示

1(1)(2)+2+临床表现(腹股沟突发或反复发生包块,无明显不适或突发剧烈疼痛) **提示:符合腹股沟斜疝**

注意: 腹股沟斜疝超声检查应在病情发作(疝囊膨出或嵌顿)时进行才有意义,可在检查中尝试诱发疝囊突出。

(杨益虎)

附录:

临床技术操作规范·超声医学分册·阴囊与睾丸(节选)
(中华医学会)

【适应证】

1. 鞘膜积液、疝。
2. 睾丸肿瘤、附睾肿物。
3. 睾丸炎、附睾炎。
4. 睾丸外伤。
5. 阴囊或睾丸外伤。
6. 精索静脉曲张。
7. 隐睾。

【检查方法】

1. 使用高分辨力的彩色多普勒超声诊断仪。线阵探头,频率应大于或等于7 MHz,可采用10～15 MHz。
2. 检查步骤

(1) 将阴茎上提至前腹壁,用纸巾或衣物遮盖,嘱患者用手固定。阴囊睾丸过分下坠者,需用纸巾或治疗巾将阴囊适当托起。阴囊表面多加耦合剂,以保证皮肤与探头之间充分接触。

(2) 患者通常采用仰卧位,暴露下腹部和外阴部。检查阴囊或轻度精索静脉曲张时,可采用直立体位补充检查。

(3) 进行阴囊纵断扫查和横断扫查,以灰阶声像图为主,然后辅以彩色和频谱多普勒检查。

【检查内容】

1. 纵切扫查分别观察阴囊左、右两侧。应从阴囊根部开始扫查,注意包括精索、附睾(头、体、尾各部)和睾丸。必要时,以左手食、拇二指固定睾丸，用右手把握探头，自上而下地进行睾丸长轴纵断和多平面扫查。对于触及但又易于漏检的睾丸小结节，可用左手指触及结节部位，将探头从小结节对准该病变仔细扫查。

2. 横切扫查，比较观察左右两侧阴囊皮肤和内部结构，包括双侧附睾和睾丸的形态、大小、包膜和内部回声改变，注意睾丸、附睾周围有无液体及其量的多与少。
3. 根据具体需要，观察和记录附睾和睾丸的纵切面、最大横切面，以及对病变部位的若干切面进行必要的测量。

第二十章　阴茎超声诊查规范

第一节　阴茎超声检查规范

一、仪器设施方面规范

1. 超声诊断仪

阴茎位置较浅表，因此阴茎超声检查要求超声诊断仪有较好的性能，采用具有较高的分辨力和较高灵敏度的彩色多普勒血流显像功能。一般要求配备高频线阵探头，频率为 7.5～12 MHz，首选线阵式近场动态聚焦探头。

2. 配套设施

阴茎超声检查对环境无特殊要求，符合常规要求即可(见“总论”相关章节)。

但是需要强调的是，阴茎为人体的隐秘部位，检查时更要注意检查室的封闭管理，保护患者的隐私，使患者能更好地配合检查，尤其是阳痿患者进行阴茎勃起功能检查时。紧张等心理因素可能会影响到检查的顺利进行，或检查结果的真实性。

当然，医务人员也要有自我保护意识，检查时应有两名以上工作人员在场。

检查时应注意卫生，预防交叉感染。探头应使用探头套，检查者使用一次性手套，检查床上铺设一次性床垫。

二、患者方面规范

1. 检查前

一般无须特殊准备。检查前请患者清洁会阴部，穿着宽松内裤。需要进行药物注射诱发勃起试验者，请患者在检查前与医生谈话，了解检查步骤以及注意事项等，消除顾虑并签署“患者知情同意书”。

2. 检查中

检查时请患者褪下裤子至大腿部，充分暴露阴茎，需要时请遵医嘱把阴茎向上提拉。请患者放松情绪，信任医生，并积极配合，以更好地完成检查。

3. 检查后

请患者稍候片刻取走报告，并妥善保管好，携报告单前往临床医生处继续就诊。

进行药物注射诱发勃起试验后阴茎可持续勃起。勃起时间不超过 1～3 小时是安全的，但是持续时间超过 3 小时，尤其是出现痛性阴茎异常勃起，患者应及时到医院进行急诊处理，预防阴茎组织严重淤血、缺血、血栓形成以及坏死等并发症。

三、医生方面规范

一）临床医生

1. 检查前

临床医生应掌握阴茎超声检查适应证，正确合理应用超声检查，完整填写超声检查申请单，提供翔实、准确的临床相关资料，包括患者主诉、病程、体格检查等，以及临床初步的诊断意向，供超声医生在进行超声分析时参考。

阴茎超声检查适应证：

1）阴茎疾病

（1）阴茎肿块：① 阴茎硬结；② 阴茎皮脂腺囊肿；③ 阴茎炎性肿块；④ 阴茎血管瘤；⑤ 阴茎癌等。

（2）阴茎外伤。

（3）阴茎勃起功能障碍。

2）尿道疾病

（1）尿道狭窄。

（2）尿道结石。

（3）尿道异物。

（4）尿道息肉。

（5）尿道憩室。

（6）尿道周围囊肿等。

2. 检查后

临床医生应仔细阅读超声报告，正确理解超声报告，客观评价超声报告，结合临床其他信息作出合理的临床诊断。

二）超声医生

1. 检查前

（1）思想准备：爱岗敬业，加强职业道德建设，尊重患者，重视病情，认真检查，细致观察，专心工作，对每一个患者负责。

（2）知识准备：平时加强业务学习，积极动手实践，多看多问多想，努力提高业务水平，在工作中才能得心应手，游刃有余。了解阴茎的解剖结构以及勃起机理，掌握阴茎的正常超声表现以及常见病变的诊断标准。

2. 检查中

熟悉检查流程，熟练操作。全面仔细探查，认真分析，慎重诊断。

（1）核查：核对患者姓名，防止张冠李戴；核查手续齐全，登记编号，便于资料的存储、查询等管理；了解患者病史及检查部位、目的、要求等，做到心中有数。

（2）摆放体位：患者常规取仰卧位，充分暴露下腹部和会阴部。不拘泥于固定体位，以便于检查、患者舒适为宜。

（3）仪器调节：切换高频浅表探头，选择检查部位“阴茎”。根据实际情况，调节探头频率、图像深度、增益、焦点等功能按键或旋钮，以图像显示清晰、适于观察为宜。

（4）扫查分析：一般采取直接扫查法。将阴茎上翻至患者上腹壁并适当予以固定，将探头置于阴茎的腹侧进行横切与纵切扫查。

3. 检查后

（1）记录、书写报告。描述检查所见，采集必要的、合适的图像，书写超声检查报告，要求准确、翔实、科学。

(2) 整理、存储资料。记录、整理全部检查信息,包括临床信息以及超声信息,归档保存。

(3) 对诊断不清的疑难病例可随访调查,进行分析总结。

第二节 阴茎超声诊断规范

一、阴茎超声分析规范

一) 超声分析基础

1. 阴茎超声应用解剖

1) 阴茎结构

阴茎由浅至深包裹皮肤、阴茎浅筋膜、阴茎深筋膜、海绵体白膜等层次。阴茎主体由两个阴茎海绵体、一个尿道海绵体所构成。阴茎海绵体位于阴茎的背侧,左右各一,为两端尖细的圆柱体,是阴茎的主要勃起组织,占阴茎体积的 2/3 以上。尿道海绵体位于阴茎的腹侧,其前方膨大构成阴茎头,其后方渐渐膨大为尿道球部,尿道贯穿其中。海绵体内部由海绵体小梁以及腔隙组成。腔隙是与血管相通的窦隙。当腔隙充血时阴茎勃起,反之阴茎变细软。左、右海绵体之间虽然有白膜间隔,但是两者有许多孔隙和孔道吻合,可使海绵体血窦内流体压力保持平衡。

阴茎分为头、体、根三部分。后端为阴茎根,藏于阴囊及会阴部皮肤深面,固定于耻骨下支与坐骨支;中部为阴茎体,呈圆柱形;阴茎前端膨大部为阴茎头,头后稍细部为阴茎颈。

2) 阴茎血管

(1) 动脉:阴茎血供来自阴茎内动脉,起自髂内动脉。

① 球动脉。来自阴茎内动脉的分支会阴内动脉,供应尿道球部。

② 尿道动脉。流经阴茎海绵体至龟头。

③ 阴茎背动脉。在阴茎海绵体上方,经海绵窦后止于龟头。

④ 阴茎深动脉。分布于左右阴茎海绵体中央,故又称阴茎海绵体动脉。阴茎深动脉是影响阴茎勃起功能最主要的动脉,是超声检查的重点。

(2) 静脉:

① 阴茎背浅静脉引流至大隐静脉。

② 阴茎背深静脉引流阴茎头、体部的远中段至前列腺静脉丛。阴茎背深静脉是超声检查的重点,可以评价阴茎静脉关闭功能。

③ 尿道静脉引流海绵体血流,海绵体静脉引流阴茎海绵体近端血流,两者汇合成阴部内静脉。

3) 男性尿道

男性尿道兼有排尿和排精功能,起于膀胱的尿道内口,止于尿道外口。男性尿道全长约 18 cm,内径为 5~7 mm。分为 3 部分:前列腺部、膜部、海绵体部。前列腺部长约 2.5 cm,管腔最宽;膜部长约 1.2 cm,管腔最窄,周围有尿道膜部括约肌,此段位置较固定。前列腺部和膜部又称为后尿道;海绵体部最长,又称为前尿道。

男性尿道有 3 个狭窄:尿道内口、膜部、尿道外口。有 3 个扩大:前列腺部、尿道球部、尿道舟状窝(阴茎头处)。2 个弯曲:耻骨下弯,在耻骨联合下方约 2 cm 处,凹面向上;耻骨上弯,在耻骨联合的上方,凹面向下,上提阴茎,此弯即可消失。

2. 阴茎勃起机制

阴茎勃起是一个复杂的神经血管作用过程,涉及血流动力学、心理、内分泌、神经及阴茎解剖结构的相互协调。

阴茎头等部位的机械刺激、性兴奋、膀胱胀满等均可引起阴茎的勃起。在阴茎勃起时，阴茎深动脉、螺旋动脉扩张，血流增加，阴茎深动脉由弯曲变伸直。而海绵体外的动静脉交通支收缩而近于关闭，使海绵体内窦状间隙大量血流灌注，厚鞘状白膜张力增加，使穿越白膜的导静脉受压而闭合，位于阴茎深筋膜与白膜之间的旋静脉和阴茎深静脉也闭合，血液回流受阻，进而海绵体内窦状间隙进一步扩张，张力增高，阴茎体积显著增大并伸直。

阴茎恢复松弛时，阴茎深动脉收缩变细，恢复弯曲状态，大量动脉血直接进入海绵体外的动静脉交通支，大量减少海绵体内窦状间隙的血液容量，减轻其张力，导静脉和旋静脉不再受压而恢复开放，血液回流通畅，阴茎背深静脉恢复血流。

3. 阴茎勃起功能障碍（阳痿）临床概述

1）临床诊断标准

（1）病程半年以上。

（2）晨勃少或性刺激时阴茎勃起反应慢，硬度不强。

（3）阴茎勃起硬度不足，不能进行性交。

（4）阴茎勃起维持时间短，性交中途疲软而失败。

（5）NPT（夜间勃起监测）等结果异常。

2）病因分类

阳痿的正确分类对选择治疗方式至关重要。常见病因有心理性、血管性、神经性、内分泌性等，其中，血管性、神经性、内分泌性等属于器质性阳痿，占 50%～70%。在器质性阳痿中，血管性阳痿占大部分。各种因素所致的勃起功能障碍最终导致阴茎血流动力学异常。

血管性病变是勃起功能障碍的主要病因之一。阴茎勃起硬度维持需有充分的海绵体灌注压，其取决于正常的动脉血流灌入和静脉关闭机制。通常由于阴茎动脉血液流入道受损，阴茎动脉功能低下，阴茎勃起血液灌注受影响，导致动脉性阳痿。而静脉关闭机制功能受损，特别是背深静脉在阴茎勃起时不能完全关闭，使静脉流出道阻力下降，海绵体血液贮存功能障碍，导致静脉性阳痿。阴茎动、静脉功能都有异常，则为混合性血管性阳痿。

二）常规分析内容

1. B 型超声

（1）正常：

① 正常阴茎横断面和纵断面可见皮肤、左、右阴茎海绵体、尿道海绵体以及它们之间的分隔，结构分明，层次清晰。

② 阴茎海绵体中央见阴茎深动脉，其长轴切面呈细管状回声，在阴茎松软时弯曲而断续显示，管径 0.03～0.08 cm，平均(0.05±0.01)cm。当阴茎勃起时管径大于 0.08 cm，平均值(0.089±0.011)cm。

③ 正常尿道：在中等回声的尿道海绵体内见尿道回声，纵切面呈细线样较低水平回声。由于尿道呈闭合状态，常不易清晰显示。

（2）异常：

① 阴茎局部形变，内部结构紊乱，境界不清，回声异常。见于阴茎硬结、阴茎肿瘤、阴茎囊肿、阴茎外伤等。

② 阴茎勃起后阴茎深动脉扩张不显著，内径小于 0.07 cm，较松软时增加率小于 70%。见于阴茎动脉功能低下。

③ 尿道扩张、结石、异物等。见于先天性尿道异常或尿道损伤史、上尿道结石史、异物置入史等。

2. *多普勒超声*

(1) 正常：

① 阴茎深动脉：

在阴茎松软时，CDFI 示内见血流，有搏动，色调较暗淡；PWD 频谱呈低速高阻频谱，PSV 10～15 cm/s，舒张期血流较少，EDV 接近 0，RI 接近 1.0。

当阴茎勃起时，CDFI 示血流较明亮，血流束增粗，闪烁显示；PWD 频谱示 PSV 显著增加，大于35 cm/s，可达 40～60 cm/s。舒张期血流消失，EDV 为 0，RI 为 1.0。

② 阴茎背深静脉：

在阴茎松软时，CDFI 示内见血流信号，色调较暗淡；PWD 可提取低平频谱。

当阴茎勃起时，CDFI 示血流信号消失或仅间断显示；PWD 不能提取频谱。

(2) 异常：

① 阴茎深动脉：当阴茎勃起时 CDFI 示血流束增亮、增粗不显著；PWD 频谱 PSV＜25 cm/s，或双侧 PSV 相加小于 50 cm/s；舒张期可见血流，RI＜1.0。见于阴茎动脉功能低下。

② 阴茎背深静脉：

当阴茎勃起时 CDFI 示血流不消失，持续显示；PWD 可提取频谱。见于阴茎静脉关闭机制异常。

三）特殊分析内容

1. *药物诱导阴茎勃起试验*

血管性阴茎勃起功能障碍(阳痿)的确诊以往主要依赖海绵体造影和阴部内动脉造影，但其为有创操作且技术较为复杂，不宜推广作为常规检查。

目前结合阴茎海绵体血管活性药物的应用，超声检查已作为动脉性阴茎勃起功能障碍(Erectile Dysfunction，ED)的“金标准”检查，并为评估阴茎勃起各期动脉血流动力学变化最有价值的方法。最初超声仪用于阴茎动脉功能评估，现已用于阴茎静脉关闭机制的检查。彩色多普勒超声检测阴茎深动脉和阴茎背静脉血流对诊断各类血管性阳痿，以及提防阴茎异常搏起严重并发症的发生具有较为重要的价值。

1）检查方法

采用阴茎海绵体血管活性药物注射(Intracavernous Injection，ICI) 诱导勃起。ICI 是诊断血管性阳痿的一种有效方法。

关于用药的配伍及剂量有诸多报告，常用的血管活性药物有酚妥拉明、罂粟碱、前列腺素 E_1 等。用药配伍上有单纯罂粟碱注射，或酚妥拉明＋罂粟碱、酚妥拉明＋罂粟碱＋前列腺素 E_1，或罂粟碱＋前列腺素 E_1 等联合注射。剂量上有酚妥拉明 1～2 mg，罂粟碱 15～90 mg，前列腺素 E_1 10～20 μg 不等。临床多用复方罂粟碱注射液(罂粟碱 30 mg＋酚妥拉明 1 mg)。

2）检查步骤

(1) 体位：患者取仰卧位，嘱患者上提阴茎，将阴茎背部紧贴下腹皮肤。

(2) 仪器：使用彩色多普勒超声诊断仪，探头频率为 7.5～10 MHz。

(3) 步骤：探头置于阴茎腹侧，先用高分辨实时超声仪检查痿软状态的阴茎，观察阴茎的解剖结构和内部回声以及阴茎深动脉、阴茎背深静脉血流。测定松弛状态下的左、右阴茎深动脉直径(0.02～0.1 cm)、阴茎深动脉血流参数。

接着在阴茎根部扎上一条止血带，阻止静脉回流。常规消毒后向一侧海绵体内注入药物(罂粟碱 45～60 mg 或者罂粟碱 30 mg＋酚妥拉明 1 mg 混合液等)。2 分钟后解开止血带，再用手抖动阴茎刺激勃起。

3）临床分析

(1) 分析内容：于注药后 5～20 分钟内观察阴茎勃起的最大角度、硬度及持续时间。3 小时后回访了解勃起维持时间，能否进行性交。如有持续勃起大于 3 小时者即给予及时处理。

（2）分析标准：药物注射后阴茎勃起判断标准采用 Porst 分级。

0 级：没有反应。阴茎仅仅膨胀，无勃起角度，无硬度，无阴茎运动，不能进行性交。

Ⅰ级：轻微勃起。阴茎轻微勃起，勃起角（阴茎勃起时与大腿的夹角）小于 60°，硬度软（如口唇），持续时间小于 30 分钟，阴茎运动较差，不能进行性交或勉强插入但不能完成性交。

Ⅱ级：不完全勃起。阴茎不完全勃起，勃起角 60°～90°，硬度中等（如鼻尖），持续时间大于 30 分钟以上，阴茎运动较好，上下摆动幅度 70°～110°，能进行性交。

Ⅲ级：正常勃起。10 分钟内阴茎完全勃起，勃起角大于 90°，硬度强（如前额），持续时间大于 30 分钟，阴茎运动良好，上下摆动幅度 100°～150°，性交满意度高。

0～Ⅰ级判为无效勃起，诊为血管性阳痿；Ⅱ级诊为可疑有血管性阳痿；Ⅲ级诊为心理性阳痿。Ⅱ～Ⅲ级判为有效勃起。

4）超声分析

（1）分析内容：ICI 诱导阴茎勃起后，超声分别测定左、右阴茎深动脉血流参数，并检测阴茎背静脉血流参数。注射药物后一般每 5 分钟检测和记录一次，直至 30 分钟。至少应在 5 分钟、20 分钟、30 分钟观测 3 次。

① 左、右阴茎深动脉：直径以及收缩期最大血流速度（PSV）、舒张末期流速（EDV）和阻力指数（RI）等血流检测指标。

阴茎深动脉是阴茎勃起的主要供血动脉，阴茎深动脉 PSV 是评估阴茎深动脉功能最主要的指标；阴茎静脉关闭机制可通过阴茎深动脉 EDV 和 RI 间接评估，海绵体内压下降导致 EDV 的上升和 RI 的下降，因此这两项指标是静脉关闭机制评估的重要指标。

② 阴茎背深静脉血流：血流状况及其血流速度（VFV）等。

背深静脉血流用来直接评价阴茎静脉关闭机制。

（2）分析标准：

① 阴茎深动脉功能分析标准：

正常：血管活性药物诱导勃起后左、右阴茎深动脉内径大于 0.08 cm，较松软时增加率大于 70%；PSV 均大于 25 cm/s，舒张末期血流消失，或出现反向血流。由于左、右阴茎深动脉血流的不对称性和相互有吻合支，Juan 等认为单用一侧动脉指标有一定局限性，并指出左、右阴茎深动脉 PSV 相加大于 50 cm/s，则可排除动脉性 ED。

阴茎深动脉功能低下：血管活性药物诱导勃起后左、右阴茎深动脉内径小于 0.08 cm，较松软时增加率小于 70%；两侧阴茎深动脉 PSV 相加小于 50 cm/s，则可提示动脉性 ED。

② 阴茎静脉关闭机制功能分析标准：

正常：血管活性药物诱导勃起后阴茎深动脉舒张期无血流或有逆向血流；血管活性药物诱导勃起后阴茎背深静脉无血流或仅见间断低速血流。

阴茎静脉关闭不全：血管活性药物诱导勃起后阴茎深动脉舒张期有正向血流被视为静脉性 ED。另外，阴茎背深静脉有持续血流也被视为静脉性 ED 的判断指标。

5）试验并发症及其处理

阴茎持续勃起与药物种类、剂量无明显关系，可能与个人年龄及体质易感性差异有关。阴茎异常勃起为药物诱发阴茎勃起试验较为严重的并发症，可能导致阴茎组织严重淤血、缺血、血栓形成和坏死，应予急诊处理。

当阴茎深动脉 PSV ＞80 cm/s，舒张期为反向血流，特别是伴注射药物后 30 分钟内阴茎背深静脉内无血流显示时要特别注意发生阴茎异常勃起的可能。持续勃起大于 3 小时应及时进行有效处理。

处理先以拮抗剂阿拉明（间羟胺）5 mg 作 ICI，也可以同时辅以阴茎冰敷，约 90%的患者可自行松弛恢复常态。观察 20 分钟仍然无效时，即改为阴茎海绵体直接穿刺放血，一般抽出 40 ml 的暗红色血液后，阴茎已完全松弛，不需要冲洗，以减少患者的痛苦和感染机会。必要时以生理盐水冲洗至流出的血液呈红色时阴茎已完全松弛。

注射拮抗剂后，一定要平卧观察 20～30 分钟，并做好高血压危象的紧急处理，以免发生意外。

从医疗安全考虑，ICI 达到有效勃起后都应告知患者：如持续勃起大于 3 小时应当及时复诊处理。

另外，注射后局部加压 1～2 分钟，防止小血肿发生。有出血倾向或正在使用抗凝药物治疗者为试验禁忌。

注意：检查前医生应与患者谈话，交代检查相关事宜，取得患者的理解以及配合，并签署“患者知情同意书”。

2. 尿道声学造影检查

(1) 检查方法：将阴茎提起，通过尿道外口，用注射器向尿道内注入造影剂 10～20 ml，再立即用阴茎夹夹住阴茎头部，防止液体外流。

造影剂常用无菌利多卡因凝胶，也可用 1%利多卡因溶液、生理盐水等。

(2) 分析内容：

① 正常：尿道扩张，尿道壁光滑整齐，呈细线状高回声。

② 尿道狭窄：尿道不均匀扩张，局部狭窄。狭窄段尿道壁局部不规则增厚，表面不光整。尿道周围海绵体可有纤维化、钙化表现，局部呈强回声，后方可见声影。见于先天性尿道异常或尿道损伤史等。

③ 尿道内异常回声：扩张尿道内见异常回声，回声强弱不等，大小、形态各异，部分后方伴有声影。见于尿道结石、尿道异物等。

二、阴茎超声报告规范

一）报告内容

报告的内容包括临床信息以及超声信息，主体内容是超声表现与超声提示。

1. 超声表现

遵循超声表现描述的一般规范要求(见“总论”相关内容)。

报告应详细、如实记载阴茎超声检查分析内容，包括超声测值以及超声所见(图像描述)等。

阴茎的特殊检查应具体报告使用的药物、造影剂以及观察方法等。

2. 超声提示

遵循超声提示的一般规范要求(见“总论”相关内容)。立足于超声表现，结合临床表现，进行合理提示。

3. 超声图像选择

报告还应常规附有 1～4 张超声图像。报告所选图像应与超声提示相配合，首先选择反映病情的图像，病变较多时，选择相对严重病变的图像。检查结果正常时，则选择阴茎的基本图像。

二）报告格式

阴茎超声检查报告格式示例见表 33。

表 33 阴茎超声检查报告单

××××中医院			
超声检查报告单			
姓名：	性别：	年龄：	超声号：
科别/病区：	床号：	门诊/住院号：	临床诊断：
检查类别：	仪器：		检查状况：优 一般 差

续　表

<table>
<tr><td colspan="3">**检查部位**：阴茎</td></tr>
<tr><td colspan="2">**代表图像**：常规 1～4 幅
阴茎图 1</td><td>阴茎图 3</td></tr>
<tr><td colspan="3">**超声表现**：
阴茎松软，横断面和纵断面可见皮肤、左右阴茎海绵体、尿道海绵体以及它们之间的分隔，结构分明，层次清晰。
阴茎海绵体中央见阴茎深动脉，其长轴切面呈细管状回声，弯曲而断续显示，管径约 0.05 cm。CDFI 内见搏动血流，PWD 频谱分析 PSV 为 20 cm/s，EDV 为 2 cm/s，RI 0.90。
尿道呈闭合状态，显示不清晰。</td></tr>
<tr><td colspan="3">**超声提示**：阴茎未见异常</td></tr>
<tr><td>**检查医生**：</td><td>**报告医生**：</td><td>**检查时间**：</td></tr>
<tr><td colspan="3">备注：超声报告仅供临床医生参考！</td></tr>
</table>

三）信息储存

遵循超声信息储存的一般规范要求（见“总论”相关内容），其中图像的采集、保存是重点，因为图像是诊断的重要依据，是分析讨论的基础，以备后用。

阴茎应常规储存的基本图像资料：

（1）阴茎正中长轴切面灰阶声像图。于此切面显示前尿道长轴切面。

（2）阴茎近根部横切面灰阶声像图。于此切面测量阴茎深动脉内径。

除了留取必要的基本图像，阳性结果都要有图像记录。病灶内部有血流时还要提取血流的 PWD 频谱图。

超声图像多留不限！

第三节　正常阴茎超声报告示范

一、超声表现

1. B 型超声

（1）阴茎皮肤：呈细线样强回声。

（2）阴茎海绵体（阴茎图 2）：左、右阴茎海绵体类似，纵断面呈边界整齐的宽带状回声，内部为中等水平的均匀点状回声。阴茎海绵体中央见阴茎深动脉，其长轴切面呈细管状回声，在阴茎松软时弯曲而断续显示；当阴茎勃起时明显增粗，显示最清晰。在阴茎松软时，管径 0.03～0.08 cm，平均（0.05±0.01）cm。当阴茎勃起时管径大于 0.08 cm，平均值（0.089±0.011）cm。

（3）正常尿道（阴茎图 1）：在中等回声的尿道海绵体内见尿道回声，纵切面呈细线样较低水平回声。由于尿道呈闭合状态，常不易清晰显示。

2. 多普勒超声

（1）CDFI：

① 阴茎深动脉：在阴茎松软时，内见脉动血流；当阴茎勃起时血流较明亮，血流束增粗。

② 阴茎背深静脉：在阴茎松软时，内见血流，色调较暗淡；当阴茎勃起时血流消失。

（2）PWD 频谱：

① 阴茎深动脉（阴茎图 3）：在阴茎松软时呈低速高阻频谱，PSV 为 10～15 cm/s，舒张期血流较少，

EDV 接近 0 或小于 3 cm/s,RI 接近 1.0;当阴茎勃起时,PSV 显著增加,大于 25 cm/s,可达 40～60 cm/s。舒张期血流消失,甚至为反向血流,EDV 为 0,RI 为 1.0。

② 阴茎背深静脉(阴茎图 4):在阴茎松软时,可提取低平频谱;当阴茎勃起时不能提取频谱。

二、超声提示

1+2　提示:阴茎未见异常

第四节　阴茎常见病超声报告示范

勃起功能障碍(Erectile Dysfunction)[又称:阳痿(Impotence)]

一)超声表现

采用阴茎海绵体血管活性药物(单纯罂粟碱或者罂粟碱+酚妥拉明混合液等)注射诱导勃起后观察分析:

1. 非血管性阳痿

(1) 左、右阴茎深动脉内径大于 0.08 cm,较松软时增加率大于 70%。

(2) 左、右阴茎深动脉 PSV≤25 cm/s,舒张期血流消失或出现反向血流,RI=1.0。或者两侧阴茎深动脉 PSV 相加大于 50 cm/s。

(3) 阴茎背深静脉无血流。

2. 动脉性阳痿

(1) 左、右阴茎深动脉内径小于 0.08 cm,较松软时增加率小于 70%。

(2) 左、右阴茎深动脉 PSV 均小于 25 cm/s,或者两侧阴茎深动脉 PSV 相加小于 50 cm/s。

(3) 阴茎背深静脉无血流或仅见低速间断静脉血流信号。

3. 静脉性阳痿

(1) 左、右阴茎深动脉 PSV 均大于 25 cm/s,但是舒张期血流大于 5 cm/s, RI 均小于 0.85。

(2) 阴茎背深静脉见持续静脉血流信号,可提取持续静脉血流频谱。

4. 混合性阳痿

(1) 左、右阴茎深动脉内径小于 0.08 cm,较松软时增加率小于 70%。

(2) 左、右阴茎深动脉 PSV 均小于 25 cm/s ,舒张期血流大于 5 cm/s, RI 小于 0.70;或者两侧阴茎深动脉 PSV 相加小于 50 cm/s。

(3) 阴茎背深静脉见持续静脉血流,可提取持续静脉血流频谱。

二)超声提示

1+临床表现(阴茎勃起功能障碍病程半年以上;常在注射罂粟碱后 10 分钟内阴茎充分勃起,勃起阴茎与大腿夹角最大角度大于 90°,硬度强如前额 ,持续时间大于 30 分钟 ,阴茎运动良好,上下摆动幅度 100°～150°,性交满意度高等)　**提示:非血管性阳痿**

2+临床表现(阴茎勃起功能障碍病程半年以上;患者常伴有动脉粥样硬化、糖尿病、冠心病、高血压等全身疾病;注射罂粟碱后 30 分钟内阴茎没有反应或轻微勃起,勃起阴茎与大腿夹角最大角度小于 60°,硬度软如口唇 ,持续时间小于 30 分钟 ,阴茎运动较差,不能进行性交或勉强插入但不能完成性交等)　**提示:动脉性阳痿**

3+临床表现(阴茎勃起功能障碍病程半年以上;注射罂粟碱后 30 分钟内阴茎轻微勃起,勃起阴茎与大腿夹角最大角度小于 90°,且很快疲软等)　**提示:静脉性阳痿**

4十临床表现(阴茎勃起功能障碍病程半年以上;注射罂粟碱后30分钟内阴茎没有反应或轻微勃起,勃起阴茎与大腿夹角最大角度小于30°,硬度软如口唇,持续时间小于30分钟,很快疲软等)**提示:混合性阳痿**

注意:患者过分紧张时,可能对第1针无充分反应,导致动脉性供血不足的"假阳性"。建议重复注射检查一次,观察有无反应,然后再作诊断。

(杨益虎)

第二十一章　妇科超声诊查规范

第一节　妇科超声检查规范

一、仪器设施方面规范

1. 超声诊断仪

(1) 经腹超声检查(Transabdominal Scan,TAS):子宫、附件位于盆腔内,超声声束要经过腹壁肌肉层、皮下及腹膜脂肪层等结构,声波能量衰减较大,因此妇科超声检查要求超声诊断仪有较好的性能,具有较高的分辨力。一般要求配备低频线阵或凸阵探头,频率为 3.5～5 MHz。

(2) 经阴道超声检查(Transvaginal Scan,TVS):经阴道超声检查属于较为特殊的腔内检查方法,探头直接放入阴道内,紧贴穹隆和宫颈,使盆腔器官处于声束近区,因此要求超声诊断仪有较好的性能。一般要求配备探头频率为 7～9 MHz 的高频凸阵经阴道探头,经直肠和经阴道两用的端扫凸阵探头也可。

2. 配套设施

妇科超声检查由于涉及患者的隐私问题,尤其是经阴道超声检查对环境有特殊要求,一般选择单独的检查室,配备窗帘、门帘,加强封闭管理,避免闲杂人员入内。有条件时,经阴道检查可以选择女医生进行,患者会更容易接受,并更好地配合检查。

经阴道超声检查时,为避免探头反复使用带来的交叉感染,应配备避孕套或一次性薄膜手套。检查床应铺设一次性卫生床单或床垫。另外,检查时应有 2 名以上医务人员在场,以为旁证,避免误会等。

二、患者方面规范

1. 检查前

患者应了解检查须知,做好检查前的准备。

(1) 经腹超声检查:一般要求患者检查前排清大便,便秘者可提前服用轻泻剂,以清洁肠道。检查前 1 小时饮水 1,000～2,000 ml,使膀胱适度充盈,推开肠道、网膜等,以能够显示子宫底部为标准。过度充盈可能使子宫位置发生改变。

急诊检查时,为了尽快完成检查,可以进行人工快速充盈膀胱,经导尿管向膀胱内灌注生理盐水 400 ml 左右。

(2) 经阴道超声检查:患者检查前排空小便,使膀胱处于无尿或轻度充盈状态。如果适逢月经来临,应告知医生,要求改期检查或改换其他检查方法。

2. 检查中

患者应信任医生,积极配合医生,遵从医嘱摆放体位,并根据需要改变体位,以便较好地完成检查。

(1) 经腹超声检查:患者取仰卧位,充分暴露下腹部,直至耻骨联合上方。

(2) 经阴道超声检查:患者取膀胱截石位,或用枕头垫高臀部,有助于显示盆腔前方结构。

3. 检查后

请患者稍候片刻取走报告，并妥善保管好，携报告单前往临床医生处继续就诊。

尿急者请及时排尿。

三、医生方面规范

一）临床医生

1. 检查前

临床医生应掌握妇科超声检查适应证和禁忌证，选择适当的检查方式，正确合理应用超声检查，完整填写超声检查申请单，提供翔实准确的临床相关资料，包括患者主诉、病程、妇科检查情况等，以及临床初步的诊断意向，以供超声医生在进行超声分析时参考。

对于较大的盆腔肿块不适宜经阴道超声检查，因其往往不能完全显示肿块全貌，容易误诊。经阴道检查具有侵入性，对未婚妇女、阴道畸形、月经期、生殖炎症、老年患者阴道干涩等不宜使用，或择期检查。

妇科超声检查适应证：

(1) 子宫疾病：① 先天性子宫发育异常：缺如、幼稚子宫、单角子宫、双角子宫、双子宫等；② 子宫肌瘤；③ 子宫腺肌症；④ 子宫内膜疾病：内膜增殖症、内膜息肉、内膜癌等；⑤ 宫腔积液；⑥ 宫颈肥大；⑦ 宫颈囊肿；⑧ 宫内节育器。

(2) 卵巢疾病：① 卵巢非赘生性囊肿：卵泡、滤泡囊肿、黄体囊肿、多囊卵巢等；② 卵巢子宫内膜异位囊肿；③ 卵巢囊性畸胎瘤；④ 卵巢浆液性囊腺瘤；⑤ 卵巢黏液性囊腺瘤；⑥ 卵巢浆液性囊腺癌；⑦ 卵巢黏液性囊腺癌；⑧ 卵巢实质性肿瘤；⑨ 卵巢转移性恶性肿瘤。

(3) 输卵管疾病：① 输卵管炎；② 输卵管积水；③ 输卵管肿瘤等。

(4) 盆腔疾病：① 盆腔炎性肿块；② 盆腔静脉曲张；③ 子宫或附件切除术后随访。

(5) 其他：先天性内生殖道发育异常：无阴道、处女膜闭锁、阴道闭锁、阴道纵隔、双阴道等。

2. 检查后

临床医生应仔细阅读超声报告，正确理解超声报告，客观评价超声报告，结合临床其他信息作出合理的临床诊断。

二）超声医生

1. 检查前

做好检查前的知识准备，熟悉妇科的解剖，掌握妇科的正常以及常见病变的超声表现，并了解其病变的主要临床表现等，为妇科的超声检查、诊断做好准备。

2. 检查中

(1) 核查：核对患者姓名，防止张冠李戴；核查手续齐全，登记编号，便于资料的存储、查询等管理；了解患者病史及检查部位、目的、要求等，做到心中有数；核查患者的准备情况。对不符合检查要求者，应拒绝检查，并妥善安排，待准备充分后再查。

(2) 摆放体位：经腹超声检查患者常规取仰卧位。经阴道超声检查患者常规取膀胱截石位。

(3) 仪器调节：经腹超声检查切换低频经腹探头，经阴道超声检查切换高频经阴道探头，选择“妇科”的检查模式。根据实际情况，调节探头频率、图像深度、增益、焦点等功能按键或旋钮。叠加彩色血流和多普勒频谱时，需适当调节彩色血流增益和多普勒增益，选择适当的取样框、取样门大小等，以图像显示清晰、适于观察为宜。

(4) 扫查分析：

① 经腹超声检查时，一般采用凸阵探头于下腹部作纵向、横向多种角度的扫查。纵向扫查时，自腹正中线分别向左右两侧移动探头。如子宫位置偏移或受肿块压迫不在中线纵轴平面时探头位置需向左、右轻度

斜向扫查，以显示子宫真正长径；横向扫查则自耻骨联合向上平行移动探头，可观察子宫、卵巢和肿块的相互位置关系。对附件疾病的探查，应在宫体两侧作对称的比较观察，以了解其方位关系。

② 经阴道超声检查时，先将消毒的薄膜手套或避孕套内放入适量的耦合剂，套入阴道探头的前端，然后在其表面涂上适量的耦合剂，操作者右手持探头，左手轻轻分开患者外阴，将探头缓缓放进阴道内，直至宫颈表面或阴道穹隆，在阴道内作多角度旋转，获得子宫矢状切面的长轴和冠状切面图像。探头在阴道内可作推拉、倾斜、旋转式移动，必要时左手可在腹壁配合加压，使盆腔器官接近探头。

在 B 超声像图清晰显示的基础上，可使用 CDFI、PWD 频谱分析等观察相应血供情况。

经腹超声检查注意事项：

① 探测子宫时，须使膀胱充盈并超过子宫底部，否则子宫不易完整显示，特别是观察后位子宫时尤为重要。但膀胱也不宜过度充盈，以免子宫移位或扭转。

② 检查时受检者应呼吸自如，腹壁放松。

③ 应移动探头作连续扫查，了解子宫、附件与周围组织的关系。一般先作纵向扫查，然后横向扫查，并不断侧动探头，以变换各种扫查角度。

④ 探头接触皮肤时的压力应适度和均匀。若肿物过小或位置较深，可以适当加压扫查。必要时可变动病人的体位作比较，结合探头加压了解肿块的硬度、活动度等。超声所显示的回声特征和临床检查情况出入较大时，可以配合内诊检查。

⑤ 盆腔超声检查时，扫查的范围一定要大，以免遗漏位置较高的卵巢和病变，尤其是膀胱过度充盈时常常将病变向外上推移，容易漏诊。

⑥ 在急腹症情况下，应同时检查肝肾隐窝、脾肾隐窝和子宫直肠陷窝，排除腹腔积液。

经阴道超声检查注意事项：

① 探头应定期消毒，检查时采用一次性避孕套或薄膜手套，避免传播生殖系疾病。

② 探头置入阴道内后，操作者即应注意观察探头放入的过程，依次观察阴道前壁、前穹隆、侧穹隆的图像，判断有无病变。探头放入阴道后，可以参照膀胱定位，通过子宫与膀胱的位置关系判断子宫的生理位置。

3. 检查后

(1) 记录、书写报告。描述检查所见，采集必要的、合适的图像，书写超声检查报告，要求准确、翔实、科学。

(2) 整理、存储资料。记录、整理全部检查信息，包括临床信息以及超声信息，归档保存。

(3) 对诊断不清的疑难病例可随访调查，进行分析总结。

第二节　妇科超声诊断规范

一、妇科超声分析规范

一）超声分析基础

在超声检查中熟悉女性内生殖器官形态学的解剖基础知识是进行诊断的前提和基础，女性生殖系统的生理特点之一是它的周期性变化，月经是这个周期变化的重要标志，因此我们要在了解女性内生殖器官形态学的基础上进一步了解子宫、卵巢等女性生殖系统正常生理与病理的变化，为诊断提供可靠依据。

1. 盆腔结构

骨盆为环状骨性结构，由骶骨、尾骨及左、右两块髋骨所组成。以耻骨联合上缘、髂耻缘及骶胛上缘的连线为界，分为大骨盆及小骨盆。大骨盆内主要为肠道，小骨盆的前部为膀胱和尿道占据；中部正中为子宫、宫颈、阴道，两侧为输卵管和卵巢；后部为子宫直肠陷窝、陶氏腔、道格拉斯腔和直肠。

另外，腹膜沿腹前壁下行至骨盆内膀胱、子宫、直肠间返折形成3个潜在的腔隙或称陷窝，即前腹膜与膀胱之间前腹膜陷窝、膀胱子宫陷窝和直肠子宫陷窝，后者为女性腹膜腔最低部位。

2. 女性内生殖器官

女性内生殖器官包括阴道、子宫、输卵管及卵巢，后两者常被称为子宫的附件。

1）阴道

阴道位于小骨盆下部的中央，为前后扁平的肌性管道，其壁由黏膜、肌层和纤维层构成。上端包围子宫颈，又称阴道穹隆，可分为前、后、左、右四部分，其中后穹隆较深，其顶端与子宫直肠隐窝贴近；下端开口于前庭后部。阴道其上端比下端宽，后壁长10～12 cm，前壁长7～9 cm。

2）子宫

子宫位于小骨盆中央，呈倒置梨形，成年人长7～8 cm，宽4～5 cm，厚2～3 cm。

子宫从外形上可分为四部分：

① 子宫底：子宫上端隆突部分，宫底两侧为子宫角。

② 子宫体：子宫最宽大部分，两侧缘有子宫阔韧带附着。不同年龄组子宫体与子宫颈长度比例不同，婴儿期为1∶2，青春期为1∶1，生育期为2∶1。子宫腔为一上宽下窄的三角形，容量约5 ml。

③ 子宫峡：子宫颈与子宫体间的移行部分。在非妊娠期长约为0.6～1 cm，而在妊娠后逐渐伸长，在足月临产时伸展为子宫下端，故在产科实践中有重要意义。子宫峡部的上端称解剖学内口，其下端子宫内膜转变为子宫颈内膜，称组织学内口。

④ 子宫颈部：子宫下部，呈圆柱状，子宫颈内腔呈菱形称为子宫颈管，成年妇女长约3 cm，下端为子宫颈外口，其下端连接阴道顶端。

子宫由3层组织构成，外层为浆膜层，即脏层腹膜，中层为肌层，内层为黏膜层，即子宫内膜。

① 子宫肌层为子宫壁最厚的一层，非孕期厚约0.8 cm，由平滑肌和弹性纤维组成，肌束排列交错。

② 子宫浆膜层是覆盖子宫体的底部及前后面的腹膜，与肌层紧贴，但在子宫前面近子宫峡部处，腹膜与子宫壁结合疏松，向前反转以覆盖膀胱，形成膀胱子宫陷凹。在子宫后面，腹膜沿子宫壁向下至子宫颈后方及阴道后弯隆后折向直肠形成直肠子宫陷凹，称为道格拉斯陷凹。子宫两旁腹膜的前后叶会合形成子宫阔韧带，在阔韧带的上端包绕输卵管。

③ 子宫腔内覆有内膜，从青春期开始，子宫内膜受卵巢激素影响，表面2/3能发生周期性变化，称为功能层；余下1/3即靠近子宫肌层的内膜，无周期性变化，称为基底层。

子宫内膜的周期性变化：

(1) 增生期：行经期内膜剥脱，仅留下基底层，在雌激素刺激下，内膜很快修复，逐渐生长变厚，细胞增生。可分为早、中、晚期。

① 增生早期：约在月经周期的5～7天，内膜较薄，约0.1 cm。

② 增生中期：约在月经周期的8～l0天，特点为间质水肿明显，腺体数增多，腺上皮增生活跃。

③ 增生晚期：约在月经周期的11～14天，内膜增厚约0.2～0.3 cm，腺体长且弯曲，小动脉管腔增大。

(2) 分泌期：排卵后，卵巢内形成的黄体分泌雌激素与孕激素，使子宫内膜继续增厚，腺体增大。也分为早、中、晚期。

① 分泌早期：约在月经周期的15～19天，腺体更长，间质水肿，螺旋小动脉继续增生。

② 分泌中期：约在月经周期的20～23天，内膜较前更厚，腺体发生顶浆分泌，此期间质水肿更加明显，螺旋小动脉增生。

③ 分泌晚期：约在月经周期的24～28天，子宫内膜厚达1.0 cm，螺旋小动脉迅速增长，更弯曲，管腔扩张。

(3) 月经期：约在月经周期的1～4天，内膜中组织变性、坏死、剥脱，毛细血管和小动脉破裂，形成经血。

3）输卵管

输卵管为一细长而弯曲的管，两侧与子宫角相连，自子宫底部蜿蜒延伸，外端游离，内径小于 0.5 cm，全长 8～14 cm。

根据输卵管的形态可分为四部分：

① 间质部：为通入子宫壁内的部分，狭窄而短，约 1 cm。

② 峡部：为间质部外侧的一段，长 2～3 cm。

③ 壶腹部：为峡部的外侧，管腔较宽大，长 5～8 cm。

④ 伞部：为输卵管的末端，开口于腹腔，游离端呈漏斗状，长 1～1.5 cm。

输卵管管壁有 3 层结构：外层为浆膜层，中层为肌层，内层为黏膜层。黏膜层的纤毛可以摆动，超声检查在输卵管积液时可以观察到。

4）卵巢

卵巢为一对扁椭圆形的性腺，位于输卵管的后下方、子宫两侧的后上方，借卵巢系膜与子宫阔韧带后层相连。以卵巢系膜连接于阔韧带后叶的部位称卵巢门，卵巢血管经此出入卵巢。卵巢表面为一层致密的结缔组织（白膜），内部分为皮质和髓质。皮质中有数以万计的始基卵泡，髓质内无卵泡。成年女子的卵巢长 3～4 cm，宽 2～3 cm，厚 1～1.5 cm，重 5～6 g，绝经后萎缩变硬。

卵巢的周期性变化：生育期妇女，卵泡的大小随月经周期而有变化。

① 卵泡早期（月经第 5～7 天）：通常可见几个发育中的卵泡，一般为 5～10 个。

② 卵泡期（月经第 8～12 天）：正常生理状态下，育龄妇女每一月经周期可有数个卵泡生长发育，但一般只有一个卵泡，即所谓优势卵泡能最终达到成熟，其余则在发育到一定程度时自行退化。成熟卵泡直径达 1～2 cm，结构由外向内依次为卵泡外膜、卵泡内膜、颗粒细胞、卵泡腔、卵丘、放射冠。非优势卵泡直径一般不超过 1.1 cm。

③ 排卵期（月经第 13～14 天）：随着卵泡发育成熟，卵泡移向卵巢表面并向外突出，最终细胞破裂而出现排卵。排卵多在月经周期第 14 日，可两侧卵巢轮流排出，也可一侧卵巢连续排出。有时可见位于卵泡一侧的卵丘，预示将在 36 小时内排卵。

④ 黄体期（月经第 15～28 天）：排卵后，卵泡壁塌陷，卵泡膜血管壁破裂，血液流入腔内凝成血块，称血体。纤维蛋白封闭卵泡壁的破口，伴随胞浆内含脂质的颗粒细胞变大，成为黄体。排卵后 7～8 日黄体发育达最高峰，称成熟黄体。在未受精的情况下，黄体萎缩，血管减少，细胞变性。前一周期黄体需 8～10 周才能完成退化，成为白体。黄体衰退，继之月经来潮，开始新一轮周期。

3. 盆腔内脏器的血液供应

盆腔内的血管主要为髂内、外动静脉及其分支。髂内动脉在小骨盆内行经卵巢及子宫的外后侧，卵巢动、静脉则行经卵巢的后方。盆腔内脏器的血液供应除两侧卵巢动脉起自腹主动脉外，主要来自髂内动脉的分支。

子宫的血供主要来源于子宫动脉，子宫动脉发自髂内动脉前干，沿盆腔侧壁向前内下行，进入子宫壁后再分支行于肌层，最后分支垂直进入子宫内膜。

卵巢具有双重血供，即从腹主动脉发出的卵巢动脉和子宫动脉分出的卵巢支。

盆腔脏器周围有丰富的静脉丛，其中重要的是子宫阴道静脉丛，收集子宫和阴道的血液注入髂内静脉。

二）常规分析内容

1. 子宫

1）子宫体位置

（1）正常：正常子宫常偏离中线，位于膀胱的后方。通过子宫纵切面观察宫体与宫颈的夹角或其位置关系，判断子宫体位置。

① 前位：宫体位置前于子宫颈。

② 中位：宫体与宫颈位置相平。

③ 后位：宫体位置后于子宫颈。

（2）前屈子宫：与子宫颈相比，子宫底向前屈。

（3）后屈子宫：部分后位子宫的宫体显著向后弯曲，甚至可以与宫颈相贴，应予以特别提示。

（4）子宫位置过高：许多行剖宫产的女性，术中将子宫扳成前位，并将肠管及大网膜推至子宫后方以固定子宫，有时导致子宫前壁包膜与部分腹膜相粘连。此时，子宫位置过高，检查时子宫底部有时较难显示，需充分充盈膀胱，检查时可适当加压探查，以求清楚地显示子宫底部轮廓。

2）子宫大小

以长径（纵径）、宽径（横径）、厚径来反映。由于子宫的自然屈度，给子宫全长的测量带来困难，为准确表达子宫全长，应分别测量子宫体长和宫颈长，两者相加为子宫全长。实际超声检查中，由于子宫颈的长度可塑性较大，临床意义相对不大，故往往只测量子宫体的长度。

在适度充盈膀胱后，先纵切，清晰显示子宫全貌，测量子宫体的长径和厚径。子宫体长径为宫底部至宫颈内口的最大距离；垂直于纵径测量宫体的前后最大距离，即得宫体厚径。然后横切，自耻骨联合上缘向上滑行，连续观察子宫横切面，测量子宫体的最大宽径。横切面宫体呈三角形时，其左右两侧为宫角部位，此时测量宽径不易准确，探头应稍向下移，在两侧宫角下缘的子宫横切面呈椭圆形，子宫侧壁清晰显示时，测量其最大宽径。

（1）正常：正常妇女不同发育阶段子宫体的超声测值见表 34。

表 34　正常妇女不同发育阶段子宫体超声测值　　单位：cm

	纵径	宽径	厚径
青春前期	2.0～3.5	0.5～1.0	0.5～1.0
青春后期	5.5～7.5	4.5～5.5	3.0～4.0
绝经期	3.5～6.5	1.2～1.8	1.2～1.8

（2）子宫增大：青春前期子宫体纵径超过 3.5 cm，青春后期子宫体纵径超过 7.5 cm，绝经期子宫体纵径超过 6.5 cm。

① 在生理现象中见于妊娠期妇女。

② 子宫肥大症：常因多产而引起，子宫均匀性增大，肌层肥厚。

③ 子宫腺肌症：子宫弥漫性增大，以厚径增大较明显，后壁常常较前壁增厚明显，宫腔线偏移。

④ 子宫肌瘤：往往是局限性增大，合并形态异常。

⑤ 葡萄胎：详见“产科”。

⑥ 青春前期子宫增大：见于性早熟的女性儿童。

⑦ 绝经期子宫增大：见于子宫内膜癌等病变。

（3）子宫缩小：青春后期子宫体纵径小于 4.0 cm。常见于一些先天性子宫发育不良的病变，如幼稚子宫，宫颈狭长，宫体宫颈比小于或等于 1；始基子宫纵径小于 2 cm 等。

（4）子宫缺如：属于先天性子宫发育异常病变，盆腔内探查未见子宫回声，常合并无阴道，双侧卵巢可正常。

3）子宫形态

（1）正常：纵切面前位和中位子宫一般呈倒梨形，后位子宫常呈球形。横切面子宫近宫底处呈三角形，宫体呈椭圆形。

(2) 异常：

① 子宫形态饱满：可见于子宫腺肌症，子宫似球形。

② 子宫形态不规则：常见于子宫肌瘤，尤其是浆膜下肌瘤，突向子宫外生长所致。

③ 幼稚子宫形态狭长，子宫体与子宫颈长度比约为 1∶1。

④ 双子宫横切时中间有凹陷，宫体并列呈“蝴蝶状”。

⑤ 双角子宫横切时宫底增宽，中间有切迹，见左、右各一角状突起，呈“马鞍状”。

⑥ 单角子宫呈梭形，一侧子宫发育完好，另一侧子宫形成残角。

4）子宫肌层

(1) 正常子宫肌层回声是均匀的低回声。非孕时肌层厚约 0.8 cm，为子宫包膜至子宫内膜基底层之间的距离。

注意：一些伪像可使肌层回声不均匀，应适当调节仪器增益、侧动探头，选择较好的切面观察，避免伪像造成的假象。当子宫后位时，子宫底部位置较深，离探头较远，而且在宫颈的后方，常常出现回声减低，容易误诊为子宫肌瘤。适当加压或变换扫查角度，以获得最佳显示切面。

(2) 子宫肌层厚度异常：

① 子宫肌壁增厚：肌层厚度超过 1.0 cm。子宫肥大症时，肌层厚度超过 2.5 cm；子宫腺肌症时，肌层可有轻度增厚。

② 子宫肌层萎缩：临床上少见。子宫肌壁间肌瘤可使局部肌层受压变薄；子宫内膜癌肌层浸润时，局部肌层亦可变薄。

③ 妊娠期妇女在妊娠早期受体内激素的影响，子宫肌层可增厚；随妊娠月份的增加，子宫肌层肌细胞形态逐渐狭长发生改变，从而使肌层逐渐变薄。

(3) 肌层回声异常：是妇科超声检查的重点。

① 肌层回声不均。可见于子宫肌瘤，肌层有时可见类似网格状回声，其内见中、低回声区，肌瘤假包膜与正常肌层界限清晰。

② 肌层回声稍增强，分布不均匀，其内可见小无回声区，边界无包膜。见于子宫腺肌症。

③ 肌层由于受到恶性组织的影响，回声增粗，分布不均匀，可见条索状回声。见于子宫肉瘤等。

④ 子宫内膜癌浸润肌层时，肌层回声不均匀，增厚的内膜与肌层分界不清。

5）子宫内膜

子宫内膜表面的 2/3 能随着卵巢激素周期性变化，称为功能层；余下的 1/3 即靠近子宫肌层的内膜，无周期性变化，称基底层。子宫内膜的基底层是中强回声，功能层为低回声，两侧内膜相接触处为线状强回声，称为宫腔线。测量内膜厚度时应包括两侧内膜的基底层。有时，在内膜与肌层交界处可以见到低回声晕，这是肌层内致密腺体的回声，内膜厚度的测量不应包括这层低回声晕。一般在子宫正中矢状面测量内膜厚度最大径。当有宫腔积液时，应分别测量前、后两层内膜厚度，再两者相加，而积液深度不计入。

子宫内膜的周期变化：

月经期：月经周期的第 1～4 天。子宫内膜呈线状中高回声带，厚度 0.2～0.3 cm。内膜剥落出血，宫腔内呈现不规则的液暗区。

增生期：月经周期的第 5～14 天。内膜呈细条状一条状强回声带，与宫体长轴方向一致，厚度为 0.4～0.8 cm。

分泌期：月经周期的第 15～28 天。随着周期增加，内膜逐渐增厚，厚度可达 0.7～1.2 cm，呈梭状强回声，周围有低回声晕，呈典型的“三线征”。至分泌晚期，内膜“三线征”渐不清晰，呈团块状强回声。

(1) 正常：子宫内膜位于子宫正中央，回声均匀，境界清晰，中间可见细亮的宫腔线回声。

(2) 子宫内膜位置改变：常见于子宫肌瘤。增大的肌壁间肌瘤可压迫子宫内膜，出现内膜回声移位，表现为宫腔线前移或后移；子宫黏膜下肌瘤时，内膜回声明显受压移位，并可见低回声团块凸向宫腔；子宫腺肌瘤时，子宫后壁局限性回声增强，境界欠清，没有包膜，子宫内膜向前移位。

(3) 子宫内膜厚度异常：临床上较常见。

① 子宫内膜在未绝经妇女厚度超过 1.5 cm、绝经妇女超过 0.5 cm，即为子宫内膜增厚。常见于子宫内膜增生症，是最常见的子宫内膜增厚病变，子宫内膜呈梭状均匀增厚；子宫内膜癌，内膜增厚不均匀，与子宫肌层分界不清，有时可见肌层浸润征象；子宫内膜息肉，局部内膜也可增厚，于增厚的内膜内可见团块状低回声或高回声区。

② 子宫内膜萎缩常见于绝经后的女性，内膜功能层萎缩消失，仅见线状宫腔线回声。

(4) 子宫内膜回声异常：可见于子宫内膜增生症，增厚的内膜内见高回声区或小无回声区；囊性增生时，内膜内见大小不等的液暗区，呈蜂窝状；子宫内膜癌，增厚的子宫内膜回声不均匀，局部可出现团块状回声，回声稍增强，形态不规则，与正常组织分界不清。

(5) 宫腔线分离：多数情况下见于宫腔内积液；子宫内膜息肉时局部宫腔线可有分离征象；子宫内膜癌局部出现坏死液化，可见宫腔线分离。

6）子宫颈

位于子宫体下部，超声上呈绞窄的圆柱状结构。子宫颈长度一般不常规测量，在测量子宫全长时，需包括子宫颈的长度。测量方法：子宫纵切面显示子宫颈长轴，测量子宫颈内、外口之间的距离即为子宫颈长度。

子宫颈的大小常与子宫体相比较，随年龄阶段不同而改变。青春期前，子宫颈与子宫峡部融合，比子宫体长，约为子宫总长的 2/3；青春期，子宫颈与子宫体等长；而生育期，子宫体约为子宫颈的一倍；绝经后两者长度比又为 1∶1。

(1) 正常：子宫颈内部回声均匀，其上端可见子宫颈内口回声，境界尚清；子宫颈中央可见宫颈部宫腔线回声，向上延续为子宫内膜回声；子宫颈下端可见子宫颈外口回声，向下延续为阴道。

(2) 子宫颈大小异常：

① 子宫颈肥大症：子宫颈厚径增大超过 3 cm，常由于慢性宫颈炎引起。

② 幼稚子宫：青春后期的妇女，宫颈狭长，宫体、宫颈长度比小于或等于 1。

(3) 子宫颈内部回声异常：大多数妇女宫颈内见液性小囊，尤其是经阴道探查时，近管腔的壁内常见大小不等的薄壁液性小囊，称为纳勃小囊，是颈管内腺体扩张所致，可单发或多发，密集时呈蜂窝状；子宫颈明显增大，常伴慢性宫颈炎。

(4) 子宫颈内膜回声异常：少见。蒂较长的子宫内膜息肉可脱至子宫颈管内，呈团块状回声；局部子宫颈管内可见积液。

2. 卵巢

1）卵巢大小

卵巢长轴最大切面测量卵巢长径和厚径，卵巢最大横切面测量卵巢宽径。

(1) 正常超声测值：成年女子的卵巢约 4 cm×3 cm×1 cm(长径×宽径×厚径)。

(2) 卵巢增大：成年女子卵巢长径大于 4 cm 即为增大。在青春期后女性常见于多囊卵巢综合征，双侧卵巢均匀性增大，多为正常 2～4 倍，轮廓清晰，包膜回声增强，内见多个大小不等的圆形无回声区，数目在 10 个以上，小于 0.5 cm，呈蜂窝状改变；青春期前女性，常见于性早熟的女性儿童，子宫体积增大，卵巢增大超过正常值，卵泡直径增大超过 0.4 cm，数目在 4 个或 4 个以上。

(3) 卵巢缩小：临床上病理改变少见；正常绝经后女性，卵巢体积缩小，有时甚至无法探及；卵巢功能早退的患者，卵巢体积缩小，长径小于 2 cm。

2）卵巢形态

（1）正常：卵巢呈杏仁形。

（2）卵巢变形：卵巢囊性、实质性占位压迫卵巢引起，如巨大的卵巢囊肿等。

3）卵巢内部回声

（1）正常：回声略高于子宫。青春期前，卵泡直径可达0.9 cm。8岁半后和未出现任何青春期临床征象前，卵巢具有"多囊样"形态学特征，至少含6个卵泡，直径在0.5～1.3 cm。正常女性儿童在优势卵泡发育和排卵性月经周期前均可出现这种"多囊"阶段。

（2）卵泡数量增多：卵巢内卵泡数在10个以上即为增多，常见于多囊卵巢综合征，卵巢内卵泡呈蜂窝状表现，卵泡直径小于0.5 cm；青春期前，卵泡数量在6个以上即为增多，见于性早熟的女性儿童，但卵泡直径大于0.4 cm。

（3）卵巢髓质增多：常见于多囊卵巢综合征，卵巢髓质面积增大，回声明显增强，卵泡被挤向卵巢周边。

3. 输卵管

（1）正常：输卵管一般不易显示。

（2）输卵管增粗、扩张：见于输卵管积液，双侧或单侧附件区可见大小不等、增厚迂曲的连续管状无回声区，境界清，内径增宽，无回声区内彼此相通，透声好。合并感染时，透声差，内见点状回声。

（3）输卵管妊娠：详见"产科"。

4. 子宫、卵巢血流

子宫和卵巢的血供状态可随年龄、生殖状态（绝经前、绝经期或绝经后）和月经周期而变化，并与雌激素和孕酮的水平有关。

（1）一般子宫动脉的频谱在非妊娠状态表现为收缩期的尖锐峰，舒张期速度减低，并形成舒张早期"切迹"。子宫动脉的阻力指数（RI）和搏动指数（PI）随月经周期的变化而变化，分泌晚期和月经期RI和PI增高，增殖期为中间值，分泌早、中期RI和PI减低。妊娠期RI和PI明显减低，由于血流的低阻力使子宫肌层和黏膜层有丰富的血流灌注。绝经后子宫动脉不易显示，多呈高阻力频谱，舒张期无血流。

（2）卵巢血管供应取决于每侧卵巢的功能状态，经历卵泡增殖期、排卵期和非活动状态的变化，丰富血管网通常位于优势卵泡周围。卵巢动脉主支在无功能或不活动状态显示为高阻力的血流频谱图，卵泡增殖期显示为中等阻力，黄体期则RI和PI值减低。绝经期和绝经后期卵巢彩流显示非常少，频谱图显示为高阻的无舒张期血流的频谱。

妇科彩色多普勒及频谱多普勒分析对判断血流的方向、血流速度和血流的性质等有重要意义，同时对血管形态学的显示也有一定价值，包括血管的管径、走行、分布和血管的丰富程度等。

对血流定量的研究或血流动力学的测定需依据频谱多普勒的检测。在妇产科有关的血流动力学检测应用中常用下列指标：收缩期最大血流速度（SPV）、舒张末期速度（EDV）、平均血流速度（v_m）、时间平均速度（TAV）、加速度（AC）、加速时间（AT）、血流量（Q）、阻力指数（RI）、搏动指数（PI）、收缩期（S）与舒张期（D）流速比（或称A/B）等。

一般而言，妇科恶性肿瘤血管网丰富、走行紊乱、管腔形态不规则等，血流频谱测定多呈高速低阻状态，即RI<0.4、PI<1.0，如子宫内膜癌、子宫肉瘤、卵巢囊腺癌、卵巢恶性肿瘤等。而良性肿瘤者则周边和内部血管均较稀少，管腔形态规则，RI >0.4、PI>1.0，如子宫腺肌瘤、卵巢囊腺瘤等。

5. 盆腔

（1）正常：

① 肠道回声：正常盆腔内常为充满气体的肠道强回声，肠道内容物少或瘦弱体形者可见盆腔内的主要结构回声。

② 肌肉回声：大骨盆内主要显示髂腰肌回声，位于骨盆内的两侧呈弱回声。小骨盆内可在膀胱下方、

子宫或阴道的两侧见闭孔内肌和提肛肌，并见闭孔筋膜构成的强回声。

③ 血管回声：在膀胱高度充盈的情况下，从腹正中线向髋部斜向扫查可见髂腰肌前方的管状结构，为髂外动、静脉，横切面于子宫底部两侧髂腰肌前方显示。

④ 间隙回声：膀胱充盈扩张时，盆腔腹膜内 3 个潜在的间隙均可在图像上显示。正常情况下，其内充满肠道回声。

(2) 异常：

① 盆腔实质性回声：常见于肿大淋巴结。恶性肿瘤常常引起盆腔淋巴结肿大，表现为单发或多发低回声团块，境界清晰，多发时可呈串珠样改变。如子宫内膜癌、卵巢浆液性、黏液性囊腺癌、卵巢恶性肿瘤或转移瘤以及其他部位恶性肿瘤盆腔淋巴结转移等；亦可见于子宫浆膜下肌瘤，可根据其与子宫的关系来判断；腹膜后病变种类繁多，位于盆腔者往往出现盆腔肿块图像，与妇科病变有时难以区分；恶性肿瘤盆腔转移也可出现盆腔实质性回声，需结合临床病史，寻找原发灶。

② 盆腔囊性回声：常见于妇科囊性病变，往往有各自特征性的声像图表现。非赘生性囊肿，附件区显示圆形或类圆形无回声区，壁薄，边缘清晰光滑，内部透声好，后方回声增强；巧克力囊肿，壁厚，内部透声差，可见细小点状回声，有痛经史；囊性畸胎瘤，壁厚，内部透声差，囊内可见特征性超声表现，如"面团征"、"星花征"、"垂柳征"等；囊腺瘤，一般体积较大，可达 10 cm 以上，囊壁均匀增厚，囊内有分隔，厚薄均匀，囊壁上可见局限性团块呈乳头状突起；囊腺癌，囊壁增厚不均匀，分隔厚薄不一致，囊内透声差，囊壁上乳头状突起，可向囊外浸润生长。

③ 盆腔混合性回声：常见于盆腔炎性包块，实性不均质回声，坏死、液化时内部可见无回声区，壁厚，边界模糊，内部回声紊乱；宫外孕附件区混合回声肿块，详见产科。

④ 盆腔积液：常见于盆腔炎症，于子宫直肠窝、子宫周围可见液性暗区，境界清，内部透声好，化脓时可见点状回声；宫外孕破裂出血，详见产科；其他疾病并发的腹腔积液，如肝硬化、慢性肾功能衰竭、慢性心功能衰竭等；正常女性在排卵期或月经期与子宫后方直肠隐窝内也可见少量积液，可自行消退。

三）特殊分析内容

1. *妇科局灶性病变*

(1) 数目：单发或多发。子宫肌瘤常常多发。卵巢囊肿可以单侧或双侧发病，非赘生性囊肿常常单侧发病，巧克力囊肿、黄素囊肿常双侧发病，卵巢囊腺瘤可双侧发病。

(2) 位置：

① 子宫病变：首先说明其大体位置，位于子宫颈部、体部(前壁、后壁)、底部、宫角部或宫腔内等；再进一步说明其与子宫体的具体关系，位于肌层内、浆膜下、黏膜下或宫腔内。更直观的方法是在体表标志示意图上标示。

② 卵巢或盆腔病变：可依据子宫为参照物说明位置，子宫或附件已切除患者可以膀胱为参照物说明位置。识别子宫的标志是宫腔内膜线以及宫体与宫颈的连续性，再判别肿块与子宫、附件的关系。通常子宫直肠窝为盆腔脓肿、积液和卵巢癌好发部位；子宫底上方为囊性畸胎瘤、卵巢良性肿瘤好发部位；巧克力囊肿多位于子宫后方。

(3) 大小：通过纵、横多切面扫查，选择最大切面测量，报告其长径和宽径。多发病灶时，选取体积最大、最具代表性的病灶测量其大小。

(4) 形态轮廓：判别肿块的形态轮廓，圆形或不规则形，边界清楚或模糊，边缘光滑或粗糙，连续或有中断。圆形或椭圆形常见于子宫肌瘤、卵巢非赘生性囊肿、浆(黏)液性囊腺瘤等，不规则形常见于巧克力囊肿、黏液性囊腺癌等。妇科大多数良性病变边界清楚，如子宫肌瘤、卵巢良性囊肿等；恶性病变边界模糊，如肌瘤恶性变、卵巢囊腺癌等；子宫腺肌瘤边界有时亦可不清楚。恶性病变有时会出现边缘连续性中断，是周围浸润的一种表现。

（5）包膜：观察病变的包膜回声，有助于判断病变的性质。妇科病变中包膜回声对病变性质的判断，尤其对卵巢囊性占位性病变的判断尤为重要。

① 有无包膜。子宫肌瘤、子宫腺肌瘤、盆腔炎性包块往往没有包膜；卵巢囊肿有包膜回声，表现为圆形或类圆形强回声带。

② 包膜是否完整。良性病变包膜回声连续、完整，如卵巢非赘生性囊肿、单纯性浆液性囊腺瘤等，表现为强回声带连续无中断；恶性病变向周围浸润生长，包膜往往出现中断、不连续，如卵巢黏液性囊腺癌等，表现为强回声带中间出现低回声或混合回声，强回声带连续性消失。

③ 包膜厚度如何。包膜较薄见于卵巢非赘生性囊肿、单纯性浆液性囊腺瘤等，表现为包膜强回声带厚度不超过 0.2 cm；包膜较厚见于巧克力囊肿、卵巢囊腺癌、黏液性囊腺瘤、卵巢囊性畸胎瘤等，表现为包膜强回声带厚度超过 0.2 cm，黏液性囊腺瘤囊壁厚度可大于 0.5 cm。

④ 包膜是否均匀增厚。均匀性增厚见于卵巢良性囊性病变，如巧克力囊肿、卵巢囊腺瘤等，表现为包膜强回声带厚度均匀一致；不均匀性增厚常见于恶性病变，如卵巢囊腺癌等，表现为包膜强回声带厚薄不均，表面不光整，布局可形成乳头状突起，是恶性病变的一种表现。

（6）内部回声：

① 囊性肿块：单纯性囊性肿块见于卵巢非赘生性囊肿、单纯性浆液性囊腺瘤等，超声上表现为内部透声好的液性暗区；有间隔见于巧克力囊肿、卵巢囊腺瘤、卵巢囊腺癌、输卵管积液、盆腔炎性包块等，超声上表现为囊性肿块内部见强回声带分隔，分隔带厚度均匀，亦可厚薄不均，带上有时可见乳头状突起，呈实质性回声；局限性实变区常见于卵巢囊腺癌，肿块内部见团块状低回声或等回声团块，境界欠清，形态不规则，内部回声往往不均匀，是局部恶性变的一种表现。

② 实质性肿块：低回声，见于子宫肌瘤、卵巢转移瘤等；强回声见于子宫腺肌瘤子宫后壁局部回声增强；不均质回声见于子宫浆膜下肌瘤、卵巢纤维瘤、未液化的卵巢癌、卵巢恶性畸胎瘤、盆腔异位脏器等。

③ 混合性肿块：以囊性为主见于盆腔化脓性包块、附件异位妊娠包块等，表现为囊性包块中见少量实质性回声，以囊性为主；以实质性为主见于卵巢囊腺癌、卵巢实质性肿块局部液化等，表现为实质性肿块内部见片状无回声区，境界清，无回声区透声好，又出血时透声变差。

（7）后界以及后方回声：有无增强效应、声影或后方回声衰减。后方回声增强见于卵巢囊性占位性病变，如卵巢非赘生性囊肿、单纯性浆液性囊腺瘤、卵巢囊性畸胎瘤、巧克力囊肿等；后方声影见于子宫肌瘤局部钙化后伴声影、卵巢囊性畸胎瘤“面团征”强回声团块后伴声影、卵巢囊腺癌局部钙化后伴声影等。

（8）与周围组织和远处脏器的关系：对较大肿块可用手推动，以观察肿块与周围组织的关系。有粘连常见于盆腔炎性包块、盆腔化脓性包块等，有浸润固定常见于卵巢恶性病变，如卵巢囊腺癌、卵巢转移瘤等；卵巢及子宫颈部肿块常可压迫输尿管，引起同侧输尿管扩张积水和肾盂积水，因此应观察肾脏和输尿管的情况；还需观察腹部大血管周围有无肿大的淋巴结以及肝脏有无转移病灶，常见于恶性病变，如卵巢囊腺癌、卵巢转移瘤等。

（9）有无腹腔积液：70%以上的妇科恶性肿瘤可出现腹腔积液，故必须仔细探测有无盆腔积液及评价积液的多少，常见于卵巢囊腺癌、卵巢转移瘤、卵巢实质性恶性肿块。恶性肿瘤腹膜转移性腹腔积液常可使肠壁粘连，固定腹后壁；而肝硬化等游离性腹腔积液有肠袢浮游其中，两者有明显区别。

（10）多普勒超声：彩色多普勒可提供生理和病理状态下的血供特点和有关血流动力学的信息，更有助于对病变性质的诊断。

① 子宫肌瘤瘤体周围见环状或半环状血流环绕，部分肌瘤内血流信号丰富，似五彩花球，称“彩球征”。瘤体周边和内部可显示中等阻力指数的动脉频谱，RI＝0.6±0.1。

② 巧克力囊肿周边见血流信号，频谱呈高阻型。

③ 卵巢囊腺癌实质性部分内可见丰富血流信号，血管分布紊乱、扩张，呈低阻力型。

④ 卵巢实质性良性肿块内部及周边见血管分布规则，呈中高阻力指数；恶性肿块血流信号丰富，血管量增多，分布不规则，呈高速低阻特征。

2. 宫内节育器

超声检查可以准确判断宫内节育器的有无和位置，明确是否有位置下移或嵌入肌层，有无引起并发症。

Gross 提出 4 条识别宫内节育器的声像图特征：① 特殊的形态特征；② 后方伴彗尾征或声影；③ 有进出入界面反射；④ 强回声。

(1) 声像图特征：

① 带状强回声：见于金属单环、“T”型、“V”型宫内节育器。子宫纵切面上均为高强回声，金属单环呈“二”字形，“T”型呈“i”字形，“V”型呈“I”字形；横切面时，金属单环呈圆形回声，“V”型呈三角形回声。

② 声影和混响回声：节育器的中心落在超声束内，产生声影，为一条无回声暗带。常用的节育器后方均有声影。节育器高强回声后方，由于产生多次反射形成混响回声，呈“彗尾征”，多见于金属单环。

(2) 宫内节育器的定位：宫内节育器的避孕效果主要取决于节育器在宫内的合适位置，明确宫内节育器的位置是超声检查的主要目的。判断标准是确定宫内节育器是否放置在近子宫底部的内膜腔内。判断的指标是子宫纵切面上测量宫内节育器上缘到宫底外缘的距离，正常值范围为 1.1～1.7 cm。

(3) 并发症：

① 脱落：子宫腔内或盆腔内无节育器回声。

② 不完全性脱落：指宫内节育器移位，常见于节育器下移。根据节育器上缘至宫底的距离给予判断，超过 2.0 cm 即为环位下移。表现为下移至子宫峡部、子宫颈内口、宫颈管内等。

③ 嵌顿：包括部分性浅嵌顿和完全性肌层内嵌顿。前者指宫内节育器部分植入子宫内膜和极浅表的肌层；后者指宫内节育器大部分或全部贯穿子宫肌层或穿出子宫浆膜层，进入腹腔，又称环穿孔。穿孔时，在子宫肌层内出现变形的宫内节育器回声；穿破浆膜层时，该处浆膜层掀起，缺口被节育器所占据。常见于宫内节育器放置过程中，对于过度前屈或后屈的子宫、哺乳期子宫、产后子宫等，在放置宫内节育器时常有穿孔的危险。

④ 盆腔炎症：少数带节育器者可因上行感染，发生子宫内膜炎及附件炎症，可引起输卵管炎，甚至盆腔脓肿、输卵管卵巢脓肿等。

3. 卵泡检测

卵泡监测是不孕症和内分泌失调治疗的主要观察手段，超声可以观察卵泡生长速度、形态以及大小，根据声像图特征可以判断卵泡的成熟度和是否已经排卵。生育期妇女，卵泡的大小随月经周期而有变化。

(1) 卵泡早期(月经第 5～7 天)：通常可见数个发育中的卵泡，一般为 5～10 个，大小为 0.3～0.5 cm，表现为圆形小无回声区，排列在卵巢内。

(2) 卵泡期(月经第 8～12 天)：优势卵泡形成而其他卵泡退化，非优势卵泡直径一般不超过 1.0 cm。优势卵泡直径在 1.0 cm 以上，除直径外，其内部回声同时发生变化，依据其成熟度依次表现为：① 无回声；② 卵泡壁上局部回声团及稀疏回声点，提示卵丘存在；③ 卵泡壁内缘出现断续的弧状线条状回声，反映了颗粒细胞层与卵泡膜分离，卵细胞从卵丘中游离，是急迫排卵征象。成熟卵泡直径可达 2.0～2.5 cm，外形饱满、呈圆形，内壁薄而清晰，位于卵巢表面，向外突出，一侧无卵巢组织覆盖。

(3) 排卵期(月经第 13～14 天)：排卵前，卵泡一般直径为 1.8～2.0 cm 的圆形或椭圆形无回声区，并具有以下特征：

① 卵泡壁的内侧卵泡液中出现极低回声晕环，卵泡壁边界欠清。

② 卵泡张力降低和颗粒细胞层皱褶形成，卵泡壁上出现皱褶，形态不规则。

③ 卵泡膜细胞层水肿，造成卵泡周围的回声降低。

④ 在黄体生成素作用下，卵泡壁上出现新生血管，血流阻力较低。有时可见位于卵泡一侧的卵丘，预示

将在 36 小时内排卵。

(4) 黄体期(月经第 15～28 天)：卵泡外形消失或缩小，内壁塌陷，形成血体，血被吸收后形成黄体。

黄体的超声表现为：

① 位于卵巢皮质内，形态不规则，呈高回声分叶状。

② 部分囊性黄体呈混合回声，内壁较卵泡壁厚，边界模糊，囊壁内侧为低回声晕。

③ 黄体内部血管明显扩张且丰富，血管阻力低。月经后期，如果没有妊娠，黄体发生萎缩。

超声有时可见到黄体囊肿，壁稍厚，囊肿内有点状回声，直径可达 4.0～6.0 cm，在下次月经开始后消失；陶氏腔内可有少量液性无回声区。

二、妇科超声报告规范

一）报告内容

报告的内容包括临床信息以及超声信息，主体内容是超声表现与超声提示。

1. 超声表现

遵循超声表现报告的一般规范要求(见“总论”相关内容)。

报告首先应说明膀胱充盈情况，用以评价显像状况。

报告必须给出妇科全面、详细的检测内容，主要包括超声测值和声像图描述两大部分。其中，超声测值部分一般应记载子宫体的大小(长径、宽径、厚径)、子宫内膜厚度和双侧卵巢的大小(长径、宽径、厚径)；声像图描述部分应详细、客观记录超声所见，从子宫和卵巢的整体到局部，从 B 型超声到多普勒超声，主要包括位置、大小、形态、内部回声以及血流等。另外，还应报告重要的“所未见”，如卵巢未显示时，同侧附件区未见异常征象；盆腔未见积液征象等。

如果子宫和卵巢有局灶性病变时，还应报告其大小、形态以及内部回声等；如果病变内部有血流并可提取频谱，则应进一步提供频谱分析的测量值以及计算值。

2. 超声提示

遵循超声提示的一般规范要求(见“总论”相关内容)。报告以提示超声物理诊断为主。若要提示病理诊断，需使用“符合××”、“××可能”、“××不排除”等用语表示其可能性大小。

需要提醒的是，附件病变发生在左侧或是右侧一定要明确，不能混淆。

3. 超声图像选择

报告还应常规附有 1～4 张超声图像。报告所选图像应与超声提示相配合，首先选择反映病情的图像，病变较多时，选择相对严重病变的图像。占位性病变除了有 B 超图像外，还必须提供 CDFI 图像。检查结果正常时，则选择妇科的基本图像。

二）报告格式

妇科超声检查报告格式示例见表 35。

表 35 妇科超声检查报告单

××××医院			
超声检查报告单			
姓名：	**性别：**	**年龄：**	**超声号：**
科别/病区：	**床号：**	**门诊/住院号：**	**临床诊断：**
检查类别：	**仪器：**		**检查状况：**优 一般 差
检查部位：妇科			

续 表

<table>
<tr><td>**代表图像**：常规 1～4 幅
妇科图 1</td><td>妇科图 2</td></tr>
<tr><td colspan="2">**超声表现**：
超声测值：子宫体：长径 7.0 cm，宽径 5.0 cm，厚径 3.0 cm；内膜厚径 0.8 cm。
卵巢：左侧长径 3.3 cm，宽径 2.6 cm，厚径 1.5 cm；
右侧长径 3.0 cm，宽径 2.5 cm，厚径 2.0 cm。
B 型超声：膀胱充盈良好，子宫以及附件显示清晰。
子宫前位，大小及形态正常，肌层回声均匀，内膜居中。
双侧卵巢大小及形态正常，内部回声较低。
双侧输卵管未见增粗及扩张等。
盆腔未见异常征象。
CDFI：子宫、卵巢血流未见异常征象。</td></tr>
<tr><td colspan="2">**超声提示**：子宫、附件未见异常</td></tr>
<tr><td colspan="2">**检查医生**：　　　　**报告医生**：　　　　**检查时间**：</td></tr>
<tr><td colspan="2">备注：超声报告仅供临床医生参考！</td></tr>
</table>

三）信息储存

遵循超声信息储存的一般规范要求（见“总论”相关内容）。文字资料要登录齐全，而图像的采集保存是重点，因为图像是诊断的重要依据，是分析讨论的基础，以备后用。

妇科应常规储存的基本图像资料：

（1）子宫最大纵切面声像图。于此切面测量宫体长径与厚径以及内膜厚径。

（2）子宫宫角下缘的横切面声像图。于此切面测量宫体宽径。

（3）双侧卵巢最大纵切面声像图。于此切面测量卵巢长径和厚径。

除了留取必要的基本切面图像，阳性结果都要有图像记录。对有肿块者除了要储存其代表性声像图及其 CDFI 图像，以上图像至少储存 1 张以上，病灶内部有血流时还要提取血流的多普勒频谱图。

超声图像多留不限。

第三节　正常妇科超声报告示范

一、超声表现

1. *B 型超声*：

（1）子宫：子宫前位、中位或后位；大小、形态正常，轮廓线光滑，子宫肌层回声细小均匀；子宫内膜回声呈线状或长椭圆形强回声，境界清晰，位置居中，厚度正常；宫颈呈管状的稍强回声，内膜连续，未见异常回声（妇科图 1）。

（2）卵巢：双侧卵巢呈杏仁形，大小正常，内部回声较低，分布尚均匀，可见类圆形的小无回声区（妇科图 2）。

（3）输卵管：双侧输卵管不易显示，未见增粗、扩张等征象。

（4）盆腔内未见包块、积液等异常征象。

2. *多普勒超声*：

CDFI：子宫及双侧卵巢显示星点状稀疏血流信号。

二、超声提示

1+2　提示：子宫、双侧附件未见异常

第四节　妇科常见病超声报告示范

一、先天性内生殖器官发育异常

一）超声表现

1. *B型超声*

(1) 先天性无子宫：

① 膀胱适度充盈后，无论纵切或横切扫查均不能显示子宫回声。

② 常合并无阴道，双侧卵巢可正常。

(2) 始基子宫：

① 膀胱适度充盈后，显示很小的子宫回声，纵径小于2 cm，厚径小于1 cm，无明显内膜回声。

② 常合并无阴道。

(3) 幼稚子宫：青春后期的妇女，子宫各径线明显比正常小，约为正常一半或更小，厚径小于2 cm，宫颈狭长，宫体与宫颈比小于或等于1，常有过度前屈或后屈，内膜较薄。

(4) 双子宫：

① 纵切显示两个完整独立的子宫图像，左右对称，两个宫腔内均有完整的内膜回声(妇科图3)。横切显示双子宫中间有凹陷，宫体并列呈“蝴蝶状”。

② 可有双宫颈、双阴道或阴道完全纵隔。

(5) 双角子宫：宫体无特殊表现，横切时宫底增宽，中间有切迹，左、右各有一角状突起，呈“马鞍状”。宫颈、宫体只有一个。

(6) 单角子宫：子宫外形呈梭形，一侧子宫发育完好，另一侧子宫形成残角。如残角有阻塞，内可见无回声的宫腔积血征象。

(7) 纵隔子宫：

① 子宫外形完全正常，横切时宫底平滑，其内可见两个内膜回声，中央条索状致密回声结构将宫体分成左右对称的两部分。

② 若两部分内膜均延续至宫颈，称完全性纵隔子宫。

③ 若双侧内膜中途有汇合，称不完全性纵隔子宫。当一侧宫腔妊娠或积液时，更易于鉴别。

(8) 处女膜闭锁：

① 阴道扩张，内见无回声区，透声差，见散在细小回声点，可随体位移动(妇科图4)。

② 严重的经血潴留可导致宫腔及双侧输卵管扩张，形成不规则的无回声区。

二）超声提示

1(1)+临床表现(原发性闭经，妇检直肠一腹部诊扪不到子宫)　**提示：盆腔未见子宫回声，先天性无子宫可能性大**

1(2)+临床表现(原发性闭经，妇检子宫体积比正常小1～2倍)　**提示：子宫体积甚小，始基子宫可能性大**

1(3)+临床表现(原发性闭经，妇检子宫体积比正常小)　**提示：子宫体积小，幼稚子宫可能性大**

1(4)+临床表现(一般无任何自觉症状，多在人工流产、产前检查甚至分娩时发现，有时可有阴道不规

则流血、原发性痛经等） **提示：宫体“蝴蝶状”，双子宫可能性大**

1(5)+临床表现（一般无任何自觉症状，但是妊娠时易发生胎位异常，以臀先露居多，可有阴道不规则流血等） **提示：宫体“马鞍状”，双角子宫可能性大**

1(6)+临床表现（一般无任何自觉症状，可有月经量减少、原发性痛经等） **提示：子宫一侧残角，单角子宫可能性大**

1(7)+临床表现（一般无任何自觉症状，检查时偶然发现，可有阴道不规则流血、原发性痛经等） **提示：宫内纵行条索状致密回声，纵隔子宫可能性大**

1(8)+临床表现（青春期后周期性痛经而无经血排出，严重者伴便秘、肛门坠胀、尿频或尿潴留；检查时可见处女膜向外膨隆，表面呈蓝紫色，无阴道开口） **提示：阴道扩张，处女膜闭锁可能性大**

二、子宫肌瘤（Hysteromyoma）

一）超声表现

1. B型超声

（1）子宫肌层回声不均匀，局部见病灶回声。

（2）病灶表现：

① 病灶可单发或多发。

② 病灶多为类圆形病灶，周围可见线状强回声，境界尚清。

③ 病灶以低回声为主，可有等回声或分布不均的高回声区。较大病灶内部还可见不规则的无回声区。

④ 病灶可位于肌壁间、黏膜下、浆膜下。

⑤ 较大病灶内部可见斑片状或条带状强回声，后伴声影。

（3）单发小病灶位于子宫内，子宫形态、大小无异常；病灶位于浅表、较大或较多时，子宫增大，局限性隆起，形态失常，轮廓线不规则。

（4）宫腔线：宫腔线可因病灶的压迫而变形、移位。有时宫腔线可不规则甚至分离，宫腔内见中等或低回声病灶。

（5）宫颈肌瘤：在子宫内膜线下方，即宫颈唇部见病灶回声。

（6）阔韧带内肌瘤：子宫某一侧见病灶回声，将子宫推向对侧。

2. 多普勒超声

（1）CDFI：病灶周围见环状或半环状血流信号环绕（妇科图5），内部见星点状或网状血流信号。部分病灶内血流信号丰富，似五彩花球，称“彩球征”。

（2）PWD频谱：病灶周边和内部可提取中等阻力指数的动脉频谱，RI＝0.6±0.1。

二）超声提示

1(1)(2)+2(1)+临床表现（月经改变、压迫症状、腹部包块、白带增多、不孕等，妇检发现子宫体积增大、表面不规则、质地不均匀等） **提示：符合子宫肌瘤**

1(5)+2(1)+临床表现（月经改变、压迫症状、腹部包块、白带增多、不孕等，妇检发现子宫体积增大、表面不规则、质地不均匀等） **提示：符合宫颈肌瘤**

1(6)+2(1)+临床表现（月经改变、压迫症状、腹部包块、白带增多、不孕等，妇检发现子宫体积增大、表面不规则、质地不均匀等） **提示：阔韧带肌瘤可能**

三、子宫腺肌症(Adenomyosis)

一）超声表现

1. *B 型超声*

(1) 子宫弥漫性或局限性增大,体积饱满呈球形,轮廓线规则。

(2) 弥漫型腺肌症：子宫内部回声不均匀,散在分布小无回声区(妇科图 6);内膜回声均匀居中。

(3) 局灶型腺肌症、子宫腺肌瘤：子宫非对称性增大,见局限性异常回声区,以后壁强回声多见,形态欠规则,边缘欠清,无包膜回声,内有小无回声区(妇科图 7);内膜相对偏前。

2. *多普勒超声*

CDFI：子宫肌层内见较正常丰富的点、条状血流信号。

二）超声提示

1(1)(2)+2+临床表现(渐进性痛经,月经量多,经期延长;妇检发现子宫增大、变硬和轻压痛,形态不规则或呈球形等) **提示：子宫腺肌症可能**

1(1)(3)+2+临床表现(渐进性痛经,月经量多,经期延长;妇检发现子宫增大、变硬和轻压痛,形态不规则或呈球形等) **提示：子宫腺肌瘤可能**

注意：子宫腺肌瘤需与子宫肌瘤相鉴别。

四、子宫内膜增生症(Endometrial Hyperplasia)

一）超声表现

1. *B 型超声*

(1) 子宫内膜增厚呈梭状或长椭圆状高回声,未绝经妇女厚度超过 1.5 cm,绝经妇女超过 0.5 cm。

(2) 子宫内膜内部回声欠均,可见大小不等的无回声区,呈蜂窝状(妇科图 8)。

(3) 子宫内膜边缘不光整,但与肌层分界清楚。

2. *多普勒超声*

CDFI：增厚的子宫内膜内未探及血流信号。

二）超声提示

1+临床表现(阴道不规则出血,月经量增多,经期延长,妇检时可无任何体征,部分患者可有反应性子宫体积增大,质地较软等) **提示：子宫内膜增厚,内膜增生症可能**,建议诊断性刮宫

五、子宫内膜息肉(Endometrial Polyps)

一）超声表现

1. *B 型超声*

(1) 子宫内膜局限性增厚隆起,内见圆形或椭圆形等回声区或高回声区(妇科图 9),有的蒂较长,可脱出宫颈口外。

(2) 病灶可单发或多发。

(3) 病灶与子宫内膜分界较清楚,该处宫腔线连续性消失。

2. *多普勒超声*

CDFI：可见血流信号自蒂进入病灶内。

二）超声提示

1+2+临床表现(月经量增多,经期延长,阴道不规则出血,白带增多,血性白带,阴道分泌物增加,血性或脓性分泌物等) **提示：子宫腔内稍高回声,内膜息肉可能**

注意：子宫内膜息肉需与子宫黏膜下肌瘤、子宫内膜癌等相鉴别。

六、子宫内膜癌（Endometrial Cancer）

一）超声表现

1. *B型超声*

(1) 子宫体积增大，轮廓较规则，宫颈常扩张。

(2) 宫腔内部回声不均匀，子宫内膜非均匀性增厚，厚度大于0.6 cm，形态不规则，呈弥漫性或局限性不规则的中强回声（妇科图10），少数可为等回声或低回声；可呈息肉状突起，与正常组织分界不清。

(3) 增厚的内膜可与肌层分界不清，局部肌层可变薄，回声不均匀。

(4) 宫腔内可见无回声区或低回声区，内有点状回声。

(5) 经阴道超声能清晰显示子宫内膜层、肌层及其分界，因而可以判断子宫内膜癌的肌层侵蚀范围和深度，从而进行临床分期。

(6) 可于盆腔内探及不均质团块回声。

2. *多普勒超声*

(1) CDFI：病灶周边及内部见丰富血流信号，分布紊乱迂曲。

(2) PWD频谱：病灶内可提取低阻动脉频谱，舒张期血流丰富，RI＝0.42±0.02。

二）超声提示

1(1)(2)＋2＋临床表现（绝经后妇女不规则阴道出血；阴道血性流液，合并感染时，排出脓性或脓血性液体；全身症状，如贫血、消瘦、发热、全身衰减等）　**提示：宫腔内实质性占位，子宫内膜癌可能**

＋1(3)　提示：子宫肌层受累

＋1(4)　提示：伴宫腔积液

＋1(6)　提示：伴宫旁组织或远处转移

注意：子宫内膜癌需与子宫内膜增生症、子宫内膜息肉、子宫黏膜下肌瘤等相鉴别。

七、宫内节育器（Intrauterine Devices）

一）超声表现

1. *B型超声*

(1) 宫腔内见节育器回声，一般呈“二”字形或“一”字形强回声，调整探头可显示“O”形（妇科图11）、“T”形（妇科图12）、宫形（妇科图13）等完整形态，后方伴有“彗尾征”。

(2) 节育器一般位于宫腔中央。位置下移时，其上缘远离宫腔底部，上缘距宫底大于2.0 cm（妇科图14）。

(3) 可见节育器脱离宫腔中心部位，偏于一侧肌层内。

(4) 可于子宫旁或腹腔内见节育器回声，而宫内无节育器回声。

二）超声提示

1(1)＋临床表现（有节育器置入史，无明显临床症状，部分女性置入节育器后可有月经规律的改变）　**提示：宫内节育器**

1(2)＋临床表现（有节育器置入史，可无明显临床症状，或阴道不规则出血、月经改变等）　**提示：宫内节育器，位置下移**

1(3)＋临床表现（有节育器置入史，可无明显临床症状，或阴道不规则出血、月经改变等）　**提示：宫内节育器，嵌入肌层**

1(4)＋临床表现（有节育器置入史，腹痛，或阴道不规则出血、月经改变等）　**提示：节育器异位宫外**

八、卵巢非赘生性囊肿(Ovarian Non-neoplastic Cyst)

一)超声表现

1. *B型超声*

(1) 附件区显示圆形或类圆形无回声区(妇科图15),大小不一,壁薄,边缘清晰光滑,内部透声好,后方回声增强,可有强回声带分隔。

(2) 病灶内可见絮状回声或低回声网状结构。

2. *多普勒超声*

CDFI:病灶壁上可见点状血流信号,内部无血流信号。

3. 其他

定期随访或滋养层细胞肿瘤治疗后,可见病灶自行消失或缩小。

二)超声提示

1(1)+2+临床表现(可无明显症状;可由于大剂量雌激素或孕激素的分泌,造成月经改变,月经量增多,经期延长,阴道淋漓出血不尽或不规则阴道出血,绝经后妇女表现为绝经后阴道出血等;妇检时子宫一侧扪及球形囊性肿块,形态规则,表面光滑,肿块活动度良好) **提示:附件囊肿**

+1(2) 提示:黄体血肿可能

+3 提示:卵巢非赘生性囊肿可能

九、多囊卵巢综合征(Polycystic Ovary Syndrome)

一)超声表现

1. *B型超声*

(1) 双侧卵巢均匀性增大,多为正常2~4倍,轮廓清晰,包膜回声增强。

(2) 卵巢内见多个大小不等的圆形无回声区,一个切面上数目在10个以上,一般小于0.5 cm,呈蜂窝状改变(妇科图16)。

(3) 卵巢髓质部分增多,回声增强。卵泡被挤向卵巢周边,在卵巢被膜下沿卵巢周边排列。

(4) 子宫大小形态无特殊,但子宫内膜常发生增殖性改变,呈条状、团状增强回声。

(5) 子宫后方或周围可见无回声区。

2. *多普勒超声*

(1) CDFI:卵巢周边及内部血流信号较丰富。

(2) PWD频谱:卵巢血流频谱阻力指数小。

二)超声提示

1(1)(2)+2+临床表现(患者肥胖、多毛、月经稀发、闭经,也有的表现为月经过多或不孕等;妇检时子宫多正常大小,双侧卵巢可扪及体积增大,比正常大1~3倍,包膜厚,较坚韧) **提示:双侧卵巢体积增大,多囊卵巢综合征可能性大**

+1(5) 提示:伴盆腔积液

十、卵巢子宫内膜异位囊肿(Ovarian Heterotopic Endometrial Cyst)[又称:巧克力囊肿(Chocolate Cyst)]

一)超声表现

1. *B型超声*

(1) 子宫后方或附件区见囊状病灶(妇科图17),可单侧或双侧发病。

（2）病灶表现：

① 病灶呈圆形或不规则。

② 病灶的囊壁厚，内壁欠光滑。

③ 病灶内透声尚可或较差，内见细小点状、团块或粗细不等的带状等回声，甚至可类实体样。

2. 多普勒超声

（1）CDFI：病灶囊壁可见血流信号，探头挤压振荡后囊内可见闪彩伪像。

（2）PWD频谱：病灶囊壁血流频谱呈高阻型。

二）超声提示

1+2+临床表现（继发性痛经，进行性加重，月经失调，经量增多或经期延长，妇检时可发现子宫粘连，后倾固定，子宫可稍增大；子宫一侧或两侧可扪及与子宫相连的不活动囊块，有轻压痛，子宫后壁或后凹陷处有米粒至蚕豆大小、不规则的硬结节，触痛明显）　**提示：附件囊性包块，巧克力囊肿可能性大**

十一、卵巢囊性畸胎瘤（Ovarian Cystic Teratoma）［又称：卵巢皮样囊肿（Ovarian Dermoid Cyst）］

一）超声表现

1. B型超声

（1）附件区见囊状病灶。

（2）病灶回声：本病声像图表现错综复杂。

① 脂液分层征：病灶内见一强回声分界线，上方为密集细小回声点，下方为无回声区。

② 面团征（妇科图18）：病灶囊壁一侧见强回声团块，边缘较清晰。

③ 瀑布或垂柳征：病灶内见散在强回声，表面回声较强，后方渐次减弱，呈“瀑布状”或“垂柳状”。

④ 星花征：病灶内见散在组小增强回声点，浮游于无回声区中。推动或加压时回声点可移动。

⑤ 壁立结节征：病灶内壁见隆起的强回声结节，似乳头状，后方可伴声影。

⑥ 多囊征：病灶内见多个小囊，呈“囊中囊征”。

⑦ 杂乱结构征：病灶内回声极其杂乱，见不规则的强回声斑点、团块等，后方回声衰减或可见声影。

⑧ 线条征：病灶内见多条短线状强回声，可随体位改变而移动。

2. 多普勒超声

CDFI：病灶周边及内部一般无明显血流信号。

二）超声提示

1+2+临床表现（一般无症状，肿瘤较大压迫邻近器官出现相应的压迫症状，带蒂畸胎瘤扭转时可出现急腹症症状；妇检时一侧或双侧附件区扪及边界清楚、有一定韧度的肿块）　**提示：附件囊性包块，卵巢囊性畸胎瘤可能性大**

十二、卵巢囊腺瘤（Ovarian Cystadenoma）

一）超声表现

1. B型超声

（1）单侧或双侧附件区见囊状病灶，与子宫界限较清。

（2）浆液性囊腺瘤：

① 病灶呈圆形或椭圆形，轮廓清晰。

② 病灶大小多为5～10 cm，少数大于10 cm。

③ 病灶囊壁可薄而光滑，囊壁上可见有大小不等乳头状中低回声团块，突向囊内，但其轮廓光滑。乳头

状突起之间常有强回声点。

④ 病灶内透声较好，可有间隔细带回声。

⑤ 病灶后壁及后方回声增强。

(3) 黏液性囊腺瘤：

① 病灶呈圆形或椭圆形。

② 病灶多大于 10 cm，甚至巨大占满腹腔。

③ 病灶边缘光滑，轮廓清晰，囊壁均匀性增厚，超过 0.5 cm。

④ 病灶内呈无回声区，透声差，见散在增强回声点及带分隔，呈多房结构，房腔大小不一(妇科图 19)。

⑤ 病灶囊壁上可见局限性团块呈乳头状突向囊内或壁外。

2. *多普勒超声*

(1) CDFI：病灶囊壁乳头内探及点状血流信号。

(2) PWD 频谱：病灶囊壁乳头内血流频谱呈中等阻力型。

二）超声提示

1(1)(2)＋2＋临床表现(一般无明显症状；肿瘤长至中等大时，常感腹胀或腹部扪及包块，边界清楚；妇检时在子宫一侧和两侧触及球形囊性包块，表面光滑，与子宫无粘连，蒂长者活动度较好) **提示：附件囊性包块，浆液性囊腺瘤可能性大**

1(1)(3)＋2＋临床表现(一般无明显症状；肿瘤长至中等大时，常感腹胀或腹部扪及包块，边界清楚；妇检时在子宫一侧和两侧触及球形囊性包块，表面光滑，与子宫无粘连，蒂长者活动度较好) **提示：附件囊性包块，黏液性囊腺瘤可能性大**

十三、卵巢囊腺癌(Ovarian Cystadenocarcinoma)

一）超声表现

1. *B 型超声*

(1) 单侧或双侧附件区见囊状病灶。

(2) 病灶表现：

① 病灶多呈圆形、椭圆形或分叶状。

② 病灶壁回声明显增厚且轮廓不规则，囊壁上可有中低回声的乳头状突起，可侵犯囊外，见向外伸展的局限性团块。

③ 病灶内呈无回声区，内有散在浮动回声点，可有厚度不均的带状分隔。

(3) 多伴有腹腔内无回声区。

(4) 腹膜上可见散在的低回声团块等。

2. *多普勒超声*

(1) CDFI：病灶内乳头部分可见丰富血流信号，血管分布紊乱、扩张。

(2) PWD 频谱：病灶内血流频谱呈低阻力型。

二）超声提示

1(1)(2)＋2＋临床表现(早期往往无明显临床症状，随肿瘤的生长，较常出现的症状是腹胀、胃肠道不适等，晚期常常出现贫血，消瘦和恶病质等；妇检时子宫一侧或双侧扪及相对固定、形态不规则、厚壁、边界欠清的囊块，浅表淋巴结转移时可扪及肿大淋巴结) **提示：附件囊性包块，囊腺癌可能**。建议进一步检查

＋1(3) 提示：伴腹腔积液

＋1(4) 提示：伴腹膜转移等

十四、卵巢实质性肿瘤(Ovarian Parenchymatous Tumor)

一）超声表现

1. *B型超声*

(1) 附件区见病灶。

(2) 良性病灶表现：

① 形态规则，轮廓清晰，边缘光滑、完整。

② 内部回声分布均匀，呈细小回声点。

③ 后方回声可轻度增强。

(3) 恶性病灶表现：

① 形态不规则，轮廓模糊，边缘回声不整或中断，厚薄不均(妇科图 20)。

② 内部回声强弱不一，分布不均，呈弥漫分布的杂乱回声点或融合性团块，内可见不规则无回声区。

③ 后方无增强效应或轻度衰减。

④ 常伴腹腔内无回声区。

2. *多普勒超声*

(1) 良性肿块：CDFI 示病灶内部及周边血管分布规则；PWD 频谱分析血流频谱呈中高阻力型。

(2) 恶性肿块：CDFI 示病灶血流信号丰富，血管量增多、分布不规则；PWD 频谱分析血流频谱呈高速低阻特征。

二）超声提示

1(1)(2)+2(1)+临床表现(往往无明显临床症状，肿瘤生长较大压迫周围器官时可出现相应的临床症状；妇检时子宫一侧或双侧扪及相对固定、形态规则、质地均匀、边界清晰的肿块)　**提示：卵巢实质性占位，良性肿瘤可能性大**

1(1)(3)+2(2)+临床表现(早期往往无明显临床症状，随肿瘤的生长，较常出现的症状是腹胀不适等胃肠道症状，晚期常常出现贫血，消瘦和恶病质等；妇检时子宫一侧或双侧扪及相对固定、形态不规则、质地不均匀、边界欠清的肿块，浅表淋巴结转移时可扪及肿大淋巴结)　**提示：卵巢实质性占位，恶性肿瘤可能性大**

十五、输卵管积液(Hydrops Tubae)

一）超声表现

1. *B型超声*

(1) 双侧或单侧附件区显示粗细不等、走行迂曲的连续管状回声(妇科图 21)，有时呈梭形或腊肠形无回声区，境界清。无回声区内彼此相通，透声多较好，也可见点状回声。

(2) 双侧或单侧附件区可见不均回声病灶，以无回声区为主，周边回声增强、不规则。

2. *多普勒超声*

CDFI：病灶内无血流信号。

二）超声提示

1(1)+2+临床表现(全身症状不明显，有时下腹部坠胀、疼痛、腰骶部酸痛等；妇检时可在盆腔一侧或两侧扪及囊性肿物，活动多受限)　**提示：输卵管积液可能性大**

1(2)+2+临床表现(下腹部坠胀、疼痛、腰骶部酸痛等；妇检时可在盆腔一侧或两侧扪及肿物，活动多受限)　**提示：附件区混合性包块，输卵管积液可能**

注意：输卵管积液需与盆腔静脉游血曲张相鉴别。

十六、盆腔炎性包块(Pelvic Inflammatory Lump)

一)超声表现

1. B型超声

(1) 盆腔可探及病灶(妇科图22),大小不一,形态多不规则,边界模糊不清,内部回声杂乱,有时内部可见不规则无回声区。

(2) 子宫等周围临近器官可因受压或粘连发生移位、变形。

(3) 子宫周围或子宫直肠窝见无回声区。

2. 多普勒超声

CDFI:病灶周边血流信号较丰富,内部无明显血流信号。

二)超声提示

1(1)+2+临床表现(急性或亚急性炎症有高热、寒战、下腹疼痛、腹膜刺激、阴道流水或不规则出血;妇检常有宫颈举痛,表现为妇检或性交时,由于宫颈的活动,牵拉两侧附件,刺激病变局部组织引起疼痛,可扪及子宫体增大、压痛,子宫旁增厚或边界不清、形态不规则的肿块等。慢性炎症有月经期不适、月经过多,或表现为下腹部不适、坠胀及腰骶部酸痛等;妇检时子宫一侧或两侧扪及增厚、边界不清、形态不规则的肿块,可有轻压痛或压痛不明显) **提示:盆腔不均质包块,炎性可能性大**

+1(3) 提示:盆腔积液

(许华宁 杨益虎 张玫玫 谢跃明)

附录:

超声检查规范与质量控制(试行)·妇科
(新疆超声诊断质量控制中心)

一、经腹超声检查

【检查方法】

1. 膀胱充盈,以显示子宫底为标准。
2. 一般采用凸阵探头,频率为3.5~5.0 MHz。
3. 患者取卧位,于下腹部先纵向探测,后横向探测,多切面探测。

【检查内容】

1. 子宫体位置(前位、中位、后位)。
2. 子宫体大小(纵径×横径×前后径),标准切面为纵切面测量宫底至内口最大距离为纵径,垂直于子宫纵径为前后径,横切面垂直于子宫体纵切面为横径。
3. 子宫肌壁回声。
4. 内膜厚度为子宫矢状切面双层内膜的厚度,成人月经分泌期内膜厚度小于14 mm,如怀疑内膜病变时,超声检查应选择月经干净后3~4天进行。绝经期妇女内膜厚度小于4 mm。
5. 宫腔分离时测量分离宽度。
6. 子宫纵切面节育器的上缘至宫底外缘的距离应小于2 cm。
7. 卵巢大小为相互垂直的最大径,必要时观察卵泡的个数、大小及有无黄体。
8. 双附件区有无异常回声。
9. 子宫直肠陷窝有无积液。

10. 利用彩色多普勒超声检测子宫动脉，可以在宫体与宫颈交界处显示子宫动脉，子宫动脉阻力指数(RI)随月经周期、妊娠期变化而变化。

二、经阴道超声检查

【检查方法】

1. 毋需膀胱充盈，患者取膀胱截石位，使用阴道或通用腔内探头。
2. 探头套入一次性避孕套内，在避孕套表面涂以耦合剂使用。
3. 右手持探头在阴道内作多角度旋转，获得子宫矢状切面的长轴和冠状切面图像。探头在阴道内作推拉式移动，必要时左手可在腹壁配合加压，使盆腔器官接近探头。

【检查内容】

1. 子宫肌层及内膜。
2. 卵巢形态、大小和卵泡。
3. 盆壁、子宫直肠陷窝、宫颈等。

【禁忌证】

1. 未婚妇女。
2. 阴道畸形。
3. 月经期、生殖系炎症。

第二十二章　产科超声诊查规范

第一节　产科超声检查规范

产科的超声检查主要采用经腹壁检查方法，早孕等还可采用经阴道腔内检查方法。对于早孕、异位妊娠、葡萄胎等疾病检查时经阴道超声探测法较腹部优越，但对于中晚期妊娠，经阴道超声探测难窥全貌，故在产科检查中以经腹体表探测为主要方法。本章就通常采用的经腹壁超声检查予以阐述。

一、仪器设施方面规范

1. 超声诊断仪

产科超声的检查仪器要求基本同妇科。实时灰阶B型超声诊断仪是目前产科超声中最常应用的仪器。经腹部超声检查常选用凸阵探头，探头频率范围为3.5～5 MHz；经阴道超声探测，探头频率为5～7.5 MHz。

进行中、晚期妊娠胎儿系统超声检查应使用高分辨力的高档次彩色多普勒超声诊断仪，并配有图像记录设备。

2. 配套设施

妊娠期间，无论是生理上还是心理上，孕妇都很娇贵，应更加注意检查中的防护与舒适性。孕妇检查时需要暴露较大范围的腹部，因此需要注意检查室的封闭管理，保护孕妇的隐私；并且检查室应注意防风保温避免孕妇受凉。另外，检查床不宜太高，便于孕妇上下；检查床宜柔软，便于孕妇较长时间卧躺，以接受检查。

检查室应就近配置卫生间，便于早孕患者检查后及时方便。

二、患者方面规范

1. 检查前

（1）接受超声检查知识宣教，做到知情、同意，消除疑虑，客观看待超声检查，也不要寄以过高期望。

① 产科超声检查的安全性：当达到一定剂量的超声波在生物体系内传播时，可能产生一定的生物效应。超声剂量与其所引起的超声生物效应有直接关系。常规超声检查使用的超声频率较低，检查时间较短，超声剂量较小，一般不会产生显著的生物效应，无明确的危害。目前的科学研究结果表明，胎儿产前超声检查是安全的。但是为了防止可能潜在的危害，应控制检查次数，在检查中应坚持最小剂量原则。只有在有医学需要时，在医生的指导下才可以进行检查，杜绝因好奇、多疑等非医学要求而进行的检查。

② 对超声检查的客观评价：超声检查是一种无创的高科技检查技术，是现代医学影像学的主要方法之一，在临床上有着广泛而重要的应用，但是，和其他检查一样，超声检查不是一种万能的检查。超声检查受到被检者、超声仪器以及胎儿体位、羊水、胎儿活动、胎儿骨骼声影等多因素影响，超声显像不可能将胎儿的所有结构显示出来，而且许多器官或部位可能显示不清。

超声系统筛查胎儿畸形的时间为18～24孕周。尽管超声检查能发现被检查者胎儿畸形，但不能检出所有的胎儿畸形，即诊断符合率不可能达100%。胎儿畸形的形成是一个动态发展的过程，没有发展到一定程度时，有可能不为超声所显示，而且不是每次检查的目的都是检查胎儿畸形，很多时候是检查胎儿生长发育状况。

超声检查只是一种影像学检查方法，不同于病理学检查。超声诊断意见不等于病理学诊断，也不是最终的临床诊断，仅供临床医生在诊断时参考。

（2）检查前准备：早期妊娠时，检查前一小时需要大量饮水 500～1,000 ml，待膀胱适度充盈方可检查。中、晚期妊娠时，由于子宫底上升将肠管推开，一般无需充盈膀胱等特殊准备即可检查。

2. 检查中

请患者信任医生，理解医生，放松心情，充分暴露腹部，配合医生摆放体位，以较好地完成检查。

3. 检查后

请患者稍候片刻取走报告，并妥善保管好，携报告单前往临床医生处继续就诊。

三、医生方面规范

一）临床医生

1. 检查前

临床医生应掌握产科超声检查适应证，正确合理应用超声检查，避免不必要的超声检查。完整填写超声检查申请单，提供翔实准确的临床相关资料，包括患者主诉、末次月经时间、体格检查等，以及临床初步的诊断意向，以供超声医生在进行超声分析时参考。

产科超声检查适应证：

1）正常妊娠

（1）诊断妊娠与否。

（2）诊断妊娠胎数。

（3）估测妊娠时间。

（4）了解胎儿发育情况：头颅、躯干、脊柱、四肢、内脏、性别、胎位、胎方位、胎动等。

（5）了解胎儿附属物发育情况：胎盘、脐带、羊水等。

2）异常妊娠

（1）异位妊娠：输卵管妊娠、宫颈妊娠、腹腔妊娠等。

（2）流产：先兆流产、难免流产、过期流产、流产不全、完全流产等。

（3）胎儿发育异常：停止发育（死胎）、胎儿宫内生长迟缓、巨大儿等。

（4）胎儿先天性畸形：① 神经管畸形：无脑畸形、脑积水、小头畸形、脊柱裂、脑膜脑瘤等；② 心血管畸形：胎儿心律失常、心内畸形（先天性心脏病等）；③ 消化道畸形：食道闭锁、十二指肠梗阻、空回肠闭锁、肛门闭锁等；④ 泌尿系畸形：胎儿肾积水、肾不发育、肾囊肿、多囊肾等；⑤ 骨骼发育异常：颅骨变薄、肢体短小、肢体骨折、肢体缺如、胸腔变形等；⑥ 浆膜腔积液：胸腔积液、腹腔积液、心包腔积液等；⑦ 其他：裂腹畸形、脐疝、多胎联体、淋巴囊肿等。

（5）胎位异常：横位、斜位等。

（6）胎盘异常：前置胎盘、胎盘早剥、胎盘过度成熟、胎盘绒毛膜血管瘤等。

（7）脐带异常：脐带过长、脐带绕颈、单一脐动脉等脐带血管异常、脐带囊肿血肿与肿瘤等。

（8）羊水异常：羊水过多、羊水过少、羊水混浊等。

（9）羊膜带综合征。

（10）滋养叶疾病：① 良性疾病：完全性葡萄胎、部分性葡萄胎；② 恶性疾病：恶性葡萄胎、绒毛膜癌等。

3）其他

（1）双(角)子宫妊娠。

（2）过期妊娠等。

（3）超声引导下羊水穿刺、绒毛取样活检。

2. 检查后

临床医生应仔细阅读超声报告，正确理解超声报告，客观评价超声报告，结合临床其他信息作出合理的临床诊断。

临床医生也要清楚超声检查有其优越性，也有其局限性，超声检查结果仅是重要的参考依据之一。尽管超声检查能发现被检查者胎儿畸形，但不是所有的胎儿畸形都能够被检出。而且，胎儿畸形的形成是一个动态发展的过程，没有发展到一定程度时，有可能不为超声所显示。

临床诊断困难时可以进一步进行其他检查，或者复查超声，进行动态观察。

二）超声医生

1. 检查前

（1）思想准备：爱岗敬业，加强职业道德建设，尊重患者，重视病情，认真检查，细致观察，专心工作，对每一个患者负责，尤其产科检查涉及母子两个人，其实至少是一家人，因此更应慎重。

（2）知识准备：平时加强业务学习，了解产科临床知识，掌握产科超声知识，积极动手实践，多看多问多想，努力提高业务水平。这样在工作中才能得心应手，游刃有余。

承担中、晚期妊娠胎儿系统超声检查的医生还应具有中级以上超声医学专业技术职称，接受过产前诊断的系统培训。

2. 检查中

（1）核查：核对患者姓名，防止张冠李戴；核查手续齐全，登记编号，便于资料的存储、查询等管理；了解患者病史及检查部位、目的、要求等，做到心中有数。

（2）摆放体位：常规取仰卧位，需要时可嘱咐孕妇改变体位，不拘泥于固定体位，以便于检查观察、患者舒适为宜。

（3）仪器调节：选择经腹常规探头，选择检查部位“产科”。将仪器设置在产科条件下，以达到国际安全标准的要求，主要是仪器的生物效应指标(机械指数、温度指数等)应控制在安全范围内。

机械指数(MI)为声轴线上弛张期峰值负压与超声波中心频率的平方根值的比值，表示了瞬间内组织空化的可能性。空化能导致细胞水平的机械性损伤，如细微撕裂、出血等。

温度指数(TI)又称热指数，为探头输出的声功率与从计算而得的使受检组织升温 1℃所需声功率的比值，表示了组织内产生热量的可能性。根据检查组织的不同类别，TI 分为 3 种：软组织热指数(TIS)、骨骼热指数(TIB)、颅骨热指数(TIC)。

一般认为 MI 和 TI 均小于 0.5 是安全的，小于 0.4 则有害的生物效应可忽略，但是大于 1.0 时产生生物效应的可能性增大。在多普勒模式时 TI 相对 MI 更易增加。

根据妊娠周数以及孕妇腹壁厚度等实际情况，调节探头频率、图像深度、增益、焦点等功能按键或旋钮。以图像显示清晰、适于观察为宜。在保证图像清晰的前提下，尽量采用低能量输出。在必要时才加用彩色多普勒血流显像以及频谱多普勒。

（4）扫查分析：进行下腹部子宫及两侧附件区纵、横、斜向探测，观察孕囊或胎儿以及胎盘、脐带、羊水等。

中晚孕检查时，一般先寻找胎头，再根据胎儿脊柱等判断胎儿在宫内的相对位置关系，确定胎方位，然后自胎头沿脊柱的长轴顺序检查颈部、胸部、腹部，最后为四肢以及胎儿附属物等。

在测量胎儿各径线时，一般常规要求测量 3 次，然后取其均值。

注意事项：超声最小剂量原则又称 ALARA 原则，即“先要无害”原则，表示能量水平实现合理目标即可。为了提高超声检查的安全性，临床应用中应坚持最小剂量原则。首先避免不必要的检查，减少检查次数；其次在检查中使用最小的辐射强度与最短的辐射时间。检查中应控制超声诊断仪的输出功率，移动探头多切面扫查，缩短检查时间等，尤其对敏感部位的检查，如早孕胚胎(3 个月之内)、眼、睾丸等，应严格控制超声剂量，以控制生物效应，降低检查的风险。目前一般认为超声诊断仪的空间峰值时间平均值声强 I_{SPTA} 小于 100mW/cm^2，就不会对哺乳动物产生明显的生物效应。超声安全剂量尚未统一标准，美国医用超声学会(AIUM)声明为小于 100mW/cm^2，我国定为小于 10 mW/cm^2。

3. 检查后

(1) 记录、书写报告。描述检查所见，采集必要的、合适的图像，书写超声检查报告，要求准确、翔实、科学。

(2) 整理、存储资料。记录、整理全部检查信息，包括临床信息以及超声信息，归档保存。

(3) 需要者可进行超声复查或随访，以明确诊断，总结分析经验教训，提高诊断水平。定期统计分析产前超声检查的符合率。

第二节　产科超声诊断规范

一、产科超声分析规范

一）超声分析基础

1. 孕龄与孕周

孕龄又称胎龄，即妊娠时间。在胚胎学中，孕龄应自受精日算起，但受精日颇难明确，故临床上常以末次月经的首日作为孕龄计算的开始。一般排卵在月经中期，所以，临床所说孕龄与实际孕龄有 2 周左右的误差。

孕龄是以孕周来计数的。临床对于孕周的解释有两种。如孕 6 周，一种指妊娠满 5 周尚未满 6 周，处于孕 36～41 天；一种指妊娠满 6 周，处于孕 43～48 天。WHO 采用后种解释，本书也是如此。胎儿的生长发育与胎龄有良好的相关性，通过胎儿的生物学测量，可估计胎龄并可评价其发育情况。

2. 妊娠分期

(1) 早期妊娠：又称早孕，指第 12 孕周末以前的妊娠。早孕是从受精卵分化发育到胎儿的关键时期，特别敏感，易致畸形。因此早孕期间应避免不必要的超声检查，在检查中应坚持最小剂量原则。

(2) 中期妊娠：又称中孕，指第 13～27 孕周末的妊娠。

(3) 晚期妊娠：又称晚孕，指第 28 孕周以后的妊娠。胎儿继续发育成熟。

(4) 过期妊娠：指月经周期正常的孕妇超过预产期两周尚未分娩者(从末次月经起超过 294 天)。因胎盘老化，供养不足，易发生胎儿窘迫。

3. 妊娠生理过程

受精是妊娠的开始，而胎儿及其附属物的排出是妊娠的终止。

(1) 胚胎：排卵后，卵子由输卵管伞部进入输卵管；在月经周期第 15 天左右，与精子在输卵管壶腹部结合后成为受精卵；当受精卵到达宫腔时，已分裂成桑葚胚。桑葚胚进入宫腔后中间出现囊腔及囊液，形成囊胚。囊胚的外层为滋养层，囊胚内有一团细胞称内细胞团。

在月经周期第 23 天左右，孕卵深埋于蜕膜内而着床完毕。受精卵着床后称胚胎。孕 4 周末，滋养外层形成原始绒毛；孕 6 周时形成原始胎盘。内细胞团分化发育成胚盘、羊膜囊、原始卵黄囊，其中原始卵黄囊是胚胎早期血液形成场所；约在孕 11 周胚胎阶段结束而进入胎儿阶段。

妊娠开始的 8 周是胎儿中枢神经、心脏、肢体、五官等主要器官分化发育时期，是易致畸形的敏感阶段。

(2) 胎儿：孕 8 周末，胚胎已初具人形，早期心脏形成具有心脏搏动；妊 9 周起称胎儿期，妊 11～12 周可显示胎头强回声环；孕 16 周末，孕妇可自觉胎动，外生殖器可辨男女，呼吸肌开始运动；孕 24 周末，各脏器均已发育。

(3) 胎盘：由胎儿面的绒毛板、母体面的底蜕膜及实质的绒毛叶构成。第 9～10 孕周形成，足月胎盘呈盘状，直径 16～20 cm，中间厚 2～4 cm。可有副胎盘。

(4) 脐带：连接胎儿脐轮和胎盘，长 40～60 cm，最长 150 cm，最短 0.5 cm。其内有两条脐动脉、一条脐静脉。

(5) 羊水：8 周羊水量为 5～10 ml，20 周约为 40 ml，34～38 周为 1,000 ml，一般足月约 800 ml。早期来自母体血清透析液，晚期来自胎尿；去处为吞咽羊水。

4. 妊娠中母体的生理变化

在 40 周妊娠期间，在胎盘激素的参与下，母体发生一系列变化。

(1) 子宫：子宫体妊娠后逐渐增大、变软，早期长、宽、厚之和大于 18 cm；宫腔容积从非妊娠期的 5 ml 可增大到 5,000 ml，增加 1,000 倍；子宫肌壁由非孕时 1 cm，在孕中期逐渐增厚，至孕晚期又变薄，足月时约 0.5～1cm；子宫峡部非孕期 1 cm 长，随妊娠增大变薄为子宫下段，长可为 7～10 cm。

(2) 卵巢：卵巢可稍增大。一侧卵巢可见妊娠黄体。

二）常规分析内容

产科超声是超声诊断中应用最广、研究最深的领域之一。超声对妊娠的诊断，在停经 28 天后直至分娩，均可进行。

超声检查的目的主要在于对正常妊娠和异常妊娠作出诊断，了解孕卵着床位置是否正确，胚胎是否存活，估算胎龄，观察胎儿神经、循环、消化、泌尿等系统，了解胎儿的生长发育是否良好、胎儿有无畸形，评定胎儿生理功能和健康状况等。

产科超声检查可分为两类：常规产前超声检查、胎儿系统超声检查。

(一) 常规产前超声检查

常规产前超声检查包括早期妊娠和中、晚期妊娠一般超声检查。对孕囊或胎儿进行粗略的生长发育评估，判断有无怀孕、怀孕位置、孕龄大小等，以及胎儿数目、胎儿是否存活、观察胎心率和节律是否异常、胎位、胎动、胎盘位置、羊水情况等，还对胎儿主要脏器进行形态学的观察，如颅内某些重要结构、四腔心切面、腹腔内肝、胃、肾等脏器的观察，对胎儿严重致死性畸形进行粗略的筛查。例如卫生部《产前诊断技术管理条例》所规定于妊娠 18～24 周应诊断的致死性畸形，包括无脑儿、严重的脑膨出、严重的开放性脊柱裂、严重胸、腹壁缺损(内脏外翻)、单腔心、致死性软骨发育不全等六种严重致死性畸形。常规产前超声检查怀疑异常者应建议孕妇进行系统产前超声检查。

1. 常规产前超声检查早期妊娠

1）子宫

(1) 大小：

① 正常：妊娠时间较短，子宫没有明显增大；或者胚胎停止发育。

② 增大：随着妊娠时间的延长，子宫逐步增大，形态饱满，见于正常妊娠；子宫体积增大、形态失常，也可见于妊娠子宫伴有肌瘤、腺肌病等。

(2) 回声：

① 正常：肌层回声较低，分布均匀。

② 异常：肌层内回声不均匀，可见低回声区。见于妊娠子宫伴子宫肌瘤等。

2）孕囊

（1）有无：

① 有：宫腔内见妊娠囊，呈类圆形无回声区，轮廓清晰，囊壁厚度均匀，可见妊娠囊、蜕膜和宫腔之间组成的“双环征”。见于正常妊娠大于35天以上。停经第4周末是超声能探测到最早期妊娠囊的时期。

② 无：宫腔内未见明显妊娠囊。见于正常妊娠时间较短，妊娠囊太小，未能显示；也可见于宫外妊娠。如果子宫内无妊娠囊，应仔细检查附件有无包块或妊娠囊，并应结合病史与实验室检查结果综合考虑。应嘱病人在5～7天后复查。

③ 假孕囊：宫腔内见囊状无回声区，类似妊娠囊，但是其位于宫腔中央，囊壁呈单环，内部无卵黄囊。见于异位妊娠时宫内蜕膜反应。

（2）数目：

① 1个：多见。为单胎妊娠。

② 多个：少见。见于多胎妊娠。但是早孕期间的多个妊娠囊不一定发育成多个胎儿，多胎妊娠必须见到多个胚胎才能诊断。

（3）位置：

① 宫腔内：一般位于宫体部宫腔内，偏于一侧。见于正常妊娠。

② 宫腔下缘：妊娠囊位置明显偏低。见于难免流产等。

③ 输卵管：附件区见妊娠束，多位于输卵管壶腹部。见于输卵管异位妊娠。

④ 宫颈部：宫颈管内见妊娠囊。见于宫颈异位妊娠。

⑤ 腹腔：腹腔内见妊娠囊。见于继发性腹腔异位妊娠。

（4）大小：

① 正常：妊娠囊的平均直径（MSD）与妊娠时间有相关性。妊娠天数＝MSD（mm）＋30。最佳测量时间为第5～7孕周。妊娠囊的平均直径为妊娠囊的最大纵切面的内缘长径与厚径、相应横切面（探头就地旋转90°）的宽径的平均值。

② 增大：妊娠囊偏大。见于多胎妊娠等。

③ 偏小：妊娠囊偏小。见于流产、胚胎停止发育等。

（5）形态：

① 正常：妊娠囊形态规则，张力较高，类圆形。

② 异常：妊娠囊萎缩，形态不规则。见于流产、胚胎停止发育等；妊娠囊形态失常，呈扁长形，可见于膀胱过度充盈、子宫肌瘤等，妊娠囊受压变形。

（6）胚胎：

① 有：见于正常妊娠42天以上，妊娠囊内见稍强回声团，早期呈芽状，后期体积增大，慢慢发育成成形胎儿。

胚胎头臀长（CRL）与妊娠时间相关，适用于估计胎儿孕龄。妊娠天数＝CRL（mm）＋42。最宜测量时间为第7～12孕周，最好在胎儿伸展运动时冻结图像，取其躯体最直最长的图像进行测量，测量不包括肢体的胎儿顶臀间最大距离。一般可测量3次，取其均值作为结果更为可信。测量CRL估计孕龄是早孕中超声孕龄估计的最可信的方法。

② 无：见于妊娠时间太短，或胚胎发育异常等。另外，假孕囊内无胚胎。

（7）胚心搏动：

① 有：胚胎回声中见一管状暗区，具有节律性搏动，表明胚胎存活。胚心搏动为120～160次/分钟。见于正常妊娠6周以后。一般经腹超声检查胚芽长度大于0.9 cm以上应该可见胚心搏动。

② 慢：一般定义孕6周时胚胎心率小于100次/分钟，孕7周时胚胎心率小于120次/分钟为胚胎心率

减慢。胚胎心率慢玉妊娠早期自然流产危险性增加有关。

③ 无：见于正常妊娠时间较短，或见于胚胎停止发育等。未检出胎心搏动时，不能轻易下胚胎停止发育的诊断，应嘱病人 5～7 天后复查。

(8) 卵黄囊：

① 有：妊娠囊内见一囊状小无回声区。测量一侧内缘到对侧内缘距离为其直径，一般纵、横内径均应测量，取其平均值。直径正常约为 0.2～0.6 cm，一般直径小于 1 cm。第 5～12 孕周可见，第 5 孕周，卵黄囊约为 0.4 cm，第 7～10 周都能看到，第 8～9 周最清楚。卵黄囊的出现意味着早期胎儿血循环的建立和原肠的形成，是胎儿存活的标志。

② 卵黄囊大小和形态异常：卵黄囊大小的异常变化和形态的持续异常提示胚胎预后不良。

③ 无：妊娠时间较短，或者胚胎停止发育。

3）其他

(1) 附件区：是否有黄体囊肿。记录并报告其位置、大小、形态、内部回声等。随访观察，随着孕龄增加，囊肿不断增大，有时可达 8～10 cm，孕 10 周后开始萎缩。

(2) 子宫直肠陷凹：是否有积液。如果有积液，应检查两侧腹部及肝下间隙以除外腹腔积液。

2. 常规产前超声检查中、晚期妊娠

中、晚期妊娠的常规超声检查步骤与方法：先寻找胎头，确定胎位，观察颅内结构，测量双顶径等；再寻找胎儿脊柱，观察其形态、结构、生理弯曲度，判断胎儿的体态；接着扫查胎儿躯干，观察胎儿胸腔、腹腔内各脏器的大小、形态、位置，测量胎儿胸腔、腹腔的径线等；然后寻找胎儿四肢，重点观察长骨，测量股骨；最后观察胎儿附属物：胎盘、羊水、脐带等。

经腹部超声检查中晚期妊娠需完成基本的检查内容，但有时因为胎位、羊水少、母体因素等的影响，超声检查并不能很好地显示这些结构，这时超声报告要予以说明。怀疑有异常时，可请上级医生或有经验的医生会诊，或建议病人进行胎儿系统超声检查。

1）胎儿

(1) 胎儿数目：

① 单个：多见。见于单胎妊娠。

② 多个：少见。见于多胎妊娠。在胎儿较多时，注意识别计数。同时应了解胎盘数目以及胎盘之间有无分隔等，还有胎儿大小的比较、每一个胎儿羊膜腔内羊水的比较等。

(2) 胎儿头颅：

① 正常：中期妊娠时胎儿头颅外形已可显示。孕 13、14 周时呈圆形，至晚期为椭圆形。颅骨为增强的回声环，环内见实质性低弱回声区为脑组织回声，居中部位可见条状回声带，为脑中线回声。脑中线的两侧可见侧脑室的弱无回声区，侧脑室的体壁的线状回声与脑中线平行。在第 16 孕周时，侧脑室约占大脑半球的大部，其内大半充满脉络膜丛强回声；第 20 孕周后脉络膜丛萎缩，不再显示回声。此后侧脑室宽度约为大脑半球的 1/3，并在以后的妊娠中保持此比例。

胎儿头颅大小以双顶径、枕额径、头围来评价，据此可估测妊娠时间，评价发育状况。双顶径最宜测量时间孕 20～28 周。在中孕早期时 BPD 估计孕龄最为准确，而晚孕时胎头生长缓慢，其可信度下降。在胎头有变形时加测胎头的枕额径(OFD)与头围(HC)代替双顶径。

测量双顶径、枕额径、头围的标准切面：为丘脑平面。经颅脑横切，显示胎头为椭圆形，脑中线居中。由前向后，依次经过透明隔腔、第三脑室、下丘脑。

测量方法：双顶径由胎儿头颅的近侧颅骨的外缘至远侧颅骨的内缘，或者由近侧颅壁的中点至远侧颅壁的中点。**注意：**测量双顶径只包含一侧颅骨的厚度。

枕额径为枕骨颅壁中点至额骨颅壁的中点。

头围为沿颅骨外缘的一圈描记轨迹长度，或用公式近似求得：HC=(BPD+OFD)×1.57。

头径指数的计算公式：CI=BPD/OFD×100%，CI 正常值为(79±8)%。一般在整个孕期中 CI 恒定。如果胎头变形，CI 值随之而变。一般 CI>85%或者 CI<75%时，单独应用 BPD 估计孕龄误差较大，应该改用头围(HC)等其他胎头测量参数来进行判断。

② 无颅骨强回声：头颅的强回声环消失，胎头形态不规则，脑组织萎缩，沿胎儿长轴纵切时可呈“地雷征”。见于无脑儿畸形。

③ 头颅增大：头颅明显增大，头围明显大于腹围。用手轻拍孕妇腹壁，可见胎儿脑中线飘动征。侧脑室增宽，侧脑室外侧距中线的距离大于或等于同侧颅骨外壁到中线距离的 1/3，见于脑积液。

(3) 胎儿颜面部：

① 正常：上唇回声连续、完整。

② 上唇连续性中断：在胎儿颜面部的冠状切面、横切面上观察最清楚，可见一侧或双侧上唇的连续性中断，中断处为无回声暗带，可向上延伸至鼻孔。见于单纯唇裂或复合唇腭裂等。

(4) 胎儿脊柱：

① 正常：胎儿脊柱在第 12 孕周超声可见。探测时探头距脊柱愈近愈好，有利于脊柱的完整性、其外方皮肤及皮下组织等评定。脊柱纵切时可见颈、胸、腰、骶尾段呈两条弓状平行的断续回声带，再逐段进行横切检查，显示脊椎骨的 3 个骨化点强回声，呈“品”形排列，其间为椎管，其背侧皮肤、皮下软组织等完整连续。

② 脊柱裂：纵切面上胎儿脊柱结构以及皮肤中断，以腰骶椎多见；横切面上脊柱裂部位失去正常椎体的三足鼎立强回声团，典型者呈“U”形或倒“八”形；矢状切面病变部位可见囊状无回声突起(脊膜膨出)，脊柱下方可有低回声或不均质包块附着。

(5) 胎儿心脏：

① 正常：孕 12 周后胎儿心脏声像图逐渐明确，能辨别左、右心室、左、右心房、室间隔、房间隔、大血管根部和瓣膜等。心脏四腔平面是胎儿心脏最实用、最易获得的图像。可先循胎儿长轴显示脊柱或主动脉，然后在胎心水平探头旋转 90°即可获得此切面。胎儿肋骨表现为明亮的圆或条状回声，后方常伴声影。正常胎心率 120～160 次/分钟，一般心律整齐。

② 心动过速：胎心率超过 160 次/分钟。可见于孕妇的情绪影响等，也可见于胎儿的严重心肌功能不全。

③ 心动过缓：胎心率少于 120 次/分钟。多见于胎儿缺氧、心脏畸形等，系胎儿凶兆之一。

④ 胎儿心律不齐：并不少见，多为窦性，也可伴有心内结构异常。

⑤ 胎心搏动消失：观察 2～3 分钟，仍然无胎心搏动，可诊断胎儿死亡。

⑥ 胎儿心内畸形：胎儿心房与心室，房、室间隔，左、右心房室瓣，心底大血管以及相互之间的连接关系等，因各种先天性心脏病而表现异常。

(6) 胎儿腹部：

① 正常：胎儿腹部容纳许多重要脏器，故在超声扫查时应重点观察。胎儿腹壁皮肤以及皮下组织回声连续完整；胎儿左上腹部可见椭圆形液暗区回声，为胃内羊水。随着羊水的吞入和吸收，该暗区可周期性增大和缩小；胎儿右上腹可见肝脏，表现为均匀细小回声点，内可见管状无回声带，为肝内血管；胃的左后方可见脾脏，为一实质回声，稍弱于肝脏；肝脏下方可见一片中等强度、亮明暗不一的回声区，此即小肠回声。孕 18 周出现肠蠕动；孕 17～18 周以后，脊柱两旁可见到肾脏的实质性回声，纵切呈椭圆形，横切呈圆形。如能区别出肾实质和集合系统是识别肾脏的一个良好标志；右中上腹部纵切扫查可见下腔静脉的条状无回声带，其左旁为腹主动脉条状无回声区；孕 15 周以后，盆腔可见到另一液暗区，为充盈的膀胱。胎儿 30～45m 排尿一次；随着膀胱充盈和排空，该暗区可周期性增大和缩小。

当胎头畸形或第 36～42 孕周可测量腹围(AC)估计孕龄，但是在胎儿宫内发育迟缓或巨大儿等时不宜用AC估计孕龄。

测量腹围的标准切面：为脐水平的胎腹横切面，也就是在胎心尾侧、胎肾头侧间前后向的胎腹横切面。切面应与脊柱垂直，切面呈圆形，包括门脉左右支汇合处、胃泡、脊柱横切面、两侧对称的肋。测量方法：沿皮肤（腹壁外缘）描记的一圈周长。也可根据近似公式计算而得：腹围＝（腹壁外缘前后径＋左右径）×1.57。**注意：**腹部切面呈椭圆形，往往表明切面过低。测量腹围时探头不能加压，测量应在胎儿呼吸样运动的间期进行。

② 腹部异常暗区：除了正常的胃泡和膀胱外，腹部见异常暗区，可呈“双泡征”。见于十二指肠梗阻、空回肠梗阻等。

③ 胎儿泌尿系畸形：

胎儿肾积液：肾脏集合系统分离可达2～3 cm。

肾不发育：20孕周以后肾还不能清楚显示。

多囊肾：肾脏体积可增大，形态可失常，肾内结构显示欠清晰，较大的囊肿能显示。

④ 腹壁连续性中断：局部腹壁回声缺如，皮肤层回声中断，多见于脐孔一侧，可见肝脏等内脏从腹壁缺损处膨出，漂浮于羊水中。见于腹裂畸形。第24孕周后是最佳检查时间，观察的最佳胎位是枕后位。

（7）胎儿肢体：

① 正常：胎儿肢体骨骼在孕10周即可显示，骨骺为低回声，钙化的骨干呈强回声，后方伴明显声影。应用超声检查可观察上肢的肱骨、尺骨、桡骨，下肢的股骨、胫骨、腓骨，手部的掌骨、指骨，足部的趾骨。

股骨的长度（FL）常被用于估算胎龄，最宜测量时间孕14～22周，但是胎儿宫内窘迫时FL不宜用以估计孕龄。因胎儿死亡对股骨影响不大，故常用FL来确定胎死时间。

测量股骨长的标准切面：探头平行于股骨的长轴，显示股骨全长。测量方法：测量不包括股骨颈、软骨部分以及远端骨骺的股骨骨干的全长，测量线与骨干底边平行。

② 肢体短小：一侧或多侧肢体短小，并可呈弓形弯曲，肱骨或股骨长与胎儿发育时间明显不符。见于胎儿成骨不全、软骨发育不良或发育迟缓等。

③ 肢体缺如：一侧或多侧肢体不显示。见于胎儿成骨异常。

（8）胎位、胎方位：

① 胎位：在第28孕周以前，胎儿在子宫内活动度较大，胎儿位置及其姿势易变，此时判定胎位意义不大，因此胎位判定应在妊娠晚期进行。

在胎位判断中，产式指胎儿身体纵轴与子宫纵轴的关系，分为纵式（直式）、横式、斜式，以纵式为正常产式，占99.75%。胎先露指胎儿最先入盆的部分，以头先露、臀先露常见。纵产式中头先露是正常胎位，横产式常为肩先露。

② 胎方位：指胎先露与母体骨盆的关系。每个胎先露可有6个胎方位：左前、左横、左后、右前、右横、右后，其中最为常见的胎方位是左枕横位（LOT）、右枕横位（ROT）及左枕前位（LOA），其余产式、胎位均会导致不同程度的分娩障碍。

在超声检查中应先寻找胎头，再寻找胎儿脊柱等，以此判定胎位。以头位为例，胎儿脊柱在孕妇右乳中线与腹正中线之间，则为左枕前位；胎儿脊柱在孕妇右乳中线与腋前线之间，则为左枕横位；胎儿脊柱在孕妇右腋前线与腋后线之间，则为左枕后位。其他以此类推。

（9）胎动：

① 正常：胎动与胎心搏动一样均是胎儿生命的标记，是常用的判断胚胎或胎儿存活的依据。第7～10孕周起，胚胎可见微弱的散在的肢体颤动；第10～12孕周胎儿可有肢体或头、身的伸展、旋转等局部运动；第12孕周以后可见头、身、肢体的联合运动；孕16周末，孕妇可自觉胎动；第18～20孕周，胎儿整体运动减弱，局部运动明显增强，可见胎儿吞咽、吸吮、摸面等动作；第32孕周后胎动频数减少。胎动无明显规律，男、女

无明显差异。正常胎儿 10 分钟可有 1～3 次躯干和肢体的活动。

② 胎动过频：子宫的刺激、孕妇血糖升高等可使胎动增加。

③ 胎动减少：孕妇抽烟、饮酒等可使胎动减少。胎儿在其休息时可仅见肢体小的运动。

④ 胎动消失：见于死胎。胎儿在其休息时可无胎动，但是胎儿休息时间长于 1 小时，应考虑胎儿窘迫的危险。可进行胎动激发试验，孕妇用力咳嗽、振摇子宫等，区分胎儿休息与胎儿活动性下降。

当高频数的胎动突然大幅度下跌或停止，且持续 12 小时以上，出现胎动告警信号(MAS)，则提示胎儿迫近死亡。

2）胎儿附属物——胎盘

（1）正常：随着妊娠进展，胎盘呈线性增长。妊娠足月时胎盘已发育呈扁圆形盘状物，直径 16～20 cm，厚度 2.5～3.5 cm。超声检查可进行胎盘定位并判断胎盘成熟度。

胎盘数目：

① 一个：多见于单胎妊娠或单卵多胎妊娠。

② 多个：见于多卵多胎妊娠。

胎盘位置：可附着于子宫的前壁、后壁或宫底，其下缘距离宫颈内口 2 cm 以上。

胎盘成熟度：一般分为 4 级。0 级胎盘未成熟，见于 29 孕周以前；Ⅰ级胎盘趋向成熟，多见于 29 孕周以后；Ⅱ级胎盘基本成熟，多见于 36 孕周以后；Ⅲ级胎盘已趋向老化，主要见于 38 孕周以后。

① 绒毛膜板：0 级直而清晰，光滑平整；Ⅰ级出现轻微的波状起伏；Ⅱ级出现切迹，并延伸进入实质；Ⅲ级切迹深达基底膜。

② 胎盘实质：0 级均匀分布的微细回声点；Ⅰ级回声欠均，出现散在强回声点；Ⅱ级回声不均，出现显著的逗点状强回声；Ⅲ级回声不均，出现杂乱强回声及无回声区。

③ 基底膜：0 级分辨不清；Ⅰ级不清；Ⅱ级出现线状排列的强回声点；Ⅲ级强回声点增长融合，可伴声影。

（2）胎盘位置异常：

① 完全性前置：胎盘完全覆盖宫颈内口。

② 部分性前置：胎盘下缘覆盖部分宫颈内口，但未越过内口而延伸至对侧宫颈壁。

③ 边缘性前置：胎盘下缘到达宫颈内口的边缘。

④ 低位胎盘：胎盘下缘距宫颈内口小于 2 cm。

（3）胎盘厚度异常：

① 胎盘增厚：通常在母子 Rh 因子不合、母体糖尿病等情况时，胎盘厚度可变厚。临床一般以大于 5 cm 为标准，提示妊娠预后不良。胎盘剥离时间较长，胎盘可增厚。

② 胎盘变薄：当胎儿宫内生长迟缓、羊水过多等情况时，胎盘厚度可以变薄。

（4）胎盘成熟度异常：

① 胎盘成熟加速：在 35 孕周前见到Ⅲ级胎盘。应警惕高血压、先兆子痫、胎儿宫内生长迟缓等。

② 胎盘成熟延迟：在 32 孕周以后还为 0 级胎盘。应疑有妊娠糖尿病、母子 Rh 因子不合等。

（5）胎盘早剥：胎盘与子宫壁之间局部或全部剥离，在胎盘后或者胎盘边缘发现血肿回声。急性出血时血肿为低弱回声区。如出血停止，则血肿渐成暗区。血肿形态多为近圆形，边缘欠规则，境界清晰。有时血肿可沿羊膜或绒毛膜向下扩展一定长度，呈弯月形。

（6）胎盘绒毛囊性变：胎盘部分或全部呈多囊状或葡萄状无回声区。见于葡萄胎、较长时间的死胎等。

3）胎儿附属物——脐带

（1）正常：正常脐带直径 1～2 cm，内含 2 条脐动脉、1 条脐静脉。纵切时表现为 3 条缠绕扭曲的管状无回声，横切时为近圆形的 3 个小无回声区，呈“品”形排列，其中较粗的为脐静脉，另外两条较细、具有节律性搏动的为脐动脉；脐带与胎儿腹壁连接处位于胎腹中央，连接平顺自然；足月时脐带长约 55 cm。

（2）短脐带：短于 35 cm。见于胎盘早剥、子宫内翻等。

（3）长脐带：长于 80 cm。见于脐带绕颈、脐带缠结、脐带脱垂等。

（4）脐带绕颈：胎儿颈部附近可发现脐带回声，其走向与胎儿颈部长轴交叉，纵切面上胎儿颈部皮肤可呈现脐带的压痕，呈"U"形（绕颈 1 周）或"W"形（绕颈 2 周）等；CDFI 在颈部周围发现脐带的血流图像。

4）胎儿附属物——羊水

（1）正常：羊水是存储在羊膜囊内的无色透明液体，超声表现为透声良好的液性暗区。羊水量随孕期增长而不同，且个体差异较大。一般在第 20 孕周时约为 400 ml，至第 36～38 孕周时增至高峰，为 1000～1500 ml，此后又迅速下降。正常足月时羊水量约为 1000 ml。

羊水量测量方法：孕妇平卧，探头尽量垂直于水平面（不是隆起的腹壁），垂直测量羊水的深度。测量时探头不宜加压，并避开脐带和胎儿肢体。

羊水最大深度：一般适用于中期妊娠。寻找整个羊水池的最大深度，正常值为 3～8 cm。

羊水指数（AFI）：适用于晚期妊娠和羊水量异常者。以孕妇脐部为中点，将子宫划分为左上、左下、右上、右下四个象限，分别测量各个象限的羊水最大深度，然后将四个测值相加，即为羊水指数，正常值为 5～20 cm。

（2）羊水过多：羊水暗区明显增大，胎儿漂浮，肢体舒展。孕妇平卧位时，测量羊水池最深处羊水深度大于 8 cm，羊水指数大于 20 cm。见于伴有糖尿病、子痫、充血性心力衰竭等母体疾病，或伴有胎儿中枢神经、消化道等先天畸形等。

（3）羊水过少：羊水暗区明显减小。孕妇平卧位时，测量羊水池最深处羊水深度小于 3 cm，羊水指数小于 5 cm。见于胃肠道以及肾发育不全等先天畸形等，或胎膜早破、胎儿宫内生长迟缓等。

（4）羊水透声差：在近足月时羊水因含有胎脂、上皮细胞等成分而透声较差，羊水暗区内漂浮微弱细小回声。在过期妊娠以及胎盘早剥血肿破入羊水时羊水透声也较差。

5）其他——子宫

（1）大小：

① 正常：随着妊娠时间的延长，子宫逐步增大。见于正常妊娠。

② 偏大：子宫大于正常相同孕期的子宫。见于多胎妊娠、巨大儿、羊水过多等，或伴有肌瘤。

③ 偏小：子宫小于正常相同孕期的子宫。见于胎儿发育迟缓、死胎、羊水过少等。

（2）肌壁回声：

① 正常：均匀低回声。

② 不均匀：肌壁内局部或散在分布低回声或无回声区。见于妊娠子宫伴肌瘤、腺肌病、恶性葡萄胎、绒毛膜癌等。

6）其他——附件

附件区有无囊肿或包块。

7）其他盆腔等

子宫直肠窝有无积液。积液较多时还应检查肝肾隐窝、脾肾隐窝等。

（二）胎儿系统超声检查

胎儿系统超声检查包括早中孕 11～14 孕周及 18～24 孕周进行的胎儿系统超声检查，对胎儿进行全面的细致的筛查，诊断胎儿有无畸形。此种检查要求较高，对超声医生、仪器设备、检查所需的时间、检查内容、检查时孕周大小均应严格要求。通过这种胎儿系统超声检查，提高胎儿畸形的检出率，降低严重缺陷胎儿出生，提高我国人口素质。但是要明确指出，产科超声检查不能发现所有胎儿畸形。

在条件许可时，建议每个孕妇在 18～24 周都进行一次胎儿系统超声检查。如有下述情况者，更应进行此种超声检查：35 岁以上的高龄孕妇；生育过染色体异常儿的孕妇；夫妇一方有染色体平衡易位者；生育过无脑儿、脑积水、脊柱裂、唇裂、腭裂、先天性心脏病儿或其他畸形胎儿者；性连锁隐性遗传病基因携带者；夫妻双方有先天性代谢疾病，或有此类疾病生育史的孕妇；在妊娠早期接受较大剂量化学毒剂、辐射 或严重病毒感染的孕妇；有遗传性家族史或近亲婚配史的孕妇；原因不明的流产、死产、畸形和有新生儿死亡史的孕妇；常规产前超声检查疑有异常的孕妇等。

胎儿系统超声检查内容包括常规产前超声检查的内容，还应增加对胎儿主要脏器进行形态学的观察，对胎儿严重致死性畸形进行筛查。

早中孕 11～14 孕周检查项目：胎儿头颅和颅内结构、面部（眼眶、鼻骨）、颈部（颈项部皱褶厚度）、四腔心、胃、膀胱、腹壁和脐带附着处、脊柱、四肢。

18～24 孕周检查项目：

头部：颅骨、大脑、脑中线、侧脑室、延髓池。

颜面部：唇。

心脏：四腔心切面。如心血管系统有疑问还应进行胎儿超声心动图检查。

脊柱：脊椎骨的走向与排列。常规母体血清筛查发现甲胎蛋白持续增高的孕妇进行针对性超声检查，以降低开放性神经管畸形的风险。

腹部：腹壁的完整性、肝、胃、双肾、膀胱。

四肢：长骨（不包括手、足及指、趾数目）。

脐带：脐带结构及其附着部位。

注意：因胎位、羊水少、母体等因素的影响，超声检查可能不能很好地显示某些结构，超声报告需根据检查情况如实记录。

1. 胎儿

1）胎儿数目

具体分析内容同“常规产前超声检查”。

2）胎儿头颅

（1）检查内容：颅骨结构、骨化程度等。脑内结构包括大脑、大脑镰、侧脑室、第三脑室、丘脑、小脑、小脑蚓部、后颅窝池、第四脑室等结构，必要时显示脑部冠状切面显示胼胝体。

（2）检查方法：扫查丘脑水平横切面、侧脑室水平横切面、经小脑横切面。通过此三个平面可以发现头颅形态和大小、颅骨骨化程度以及大多数的颅内结构异常。

（3）超声分析：

① 正常：中期妊娠时胎儿头颅外形已可显示，孕 13、14 周时呈圆形，至晚期为椭圆形；颅骨为增强的回声环，环内见实质性低弱回声区为脑组织回声，居中部位可见条状回声带，为脑中线回声；脑中线的两侧可见侧脑室的弱无回声区，侧脑室的体壁的线状回声与脑中线平行。在第 16 孕周时，侧脑室约占大脑半球的大部，其内大半充满脉络膜丛强回声。第 20 孕周后脉络膜丛萎缩，不再显示回声。此后侧脑室宽度约为大脑半球的 1/3，并在以后的妊娠中保持此比例。

丘脑水平横切面上，在侧脑室的下方，可见脑干回声，在脑中线的两侧见卵圆形的低回声视丘。

经小脑横切面上，显示颅底的“X”形结构，将颅底分为前、中、后 3 个颅窝。可见大脑脚，呈心形，尖端向后；可见小脑半球，呈中等回声，其中间可见强回声的蚓突；在小脑背侧颅后窝为无回声小脑延髓池。颅后窝宽度（自小脑蚓突到枕骨内缘）可随孕龄而增大，正常平均值为（0.5±0.3）cm。

胎儿头颅大小以双顶径、枕额径、头围来评价，据此可估测妊娠时间，评价发育状况。具体分析内容同“常规产前超声检查”。

② 头颅外观异常：

无脑：头颅的强回声环消失，胎头形态不规则，脑组织萎缩，沿胎儿长轴纵切时可呈“地雷征”。见于无脑儿畸形。

头颅缩小：胎儿双顶径、头围等低于相同孕龄胎儿的 3 个标准差以上。见于小脑畸形。

头颅增大：头颅明显增大，头围明显大于腹围。用手轻拍孕妇腹壁，可见胎儿脑中线飘动征。侧脑室增宽，侧脑室外侧距中线的距离大于或等于同侧颅骨外壁到中线距离的 1/3。见于脑积液。

③ 颅外异常：

颅骨变薄：颅骨变薄、变软，回声减低。见于骨骼成骨不全。

颅骨变形：颅骨变形，可呈“叠瓦征”。见于死胎。

头皮水肿：头皮水肿、增厚呈“双环征”。见于死胎。

④ 颅内异常：

脉络丛囊肿：脉络丛强回声内见囊状无回声，囊壁薄，边缘光整。见于染色体异常(18 -三体)等。

侧脑室增宽：侧脑室后角宽度大于 1.5 cm，侧脑室比率增大，侧脑室外侧距中线的距离大于或等于同侧颅骨外壁到中线距离的 1/3。见于脑积水、染色体异常(21 -三体)等。

颅后窝池消失：是脊柱裂的诊断线索。

颅后窝池增大：颅后窝宽度大于 1.0 cm。可能是小脑蚓部缺失的最初线索。

透明隔腔消失：首先应想到胼胝体发育不全或缺失的可能。

脑中线消失、透明隔腔及第三脑室消失：强烈提示全前脑缺损。

3）胎儿颜面部

(1) 检查内容：检查胎儿脸部的眼及眼眶、鼻、口、唇、耳等。颜面因胎位或其他因素显示不清者，应特别注明。观察前额是否凸起或后缩；胎儿双侧眼球是否对称，其内是否存在晶状体、晶状体回声是否浑浊，测量眼距、眼间距及眼外距；观察鼻骨是否发育，并测量鼻骨长度；观察上唇、牙槽突及下唇是否连续完整，有无舌肥大，下颌是否后缩，测量下颌骨的长度；尽可能观察胎儿双侧耳郭情况，测量耳郭的上下径，必要时观察外耳道是否存在。

(2) 检查方法：产前超声可对胎儿颜面部进行矢状、冠状及横切面扫查，这三个相互垂直的正交平面对胎儿颜面部的显示与观察均非常重要，每个平面均从不同侧面提供胎儿面部的信息，其中冠状切面及横切面在诊断胎儿唇裂、腭裂、眼畸形时极为重要，而矢状切面在对鼻畸形、耳畸形、小下颌畸形、前额凸起与后缩等有重要意义。

各切面的显示方法：冠状切面在获得测量双顶径的平面后，探头旋转 90°进行冠状切面扫查，获得颅内结构的冠状切面，此时声束平面平行向颜面部方向移动，可以获得一系列颜面部冠状切面图像；在显示冠状切面后，声束平面旋转 90°后即可显示面部各横切面，但应注意以双眼眶同时显示的基准切面为准，平行移动探头，获取标准横切面图像；在显示面部的横切面后，声束尽可能从胎儿面部正前方进入，此时将探头旋转 90°后可显示胎儿正中矢状切面，声束平面向左或向右平行移动，可获得胎儿颜面部系列矢状切面。

鼻骨测量方法：在正中矢状切面上，从鼻骨的底部测量到顶部。

眼距测量方法：在面部轴向切面上，从眼眶的内侧骨壁到外侧骨壁的距离。

眼间距测量方法：从一眼眶的内侧骨壁到另一眼眶的内侧骨壁的距离。

眼外距测量方法：从一眼眶的外侧骨壁到另一眼眶的外侧骨壁的距离。

下颌骨长度测量方法：在显示出颌骨 1 个分支的平面测量。

耳长测量方法：在冠状切面上，从耳轮到耳垂末端的最大径线。

(3) 超声分析：

① 正常：胎儿上唇回声连续，上腭、牙槽突均连续。鼻骨可见胎儿眼眶呈圆形或圆锥形强回声环，中央为暗区。双侧眼球及其内晶状体可见，晶状体回声呈圆环状，其内无明显浑浊，眼距、眼间距、眼外距正常。

下颌骨可见，双侧耳郭见，外耳道可显示。

② 上唇连续性中断：在胎儿颜面部的冠状切面、横切面上观察最清楚，可见一侧或双侧上唇的连续性中断，中断处为无回声暗带，可向上延伸至鼻孔。见于单纯唇裂或复合唇腭裂等。

③ 前额后缩：见于小脑畸形等。

④ 前额隆起：同时颞骨塌陷，呈"柠檬头征"。见于脊柱裂等。

⑤ 胎儿双侧眼球不对称，眼距、眼间距及眼外距异常：见于无眼、小眼等眼畸形或中裂综合征、前脑膨出等。

⑥ 鼻骨缺失：在 11～14 孕周，胎儿鼻骨缺失与 21-三体综合征及其他染色体异常有很高的相关性。21-三体、18-三体、13-三体综合征胎儿中，鼻骨缺失的比例分别为 60%～70%、50%、30%。

⑦ 牙槽突不连续：见于腭裂。

⑧ 舌肥大：可见于染色体异常(21-三体)。

⑨ 耳郭过小或未见：见于小耳、耳缺如等耳畸形。

注意：确诊颜面部畸形应采用针对性检查方法，至少要在两个相互正交的切面上显示并印证，否则不能诊断。对于颜面部畸形，诊断应非常谨慎，尽可能避免假阳性。如果不能肯定，应建议孕妇到上级医院进一步检查确诊。

4）胎儿颈部

(1) 检查内容与方法：10～14 周在正中矢状切面上测量颈项透明层厚度，14～20 周在小脑平面测量颈褶厚度。

① 颈项透明层(nuchal translucency，NT)的测量方法：标准测量平面为胎儿正中矢状切面，此切面亦是测量头臀长的标准切面。显示此切面时，要求尽可能将图像放大，胎儿图像占屏幕的 75%，清楚显示并确认胎儿背部皮肤，在颈部皮肤高回声带的深部显示无回声或低回声带即为 NT。测量时应在 NT 的最宽处测量垂直于皮肤回声带的距离。

② 颈褶厚度(nuchal fold，NF)的测量方法：在胎头枕下前囟横切面，测量颅骨外缘到皮肤外缘的间距。

(2) 超声分析：

① 正常：颈项背部皮肤皱褶(透明层)厚度一般小于 0.5 cm。

② 增厚：第 16～18 孕周大于 0.5 cm，第 18～23 孕周大于 0.6 cm。可见于染色体异常(21-三体综合征)等，敏感性可达 75%。

5）胎儿脊柱

(1) 检查内容：观察脊柱的连续性、弯曲度、骨化程度。

(2) 检查方法：胎儿脊柱的观察至少应包括连续的矢状切面和横切面扫查，而且一定要强调扫查的连续性，不要跳跃式扫查，否则可能导致漏诊，必要时可再加冠状切面扫查。

(3) 超声分析：

① 正常：胎儿脊柱在第 12 孕周超声可见。探测时探头距脊柱愈近愈好，有利于脊柱的完整性、其外方皮肤及皮下组织等评定。经脊柱背侧纵切时可见颈、胸、腰、骶尾段呈两条弓状平行的断续回声带。再逐段进行横切检查，显示脊椎骨的 3 个骨化点强回声，呈"品"形排列，其间为椎管；其背侧皮肤、皮下软组织等完整连续。

② 脊柱裂：经脊柱背侧的矢状切面是发现脊柱裂的重要切面，表现为由椎体和椎弓骨化中心形成的前后平行排列的两条强回声线及病变处皮肤和软组织回声连续性中断。脊柱横切面可显示病变处脊椎三角形骨化中心失去正常形态，位于后方的两个椎弓骨化中心向后开放，呈典型的"V"或"U"字形改变。脊柱冠状切面亦可显示后方的两个椎弓骨化中心距离增大。较大脊柱裂时，矢状切面上可显示明显的脊柱后凸畸形，脊柱失去正常的生理弯曲。同时可伴有颅内结构改变，如小脑异常、后颅窝池消失、柠檬征、脑室扩大等。

③ 脊髓脊膜膨出：脊柱裂合并有脊髓脊膜膨出时，裂口处可见一囊性包块，内有马尾神经或脊髓组织。

6）胎儿胸部、胎儿心脏

（1）检查内容：测量胸径（THD）；明确心脏在胸腔内位置、心脏轴是否正常，心尖指向，心胸比值是否正常，测量胎儿心率，并观察胎儿心律是否整齐，明确有无心律失常；观察胎心心内结构、大血管与各心腔的连接关系。

（2）检查方法：

测量胸径：沿胎儿身体长轴显示脊柱后，在脊柱旁纵切显示心脏，经过心尖部垂直于脊柱测量脊柱外皮肤到前胸部皮肤之间的距离。胸径可用来估计胎儿的生长发育。在第20～30孕周时，胸径较双顶径小0.5～1.0 cm；在第30～35孕周时，两者逐渐接近；第35孕周以后，胸径较双顶径大0.5～1.0 cm。

胎心的前后径与胸径的比值称为心胸比值，正常为0.45～0.55。如果以横切面积相比较，胎心横切面积约占胸腔横切面积的1/3。

按先天性心脏病节段顺序分析法检查心脏。

① 四腔心切面：心脏四腔平面是胎儿心脏最实用、最易获得的图像。可先循胎儿长轴显示脊柱或主动脉，然后在胎心水平探头旋转90°横切胎儿胸腔即可获取四腔心切面。明确四腔心是否左右对称、四腔心结构有无异常、心脏中央“十”字交叉是否存在，观察心房与心室及其连接关系，房、室间隔、左、右心房室瓣以及肺静脉与左心房的连接关系，测量心房、心室大小、室壁厚度。然后将探头声束平面略向胎儿头侧偏斜，依次显示左心室与主动脉的连接关系及右心室与肺动脉的连接关系，且实时动态扫查时观察主、肺动脉起始部的交叉及主、肺动脉相对大小，从而对心脏的主要结构及连接关系作出快速评价。

② 左、右心室流出道切面：必要时增加观察左、右心室流出道切面。观察大动脉的大小、形态，判断心室与大动脉的连接关系。

③ 心脏短轴切面：包括双心室短轴切面、房室瓣水平短轴切面、大动脉短轴切面。

④ 上下腔静脉长轴切面：观察上下腔静脉回流是否正常。

⑤ 动脉导管弓切面及主动脉弓切面：观察大动脉、动脉导管及其分支。

⑥ 主动脉弓水平横切面：即三血管—气管平面，观察有无右位主动脉弓、主动脉缩窄或离断等。

⑦ 彩色血流检查：观察房室瓣和半月瓣血流及其有无反流或其他异常血流，大动脉腔内血流及有无反流或其他异常血流。

⑧ 测量胎儿心率，并观察胎儿心律是否整齐，明确有无心律失常。

（3）超声分析：

① 正常：胸腔横切面呈扁圆形，对称、规则。肺位于纵隔的两侧，其回声均匀一致，略高于肝脏的回声。随着妊娠的进展，肺脏的回声逐渐和肝脏回声接近。孕12周后胎儿心脏声像图逐渐明确，能辨别左右心室、左右心房、室间隔、房间隔、大血管根部和瓣膜等。胎儿肋骨表现为明亮的圆或条状回声，后方常伴声影。正常胎心率在120～160次/分钟，一般心律整齐。

② 心动过速：胎心率超过160次/分钟。可见于孕妇的情绪影响等，也可见于胎儿的严重心肌功能不全。

③ 心动过缓：胎心率少于120次/分钟。多见于胎儿缺氧、心脏畸形等，系胎儿凶兆之一。

④ 胎儿心律不齐：并不少见，多为窦性，也可伴有心内结构异常。

⑤ 胎儿心内畸形：胎儿心房与心室、房室间隔、左、右心房室瓣、心底大血管以及相互之间的连接关系等因各种先天性心脏病而表现异常。

⑥ 胸骨、肋骨变形：见于胎儿骨骼发育异常等。

7）胎儿腹部

（1）检查内容：要求检查胎儿胃、肝、肾、膀胱等器官。确定有无大的腹裂；是否有脐膨出；是否有上述器官疝入胸腔(膈疝);有无腹水;肠管是否有扩张;测量腹围。

(2) 检查方法:腹壁畸形主要通过腹部连续纵切面和横切面扫查,腹壁皮肤回声连续性中断及于该处向腹腔外突出一包块是诊断腹壁畸形的两个重要线索。

腹腔内脏器主要有消化和泌尿生殖两大系统,这两大系统与羊水的生成和排泄密切相关,这两大系统的畸形常可产生羊水过多或羊水过少,因此羊水量异常是消化系统或泌尿系统畸形的一个重要线索。对成对脏器,则可进行两侧对比观察有利于发现问题。

腹围是妊娠晚期最重要的测量,主要反映的是胎儿大小和体重,评价胎儿的营养状况,而不是胎龄。腹围的测量请见“常规产前超声检查”部分。

(3) 超声分析:

① 正常:胎儿腹部容纳许多重要脏器,故在超声扫查时应重点观察。

胎儿腹部正常超声表现请见“常规产前超声检查”部分。

妊娠 35 周左右时头围、腹围的径线基本相等,35 周以后腹围可超过头围。当胎头畸形或第 36～42 孕周测量腹围估计孕龄,但是在胎儿宫内发育迟缓或巨大儿等时不宜用腹围估计孕龄。

② 腹壁连续性中断:局部腹壁回声缺如,皮肤层回声中断,多发于近脐部分,可见肝脏等内脏从腹壁缺损处膨出,漂浮于羊水中。见于腹裂畸形。

③ 腹部暗区:除了正常的胃泡和膀胱外,腹部见异常暗区。“双泡征”提示十二指肠闭锁;节段性肠管扩张提示肠梗阻;胃泡极小或胃不显示伴羊水过多则提示食道闭锁可能。消化道畸形适合检查的时间是第 13～16 孕周以后,最佳观察胎位是枕后位。第 19 孕周后未见胃泡,消化道肯定有异常。

④ 胎儿泌尿系畸形:

肾脏集合系统分离:15～20 孕周大于 0.5 cm,21～30 孕周大于 0.7 cm,31～40 孕周大于 0.8 cm,40 孕周以上大于 1.0 cm,最多可达 2～3 cm。见于胎儿肾积液。适宜检查时间为第 20 孕周以后,最佳观察胎位为枕前位。

肾不显示:20 孕周以后肾还不能清楚显示。见于单侧或双侧肾不发育。

肾大:肾脏体积可增大,形态可失常,肾内结构显示欠清晰,可见较大的囊肿。见于多囊肾。

双肾严重积液、双输尿管扩张、膀胱扩张则提示膀胱出口梗阻(后尿道瓣)可能;仅双肾严重积液、双输尿管扩张提示输尿管末端梗阻可能,仅双肾严重积液则提示肾盂输尿管连接处梗阻。

⑤ 腹围异常:在一些非对称性生长缓慢的胎儿可以看见腹围小于正常但是双顶径和股骨长仍然正常。因此,头围(HC)/腹围(AC)更有意义。如果 HC/AC 增加,为可疑营养型发育迟缓;而在糖尿病矮小体形的胎儿,腹围往往增大,HC/AC 减小。

8) 胎儿性别

胎儿性别的检查仅限于考虑伴性遗传疾病或胎儿畸形时。孕 16 周末,胎儿外生殖器可辨男女,但是胎儿外阴一般以 25～30 孕周间观察为宜。

(1) 男性外阴:男性胎儿的阴茎在第 15 孕周即可辨认,阴囊及睾丸则显示较晚。在胎儿两臀之间可见对称的阴囊暗区,位于阴茎根部(胚胎初阴)。在妊娠早期(停经后 13～16 周),男性胎儿阴囊内部回声均匀,无分隔,呈“穹隆征”。阴囊内有时可见高回声的睾丸。阴囊和阴茎应注意与夹在两腿之间的脐带或胎儿手指相鉴别,脐带呈长带状,内可见血流;手指有多根,并可移动。

(2) 女性外阴:女性胎儿在会阴区长轴切面上可见一菱形或剪刀样、蒜瓣样的大阴唇,冠状切面可见在两股之间对称的大阴唇。有时需与男性胎儿的阴囊相鉴别,女性胎儿阴唇皱襞呈 2～4 条平行线,而阴囊内部可见高回声睾丸。仪器性能好者,除了大阴唇外,还可见线状的小阴唇。

9) 胎儿肢体

(1) 检查内容:观察胎儿四个肢体及其内的长骨,手、足形态、结构、手与前臂的关系及手的姿势、足与小腿的关系。明确有无严重短肢畸形,有无肱骨、股骨、胫、腓骨、尺、桡骨等长骨严重畸形,但对手、足的严重畸形诊断要谨慎。测量股骨长、肱骨长。

(2) 检查方法:

① 按连续节段顺序追踪扫查法对胎儿四个肢体逐一进行检查,不漏检任何一条肢体。

上肢检查:探头纵切,与胎儿脊柱长轴平行,探头稍倾斜寻找到一侧肩胛骨,追踪显示胎儿的上臂,观察肱骨长轴切面,然后沿着上臂追踪显示胎儿的前臂,纵切观察尺骨、桡骨,必要时探头在前臂位置旋转90°,横切前臂,确认前臂有尺骨、桡骨,探头回复纵切,继续向前臂远端扫查,观察手掌是否存在,掌与前臂的关系,尽量分辨手指的数目。检查完一侧上肢,用同样的方法检查对侧上肢。

下肢检查:首先显示胎儿股骨长轴,追踪至小腿,长轴切面显示胎儿的胫骨、腓骨,必要时在小腿位置旋转探头90°,横切观察确认胫骨、腓骨,探头回复纵切,继续向下肢远端扫查,观察足的形态、趾的数目以及足与小腿的关系。检查完一侧下肢,用同样的方法检查对侧下肢。

② 应对双上肢和双下肢长骨的数目、对称性进行观察,两侧肢体是否对称,测量各骨的长短,测量足长,比较足长和股骨长度,各骨骼长度与孕周是否吻合。

测量股骨长的标准切面:探头平行于股骨的长轴,显示股骨全长,测量不包括股骨颈、软骨部分以及远端骨骺的股骨骨干的全长,测量线与骨干底边平行。

测量肱骨长与其类似。

③ 手、足的观察,可观察手指数目、手的姿势,足趾数目、足的姿势、足弓是否存在,即使观察不清,也应该有所说明。

④ 对于手、足姿势异常的观察一定要说明是在肢体及手、足多次运动后总是处于同一姿势才能作出诊断。

(3) 超声分析:

① 正常:胎儿肢体骨骼在孕10周即可显示,骨骺为低回声,钙化的骨干呈强回声,后方伴明显声影。

股骨的长度(FL)常被用于估算胎龄,最宜测量时间为孕14～22周,但是胎儿宫内窘迫时FL不宜用以估计孕龄。因胎儿死亡对股骨影响不大,故常用FL来确定胎死时间。

② 肢体短小:一侧或多侧肢体短小并呈弓形弯曲,肱骨或股骨长与胎儿发育时间明显不符,但是头颅增大。见于胎儿软骨发育不良或发育迟缓等。

③ 肢体骨折:肢体长骨弯曲成角,多发骨折。见于胎儿成骨发育不全。

④ 肢体缺如:一侧或多侧肢体不显示。见于胎儿成骨发育不全。

10) 胎儿皮肤

(1) 检查内容:观察有无皮肤水肿及浆膜腔积液。

(2) 超声分析:ABO溶血、胎儿贫血、胎心病变、宫内感染、染色体异常(21-三体)等可见胎儿皮肤以及皮下组织水肿增厚,呈“双轮廓征”;常合并胸腔、腹腔、心包腔积液;胎盘可增厚。

11) 胎位、胎方位

具体分析内容同“常规产前超声检查”。

12) 胎动

具体分析内容同“常规产前超声检查”。

13) 胎儿体重估测

选择适用的图表或计算公式,严格按照要求测量相关参数,如双顶径、腹围等,来估计胎儿体重,用以综合判断胎儿生长发育的情况。

一般超声诊断仪上均配有相应的计算软件。只要选择相应的计算公式,并测量相应的生长参数,即可获得胎儿的体重预测结果。

Shepard 公式利用胎儿双顶径和腹围来估计胎儿体重，是较为简便、实用的方法之一。出生体重＝－1.749＋0.166·(BPD)＋0.046·(AC)－0.0026·(BPD)·(AC)。其中，体重单位为 g，BPD 单位为 mm，AC 单位为 mm。

14）胎儿生长发育评定

在已知胎儿正确孕龄的基础上，应用超声对胎儿的生物学测量，对比胎儿各项参数（常为 BPD、AC、FL 等）的正常测值，可以评定胎儿生长发育的情况。通常以 110%与 90%正常值为评定的上下限，在此范围内的胎儿多为正常，此外的胎儿则有生长发育障碍的可能（宫内发育迟缓或巨大儿）。出现异常时应加测 HC、胸径等，估计胎儿体重；还应计算出 HC/AC、FL/AC 等比值，评定胎儿发育的匀称性。为了评定的准确性，应减少测量误差，选择合适的图表和公式，还有结合孕妇体格、病史等临床情况以及其他检查等综合判断。

2. 胎儿附属物

1）胎盘

具体分析内容同“常规产前超声检查”。

2）脐带

除了常规检查观察的内容之外，还要观察：脐带内血管数目以及脐动脉收缩期最大流速、舒张期最低流速、阻力指数、S/D(A/B)等血流参数。

（1）脐带内血管数目：

① 正常：脐带内见三根血管，内含两条脐动脉、一条脐静脉，其中较粗的为脐静脉，另外两条较细、具有节律性搏动的为脐动脉。

② 脐带发育异常时，脐带内脐动脉可为单条。

（2）脐动脉血流：

① 正常：在第 7～12 孕周间，脐动脉只有收缩期血流。从第 12 孕周后脐动脉开始出现不规则、不完整的舒张期血流，至 14 孕周以后脐带血流才可持续见到。CDFI 可见脐带呈扭曲的色彩缤纷的回声带。脐动脉 S/D，即脐动脉的收缩期峰值流速(S)与舒张末期峰值流速(D)之间的比值，又称 A/B，是胎盘血流阻力的指标之一。随着妊娠的进展，可因血管扩张或退行性改变等其值逐渐减少，一般小于 3。

② 异常：胎儿脐动脉绕颈时脐动脉的 S/D 可大于 3.0。如果孕 37 周以后 S/D 大于 3.0，表示胎盘血流阻力增高，提示胎儿窘迫信息。

3）羊水

具体分析内容同“常规产前超声检查”。

3. 其他

检查子宫、附件以及盆腔情况，观察分析内容同常规检查。发现有临床意义的潜在病变时要求记录、报告。

三）特殊分析内容

胎儿生理评分

利用超声监护观察胎儿的多项生理活动，进行胎儿生理综合评分，评价胎儿宫内窒息的危险性。通常选择胎儿运动(FM)、胎儿肌张力(FT)、胎儿呼吸样运动(FBM)、胎心无负荷(NST)试验的反应性(FHR)等能反映急性情况的项目进行评分，再加上羊水定量(AF)、胎盘成熟度(PL)等反映慢性情况的项目进行综合评价。

常用的评分方法有两种：Mannig 法、Vintzileos 法。下面以前者为例予以详细说明：

（1）Mannig 法评分标准：正常评分为 2 分，异常评分为 0 分。

① 胎儿呼吸样运动(FBM)：正常：30 分钟内至少 1 次持续 30 秒以上的 FBM 出现；异常：30 分钟内无 FBM 或无持续 30 秒以上的 FBM 出现。

② 胎儿运动(FM)：正常：30 分钟内至少 3 次独立的躯体或肢体运动；异常：30 分钟内少于 3 次独立的躯体或肢体运动。

③ 胎儿肌张力(FT)：正常：30 分钟内至少 1 次胎儿肢体或躯体的伸展与回复屈曲，或手的张开与握紧；异常：30 分钟内无胎动或肢体伸展缓慢或肢体伸展后回复不全。

④ NST 试验反应性(FHI)：正常：30 分钟内至少 2 次伴胎动的、增速大于 15 次/分的、持续时间大于 15 秒的胎心增速；异常 30 分钟内少于 2 次伴胎动的胎心增速或其增速小于 15 次/分或其持续时间小于15 秒。

⑤ 羊水定量(AF)：正常：至少有 1 处羊水最大垂直深度大于 1 cm；异常：无羊水或羊水最大深度小于 1 cm。

(2) 胎儿生理评分分析：胎儿的超声生理评分可评定胎儿的危境，作为临床处理的指导参考。

① 8～10 分为正常胎儿，可 1～2 周复查。

② 4～6 分为胎儿慢性窒息可疑，短时复查，羊水过少或孕龄达 36 孕周以上时可指示分娩。

③ 0～2 分为胎儿慢性窒息高度可疑，应继续超声监护，延长生理评分时间 120 分钟。

④ 如评分持续小于 4 分，应分娩。

二、产科超声报告规范

一）报告内容

报告的内容包括临床信息以及超声信息，主体内容是超声表现与提示。

1. 超声表现

遵循超声表现描述的一般规范要求(见“总论”相关内容)。

报告应详细、如实记载产科超声检查分析内容，包括超声所见以及超声测值和计算值等，产科超声报告还至少应能反映卫生部规定的 6 种严重致死性畸形的脏器结构的描述。

因为胎儿、孕妇等因素导致对胎儿解剖评价受限的情况，也要记录在报告上，必要时进行随访检查。超过 18～24 周系统产前超声检查时间，根据超声检查显示的器官如实记录胎儿脏器的检查情况。

报告书写强调一定要实事求是，能看什么、看到什么、未看到什么，均应该详细记录，并明确告诉临床医生和孕妇。比如，这次检查没有检查到胎儿唇部，报告中就应实事求是地注明胎儿唇部因什么原因(如因胎位)显示不清。

2. 超声提示

遵循超声提示的一般规范要求(见“总论”相关内容)。

一般早孕时应提示有无妊娠囊、妊娠囊数目、妊娠囊的位置(宫内、宫外)、根据妊娠囊或胚体大小估计的超声孕龄。妊娠时间在 6 周以上，应根据胚心搏动的有无提示活胎或死胎。如有其他情况再进一步提示。

一般中晚孕时超声提示应明确报告胎儿是活胎还是死胎，是单胎妊娠还是多胎妊娠。28 孕周以后还应报告胎位。如有其他情况再进一步提示。

对所要求观察的内容不能明确诊断者应建议至上级医院或专门的产前诊断机构进一步检查。

3. 超声图像选择

报告还应常规附有 1～4 张超声图像。报告所选图像应与超声提示相配合，首先选择反映病情的图像。病变较多时，选择相对严重病变的图像。检查结果正常时，则选择产科的基本图像。

二）报告格式

1. 一般常规产科检查报告格式

(1) 早孕常规超声检查报告格式示例见表 36。

表 36　早孕常规超声检查报告单

<table>
<tr><td colspan="4">××××医院</td></tr>
<tr><td colspan="4">超声检查报告单</td></tr>
<tr><td>姓名：</td><td>性别：</td><td>年龄：</td><td>超声号：</td></tr>
<tr><td>科别/病区：</td><td>床号：</td><td>门诊/住院号：</td><td>临床诊断：</td></tr>
<tr><td>检查类别：</td><td colspan="2">仪器：</td><td>检查状况：优　一般　差</td></tr>
<tr><td colspan="4">检查部位：产科(产前常规)</td></tr>
<tr><td colspan="4">代表图像：常规 1～4 幅。
产科图 2</td></tr>
<tr><td colspan="4">超声表现：
子宫：位置：前位，大小 7.8 cm×6.8 cm×6.0 cm，肌壁回声均匀。
胚囊：个数 1 个，位置：宫内，大小 1.2 cm×1.0 cm，估测孕龄 约 7 周。
胚芽长：0.6 cm。原始心管搏动：可见。
双侧卵巢：大小、形态、回声未见异常。
其他：子宫直肠窝未见异常。</td></tr>
<tr><td colspan="4">超声提示：宫内早期妊娠，单活胎</td></tr>
<tr><td colspan="4">检查医生：　　　　　报告医生：　　　　　检查时间：</td></tr>
<tr><td colspan="4">备注：报告仅供临床医生参考！</td></tr>
</table>

（2）中晚孕常规超声检查报告格式示例见表 37。

表 37　中晚孕常规超声检查报告单

<table>
<tr><td colspan="4">××××医院</td></tr>
<tr><td colspan="4">超声检查报告单</td></tr>
<tr><td>姓名：</td><td>性别：</td><td>年龄：</td><td>超声号：</td></tr>
<tr><td>科别/病区：</td><td>床号：</td><td>门诊/住院号：</td><td>临床诊断：</td></tr>
<tr><td>检查类别：</td><td colspan="2">仪器：</td><td>检查状况：优　一般　差</td></tr>
<tr><td colspan="4">检查部位：产科(产前常规)</td></tr>
<tr><td colspan="2">代表图像：常规 1～4 幅。
产科图 3</td><td colspan="2">产科图 7</td></tr>
<tr><td colspan="4">超声表现：
胎儿：
胎儿颅骨：呈圆形强回声环，脑中线居中，双侧脑室对称。
双顶径：4.99 cm，头围：18.5 cm；脑室率：小于 0.5。
胎儿上唇：连续。
胎儿脊柱：脊柱回声排列整齐连续。
胎儿心脏：四腔心切面可显示，左、右心房室大小基本对称。胎儿心率 152 次/分，心律齐。
胎儿腹部：肝、胃、双肾、膀胱可见。腹围：16.5 cm。
胎儿四肢：切面可见。股骨长：3.45 cm。</td></tr>
</table>

续 表

胎儿附属物： 胎盘：附着在子宫后壁，厚度 1.47 cm，成熟度 0 级。 脐带：脐动脉 2 条，胎儿颈部未见"U"形压迹。 羊水：最大羊水池深度 4.07 cm。 超声预测孕龄：21 周 3 天。 胎动：有。 胎位：(28 孕周以后填写) 其他： 子宫：增大的子宫内见单个胎儿回声，肌壁回声均匀。 双侧附件：未见异常。 子宫直肠窝：未见异常。
超声提示：宫内中期妊娠，单活胎
检查医生：　　　　**报告医生**：　　　　**检查时间**：
备注：报告仅供临床医生参考！

2. 胎儿系统超声检查报告格式示例见表 38。

表 38　胎儿系统超声检查报告单

<table>
<tr><td colspan="4">××××医院</td></tr>
<tr><td colspan="4">超声检查报告单</td></tr>
<tr><td>姓名：</td><td>性别：</td><td>年龄：</td><td>超声号：</td></tr>
<tr><td>科别/病区：</td><td>床号：</td><td>门诊/住院号：</td><td>临床诊断：</td></tr>
<tr><td>检查类别：</td><td colspan="2">仪器：</td><td>检查状况：优　一般　差</td></tr>
<tr><td colspan="4">检查部位：产科(系统筛查)</td></tr>
<tr><td colspan="2">代表图像：常规 1～4 幅。</td><td colspan="2"></td></tr>
<tr><td colspan="4">超声表现：
胎儿头颈部：
胎儿颅骨：呈圆形强回声环，脑中线居中，双侧脑室对称，两侧丘脑可见，小脑半球形态无明显异常，小脑蚓部可见，后颅窝池无明显增大。
双顶径：　cm，头围：　cm，侧脑室宽度：　cm，脑室率：小于 0.5，后颅窝池深：　cm，颈项软组织厚度：　cm。
胎儿颜面部：
眼眶：见。
口鼻：见。
上唇：连续。
胎儿脊柱：脊柱回声排列整齐、连续。
胎儿胸腔：
胸围：　cm。
胎儿心脏：四腔心切面可显示，左、右心房室大小基本对称。左、右心房与左、右心室连接一致，心脏中央"十"字交叉存在，二尖瓣及三尖瓣清楚，启闭运动两侧均可见，左、右心室流出道切面显示清楚，心室与大动脉连接关系一致，大动脉在心底呈交叉排列。胎儿心率　次/分，心律齐。
肺脏：回声、大小正常。
横膈：清晰。
胎儿腹部：
腹壁：连续平整。
腹围：　cm。
内脏：肝脏：见。</td></tr>
</table>

续　表

胆囊：见。 脾脏：见。 胃泡：见。 肠管：见 。 双肾：见，肾盂未见分离。 膀胱：见 。 胎儿四肢： 双侧上臂及其内的肱骨可见，肱骨长：　cm。双侧前臂及其内的尺、桡骨可见，双腕见，双手呈握拳状。 双侧大腿及其内的股骨可见，股骨长：　cm。双侧小腿及其内的胫、腓骨可见，双踝见，双足可见。 胎儿附属物： 胎盘：附着在子宫后壁，厚度：　cm，成熟度：　级。 脐带：脐动脉2条，胎儿颈部未见压迹。与腹壁连接：正常。 脐动脉：S：　cm/s，D：　cm/s，S/D(A/B)：　，RI：　，PI：　。 脐静脉搏动：有。 羊水：最大羊水池深度：　cm，羊水指数：　cm。 超声预测孕龄：　　　　　，预产期：　　　　　。 胎动：有。 胎位：左枕前。(28孕周以后) 其他： 子宫：增大的子宫内见胎儿回声，肌壁回声均匀。 双侧卵巢：大小、形态、回声未见异常。 子宫直肠窝：未见异常。
超声提示：宫内中晚期妊娠，单活胎，左枕前
检查医生：　　　　　　**报告医生：**　　　　　　**检查时间：**
备注：报告仅供临床医生参考！

注意：胎儿畸形诊断至少要两位高年资的医生签名。

三）信息储存

遵循超声信息储存的一般规范要求(见“总论”相关章节)。尤其是图像的采集保存是重点，因为图像是诊断的重要依据，是分析讨论的基础，以备后用。图像要求显示清晰，要反映病变特征，或者是重要的鉴别特征(所未见)。图像需进行必要的注释，并标示体表标识和探头的方位。

早孕的基本图像资料：

(1) 孕囊最大切面。于此切面测量孕囊直径。

(2) 胚胎最大长轴切面。于此切面测量胚芽长或顶臀长。

中晚孕的基本图像资料：

(1) 头部应有经过侧脑室及丘脑的横切面。于此切面测量BPD、HC、侧脑室宽度。

(2) 颜面：唇冠状切面，必要时横切面。

(3) 脊椎：颈、胸、腰骶尾椎纵切面。

(4) 心脏：四腔心切面，必要时增加左、右心室流出道切面。

(5) 腹部：腹围测量横切面。

(6) 四肢：双侧上肢及下肢长轴切面。于这些切面测量肱骨及股骨长径。

(7) 脐带与腹壁连接处(脐孔)长轴切面。

(8) 宫颈纵切面，显示胎盘下缘与宫颈内口关系。

对不能获得的标准切面应特别注明原因，如胎儿方面的原因(胎儿体位影响、胎儿太大、胎儿太小、羊水过多、羊水过少、多胎妊娠等)或母亲方面的原因(肥胖、腹壁瘢痕影响等)。

除了留取必要的基本切面图像，阳性结果都要有图像记录。如果有畸形等病变，还需要进一步留取反映病情的典型图像。

超声图像多留不限！

第三节 正常产科超声报告示范

一、超声表现

1. 早期妊娠

(1) 子宫：

① 随着妊娠周期的增加，子宫体积不断增大，形态饱满。

② 在增大的子宫内可见内膜不对称肥厚，且回声增强。在较厚的一侧内膜中可见孕卵回声。孕卵在宫内着床的位置是偏侧的，不在子宫中央。随着孕卵的生长，内膜回声在孕卵所在部位隆起变形，呈“蜕膜内征”(产科图 1)。

③ 子宫增大变形，肌层回声不均匀，可伴有肌瘤、腺肌病等。

(2) 妊娠囊：

① 第 4～5 孕周：子宫腔内见妊娠囊回声，多位于近宫底部。停经第 4 周末是超声能探测到最早期妊娠囊的时间。妊娠囊张力较高，形态类圆形，囊壁轮廓光整，厚度较厚而均匀。囊内为无回声区。妊娠囊向宫腔突起，其表面包蜕膜和对侧的真蜕膜呈半月形强回声。两层蜕膜间见一弧形暗区为积血扩张的宫腔。妊娠囊、蜕膜和宫腔之间组成典型的“双环征”，又称“双蜕膜征”。这是宫内妊娠所特有的超声表现。“双环征”在第 5～8 孕周间多可见，随着妊娠囊增大，宫腔积血暗区逐渐缩小而消失。妊娠囊常为一个，如见到一个以上，则可能为多胎妊娠。

② 第 5～7 孕周：妊娠囊大小与妊娠时间相关。妊娠囊径线或体积的测量是早期妊娠估算胎龄的方法之一，最宜测量时间是第 5～7 孕周，大约胎龄(周)＝妊娠囊平均直径(cm)＋3。

③ 第 6 孕周：妊娠囊内可见较强的胚胎回声，体积较小，又称为胚芽。妊娠囊的局部可见增厚，回声增强，此即原始胎盘回声。妊娠囊内可见羊膜囊，表现为无回声区，囊壁较薄。羊膜囊的直径约为 0.2 cm。

第 6～7 孕周：原始卵黄囊—胚盘—早期羊膜囊组成的复合体回声，表现为附于妊娠囊壁上的双泡状结构，呈“双泡征”。

④ 第 7 孕周：妊娠囊内胚胎回声中可见具有节律性搏动的胚胎原始心管。羊膜囊增大很快，第 7 孕周时为 0.3～0.5 cm。

孕 7～8 周时可见卵黄囊，表现为附于妊娠囊壁上的一个近圆形的无回声区。在第 10 孕周之前多小于 1.0 cm。随着羊膜囊的增大，卵黄囊挤在胎盘与羊膜囊之间，内部皱缩，最后被吸收而消失。

孕 7～10 周后胎儿开始有胎动，超声实时观察可见短暂的肢体颤动。

第 7～12 孕周：测量胚胎长度和胎儿头臀长是早期妊娠估算胎龄较为正确和常用的方法。最宜测量时间是孕 7～12 周。妊娠天数＝CRL(mm)＋42。

⑤ 第 8 孕周：妊娠囊大小超过宫腔的一半。第 8 孕周胎儿基本成形，可见胎头、躯体(产科图 2)。孕 8 周后能见到胚胎活动。

第 8 孕周起可见脐带的扭曲状的带状较强回声，连接于胎儿脐部与胎盘胎儿面之间。

⑥ 第 9～10 孕周：可见半月形的细密回声的胎盘。但其边缘需在早妊晚期或中妊早期方能辨认。胎儿与胎盘之间可见一扭曲状的带状回声，此即脐带。

⑦ 第 10 孕周：妊娠囊几乎满占子宫腔。

第 10～12 孕周：可见胎头、肢体、身的伸展旋转局部运动。

⑧ 约第 11 孕周，胚胎在羊膜囊中发育成胎儿。

⑨ 第 12 孕周：胎儿完全成形，胎头胎体可清晰辨认。

约 12～13 孕周后，绒毛膜与子宫蜕膜等相互融合，妊娠囊失去明亮边界而消失。

(3) 其他：

① 双侧卵巢未见异常。

② 附件区可见黄体囊肿，呈圆形无回声区，囊壁薄，透声好。随着孕龄增加，囊肿不断增大，有时可达 8～10 cm，孕 10 周后开始萎缩，最终可消失。

③ 子宫直肠窝未见异常。

2. 中晚期妊娠

(1) 子宫：子宫显著增大，宫腔内清晰显示羊膜囊、成形胎儿及其附属物。

(2) 羊膜囊：第 16 孕周时羊膜囊可充满整个绒毛膜腔，羊膜与绒毛膜全部融合，羊膜囊包围了胚胎。胚胎在羊膜囊内可活动，逐渐发育成胎儿。

(3) 胎儿：

① 胎儿头颅：中期妊娠时胎儿头颅外形已可显示。孕 13、14 周时呈圆形，至晚期为椭圆形。颅骨为增强的回声环，环内见实质性低弱回声区为脑组织回声，居中部位可见条状回声带，为脑中线回声。在脑中线的两侧可见侧脑室的弱无回声区。侧脑室的体壁的线状回声与脑中线平行。在第 16 孕周时，侧脑室约占大脑半球的大部，其内大半充满脉络膜丛强回声。第 20 孕周后脉络膜丛萎缩，不再显示回声。此后侧脑室宽度约为大脑半球的 1/3，并在以后的妊娠中保持此比例。胎儿脸部的眼、鼻、口、耳等外形亦可显示。胎儿头颅大小以双顶径、枕额径、头围来评价，据此可判断胎龄(产科图 3,4)。CDFI 可见大脑前、中、后动脉以及脑底动脉环(Willis 环)无异常。

② 胎儿颜面部：显示颜面、耳、眼窝及鼻未见异常，胎儿上唇回声连续完整(产科图 5)。

③ 胎儿脊柱：在第 12 孕周超声可见。脊柱纵切时可见两条弓状平行的断续回声带，如两条串珠，至尾椎逐渐靠拢(产科图 6)。再逐段进行横切检查，显示脊椎骨的 3 个骨化点强回声，呈"品"形排列，其间为椎管，呈密闭的圆形。

④ 胎儿胸部：第 12 孕周后，胎儿心脏由胚胎阶段的原始心管发育成形，超声显像逐渐清晰，可分辨出左、右心室、左、右心房、房室间隔、卵圆孔瓣、大血管根部及其有关瓣膜等结构。左、右心房室大小基本对称，左、右心房与左、右心室连接一致，二尖瓣及三尖瓣清楚，启闭运动两侧均可见。室间隔连续。CDFI 及 PWD 多普勒超声示各房室以及瓣口的血流流向以及流速均在正常范围。胎儿平均心率为 120～160 次/分钟，一般心律整齐(产科图 7)。

胎儿肋骨表现为明亮的圆或条状回声，后方常伴声影。

⑤ 胎儿腹部：胎儿左上腹部可见椭圆形液暗区回声，为胃内羊水。盆腔见到另一液暗区，为充盈的膀胱。随着羊水的吸收和吞入以及膀胱排空和充盈，该两暗区可周期性增大和缩小。

胎儿右上腹可见肝脏，表现为均匀细小回声点，内可见管状无回声带，为肝内血管。胃的左后方可见脾脏，为一实质回声，稍弱于肝脏。肝脏下方可见一片中等强度、亮明暗不一的回声区，此即小肠回声，有蠕动。

脊柱两旁可见到肾脏的实质性回声，纵切呈椭圆形，横切呈圆形。

胎儿腹部横切面显示腹主动脉与下腔静脉的位置关系正常(产科图 8)。右中上腹部纵切扫查可见下腔静脉的条状无回声带，其左旁为腹主动脉条状无回声区。

⑥ 胎儿四肢：肢体骨骼在孕 10 周即可显示，骨骺为低回声，钙化的骨干呈强回声，后方伴明显声影。一般四肢长骨可见，无短小，两侧对称。股骨以及肱骨的长度常被用于估算胎龄，最宜测量时间为孕 14～22 周(产科图 9,10,11)。

⑦ 胎儿性别：16 周即可辨，中期检查相对准确。胎儿外阴一般以 25～30 孕周间观察为宜。男性胎儿的阴茎在第 15 孕周即可辨认，阴囊及睾丸则显示较晚。在胎儿两臀之间可见对称的阴囊暗区，呈"穹隆征"。

阴囊内有时可见高回声的睾丸。女性胎儿在会阴区长轴切面上可见一菱形或剪刀样、蒜瓣样的大阴唇，冠状切面可见在两股之间对称的大阴唇，有时还可见线状的小阴唇。

⑧ 胎位：在第28孕周以前，胎儿在子宫内活动度较大，胎儿位置及其姿势易变。妊娠晚期胎位较为固定。在胎位判断中，产式指胎儿身体纵轴与子宫纵轴的关系，分为纵式、横式、斜式。胎先露指胎儿最先入盆的部分，以头先露、臀先露常见。胎方位指胎先露与母体骨盆的关系。每个胎先露可有6个胎方位：左前、左横、左后、右前、右横、右后。纵产式中头先露是正常胎位，其中最为常见的胎方位是枕横位及枕左前位。在超声检查中应先寻找胎头，再寻找胎儿脊柱等，以此判定胎位。

⑨ 胎动：第12～16孕周以后可见胎儿头、身、肢体的联合运动；孕16周末，孕妇可自觉胎动；第18～20孕周，胎儿整体运动减弱，局部运动明显增强，可见胎儿吞咽、吸吮、摸面等动作；第32孕周后胎动频数减少。胎动无明显规律，男、女无明显差异。正常胎儿每10分钟可有1～3次躯干和肢体的活动。

(4) 胎儿附属物

① 胎盘：随着妊娠进展，胎盘发育呈扁圆形盘状物，直径为16～20 cm，厚度为2.5～3.5 cm。胎盘可附着于子宫的前壁、后壁或宫底。其下缘距离宫颈内口2 cm以上，或者距离宫颈外口6 cm以上。

胎盘的超声表现随孕龄及其成熟度而异。0级胎盘未成熟，见于29孕周以前(产科图12)；Ⅰ级胎盘趋向成熟，多见于29孕周以后；Ⅱ级胎盘基本成熟，多见于36孕周以后；Ⅲ级胎盘已趋向老化，主要见于38孕周以后。

绒毛膜板：0级直而清晰，光滑平整；Ⅰ级出现轻微的波状起伏；Ⅱ级出现切迹，并延伸进入实质；Ⅲ级切迹深达基底膜。

胎盘实质：0级均匀分布的微细回声点；Ⅰ级回声欠均，出现散在强回声点；Ⅱ级回声不均，出现显著的逗点状强回声；Ⅲ级回声不均，出现杂乱强回声及无回声区。

基底膜：0级分辨不清；Ⅰ级不清；Ⅱ级出现线状排列的强回声点；Ⅲ级强回声点增长融合，可伴声影。

② 脐带：脐带呈扭曲状的带状较强回声，连接于胎儿脐部与胎盘胎儿面之间。足月时脐带长约55 cm。脐带内见一条脐静脉与两条脐动脉。脐带横切面呈类圆形，直径1～2 cm，可见3条血管断面呈“品”形排列，其中较粗的为脐静脉，另外两条较细、具有节律性搏动的为脐动脉。在第7～12孕周间，脐动脉只有收缩期血流。从第12孕周后脐动脉开始出现不规则、不完整的舒张期血流，至14孕周以后脐带血流才可持续见到。CDFI可见脐带呈扭曲的色彩缤纷的回声带(产科图13)。脐动脉S/D，即脐动脉的收缩期峰值流速(S)与舒张末期峰值流速(D)之间的比值，随着妊娠的进展其值逐渐减少，一般小于3(产科图14)。

③ 羊水：羊水是存储在羊膜囊内的无色透明液体。超声表现为透声良好的无回声区。在近足月时羊水因含有胎脂、上皮细胞等成分而透声较差，羊水暗区内漂浮微弱细小回声。羊水量随孕期而不同，且个体差异较大。一般在第20孕周时约为400 ml，至第36～38孕周时增至高峰，为1,000～1,500 ml，此后又迅速下降。正常时垂直人体测量羊水池的最大深度为3～8 cm(产科图15)，羊水指数为5～20 cm。

(5) 其他：

① 附件区可见黄体囊肿，呈圆形无回声区，囊壁薄，透声好。随着孕龄增加，囊肿不断增大，有时可达8～10 cm，孕10周后开始萎缩，最终可消失。

② 卵巢伴有其他包块等。

3. 多胎妊娠

(1) 子宫各径明显大于相应妊娠周数的子宫大小。

(2) 早期妊娠时宫腔内可见两个或更多个妊娠囊，妊娠囊可并列或相连。

(3) 中晚期妊娠时可见到两个或更多个完整的胎儿图像，各有显示清晰的胎头、胸腹、四肢以及各自的胎心搏动。

(4) 单卵多胎只见单个胎盘，而多卵多胎见多组胎盘的实质均质回声。

二、超声提示

1(1)+临床表现(停经、有性生活史、尿或血检妊娠试验阳性等)　**提示：子宫增大**，建议一周后复查

1(1)(2)+临床表现(停经、有性生活史、尿或血检妊娠试验阳性、恶心、呕吐等)　**提示：宫内早孕，单活胎**

2(1)(2)(3)(4)+临床表现(停经、有性生活史、尿或血检妊娠试验阳性、腹部膨隆等)　**提示：宫内中晚孕，单活胎，胎位**

3(1)(2)+临床表现(停经、有性生活史、尿或血检妊娠试验阳性、腹部膨隆等)　**提示：宫内早期妊娠，多活胎**

3(1)(2)+临床表现(停经、有性生活史、尿或血检妊娠试验阳性、腹部膨隆等)　**提示：宫内中晚期妊娠，多活胎，胎位**

　　+2(5)①　提示：伴附件黄体囊肿

注意：① 多胎早期妊娠应动态观察，了解各胚胎的发育、存活情况，有可能最终成为单胎妊娠。

② 宫内见多组胎盘者提示多卵多胎。多胎晚期妊娠需要注意观察胎儿有无联体。

③ 子宫、卵巢伴有病变时也应同时提示。

第四节　产科常见病超声报告示范

一、异位妊娠(Ectopic Pregnancy)

一) 超声表现

1. 子宫

(1) 子宫大小正常或轻度增大，但小于相应停经月份的子宫。

(2) 宫腔内无妊娠囊。

(3) 宫腔内膜回声增厚，包绕宫腔呈单环状无回声区(假孕囊)，其内无胚芽以及胚心搏动。

2. 妊娠囊

(1) 输卵管妊娠：附件区见妊娠囊，妊娠囊变形，其中可能见胚芽、胚心搏动等(产科图16)。

(2) 宫颈妊娠：宫颈增厚，内见妊娠囊，妊娠囊变形。

(3) 腹腔妊娠：腹腔内见妊娠囊，妊娠囊变形，偏向腹腔一侧；存活胚胎可见胚心搏动。

3. 盆腔

(1) 包块：附件区可见病灶(由妊娠囊、凝血块及周围粘连的肠管、网膜等组成)，形态不规则，边界模糊，内部回声杂乱、强弱不等。有时可在病灶内见到胚芽及胚心搏动，此乃诊断异位妊娠的确凿依据。

(2) 积血：在子宫直肠窝、盆腔、腹腔等部位见到无回声区，其间可有肠管漂浮。

二) 超声提示

1(1)(2)+临床表现(停经史或月经异常史，停经后不规则阴道出血、腹痛、肛门坠胀等，尿妊娠试验阳性等)　**提示：子宫内未见明显妊娠囊，异位妊娠不能排除**，建议密切观察，一周后复查；或建议行经阴道超声检查

1(1)(2)+2(1)+临床表现(停经史或月经异常史，停经后不规则阴道出血、腹痛、肛门坠胀等；尿妊娠试验阳性；诊刮内膜呈蜕膜改变，无绒毛)　**提示：异位妊娠(输卵管妊娠流产可能)**

1(1)(2)+2(2)+临床表现(停经史或月经异常史，停经后不规则阴道出血、腹痛、肛门坠胀等；尿妊娠试验阳性；诊刮内膜呈蜕膜改变，无绒毛)　**提示：异位妊娠(宫颈妊娠流产可能)**

1(1)(2)+2(3)+临床表现(停经史或月经异常史,停经后不规则阴道出血、腹痛、肛门坠胀等,尿妊娠试验阳性;诊刮内膜呈蜕膜改变,无绒毛) **提示:异位妊娠(继发性腹腔妊娠)**

1(1)(2)+3(1)+临床表现(停经史或月经异常史,停经后不规则阴道出血、腹痛、肛门坠胀等,出血量多时可出现面色苍白、脉速,腹部检查 压痛、反跳痛,附件区包块;尿妊娠试验阳性;诊刮内膜呈蜕膜改变,无绒毛) **提示:盆腔不均质包块,陈旧性异位妊娠破裂可能**

1(1)(2)+3(2)+临床表现(停经史或月经异常史,停经后不规则阴道出血、腹痛、肛门坠胀等,出血量多时可出现面色苍白、脉速、血压下降、腹部移动性浊音、晕厥和休克等;尿妊娠试验阳性;诊刮内膜呈蜕膜改变,无绒毛) **提示:腹腔积液,异位妊娠急性破裂出血可能**,建议后穹隆穿刺、急诊手术

注意:异位妊娠急性破裂需与急性阑尾炎、急性盆腔炎、黄体破裂、卵巢包块蒂扭转等急腹症相鉴别。可行后穹隆穿刺检查,异位妊娠急性破裂时见新鲜不凝血,即可与结核性、盆腔炎等积液相鉴别。

二、流产(Abortus)

一)超声表现

1. 子宫

(1) 子宫正常大小或增大,但是较同孕龄的子宫要小。

(2) 宫腔内见妊娠囊。

(3) 完全流产:宫腔内无妊娠囊,可见少量无回声区。

(4) 不全流产:宫腔内无妊娠囊,内见不规则团块状强回声以及无回声区等。

2. 妊娠囊

(1) 先兆流产:

① 妊娠囊形态完整,孕7周后囊内可见胚胎回声及胚心搏动。孕8周后胎儿基本成形,可见小肢体及其运动。

② 宫腔内妊娠囊周围可见无回声区,形态不规则,多呈条状。

(2) 难免流产:妊娠囊变形、皱缩、边缘缺落(产科图17),囊内胚心搏动以及胎动消失,妊娠囊位置向宫口方向下移。

(3) 过期流产:

① 妊娠囊形态变形、枯萎,轮廓模糊,囊内无明显的胚胎结构,无胚心搏动以及胎动。

② 宫腔内见散在的大小不等的无回声区。

二)超声提示

1(1)(2)+2(1)+临床表现(停经后出现少量阴道流血,伴有轻微下腹部痛及下坠感,但宫口未开,妊娠产物未排出,妊娠仍有可能继续症状) **提示:先兆流产可能**,建议定期复查

1(1)(2)+2(2)+临床表现(停经后出现少量阴道流血,伴有轻微下腹部痛及下坠感,宫口已扩张,有时可见胚胎组织或胎囊阻塞于宫颈口内) **提示:难免流产**

1(1)(2)+2(3)+临床表现(停经后出现少量阴道流血,伴有轻微下腹部痛及下坠感,妊娠反应消失) **提示:过期流产可能**

1(1)(3)+临床表现(停经后出现阴道流血,伴有轻微下腹部痛及下坠感,妊娠产物排除体外) **提示:完全流产可能**

1(1)(3)+临床表现(停经后出现阴道流血,伴有轻微下腹部痛及下坠感,妊娠产物已部分排除体外,尚有部分残留于宫腔内) **提示:不全流产**,建议行清宫术

+2(1)② 提示:伴宫腔积血

三、胎儿畸形(Fetal Anomaly)

一）超声表现

1. 子宫

子宫增大，宫内见成形胎儿。

2. 胎儿

(1) 无脑畸形：

① 孕10周前胎儿头部表现尚正常，此后看不见胎儿颅骨的强回声环，胎头形态不规则，脑组织萎缩，多数看不到大脑组织回声。沿胎儿长轴纵切时，面部以上无颅脑结构，可呈“地雷征”。

② 颜面部常可显示，双眼位于最高处，呈“蛙头征”。

③ 可伴脊柱裂等其他畸形。

(2) 脑积水：

① 胎儿脑室系统扩张，脑实质组织受压，脉络膜呈“悬挂状”，严重者颅内大部分显示无回声区。用手轻拍孕妇腹壁，可见胎儿“脑中线飘动征”。

② 双顶径较同孕龄胎儿为大，头围明显大于腹围。

③ 一侧或双侧侧脑室扩大。侧脑室后角宽度大于1.5 cm，侧脑室外侧距中线的距离大于或等于同侧颅骨外壁到中线距离的1/3。

(3) 唇裂、腭裂：

① 唇裂：在胎儿颜面部的冠状切面、横切面上观察最清楚，可见一侧或双侧上唇的连续性中断，中断处为无回声带，可向上延伸至鼻孔。

② 腭裂：上腭中部回声连续性中断，正常弧形消失，裂口宽大，横切面可见裂口两侧错位征象。

③ 约50%伴有鼻、眼等其他结构的畸形。

(4) 脊柱裂：

① 从胎儿背部纵切面上胎儿脊柱结构以及皮肤中断，以腰骶椎多见；横切面上脊柱裂部位失去正常椎体的三足鼎立强回声团，典型者呈“U”形或“V”形；矢状切面病变部位可见囊状无回声突起(脊膜膨出)。

② 脊柱下方可有低回声或不均质包块附着。

③ 胎头前额及枕部隆起，双侧颞骨塌陷，胎头呈“柠檬征”；脑室扩张，小脑位置下移，形态细小，呈“香蕉征”，或小脑缺失，后颅窝消失。

(5) 胎儿心血管畸形：

① 胎儿心律异常：胎儿心率过快、过缓或节律不齐。

② 胎儿心内畸形：胎儿心房与心室、房室间隔、左、右心房室瓣、心底大血管以及相互之间的连接关系等因各种先天性心脏病而表现异常。

(6) 胎儿胃肠道梗阻：

① 食道闭锁：食道内无无回声区，胃泡过小或消失。

② 十二指肠梗阻：在胎儿左上腹部显示两个类圆形无回声区，呈“双泡征”。大的无回声区为含有羊水而扩张的胃，小的是十二指肠第1段扩张所形成的水泡。两个无回声区相通，还可见胃壁的蠕动。

③ 空回肠梗阻：腹部可见多个无回声区，形态多变，但是持续存在。

(7) 泌尿系畸形：

① 胎儿肾积水：肾脏集合系统分离，15～20孕周大于0.5 cm，21～30孕周大于0.7 cm，31～40孕周大于0.8 cm，40孕周以上大于1.0 cm，最多可达2～3 cm。

② 肾不发育：20孕周以后单侧或双侧肾不能清楚显示。而肾上腺相对增大，可呈“平卧征”。

③ 多囊肾：肾脏体积可进行性增大，形态可失常，肾内结构显示欠清晰，回声增强，肾内见较多囊状无回声区。

(8) 腹裂畸形：

① 局部腹壁回声缺如，皮肤层回声中断。多见于近脐部分。

② 可见肝脏、肠管、胃等内脏从腹壁缺损处膨出，漂浮于羊水中。

③ 伴有内脏外翻时，腹围明显缩小。

(9) 肢体骨骼发育不良：

① 肢体短小并呈弓形弯曲，可伴多发骨折，甚至不可见。肱骨或股骨长与胎儿发育时间明显不符。

② 一处或多处病变，两侧肢体可不对称。

③ 可伴有胎儿头颅增大，颅骨薄软，双顶径、头围偏大，胸腹径比例失调。

3. 胎儿附属物

(1) 羊水异常表现：

① 羊水过多。

② 羊水过少或无羊水。

③ 羊水透声可较差，回声混浊，其间漂浮散在回声点，呈“牛奶样”。

(2) 胎盘异常表现：胎盘可增大，厚度增厚。

二）超声提示

1+2(1)+3(1)①③+临床表现(可有畸形儿家族史；常规产科超声检查发现羊水过多、胎儿各部分不成比例、外形异常、胎动异常、妊娠早中期宫内生长明显迟缓等异常；血清 AFP 升高等） **提示：胎儿无脑畸形**

1+2(2)+3(1)①+临床表现(可有畸形儿家族史；常规产科超声检查发现羊水过多、胎儿各部分不成比例、外形异常、胎动异常、妊娠早中期宫内生长明显迟缓等异常；血清 AFP 升高等） **提示：胎儿脑积水**

1+2(3)①③+3(1)①+临床表现(可有畸形儿家族史；常规产科超声检查发现羊水过多、外形异常、妊娠早中期宫内生长明显迟缓等异常） **提示：胎儿唇裂**

1+2(4)+3(1)①+临床表现(可有畸形儿家族史；常规产科超声检查发现羊水过多、过少或无羊水、外形异常、胎动异常、体内器官结构异常、妊娠早中期宫内生长明显迟缓等异常、血清 AFP 升高等） **提示：胎儿脊柱裂**

1+2(5)①+3(1)①+临床表现(可有畸形儿家族史；常规产科超声检查发现羊水过多、过少或无羊水、胎动异常、体内器官结构异常、妊娠早中期宫内生长明显迟缓等异常） **提示：胎儿心律失常**

1+2(5)②+3(1)①+临床表现(可有畸形儿家族史；常规产科超声检查发现羊水过多、过少或无羊水、胎动异常、体内器官结构异常、妊娠早中期宫内生长明显迟缓等异常） **提示：胎儿先天性心脏病可能**

1+2(6)+3(1)①+临床表现(可有畸形儿家族史；常规产科超声检查发现羊水过多、胎动异常、体内器官结构异常、妊娠早中期宫内生长明显迟缓等异常） **提示：胎儿胃肠道梗阻**

1+2(7)+3(1)②+临床表现(可有畸形儿家族史；常规产科超声检查发现羊水过少或无羊水、胎动异常、体内器官结构异常、妊娠早中期宫内生长明显迟缓等异常） **提示：胎儿泌尿道畸形可能**，建议复查

1+2(8)+3(1)①+临床表现(可有畸形儿家族史；常规产科超声检查发现羊水过多、胎儿各部分不成比例、外形异常、胎动异常、体内器官结构异常、妊娠早、中期宫内生长明显迟缓等异常） **提示：胎儿腹裂畸形**

1+2(9)+3(1)①+临床表现(可有畸形儿家族史；常规产科超声检查发现羊水过多、胎儿各部分不成比例、外形异常、胎动异常、妊娠早中期宫内生长明显迟缓等异常） **提示：胎儿肢体骨骼发育不良**

注意：胎儿畸形诊断应慎重。怀疑有异常时应建议复查观察，或进一步进行胎儿系统筛查。

四、前置胎盘(Placenta Previa)

一)超声表现

1. 子宫

子宫增大,内见成形胎儿。

2. 胎儿

(1) 胎儿妊娠时间在 28 周以上。

(2) 胎儿身体结构以及胎心搏动、胎动、胎位等未见异常或异常。

3. 胎儿附属物——胎盘

(1) 完全性前置:胎盘完全覆盖宫颈内口。

(2) 部分性前置:胎盘下缘覆盖部分宫颈内口,但未越过内口而延伸至对侧宫颈壁。

(3) 边缘性前置:胎盘下缘到达宫颈内口的边缘。

(4) 低位胎盘:胎盘下缘距宫颈内口小于 2 cm。

二)超声提示

1+2(1)+3(1)+临床表现(无痛性阴道出血,多在晚期妊娠等) **提示:宫内晚期妊娠,单活胎,完全性前置胎盘**

1+2(1)+3(2)+临床表现(无痛性阴道出血,多在晚期妊娠等) **提示:宫内晚期妊娠,单活胎,部分性前置胎盘**

1+2(1)+3(3)+临床表现(无痛性阴道出血,多在晚期妊娠等) **提示:宫内晚期妊娠,单活胎,边缘性前置胎盘**

1+2(1)+3(4)+临床表现(无痛性阴道出血,多在晚期妊娠等) **提示:宫内晚期妊娠,单活胎,低位胎盘**

注意:在宫颈内口显示不清时,如果胎盘下缘距离宫颈外口 6 cm 以上,即可除外前置胎盘。在中期妊娠时发现胎盘位置偏低,应提出建议严密观察,直到第 28 孕周以后才能诊断前置胎盘。

五、胎盘早期剥离(Placental Abruption)

一)超声表现

1. 子宫

子宫增大,内见成形胎儿。

2. 胎儿

(1) 胎儿身体结构等正常或异常。

(2) 胎心搏动以及胎动可正常或过快、过慢,甚至可消失。

3. 胎儿附属物

(1) 胎盘:

① 在胎盘后或者胎盘边缘发现病灶回声(产科图 18),起先为无回声区,渐成低弱回声区。病灶形态多为近圆形,边缘欠规则,境界清晰。有时病灶可沿羊膜或绒毛膜向下扩展一定长度,呈"弯月形"。

② 胎盘可增厚。

(2) 羊水:

① 可正常。

② 羊水透声差,内见散在漂浮的微弱回声。

二）超声提示

1+3(1)+临床表现(妊娠中晚期的阴道出血和腹痛;起病急,进展快) **提示:宫内中晚期妊娠,单活胎,胎盘早期剥离**

+3(2)② 提示:血肿破入羊膜腔

+2(2) 提示:胎心搏动以及胎动异常,建议临床及时处理

六、脐带绕颈(Cord Around Neck)

一）超声表现

1. 子宫

子宫增大,内见成形胎儿。

2. 胎儿

(1) 胎儿身体结构等正常或异常。

(2) 胎心搏动以及胎动:

① 胎心搏动以及胎动正常。

② 胎心搏动以及胎动加快、减慢或消失。

3. 胎儿附属物——脐带

(1) 胎儿颈部附近可发现脐带回声,其走向与胎儿颈部长轴交叉(产科图 19)。纵切面上胎儿颈部皮肤可呈现脐带的压痕,呈"U"形(绕颈 1 周)或"W"形(绕颈 2 周)等。

(2) CDFI 在颈部周围发现脐带的红、蓝血流信号,相互螺旋排列,呈麻花状。

二）超声提示

1+3+临床表现(可有胎动异常等) **提示:宫内中晚期妊娠,单活胎,脐带绕颈**,建议严密观察和监控

+2(2)② 提示:胎儿宫内窘迫,建议临床及时处理

注意:追踪脐带走向,可提示临床指导孕妇侧卧的方向,以缓解脐带缠绕程度。

七、羊水过多(Polyhydramnios)

一）超声表现

1. 子宫

子宫明显增大,大于同期正常妊娠的子宫;子宫内见成形胎儿。

2. 胎儿

(1) 胎儿身体结构未见异常,也可见畸形。

(2) 胎儿胎心搏动以及胎动等可正常。

3. 胎儿附属物——羊水

(1) 羊水暗区明显增大,胎儿漂浮,肢体舒展。

(2) 孕妇平卧位时,测量羊水池最深处羊水深度大于 8 cm,羊水指数大于 20 cm。

(3) 羊水透声可较差。

二）超声提示

1+3+临床表现(约 20%伴有糖尿病、子痫、充血性心力衰竭等母体疾病;约 20%伴有胎儿中枢神经、消化道等先天畸形等) **提示:宫内中晚期妊娠,单活胎,羊水过多**,建议胎儿系统筛查,排除胎儿畸形

八、羊水过少（Oligohydramnios）

一）超声表现

1. 子宫

子宫偏小，小于同期正常妊娠的子宫；子宫内见成形胎儿。

2. 胎儿

（1）胎儿身体结构未见异常，也可见畸形。

（2）胎儿胎心搏动以及胎动等正常或异常。

3. 胎儿附属物——羊水

（1）羊水暗区明显减小。

（2）孕妇平卧位时，测量羊水池最深处羊水深度小于 3 cm，羊水指数小于 5 cm。

（3）羊水透声性下降。

二）超声提示

1＋3＋临床表现（约 20%伴有糖尿病、子痫、充血性心力衰竭等母体疾病；约 20%伴有胎儿中枢神经、胃肠道以及肾发育不全等先天畸形等；常伴有胎膜早破、胎儿宫内生长迟缓等）　**提示：宫内中晚期妊娠，单活胎，羊水过少，建议胎儿系统筛查，排除胎儿畸形**

九、胎儿宫内生长迟缓（Intrauterine Growth Retardation）

一）超声表现

1. 子宫

子宫偏小，小于同期正常妊娠的子宫；子宫内见成形胎儿。

2. 胎儿

（1）胎儿发育较同龄胎儿小。测量胎儿双顶径、头围、胸围、腹围、股骨长并计算头、胸、腹围等相互间比值，利用多参数生物学测量来估算并评价胎儿发育情况。胎儿宫内生长迟缓时双顶径增长速度 3 周仅增加小于或等于 0.4 cm，孕 28 周小于 7 cm，孕 30 周小于 7.5 cm，孕 32 周小于 8 cm；胎儿体重预测低于同龄胎儿正常体重的 10%以上；头围/腹围可异常；头臀长（早孕 6～12 周时）、股骨长（第 13 孕周后可测量）的测值亦往往不正常。

（2）匀称型生长迟缓：胎儿头体生长情况一致，均发育迟缓，各测值均小于正常值。

（3）不匀称型生长迟缓：胎儿头体生长不一致。除头围或腹围的某一测值小于正常超声测值外，并有头围/腹围异常。

（4）可伴有胎儿畸形的表现（见相关内容）。

3. 胎儿附属物

羊水可过少。

二）超声提示

1＋2（1）（2）＋临床表现（孕妇有营养不良等高危因素；临床产前测量宫高、腹围等，与孕周不符等）　**提示：宫内妊娠，单活胎，胎儿宫内生长迟缓（匀称型）**

1＋2（1）（3）＋临床表现（孕妇有营养不良等高危因素；临床产前测量宫高、腹围等，与孕周不符等）　**提示：宫内妊娠，单活胎，胎儿宫内生长迟缓（不匀称型）**

＋2（4）　提示：伴胎儿畸形

＋3　提示：伴羊水过少

十、胚胎停止发育(Stopped Growth of the Fetus)、胎死宫内(Dead Fetus in Uterus)

一）超声表现

1. 子宫

子宫偏小，小于同期正常妊娠的子宫；子宫内见妊娠囊或成形胎儿。

2. 妊娠囊

(1) 妊娠囊萎缩皱瘪，形态变形、不规则，境界不清。

(2) 胚芽长度或胚胎头臂长偏小，妊娠囊与胚胎比例失调。

(3) 无胚心搏动或胚心搏动消失。

3. 胎儿

(1) 胎儿皮肤水肿，身体轮廓不清，可呈“双线征”。胎儿头颅与头皮回声增厚分离，可呈“双环征”；胎儿头颅不规则，颅骨的强回声环变形且不连续，局部塌陷，可呈“叠瓦征”，颅内结构不清等。

(2) 胎心搏动及胎动消失。

(3) 时间长者，胎儿脊柱、肋骨变形。

4. 胎儿附属物

(1) 脐带：脐动脉、脐静脉血流消失。

(2) 羊水：羊水减少，内部混浊，透声较差，见散在细小回声。

二）超声提示

1+2(2)+临床表现(腹围等小于同期孕妇、少量阴道出血、腹部坠感等)　**提示：宫内早孕，胚胎停止发育**

1+3(2)+临床表现(腹围等小于同期孕妇、孕妇自觉胎动消失、临床听不到胎心等)　**提示：宫内中晚孕，胎死宫中**

+4(2)　提示：羊水过少

十一、葡萄胎(Hydatidiform Mole)

一）超声表现

1. 子宫

(1) 子宫增大迅速，大于正常相同孕期的子宫。

(2) 恶性葡萄胎：子宫壁局部呈海绵样，宫壁内见无回声区或低回声团块。CDFI 示病灶内血流极其丰富，PWD 频谱呈高速低阻。

(3) 子宫周边可见无回声区。

2. 胎儿

(1) 完全性葡萄胎：宫腔内没有胎儿，宫腔内充满小圆形无回声区，呈蜂窝状、葡萄状或落雪状，大小约数毫米至 2 cm 不等(产科图 20)。

(2) 部分性葡萄胎：宫腔内大部充填不规则无回声区，一侧可见胎儿，但常为死胎或形态畸形。

3. 胎儿附属物

(1) 完全性葡萄胎：宫腔内没有胎盘与羊水等附属物。

(2) 部分性葡萄胎：胎盘较大，厚度大于 4 cm，部分呈水泡样，部分为正常回声。

4. 其他

(1) 附件区常可见圆形多房性无回声区。

(2) 恶性葡萄胎：附件以及宫颈、阴道、盆腔组织等可受侵犯，甚至肝脏等远处脏器可有转移灶。

二）超声提示

1(1)+2(1)+3(1)+临床表现(子宫大于正常相应妊娠月份的子宫;早、中期妊娠中出现不规则阴道出血,妊娠反应显著,呕吐剧烈,出现妊高症;血 HCG 异常增高等)　**提示:宫腔内多囊状病变,符合完全性葡萄胎**

1(1)+2(2)+3(2)+临床表现(子宫大于正常相应妊娠月份的子宫;早、中期妊娠中出现不规则阴道出血,妊娠反应显著,呕吐剧烈,出现妊高症;血 HCG 异常增高等)　**提示:宫内死胎,胎盘部分呈水泡状,符合部分性葡萄胎**

+4(1)　提示:伴附件黄素囊肿

+1(2)+4(2)　提示:恶性葡萄胎可能,建议进一步检查

(杨益虎　张玫玫　谢跃明)

附录 1:

超声检查规范与质量控制(试行)·产科
(新疆超声诊断质量控制中心)

一、经腹超声检查早期妊娠

【检查方法】

1. 将仪器设置在产科条件下,以达到国际安全标准的要求。一般采用凸阵探头,频率 3.5～5.0 MHz。
2. 膀胱适度充盈,患者取卧位,进行下腹部纵、横、斜向探测。

【检查内容】

1. 测量子宫三径。
2. 宫内孕囊三径。
3. 测量头臀长(CRL)。
4. 观察孕囊、胚胎形态,有无胎心搏动。

二、经腹部超声检查中晚期妊娠

【检查方法】

同早期妊娠检查,但患者毋需膀胱充盈。

【检查内容】

1. 胎儿个数,胎位,测量胎心率,观察胎动。
2. 测量双顶径(BPD)、股骨长(FL)、腹围(AC)、头围(HC)。
3. 羊水测量:羊水最大深度小于或等于 2 cm 为羊水过少,大于或等于 8.0 cm 为羊水过多。羊水指数,四个象限内羊水之和小于或等于 5 cm 为羊水过少,四个象限内羊水之和大于 18 cm 为羊水过多。
4. 胎盘的位置、分级,与宫颈内口的关系。
5. 脐带有无绕颈。
6. 有条件的单位可应用彩超检测脐动脉血流指数(S/D 比值小于或等于 3)。

附录 2:

产前超声检查规范(建议稿)
(中国医学影像技术研究会超声分会妇产科专业委员会)

根据中华人民共和国卫生部《产前诊断技术管理办法》,参考卫生部产前诊断专家组拟定的《产前产科超声检查指南(讨论稿)》、广东省《产前超声检查技术指南》及从事产前超声检查工作的专家提供的产科超声检查标准，由中国医学影像技术研究会超声分会妇产科专业委员会的专家编写、并经全国产前超声检查规范化研讨会讨论通过了《产前超声检查规范(建议稿)》，供从事产前超声检查的医疗单位及人员参考。

产科超声检查可分为三类：① 常规产前超声检查：包括早期妊娠和中、晚期妊娠一般超声检查；② 系统产前超声检查：包括早中孕 11～14 孕周及 18～24 孕周进行的胎儿系统超声检查；③ 针对性检查。要明确指出产科超声检查不能发现所有胎儿畸形。妊娠 18～24 周时超声应当检查出的致命胎儿畸形包括无脑儿、严重脑膨出、严重开放性脊柱裂、严重腹壁缺损及内脏外翻、致命性软骨发育不良。

一、人员要求

从事产前超声检查的医生必须具有执业医生资格；承担中、晚期妊娠系统胎儿超声检查的医生还应符合下列条件之一：① 大专以上学历，而且具有中级以上超声医学专业技术职称，接受过产前诊断的系统培训；② 在本岗位从事妇产科超声检查工作 5 年以上，接受过产前超声诊断的系统培训。

二、设备要求

实时超声诊断仪。承担中、晚期妊娠系统胎儿超声检查的单位，应具有一台以上彩色多普勒超声诊断仪，并配有图像记录设备。

三、超声检查标准

(一) 早期妊娠一般产前超声检查(常规产前超声检查)

1. 检查内容：确定宫内孕、诊断多胎妊娠、评估孕周、排除妊娠有关异常(异位妊娠、葡萄胎、胚胎停止发育)、排除其他妇科疾患(盆腔肿块、子宫畸形)等。
2. 检查方法：经腹部超声检查，腔内超声检查。
3. 检查项目：胎囊(大小、形状、位置)，胎芽(头臀长、胎心搏动)，子宫、双附件。

(二) 中、晚期妊娠常规产前超声检查

1. 检查内容：胎儿生长参数、羊水、胎盘、确定妊娠数、胎位。
2. 检查项目：测量胎儿生长参数(双顶径、头围、股骨长、腹围)；评估胎儿孕龄和体重；观察胎位、脊柱排列、胎心快慢、胎盘位置、羊水量。
3. 说明：在实施中、晚期妊娠一般产前超声检查中，可能发现无脑儿等畸形，超声报告要作具体说明，并转至授权产前诊断的医疗单位确诊。

(三) 胎儿系统超声检查(在时间、仪器和人员条件满足的情况下可以进行胎儿系统产前超声筛查)

1. 检查内容：包括常规产前超声检查的内容，还应增加对胎儿主要脏器进行形态学的观察；对胎儿严重致死性畸形进行观察。
2. 早中孕 11～14 孕周检查项目：胎儿头颅和颅内结构、面部(眼眶、鼻骨)、颈部(颈项部皱褶厚度)、四腔心、胃、膀胱、腹壁和脐带附着处、脊柱、四肢。
3. 18～24 孕周检查项目：

   头部：颅骨、大脑、脑中线、侧脑室、延髓池。

   颜面部：唇。

   心脏：四腔心切面。

   脊柱：脊椎骨的走向与排列。

   腹部：腹壁的完整性、肝、胃、双肾、膀胱。

   四肢：长骨(不包括手、足及指、趾数目)。

   胎儿脐带结构及其附着部位。
4. 说明：因胎位、羊水少、母体等因素的影响，超声检查不能很好地显示某些结构，超声报告需根据检查情况如实记录。

（四）针对性检查

针对性检查宜在系统胎儿超声检查基础上，针对胎儿、孕妇特殊问题进行特定目的的检查。如心血管系统有疑问，应进行胎儿超声心动图检查；常规母体血清筛查发现甲胎蛋白持续增高的孕妇，应进行针对性超声检查以降低开放性神经管畸形的风险。

（五）超声检查报告

超声诊断报告应与上述标准一致，阳性结果要有图像记录。因为胎儿、孕妇等因素导致对胎儿解剖评价受限的情况，要记录在报告上，必要时进行随访检查。超过18～24周系统产前超声检查时间，根据超声检查显示的器官如实记录胎儿脏器的检查情况。

四、安全性

目前的科学研究结果表明，胎儿产前超声检查是安全的。总体原则是掌握适应证，在规定允许的最低超声暴露条件下获得必要的诊断信息。

五、质量控制

贯彻执行人员、设备要求，继续教育规定，定期统计产前超声诊断符合率。

第二十三章　腹腔大血管超声诊查规范

第一节　腹腔大血管超声检查规范

一、仪器设施方面规范

1. 超声诊断仪

腹腔大血管主要包括腹主动脉和下腔静脉，它们位置较深，位于腹膜后，脊柱前方，因此要求超声诊断仪具有较好的穿透力和高灵敏的血流检测能力。通常选用低频凸阵探头，一般要求探头频率为 2.5～5 MHz。对于一些特殊患者，如过度肥胖者，可适当降低探头频率，以获得较好效果。

2. 配套设施

腹腔大血管超声检查对环境设施无特殊要求，符合常规要求即可(见总论相关章节)。

需要提醒的是，腹腔大血管超声检查需要长时间暴露腹部，因此检查室需要保持适宜的温度。

二、患者方面规范

1. 检查前

检查前请患者避免剧烈运动，余无需特殊准备。上午空腹检查可改善显示效果。

2. 检查中

请患者遵照医嘱摆好体位，充分暴露腹部接受检查。检查中请保持平稳呼吸，尽量避免咳嗽。请患者积极配合医生，以便较好地完成检查。

3. 检查后

一般情况下，患者稍候片刻即可取走超声报告单。对疑难病例等特殊情况，请遵医嘱按时取走超声报告单。

请患者妥善保管好超声报告单，并携报告单前往临床医生处继续就诊。

三、医生方面规范

一）临床医生

1. 检查前

临床医生应掌握腹腔大血管超声检查适应证，正确合理应用超声检查，完整填写超声检查申请单，提供翔实准确的临床相关资料，包括患者主诉、病史、体格检查以及血液生化检验等，还有临床初步诊断意向，以供超声医生在进行超声分析时参考。

腹主动脉超声检查适应证：

(1) 腹主动脉粥样硬化。

(2) 多发性大动脉炎。

(3) 腹主动脉瘤。

(4) 马凡氏综合征等。

下腔静脉超声检查适应证：

(1) 肝段下腔静脉阻塞(布-加综合征)。

(2) 下腔静脉阻塞综合征(肾静脉水平以下阻塞)。

(3) 下腔静脉炎。

(4) 下腔静脉血栓等。

2. 检查后

临床医生应仔细阅读超声报告，正确理解，客观评价，结合临床其他信息作出合理的临床诊断。

二) 超声医生

1. 检查前

做好检查前的知识准备，熟悉腹腔大血管的解剖，掌握腹腔大血管的正常以及常见病变的超声表现，并了解其病变的主要临床表现等，为腹腔大血管的超声检查、诊断做好准备。

2. 检查中

(1) 核查：核对患者姓名，防止张冠李戴；核查手续齐全，登记编号，便于资料的存储、查询等管理；了解患者病史及检查部位、目的、要求等，做到心中有数。

(2) 摆放体位：患者常规取仰卧位，平卧于检查床上，充分暴露腹部。

(3) 仪器调节：切换低频凸阵探头，选择检查部位“腹腔大血管”。根据实际显像情况，调节探头频率、图像深度、增益、焦点等功能按键或旋钮，以图像显示清晰、适于观察为宜。

(4) 扫查分析：探头置于剑突下横切扫查以确定腹主动脉、下腔静脉的位置，然后探头声束对准腹腔大血管自上而下连续横切面扫查，横切面观察起点于膈肌下，达左、右髂总血管分叉或汇合处；然后探头旋转90°改为纵切面扫查，扫查起止点同横切面。对病变区血管进行多方向、多切面扫查。

注意：

① 检查腹腔大血管上段时，可嘱患者做深吸气后屏气动作，以尽可能利用下移的肝脏作为检查声窗。

② 检查腹腔大血管下段时，探头适当施压以驱赶胃肠气体。这个操作也适用于肥胖病人的检查。但在检查过程中，应避免探头过度加压，以免引起患者不适。

③ 经前腹壁观察腹腔大血管不满意时，可采用侧卧位经脾肾或肝肾声窗行冠状面扫查以显示腹腔大血管及其主要分支。

3. 检查后

(1) 记录、书写报告。描述检查所见，采集必要的、合适的图像，书写超声检查报告，要求准确、规范、翔实。

(2) 整理、存储资料。记录、整理全部检查信息，包括临床信息以及超声信息，归档保存。

(3) 对诊断不清的疑难病例可随访调查，进行分析总结。

第二节 腹腔大血管超声诊断规范

一、腹腔大血管超声分析规范

一) 超声分析基础

1. 腹主动脉

(1) 腹主动脉为胸主动脉的延续，为降主动脉穿过膈肌主动脉裂孔在腹部的一段，长14～15 cm，在肾动脉起点以上的管径为1.1～2.4 cm。腹主动脉从膈肌主动脉裂孔起始，沿腰部脊柱前方稍偏左下行，至第4

腰椎下缘处分为3个终支，2个外侧终支为左、右髂总动脉和1个细小正中支为骶正中动脉。

（2）腹主动脉3个不成对分支：

① 腹腔动脉：在主动脉裂孔的稍下方，相当于第1腰椎水平从腹主动脉前壁发出。腹腔动脉较短粗，向左分出脾动脉，向右分出肝总动脉，向上发出胃左动脉。腹腔动脉及其分支肝动脉、脾动脉组成"海鸥征"图像。

② 肠系膜上动脉：在低于腹腔动脉1～2 cm处从腹主动脉前壁发出，沿胰头的后方下行，经十二指肠的水平部的前面进入小肠系膜根，斜向右下行走，与回结肠动脉的分支吻合。

③ 肠系膜下动脉：在约平第3腰椎的高度从腹主动脉的前壁发出，沿腹后壁腹膜深面行向左下方，至左髂窝进入乙状结肠系膜根内，下降入小骨盆，移行为直肠上动脉。

（3）腹主动脉8对分支：

① 膈下动脉：最上的分支，位于膈面下，从腹主动脉的两侧发出。

② 腰动脉：4对，分别平第1腰椎至第4腰椎，从腹主动脉的两侧发出。

③ 肾上腺动脉：平第1腰椎，从腹主动脉的两侧发出。

④ 肾动脉：在低于肠系膜上动脉2 cm处，平第2腰椎从腹主动脉的两侧发出，分别进入左、右肾门。

⑤ 精索（卵巢）内动脉：在肾动脉的起点稍下方，由腹主动脉的前壁分出，向下行走。

2. *下腔静脉*

（1）下腔静脉为人体最大静脉，收集下肢和盆腔、腹腔的静脉血。在腰4、5椎体前方偏右，由左、右髂总静脉汇合而来，长约20 cm。沿脊柱右前方、腹主动脉右侧上行，向上经肝脏腔静脉沟，穿过膈肌的腔静脉孔，进入胸腔，稍向前上注入右心房。在第1腰椎水平从侧方汇入左、右肾静脉，在第二肝门汇入3支肝静脉。

（2）下腔静脉的内径与身高、呼吸、右心房压有直接关系。下腔静脉平均内径近心段为2.2～2.7 cm，中段约1.9 cm，远心段约1.7 cm。横切面扫查时，下腔静脉为椭圆形，左右径大于前后径。下腔静脉内无瓣膜。

二）超声分析内容

同"颈部动脉"。

二、腹腔大血管超声报告规范

一）报告内容

报告的内容包括临床信息以及超声信息，主体内容是超声表现与超声提示。

1. *超声表现*

遵循超声表现描述的一般规范要求（见"总论"相关内容）。

报告应详细、如实记载腹主动脉、下腔静脉的超声检查分析内容，包括超声测值以及超声所见（图像描述）等。其中，超声测值部分一般应记载腹腔大血管的内径以及收缩期峰值流速（PSV）；声像图描述部分应详细、客观记录超声所见，从大血管的整体观到血管壁以及血管腔，从B型超声到多普勒超声，主要包括走行、粗细、形态、内部回声以及血流动力学状态等。

如果大血管内有斑块、血栓或动脉瘤等局灶性病变时，还应报告其位置、大小、形态以及内部回声等；如果病变内部有血流并可提取频谱，则应进一步提供频谱分析的测量值以及计算值。

2. *超声提示*

遵循超声提示的一般规范要求（见"总论"相关内容）。如果检查效果不佳，或者超声表现不典型等，应建议进一步检查或动态观察。

3. 超声图像选择

报告还应常规附有 1～4 张超声图像。报告所选图像应与超声提示相配合，首先选择反映病情的图像。病变较多时，选择相对严重病变的图像。检查结果正常时，则选择腹腔大血管的基本图像。

二）报告格式

腹腔大血管超声检查报告格式示例见表 39。

表 39　腹腔大血管超声检查报告单

<table>
<tr><td colspan="4" align="center">××××医院</td></tr>
<tr><td colspan="4" align="center">超声检查报告单</td></tr>
<tr><td>姓名：</td><td>性别：</td><td>年龄：</td><td>超声号：</td></tr>
<tr><td>科别/病区：</td><td>床号：</td><td>门诊/住院号：</td><td>临床诊断：</td></tr>
<tr><td>检查类别：</td><td colspan="2">仪器：</td><td>检查状况：优　一般　差</td></tr>
<tr><td colspan="4">检查部位：腹主动脉、下腔静脉</td></tr>
<tr><td colspan="2">代表图像：常规 1～4 幅。
腹腔大血管图 1</td><td colspan="2">腹腔大血管图 2</td></tr>
<tr><td colspan="4">超声表现：
超声测值：腹主动脉内径近心段：2.0 cm；中段 1.8 cm；远心段 1.5 cm。
中段 PSV：88 cm/s。
下腔静脉内径近心段：1.4 cm；中段 1.2 cm；远心段 1.0 cm。
中段 PSV：67 cm/s。
B 型超声：血管显示清晰，走行正常，管径在正常范围，管壁光整，管腔内透声好，未见异常回声。
CDFI：血管内彩流呈搏动性闪烁显示，充盈良好，未见缺损、狭窄。
PWD 频谱：血管血流频谱形态正常，各项血流参数在正常范围内。</td></tr>
<tr><td colspan="4">超声提示：腹主动脉、下腔静脉未见异常</td></tr>
<tr><td>检查医生：</td><td>报告医生：</td><td colspan="2">检查时间：</td></tr>
<tr><td colspan="4">备注：超声报告仅供临床医生参考！</td></tr>
</table>

三）信息储存

遵循超声信息储存的一般规范要求（见“总论”相关内容）。尤其图像的采集保存是重点，因为图像是诊断的重要依据，分析讨论的基础。图像要求显示清晰，要反映病变特征，或者是重要的鉴别特征（所未见）。图像需进行必要的注释，并标示体表标识和探头的方位。

腹腔大血管应常规储存的基本图像资料：

（1）腹腔大血管长轴纵切面图像。于此切面可观察腹腔大血管的走行。

（2）腹腔大血管短轴横切面图像。于此切面可观察腹腔大血管的位置关系以及内径的测量等。

（3）腹腔大血管血流 PWD 频谱图。反映频谱形态以及血流参数等。

除留取必要的基本图像，阳性结果都要有图像记录。病灶内部有血流时还要保留 CDFI 彩流图和 PWD 频谱图。

超声图像多留不限！

第三节　正常腹主动脉、下腔静脉超声报告示范

一、腹 主 动 脉

一）超声表现

1. *B 型超声*

(1) 腹主动脉呈管状，管壁较厚，结构清晰，光滑而规则，搏动性较强。

(2) 管径：从近心端到远心端，逐渐变细，未见扩张或狭窄。成人腹主动脉内径近心段为 2～3 cm，中段为 1.6～2.2 cm，远心段为 1.3～1.7 cm。

(3) 管腔内为澄净的无回声区，透声好。

2. *多普勒超声*

(1) CDFI(腹腔大血管图 1)：

① 血管内彩色血流充盈完整，管腔中央血流颜色偏亮，近管壁血流颜色偏暗。

② 血管内彩色血流随心脏搏动呈闪烁状显示，远心端管腔内呈红、蓝双色交替显示。

(2) PWD 频谱：

① 腹主动脉频谱为高阻型，呈三相波，收缩期为高大的正向波，舒张早期为较小反向波，舒张中晚期为较大的正向波，频带较窄频窗明显。

② 腹主动脉收缩期峰值流速为 95～105 cm/s，从近心端到远心端流速呈下降趋势。

二）超声提示

1+2　提示：腹主动脉未见异常

二、下 腔 静 脉

一）超声表现

1. *B 型超声*

(1) 下腔静脉横切面呈扁管状，管壁较薄而光滑，随心脏舒缩有波浪式活动。

(2) 管径由近心端到远心端渐细，平均内径为 1.7～2.0 cm。

(3) 管腔内为无回声，透声较好(腹腔大血管图 2)。

2. *多普勒超声*

(1) CDFI：下腔静脉内充盈双色脉动彩流，色调随心脏搏动、呼吸变化(腹腔大血管图 3)。

(2) PWD 频谱：下腔静脉频谱为低阻型，呈圆顶形负向双峰或三相波，舒张期为两个回心的较高速的负向波，心房收缩期出现逆向血流的低速正向波。血流参数受心脏搏动及呼吸影响。一般最大流速小于 150 cm/s。

3. *其他*

腹壁较薄者探头加压后可见下腔静脉管腔变形。

二）超声提示

1+2　提示：下腔静脉未见异常

第四节　腹主动脉、下腔静脉常见病超声报告示范

腹主动脉常见疾病中，动脉粥样硬化、多发性大动脉炎等超声报告示范请参见“颈部动脉”、“四肢动脉”

等章节。

下腔静脉常见疾病中，静脉炎、静脉血栓等超声报告示范请参见“四肢静脉”等章节。

一、动脉瘤(Aneurysm)

一）超声表现

1. B型超声

(1) 腹主动脉局部管径增大，形态失常。

(2) 真性动脉瘤：

① 动脉管壁局限性扩张或膨大，小者呈梭形，大者如囊状。扩张段动脉内径大于两倍以上的近端或远端正常动脉内径(腹腔大血管图4,5)。

② 瘤壁仍表现为动脉壁的各层结构，两端与未扩张的动脉壁相连续。

③ 血流进入瘤腔形成涡流，可见“云雾影征”。

(3) 假性动脉瘤：

① 动脉旁可见一无回声区或混合回声区，呈瘤样。

② 瘤壁厚薄不一，外壁不清晰，内壁不光滑，缺乏动脉壁的各层结构。

③ 瘤壁不完整，与动脉管腔之间以窦道相通。

④ 瘤腔内透声可较差，可见点状、条带状、团块状回声。

(4) 夹层动脉瘤、壁间动脉瘤：

① 病变段动脉不对称性扩张，部分管壁向外膨隆呈瘤样。

② 病变处动脉壁内膜局部破裂剥离，呈细线状回声。分离的内膜将血管分隔成真、假两腔。分离的内膜回声随心动周期来回摆动，收缩期向假腔移动，舒张期从假腔移向真腔(腹腔大血管图6)。

(5) 瘤壁及动脉其他部位可见内膜增厚、毛糙，内壁可见强回声斑块，后方伴声影。

(6) 瘤壁可见附壁团块回声，呈环形分布或偏于一侧。

2. 多普勒超声

1) CDFI

(1) 真性动脉瘤：

① 扩张的动脉内血流信号紊乱，呈杂色，色调较暗淡，紊乱程度与动脉扩张大小呈正比。

② 在较大的动脉瘤中还可见到涡流，瘤腔内一半为红色血流，而另一半为蓝色血流。

(2) 假性动脉瘤：

① 瘤腔内充盈暗淡彩色血流，可呈涡流表现，一半为红色血流，而另一半为蓝色血流。

② 动脉壁与瘤体之间细小窦道内在收缩早期见一束色彩明亮的花色血流向瘤体内射血，此后又可见色彩相对暗淡的血流反向回到动脉管腔内。

(3) 夹层动脉瘤：

① 动脉管腔内见血流分隔现象，常于夹层动脉段近侧探及夹层血流的入口，远侧探及夹层血流的出口。

② 内膜破裂处血流明显紊乱，色彩杂乱；流速明显升高，色调明亮。

③ 真腔内收缩期流速快，色彩明亮，而假腔内流速缓慢，色彩暗淡。当真假腔间血流形成交通时，内膜撕裂入口处血流于收缩期由真腔流向假腔，于舒张期由假腔流向真腔。

(4) 瘤腔内彩流局部可充盈缺损。

2) PWD 频谱

(1) 真性动脉瘤：瘤体内血流速度减低，频带增宽。

(2) 假性动脉瘤：若多普勒取样门置于窦道分流口，则能探及典型的"双期双向"频谱，显示收缩期高流速、舒张期转为反向的中等流速异常往返曲线，频带宽，边缘毛刺。这是假性动脉瘤的特征性表现。

(3) 夹层动脉瘤：同一条动脉同一水平探及两种不同性质的血流频谱。真假腔内血流方向改变与心动周期中撕裂内膜的运动有关。当收缩期撕裂内膜向假腔运动时，真腔内血流为向前，假腔内血流为反向；当舒张期撕裂内膜返回真腔运动时，假腔内血流则转为缓慢上升的前向血流，接着转为逆向；当假腔内血流为逆向时，真腔内血流又转为前向。

二）超声提示

1(1)(2)+2 1)(1)2)(1)+临床表现(可无明显症状，或见腹部搏动性包块等)　**提示：腹主动脉瘤(真性动脉瘤)**

1(1)(3)+2 1)(2)2)(2)+临床表现(多有腹部创伤或手术等病史；可无明显症状，或见腹部搏动性包块等)　**提示：腹主动脉瘤(假性动脉瘤)**

1(1)(4)+2 1)(3)2)(3)+临床表现(可无明显症状，或见腹部搏动性包块、突发性腹痛等)　**提示：腹主动脉瘤(夹层动脉瘤)**

+1(5)+2(4)　提示：伴动脉硬化斑块形成

+1(6)+2(4)　提示：伴血栓形成

二、布-加综合征(Budd-Chiari's Syndrome)

一）超声表现

1. *B型超声*

(1) 下腔静脉阻塞：

① 隔膜型：下腔静脉管腔内见隔膜状强回声，回声不均匀，可伴强回声灶，有时隔膜上可见筛孔。

② 狭窄型：下腔静脉局部管腔狭窄，管壁可见增厚(腹腔大血管图7)。

③ 梗阻型：下腔静脉近心段管腔内可见团块回声。

④ 闭锁型：下腔静脉局部管腔闭锁，呈条索状强回声，无管腔结构。

(2) 肝静脉阻塞：

① 病变的肝静脉呈节段性狭窄或闭塞，管壁回声增强。

② 远端肝静脉扩张迂曲，内径大于1.0 cm，可呈"静脉湖样"或"静脉瘤样"。

③ 可见肝静脉附近侧支循环形成。

④ 肝脏增大，以尾叶增大显著。

(3) 病变段远心侧下腔静脉扩张，搏动性消失。

(4) 可见脾肿大征象。

(5) 腹腔内可见无回声区。

2. *多普勒超声*

(1) CDFI：

① 不完全梗阻：下腔静脉内彩流束变细或管腔内血流充盈缺损(腹腔大血管图8)。

② 完全梗阻：下腔静脉梗阻段无血流显示，远心端可见色彩异常的反向血流束。

(2) PWD频谱：

① 不完全梗阻：病变段可提取高速射流频谱，呈持续单相高速湍流波形，不受呼吸影响，最大流速大于150 cm/s。其远端血流频谱失去正常的期相性特征，表现为连续、带状、低速血流频谱，几乎不受呼吸运动的影响，深吸气时，可见一过性反流波。

② 完全性梗阻：病变段不能提取频谱，远心端可提取连续带状频谱。根据不同的分流情况，血流方向

可为正向、反向或受呼吸影响而呈双向。

二）超声提示

1(1)(3)＋临床表现(自觉腹胀、腹痛、恶心、食欲不振,并可伴肝、脾肿大,门静脉高压,顽固性腹水,腹壁或腰背部见上行性迂曲扩展的静脉血管等)　**提示:布-加综合征(下腔静脉阻塞)**

1(2)(3)＋临床表现(自觉腹胀、腹痛、恶心、食欲不振,并可伴肝、脾肿大,门静脉高压,顽固性腹水,腹壁或腰背部见上行性迂曲扩展的静脉血管等)　**提示:布-加综合征(肝静脉阻塞)**

＋1(4)　提示:伴脾肿大

＋1(5)　提示:伴腹腔积液

(徐大华　杨益虎)

附录1:

临床技术操作规范·超声医学分册·腹主动脉疾病
(中华医学会)

【适应证】

1. 腹主动脉瘤(真性、假性)诊断与鉴别诊断。
2. 腹主动脉夹层。
3. 检测腹主动脉粥样斑块与血栓。
4. 多发性大动脉炎。
5. 腹主动脉旁肿物的诊断与鉴别诊断。

【检查方法】

1. 受检者宜空腹或禁食4～8小时后检查,必要时可适量饮水充盈胃腔。
2. 有条件者应使用彩色多普勒超声显像仪进行二维超声、彩色血流显像和频谱多普勒检查。

(1) 探头频率,宜选用2.5～5.0 MHz。

(2) 血流与声束夹角θ愈小愈好,诊断时θ角宜在小于60°时取值。

(3) 壁滤波,根据需要设置。

(4) 取样门,置于血流束的中心部位或异常血流区。

(5) 一般将彩色多普勒血流显像的色标定为红色指示血流迎向探头,蓝色指示血流背离探头。

3. 受检者通常取仰卧位,必要时辅之以左侧或右侧卧位检查。
4. 检查方法

(1) 二维超声显像

① 探头置于剑突下,行横切面扫查以确定腹主动脉位置。

② 探头声束对准腹主动脉自上而下或自下而上连续横断面扫查。横切面观察起点于膈肌下,达左、右髂总动脉分叉水平,必要时增加项目,将髂总动脉纳入扫查范围。

③ 探头声束对准腹主动脉,旋转90°改为腹主动脉纵切面扫查,扫查起止点同横切面。

④ 对病变区血管段行多方向、多切面扫查。

⑤ 腹主动脉常规扫查重点应观察近膈肌处,肠系膜上动脉起始部和左、右髂总动脉分叉处。

(2) 彩色血流显像

① 在二维横切面或纵切面上清晰显示腹主动脉声像图时,进行彩色血流成像检查。

② 调整彩色显像阈值、彩色增益等,以期获取最大色彩灵敏度又无彩色背景噪音产生。

(3) 频谱多普勒检查

① 在二维腹主动脉或彩色流道中,加入频谱多普勒取样线及取样门。

② 调节血流曲线坐标值，使之能略大于被测血管的流速峰值。

③ 仔细调整取样门的上、下、左、右位置，获取最大峰值流速，并使频谱曲线较清楚显示。

【检查内容】

1. 二维超声显像

(1) 腹主动脉管径变化，有无局限性膨大、狭窄和局部受压等，并进行测量。

(2) 腹主动脉病变区管壁厚度、内膜回声和光滑度、管壁连续性及有无分层。

(3) 腹主动脉管腔内有无异常回声(如斑块、钙化回声、血栓形成等)。

(4) 腹主动脉的走行情况。

2. 彩色血流成像

(1) 腹主动脉彩色血流信号充盈度、流层特点和流向变化。

(2) 腹主动脉彩色血流信号有无高速喷流(湍流)形成的彩色混叠或中断。

(3) 腹主动脉彩色血流信号有无异常侧支开放。

3. 频谱多普勒可根据需要选择以下若干项目进行多普勒血流测定

(1) 腹主动脉收缩期峰值血流速测定。

(2) 腹主动脉舒张末期血流速测定。

(3) 腹主动脉阻力指数测定。

(4) 腹主动脉搏动指数测定。

(5) 腹主动脉搏峰值加速度和峰值减速度测定。

【注意事项】

1. 检查腹主动脉上段时，应嘱患者做深吸气后屏气动作，以尽可能利用下移的肝脏作为检查声窗。
2. 检查腹主动脉下段时，探头适当施压以驱赶胃肠气体。这个操作也适用于肥胖病人的检查。
3. 对经前腹壁观察腹主动脉不满意的患者，还可采用侧卧位经脾肾或肝肾声窗行冠状面扫查以显示腹主动脉及其主要分支。
4. 不宜仅凭横切面所见作出疾病诊断，应注意全面分析纵、横切面声像图后再给出诊断意见。
5. 对腹主动脉旁其他腹膜后肿物特别如囊性肿块，应注意采用彩色血流成像技术进行诊断与鉴别诊断。
6. 目前，由于大多数彩色血流超声成像仪较难获取真实的血管内流速剖面及与心动周期有关的连续性变化信息，因此，动脉血流量定量不列入常规检测项目。

附录 2：

临床技术操作规范·超声医学分册·下腔静脉疾病
（中华医学会）

【适应证】

1. 检测下腔静脉血栓或瘤栓。
2. 布-加综合征(Budd - Chiari syndrome)的诊断与鉴别诊断。
3. 了解腹部肿块、腹膜后淋巴结等是否对下腔静脉形成压迫。
4. 评价右心功能不全。

【检查方法】

1. 受检者空腹或禁食 4～8 小时。
2. 仪器条件同本章第三节“腹主动脉疾病”，但在血流检查时应设置静脉检测条件。
3. 受检者常取仰卧位或采用辅助左侧卧位。
4. 检查方法

(1) 二维超声显像

① 探头置于剑突下，行横切面扫查以确定下腔静脉位置。

② 探头声束对准下腔静脉自上而下或自下而上连续横断面扫查。横切面观察起点于膈肌下，达左、右髂总静脉汇合水平。

③ 探头声束对准下腔静脉，旋转 90°改为下腔静脉纵切面扫查，扫查起止点同横切面。

④ 对病变区血管段行多方向、多切面扫查。

⑤ 下腔静脉常规扫查重点应观察近膈肌水平（下腔静脉至右心入口处）、肾静脉水平和左、右髂总静脉汇合水平。

(2) 彩色血流显像

① 在二维横切面或纵切面上清晰显示下腔静脉声像图时，进行彩色血流成像检查。

② 调整彩色显像阈值、彩色增益等，以期获取最大色彩灵敏度又无彩色背景噪音产生。

(3) 频谱多普勒检查

① 在二维下腔静脉图像或彩色流道中，加入频谱多普勒取样线及取样门。

② 调节血流曲线坐标值，使之能略大于被测血管的流速峰值。

③ 仔细调整取样门的上、下、左、右位置使之能显示全曲线最大能量与最大峰值流速。

④ 在平静呼吸和深吸气状态或让患者做 Valaslva 动作时，观察下腔静脉多普勒血流曲线变化。

【检查内容】

1. 二维超声显像

(1) 下腔静脉管径变化，有无狭窄和局部受压、扩张改变等。

(2) 下腔静脉管壁回声和光滑度。

(3) 下腔静脉管腔内有无异常回声。

(4) 下腔静脉搏动特点及其管径变化与呼吸动作、心动周期之间的关系。

(5) 下腔静脉的走行情况。

2. 彩色血流成像

(1) 下腔静脉彩色血流信号充盈度、流层特点和流向变化，以及与呼吸动作、心动周期之间的关系。

(2)下腔静脉彩色血流信号有无高速喷流（湍流）形成的彩色混叠或中断。

3. 频谱多普勒可根据需要选择以下若干项目进行多普勒血流测定

(1) 下腔静脉峰值血流速测定。

(2) 下腔静脉曲线变化特点以及与呼吸动作、心动周期之间的关系。

【注意事项】

1. 下腔静脉肝下段由于受探测条件的限制，往往显示不清或难以显示。下腔静脉肝后段一般显示较清楚，但遇体型肥胖、大量腹水等超声图像显示质量差，诊断下腔静脉阻塞性病变时应慎重。

2. 检查时，综合采用下列措施可提高下腔静脉图像的显示质量，如探头适当施压、做 Valaslva 动作、取坐位和立位检查等，但对下腔静脉血栓或瘤栓患者，进行 Valaslva 动作需特别慎重。

第二十四章　浅表软组织超声诊查规范

第一节　浅表软组织超声检查规范

一、仪器设施方面规范

1. 超声诊断仪

浅表软组织主要包括皮肤与皮下组织、肌肉与肌腱两大部分。浅表软组织位置较浅表，因此与眼、甲状腺等其他浅表器官、组织一样，其超声检查要求超声诊断仪有较好的性能，特别是要配备高频线阵探头，有较高的分辨力。一般要求探头频率为7.5～15 MHz。

皮肤直接位于人体表面，因此可用皮肤专用超声诊断仪，其特点一为具有10～20 MHz的超高频机械扇扫探头，特点二为配有专用水囊，利于检查不平整的皮肤表面，如面部或有较大较深皱襞的部位。

对皮下脂肪较厚、肌肉较发达者，检查目标位置较深，可以选用3.5～5 MHz的探头。

2. 配套设施

对环境设施无特殊要求，符合一般要求即可(见“总论”相关内容)。

二、患者方面规范

1. 检查前

一般患者无须特殊准备。检查部位体毛较多者应刮除干净，以利于探头与皮肤的紧密接触。

2. 检查中

请患者积极配合医生，充分暴露检查部位，以完成检查。

3. 检查后

请患者稍候片刻取走报告，并妥善保管好，前往临床医生处继续就诊。

三、医生方面规范

一）临床医生

1. 检查前

临床医生应掌握超声检查适应证，正确合理应用超声检查，完整填写超声检查申请单，提供翔实准确的临床相关资料，包括患者主诉、病史以及体格检查等，还有临床初步的诊断意向，以供超声医生在进行超声分析时参考。

浅表软组织超声检查适应证：

1）皮肤与皮下组织

(1) 皮肤囊肿：角质性囊肿、表皮样囊肿、皮脂腺囊肿、皮样囊肿等。

(2) 银屑病。

(3) 硬皮病。

(4) 皮肤纤维瘤。

(5) 痣。

(6) 黑色素瘤。

(7) 基底细胞癌。

(8) 软组织炎症。

(9) 软组织囊肿：甲状舌骨囊肿、腮裂囊肿等。

(10) 皮下血肿。

(11) 结节性脂肪坏死。

(12) 肉芽肿。

(13) 软组织异物。

(14) 软组织肿瘤：脂肪瘤、血管瘤(海绵样血管瘤、蔓状血管瘤)、囊状淋巴瘤(单纯淋巴管瘤)、神经鞘瘤、脂肪肉瘤等。

(15) 浅表淋巴结肿大。

2）肌肉及其附属结构

(1) 肌肉损伤：断裂、血肿。

(2) 肌肉炎症、脓肿。

(3) 局限性骨化性肌炎。

(4) 进行性肌营养不良。

(5) 横纹肌溶解症。

(6) 肌肉肿瘤：肌肉脂肪瘤、肌肉血管瘤、肌肉内肉芽肿、纤维肉瘤、韧带样纤维瘤、横纹肌肉瘤等。

(7) 肌腱炎。

(8) 肌腱损伤。

(9) 滑囊炎。

(10) 滑液囊肿。

(11) 滑膜肿瘤：滑膜瘤、滑膜肉瘤。

(12) 腘窝囊肿。

(13) 腱鞘炎。

(14) 腱鞘囊肿。

2. 检查后

临床医生应仔细阅读超声报告，正确理解，客观评价，结合临床其他信息作出合理的临床诊断。

二）超声医生

1. 检查前

做好检查前的知识准备，掌握浅表软组织的正常以及常见病变的超声表现和主要临床表现等，为超声检查与诊断做好准备。

2. 检查中

(1) 核查：核对患者姓名，防止张冠李戴；核查手续齐全，登记编号，便于资料的存储、查询等管理；了解患者病史及检查部位、目的、要求等，做到心中有数。

(2) 摆放体位：根据检查部位而采取合适的体位。不拘泥于固定体位，以便于检查、患者舒适为宜。

(3) 仪器调节：切换高频浅表探头，选择检查部位“浅表软组织”。根据实际情况，调节探头频率、图像深度、增益、焦点等功能按键或旋钮。以图像显示清晰、适于观察为宜。

(4) 扫查分析：直接进行纵切与横切的扫查。充分利用人体的对称性，进行患侧与健侧部位的对照检查。一般先检查健侧，对正常组织的超声表现有一个基本认识，再检查患侧，以健侧为对照进行诊断分析。

在检查肌肉以及肌腱时，相关肢体应进行主动、被动的运动，观察肌肉以及肌腱的变化反应。

注意事项：浅表软组织位置浅表，质地柔软，在检查时探头应轻度接触皮肤，避免过度加压，使组织变形、移位等，导致诊断误差。同时在检测血流时，探头不当加压会导致血流信号减少、测值不准等。

3. 检查后

(1) 记录、书写报告。描述检查所见，采集必要的、合适的图像，书写超声检查报告，要求准确、规范、翔实。

(2) 整理、存储资料。记录、整理全部检查信息，包括临床信息以及超声信息，归档保存。

(3) 对诊断不清的疑难病例可随访调查，进行分析总结。

第二节　浅表软组织超声诊断规范

一、超声分析规范

一）超声分析基础

1. 皮肤以及皮下组织

皮肤是覆盖于整个体表的重要且最大的器官。成人皮肤厚度一般为 0.1～0.4 cm。皮肤由表皮层、真皮层组成。表皮层是皮肤的最表层，厚度为 0.006～0.06 cm，没有血管、淋巴管以及神经末梢。真皮层位于表皮的深层，头皮处厚度约 0.1 cm，背后处约 0.4 cm。真皮层是致密的纤维层，其内有弹力纤维、结缔组织、腺体、血管、神经等。

皮下组织也称质膜，位于真皮下，由疏松结缔组织和脂肪小叶构成，纤维膜进入脂肪小叶将其分隔。脂肪层厚度变化较大，因人而异。皮下组织与真皮层分界不明显，下与肌膜组织分界清晰。

2. 肌肉以及附属组织

肌肉及其他附属组织是人体运动系统的重要组成部分。肌肉具有舒张与收缩功能，肌肉由肌腹与肌腱或腱膜构成。肌腹由若干肌束组成，分别为肌束膜与肌外膜包裹。肌肉的两端借肌腱或腱膜附着于骨。肌腱由致密的纤维结缔组织构成。

肌肉的辅助结构有筋膜、腱鞘、滑囊等。

筋膜有浅筋膜、深筋膜。浅筋膜位于真皮之下，包被整个身体，由疏松结缔组织构成；深筋膜由致密结缔组织构成，包裹肌肉、血管、神经等。深筋膜可深入肌群间形成肌间隔。深筋膜可与骨膜以及骨间膜共同形成骨筋膜室，内含肌群、血管、神经等。

滑囊是结缔组织形成的封闭的囊，形扁壁薄，其内可有少量囊液。滑囊多位于肌腱与骨面等紧密接触而又互相滑动处，也可位于皮下。位于关节附近者可与关节腔相通。除了固有的滑囊外，在经常摩擦的部位可形成新滑囊。

腱鞘是套在长肌腱周围的由深筋膜构成的鞘管，由纤维鞘和双侧滑膜鞘组成，内含少量滑液。

二）常规分析内容

1. B 型超声

(1) 厚度：

① 正常：皮肤为 0.1～0.4 cm，皮下组织为 0.5～2.0 cm，肌肉厚度不一，因位置、状态而异，肌腱因位置而异，髌腱厚度为 0.3～0.6 cm，跟腱为 0.4～0.6 cm。

② 增厚：见于炎症、血肿或肿瘤等。

③ 变薄：见于营养不良、肌肉萎缩等。

(2) 连续性：

① 正常：皮肤、筋膜、肌纤维等回声连续完整。

② 中断：浅表组织回声中断。见于外伤、肿瘤浸润等。

(3) 边界：

① 正常：较清晰，如肌束以及肌肉周围见线状筋膜回声。

② 异常：不清晰，与周围组织有浸润、粘连。见于炎症、浅表软组织恶性肿瘤等。

(4) 内部回声：

① 正常：较均匀或有规律，如肌肉内部回声呈“羽毛征”等。

② 回声减低：见于浅表软组织炎症、血肿、浅表软组织肿瘤等。

③ 回声增强：见于机化、钙化等。

④ 纹理不清晰：见于肌肉水肿等。

⑤ 纹理紊乱：见于肌肉损伤、脓肿、恶性肿瘤浸润等。

(5) 滑囊：

① 正常：少量囊液，滑囊宽度 0.1～0.2 cm。

② 异常：较多囊液，囊腔扩张。见于滑囊炎等。

2. 多普勒超声——CDFI

① 正常：皮肤以及皮下层难以显示血流，肌肉内以及之间可见小血管，呈点状、细条状血流信号。

② 异常：血流增多。见于浅表软组织急、慢性炎症、肿瘤等。

三）特殊分析内容

1. 浅表软组织局灶性病变

(1) 数目：单发或多发。多发者取体积最大者为代表予以详细描述。

(2) 方位：病变的位置。更直观的方法是在体表标志示意图上标示。

(3) 大小：通过纵横多切面扫查，选择最大切面测量，报告其长径与短径测值。

(4) 形态：规则，类圆形或椭圆形等，见于浅表软组织良性肿瘤等；不规则，可呈分叶状或蟹足样等。见于浅表软组织恶性肿瘤等。

(5) 包膜：有完整清晰线状强回声包膜，见于浅表软组织良性肿瘤等；无包膜或不完整包膜，见于较大的浅表软组织混合瘤以及浅表软组织恶性肿瘤等。

(6) 边界：边界光滑、清晰，见于腺淋巴瘤等；边界模糊不清，见于浅表软组织炎性浸润区、浅表软组织恶性肿瘤等。

(7) 内部回声：均匀低回声，见于良性肿块；不均匀回声，呈囊实混合性回声，见于脓肿形成、液化坏死或变性等。

(8) 后方回声：增强，见于囊肿、脓肿形成、液化坏死或囊性化以及回声低弱的肿块等；衰减，甚至见声影，见于钙化、机化等。

(9) 侧方声影：有明显的侧方声影，见于包膜较厚的肿块；无，见于无包膜的肿块。

(10) 内部以及周围血流：恶性肿块内血流的检出较为敏感，但是特异性不高。一般认为恶性肿块的血流方向杂乱，流速较高，阻力较低。良性肿块中，混合瘤可见“提篮样血流”，腺淋巴瘤中可见与淋巴结类似的“门样血流”。炎性浸润区内部血流稀少，周围血流丰富。囊肿内部无血流，囊壁上可见点状血流。

2. 探头挤压扫查

(1) 压痛：

① 正常：一般无明显压痛。

② 异常：有显著压痛。见于炎症、外伤等。

(2) 形变：

① 有：形态明显改变，放松后较快恢复。见于质地较软或囊性的组织、肿块等。

② 无：形态无变化或变化不明显。见于质地较硬的组织、肿块等。

(3) 移位：

① 有：位置沿受力方向明显移动。见于活动度较大、不固定的良性肿块等。

② 无：位置没有明显移动。见于粘连、固定的炎性和恶性肿块等。

(4) 闪彩伪像：

① 有：探头挤压放松几次后，诱发出现杂乱的闪彩伪像。见于较大的囊性肿块。

② 无：探头挤压放松几次后，未见明显的闪彩伪像。见于实质性组织和肿块等。

3. 肌肉的静态与动态对比检查

观察肌肉的大小、形态、回声等变化。肌肉收缩时，肌束直径增加，长度缩短，回声强度减弱。

4. 对称部位对比检查

人体对称部位对照检查，了解健侧超声表现，用以评价患侧的变化。

二、浅表软组织超声报告规范

一）报告内容

报告的内容包括临床信息以及超声信息，主体内容是超声表现与超声提示。

1. 超声表现

遵循超声表现描述的一般规范要求(见“总论”相关内容)。

报告必须给出浅表软组织的全面、详细的检测内容，主要包括超声测值和声像图描述两大部分。其中，超声测值部分一般应记载浅表软组织的厚度；声像图描述部分应详细、客观记录超声所见，从整体到局部，从B型超声到多普勒超声，主要包括厚度、形态、内部回声以及血流等。

如果浅表软组织内有局灶性病变时，还应报告其大小、形态以及内部回声等；如果病变内部有血流并可提取频谱，则应进一步提供频谱分析的测量值以及计算值。

2. 超声提示

遵循超声提示的一般规范要求(见“总论”相关内容)。诊断困难时应提示超声所见异常征象，并建议进一步检查或活检。

3. 超声图像选择

报告还应常规附有1～4幅超声图像。报告所选图像应与超声提示相配合，首先选择反映病情的图像。病变较多时，选择相对严重病变的图像。检查结果正常时，则选择浅表软组织的基本图像。

二）报告格式

浅表软组织超声检查报告格式示例见表40。

表40 皮肤及皮下组织超声检查报告单

<table>
<tr><td colspan="4">××××医院</td></tr>
<tr><td colspan="4">超声检查报告单</td></tr>
<tr><td>姓名：</td><td>性别：</td><td>年龄：</td><td>超声号：</td></tr>
<tr><td>科别/病区：</td><td>床号：</td><td>门诊/住院号：</td><td>临床诊断：</td></tr>
<tr><td>检查类别：</td><td colspan="2">仪器：</td><td>检查状况：优　一般　差</td></tr>
<tr><td colspan="4">检查部位：皮肤及皮下组织</td></tr>
</table>

续　表

<table>
<tr><td>代表图像：常规 1～4 幅。</td><td></td></tr>
<tr><td colspan="2">超声表现：
超声测值：检查局部皮肤以及皮下组织厚约 0.9 cm，
对称部位皮肤以及皮下组织厚约 1.0 cm。
B 型超声：检查局部皮肤平整、连续，厚度均匀；皮下组织回声尚均匀，未见明显异常征象。与对称部位对照检查未见明显差异。
CDFI：检查局部皮下组织内见稀疏点状血流信号。</td></tr>
<tr><td colspan="2">超声提示：局部皮肤及皮下组织未见异常</td></tr>
<tr><td colspan="2">检查医生：　　　　　　报告医生：　　　　　　检查时间：</td></tr>
<tr><td colspan="2">备注：超声报告仅供临床医生参考！</td></tr>
</table>

三）信息储存

遵循超声信息储存的一般规范要求(见“总论”相关内容)。需要特别提示的是图像资料的采集与保存，因为图像是诊断的重要依据，是分析讨论的基础，以备后用。

浅表软组织应常规储存的基本图像资料：

(1) 浅表软组织的长轴切面图。

(2) 浅表软组织的相应短轴切面图。

有条件应观察、留存局部软组织的 CDFI 声像图，还可保存探头加压、肌肉运动等特殊分析的视频资料。

除了留取必要的基本切面图像，阳性结果都要有图像记录。占位性病变除了有 B 超灰阶图外，还必须保存其 CDFI 血流图。病变内部有血流时还要提取血流的 PWD 频谱图。

超声图像多留不限！

第三节　正常浅表软组织超声报告示范

一、超声表现

1. *B 型超声*

(1) 皮肤第 1 层表现为一条连续致密的高回声线，其厚度与检查部位及皮肤的弹性有关，一般不超过 0.2 cm，是由耦合剂与表皮增厚的角质界面而产生的。

(2) 皮肤第 2 层的真皮层回声均匀，强度低于表皮层，其间可见毛囊的低回声，与表皮层分界不清。在不同部位，真皮层厚度不一样。

(3) 再下为皮下组织层，呈较厚的低回声层，其中可见纤维分隔的高回声带。厚度变化很大，在 0.5～2.0 cm。

(4) 再接下来为浅筋膜层，为强回声线，将皮下层与肌层分开。

(5) 肌肉纵切面可见骨骼肌由很多肌束组成。每条肌束外有较薄的肌束膜高回声线，其内肌纤维呈低回声或中等回声细束；每条肌肉周围有肌外膜、筋膜、薄层脂肪和结缔组织的线状、条状较强回声。众多肌束互相平行，排列有序，与肌间隔组成梭状或羽毛状。横切面，每条肌肉略呈圆形，肌肉呈中等回声，中间见网状、带状分隔以及点状强回声。肌肉收缩时，肌束增粗，长度缩短，回声常减低(浅表软组织图 1)。

(6) 肌腱由较粗的纵行胶原纤维和致密的结缔组织构成。纵切面呈束带状中等或强回声，其周围由两条光滑的强回声线包绕，肌腱旁为疏松的结缔组织的低回声。横切面肌腱呈类圆形，有清楚的边界，肌腱厚度、宽度等因位置而异。髌腱厚度为 0.3～0.6 cm,宽度为2.0～2.5 cm;跟腱厚度为 0.4～0.6 cm,宽度为1.2～1.5 cm。

(7) 滑膜与闭合的滑囊呈线条状低回声,滑囊宽度小于 0.2 cm。

2. 多普勒超声

(1) CDFI:皮肤以及皮下层一般无明显血流;肌肉内以及之间可见细条状血流信号。

(2) PWD 频谱分析:肌层可提取低速高阻动脉频谱。

3. 其他

(1) 探头加压检查,没有压痛;浅表软组织较柔软,有一定弹性,加压后可以发生形变,放松后很快恢复原样。

(2) 人体对称部位检查对照,超声表现类似,没有明显不同。

(3) 肌肉静态与动态对比检查:肌肉收缩时,肌束直径增加,长度缩短,回声强度减弱。

二、超声提示

1(1)(2)(3)+2(1)+3(1)(2)　提示:皮肤及皮下组织未见异常

1(4)(5)(6)(7)+2(1)(2)+3(1)(2)(3)　提示:肌肉及附属结构未见异常

第四节　浅表软组织常见病超声报告示范

一、皮肤囊肿(Cutaneous Cyst)

一）超声表现

1. B 型超声

(1) 皮肤层见无回声病灶。

(2) 表皮样囊肿:多见于头皮、肩部皮肤层,单发或多发,直径数毫米至数厘米,类圆形,边界清晰光滑;内部为无回声,透声多尚可,可见散在回声点(浅表软组织图 2)。

(3) 皮脂腺囊肿、粉瘤:多见于头部、躯干部以及会阴部皮肤层;多为单发,小者如绿豆,大者如鸡蛋;内部无回声,透声多较差,可见细点状回声;与周围组织粘连,可推动。

(4) 病灶后壁以及后方回声增强,伴有侧方声影。

2. 多普勒超声

CDFI:病灶内未见血流信号。较大者探头挤压振荡后可诱发闪彩伪像。

3. 其他

探头加压检查:病灶可变形、可推动。

二）超声提示

1(1)(2)(4)+2+3+临床表现(局部皮肤隆起,触及囊性肿块,不痛)　**提示:皮肤囊肿,表皮样囊肿可能**

1(1)(3)(4)+2+3+临床表现(局部皮肤隆起,触及囊性肿块,不痛)　**提示:皮肤囊肿,皮脂腺囊肿可能**

二、皮肤纤维瘤(Dermatofibroma)

一）超声表现

1. B型超声

(1) 皮肤真皮层内见局灶性病变，多见于四肢。

(2) 病灶多单发，类圆形，边界清晰光滑，直径为数毫米至两三厘米，内部回声均匀，中等至高回声(浅表软组织图3)。

(3) 病灶后方回声可增强。

2. 多普勒超声

CDFI：病灶无明显血流信号。

3. 其他

(1) 探头加压病灶无明显变形。

(2) 探头推挤病灶可活动，与皮下层不粘连。

二）超声提示

1+2+3+临床表现(多见于成年男性，皮内触及肿块，质硬、界清、可活动、无压痛，可有自限性等)　**提示：皮肤实性肿块，纤维瘤可能**

注意：皮肤纤维瘤需与脂肪瘤相鉴别。

三、钙化上皮瘤(Pilomatricoma)

一）超声表现

1. B型超声

(1) 皮肤层内见局灶性病变，多位于面部、颈部和上肢。

(2) 病灶为圆形均匀低回声区，与周围真皮层分界清晰，其后方回声无明显改变。

2. 多普勒超声

CDFI：病灶无血流信号。

3. 其他

探头加压检查：病灶质地坚硬如石，无压痛。

二）超声提示

1+2+3+临床表现(多见于青年女性，皮肤内触及结节，单发、质硬、无压痛)　**提示：皮肤实性肿块，钙化上皮瘤可能**

注意：钙化上皮瘤需与皮肤纤维瘤相鉴别。

四、痣(Naevus)

一）超声表现

1. B型超声

(1) 皮肤内见局灶性病变，可平坦或高于皮肤。

(2) 病灶为圆形，边界清晰，内部低回声，分布不均匀。

(3) 部分病灶后方可见声影。

2. 多普勒超声

CDFI：病灶无血流信号。

二）超声提示

1(1)(2)+2+临床表现（可见于全身各处，皮肤黑褐色肿块，无显著症状，长期稳定） **提示：皮肤实性肿块，痣可能**

+1(3) 提示：色素痣可能

注意：良性痣与黑色素瘤超声难以鉴别，但是结合临床长期稳定、没有变化等表现可以帮助诊断分析。活检可以明确诊断。

五、黑色素瘤(Melanoma)

一）超声表现

1. B型超声

(1) 皮肤内见局灶性病变。

(2) 病灶两侧边缘多不光滑，基底部界限尚清；内部为低回声，与高回声的真皮层分界清晰。

(3) 病灶的厚度与预后密切相关(厚度大于0.3 cm时5年存活率小于50%)。

2. 多普勒超声

CDFI：病灶血流信号较周围正常皮肤增多、增强。

二）超声提示

1+2+临床表现（皮肤色斑不断扩大、高出皮肤，进展较快，可伴有毛发等） **提示：皮肤实性肿块，黑色素瘤可能**

六、软组织炎症(Soft Tissue Inflammation)

一）超声表现

1. B型超声

(1) 炎症浸润阶段、蜂窝织炎：病变区软组织增厚(与健侧对称处比较)，局部回声降低(浅表软组织图4)。

(2) 脓肿形成阶段：病灶内见边界较清的无回声区，形态不规则，内部可见细小点状回声(浅表软组织图5)。

2. 多普勒超声

CDFI：病灶血流信号增加，无回声区无血流信号。

3. 其他

(1) 探头加压检查：病灶可有压痛。

(2) 消炎治疗后复查：病灶软组织回声可渐次恢复正常。

二）超声提示

1(1)+2+3+临床表现（发病急，局部红、肿、痛、热等炎症症状，全身有发热、白细胞增多等感染症状） **提示：软组织局部增厚，符合炎症表现**

+1(2) 提示：伴有脓肿形成

诊断困难时，建议进一步完善检查。必要时可行超声引导下穿刺活检，以明确病理诊断。

七、软组织囊肿(Soft Tissue Cyst)

一）超声表现

1. B型超声

(1) 甲状舌骨囊肿：在颈中线喉结上方见形态规则、边缘清晰、类圆形的无回声区，透声好，后方回声增强。

(2) 腮裂囊肿：多位于颈部舌骨水平、胸锁乳突肌上 1/3 的前缘附近的第 2 腮裂处，见类圆形、边缘整齐、界限清晰的无回声区，透声好，也可见散在点状回声，后方回声增强。

(3) 皮样囊肿：病灶多位于颌下、耳下等皮下，呈类圆形，大小不等，囊壁较厚，可透声较好，也可见强度不等的团块状回声。

2. 多普勒超声

CDFI：病灶内无血流信号。

二）超声提示

1(1)+2+临床表现（颈前额下触及囊性肿块，可因张力高而质硬）　**提示：软组织囊肿，甲状舌骨囊肿可能**

1(2)+2+临床表现（颈侧颌下触及囊性肿块，可因张力高而质硬）　**提示：软组织囊肿，腮裂囊肿可能**

1(3)+2+临床表现（颈部触及囊性肿块，可因张力高而质硬）　**提示：软组织囊肿，皮样囊肿可能**

八、皮下血肿(Ecchymoma)

一）超声表现

1. B 型超声

(1) 皮下软组织内见异常回声区。

(2) 急性期：病灶呈无回声区，透声较好，形态不规则，无包膜，与周围组织分界较清晰，后方回声增强。

(3) 慢性期：病灶回声增强不均匀，类实体样，与周围组织分界不清，后方回声增强不显著（浅表软组织图 6）。

(4) 病灶可渐次吸收、缩小直至消散。

2. 多普勒超声

CDFI：病灶未见血流信号，周围可见血流信号。

3. 其他

探头加压检查：病灶有压痛，可变形。

二）超声提示

1(1)(2)+2+3+临床表现（新近外伤史，局部红肿、疼痛拒按）　**提示：软组织急性血肿**

1(1)(3)(4)+2+3+临床表现（既往外伤史，局部青紫，有压痛）　**提示：软组织慢性血肿**

九、软组织异物(Soft Tissue Foreign Object)

一）超声表现

1. B 型超声

(1) 软组织内见异常回声。

(2) 病灶表现不一，部分病灶金属、玻璃、瓷片等呈形状各异的强回声，还有部分病灶木片、竹刺、沙石等轮廓、形状不清的低回声。

(3) 部分病灶金属、玻璃等后方可见彗尾征，还有部分病灶（非金属等）后方多见声影。

(4) 病灶周围可见不规则无回声区。

2. 多普勒超声

CDFI：可显示病灶与周围血管的关系。

3. 其他

探头加压检查：病灶处可有压痛。

二）超声提示

1(1)(2)(3)+3+临床表现（近期外伤、手术等病史，局部可触及硬结，可有压痛） **提示：软组织内异常回声，异物可能**

+1(4) 提示：伴局部积液

十、软组织肿瘤(Soft Connective Tissue Tumor)

之一 脂肪瘤(Liparomphalus)

一）超声表现

1. B型超声

(1) 皮下脂肪层内见局灶性病变(浅表软组织图7)。

(2) 病灶形态多规则，切面常呈扁平形，长轴与皮肤平行；大小不等，数目不一，约5%多发；边缘多较清晰，约1/4可见强回声包膜；内部回声强弱不等，以高回声(比周围肌肉回声稍强)较常见；60%以上内部回声较均匀，不均匀者可见点状、线状强回声；90%以上后方回声无衰减。

2. 多普勒超声

CDFI：病灶内部无血流信号。

3. 其他

探头加压检查：病灶可变形。

二）超声提示

1(1)(2)+2+3+临床表现（皮下触及肿块，质软，多见于四肢） **提示：脂肪层实性肿块，脂肪瘤可能**

建议：定性分析困难时，可行超声引导下肿块穿刺活检。

之二 血管瘤(Angeioma)

一）超声表现

1. B型超声

(1) 海绵状血管瘤：病灶多在真皮层内，呈低弱回声区，内可见稍高回声分隔，切面类似纱网状；边界较规整、清晰；内部可见强回声团块，后方伴有声影。

(2) 蔓状血管瘤：病灶多位于皮下组织，其内可见扩张扭曲的管道，呈短管状或窦状，管壁回声较多、较强；外形不规则，部分边界不清。

2. 多普勒超声

(1) 海绵状血管瘤：CDFI可见病灶内较暗淡的小片状或散在血流信号；PWD频谱分析可提取低速静脉频谱。

(2) 蔓状血管瘤：CDFI可见病灶内闪烁斑片状血流信号；PWD频谱分析可提取高速动脉频谱，还可提取动静脉瘘的湍流频谱。

3. 其他

(1) 探头加压检查：病灶有可压缩性，随着探头加压，病灶厚度变小。

(2) 头低位观察：头面部病灶可增大，其内无回声区扩大。

二）超声提示

1(1)+2(1)+3(1)(2)+临床表现（皮下触及肿块，质软，无明显症状，发展慢） **提示：软组织不均质肿块，海绵状血管瘤可能**

1(2)+2(2)+3(1)+临床表现（皮下触及肿块，质软，可随人体生长而缓慢增长） **提示：软组织不均质肿块，蔓状血管瘤可能**

之三　淋巴管瘤(Lymphangioma)

一）超声表现

1. B型超声

(1) 软组织内见无回声病灶，多位于颈部锁骨上区、腹股沟部等。

(2) 单纯囊状淋巴管瘤：病灶内为无回声区，其中见回声较强的分隔。

(3) 海绵状淋巴管瘤：病灶内呈细蜂窝状或多房性无回声区。病灶越大，无回声区越清晰。

(4) 病灶内透声变差，可漂浮细点状回声。

2. 多普勒超声

CDFI：病灶内一般无血流信号，部分病灶内分隔上可见点条状血流信号。

3. 其他

探头加压检查：病灶可以变形。

二）超声提示

1(1)(2)＋2＋3＋临床表现(皮下肿块，质软，加压可变形)　**提示：软组织囊性肿块，单纯囊状淋巴管瘤可能**

1(1)(3)＋2＋3＋临床表现(皮下肿块，质软，加压可变形)　**提示：软组织囊性肿块，海绵状淋巴管瘤可能**

注意：淋巴管瘤需与血管瘤相鉴别。

之四　神经鞘瘤(Neurilemmoma)

一）超声表现

1. B型超声

(1) 皮下软组织内见低回声病灶，多位于头颈部、上肢等。

(2) 病灶形态规则，类圆形；有包膜，边缘清楚光滑；内部回声不均匀，可见小无回声区以及斑点状强回声。

(3) 病灶后方回声不衰减，邻近骨组织无异常。

(4) 病灶发生部位多与神经走行有关，沿神经干生长。

2. 多普勒超声

CDFI：病灶多无血流信号。

二）超声提示

1(1)(2)(3)(4)＋2＋临床表现(皮下肿块，质硬、界清，多见于头颈部及上肢等)　**提示：软组织实性肿块，神经鞘瘤可能**

建议：定性分析困难时，可行超声引导下肿块穿刺活检。

之五　脂肪肉瘤(Adipose Sarcoma)

一）超声表现

1. B型超声

(1) 皮下脂肪层内见中低回声病灶，多位于大腿、臀部以及腋窝深部等。

(2) 病灶多较大，无包膜，形态欠规则；内部多欠均匀，部分回声稍强，还可见小无回声区。

(3) 病灶后方回声不衰减。

(4) 邻近骨表面可呈虫蚀样。

2. 多普勒超声

CDFI：病灶周围及其内部可见血流信号，少数血流信号极其丰富(圆形细胞性脂肪肉瘤)。

二）超声提示

1(1)(2)(3)＋2＋临床表现（皮下较大肿块，质软，界欠清，发展较慢）　**提示：软组织实性肿块，神经鞘瘤可能**

＋1(4)　提示：伴邻近骨组织受累

建议：定性分析困难时，可行超声引导下肿块穿刺活检。

十一、浅表淋巴结肿大（Superficial Lymphadenectasis）

一）超声表现

1. B型超声

(1) 浅表软组织内见淋巴结增大，前后径大于0.7cm；多位于颈部（浅表软组织图8）、腋下、腹股沟等部。

(2) 急性淋巴结炎：淋巴结体积增大，形态规则，类圆形，境界尚清晰，内部回声低弱，可见无回声区；多发性淋巴结增大时无融合现象。

(3) 慢性淋巴结炎：淋巴结不同程度增大，形态近椭圆形或肾形，长径与短径之比大于或等于2；内部结构清晰，皮质回声较低，髓质回声中等；多发性淋巴结增大时无融合现象。

(4) 淋巴结结核：淋巴结体积增大，皮质不均匀增宽，髓质回声消失或变形，淋巴门偏离中心；形态饱满，长径与短径之比小于2；多发性淋巴结增大时可相互融合；后期增大的淋巴结内可见无回声区（寒性脓疡）。

(5) 恶性淋巴瘤：淋巴结体积增大，以短径增加明显，形态饱满，近圆形，长径与短径之比小于2；内部结构失常，皮质增宽，髓质回声消失，淋巴门偏离中心；早期回声均匀减低，后期回声不均匀，可见强回声灶和无回声区；早期淋巴结可随探头的推挤而移动，后期淋巴结固定，探头推挤不移动；多个淋巴结可粘连融合，呈分叶状团块。

(6) 淋巴结转移性肿瘤：淋巴结体积增大极为明显，以短径增加明显，形态饱满，近圆形，长径与短径之比小于2；内部结构失常，早期皮质显著增宽，髓质回声消失，淋巴门偏离中心。后期淋巴结回声增强，分布不均匀；增大淋巴结早期即粘连、固定，探头推挤不移动；多个淋巴结粘连融合，呈分叶状团块。有原发肿瘤病灶或病史。

2. 多普勒超声

(1) 急性淋巴结炎：早期淋巴结内部血流信号明显增多，走向规则，分布均匀；后期无回声区（脓肿形成）无明显血流信号。

(2) 慢性淋巴结炎：淋巴结内部血流信号增多，以髓质区明显。

(3) 淋巴结结核：淋巴结内部血流信号稀少，周围可见血流条围绕。

(4) 恶性淋巴瘤：CDFI示淋巴结内部血流信号极为丰富，失去正常的血管分布与走向规律，呈不规则的树枝状或紊乱型；PWD频谱分析PSV为20～30cm/s，RI约为0.66，PI约为1.27，均明显大于其他各种淋巴结疾病。

(5) 淋巴结转移性肿瘤：淋巴结内部血流信号丰富，但是血流分布失去“门样”特点，常与原发肿瘤血流类似。

二）超声提示

1(1)(2)＋2(1)＋临床表现（患者有发烧、寒战、白血球高等感染症状，局部皮肤红、肿、痛、热，可触及肿大淋巴结，质地中等，表面光滑，有压痛，可移动）　**提示：浅表软组织实性肿块，急性淋巴结炎可能**

1(1)(3)＋2(2)＋临床表现（患者既往有显著感染症状，局部可触及肿大淋巴结，质地较硬，表面光滑，可移动）　**提示：浅表软组织实性肿块，慢性淋巴结炎可能**

1(1)(4)＋2(3)＋临床表现（患者有低烧、乏力、盗汗等症状，局部可触及肿大淋巴结，质地较硬，早期可移动，后期融合、粘连；结核菌素试验阳性，抗结核治疗有效）　**提示：浅表软组织实性肿块，淋巴结结核可能**

1(1)(5)+2(4)+临床表现(肿大淋巴结多见于颈部,大小不一,质地较硬,早期可移动,后期融合、粘连,患者可出现消瘦、低烧、乏力、盗汗等症状) **提示:浅表软组织实性肿块,恶性淋巴瘤可能**

1(1)(6)+2(5)+临床表现(淋巴结肿大较显著,并呈持续性、进行性增大,质地坚硬,早期即粘连不动,可见原发肿瘤) **提示:浅表软组织实性肿块,淋巴结转移性肿瘤可能**

建议:定性分析困难时,可行超声引导下肿块穿刺活检。

十二、肌肉损伤(Muscle Damage)

一)超声表现

1. B型超声

(1) 肌肉挤压伤:肌肉增厚,回声减低,肌纹理正常。

(2) 肌肉血肿:肌肉局限性或弥漫性增厚,肌腹内或肌腹周围见病灶。病灶起先呈不规则强回声区,内部回声逐渐消失,4～6天后呈无回声区,边界较清楚;最后病灶逐渐吸收缩小,直至消失(浅表软组织图9)。

(3) 肌肉断裂:肌纤维连续性中断,断端回缩,回声增强,其周围被无回声区包绕,呈“钟舌征”。

2. 多普勒超声

CDFI:增厚的肌肉及肌肉断裂局部血流信号增多。

3. 其他

(1) 探头挤压检查:肌肉损伤局部有压痛。

(2) 动态检查:肌肉收缩时可见肌肉断端回缩,病灶增大。

二)超声提示

1(1)+3(1)+临床表现(外伤史,局部肿胀、疼痛,活动障碍) **提示:肌肉挤压伤**

1(2)+2+3(1)+临床表现(外伤史,局部肿胀、疼痛,活动障碍) **提示:肌肉血肿**

1(3)+2+3(1)(2)+临床表现(外伤史,局部肿胀、疼痛,活动障碍) **提示:肌肉断裂伴血肿**

注意:肌肉血肿需与横纹肌溶解症相鉴别。鉴别困难时可行超声引导下穿刺抽吸,一来明确诊断,同时也是治疗方法之一。

十三、肌肉炎症(Muscle Inflammation)

一)超声表现

1. B型超声

(1) 肌肉炎症:肌肉体积增大,肌纤维增粗;回声减低,肌纹理欠清晰。

(2) 肌肉脓肿:肌肉体积增大,局部肌纤维显示不清,排列紊乱,连续性中断,内部回声不均匀,见边界不清的无回声区或混合回声区。

2. 多普勒超声

CDFI:病变区周围组织血流信号增加。

3. 其他

探头挤压检查:肌肉病变区局部有压痛。

二)超声提示

1(1)+2+3+临床表现(局部红、肿、痛、热,触之疼痛) **提示:肌肉炎症**

+1(2) 提示:伴脓肿形成

十四、横纹肌溶解症(Rhabdomyolysis)

一）超声表现

1. B型超声

(1) 肌肉内见单个或多个无回声病灶。

(2) 病灶呈梭状,内部为均匀的无回声区,周边回声较强,边界清楚。

(3) 周围肌纹理正常。

2. 多普勒超声

CDFI:病灶内部无血流信号。

3. 其他

探头加压检查:病灶局部有压痛。

二）超声提示

1(1)(2)(3)+2+3+临床表现(外伤、运动过度等病史,肌肉肿胀、疼痛,运动时加重,血清 CPK、GOT、LDH 及钾增高等) **提示:横纹肌溶解症可能**

十五、肌肉肿瘤(Muscle Tumor)

之一 肌肉肉芽肿(Muscle Granuloma)

一）超声表现

1. B型超声

(1) 肌肉局部肌纤维回声中断,内见低回声病灶。

(2) 病灶呈梭状,边界清楚,但不光滑;内部回声不均匀,中心部可见不规则无回声区。

(3) 邻近的皮肤、皮下组织以及骨未见异常。

2. 多普勒超声

(1) CDFI:病灶内部可有血流信号。

(2) PWD 频谱分析:病灶内可提取不连续频谱,PSV 约为 22 cm/s,RI 为 1.0。

二）超声提示

1(1)(2)(3)+2(1)(2)+临床表现(既往外伤、炎症、寄生虫感染等病史,肌肉局部硬块,界不清,不移动) **提示:肌层实性肿块,寄生虫肉芽肿可能**

建议:检查寄生虫感染史、寄生虫抗体等。定性分析困难时,可行超声引导下肿块穿刺活检。

之二 纤维肉瘤(Fibroma Sarcomatosum)

一）超声表现

1. B型超声

(1) 肌肉内见低回声病灶,多位于四肢部。

(2) 病灶边缘清楚,内部回声较均匀。

(3) 病灶可向深部发展,侵及骨骼,引起骨质破坏。

2. 多普勒超声

CDFI:病灶内可见少量点状血流信号。

二）超声提示

1(1)(2)(3)+2+临床表现(好发于四肢,发展较慢) **提示:肌层实性肿块,纤维肉瘤可能**

建议:定性分析困难时,可行超声引导下肿块穿刺活检。

之三　韧带样纤维瘤(Desmoid Tumor)

一）超声表现

1. B型超声

(1) 肌肉内见低回声病灶，多位于腹壁。

(2) 病灶边缘多模糊不清，呈浸润性生长；内部回声比邻近组织稍强，分布较均匀或不均匀。

(3) 病灶可向深部发展，侵及骨骼，见局限性骨膜增厚或虫蚀样骨破坏。

2. 多普勒超声信号

CDFI：病灶周边部可见较多血流信号。

二）超声提示

1(1)(2)(3)＋2＋临床表现(肌肉肿块，质硬，界不清，多位于腹壁)　**提示：肌层实性肿块，韧带样纤维瘤可能**

建议：定性分析困难时，可行超声引导下肿块穿刺活检。

之四　横纹肌肉瘤(Rhabdomyosarcoma)

一）超声表现

1. B型超声

(1) 肌肉内见低回声病灶，成人多位于四肢、躯干，而儿童多位于头颈部等。

(2) 病灶多呈椭圆形，边缘较清楚光滑；内部回声为不均匀的低回声，中心部常见不规则的无回声区；后方回声一般不衰减。

2. 多普勒超声

CDFI：病灶周边及内部血流信号较丰富。

二）超声提示

1(1)(2)＋2＋临床表现(局部肌肉肿块，界清，成人多位于四肢、躯干，而儿童多位于头颈部等)　**提示：肌层实性肿块，横纹肌肉瘤可能**

建议：定性分析困难时，可行超声引导下肿块穿刺活检。

十六、肌腱损伤(Tendon Injury)

一）超声表现

1. B型超声

(1) 部分性撕裂：肌腱局限增厚，厚度可达1.2～1.5 cm；撕裂处见小锥形低回声区，边缘不光滑。

(2) 完全性撕裂：肌腱中断，近端(近肌腹端)回缩，呈梭状肿大，急性期为低回声，陈旧期回声增强，呈中等或高回声。

2. 多普勒超声

CDFI：急性期肌腱内血流信号可增加。

二）超声提示

1(1)＋2＋临床表现(局部疼痛、肌肉无力、运动受限或丧失等)　**提示：肌腱部分性撕裂**

1(2)＋2＋临床表现(局部疼痛、肌肉无力、运动受限或丧失等)　**提示：肌腱完全性撕裂**

十七、滑液囊肿(Synovial Fluid Cyst)

一）超声表现

1. B型超声

(1) 肌腱以及关节附近见无回声病灶，以腘窝处最常见(浅表软组织图10)。

(2) 病灶一般呈椭圆形,与关节相通者多呈茄形;肿块壁厚、较光滑,边界清楚,内部透声多较好,后方回声增强。

(3) 邻近关节可见关节囊增厚、关节腔内无回声区等表现。

2. 多普勒超声

CDFI:病灶内部无血流信号。较大者探头挤压振荡后可诱发闪彩伪像。

3. 其他

探头挤压检查:可见较大病灶变形。

二) 超声提示

1(1)(2)+2+临床表现(多位于关节以及肌腱附近,肿块呈囊性,可因张力高而较硬,可有疼痛及运动受限) **提示:滑液囊肿**(位于腘窝者称为腘窝囊肿;位于坐骨结节者称为坐骨囊肿)

+1(3) 提示:伴关节炎、关节积液

十八、腱鞘囊肿(Ganglionic Cyst)

一) 超声表现

1. B型超声

(1) 邻近肌腱处见无回声病灶,多位于手背、腕掌侧、足背部。

(2) 病灶一般呈椭圆形,体积较小,直径为 1.0～2.0 cm;壁薄光滑,边界清楚;内部透声好,后方回声增强。

2. 多普勒超声

CDFI:病灶内无血流信号。

二) 超声提示

1(1)+2+临床表现(多见于手、腕、足的关节或肌腱附近,肿块质硬,略有弹性,无移动) **提示:腱鞘囊肿**

(杨益虎)

附录:

临床技术操作规范·超声医学分册·肌肉、肌腱与软组织
(中华医学会)

【适应证】

肌肉、肌腱及软组织病变,如脓肿、囊肿、肿瘤等。

【检查方法】

1. 通常选用 5～7.5 MHz 频率探头。
2. 检查肌肉、肌腱时,应让肌肉、肌腱处于收缩状态和松弛状态对比观察。
3. 通常先探查纵切面,以辨别肌肉和肌腱的相互关系,在此基础上探查横切面。

【检查内容】

1. 检查肌肉脓肿可观察到无回声区。位于肌肉之间的脓肿,在纵切面上呈长条形或纺锤形;横切面多呈曲线状,脓腔内可有不同程度的回声。
2. 腱鞘囊肿于肌腱处呈圆形或椭圆形无回声区,边界清晰规整。
3. 软组织肿瘤瘤体多以低回声改变为主。坏死性肿块可类似于脓肿或血肿。

【注意事项】

1. 检查肌肉、肌腱疾病时，应注意对病变的定位，并让肌肉、肌腱分别处于收缩状态和松弛状态，与健侧同一部位进行对比观察。
2. 肌肉、肌腱及软组织肿物，超声只能鉴别囊性或实性，必须结合临床才能进行诊断。

第二十五章　四肢动脉超声诊查规范

第一节　四肢动脉超声检查规范

一、仪器设施方面规范

1. 超声诊断仪

四肢动脉位置较浅表，因此其超声检查要求超声诊断仪具有较全面的高性能，B型超声要具有较高的分辨力，并且多普勒超声要对低速血流敏感。

通常选用高频线阵探头，有较高的分辨力。一般要求探头频率为5～13 MHz。根据受检者体型胖瘦及血管位置，在保证检查深度的前提下，B型超声检查尽量选择较高频率探头，彩色多普勒及脉冲多普勒显像则可适当降低探头频率。

2. 配套设施

四肢动脉超声检查对于配套设施无特殊要求，符合常规即可(见“总论”相关章节)。

需要强调的是，检查四肢动脉时，尤其是下肢动脉，需要脱下衣裤，充分暴露肢体，而且检查时间较长。因此应注意保持检查房间适宜的温度，以免患者因寒冷而不能耐受检查；同时避免因温度低致使血管收缩对流速的影响。

二、患者方面规范

1. 检查前

一般无特殊准备要求。但是检查前应避免剧烈运动，以减少运动对血流检测的影响。检查前可请患者平卧位休息10余分钟。

2. 检查中

请患者积极配合医生，遵从医嘱摆好体位，接受检查。检查中请患者放松情绪，保持平稳呼吸。

3. 检查后

一般情况下，患者稍候片刻即可取走超声报告单；对疑难病例，患者请遵医嘱按时取走超声报告单。请患者妥善保管好超声报告单，并携之前往临床医生处继续就诊。

三、医生方面规范

一）临床医生

1. 检查前

临床医生应掌握四肢动脉超声检查的适应证，正确合理应用超声检查，并完整填写超声检查申请单，提供翔实准确的临床相关资料，包括患者主诉、病程、体格检查以及相关检查、检验、临床医生初步的诊断意向，以供超声医生在进行超声分析时参考。

四肢动脉超声检查适应证：

(1) 动脉硬化性闭塞症。

(2) 动脉瘤(真性、假性、夹层)。
(3) 多发性大动脉炎。
(4) 胸廓出口综合征(血管受压)。
(5) 雷诺病。
(6) 血栓闭塞性脉管炎。
(7) 动静脉瘘。
(8) 动脉创伤。
(9) 动脉急性栓塞等。

2. 检查后

临床医生应仔细阅读超声报告,正确理解,客观评价,结合临床其他信息作出合理的临床诊断。

二) 超声医生

1. 检查前

做好检查前的知识准备,熟悉四肢动脉的解剖,掌握四肢动脉的正常以及常见病变的超声表现,并了解疾病的主要临床表现等,为四肢动脉的超声检查、诊断做好准备。

2. 检查中

(1) 核查:核对患者姓名,防止张冠李戴、冒名顶替等差错的发生;核查交费、预约、登记等手续齐全,实现科学、有序的管理;了解患者病史及检查部位、目的、要求等,做到心中有数。

(2) 摆放体位:对于股动脉的检测,选择仰卧位;腘动脉、胫后动脉的检测,选择俯卧位;足背动脉的检测可适当屈膝。腋动脉、上段肱动脉检测时,手臂置于颈后,充分暴露腋窝;余上肢血管检测时,双手可放松,置于躯体两侧,充分暴露检测部位即可。总之,体位以便于检查、获得满意显像为宜。

(3) 仪器调节:切换高频浅表探头,选择检查部位"四肢动脉"。根据实际情况,调节探头频率、图像深度、增益、焦点等功能按键或旋钮,以图像显示清晰、适于观察为宜。

(4) 扫查方法:可按医生的检查习惯,先从左侧或右侧依次进行检查。检查上肢动脉时,应从锁骨下动脉开始,依次检查腋动脉、肱动脉、桡动脉、尺动脉等。对于下肢动脉的检测,应从盆腔水平开始,先显示髂外动脉,沿其走行,依次检查股总动脉、股浅动脉、股深动脉、腘动脉、胫后动脉、胫前动脉、足背动脉等。原则上,双侧同名动脉需进行对照观察,狭窄处与其近端、远端比较观察。检测时,同时应注意纵切与横切面互相配合。

注意事项:检查过程中,避免探头过度加压,以免引起患者不适,并影响到检查结果的准确性。

3. 检查后

(1) 记录、书写报告。描述检查所见,采集必要的、合适的图像,书写超声检查报告,要求准确、规范、翔实。
(2) 整理、存储资料。记录、整理全部检查信息,包括临床信息以及超声信息,归档保存。
(3) 对诊断不清的疑难病例可随访调查,进行分析总结。

第二节　四肢动脉超声诊断规范

一、四肢动脉超声分析规范

一) 超声分析基础

1. 上肢动脉

(1) 锁骨下动脉:左侧直接起源于主动脉弓,右侧起于头臂干。两侧分别沿肺尖内侧斜过胸膜顶出胸廓上口到颈根部,经第1肋上方穿斜角肌间隙呈弓形弯向外方,行至第1肋外侧缘延续为腋动脉。在其第一段分出最大的分支椎动脉。

(2) 腋动脉：在第1肋外缘处续于锁骨下动脉，行于腋窝深部。

(3) 肱动脉：在大圆肌的下缘处续于腋动脉，沿肱二头肌的内缘下降，至肘窝深部平桡骨颈水平分为桡动脉及尺动脉。

(4) 桡动脉：自肱动脉分出，与桡骨平行下降，至桡骨下端绕桡骨突至手背。

(5) 尺动脉：自肱动脉分出，斜向内下，行于浅层肌的深面，垂直下降，至豌豆骨桡侧至手掌。

2. 下肢动脉

(1) 髂外动脉：沿腰大肌内侧缘下降，经腹股沟韧带的深面至股前部，移行为股动脉。

(2) 股总动脉：股动脉为髂外动脉的直接延续，在腹股沟的中点深面处续于髂外动脉，经血管腔隙入股三角内下行，在腹股沟韧带下方2～5 cm处分为股浅动脉与股深动脉。其外侧为股神经，内侧为股静脉。

(3) 股浅动脉：股总动脉的直接延续，通过股三角，在大腿上2/3走行于缝匠肌与长收肌之间，进入收肌管，由股前部转至股内侧，出收肌腱裂孔至腘窝。

(4) 股深动脉：由股总动脉后壁分出，行向后内下方，至长收肌深面，分支主要分布与营养大腿部肌群。

(5) 腘动脉：在收肌腱裂孔处续于股浅动脉，经腘窝深部中线附近下降，至腘肌下缘分为胫前动脉与胫后动脉。有4%的人腘动脉高位分叉。

(6) 胫前动脉：为腘动脉的两个分支之一，向前穿过小腿骨间膜，出现于小腿前面，经小腿前群肌之间下降，行于胫骨前肌和趾长伸肌之间，行至伸肌上支持带下缘处延续为足背动脉。

(7) 胫后动脉：为腘动脉的两个分支之一，沿小腿后面浅深曲肌之间下降，经内踝的后方转入足底。

(8) 足背动脉：在踝关节的前方续于胫前动脉，经足背偏外侧下行。

二）超声分析内容

见“颈部动脉”。

二、四肢动脉超声报告规范

一）报告内容

报告的内容包括临床信息以及超声信息，主体内容是超声表现与超声提示。

1. 超声表现

遵循超声表现描述的一般规范要求(见“总论”相关内容)。

报告必须给出四肢动脉的全面、详细的检测内容，主要包括超声测值和声像图描述两大部分。其中，超声测值部分一般应记载四肢主要动脉的内径(D)、内中膜厚度(IMT)以及血流动力学参数测量值和计算值，如收缩期峰值血流速度(PSV)、PI等；声像图描述部分应详细、客观记录超声所见，从血管的整体观到血管壁以及血管腔，从B型超声到多普勒超声，主要包括走行、粗细、形态、内部回声以及血流等。

如果四肢动脉内有斑块、血栓时，还应报告其位置、大小、形态以及内部回声等。如果四肢动脉有动脉瘤时，除了报告瘤体位置、大小、形态以及内部血流外，还要报告窦道的情况。

2. 超声提示

遵循超声提示的一般规范要求(见“总论”相关内容)。

需要提醒的是，报告必须给出双侧肢体动脉的评价。病变是发生在左侧或是右侧一定要明确，不能混淆。

3. 超声图像选择

报告常规附1～4幅图像。报告所选图像应与超声提示相配合，首先选择反映病情的图像。病变较多时，选择相对严重病变的图像。检查结果正常时，则选择四肢动脉的基本图像。

二）报告格式

四肢动脉超声检查报告格式示例见表41。

表41 四肢动脉超声检查报告单

××××医院

超声检查报告单

姓名：	**性别**：	**年龄**：	**超声号**：
科别/病区：	**床号**：	**门诊/住院号**：	**临床诊断**：
检查类别：	**仪器**：		**检查状况**：优　一般　差

检查部位：下肢动脉

代表图像：常规1～4幅。

四肢动脉图1	四肢动脉图2

超声表现：

超声测值：

血管		内径(cm)	内中膜厚度(cm)	PSV(cm/s)	PI
股总动脉	左侧	0.60	0.08	107.0	10.42
	右侧	0.62	0.09	97.5	12.02
股浅动脉	左侧	0.48	0.06	82.9	18.8
	右侧	0.46	0.07	86.1	13.45
腘动脉	左侧	0.42	0.06	61.1	10.41
	右侧	0.40	0.05	70.2	11.5
足背动脉	左侧	0.30	0.05	42.7	11.5
	右侧	0.26	0.06	41.5	13.0

B型超声：各条下肢动脉显示清晰，走行正常，管径在正常范围，管壁光整，管腔内透声好，未见异常回声。两侧对比未见明显差异。

CDFI：各条下肢动脉内彩流呈两色交替搏动性闪烁显示，充盈良好，未见缺损、狭窄。

PWD频谱：各条下肢动脉血流频谱形态正常，呈三相波，各项血流参数在正常范围内。

超声提示：双侧下肢动脉未见异常

检查医生：　　**报告医生**：　　**检查时间**：

备注：超声报告仅供临床医生参考！

三）信息储存

遵循超声信息储存的一般规范要求(见“总论”相关内容)。需要特别提示的是图像资料的采集与保存，因为图像是诊断的重要依据，分析讨论的基础。

四肢动脉应常规储存的基本图像资料：

(1) 四肢主要动脉横切面声像图。探头置于动脉横切面检查。在这些切面上测量各血管的内径。

(2) 四肢主要动脉分叉部纵切面声像图。该图显示总动脉与分支的相互关系，呈“人”字形。于此切面观察动脉走行、CDFI彩流充盈情况等。

(3) 四肢主要动脉的最大纵切面声像图。观察血管走行，测量内中膜厚度，观察CDFI血流显示情况，并取样频谱分析。

(4) 四肢主要动脉的PWD频谱图。取各动脉的最大纵切面进行取样分析，并显示PSV等主要测值以及 PI 等计算值。

除了留取必要的基本图像，阳性结果都要有图像记录。有条件可保留检查的动态视频资料。

超声图像多留不限!

第三节　正常四肢动脉超声报告示范

一、超声表现

1. *B型超声*

(1) 四肢动脉管壁分为3层结构：强回声外膜、弱回声中膜及低回声内膜，内膜光滑平整。管壁有搏动性。

(2) 管腔内呈均匀的无回声，透声好，未见异常回声。

(3) 动脉管腔不能被压瘪。

(4) 超声测值：

① 内径(D)：

上肢动脉：锁骨下动脉为0.48～0.75 cm；腋动脉为0.39～0.61 cm；肱动脉为0.29～0.40 cm；桡动脉约0.23 cm；尺动脉约0.21 cm。

下肢动脉：髂外动脉约0.79 cm；股总动脉约0.82 cm；股浅动脉约0.6 cm；腘动脉约0.5 cm；胫前动脉约0.38 cm；胫后动脉约0.24 cm；足背动脉约0.23 cm。

② 内中膜厚度(IMT)：约0.1 cm，动脉分叉处稍厚。

2. *多普勒超声*

1) CDFI(四肢动脉图1,3)

(1) 管腔内彩色血流充盈完整，其色彩随心动周期而呈双向变化。收缩期血液流向四肢动脉，舒张早期血液回流心脏，舒张晚期血液又流向四肢动脉。动脉分叉处彩色血流信号稍紊乱。

(2) 色调：随心动周期呈快速闪烁状，收缩期色彩明亮，舒张期色彩暗淡。

2) PWD 频谱(四肢动脉图2)

(1) 各血管频谱形态正常，为高阻波，呈"三相波"，收缩期为流速较高的正向血流，舒张早期为较小的反向血流，舒张晚期为较小的正向血流。频带较窄，频窗清晰明显。由近心端至远心端，频谱反向小波逐渐递减消失，频带逐渐增宽，频窗逐渐变小。

(2) 血流参数：

① 峰值流速(PSV)：血管由近心端至远心端流速逐步降低。

上肢动脉：锁骨下动脉为66～131 cm/s；腋动脉为54～125 cm/s；肱动脉为53～109 cm/s；桡动脉为38～67 cm/s；尺动脉约44 cm/s；指动脉约40 cm/s。

下肢动脉：髂外动脉约119 cm/s；股总动脉约114 cm/s；股浅动脉约90.8 cm/s；腘动脉约68.6 cm/s；胫前动脉约51 cm/s；胫后动脉约46 cm/s；足背动脉约41 cm/s。

② 搏动指数(PI)：一般大于5.0。

二、超声提示

1+2　提示：四肢动脉未见明显异常

第四节 四肢动脉常见病超声报告示范

四肢动脉常见疾病中，动脉粥样硬化、动脉瘤、多发性大动脉炎、动静脉瘘等超声报告示范请参见“颈部动脉”、“腹主动脉”、“四肢静脉”等章节。

一、血栓闭塞性脉管炎（Thromboangiitis Obliterans）

一）超声表现

1. B型超声

(1) 管壁：病变处结构层次不清，内膜增厚、不光整。管壁搏动性减弱或消失。

(2) 管腔：节段性狭窄甚至闭塞。

(3) 病变呈节段性分布。病变节段之间的血管比较正常，病变段与正常段分界明显。

(4) 病变管腔内可见团块状回声。

2. 多普勒超声

(1) CDFI：

① 病变处彩流充盈缺损、变细或中断（四肢动脉图4）。

② 管腔狭窄处彩流色调增强，狭窄后可见杂色彩流。

(2) PWD频谱：

① 频谱失去正常形态。依管腔狭窄的不同，流速可加快或减低（四肢动脉图5）。

② 管腔完全闭塞时，不能提取频谱。

二）超声提示

1(1)(2)(3)+2(1)(2)+临床表现（多见于青年男性，与吸烟有关；多发于小腿段的中小动静脉；病变累及血管全层，管壁及周围组织广泛纤维化，管壁层次不清，剥离困难） **提示：符合血栓闭塞性脉管炎**

+1(4) 提示：伴血栓形成

二、急性动脉栓塞（Acute Arterial Embolism）

一）超声表现

1. B型超声

(1) 病变动脉内见团块状回声，多数呈中强回声。

(2) 病灶周围可见低弱回声区。

2. 多普勒超声

(1) CDFI：

① 不完全栓塞：在病灶与管壁之间可见细窄明亮的血流束，色彩杂乱（四肢动脉图6）。

② 完全栓塞：病变处及其远端动脉内无血流信号，病变动脉周围无明显的侧支血管。

(2) PWD频谱：

① 动脉狭窄段流速显著增高，频带增宽。

② 远端动脉流速明显减低，反向波消失。

二）超声提示

1(1)+2(1)(2)+临床表现[肢体的急性缺血性疼痛(Pain)以及坏死、麻痹(Paralysis)、感觉异常(Paresthesia)、皮肤颜色苍白(Pallor)、动脉搏动消失(Pulseless)等] **提示：急性动脉栓塞**

（徐大华 许华宁 杨益虎）

附录：

超声检查规范与质量控制(试行)·四肢动脉
(新疆超声诊断质量控制中心)

【检查方法】

1. 体位：一般采用仰卧位，检测上肢时外展、外旋各45°～90°。探测下肢时，略外展、外旋，探测腘动脉及胫后动脉采用俯卧位，探测足背动脉时采用仰卧位或坐位并屈髋、屈膝足平放体位。
2. 探测上肢时：选择7.5～10 MHz的线阵探头，一般扫描深度为3～4 cm，彩色增益为50%～70%，取样门宽度1～3 mm。从锁骨下动脉开始，在腋前探测腋动脉，沿肱二头肌内侧探测肱动脉，依据血管体表投影探测尺、桡动脉，探测深度为2～3 cm。
3. 探测下肢时：选择5～10 MHz的线阵探头，扫描深度根据受检动脉深度及受检者胖瘦情况变化，一般髂外动脉深度为5～8 cm或10～12 cm，探测胫后动脉远端及足背动脉时，深度设置为2～4 cm，探测时应从股动脉开始。如果临床上怀疑髂动脉疾病则应探查髂动脉(禁食8小时)。
4. 探查顺序：首先获得最佳二维图像，在最佳图像上进行彩色多普勒成像，然后在彩色血流图上取多普勒频谱。若动脉存在狭窄，则判断程度。

【检查内容】

1. 二维显像(2D)

(1) 血管的位置：包括起始、走行与周围血管的关系，有无血管成对、移位、异位及受压等先天畸形或继发性改变。

(2) 管壁情况：内膜是否光滑、连续，动脉壁是否为三层，有无夹层；与邻近血管有无异常通道；管壁有无附着斑块，斑块的位置、回声、大小等。测量管壁的厚度。

(3) 管腔情况：观察它们的通畅性，有无狭窄及扩张，腔内是否有异常回声等。

2. 彩色血流显像(CDFI)

观察血流方向、充盈情况、彩色的强弱，紊乱信号的颜色。以颜色表示方向，以色彩亮暗反映流速。五彩镶嵌为高速湍流，充盈缺损考虑异常，无血流信号则考虑闭塞。

3. 多普勒频谱显像(PW及CW)

包括频谱方向、幅度、亮度、频窗等。从形态及定量两方面分析观察：(1) 频谱形态是否正常。(2) 各种定量指标是否在正常范围内。常用的指标有：收缩期峰值流速(PSV)；舒张末期流速(EDV)；PSV /EDV；血管阻力指数(RI)；血管搏动指数(PI)；较粗血管的血流量测定(至少分析6个以上心动周期)等。

【注意事项】

1. 常规检查时应由血管的近心端向远心端逐步扫查。先纵切后横切，保证对血管全方位的检测。
2. 探头始终与皮肤表面密切接触，移动范围与距离要适当，必须保证血管的连续性与完整性，这是血管超声的最基本要求。
3. 检查下肢血管纵切时超声束入射方向常是由前内向后外。
4. 检测中应该注意两侧对比，了解左右是否对称。
5. 彩色多普勒显像

(1) 注意调节适当的血流速度标尺、增益。

(2) 缩小彩色框及改变彩色框倾斜位置。

6. 频谱多普勒显像

(1) 注意声束与血流方向之间的夹角小于60°。

(2) 调解好取样门的大小及位置，大小一般为2～4 mm，位置须置于管腔中央。

第二十六章 四肢静脉超声诊查规范

第一节 四肢静脉超声检查规范

一、仪器设施方面规范

同“四肢动脉”。

二、患者方面规范

同“四肢动脉”。

三、医生方面规范

一）临床医生

1. 检查前

临床医生应掌握四肢静脉超声检查的适应证，正确合理应用超声检查，并完整填写超声检查申请单，提供翔实准确的临床相关资料，包括患者主诉、病程、体格检查以及相关特殊检查、检验、临床医生初步的诊断意向，以供超声医生在进行超声分析时参考。

四肢静脉超声检查适应证：

(1) 深静脉血栓形成。

(2) 深静脉瓣功能不全。

(3) 浅静脉曲张。

(4) 血栓闭塞性脉管炎。

(5) 动静脉瘘。

(6) 静脉瘤等。

2. 检查后

临床医生应仔细阅读超声报告，正确理解，客观评价，结合临床其他信息作出合理的临床诊断。

二）超声医生

1. 检查前

做好检查前的知识准备，熟悉四肢静脉的解剖，掌握四肢静脉的正常以及常见病变的超声表现，并了解疾病的主要临床表现等，为四肢静脉的超声检查、诊断做好准备。

2. 检查中

(1) 核查：核对患者姓名，防止张冠李戴、冒名顶替等差错的发生；核查交费、预约、登记等手续齐全，实现科学、有序的管理；了解患者病史及检查部位、目的、要求等，做到心中有数。

(2) 摆放体位：对于股静脉的检测选择仰卧位，腘静脉、胫后静脉的检测选择俯卧位。腋静脉、上段肱静脉检测时，手臂置于颈后，充分暴露腋窝；余上肢血管检测时，双手可放松，置于躯体两侧，充分暴露检测部位即可。静脉充盈时有利于检查，因此可采取站立位、头高足低卧位等体位。总之，体位以便于检查、获得满意显像为宜。

(3) 仪器调节：切换高频浅表探头，选择检查部位“四肢静脉”。根据实际情况，调节探头频率、图像深度、增益、焦点等功能按键或旋钮，以图像显示清晰、适于观察为宜。

(4) 扫查方法：可按医生的检查习惯，先从左侧或右侧依次进行检查。检查上肢静脉时，应从锁骨下静脉开始，依次检查腋静脉、肱静脉、桡静脉、尺静脉等。对于下肢静脉的检测，应从盆腔水平开始，先显示髂外动脉，沿其走行，依次检查股总静脉、股浅静脉、股深静脉、腘静脉、胫后静脉、胫前静脉等。原则上，双侧同名静脉应进行对照观察；狭窄处与其近端、远端比较观察。检测时，同时应注意纵切与横切面互相检查对照。四肢静脉还需要进行探头加压试验、乏氏试验、远端肢体挤压试验等特殊检查。

注意事项：检查过程中，避免探头过度加压，以免引起静脉管腔闭塞，影响到检查结果的准确性。

3. 检查后

(1) 记录、书写报告。描述检查所见，采集必要的、合适的图像，书写超声检查报告，要求准确、规范、翔实。

(2) 整理、存储资料。记录、整理全部检查信息，包括临床信息以及超声信息，归档保存。

(3) 对诊断不清的疑难病例可随访调查，进行分析总结。

第二节　四肢静脉超声诊断规范

一、四肢静脉超声分析规范

一）超声分析基础

1. 上肢浅静脉

走行于皮下组织内，一般称为皮下静脉，较主要的有 3 条：头静脉、贵要静脉、肘正中静脉。

(1) 头静脉：起于手背静脉网的桡侧，沿前臂桡侧皮下上行，至肘窝处通过肘正中静脉与贵要静脉相交通，再沿肱二头肌外侧上行，经三角胸大肌沟，穿深筋膜注入锁骨下静脉或腋静脉。

(2) 贵要静脉：起于手背静脉网的尺侧，转至前臂的曲侧上行，过肘窝处接受肘正中静脉，再沿肱二头肌的内侧继续上行，续于肱静脉或注入腋静脉。

(3) 肘正中静脉：位于肘窝处，连接贵要静脉与头静脉，常短而粗。

2. 上肢深静脉

上肢深静脉多为两条，伴行于同名动脉的两侧，静脉之间多有细小交通支相通。由于上肢血液多由浅静脉回流，故上肢深静脉内径相对较细小。

(1) 锁骨下静脉：自第 1 肋外缘处续于腋静脉，向内行至胸锁关节后方，与颈内静脉合成头臂静脉。

(2) 腋静脉：腋静脉伴行于同名动脉的内侧，收集上肢深静脉的血液，上续于锁骨下静脉，多有瓣膜，其中以起始处、终末处多见。

(3) 肱静脉：肱静脉有 1～2 条，于胸大肌下缘附近汇合，向上延续为腋静脉

(4) 桡静脉：桡静脉位于上肢桡侧，上行至肘窝处与尺静脉汇合成肱静脉。

(5) 尺静脉：尺静脉在肘部附近，以穿支与肘正中静脉相通。

3. 下肢浅静脉

重要的有大隐静脉与小隐静脉。在下肢深、浅静脉之间通过穿静脉交通。

(1) 大隐静脉：大隐静脉为全身最长的静脉，在足的内侧缘起于足背静脉弓，经内踝前面沿小腿内侧上行，过膝关节内侧，绕股骨内侧髁后方，再沿大腿内侧上行，并渐转至前面，于耻骨结节下外方 3～4 cm 处注

入股静脉。

(2) 小隐静脉：在足的外侧缘起自足背静脉弓，经外踝后方，沿小腿后面上行，过腓肠肌两头之间至腘窝，穿深筋膜注入腘静脉。

4. 下肢深静脉

(1) 髂外静脉：与同名动脉伴行，沿盆侧壁斜向内上，至骶髂关节前方与髂内静脉汇合成髂总静脉。收集下肢所有的浅、深静脉的血液。

(2) 股总静脉：与同名动脉伴行。股静脉在内收肌管处由腘静脉延续而来，汇集大隐静脉和股深静脉后称为股总静脉。

(3) 股浅静脉：与同名动脉伴行。

(4) 股深静脉：与同名动脉伴行。

(5) 腘静脉：腘静脉在腘肌下缘水平由胫前静脉和胫后静脉汇合而成，在腘窝内腘静脉位于腘动脉与胫神经之间，上行穿收肌管裂孔续于股浅静脉。

(6) 胫前静脉(1 对)：与同名动脉伴行。从足部到小腿每条动脉有两支同名静脉伴行，胫前静脉为成对静脉，伴行于同名动脉的两侧，主要汇集小腿前部的静脉血流。

(7) 胫后静脉(1 对)：与同名动脉伴行。从足部到小腿每条动脉有两支同名静脉伴行，胫后静脉亦为成对静脉，伴行于同名动脉的两侧，主要收集小腿后部和后外侧的静脉血流。

5. 下肢深静脉瓣

(1) 下肢深静脉瓣的数目与位置因人而异。一般在静脉分支的汇合处的远心侧多有瓣膜。

(2) 股总静脉内多为 1 对瓣膜，位于近心侧；股浅静脉的第 2 对瓣膜在第 1 对瓣膜的下方 10～15 cm 处；腘静脉内多有 2 对瓣膜。

(3) 最恒定的瓣膜：在股深静脉、股浅静脉汇合前各有 1 对瓣膜。

二）常规分析内容

同“颈部动脉”。

三）特殊分析内容

1. 探头加压试验

外周静脉位置较浅表，管腔压力较小，探头加压后可以发生明显变形，甚至可完全压瘪。探头加压试验是依据静脉管腔能否被压瘪来判断有无血栓，是诊断四肢静脉血栓的快捷而可靠的方法。通过探头加压试验，可以判断静脉内有无血栓。探头加压后，静脉不能压瘪或出现明显变形，可提示静脉内有血栓存在。

在使用探头加压试验来判断四肢静脉血栓时，需注意以下方面：

(1) 探头施压力量适当：通常当相邻动脉轻微地被压瘪时，其伴随的正常静脉应完全被压瘪。相反，静脉血栓时，相邻动脉轻微地被压瘪而伴随静脉不能被压瘪。所以，应温和地加压探头至相邻动脉轻微地被压瘪即可，否则，过度用力加压可导致血栓脱落，酿成肺栓塞。

(2) 静脉腔被压瘪程度的观察：B 超图像上间断地或持续地探头横切加压扫查，以观察静脉腔是否完全或部分被压瘪。静脉腔被压瘪程度的判定主要依据压迫前后近、远侧静脉壁距离的变化。若探头加压后管腔消失，近、远侧静脉壁完全相贴，则认为无静脉血栓。否则，存在静脉血栓。有时尽管位置深在的静脉显示不很清晰，但依据静脉壁或其周围组织回声强于管腔内血液或血栓回声，常常能在 B 型超声上满意地判断静脉腔被压瘪的程度，从而作出或排除静脉血栓的诊断。如果静脉壁观察不甚满意，可在患者站立状态下检查，因为站立状态下静脉膨胀，有利于静脉壁的清晰显示和识别。

(3) 探头加压试验的诊断效果：压迫试验对股总静脉、股浅静脉近心段、中段和腘静脉血栓几乎可获得 100%的诊断正确率。但必须注意，一些特殊部位的静脉，如髂静脉、股浅静脉远心段和小腿深部静脉，可由于静脉腔被压瘪的效果不好或对静脉腔被压瘪程度的观察不甚满意而造成错误诊断。有时，探头加压试验可将增厚的静脉壁误认为血栓，所以应结合其他诊断标准进一步鉴别。

(4) 假阴性的原因：

① 过度肥胖或肢体肿胀明显者静脉位置较深时，可对静脉腔被压瘪程度的观察不甚满意。

② 肌肉收缩产生的抵抗(股浅静脉远心段和小腿深部静脉)或局部疼痛致使探头施加力量不够，可导致静脉腔被压瘪的效果不好。

③ 骨骼的遮挡(锁骨下静脉)或肠道气体干扰(髂静脉)。

2. 乏氏试验

外周静脉的特殊检查方法之一。显示要观察的静脉，固定切面。嘱患者深吸气后屏住，持续数秒后放松，观察静脉及其血流的变化情况。乏氏试验可用于检测静脉从观察处至胸部之间的开放情况以及静脉瓣功能。

(1) 正常可见静脉内血流可暂时中断或出现短暂反流。放松后，静脉扩张，血流加速，彩流信号增强。

(2) 如果静脉在观察处与胸部之间存在明显梗阻，憋气及放松后血流变化不显著，仍为持续前向血流，称为乏氏反应消失或减弱。

(3) 如果静脉瓣功能不全，憋气后可见明显的反流。

注意：乏氏试验对不能被直接检查的静脉段开放情况的评价尤为有用。但是，如果静脉部分阻塞，正常的乏氏反应可以存在。

3. 远端肢体挤压试验

显示观察静脉，固定切面。用人工向心挤压远侧肢体，观察静脉及其血流的变化情况。远侧肢体挤压试验可用于检测静脉有无梗阻以及静脉瓣功能。

(1) 正常可见静脉扩张，血流加速，彩流信号增强。放松后，静脉内血流可暂时中断或出现短暂反流。

(2) 如果挤压后反应消失，提示静脉在观察处与挤压处之间存在完全梗阻。

(3) 如果挤压后反应延迟或减弱，提示静脉不完全阻塞或侧支循环形成。

(4) 如果挤压放松后可见明显的反流，提示静脉瓣功能不全。

注意：为了避免人工挤压的力量不同而引起的误差，可以采用气囊固定压力加压。

二、四肢静脉超声报告规范

一) 报告内容

报告的内容包括临床信息以及超声信息，主体内容是超声表现与超声提示。

1. 超声表现

遵循超声表现描述的一般规范要求(见“总论”相关内容)。

报告必须给出四肢静脉的全面、详细的检测内容，主要包括超声测值和声像图描述两大部分。其中，超声测值部分一般应记载四肢主要深静脉的收缩期峰值血流速度(PSV)；声像图描述部分应详细、客观记录超声所见，从血管的整体观到血管壁以及血管腔，从B型超声到多普勒超声，主要包括走行、粗细、形态、内部回声以及血流等。另外，四肢静脉检查还要常规报告探头加压试验、乏氏试验和远端肢体挤压试验等特殊检查的情况。

如果四肢静脉内有血栓时，还应报告其位置、大小、形态以及内部回声等；如果四肢静脉瓣膜功能不全时，还要报告反流持续时间以及最大反流速度。

2. 超声提示

遵循超声提示的一般规范要求(见“总论”相关内容)。

需要提醒的是，报告必须给出双侧肢体静脉的评价。病变是发生在左侧或是右侧一定要明确，不能混淆。

3. 超声图像选择

报告还应常规附有 1～4 幅图像。报告所选图像应与超声提示相配合，首先选择反映病情的图像。病变较多时，选择相对严重病变的图像。检查结果正常时，则选择四肢静脉的基本图像。

二）报告格式

四肢静脉超声检查报告格式示例见表 42。

表 42　四肢静脉超声检查报告单

××××医院			
超声检查报告单			
姓名：	**性别：**	**年龄：**	**超声号：**
科别/病区：	**床号：**	**门诊/住院号：**	**临床诊断：**
检查类别：	**仪器：**		**检查状况：**优　一般　差
检查部位：下肢深静脉			
代表图像：常规 1～4 幅。			

超声表现：

超声测值：

血管		PSV(cm/s)
股总静脉	左侧	47.9
	右侧	42.6
股浅静脉	左侧	26.6
	右侧	25.8
腘静脉	左侧	17.9
	右侧	16.6

B 型超声：主要下肢深静脉显示清晰，走行正常，管径未见扩张以及狭窄，管壁光整，管腔内透声好，未见异常回声。探头加压试验可见静脉被压瘪。两侧对比未见明显差异。

CDFI：主要下肢深静脉内彩流呈单色间断性闪烁显示，充盈良好，未见缺损、狭窄。乏氏试验时可见静脉内血流束消失或出现短暂反流束。远端肢体挤压试验时可见静脉内血流束显著增粗、增亮。

PWD 频谱：主要下肢深静脉血流频谱形态正常，呈单向连续低平波，流速随呼吸而波动。乏氏试验时可见静脉血流频谱曲线中断或出现短暂反流波。远端肢体挤压试验时可见静脉血流频谱曲线显著升高，流速明显增加。

超声提示：双侧下肢深静脉未见异常

检查医生：	**报告医生：**	**检查时间：**

备注：超声报告仅供临床医生参考！

三）信息储存

遵循超声信息储存的一般规范要求（见“总论”相关内容）。需要特别提示的是图像资料的采集与保存，因为图像是诊断的重要依据，是分析讨论的基础，以备后用。

四肢静脉应常规储存的基本图像资料：

（1）四肢主要深静脉横切面声像图。在这些切面上观察探头加压后管腔的变形情况。

（2）四肢主要深静脉汇合部纵切面声像图。该图显示总静脉与分支的相互关系，呈“人”字形。于此切面观察静脉走行、CDFI 彩流充盈情况等。

(3) 四肢主要深静脉的最大纵切面声像图。观察血管走行，观察 CDFI 血流显示情况，并取样频谱分析。

(4) 四肢主要深静脉的 PWD 频谱图。取各静脉的最大纵切面进行取样分析，并显示 PSV 等主要测值。

除了留取必要的基本图像，阳性结果都要有图像记录。有条件可保留探头加压试验、乏氏试验、远端肢体挤压试验等特殊检查的动态视频资料。

超声图像多留不限！

第三节　正常四肢静脉超声报告示范

一、超声表现

1. *B 型超声*

(1) 静脉壁薄而光滑，内膜平整。壁上可见线状瓣膜回声，间歇摆动(四肢静脉图 2)。

(2) 管腔内径相对伴行动脉较大，张力不高，横切面呈扁圆形。

(3) 管腔内呈无回声，透声好，有时可见"云雾状"回声移动。

(4) 静脉搏动较小。

(5) 探头加压后可见管腔明显变形，直至完全闭塞。

(6) 乏氏动作或挤压远端肢体时，静脉内径增宽。

2. *多普勒超声*

(1) CDFI：

① 静脉内显示单一方向的回心血流信号，呈持续性且充盈于整个管腔，随呼吸运动而变化。其色彩与同行动脉相反(四肢静脉图 1)。

② 探头局部加压后静脉腔内彩流束变细、消失(四肢静脉图 3)。

③ 挤压远端肢体静脉时，管腔内血流信号迅速增强。

④ 当挤压远端肢体放松后或乏氏试验时则血流信号暂时中断或出现短暂的色彩不同的反流。

(2) PWD 频谱：

① 当受检者肢体处于休息或活动状态时，中、大静脉内都可提取频谱。正常肢体静脉血流呈单向频谱，流速随呼吸运动周期性变化。上肢静脉在吸气时增速，呼气时减速；下肢静脉相反。

② 深吸气后憋气(乏氏动作)可见正常肢体大静脉或中等大小的静脉内血流频谱短暂中断或出现短暂的反流频谱(四肢静脉图 4)。

③ 人工挤压检查处远端肢体后，正常肢体静脉血流呈现多普勒频移加快，流速增大，频谱增高(四肢静脉图 5)。

二、超声提示

1+2　提示：四肢静脉未见明显异常

第四节　四肢静脉常见病超声报告示范

一、深静脉瓣功能不全(Deep Venous Insufficiency)

一）超声表现

1. *B 型超声*

(1) 病变的静脉扩张。

(2) 原发性深静脉瓣膜功能不全：

① 瓣膜纤细，活动良好，但瓣叶松弛下垂。

② 静脉内膜光滑、不增厚，管腔内无实性回声，探头加压后管腔能压瘪。

(3) 继发性深静脉瓣膜功能不全：

① 瓣叶增厚，回声增强，活动减弱或消失。

② 静脉壁增厚，内膜毛糙，内壁及瓣膜窦处附着团块回声，该处管腔不能压瘪。

2. *多普勒超声*

(1)CDFI：

① 挤压远端肢体放松后或作乏氏试验时瓣叶下方管腔内见反向彩流信号。

② 反流程度：

轻度反流：很用力的乏氏试验后出现反流。

中度反流：轻度用力的乏氏试验后出现反流。

重度反流：毋需乏氏试验，可自发地出现反流。

(2) PWD 频谱：

① 挤压远端肢体放松后或作乏氏试验时瓣叶下方管腔内可提取反流频谱(四肢静脉图 6)。反流持续时间大于 0.5 秒为可疑深静脉瓣膜功能不全，大于 1.0 秒则确诊；反流速度一般大于 30 cm/s。

② PWD 频谱可测量静脉反流的持续时间，从而对瓣膜功能不全的程度进行判断。

反流程度分级：

Ⅰ级：反流持续时间为 1～2 秒。

Ⅱ级：反流持续时间为 2～3 秒。

Ⅲ级：反流持续时间为 4～6 秒。

Ⅳ级：反流持续时间大于 6 秒。

二）超声提示

1(1)(2)+2+临床表现(肢体胀痛、肿胀、浅静脉曲张，足靴区皮肤出现营养变化，有色素沉着，湿疹和溃疡)　**提示：原发性深静脉瓣功能不全**

1(1)(3)+2+临床表现(肢体胀痛、肿胀、浅静脉曲张，足靴区皮肤出现营养变化，有色素沉着，湿疹和溃疡)　**提示：继发性深静脉瓣功能不全**

注意：深静脉瓣功能不全需与正常肢体静脉的生理性反流相鉴别。

二、深静脉血栓形成(Deep Vein Thrombosis)

一）超声表现

1. *B 型超声*

(1) 深静脉内膜可粗糙，其上附有团块状病灶回声。

（2）病灶：

① 急性：病灶形成后几小时到几天内表现为弱回声，与无回声血液难以区分；1周后回声逐渐增强，呈低回声。病灶在静脉腔内有时可自由飘动或随远端肢体挤压而飘动。

② 亚急性：病灶回声较急性阶段增强，病灶逐渐溶解和收缩，导致病灶变小且固定。

③ 慢性：病灶变为中强回声甚至为强回声，边界不规则（四肢静脉图7）。病灶与静脉壁混成一体，表现为静脉内壁毛糙，部分或弥漫性增厚。部分病例可能由于静脉结构紊乱而无法被超声辨认。

（3）管腔：

① 急性：病灶处的静脉管径明显扩张。

② 亚急性：病变静脉管径可变为正常大小。

③ 慢性：病变静脉内径比正常小。

④ 病灶处的静脉腔不能被压瘪。

⑤ 乏氏试验病变静脉管径无扩张。

（4）病变段静脉内静脉瓣膜增厚、扭曲，活动僵硬或固定。

（5）病变段静脉周围侧支循环形成。

2. *多普勒超声*

（1）CDFI：

① 急性：病变段静脉内完全无血流信号或探及少量血流信号。当静脉完全闭塞时，病灶近端静脉血流信号消失或减弱。

② 亚急性：静脉腔内血流信号逐渐增多，但色彩暗淡。

③ 慢性：病灶内或病灶与静脉壁之间可见部分血流信号或静脉腔内基本上充满血流信号。

④ 静脉瓣受累后乏氏动作时病变段静脉腔内可见明显的反流信号。

⑤ 病变段静脉周围可见侧支循环血管内彩流信号。

（2）PWD频谱：

① 急性：静脉完全闭塞时，病变段频谱消失或减弱，病灶远端静脉频谱变为连续性，失去周期性，乏氏试验反应减弱甚至消失。

② 亚急性：静脉内频谱信号呈连续性，流速缓慢。

③ 慢性：静脉频谱呈连续性，流速偏低或局部流速加快，也可正常。

④ 静脉瓣受累后瓣下可提取反流频谱。

二）超声提示

1(1)(2)①(3)①+2(1)①(2)①+临床表现（见于长期卧床、大手术后、生产后等；血栓通常起于小腿的肌肉静脉丛或血流缓慢、有涡流的部位，左下肢多发；血栓形成从几小时到几天，最长1周；血栓远侧的肢体肿胀、疼痛、静脉曲张、湿疹性皮炎、皮肤色素沉着、继发感染、慢性溃疡等） **提示：深静脉血栓形成（急性期）**

1(1)(2)②(3)②+2(1)②(2)②+临床表现（见于长期卧床、大手术后、生产后等；血栓通常起于小腿的肌肉静脉丛或血流缓慢、有涡流的部位，左下肢多发；血栓形成数周后；血栓远侧的肢体肿胀、疼痛、静脉曲张、湿疹性皮炎、皮肤色素沉着、继发感染、慢性溃疡等） **提示：深静脉血栓形成（亚急性期）**

1(1)(2)③(3)③+2(1)③(2)③+临床表现（见于长期卧床、大手术后、生产后等；血栓通常起于小腿的肌肉静脉丛或血流缓慢、有涡流的部位，左下肢多发；血栓形成数月到数年；血栓远侧的肢体肿胀、疼痛、静脉曲张、湿疹性皮炎、皮肤色素沉着、继发感染、慢性溃疡等） **提示：深静脉血栓形成（慢性期）**

+1(4)+2(1)④(2)④　提示：继发静脉瓣功能不全

+1(5)+2(1)⑤　提示：伴侧支循环形成

三、浅静脉曲张(Varicose Superficial Vein)

一）超声表现

1. B型超声

(1) 皮下浅静脉迂曲扩张，管径可扩张至正常内径的数倍。少数可呈瘤样扩张，内见不规则圆形或椭圆形无回声区，旋转探头检查可见其相互交通(四肢静脉图8)。

(2) 管壁较薄，探头可压瘪，其内可见云雾状回声。

(3) 部分静脉可显示静脉瓣膜，活动自如，乏氏试验时不能闭合。

2. 多普勒超声

(1) CDFI：曲张静脉内彩流充盈尚可，各节段色彩不一，色彩较暗淡。探头轻轻加压或探头一端加压有助于静脉内血流的显示。

(2) PWD频谱：曲张静脉内呈向心性、连续性频谱，流速低；乏氏试验时可见较长时间的反流波。

二）超声提示

1+2+3+临床表现(多见于持久站立的体力劳动者，以及慢性咳嗽、妊娠妇女、盆腔肿瘤等造成腹内压增高者；好发于下肢浅静脉；原发性大隐静脉曲张主要由隐股静脉瓣功能不全所致，小隐静脉曲张多由股静脉、腘静脉瓣功能不全引起；下肢浅静脉扩张、伸长、迂曲；如病程继续进展，交通静脉瓣膜破坏后，可出现踝部轻度肿胀和足靴区皮肤萎缩、脱屑、瘙痒、色素沉着、皮肤和皮下组织硬结、湿疹和溃疡形成)　**提示：浅静脉曲张**

四、动静脉瘘(Arteriovenous Fistula)

一）超声表现

1. B型超声

(1) B型超声对洞口型瘘口显示极差，而对窦道型瘘口显示较好。瘘口较大可显示动脉与附近的静脉之间有一无回声管道结构。

(2) 瘘口近心端供血动脉内径增宽或呈瘤样扩张，大于瘘口远心端。

(3) 瘘口远心端受血静脉明显扩张，甚至呈瘤样。

(4) 扩张静脉内有时可探及低回声或中强回声团块。

(5) 瘘口处可出现假性动脉瘤征象(见相关内容)。

2. 多普勒超声

(1) CDFI：

① 动、静脉之间有一瘘口，呈瘤样或窦道样，血流从动脉流向静脉。瘘口处见明亮的五彩镶嵌血流信号(四肢静脉图9,10)。

② 瘘口周围软组织显示闪彩伪像。

③ 瘘口近心端动脉内彩色血流明亮，远心端动脉腔内彩色血流相对暗淡。

④ 瘘口远心端静脉内彩流束增宽，呈现紊乱花色血流，色调明亮。

(2) PWD频谱：

① 窦道型瘘口处血流流速较快，呈高速射流频谱；洞口型瘘口处血流流速较快且紊乱，呈高速湍流频谱。

② 瘘口近心端动脉呈高速低阻频谱；瘘口远心端动脉血流方向多正常，频谱形态呈三相波或二相波，流速相对较低。

③ 瘘口远心端静脉内探及动脉样血流频谱，血流呈搏动性，具动脉样形态。另外，还可探及不规则的双

向血流频谱。

④ 乏氏试验时，瘘口远心端静脉内高速血流信号消失证明分流量较小，若仍存在高速血流则证明分流量较大。

二）超声提示

1(1)(2)(3)+2+临床表现(多见血液透析时桡动脉与头静脉人工吻合；因瘘口的大小、部位和存在的时间而异，常见的症状有患肢肿胀、疼痛、麻木、乏力；严重者可有心力衰竭的症状；在瘘口部位可扪及明显的持续性震颤和听到粗糙的“机器滚动样”杂音) **提示：动静脉瘘**

+1(4) 提示：伴静脉血栓形成

+1(5) 提示：伴假性动脉瘤形成

注意：动静脉瘘需与动脉瘤相鉴别。

（徐大华 许华宁 杨益虎）

附录：

超声检查规范与质量控制(试行)·四肢静脉
(新疆超声诊断质量控制中心)

【检查方法】

1. 体位：上肢取仰卧位，下肢可采用立位、仰卧位、坐位等。一般髂静脉、股静脉、大隐静脉采用仰卧位，腘静脉及小隐静脉采用站位。
2. 探头：髂静脉采用相对低频探头，频率为 3～5 MHz，余采用 5～10 MHz 频率。
3. 探测上肢静脉：

(1) 浅静脉：根据浅静脉体表投影位置，首先纵切，探查的顺序可依顺行法或逆行法。纵行探查后，将探头转 90°，横切探查。

(2) 深静脉：按照伴行动脉指引首先探测锁骨下静脉逐渐向远侧段探测。

4. 探测下肢静脉：

(1) 浅静脉：大隐静脉从入股静脉处向下追踪可探查全程，在入口处可见隐股静脉瓣。小隐静脉从入腘静脉处由近及远根据其解剖走行的体表投影探查。小隐静脉入腘静脉前有一较长段在筋膜下走行，位置较深，要注意与深静脉鉴别。

(2) 深静脉：首先从腹股沟开始确定股总静脉位置，然后按照血管走行或伴行动脉的指引依次以常规探测髂外静脉、股总静脉、股浅静脉、股深静脉、腘静脉、胫前静脉、胫后静脉。

5. 注意静脉窦处为血栓好发部位，要仔细探查。
6. 内径测量尽量在短轴上测量，断面为圆形。
7. 测量位置：髂外静脉在远心端 1 cm 处，股总静脉及股深、浅静脉在汇合为股总静脉处的近心及远心端段 1～2 cm 处测量。
8. 下肢静脉探测时，常须做探头加压试验，人工挤压检查段远侧肢体试验以及 valsalva 动作等。

【检查内容】

1. 二维显像(2D)

(1) 血管的位置：包括起始、走行与周围血管的关系，有无血管成对、移位、异位及受压等先天畸形或继发性改变。

(2) 管壁情况：内膜是否光滑、连续，与邻近血管有无异常通道；管壁有无附着斑块，斑块的位置、回声、大小等。测量管壁的厚度。

(3) 管腔情况：观察它们的通畅性，有无狭窄及扩张，腔内是否有异常回声；探头加压静脉是否可压闭等。

2. 彩色血流显像(CDFI)

观察血流方向、充盈情况、彩色的强弱，紊乱信号的颜色。以颜色表示方向，以色彩亮暗反映流速。五彩镶嵌为高速湍流，充盈缺损考虑异常，无血流信号则考虑闭塞。

3. 多普勒频谱显像(PW 及 CW)

包括频谱方向、幅度、亮度、频窗等。从形态及定量两方面分析观察：(1) 频谱形态是否正常。(2) 各种定量指标是否在正常范围内。常用的指标有：收缩期峰值流速(PSV)，舒张末期流速(EDV)，PSV /EDV，血管阻力指数(RI)，血管搏动指数(PI)，较粗血管的血流量测定(至少分析 6 个以上心动周期)等。

【注意事项】

1. 常规检查时应由血管的近心端向远心端逐步扫查。先纵切后横切，保证对血管全方位的检测。
2. 探头始终与皮肤表面密切接触，移动范围与距离要适当，必须保证血管的连续性与完整性，这是血管超声的最基本要求。
3. 检查下肢血管纵切时超声束入射方向常是由前内向后外。
4. 检测中应该注意两侧对比，了解左右是否对称。
5. 静脉检查时：

(1) 要注意探头放置压力适当。

(2) 四肢静脉变异较大，防漏诊、误诊。

(3) 设置相应的低流速标尺。

6. 彩色多普勒显像

(1) 注意调节适当的血流速度标尺、增益。

(2) 缩小彩色框及改变彩色框倾斜位置。

7. 频谱多普勒显像

(1) 注意声束与血流方向之间的夹角小于 60°。

(2) 调解好取样门的大小及位置，大小一般为 2～4 mm，位置须置于管腔中央。

参 考 文 献

[1] 杨益虎. 浅谈超声美学[J]. 实用医技杂志，2008，15(1)：110

[2] 杨益虎. 再谈超声美学[J]. 中国医疗前沿，2008，3(15)：49

[3] 王新房主编. 临床技术操作规范. 超声医学分册(中华医学会)[M]. 北京：人民军医出版社，2004

[4] 袁光华，张武，简文豪主编. 超声诊断基础与检查规范[M]. 北京：科学技术文献出版社，2005

[5] 杨益虎. 建立超声诊断质量控制体系的初步探讨[J]. 中国医疗前沿，2007，2(22)：83

[6] 徐佩莲. 医院加强超声检查质量管理探讨[J]. 浙江临床医学，2005，7(11)：1121

[7] 杨益虎. 超声医学科建设构想浅谈[J]. 实用医技杂志，2007，14(21)：2863

[8] 杨益虎. 急诊超声检查质量控制的探讨[J]. 实用医技杂志，2007，14(22)：3071

[9] 杨益虎，陈伟明，谢跃明，等. 急腹症超声诊查体会[J]. 中华实用中西医杂志，2004，4(17)：933

[10] 朱弋，杨舒波，潘文荣，等. 评价 B 超诊断图像质量的指标综述[J]. 中国医学装备，2007，4(7)：15

[11] 谢敏. 彩色多普勒超声诊断仪的技术参数与选购[J]. 医疗装备，2004，12 ：13

[12] 丁中，葛晖，王顺，等. 超声医学影像管理工作站在临床中的应用价值[J]. 淮海医药，2004，22(4)：274

[13] 鲁鸿，周巨贵，邱晓光. 浅谈超声诊断仪的管理模式[J]. 解放军医院管理杂志，1999，6(1)：59～60

[14] 王 彦，李朝阳，韩义和. 医用超声诊断仪必须实施强检[J]. 工业计量，2000，2：25

[15] 李明. 医用超声诊断仪主要技术指标及检定的探讨[J]. 计量与测试技术，1999，15：29

[16] 郑智雄. 医用超声诊断仪超声源计检定中应注意的问题[J]. 中国医疗器械杂志，2007，31(4)：70

[17] 朱功新. 耦合剂的快速配制[J]. 海峡药学，2004，16(2)：34

[18] 林必杰，林辉. 我国医用超声耦合剂现状和质量标准的探讨[J]. 中国药学杂志，1996，31(11)：691

[19] 杨益虎，张玫玫. 超声耦合剂过敏反应的分析[J]. 中国医疗前沿杂志，2008，3(2)：70

[20] 杨益虎. 浅谈超声随访制度[J]. 实用医技杂志，2008，15(16)：2139

[21] 杨益虎. 浅谈超声科学习制度[J]. 实用医技杂志，2008，15(30)：4203

[22] 杨益虎. 浅谈超声仪器的使用与保养制度[J]. 实用医技杂志，2008，15(28)：3895

[23] 李凤华，李萍，王晓燕，等. 超声科室内部考核方法探讨[J]. 中国卫生经济，2003，22 (7)：51

[24] 周永昌，郭万学. 超声医学[M]. 第 3 版. 北京：科学技术出版社，1998

[25] 周永昌，郭万学. 超声医学[M]. 第 4 版. 北京：科学技术文献出版社，2003

[26] 周永昌，郭万学. 超声医学[M]. 第 5 版. 北京：科学技术文献出版社，2006

[27] 王纯正，徐智章. 超声诊断学[M]. 第 2 版. 北京：人民卫生出版社，2000

[28] 姜玉新主编. 超声医学科诊疗常规(北京协和医院)[M]. 北京：人民卫生出版社，2003

[29] 钱蕴秋. 常见病超声诊断参考标准[M]. 北京：人民军医出版社，2007

[30] 杨益虎. 超声诊断实用词汇手册[M]. 南京：东南大学出版社，2007

[31] 张缙熙，姜玉新. 浅表器官及组织超声诊断学[M]. 北京：科学技术文献出版社，2000

[32] 焦明德,田家玮,任卫东,等.临床多普勒超声学[M].北京:北京医科大学中国协和医科大学联合出版社,1997
[33] 曹铁生,段云友.多普勒超声诊断学[M].北京:人民卫生出版社,2004
[34] 高山,黄家星.经颅多普勒超声(TCD)的诊断技术和临床应用[M].北京:中国协和医科大出版社,2004
[35] 华扬.实用颈动脉与颅脑血管超声诊断学[M].北京:科学出版社,2003
[36] 焦明德主编.实用经颅多普勒超声学[M].北京:北京医科大学中国协和医科大学联合出版社,1995
[37] 徐智章,王爱宏.外周血管超声彩色血流成像[M].北京:人民卫生出版社,2002
[38] 杨益虎,吴意赟,张玫玫,等.颈部动脉扭曲的超声表现[J].中国超声诊断杂志,2004,5(4):277
[39] 杨益虎.乳腺增生症的超声分型讨论[J].实用医技杂志,2007,14(19):2548
[40] 许迪,陆凤翔主编.临床超声心动图速查手册[M].南京:江苏科学技术出版社,2004
[41] 陆凤翔,胡淑芳主编.超声读片指南[M].第2版.南京:江苏科学技术出版社,2006
[42] 刘延龄,熊鉴然编著.临床超声心动图学[M].北京:科学出版社,2001
[43] 杜国庆,薛竞宜主编.实用临床超声心动图学[M].沈阳:辽宁科学技术出版社,2005
[44] 贾译清.临床超声鉴别诊断学[M].南京:江苏科学技术出版社,1996
[45] 陆凤翔,胡淑芳.超声读片指南[M].南京:江苏科学技术出版社,2000
[46] 徐智章.现代腹部超声诊断学[M].北京:科学出版社,2001
[47] 吴在德.外科学[M].第5版.北京:人民卫生出版社,2001
[48] 叶任高.内科学[M].第5版.北京:人民卫生出版社,2002
[49] 曹海根,王金锐主编.实用腹部超声诊断学[M].第2版.北京:人民卫生出版社,2005
[50] 李治安主编.临床超声影像学[M].北京:人民卫生出版社,2006
[51] 杨益虎,吴意赟,张玫玫,等.门静脉高压症脐静脉重新开放的超声表现[J].临床超声医学杂志,2004,6(3):177
[52] 杨益虎,谢跃明,周正国,等.副脾的超声观察[J].临床超声医学杂志,2005,7(2):122
[53] 杨益虎,陈伟明,黄忠华,等.动脉瘤的彩色多普勒超声诊查[J].临床超声医学杂志,2005,7(1):61
[54] 郭红,张丽萍,金贝,等.规范超声筛查胎儿肢体畸形的价值探讨[J].全科医学临床与教育,2007,5(1):66
[55] 熊奕,王慧芳,林琪,等.规范超声筛查胎儿脐膨出的价值[J].中国超声医学杂志,2006,22(3):224
[56] Barry B. Goldberg,John P. McGahan 原著;张缙熙主译.超声测量图谱[M].第2版.北京:人民军医出版社,2008

附　　图

第一部分　TCD

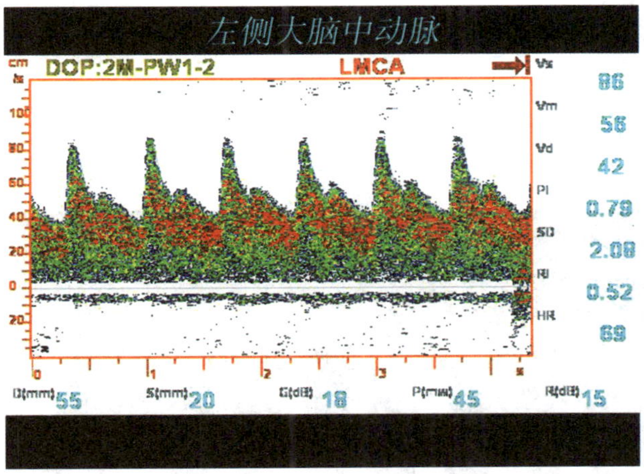

TCD 图 1　正常大脑中动脉

读图要点：频谱形态正常，血流参数在正常范围。

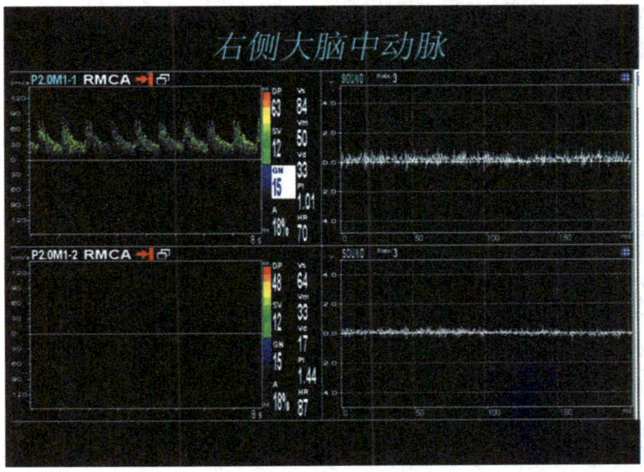

TCD 图 2　大脑中动脉微栓子监测

读图要点：监测中未发现栓子信号。

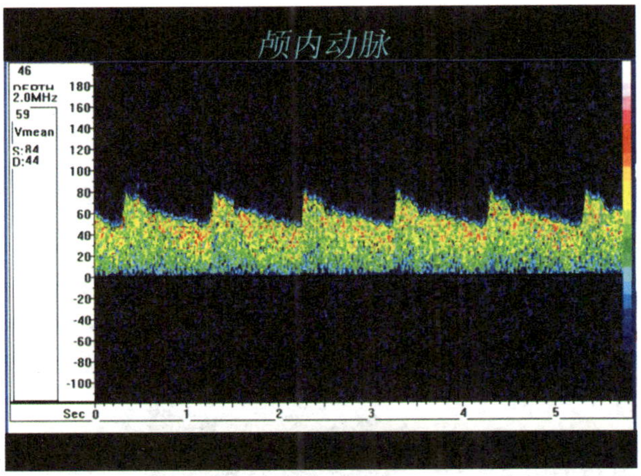

TCD 图 3　正常颅内动脉

读图要点：频谱收缩期上升陡直，$S_1>S_2$；舒张期下降平缓，D 波明显。

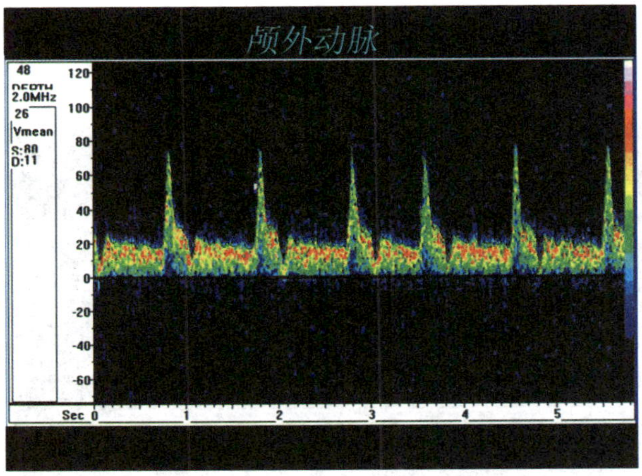

TCD 图 4　正常颅外动脉

读图要点：频谱收缩期上升陡直，S_1 高尖，S_2 不明显；舒张期显著降低，D 波存在；频窗存在。

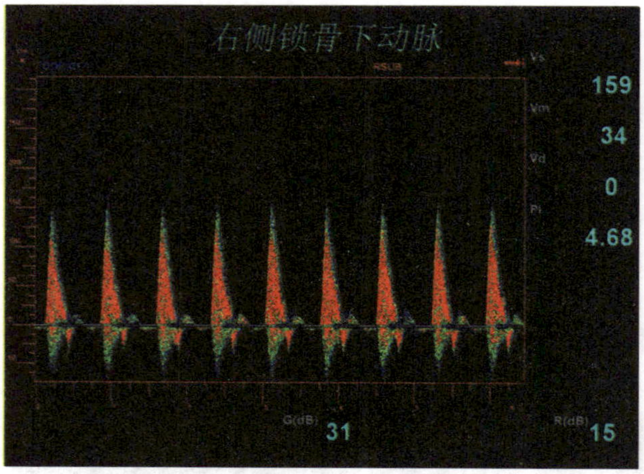

TCD 图 5　正常锁骨下动脉

读图要点：频谱呈三相波。

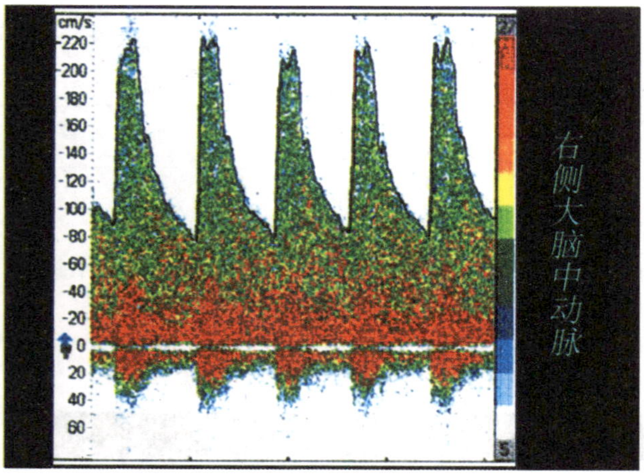

TCD 图 6　大脑中动脉狭窄

读图要点：频谱边缘毛糙，流速显著增快，伴有涡流。

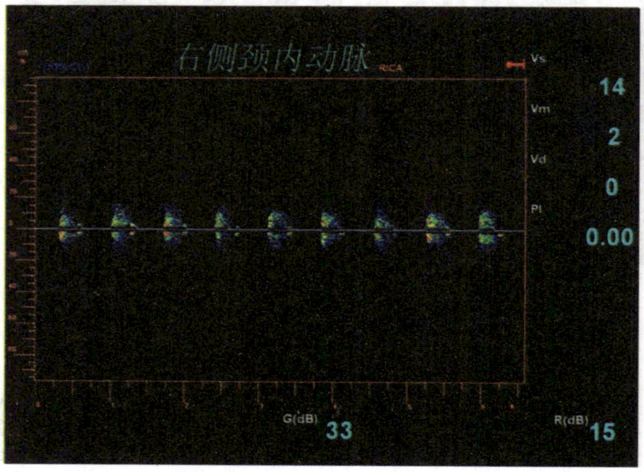

TCD 图 7　颈内动脉起始部闭塞

读图要点：频谱为流速很低的双向波，呈盲端血流特点。

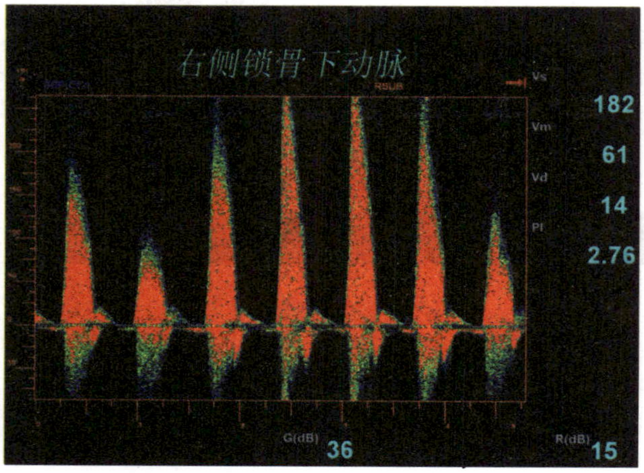

TCD 图 8　锁骨下动脉狭窄

读图要点：频谱基底增宽，边缘不清，频窗消失。

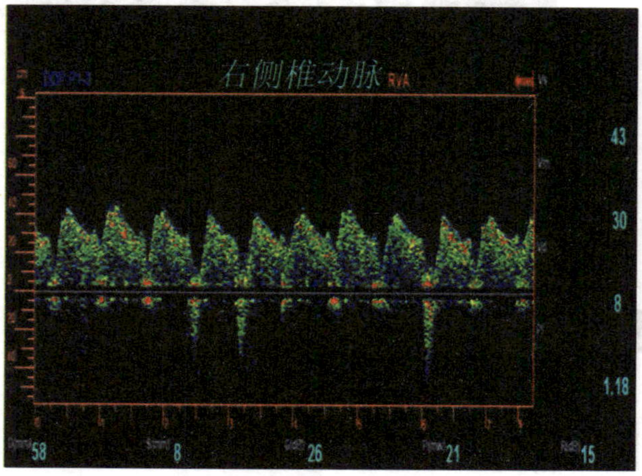

TCD 图 9　椎动脉盗血

读图要点：频谱收缩期的上升支出现小的切迹，呈转折波。

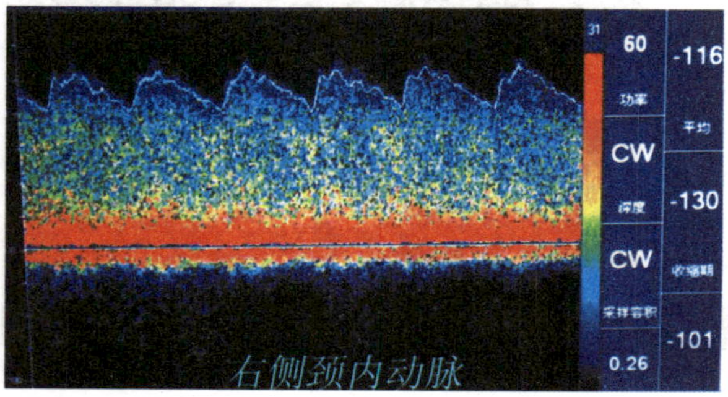

TCD 图 10　脑动静脉畸形

读图要点：频谱边缘不清，流速增快，PI 值很低。

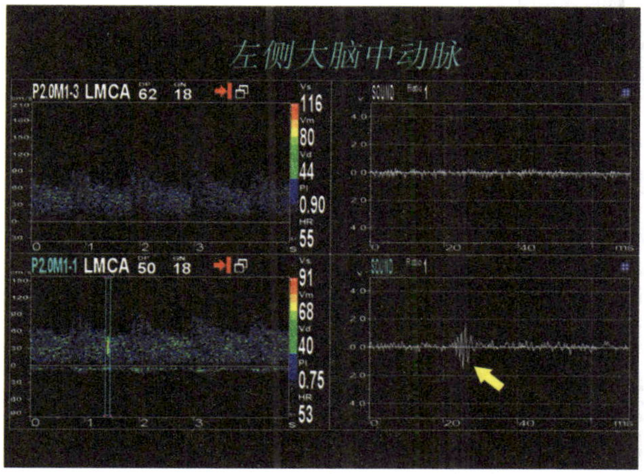

TCD 图 11　大脑中动脉微栓子

读图要点：监测左侧大脑中动脉发现在 50 mm 深度有栓子信号，其音频信号呈纺锤形。

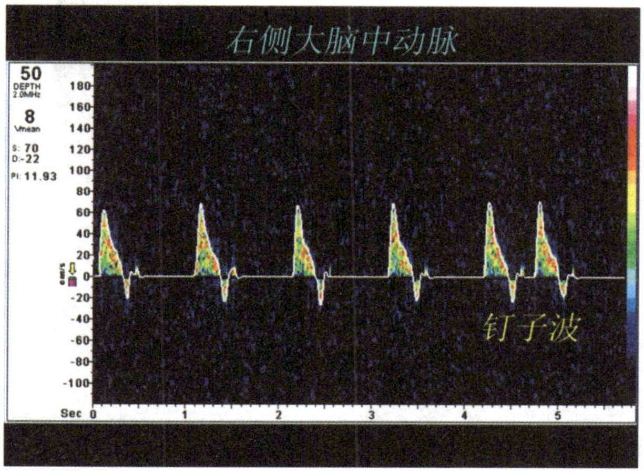

TCD 图 12　脑死亡

读图要点：频谱为单纯低流速性的尖锐波，呈“钉子波”。

第二部分　眼

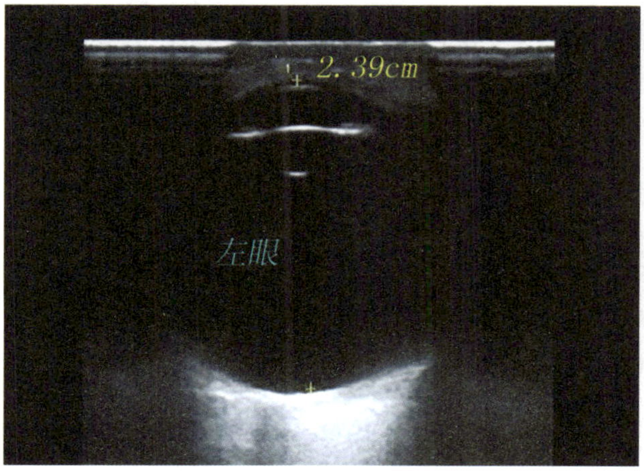

眼图 1　正常眼

读图要点：晶状体呈弧形强回声带，玻璃体腔呈圆形无回声区，眼球轴径正常。

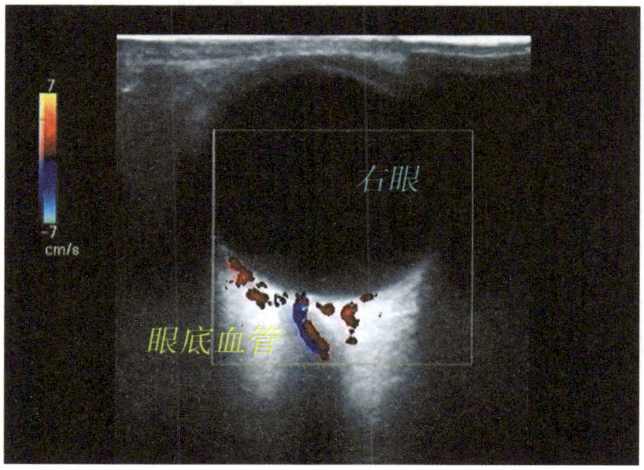

眼图 2　正常眼底血流

读图要点：眼底血流丰富，视神经低回声带中见视网膜中央动、静脉血流束。

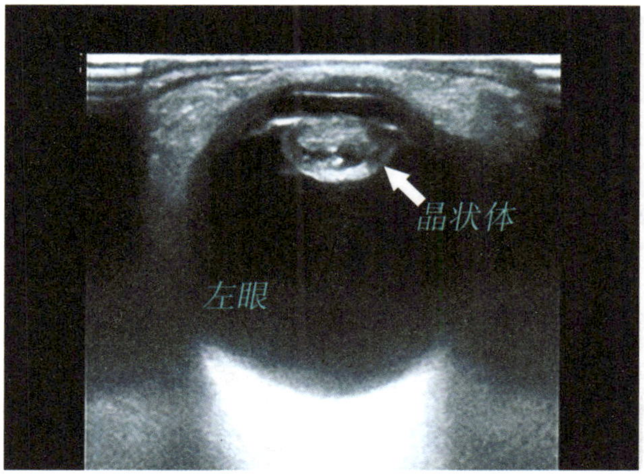

眼图 3　晶状体浑浊

读图要点：晶状体整体呈强回声。

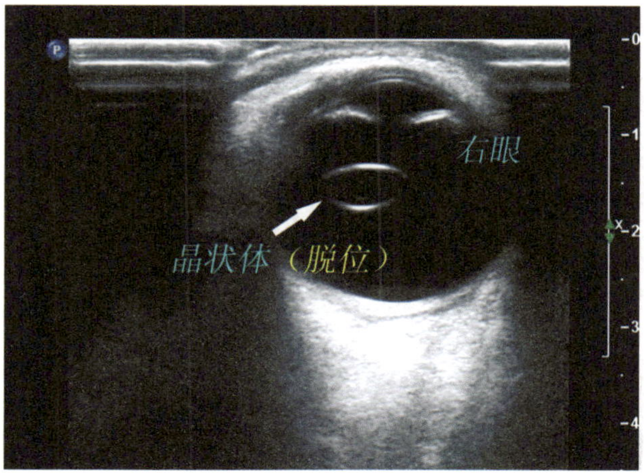

眼图 4　晶状体脱位

读图要点：晶状体脱离原位，进入玻璃体腔内。

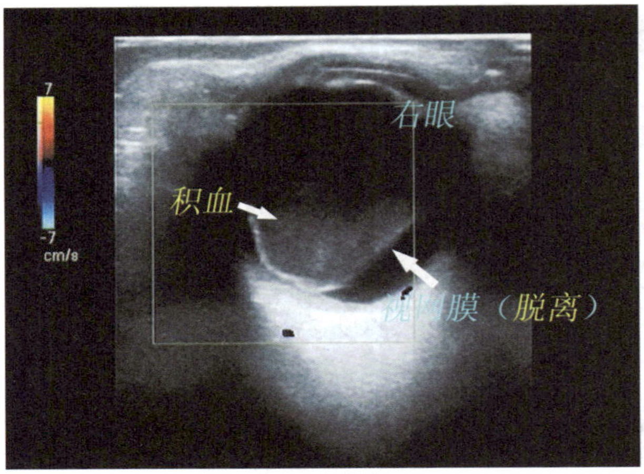

眼图 5　玻璃体积血

读图要点：玻璃体内充满细弱回声点，并伴有视网膜脱离。

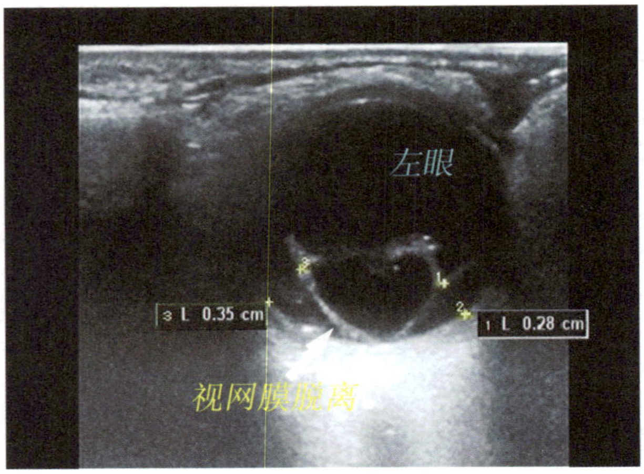

眼图 6　视网膜脱离

读图要点：玻璃体无回声区内见“V”形带状回声。

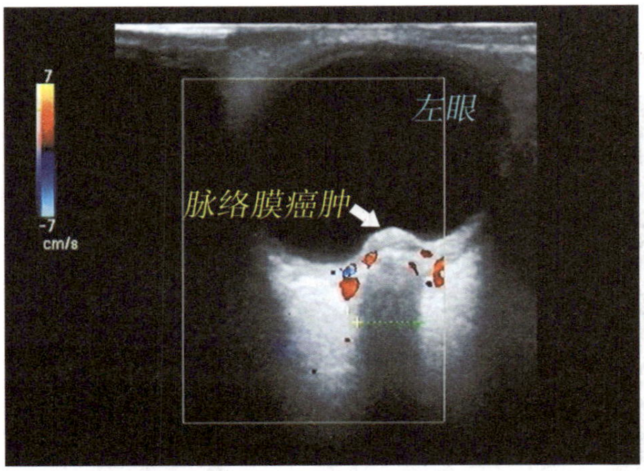

眼图 7　脉络膜转移瘤

读图要点：病变自眼球壁突入玻璃体腔内，基底宽大，内部回声密集，呈中强回声。

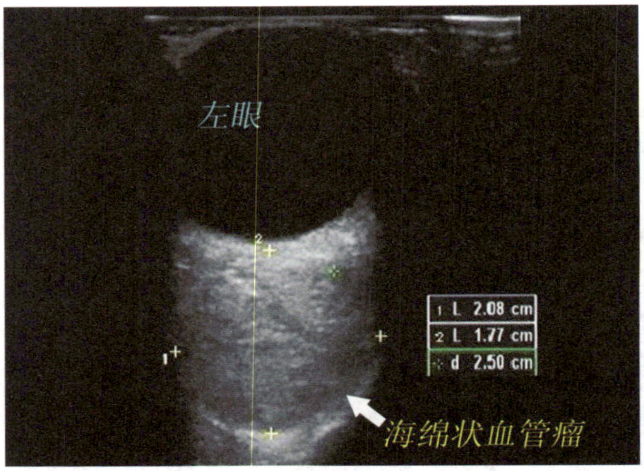

眼图 8　眼眶海绵状血管瘤

读图要点：病变位于眼球后肌圆锥内，类圆形，有包膜，内部回声稍强，分布尚均匀，可见后界。

第三部分　涎　　腺

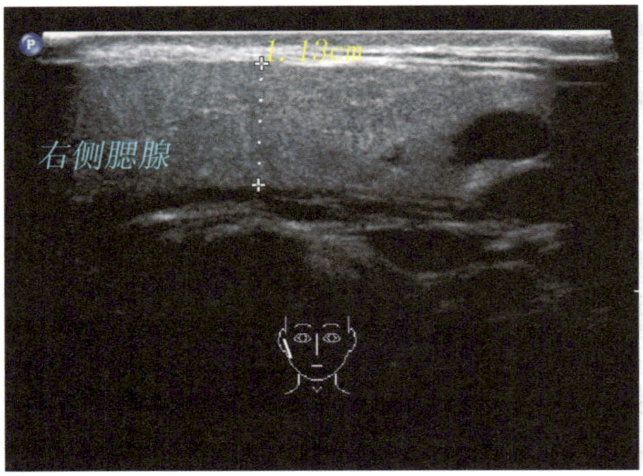

涎腺图 1　正常腮腺

读图要点：腮腺腺体厚度正常，内部回声细密，中等强度，分布均匀。

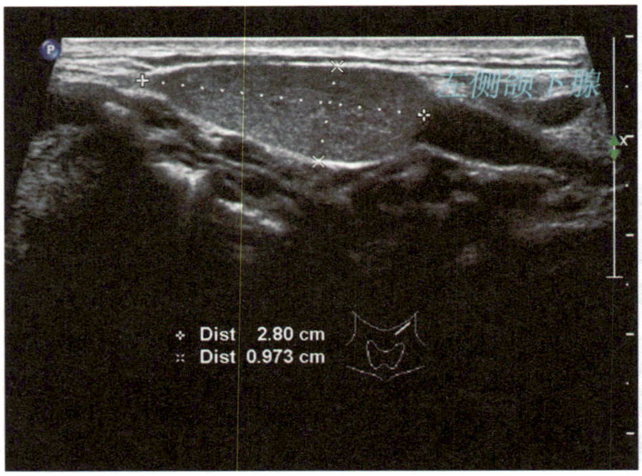

涎腺图 2　正常颌下腺

读图要点：颌下腺大小、形态正常，内部回声细密，中等强度，分布均匀。

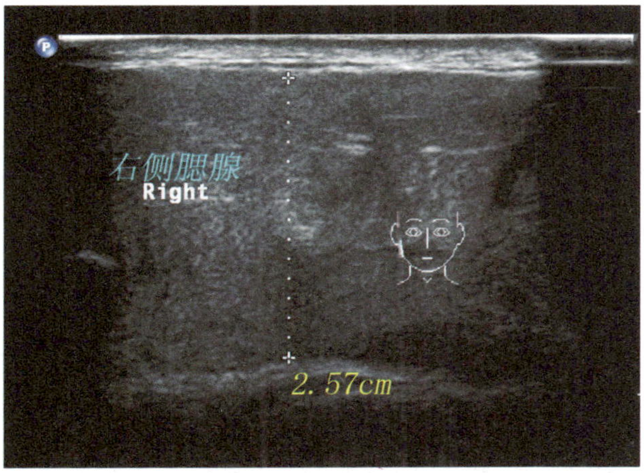

涎腺图 3　腮腺良性肥大

读图要点：腮腺腺体显著增厚，内部回声细密，中等强度，分布均匀。

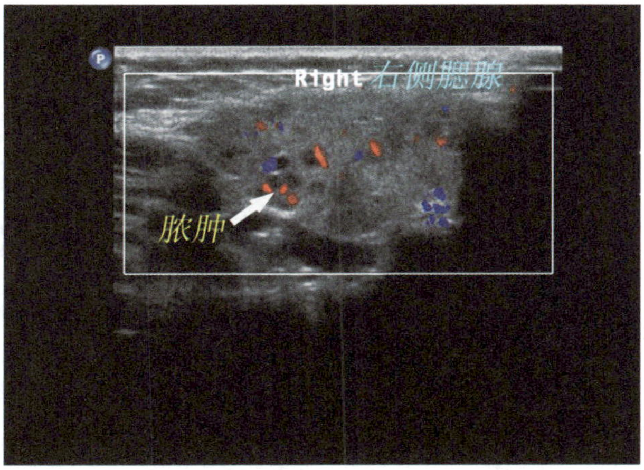

涎腺图 4　腮腺炎

读图要点：腮腺肿大，内部回声不均匀，散在分布无回声区；内部血流增加。

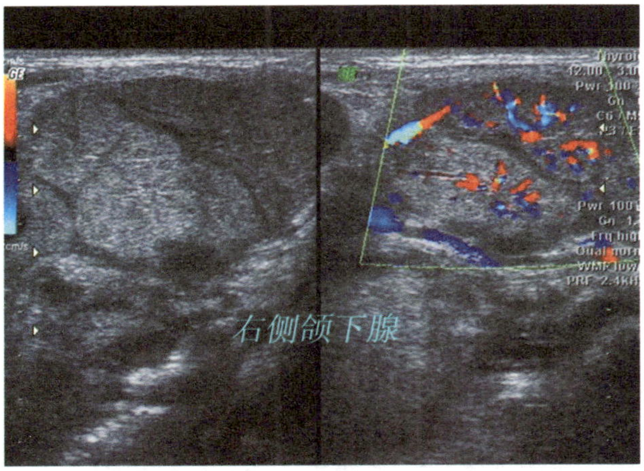

涎腺图 5　颌下腺炎

读图要点：颌下腺显著肿大，内部回声不均匀；内部血流显著增加。

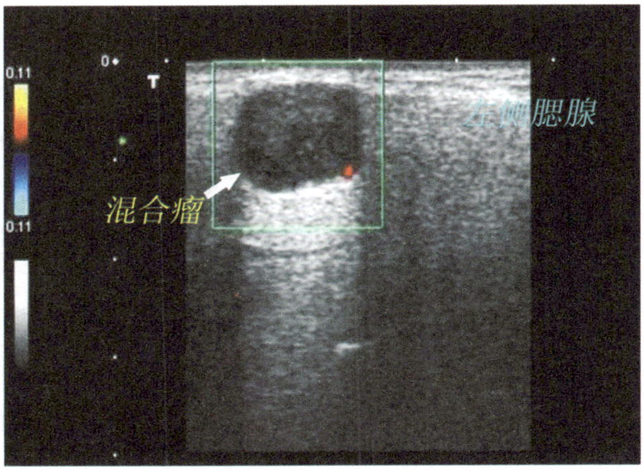

涎腺图 6　腮腺混合瘤

读图要点：病灶类圆形，有包膜，内部呈低回声，分布均匀，后方回声增强。

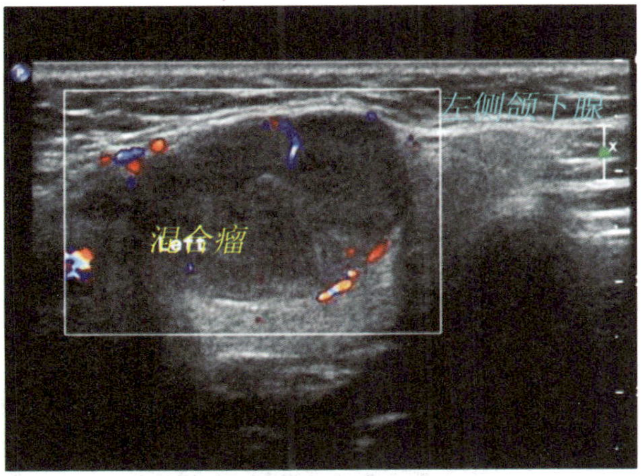

涎腺图 7　颌下腺混合瘤

读图要点：病灶呈椭圆形，有包膜，内部呈低回声，后方回声增强；病灶周边血流较丰富。

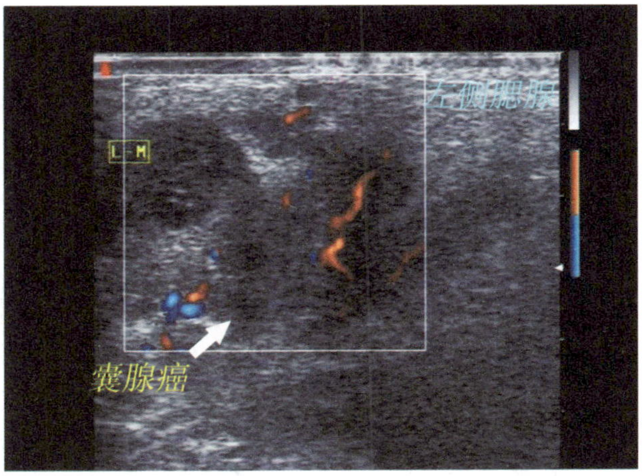

涎腺图 8　腮腺囊腺癌

读图要点：病灶形态不规则，边界不清，内部回声较低，分布欠均匀；病灶内部血流较丰富。

第四部分　甲　状　腺

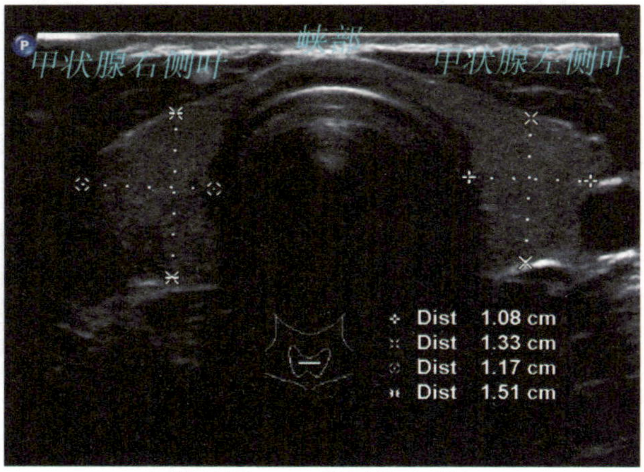

甲状腺图 1　正常甲状腺（横切）

读图要点：甲状腺横切面呈“电话状”，境界清晰，内部回声细密，中等强度，分布均匀。

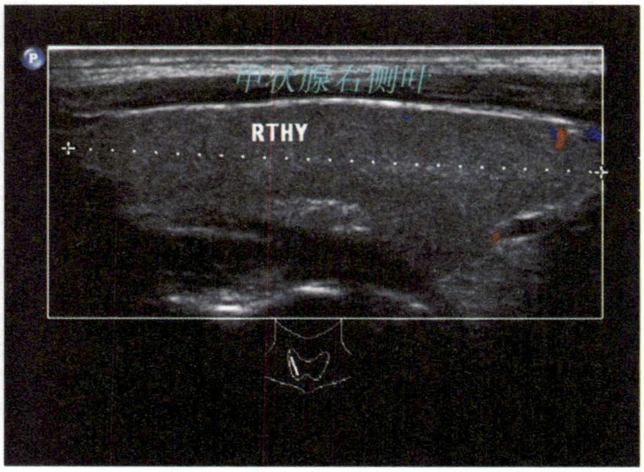

甲状腺图 2　正常甲状腺（纵切）

读图要点：甲状腺侧叶纵切面类椭圆形，境界清晰，内部回声细密，中等强度，分布均匀；内部血流不丰富。

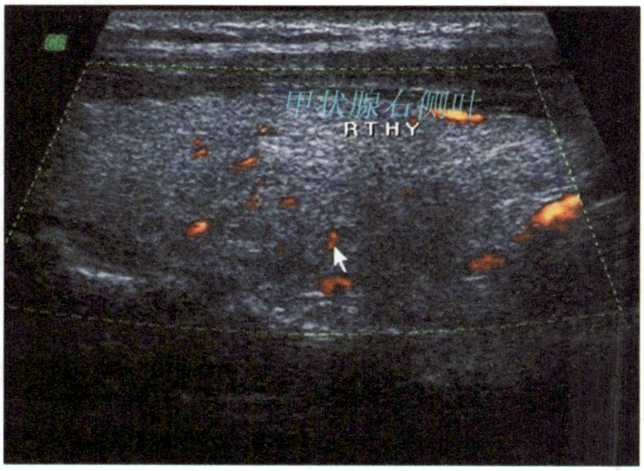

甲状腺图 3　单纯性甲状腺肿

读图要点：甲状腺增大，形态饱满，内部回声尚均匀；内部血流增加。

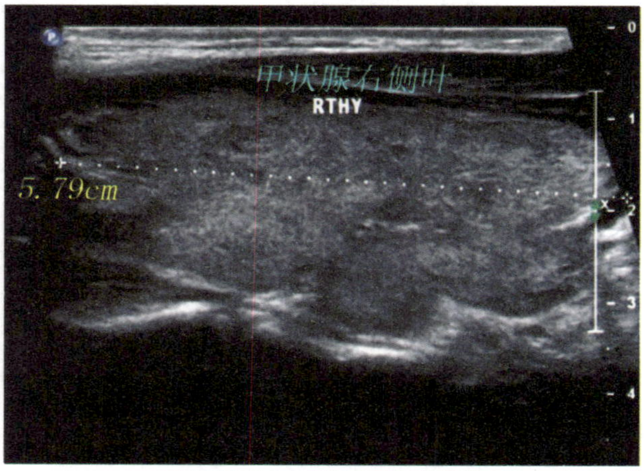

甲状腺图 4　结节性甲状腺肿

读图要点：甲状腺增大，形态不规则，呈分叶状，内部回声不均匀，散在分布强弱不等结节。

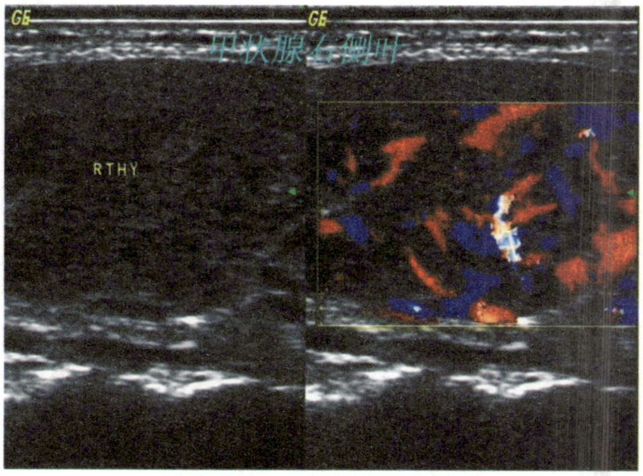

甲状腺图 5　弥漫性甲状腺肿

读图要点：甲状腺显著增大，形态饱满，内部回声增粗，分布欠均匀；内部血流显著增加，呈“火海征”。

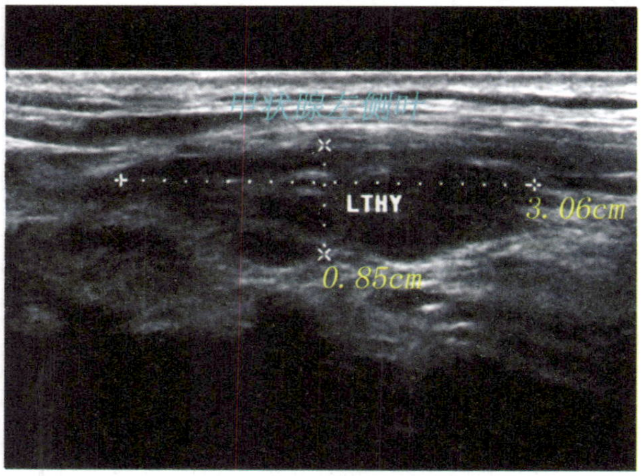

甲状腺图 6　甲状腺功能减退

读图要点：甲状腺显著缩小，形态欠规则，内部回声减低，分布不均匀，见条索状强回声。

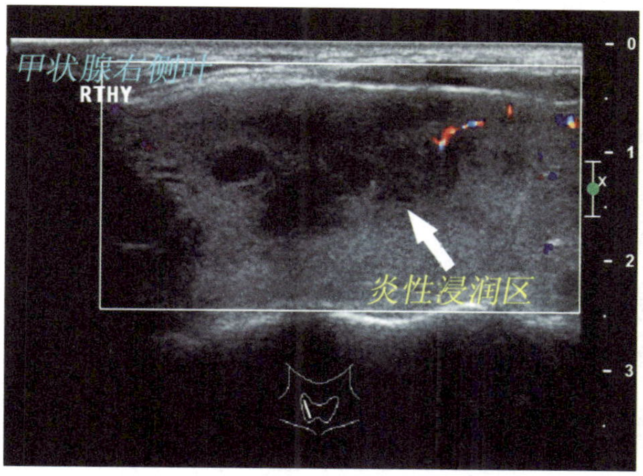

甲状腺图 7　亚急性甲状腺炎

读图要点：甲状腺内回声不均匀，见不规则的低弱回声区；局部血流增加。

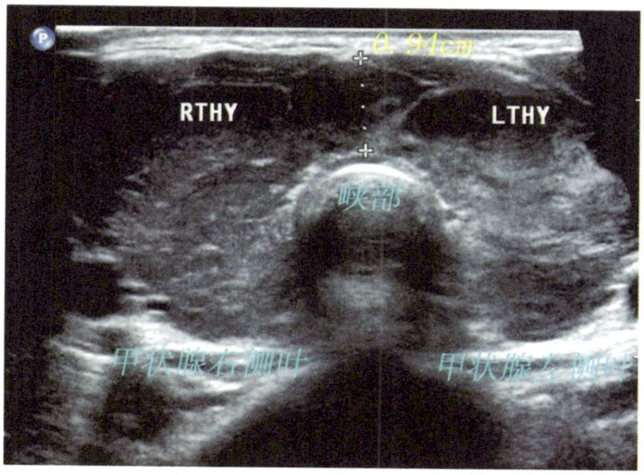

甲状腺图 8　桥本氏甲状腺炎

读图要点：甲状腺增大，尤以峡部增厚显著，内部回声偏低，分布不均匀，见散在杂乱的条索状强回声。

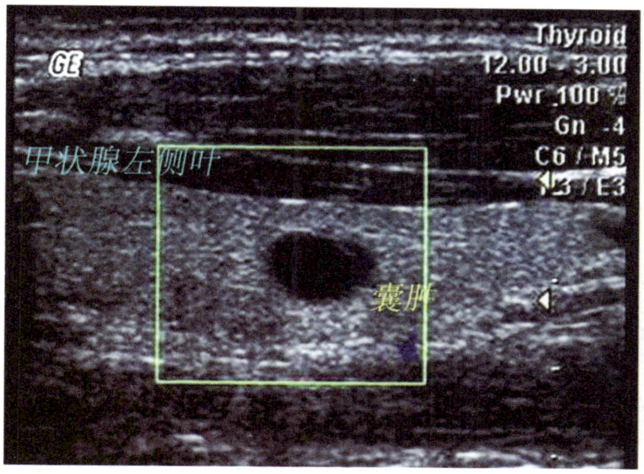

甲状腺图 9　甲状腺囊肿

读图要点：病灶为无回声区，类圆形，囊壁薄，境界清，透声好，后方回声增强。

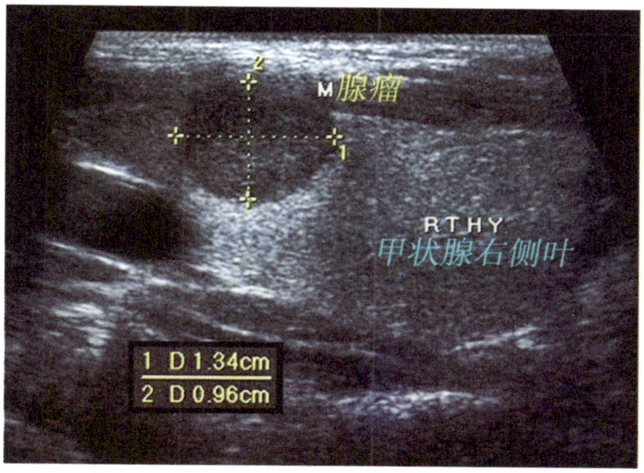

甲状腺图 10　甲状腺腺瘤

读图要点：病灶为低回声区，类圆形，有包膜，内部回声均匀，后方回声增强。

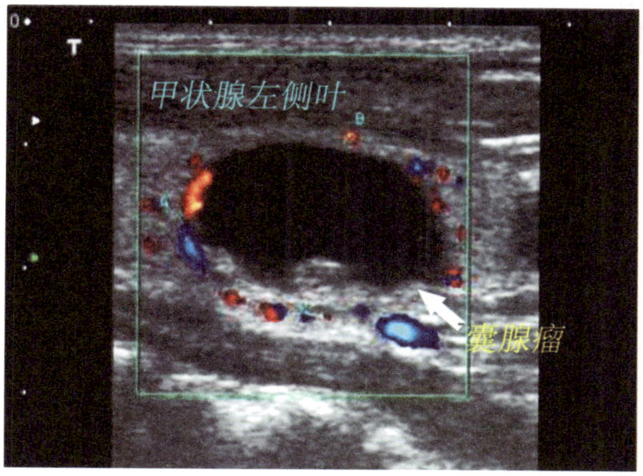

甲状腺图 11　甲状腺囊腺瘤

读图要点：病灶呈混合回声区，以无回声为主，壁上见中等回声乳头；病灶周边血流丰富。

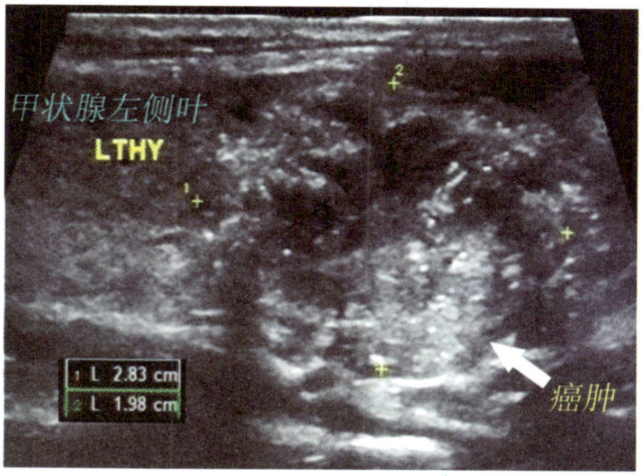

甲状腺图 12　甲状腺癌

读图要点：病灶呈不均回声区，形态不规则，境界不清，内部散在分布砂粒状强回声钙化点。

第五部分 甲状旁腺

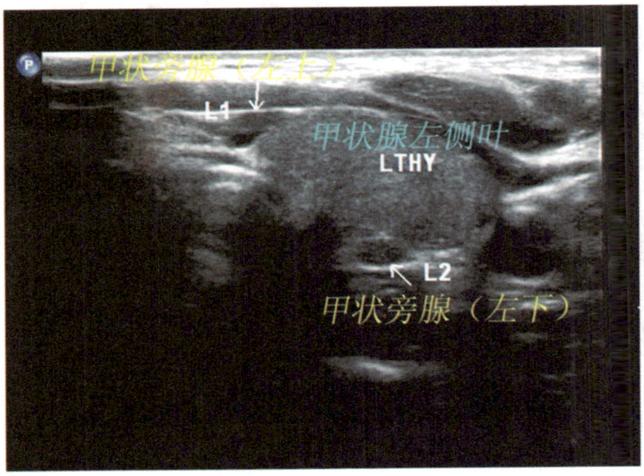

甲状旁腺图1 甲状旁腺增生(左侧)

读图要点：甲状腺左侧叶的后上方和后下方各见一个类似的低回声区，形态规则，境界清晰，分布均匀。

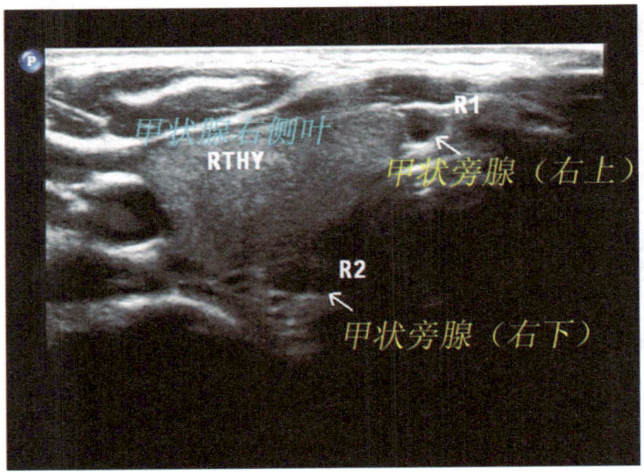

甲状旁腺图2 甲状旁腺增生(右侧)

读图要点：甲状腺右侧叶的后上方和后下方各见一个类似的低回声区，形态规则，境界清晰，分布均匀。

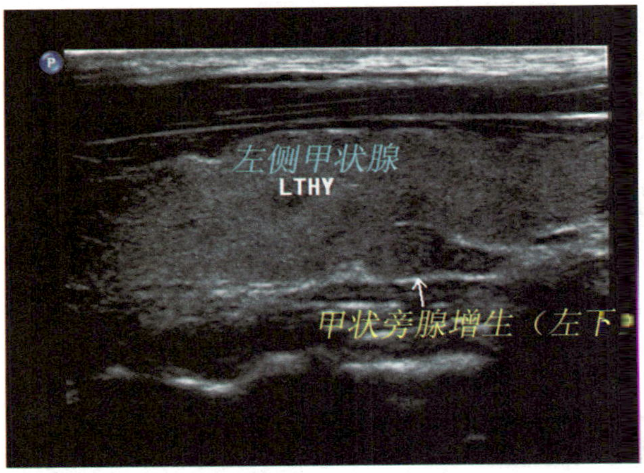

甲状旁腺图3 甲状旁腺增生(左下)

读图要点：甲状腺左侧叶的后下方见一个低回声区，有包膜，境界清晰，分布均匀。

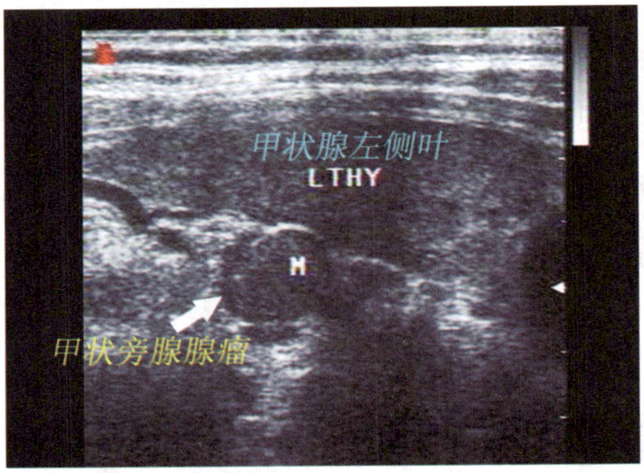

甲状旁腺图4 甲状旁腺腺瘤

读图要点：甲状腺左侧叶的后方见一个低回声区，类圆形，有包膜，境界清晰，分布均匀。

第六部分　颈部动脉

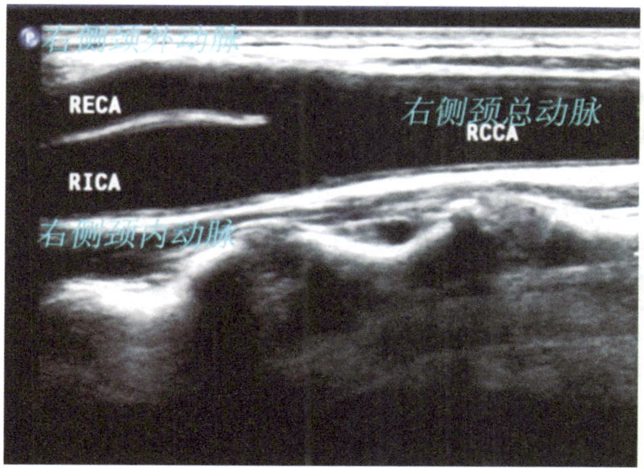

颈部动脉图 3　正常颈动脉分叉部

读图要点：颈总动脉末端膨大，分叉成颈内动脉和颈外动脉。

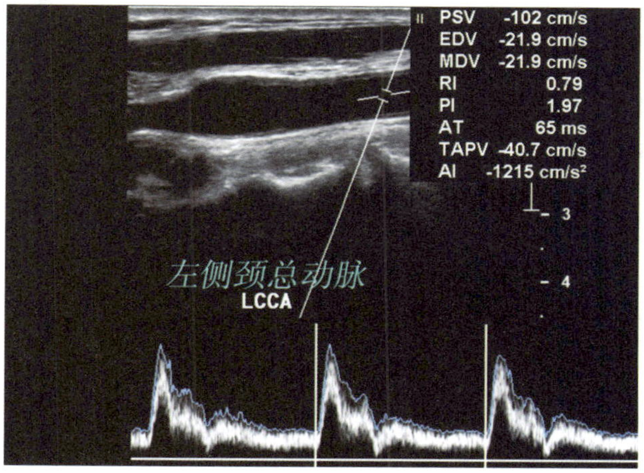

颈部动脉图 4　正常颈总动脉频谱

读图要点：频谱呈三峰波，血流参数在正常范围内。

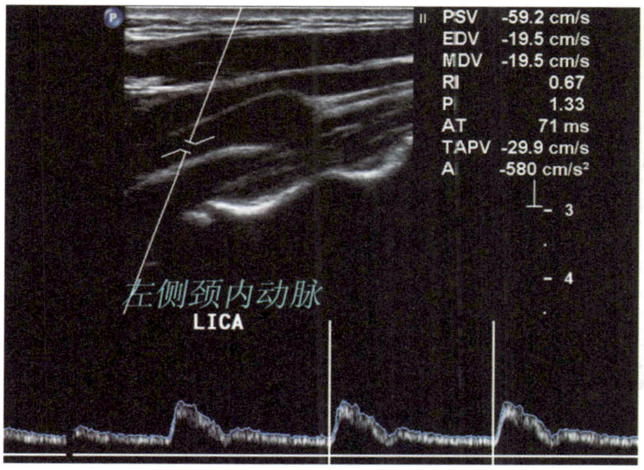

颈部动脉图 5　正常颈内动脉频谱

读图要点：频谱呈低阻型两峰波，血流参数在正常范围内。

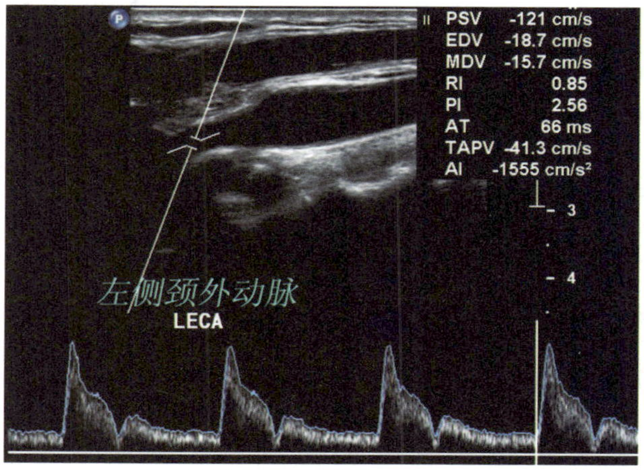

颈部动脉图 6　正常颈外动脉频谱

读图要点：频谱呈高阻型三峰波，血流参数在正常范围内。

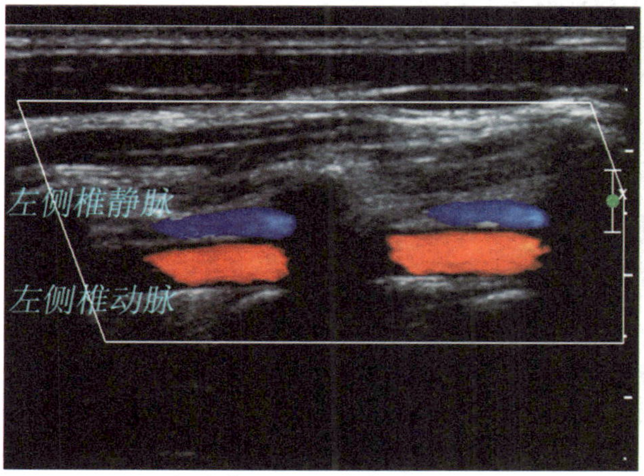

颈部动脉图 7　正常椎动脉 CDFI

读图要点：椎间段椎动脉 CDFI 呈节段性显示，色彩与椎静脉相反。

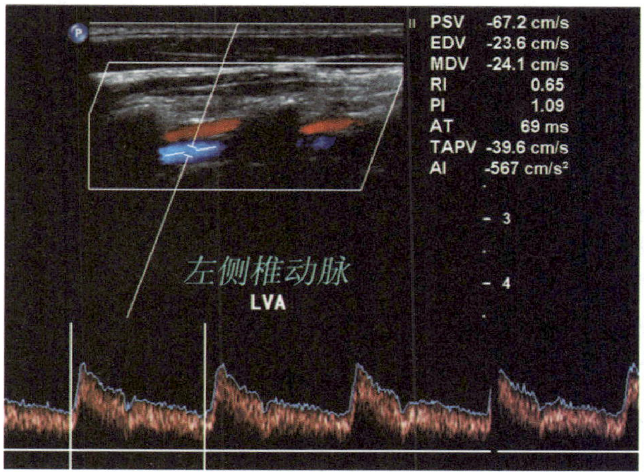

颈部动脉图 8　正常椎动脉频谱

读图要点：频谱呈低阻型两峰波，血流参数在正常范围内。

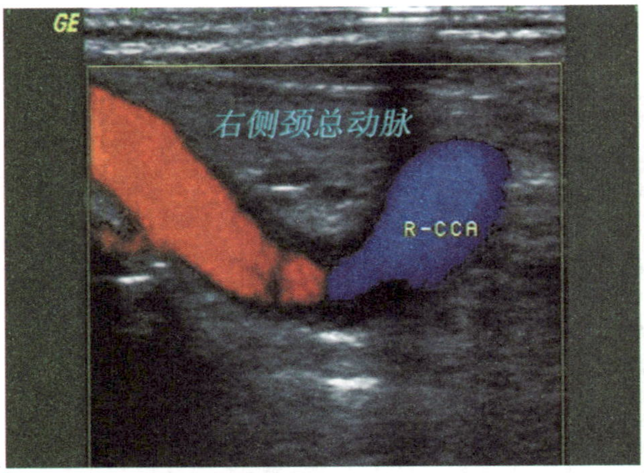

颈部动脉图 9 颈动脉扭曲

读图要点：右侧颈总动脉走行呈“V”形扭曲，扭曲处两侧动脉内血流色彩相反。

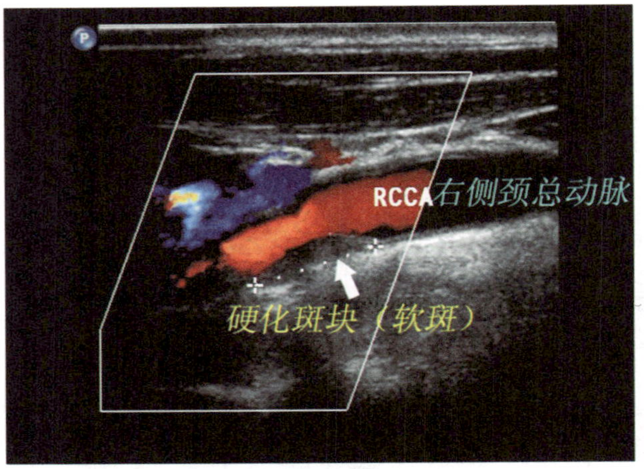

颈部动脉图 10 颈动脉硬化（斑块形成）

读图要点：右侧颈总动脉分叉部内膜局部增厚，低回声软斑形成，斑块处 CDFI 血流充盈缺损。

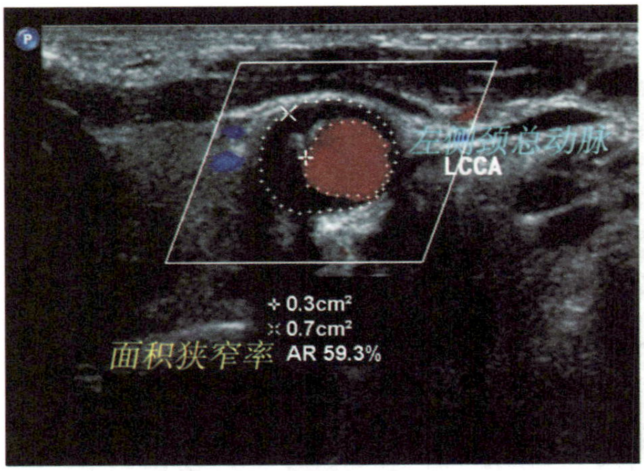

颈部动脉图 11 颈动脉硬化（局部狭窄）

读图要点：左侧颈总动脉局部内膜增厚，斑块形成，局部管腔明显狭窄。

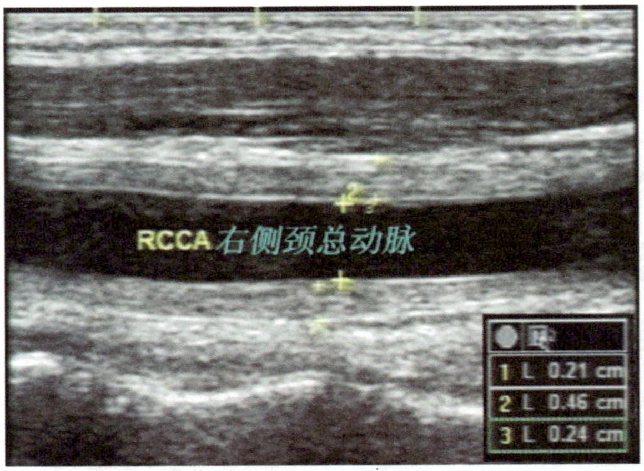

颈部动脉图 12 颈动脉大动脉炎

读图要点：右侧颈总动脉管壁全层显著增厚，管腔相对狭窄。

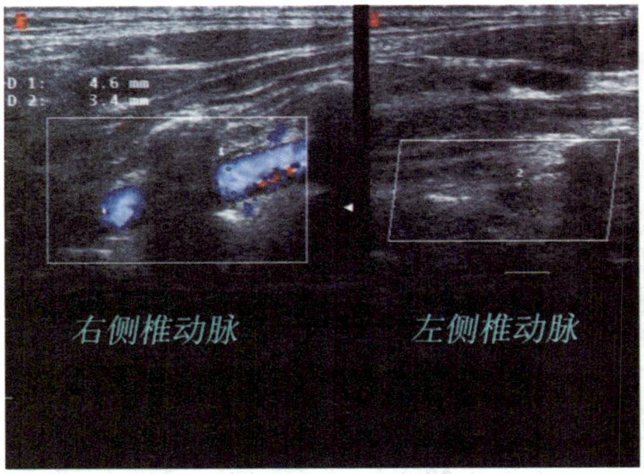

颈部动脉图 13 椎动脉闭塞

读图要点：左侧椎动脉显示欠清，相对细窄；CDFI 无血流充盈。

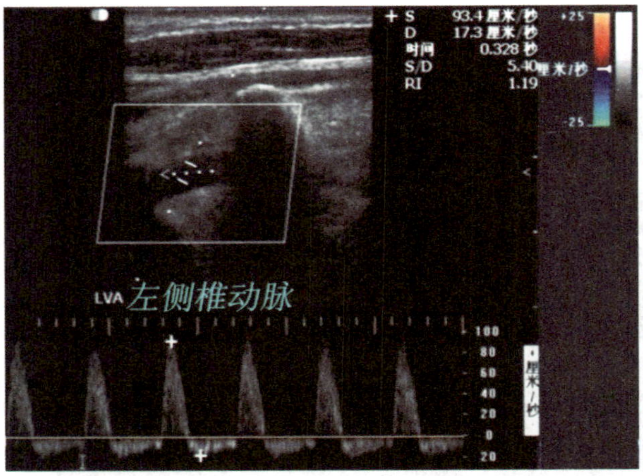

颈部动脉图 14 椎动脉盗血

读图要点：左侧椎动脉频谱出现部分反向波。

第七部分　乳　　腺

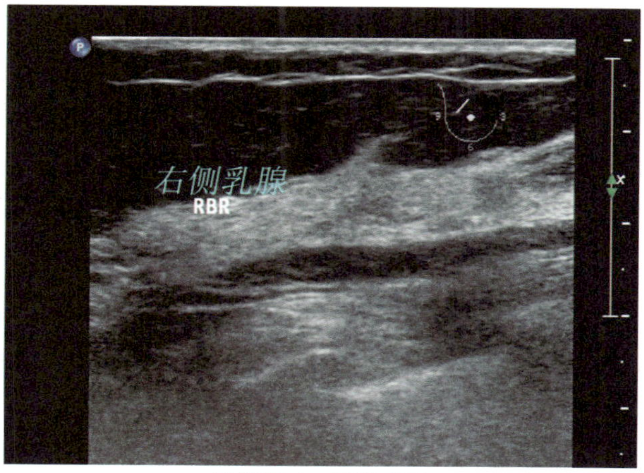

乳腺图 1　正常乳腺

读图要点：乳腺腺体厚度正常，内部回声稍强，分布尚均匀。

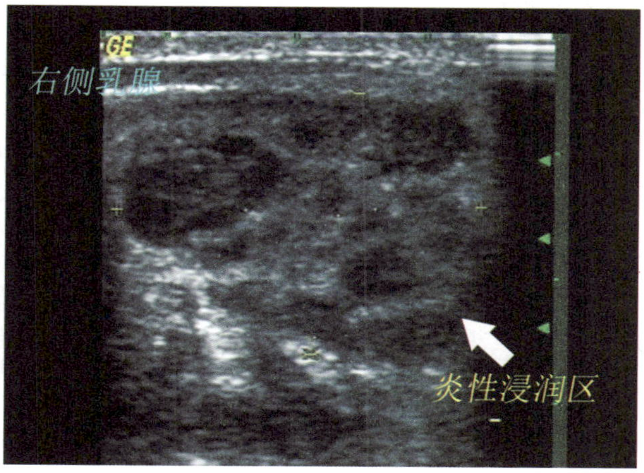

乳腺图 2　乳腺炎

读图要点：乳腺腺体局部增厚，回声减低，分布不均匀。

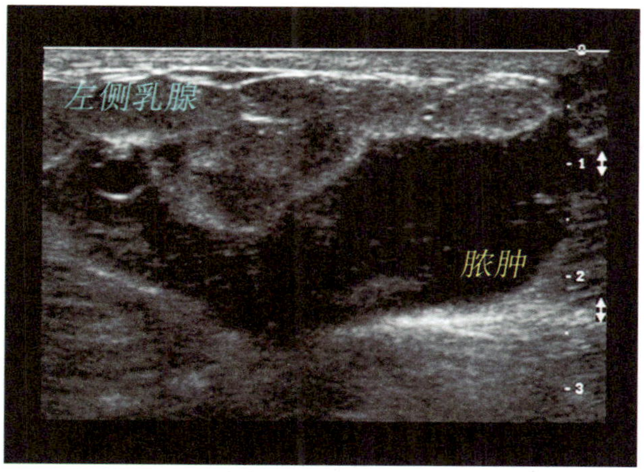

乳腺图 3　乳腺脓肿

读图要点：乳腺腺体内见不规则的无回声区，壁厚，内部透声差，漂浮杂乱回声。

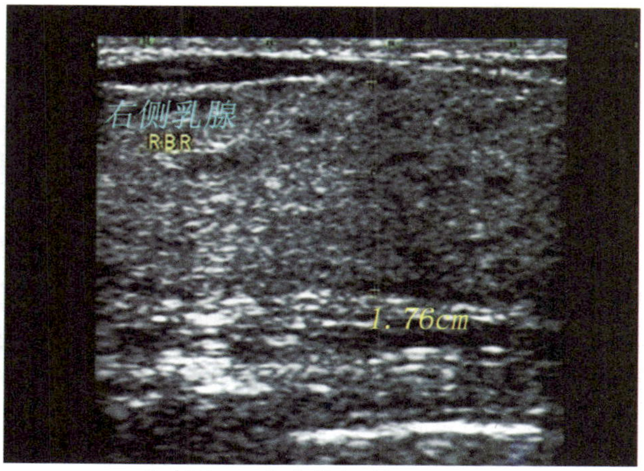

乳腺图 4　乳腺增生(单纯小叶型)

读图要点：乳腺腺体显著增厚，内部回声稍强，分布尚均匀。

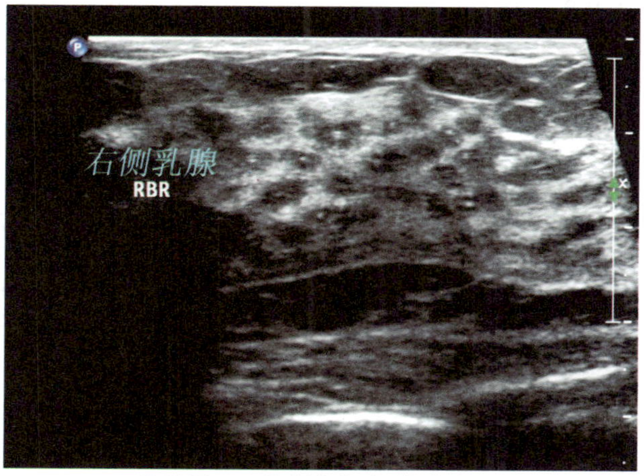

乳腺图 5　乳腺增生(纤维腺病型)

读图要点：乳腺腺体增厚，内部回声不均匀，高回声区与低回声区间杂分布，呈蜂窝状。

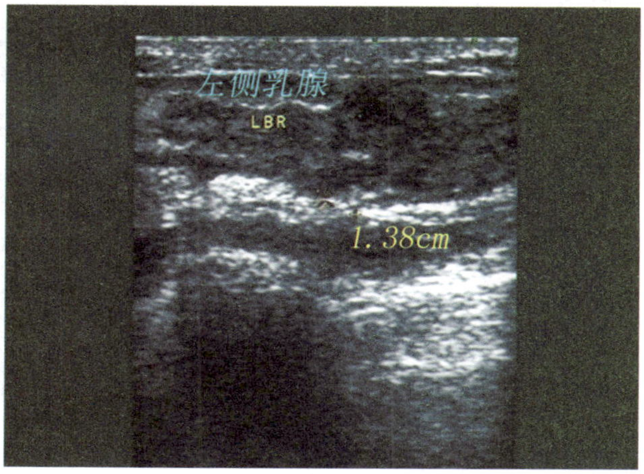

乳腺图 6　乳腺增生(纤维化型)

读图要点：乳腺腺体增厚，内部回声不均匀，局部见片状低回声区，无包膜，境界欠清。

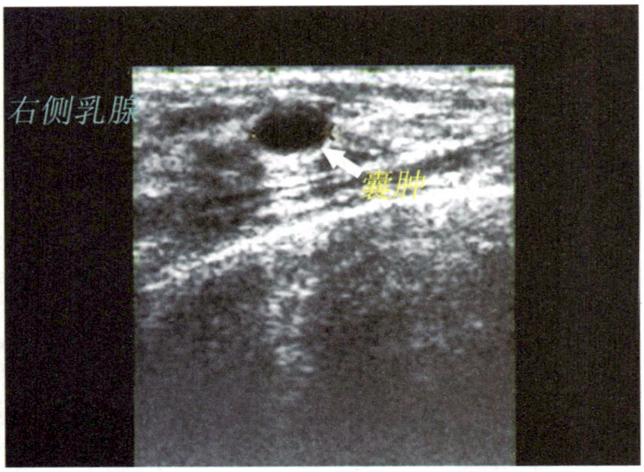

乳腺图 7　乳腺囊肿

读图要点：乳腺腺体内见无回声区，类圆形，内部透声好，后方回声增强。

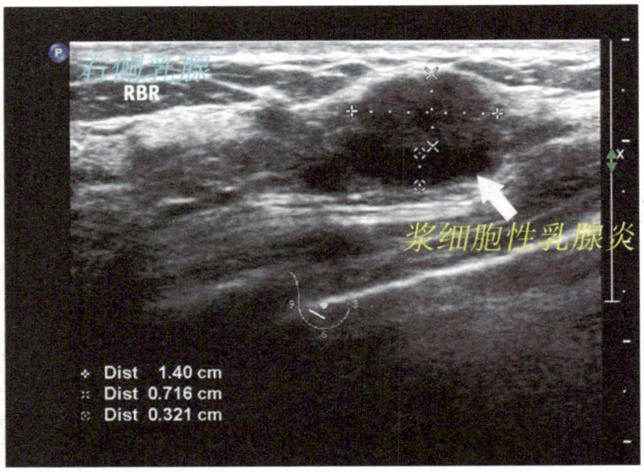

乳腺图 8　浆细胞性乳腺炎

读图要点：右侧乳腺近乳晕处腺体内见低回声区，其后方见曲张的导管。

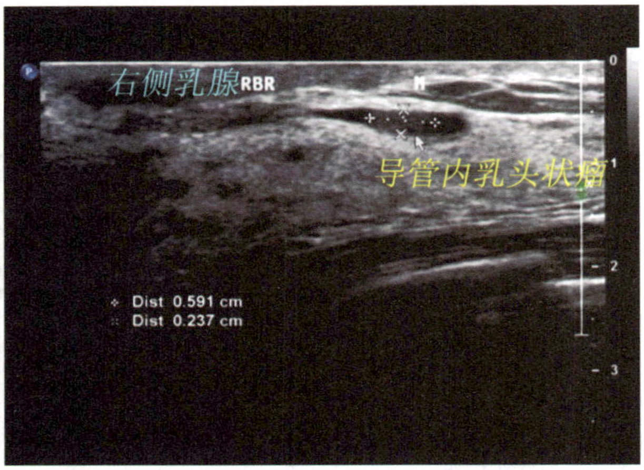

乳腺图 9　导管内乳头状瘤

读图要点：右侧乳腺腺体内局部导管扩张，其中见低弱回声团块。

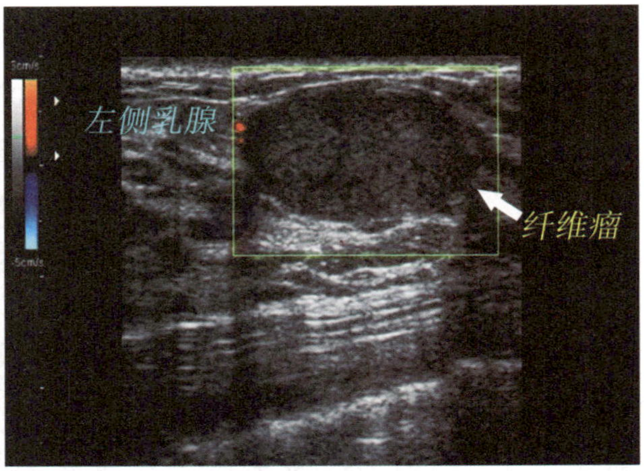

乳腺图 10　乳腺纤维腺瘤

读图要点：病灶呈椭圆形，有包膜，见侧边声影，内部为低回声，分布均匀，后方回声增强；病灶内部未见明显血流。

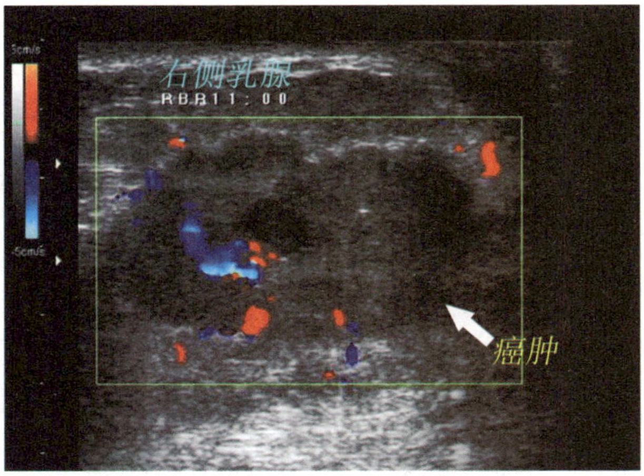

乳腺图 11　乳腺癌

读图要点：病灶位于右侧乳腺外上象限，形态不规则，内部为低回声，分布不均匀；病灶内部血流较丰富。

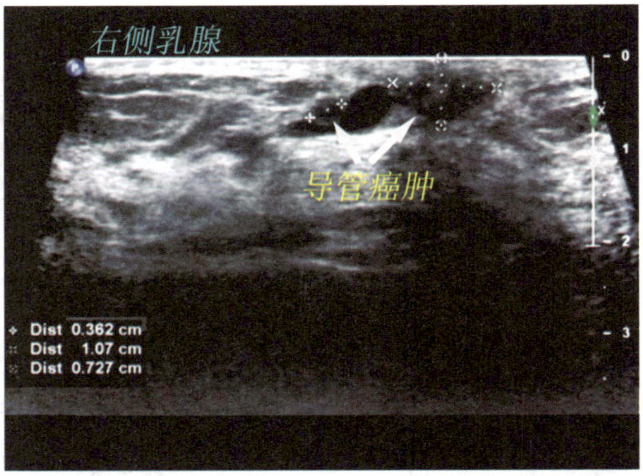

乳腺图 12　乳腺导管癌

读图要点：右侧乳腺局部导管不均匀性扩张，管壁上见数个低回声病灶。

第八部分　心　脏

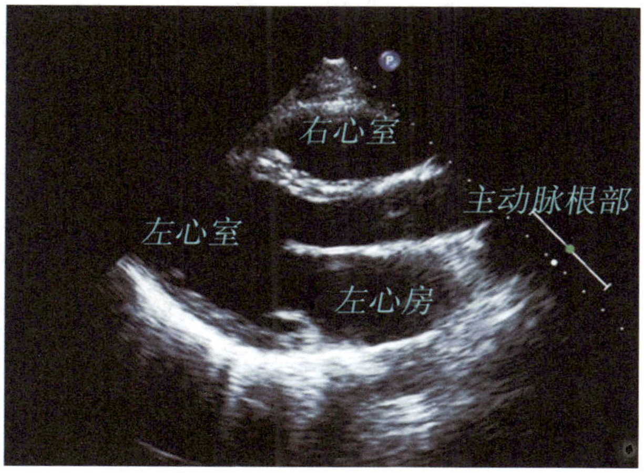

心脏图 1　胸骨旁左心室长轴切面

读图要点：观察左心房、左心室、二尖瓣以及主动脉瓣的主要切面之一。

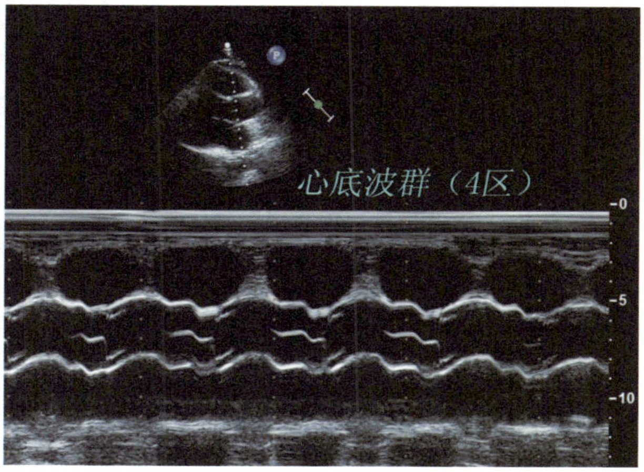

心脏图 2　心底波群

读图要点：主要包括主动脉根部曲线、主动脉瓣曲线、左心房后壁曲线。

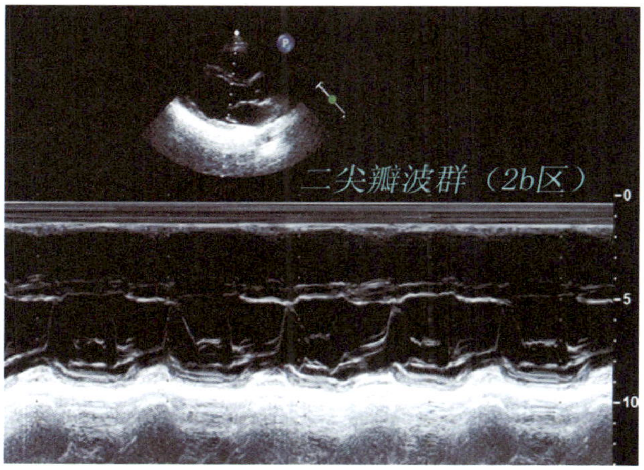

心脏图 3　二尖瓣波群

读图要点：主要包括二尖瓣前叶曲线、二尖瓣后叶曲线、室间隔曲线以及左心室后壁曲线。

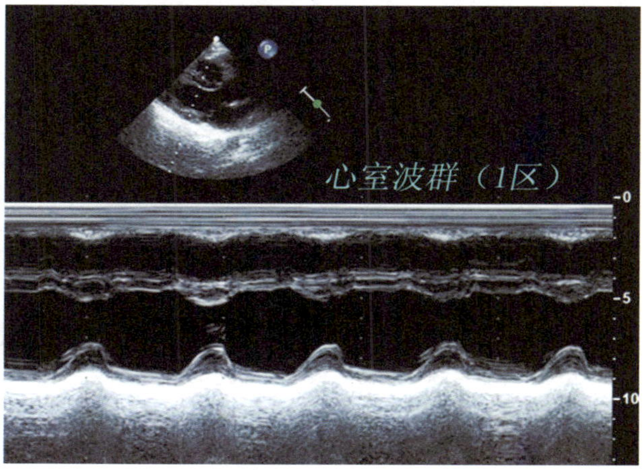

心脏图 4　心室波群

读图要点：主要包括右心室前壁曲线、室间隔曲线以及左心室后壁曲线等。

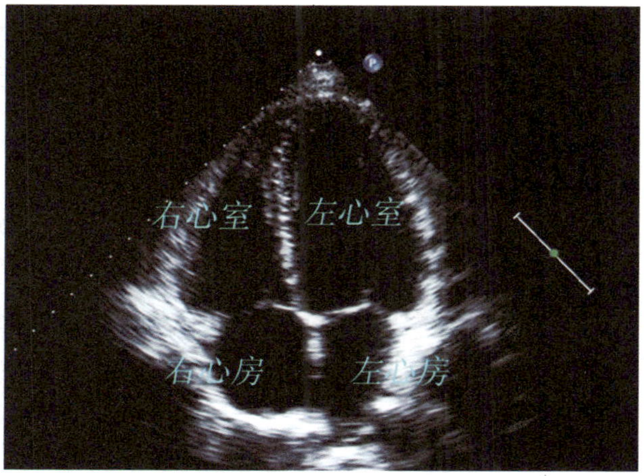

心脏图 5　心尖四腔心切面

读图要点：室间隔、房间隔连线与二尖瓣、三尖瓣连线呈十字交叉位于图像中心。

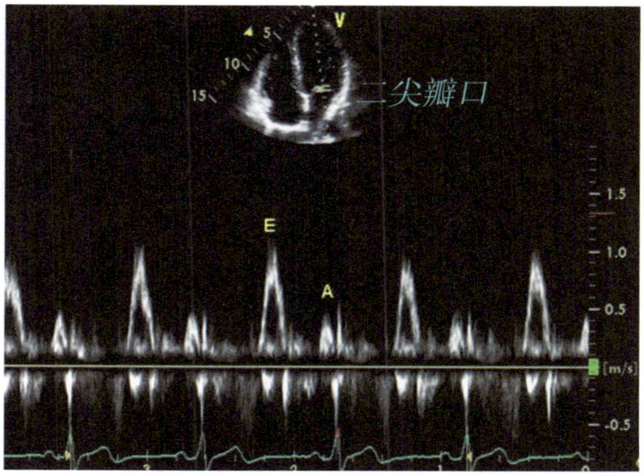

心脏图 6　正常二尖瓣口血流频谱

读图要点：频谱由舒张早期血流快速充盈产生的 E 峰和舒张晚期左心房收缩产生的 A 峰组成。

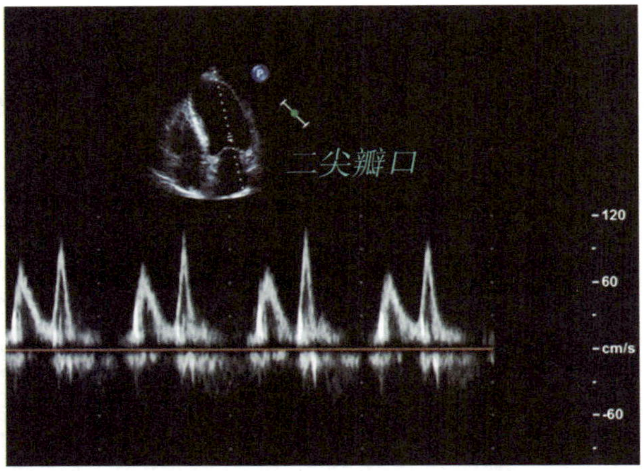

心脏图 7　异常二尖瓣口血流频谱

读图要点：E/A 小于 1，提示左心室松弛功能受损，左心室充盈压尚正常。

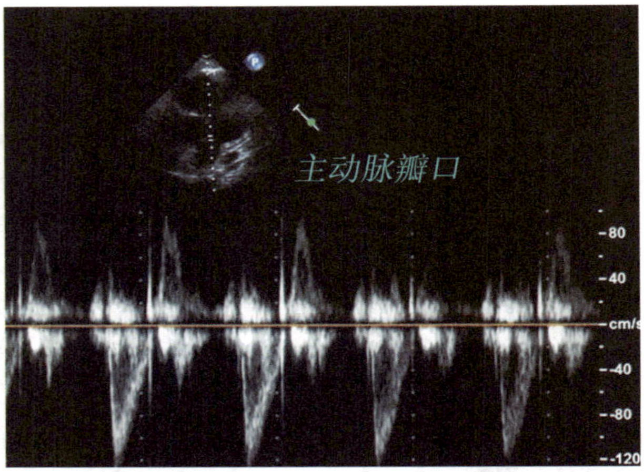

心脏图 8　正常主动脉瓣口血流频谱

读图要点：频谱呈加速支陡直、不对称的三角形空窗单峰波形。

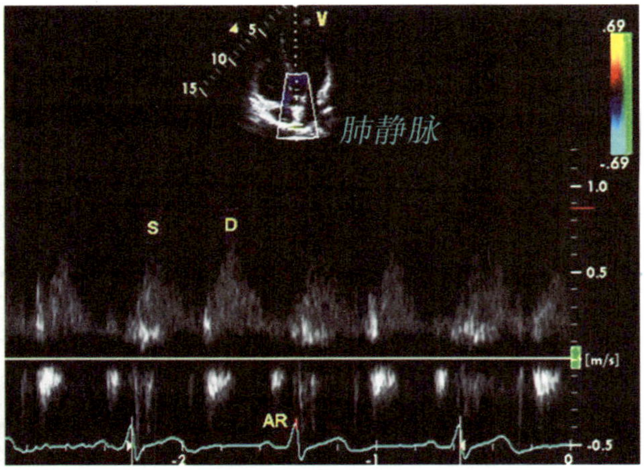

心脏图 9　正常肺静脉血流频谱

读图要点：频谱由正向的心室舒张期 D 波、左心房舒张期 S 波以及负向的心房收缩期 AR 波组成。

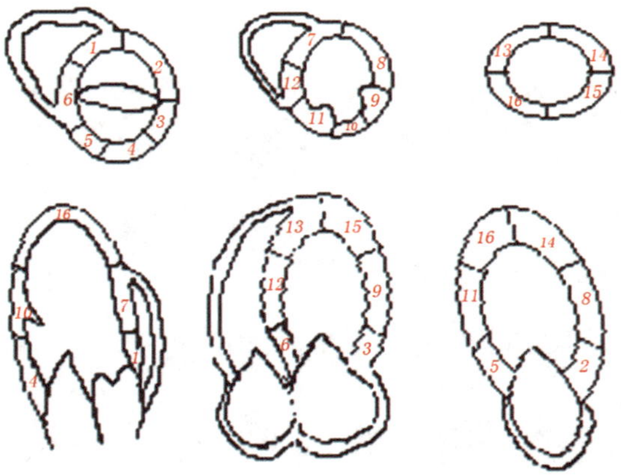

心脏图 10　左心室壁 16 节段划分法

读图要点：基底部（1—前间隔；2—前壁；3—侧壁；4—后壁；5—下壁；6—后间隔）；中部（7—前间隔；8—前壁；9—侧壁；10—后壁；11—下壁；12—后间隔）；心尖部（13—间隔壁；14—前壁；15—侧壁；16—下壁）。

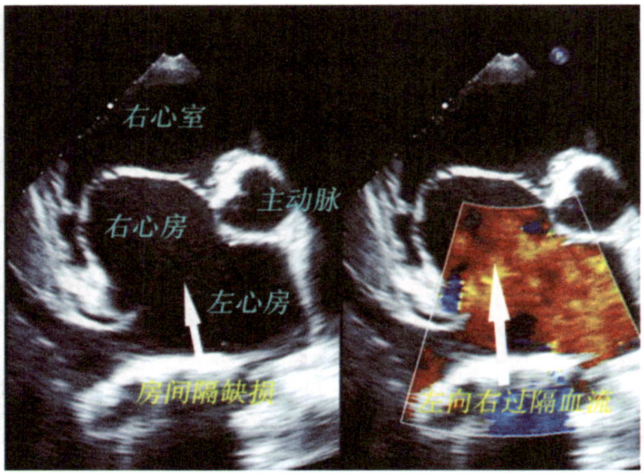

心脏图 11　房间隔缺损

读图要点：房间隔连续性中断，CDFI 于房间隔回声失落处探及红色左向右过隔分流。

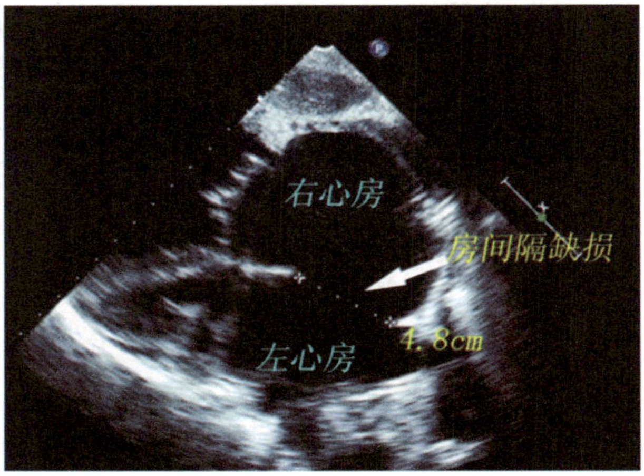

心脏图 12　房间隔缺损

读图要点：剑突下四腔切面显示房间隔中部回声连续性中断，断端增厚。

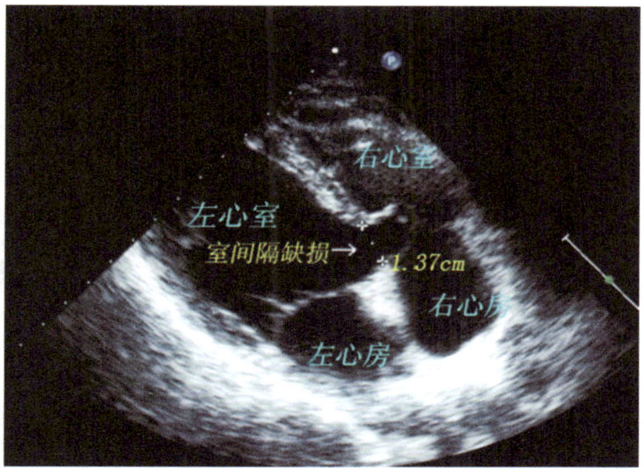

心脏图 13　室隔瘤

读图要点：室间隔膜周部组织菲薄，向右侧呈瘤样膨出，瘤基底宽，瘤壁上可见破口。

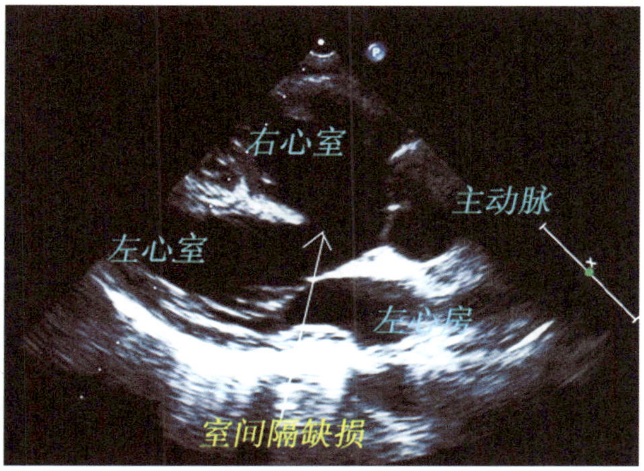

心脏图 14　右心室双出口

读图要点：室间隔缺损，主动脉几乎全部发自右心室，右心室增大。

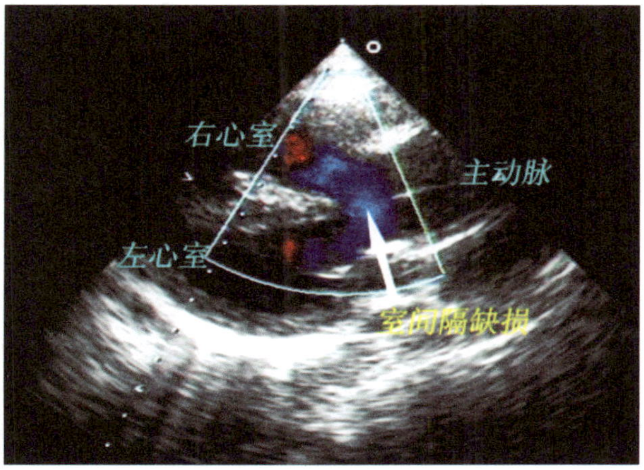

心脏图 15　法洛四联症

读图要点：室间隔上端缺损，主动脉骑跨于其上；CDFI 显示室间隔缺损处舒张期右向左分流。

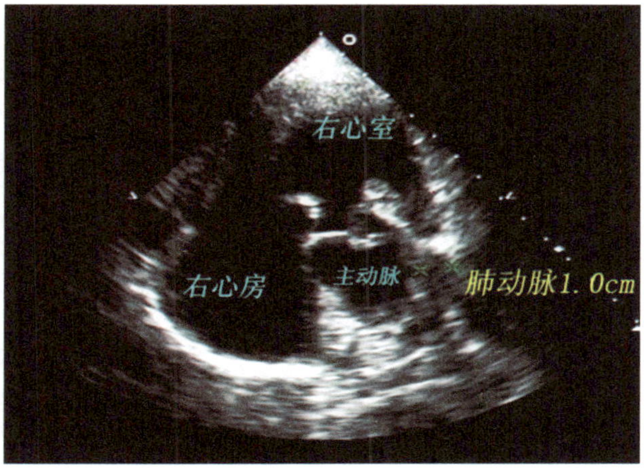

心脏图 16　法洛四联症

读图要点：室间隔缺损，右心室流出道内径变窄，主肺动脉及其分支内径较窄。

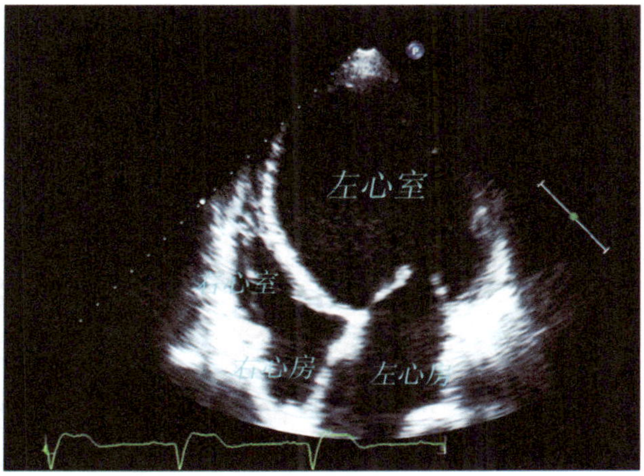

心脏图 17　扩张型心肌病

读图要点：心尖四腔心切面显示左心房、左心室增大，尤以左心室增大为著，呈"球形"。

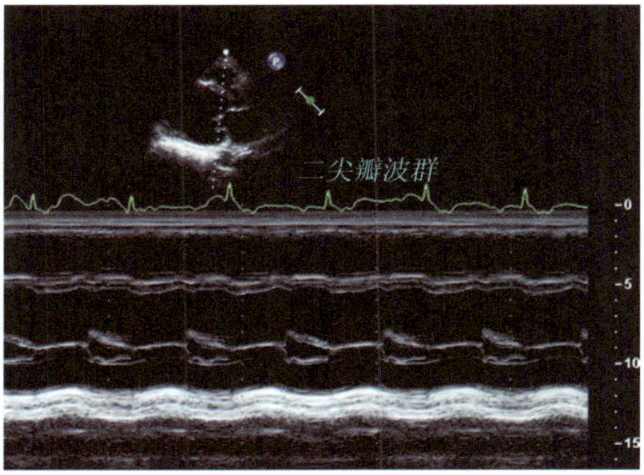

心脏图 18　扩张型心肌病

读图要点：左心室扩大，室壁运动幅度减低，二尖瓣前叶 DE 振幅减低，CD 段平直，EPSS 增宽。

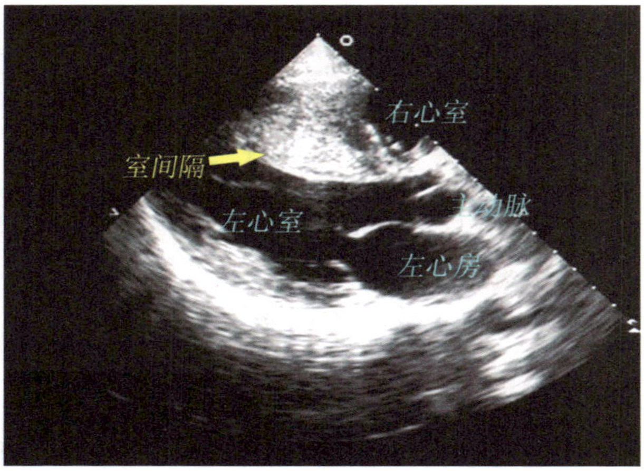

心脏图 19　肥厚型心肌病

读图要点：室间隔呈梭形增厚，室间隔/左室后壁大于 1.3，增厚的心肌回声增强，左心室腔狭小。

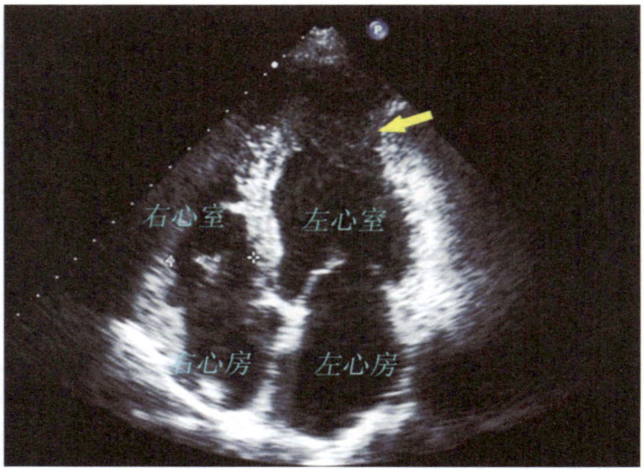

心脏图 20　肥厚型心肌病

读图要点：心尖四腔心切面显示心尖部室壁明显增厚，余室壁厚度正常，左心房扩大。

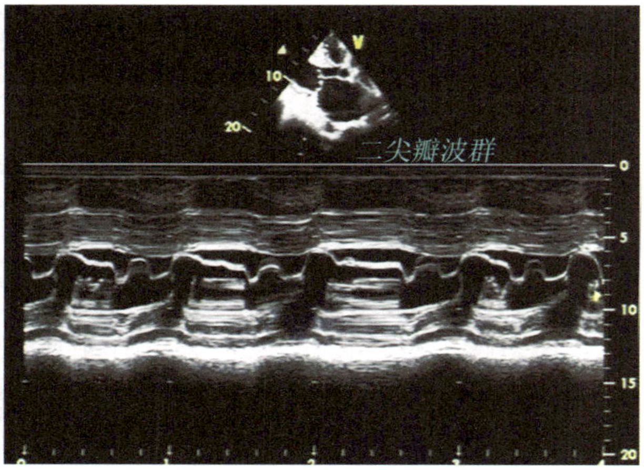

心脏图 21　肥厚型心肌病

读图要点：二尖瓣前叶 EF 斜率减慢，CD 段隆起，室间隔与左室后壁非对称性增厚。

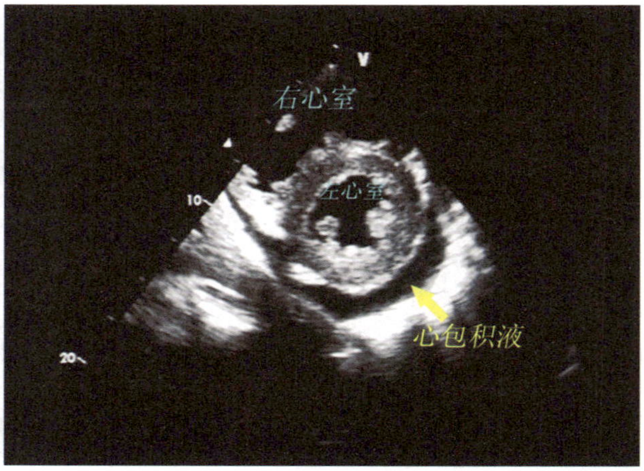

心脏图 22　限制型心肌病

读图要点：左心室壁均匀增厚，回声不均，心内膜回声增强，乳头肌回声增强，心包内可见积液。

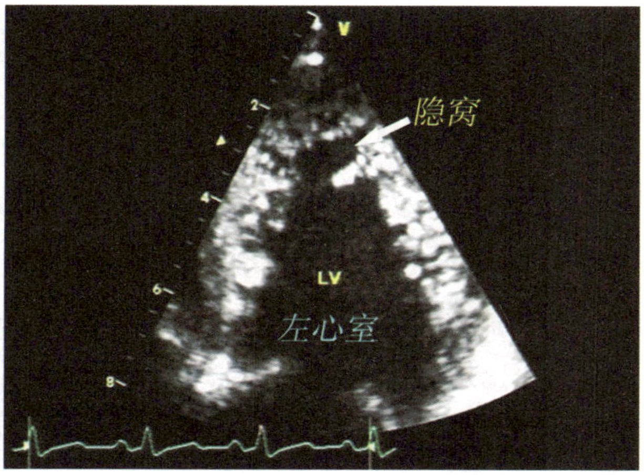

心脏图 23　心肌致密化不全

读图要点：左心室肌小梁形成隐窝；心室壁内层疏松，结构回声增强，外层致密结构回声较低。

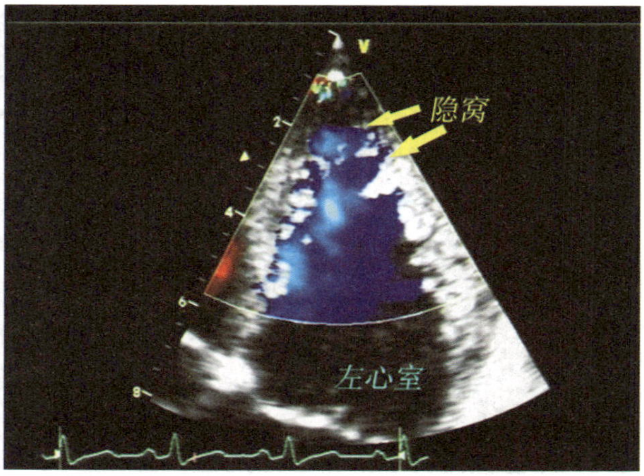

心脏图 24　心肌致密化不全

读图要点：CDFI 显示左心室隐窝内有低速血流，与心腔相通。

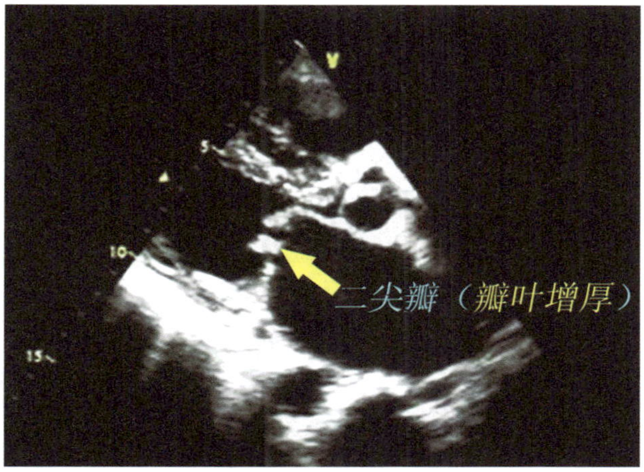

心脏图 25　风湿性二尖瓣病变

读图要点：二尖瓣瓣叶游离缘增厚，回声增强，开放受限。

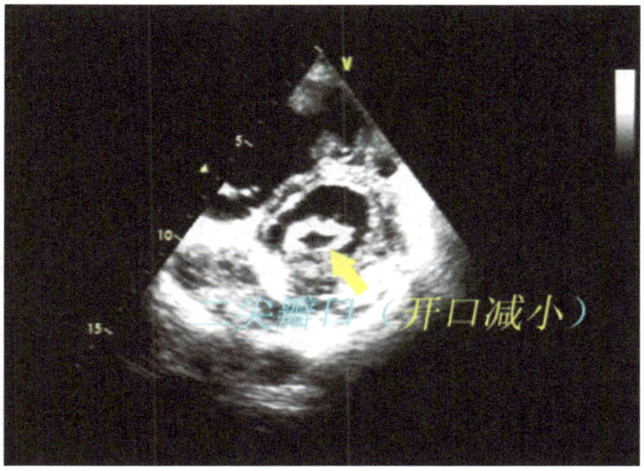

心脏图 26　风湿性二尖瓣病变

读图要点：二尖瓣边缘增厚，开口面积明显减小，呈小鱼嘴样改变。

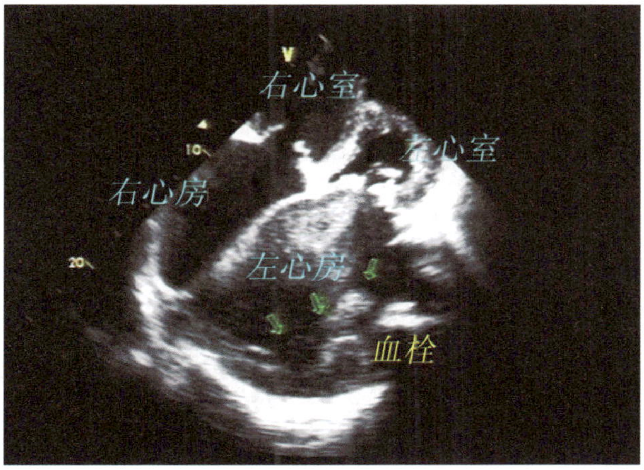

心脏图 27　风湿性二尖瓣病变

读图要点：左心房内血流淤滞，呈自发显影；左心耳、左心房顶部可见血栓回声附着。

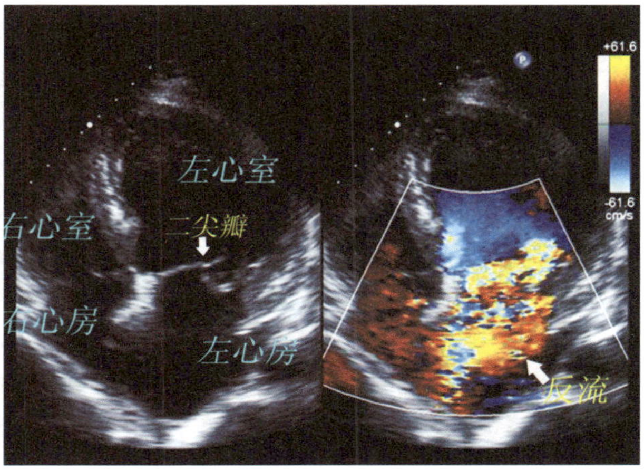

心脏图 28　二尖瓣脱垂

读图要点：二尖瓣后叶收缩期闭合时瓣体呈圆隆状脱向左心房；二尖瓣口收缩期见五彩反流。

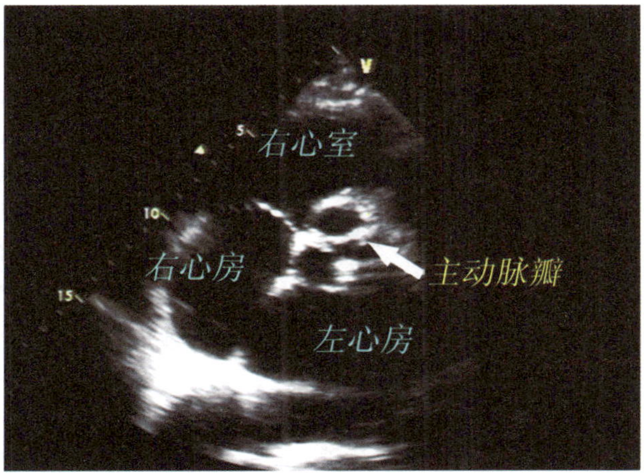

心脏图 29　风湿性主动脉瓣病变

读图要点：主动脉瓣增厚、粘连，回声增强，收缩期开口面积减小、变形。

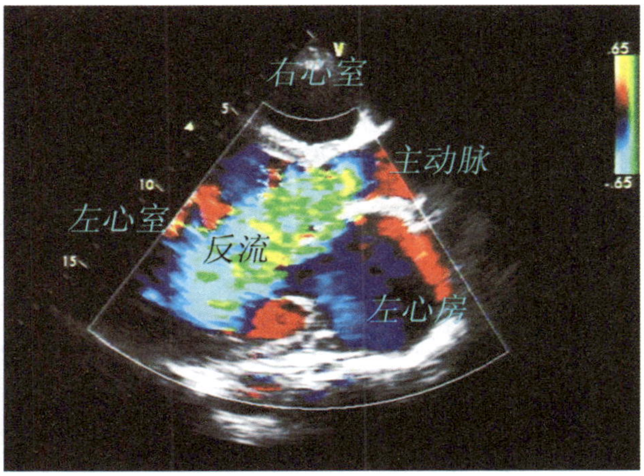

心脏图 30　风湿性主动脉瓣病变

读图要点：左心室、左心房增大，CDFI 示蓝色五彩血流自主动脉瓣口返流入左心室。

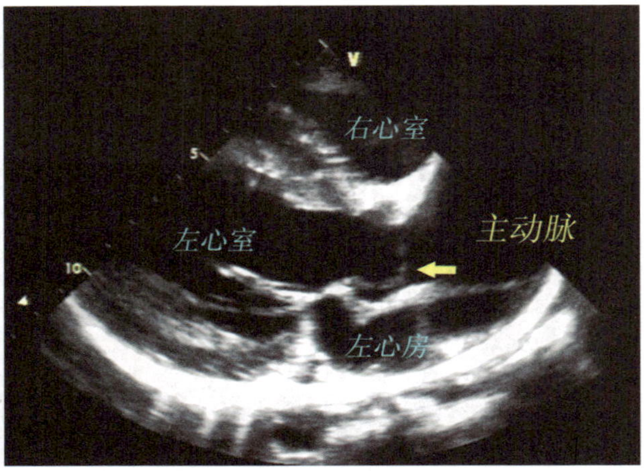

心脏图 31 先天性主动脉瓣狭窄

读图要点：主动脉瓣叶呈弧形凸向主动脉壁，开放间距减小，左室壁增厚，升主动脉增宽。

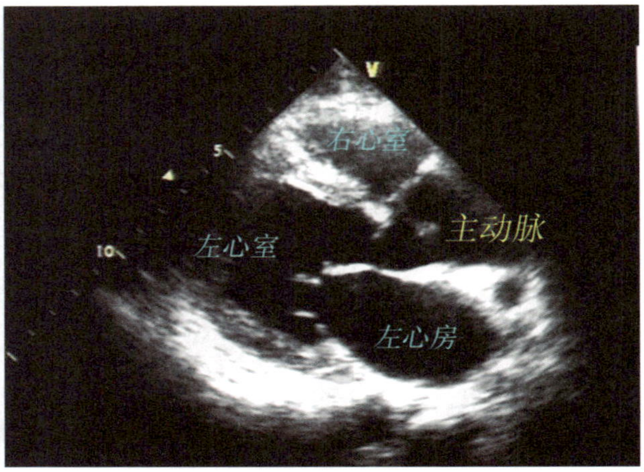

心脏图 32 先天性主动脉瓣狭窄

读图要点：主动脉瓣环下见一短线回声附着于室间隔，致左心室流出道变窄。

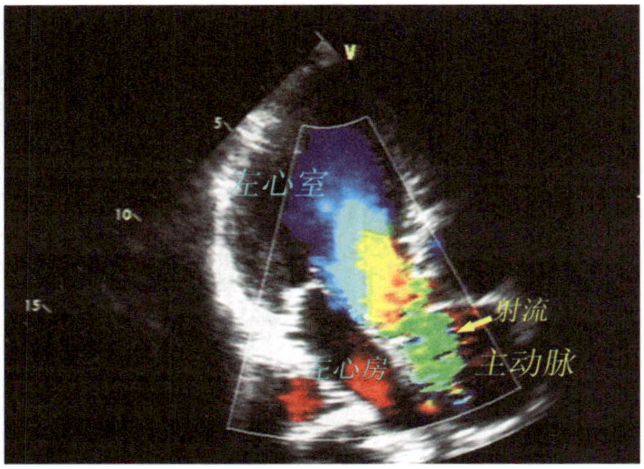

心脏图 33 先天性主动脉瓣狭窄

读图要点：CDFI 示变细的五彩射流起自主动脉瓣口。

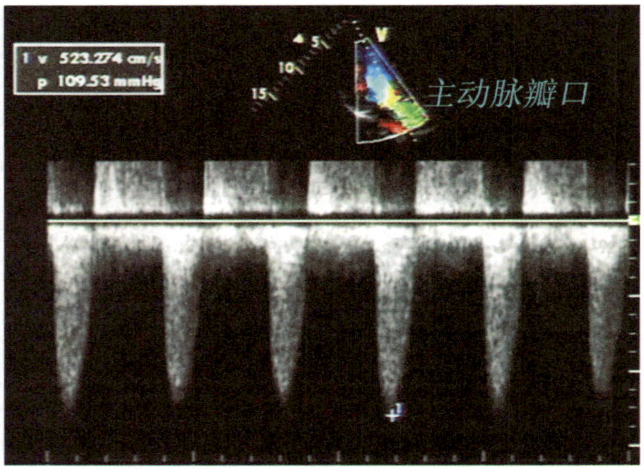

心脏图 34 先天性主动脉瓣狭窄

读图要点：CWD 测得主动脉瓣口收缩期峰值流速 5.23m/s，估测跨瓣压差 109 mmHg，为重度狭窄。

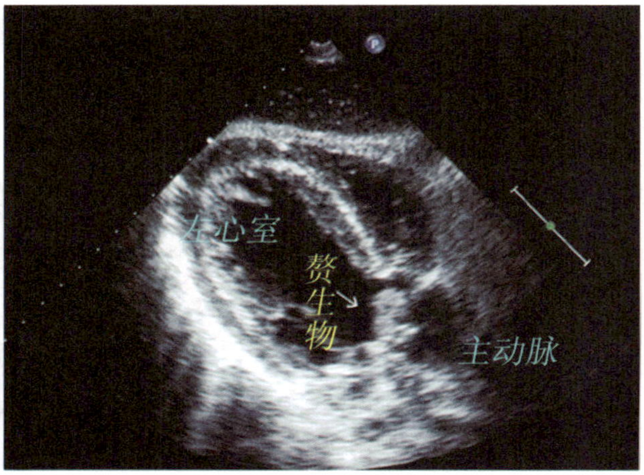

心脏图 35 感染性心内膜炎

读图要点：主动脉瓣的心室侧见额外的团块状回声附着于瓣膜，为中等回声，随瓣膜活动。

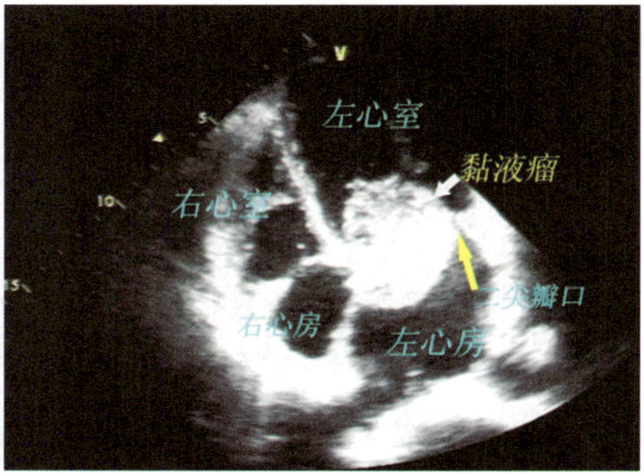

心脏图 36 左心房黏液瘤

读图要点：左心房内卵圆形团块回声，边缘清晰，活动度大，舒张期瘤体嵌顿于二尖瓣口。

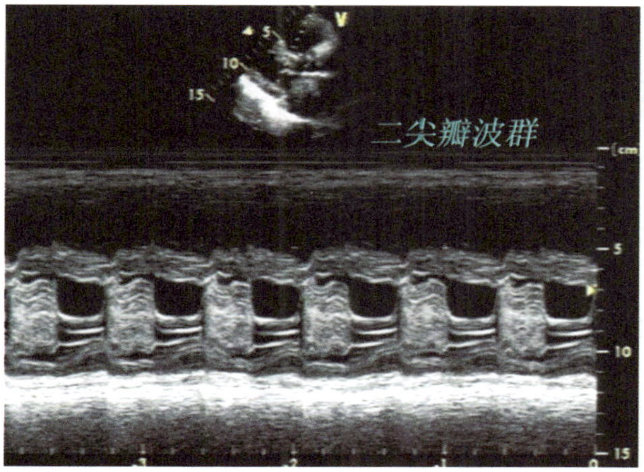

心脏图 37　左心房黏液瘤

读图要点：二尖瓣前、后叶之间出现云雾状回声，前叶 EF 斜率减慢，前、后叶呈异向运动。

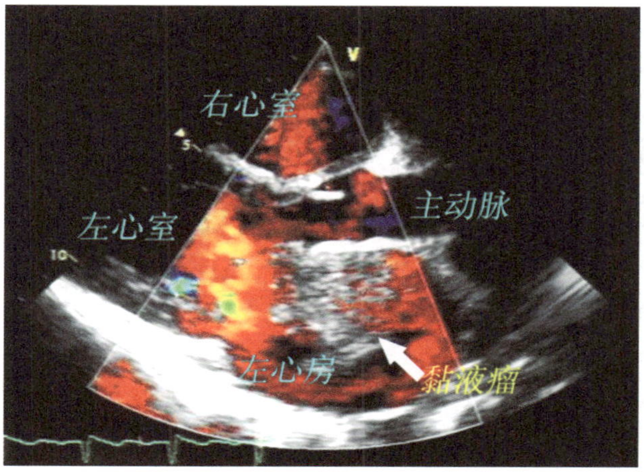

心脏图 38　左心房黏液瘤

读图要点：胸骨旁左心室长轴切面 CDFI 示舒张期瘤体与左心房后壁及瓣环间出现窄射流束。

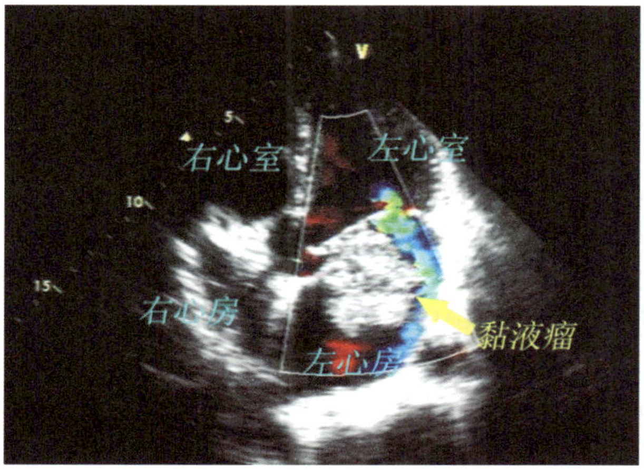

心脏图 39　左心房黏液瘤

读图要点：心尖五腔观心切面 CDFI 示收缩期沿瘤体与左心房壁间上行的二尖瓣口反流束。

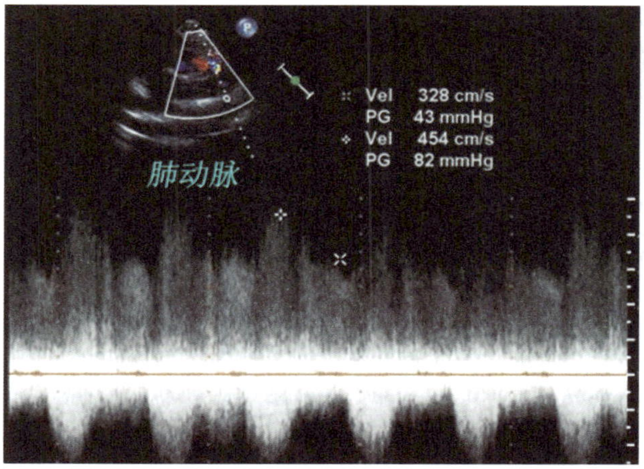

心脏图 40　动脉导管未闭

读图要点：连续多普勒于肺动脉内探及高速连续性左向右分流频谱。

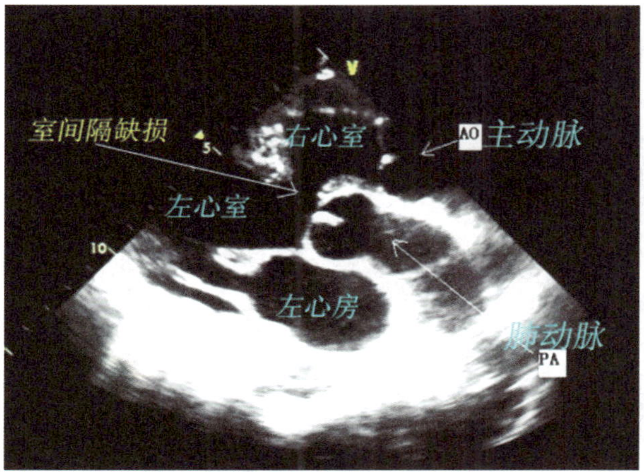

心脏图 41　完全型大动脉转位

读图要点：胸骨旁左心室长轴切面示主肺动脉与左心室流出道延续，主动脉自右心室发出。

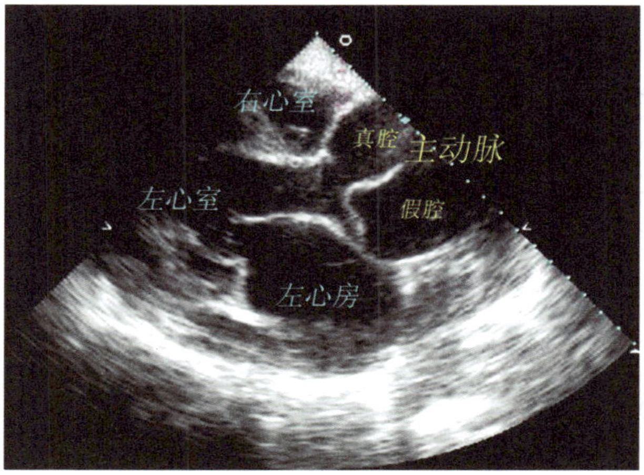

心脏图 42　主动脉夹层

读图要点：胸骨旁左心室长轴切面示主动脉增宽，后壁分为两层，内、外两层之间为假腔。

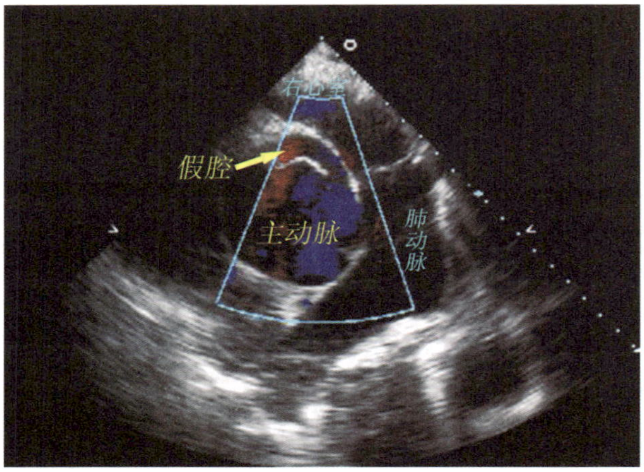

心脏图 43　主动脉夹层

读图要点：胸骨旁大血管短轴切面示主动脉管腔被膜状回声分隔为真、假两个腔。

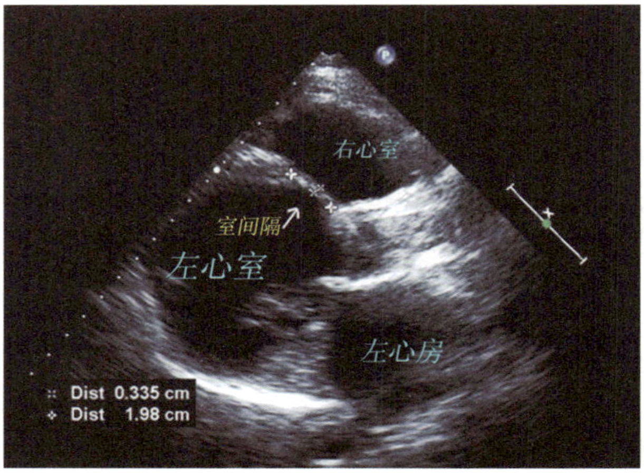

心脏图 44　冠心病

读图要点：胸骨旁左心室长轴切面显示室间隔基底段室壁变薄，左心房、左心室增大。

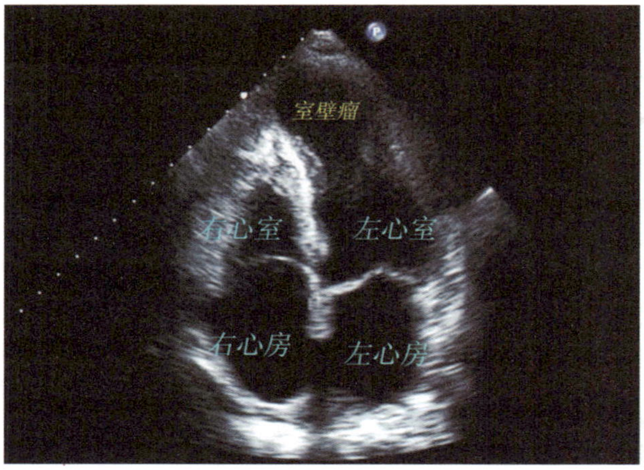

心脏图 45　室壁瘤

读图要点：心尖四腔切面示左心室心尖部室壁变薄，向外呈瘤样膨出，心室腔呈"8"字形。

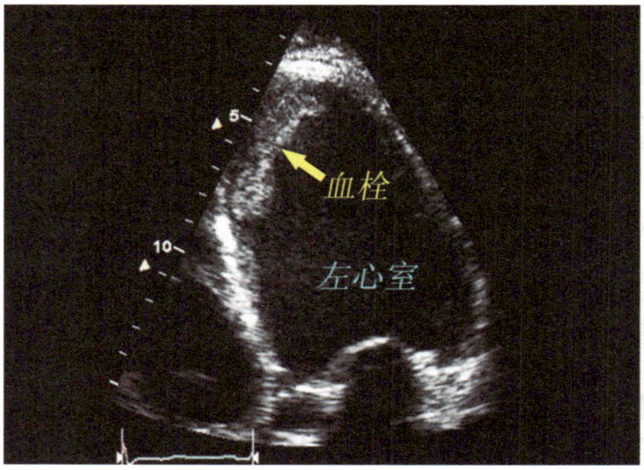

心脏图 46　心腔内血栓

读图要点：心尖五腔心切面示室间隔心尖段左心室侧见中等团块状回声附着基底宽，形态不规则。

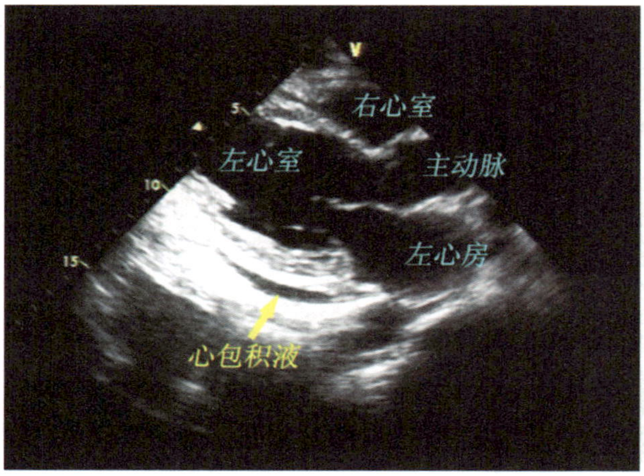

心脏图 47　心包积液

读图要点：胸骨旁左心室长轴切面示心包内左心室后壁无回声区宽度在 5～10 mm 之间。

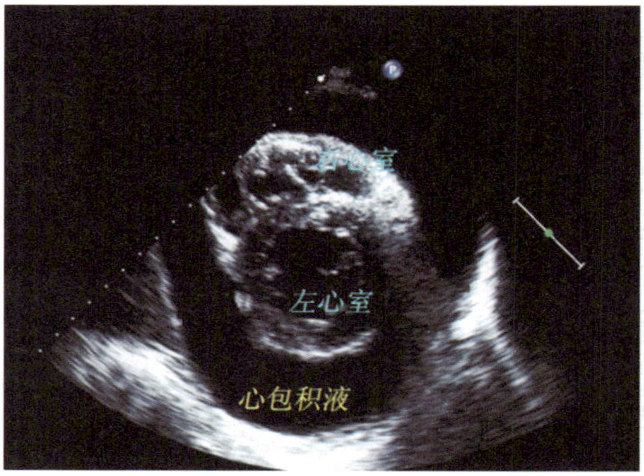

心脏图 48　心包积液

读图要点：胸骨旁左心室短轴切面示无回声区包绕整个心脏，且宽度大于 20 mm。

第九部分 肝 脏

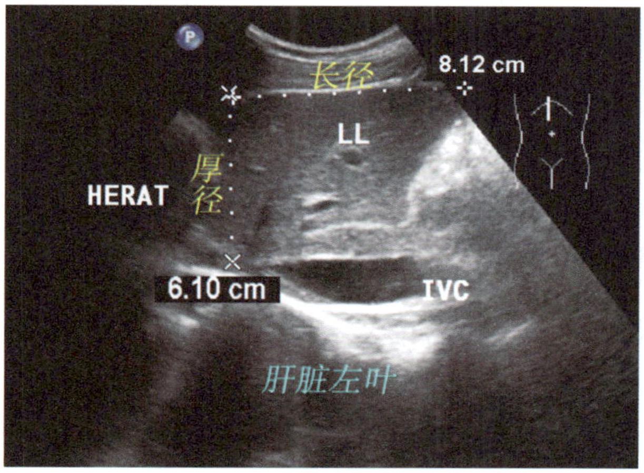

肝脏图 1 正常肝脏(剑下纵切左叶)

读图要点：肝脏周边见包膜，内部为中等回声，分布均匀，其中见管道回声。

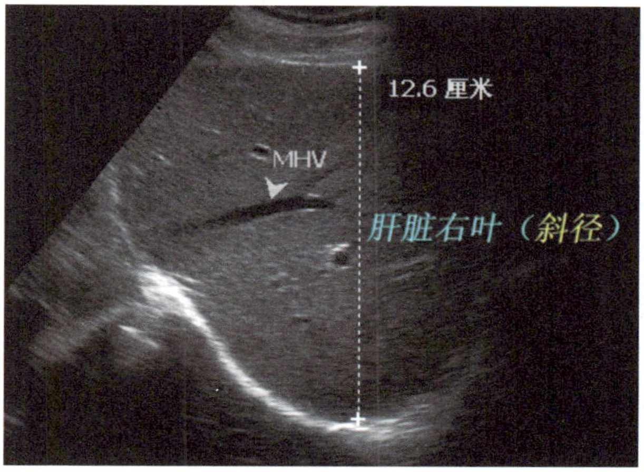

肝脏图 2 正常肝脏(肋缘下斜切右叶)

读图要点：肝脏周边见包膜，内部为中等回声，分布均匀，其中见管道回声。

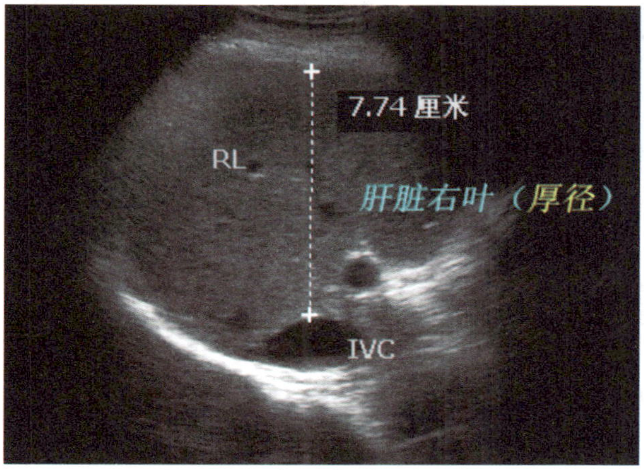

肝脏图 3 正常肝脏(肋间斜切右叶)

读图要点：肝脏周边见包膜，内部为中等回声，分布均匀，其中见管道回声。

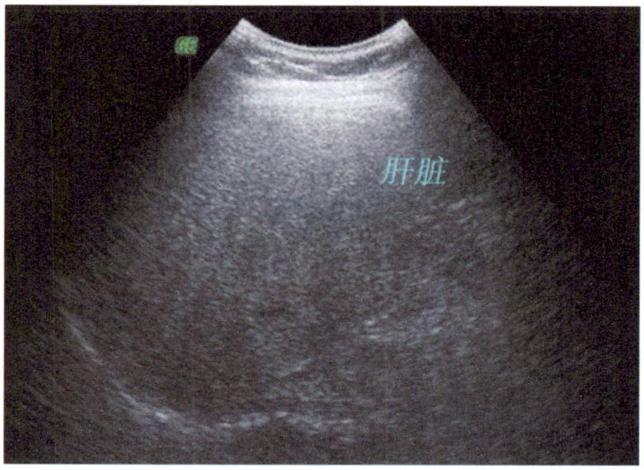

肝脏图 4 脂肪肝

读图要点：肝脏回声密集、增强，分布不均匀，深部回声衰减，内部管道不清。

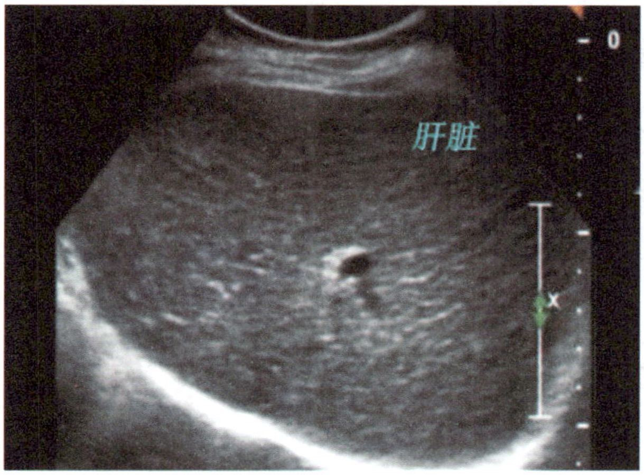

肝脏图 5 肝损害后改变

读图要点：肝脏回声增粗，分布不均。

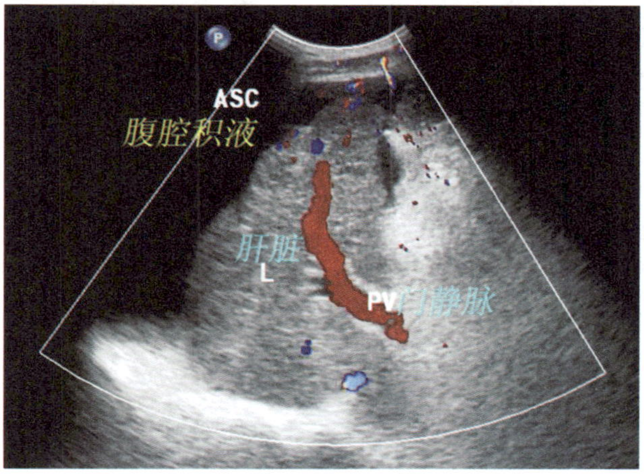

肝脏图 6 肝硬化

读图要点：肝脏形态不规则，内部回声粗细不均，呈网状，肝内管道扭曲；伴有腹腔积液。

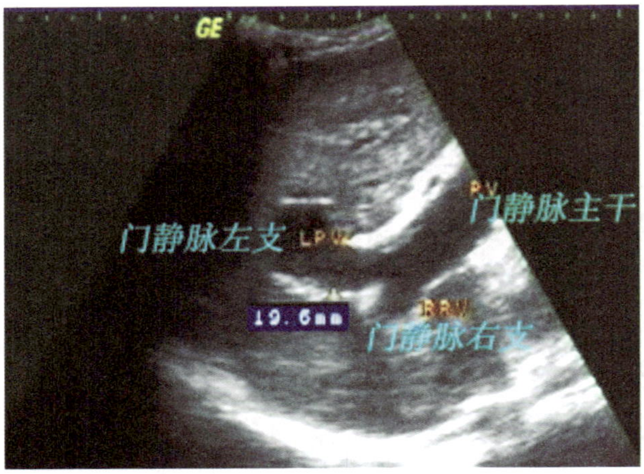

肝脏图 7　门静脉高压

读图要点：门静脉显著增粗；伴有肝硬化。

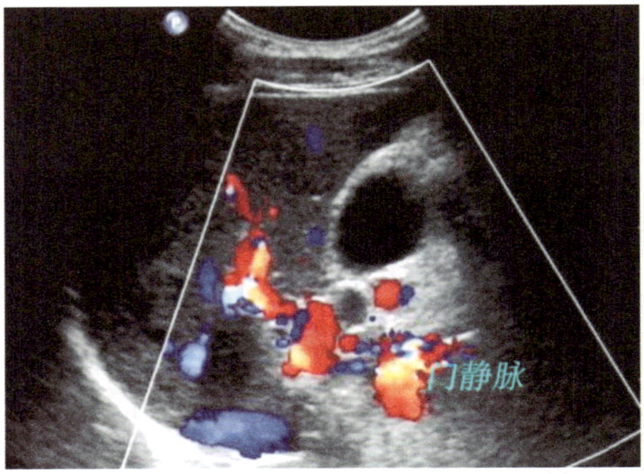

肝脏图 8　门静脉海绵样变性

读图要点：门静脉走行扭曲，不均匀扩张，局部呈海绵状或蜂窝状。

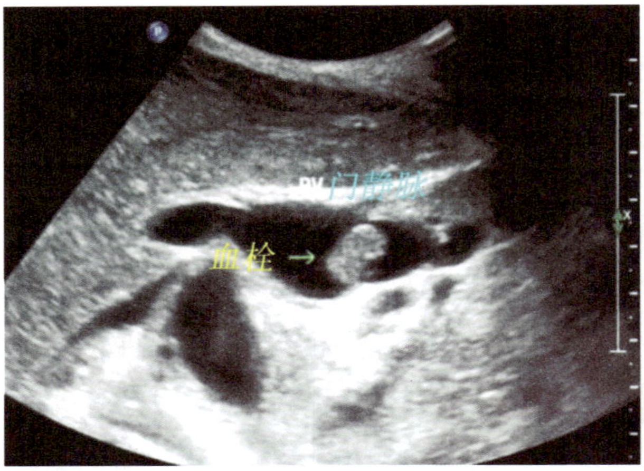

肝脏图 9　门静脉血栓

读图要点：门静脉扩张，内见低回声团块。

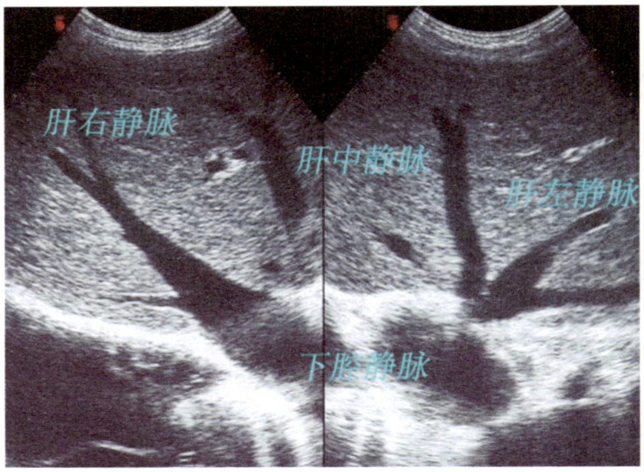

肝脏图 10　淤血肝

读图要点：肝静脉明显扩张，内径大于 1.0 cm。

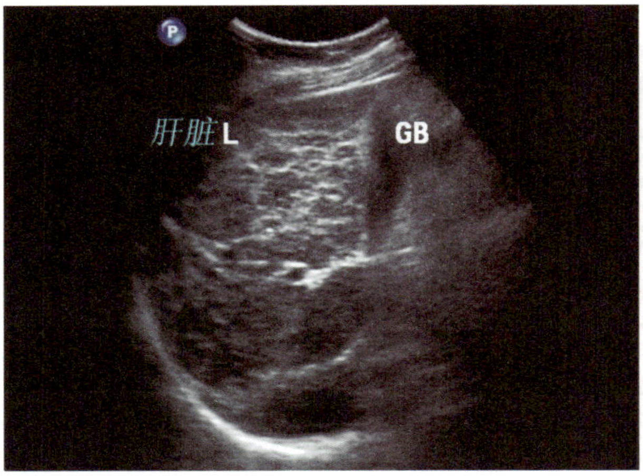

肝脏图 11　血吸虫病肝改变

读图要点：肝脏回声不均匀，见条索状强回声纵横交错，呈粗大的网络状。

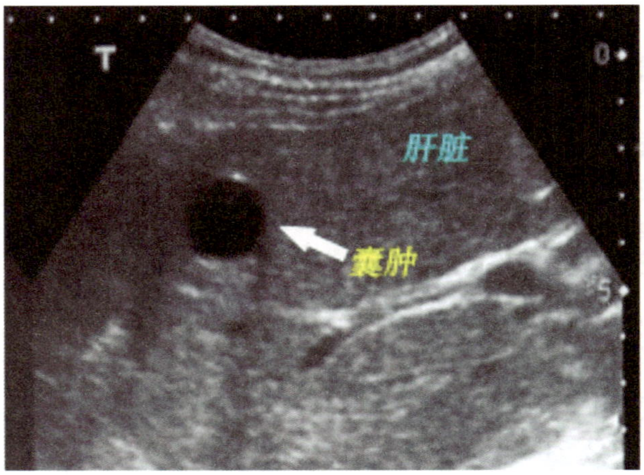

肝脏图 12　肝囊肿

读图要点：肝内见无回声区，类圆形，壁薄，有侧边声影，内部透声好，后方回声增强。

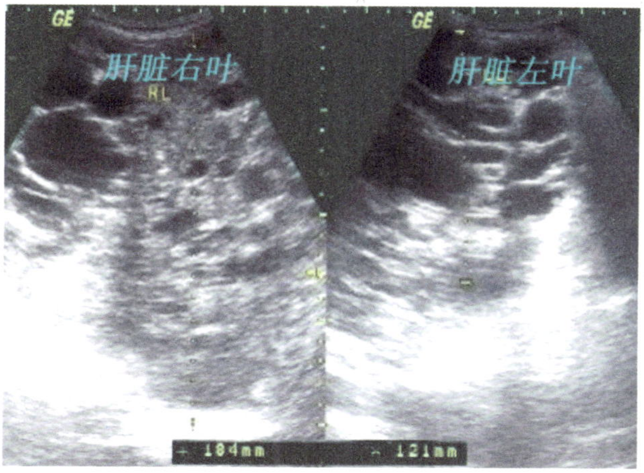

肝脏图 13　多囊肝

读图要点：肝脏增大、变形，内部正常结构回声消失，散在分布大小不等的无回声区。

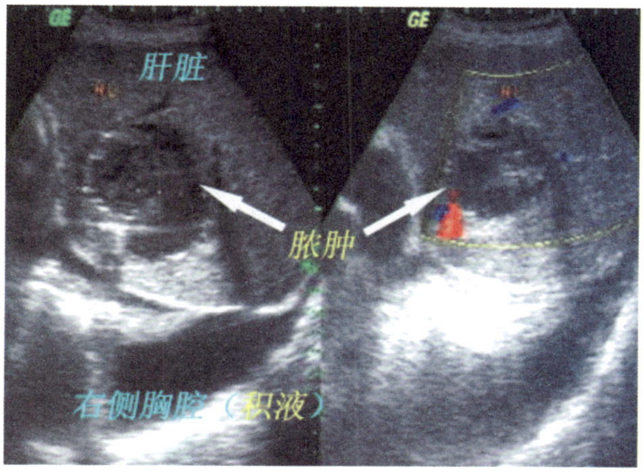

肝脏图 14　肝脓肿

读图要点：肝内见混合回声病灶，境界不清；病灶周边少量血流；伴有右侧胸腔积液。

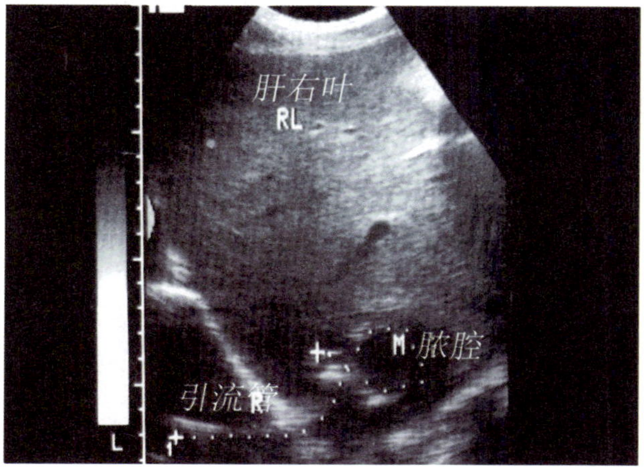

肝脏图 15　肝脓肿

读图要点：肝右叶内见无回声脓腔，其内置引流管。

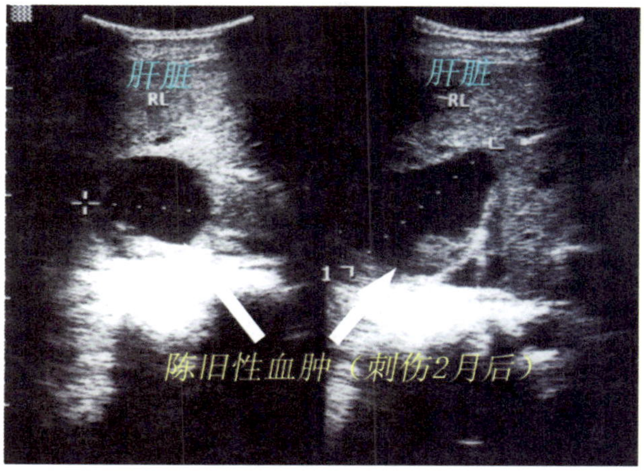

肝脏图 16　肝血肿

读图要点：肝内见无回声病灶，形态欠规则，境界清晰，内部透声差，见低回声团块。

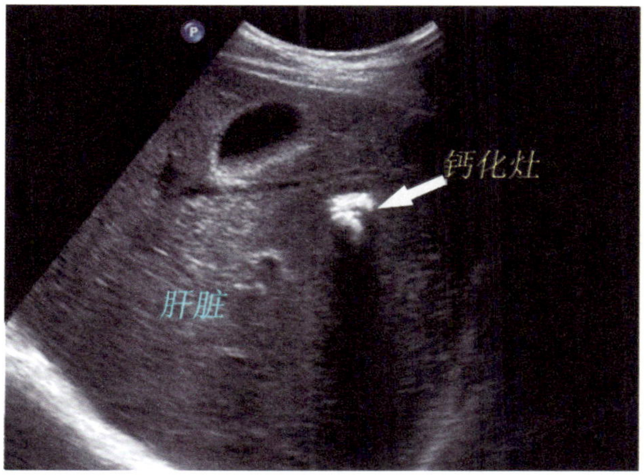

肝脏图 17　肝内钙化灶

读图要点：肝内见强回声病灶，呈斑片状，后方伴声影。

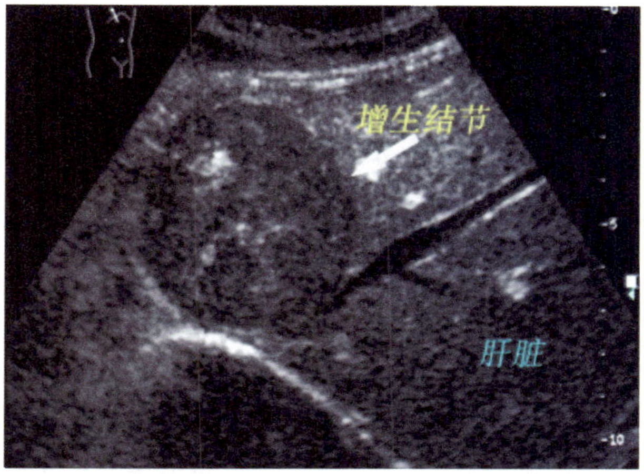

肝脏图 18　肝脏增生性结节

读图要点：肝内见低回声病灶，形态规则，境界尚清，内部回声不均匀，见高回声斑点。

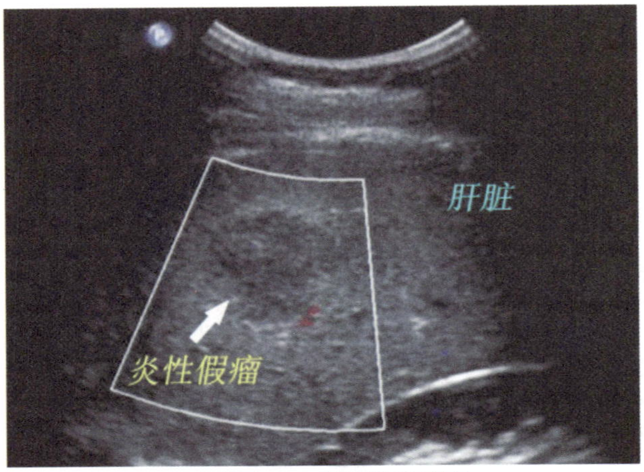

肝脏图 19　肝脏炎性假瘤

读图要点：肝内见低回声病灶，形态尚规则，境界欠清，内部回声欠均匀；病灶内部无明显血流。

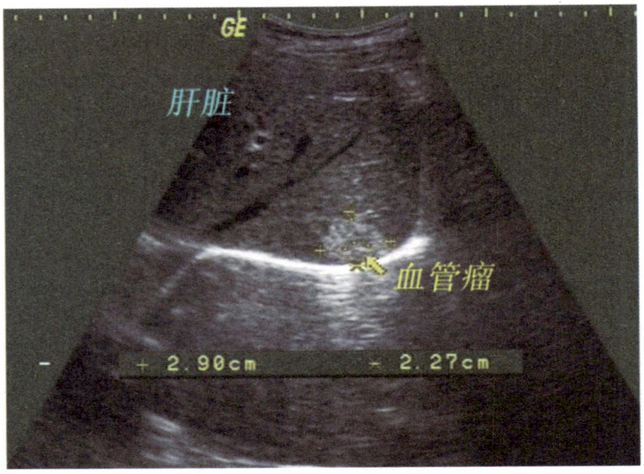

肝脏图 20　肝脏血管瘤

读图要点：肝内见高回声病灶，形态尚规则，境界尚清，内部回声不均匀，见筛孔状无回声区。

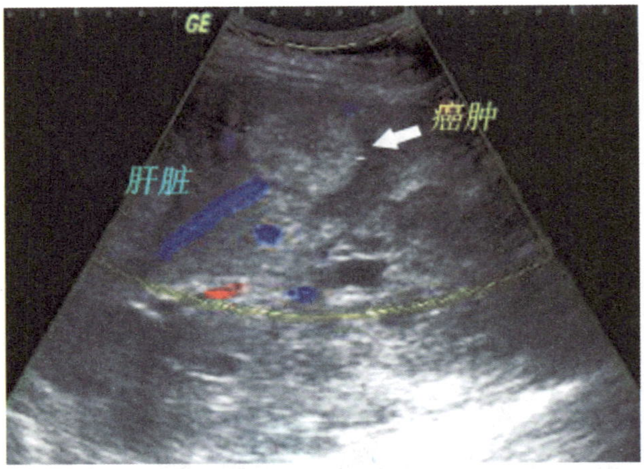

肝脏图 21　原发性肝癌

读图要点：肝内见稍高回声病灶，形态尚规则，周边见晕圈；邻近血管受压截断；伴肝硬化。

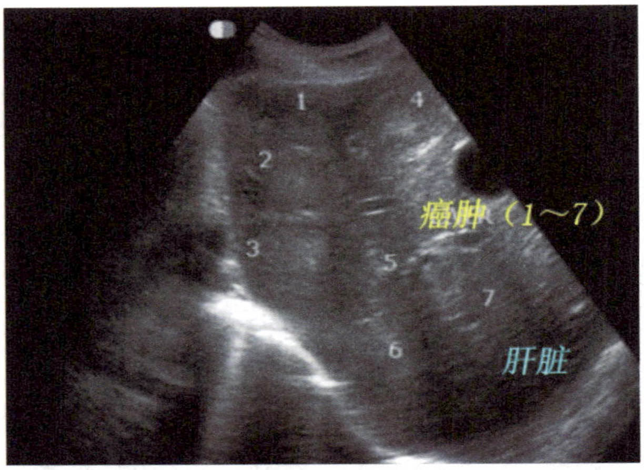

肝脏图 22　继发性肝癌

读图要点：肝内见多个病灶，表现类似，形态尚规则，内部回声稍高，周边见较宽的晕圈。

第十部分　胆道系统

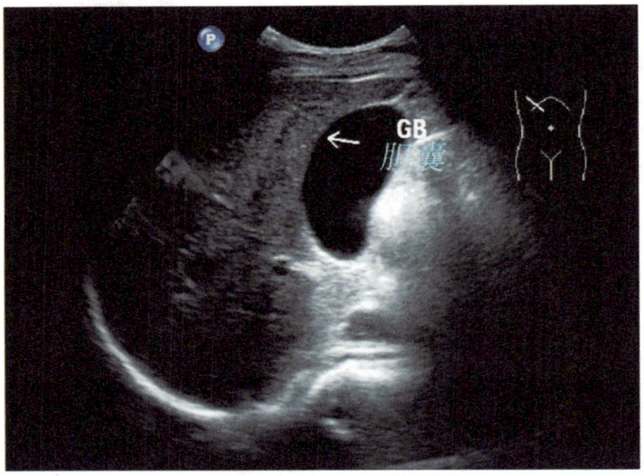

胆道系统图 1　正常胆囊

读图要点：胆囊大小正常，胆壁光整、菲薄，胆汁透声好，呈纯净的无回声区。

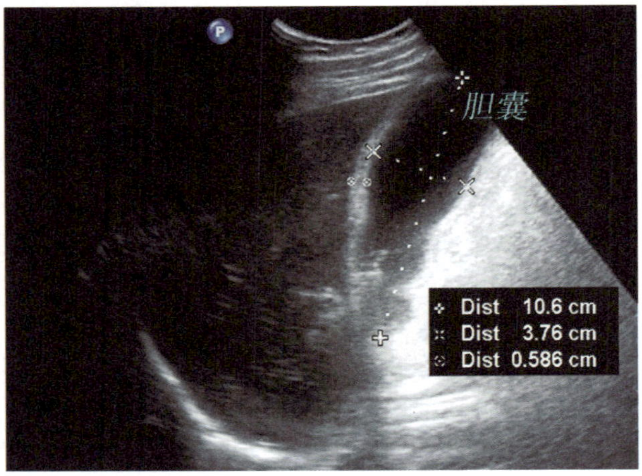

胆道系统图 2　急性胆囊炎

读图要点：胆囊显著增大，胆壁毛糙、增厚，胆汁透声较差，散在分布点状回声。

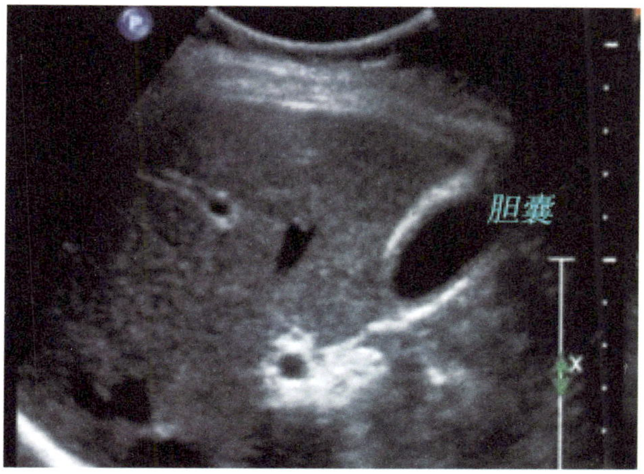

胆道系统图 3 慢性胆囊炎

读图要点：胆囊大小尚正常，胆壁毛糙、增厚，胆汁透声尚可。

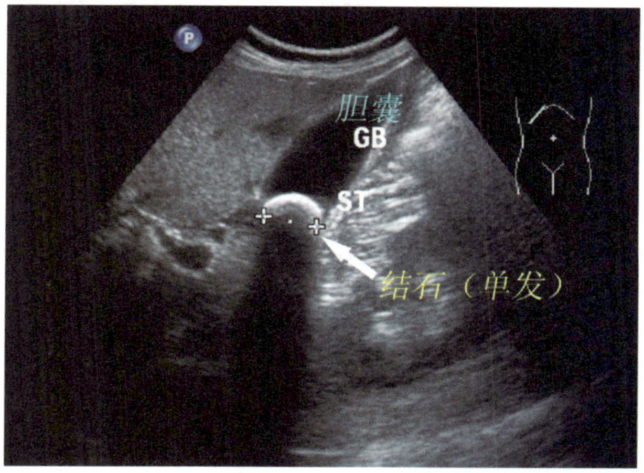

胆道系统图 4 胆囊结石

读图要点：胆囊腔内见强回声团块，后方伴清晰的声影；伴慢性胆囊炎。

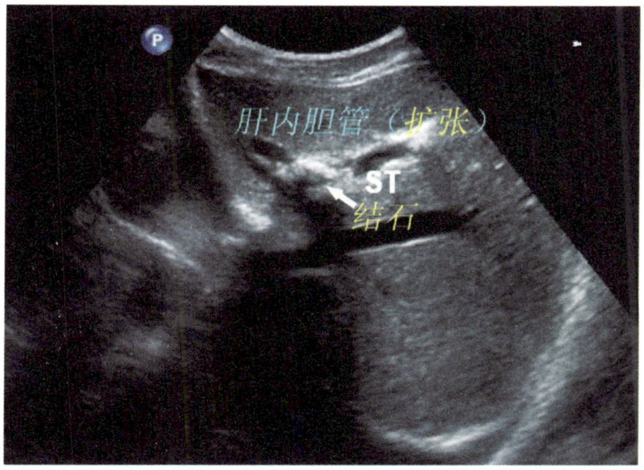

胆道系统图 5 肝内胆管结石

读图要点：肝内胆管局部扩张，内见强回声团块，其后方伴声影。

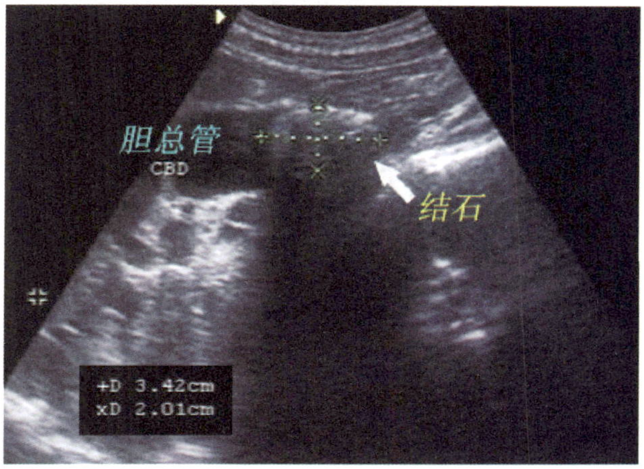

胆道系统图 6 胆总管结石

读图要点：胆总管显著扩张，内见强回声团块，其后方伴声影。

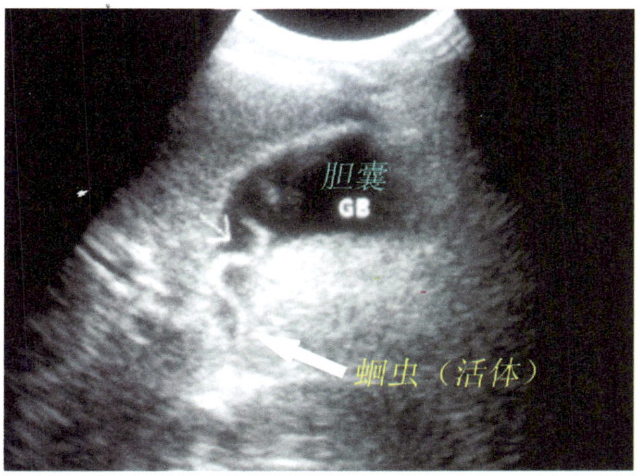

胆道系统图 7 胆囊蛔虫(活体)

读图要点：胆囊内见长条状高回声，呈曲线状。

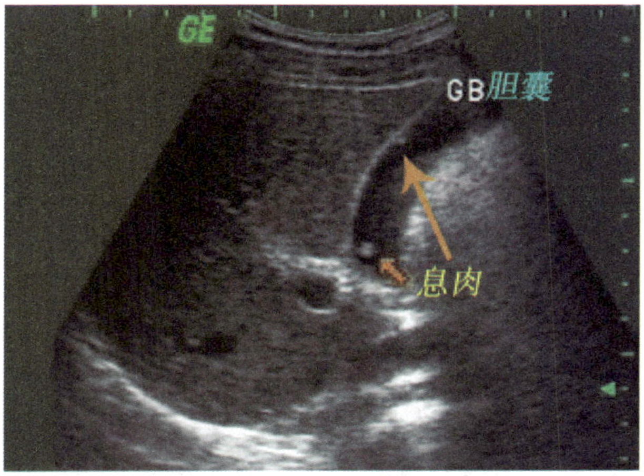

胆道系统图 8 胆囊息肉

读图要点：胆壁上见数个稍高回声团块，体积较小，其后方无声影。

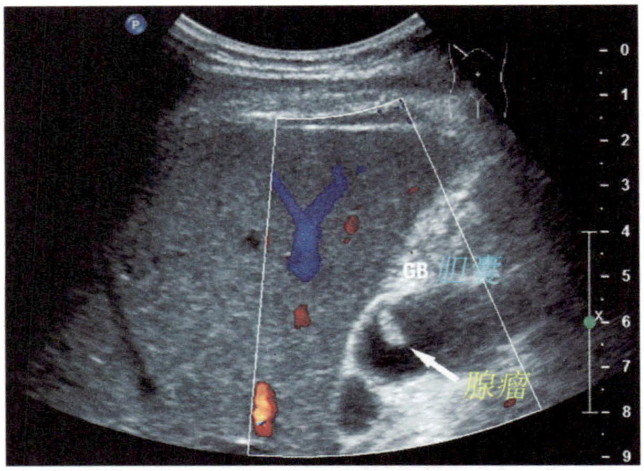

胆道系统图 9　胆囊腺瘤

读图要点：胆壁上见高回声团块，体积较大，形态规则，基底较窄；团块内部无明显血流。

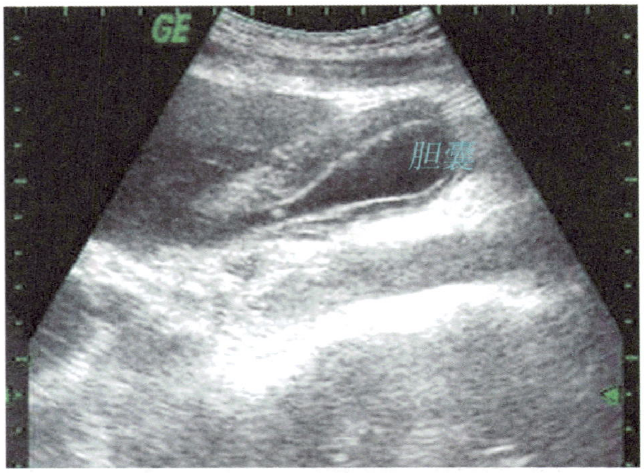

胆道系统图 10　胆囊腺肌增生症

读图要点：胆壁弥漫性显著增厚，境界尚清，壁内回声欠均，可见小的无回声区；胆囊腔不大。

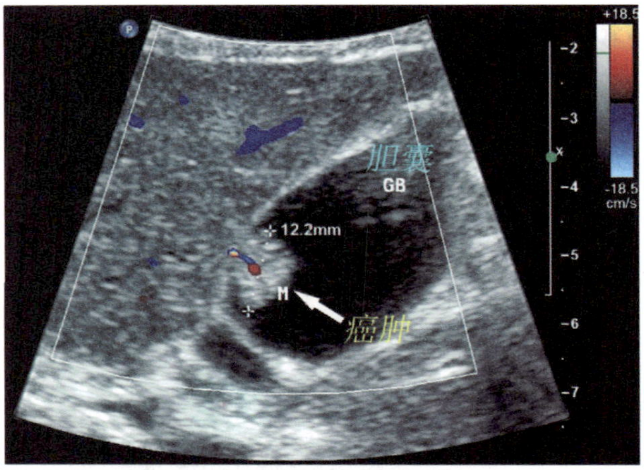

胆道系统图 11　胆囊癌

读图要点：胆壁上见稍高回声团块，体积大，形态欠规则，基底宽；团块内部见短条状血流。

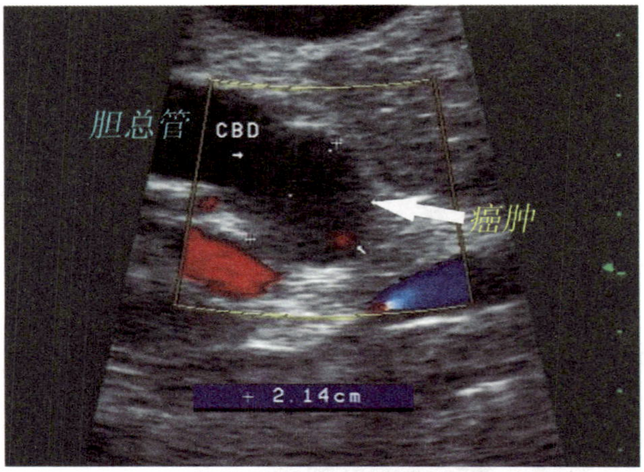

胆道系统图 12　胆管癌

读图要点：胆总管扩张，远端内见低弱回声团块；团块内部见点状血流。

第十一部分　胰　　腺

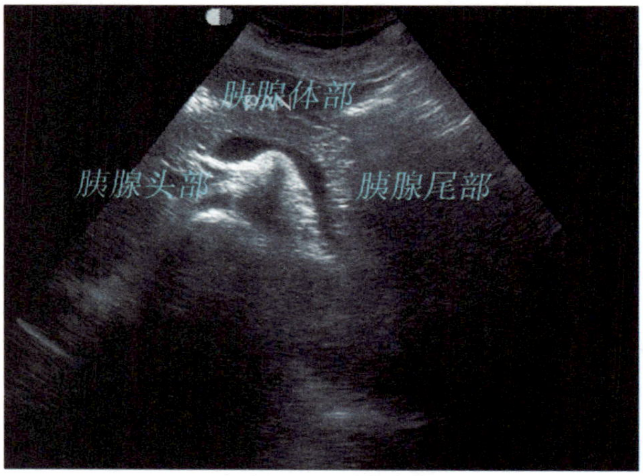

胰腺图 1　正常胰腺

读图要点：胰腺呈腊肠形，境界尚清，内部为均匀的低回声。

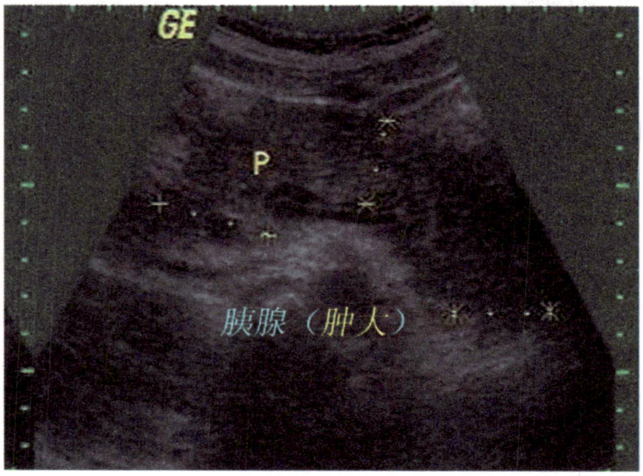

胰腺图 2　急性胰腺炎（水肿型）

读图要点：胰腺显著增大，境界尚清，内部回声减低，分布尚均匀。

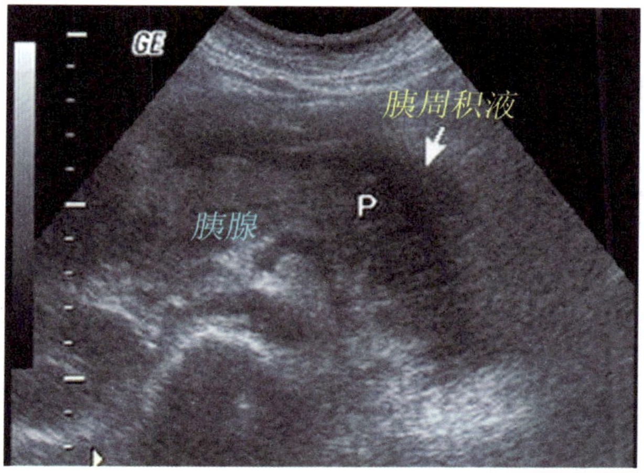

胰腺图 3　急性胰腺炎(坏死型)

读图要点：胰腺增大，境界模糊，内部回声减低，分布不均匀；胰尾周边见积液。

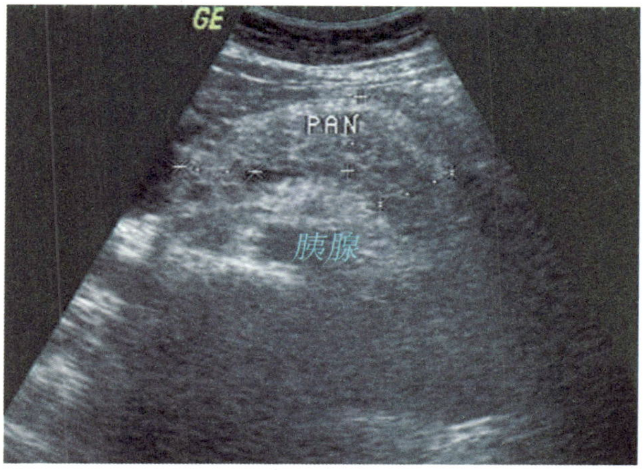

胰腺图 4　慢性胰腺炎

读图要点：胰腺大小、形态尚正常，境界欠清，内部回声增强，分布欠均匀。

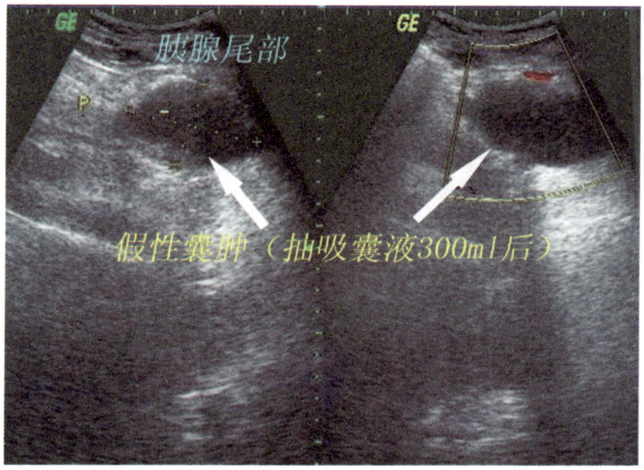

胰腺图 5　胰腺假性囊肿

读图要点：胰尾部见无回声病灶，囊壁毛糙、厚薄不均，囊内透声稍差，见低弱回声点。

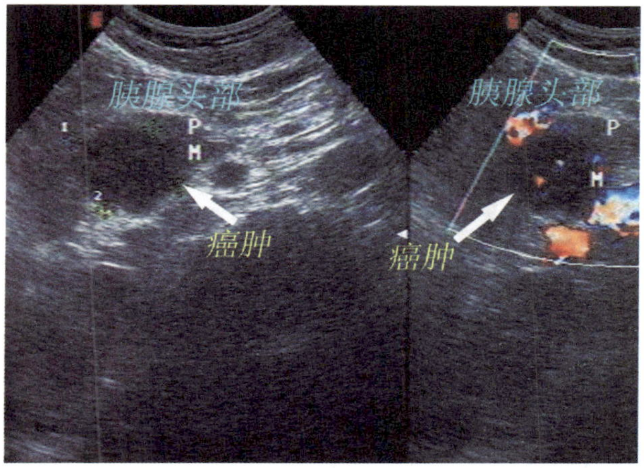

胰腺图 6　胰腺癌

读图要点：胰头部明显增大，形态失常，内见低回声病灶；病灶内部见星点状血流。

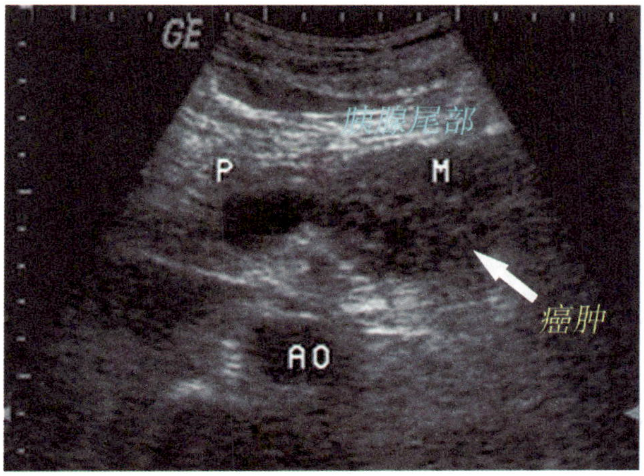

胰腺图 7　胰腺癌

读图要点：胰尾部增大，形态失常，内见低回声病灶，境界不清。

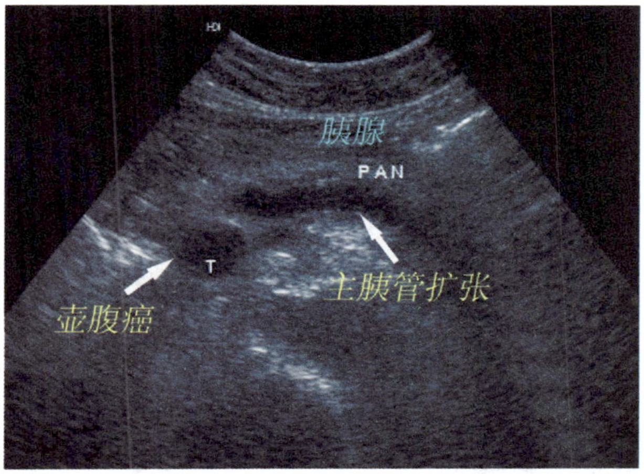

胰腺图 8　壶腹癌

读图要点：胰头后下方见低回声病灶，形态规则，境界清；伴主胰管明显扩张。

第十二部分 脾 脏

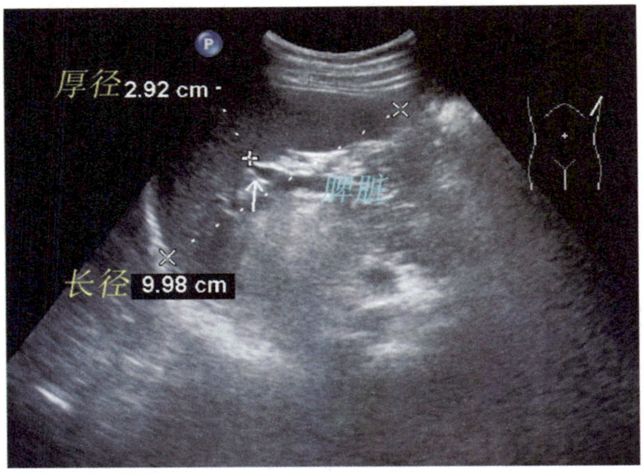

脾脏图 1 正常脾脏

读图要点：脾脏大小正常，周边有包膜，内部为均匀低回声；脾门向内凹陷，见血管进出。

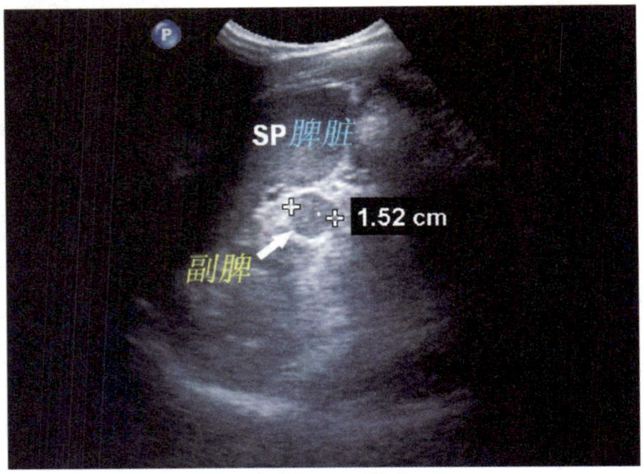

脾脏图 2 副脾

读图要点：副脾位于脾门处，类圆形，周边有包膜，内部为均匀低回声，与脾脏类似。

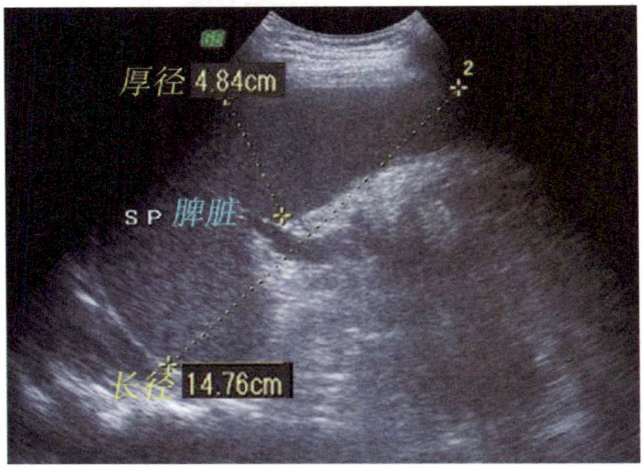

脾脏图 3 脾肿大

读图要点：脾脏增大，形态饱满，内部回声稍粗，分布均匀。

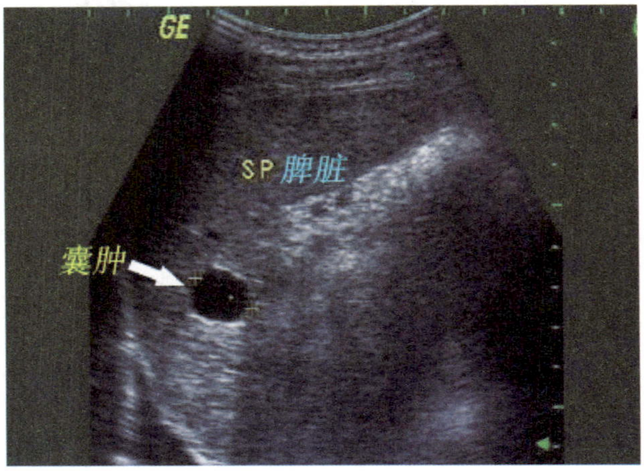

脾脏图 4 脾囊肿

读图要点：脾内见无回声区，类圆形，囊壁薄，内部透声好，后方回声增强。

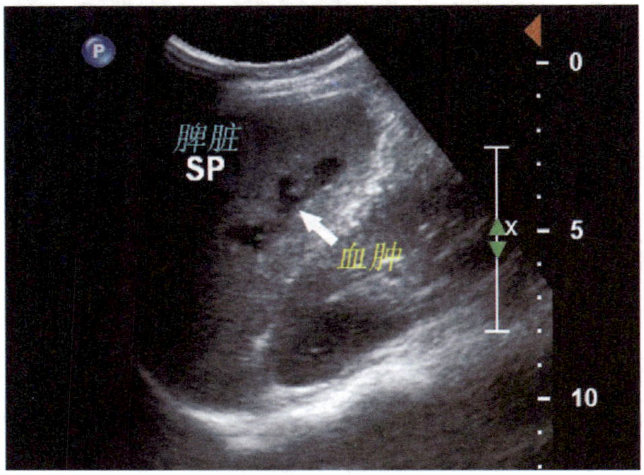

脾脏图 5 脾血肿

读图要点：脾内见不规则的无回声区，内部透声稍差，见低弱回声点。

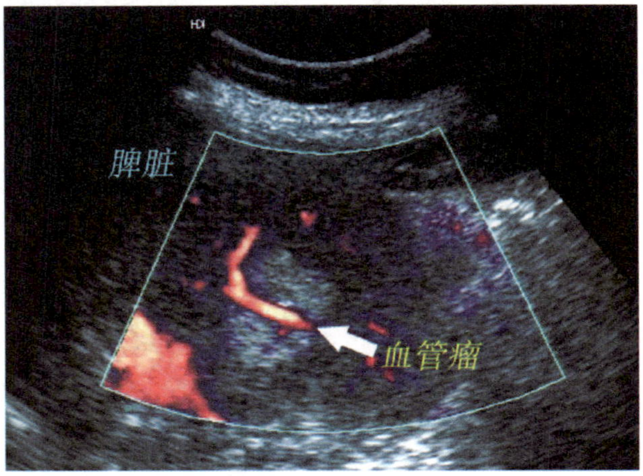

脾脏图 6 脾血管瘤

读图要点：脾内见高回声病灶，形态尚规则，境界清晰；病灶见血管进入，呈“裂开征”。

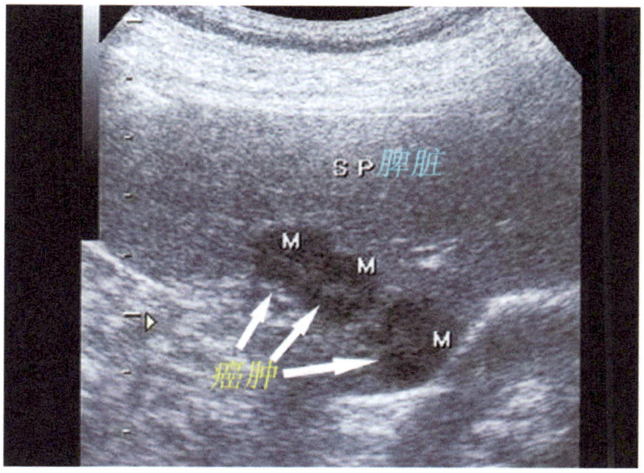

脾脏图7　脾淋巴瘤

读图要点：病灶多发，表现类似，类圆形，境界清晰，内部为低回声，分布欠均；部分融合。

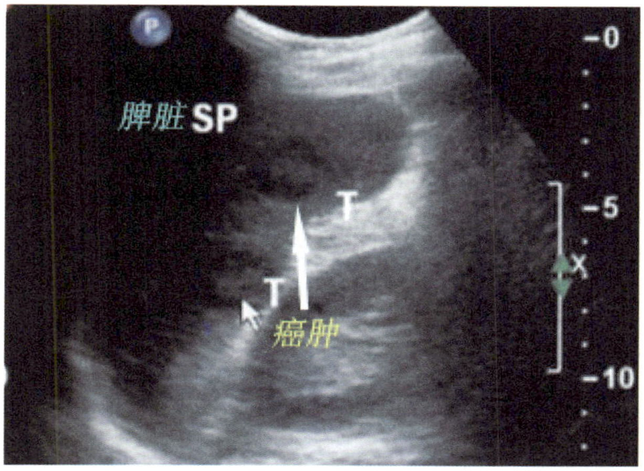

脾脏图8　脾转移癌

读图要点：病灶为多发，表现类似，类圆形，周边见较宽的晕圈，境界清晰，内部回声低弱。

第十三部分　胃　　肠

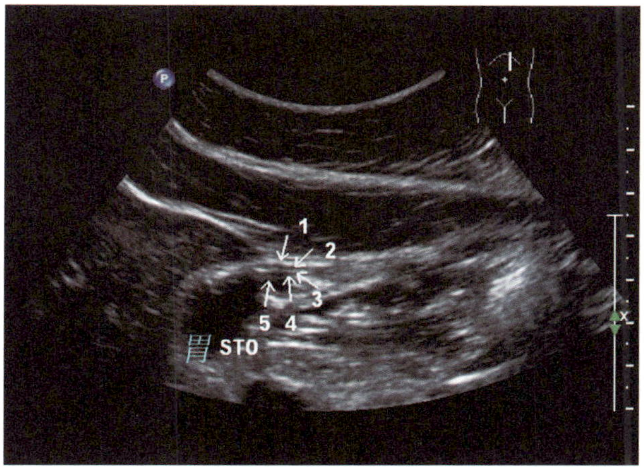

胃肠图1　正常胃壁

读图要点：胃壁结构层次清晰，呈明暗相间的5层回声。

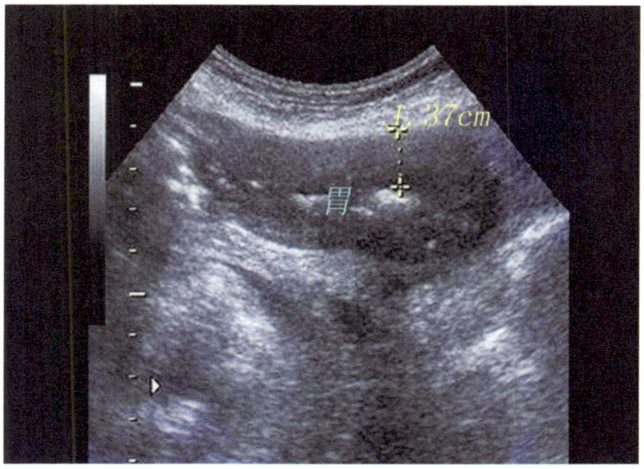

胃肠图2　胃炎

读图要点：胃壁全周均匀性增厚，呈“面包圈征”。

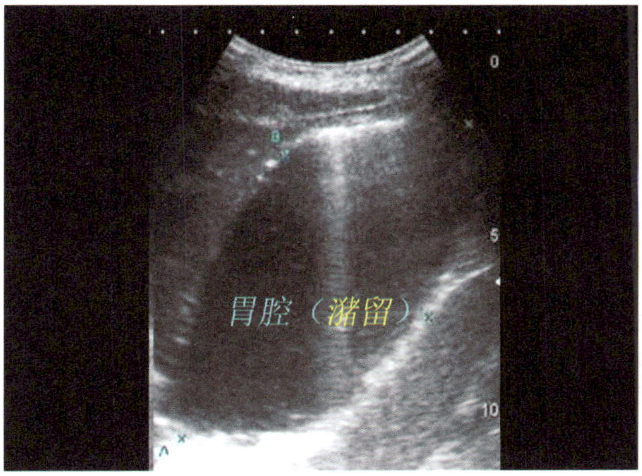

胃肠图3　胃潴留

读图要点：胃壁变薄，胃腔显著扩张，内见大量潴留内容物，透声较差。

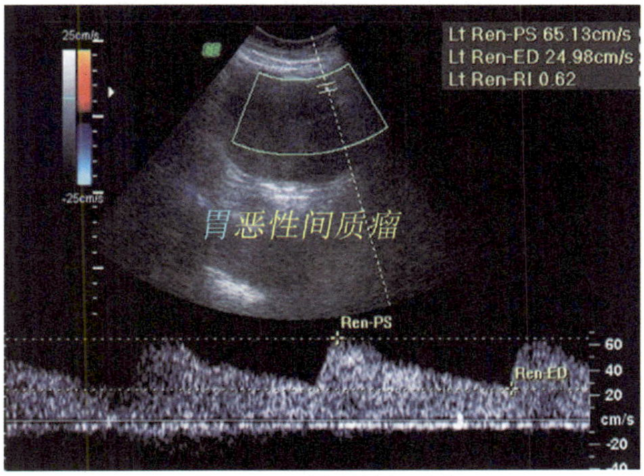

胃肠图4　胃恶性间质瘤

读图要点：胃体部见低回声病灶，体积较大，形态规则，境界清晰；病灶内见动脉性血流。

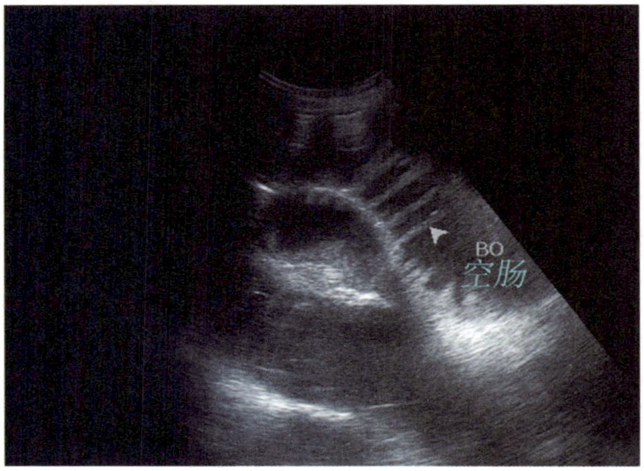

胃肠图 5　肠梗阻(空肠)

读图要点：肠管扩张、积液，内见大而明显的黏膜皱襞，呈"梯子征"。

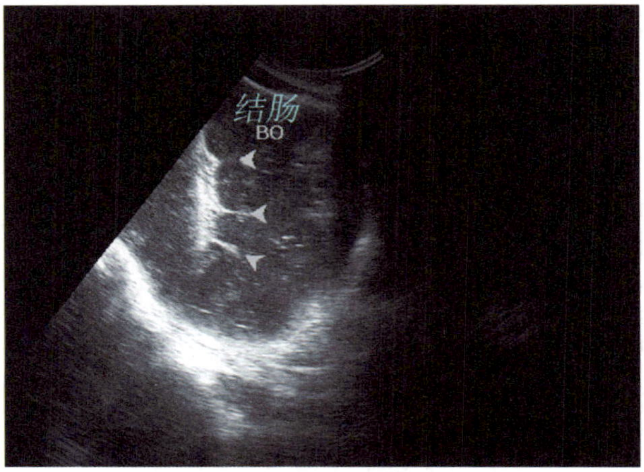

胃肠图 6　肠梗阻(结肠)

读图要点：肠管扩张、积液，肠壁见大而明显的黏膜皱襞，呈"结肠袋征"。

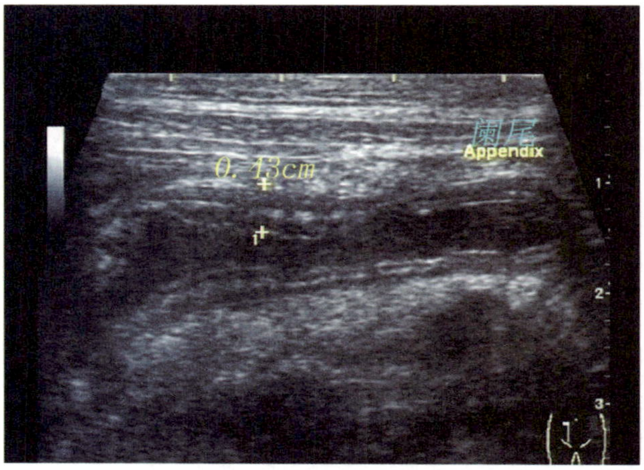

胃肠图 7　急性阑尾炎

读图要点：阑尾肿大，阑尾壁明显水肿增厚，阑尾腔扩张积液。

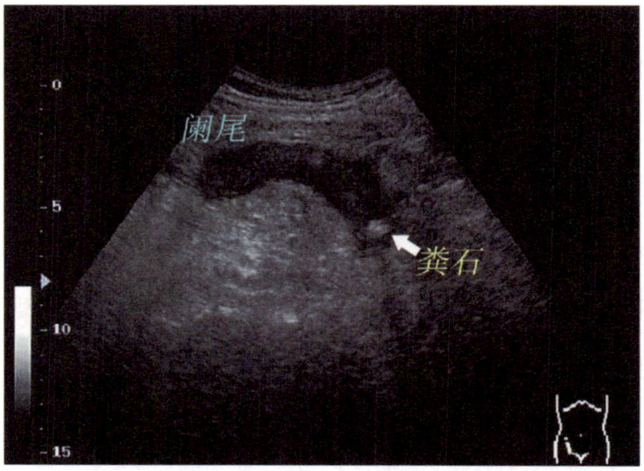

胃肠图 8　阑尾炎

读图要点：阑尾肿大，阑尾腔内见强回声粪石，其后方伴声影。

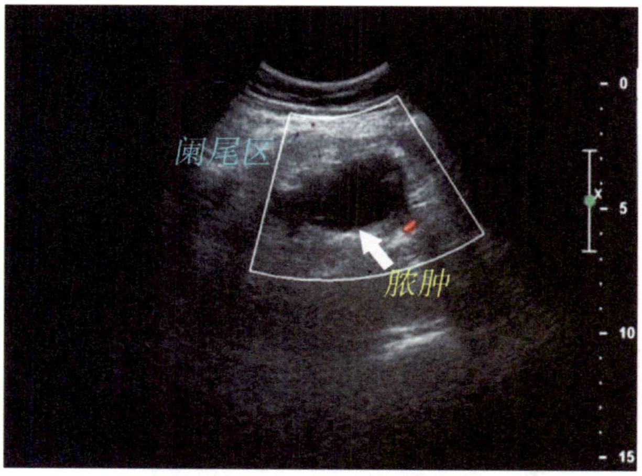

胃肠图 9　阑尾脓肿

读图要点：阑尾区见无回声病灶，形态不规则，囊壁厚薄不均，内部透声稍差。

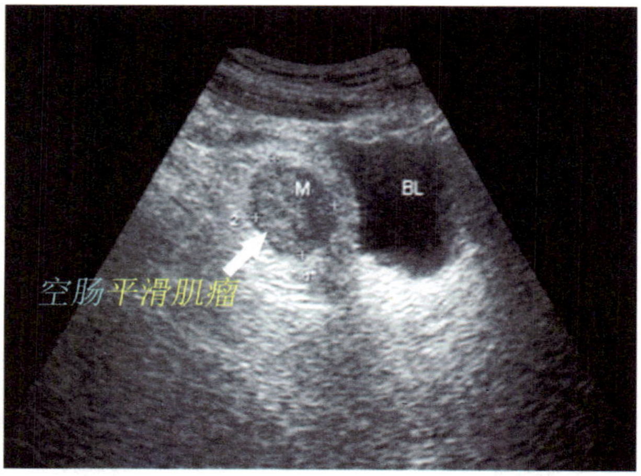

胃肠图 10　空肠平滑肌瘤

读图要点：膀胱右侧见低回声病灶，形态尚规则，境界清晰，内部回声分布欠均匀。

第十四部分　肾　　脏

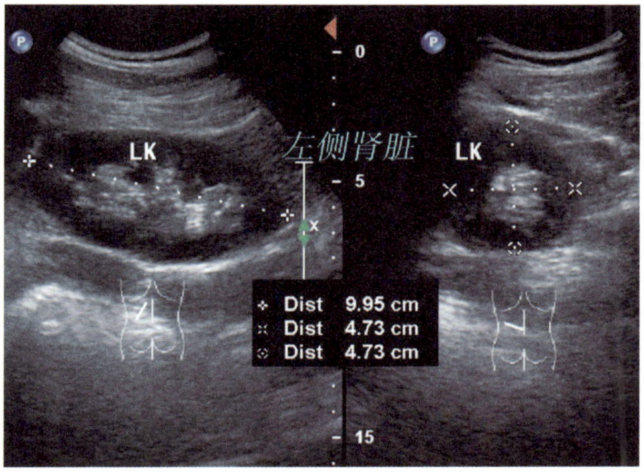

肾脏图 1　正常肾脏

读图要点：肾脏大小、形态正常，内部结构层次清晰，集合系统回声未见分离。

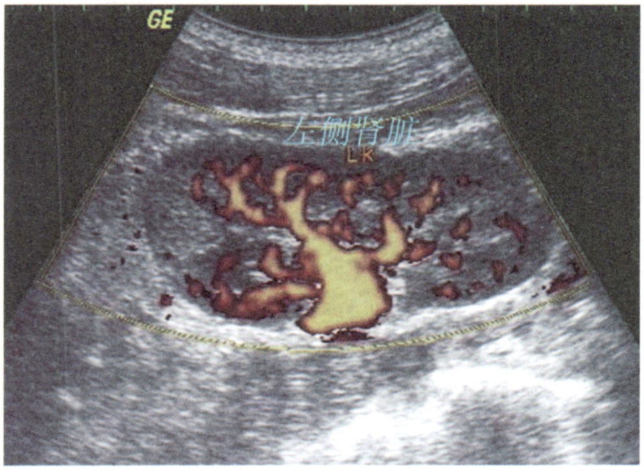

肾脏图 2　正常肾脏血流

读图要点：肾内血流丰富，由肾门进出，呈树枝状分布。

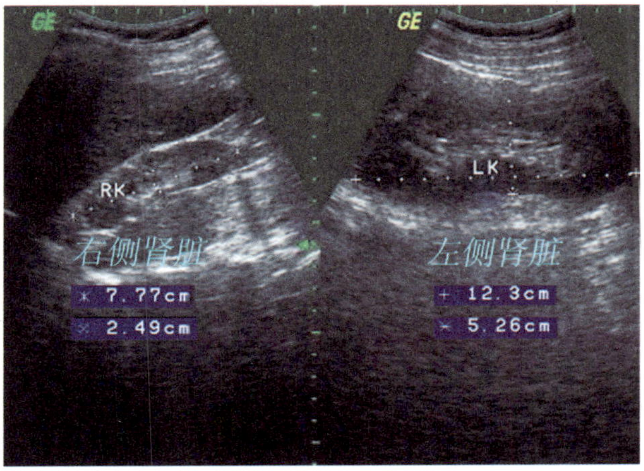

肾脏图 3　肾脏发育不良

读图要点：右肾体积明显偏小，但是整体轮廓以及肾内结构尚清晰。

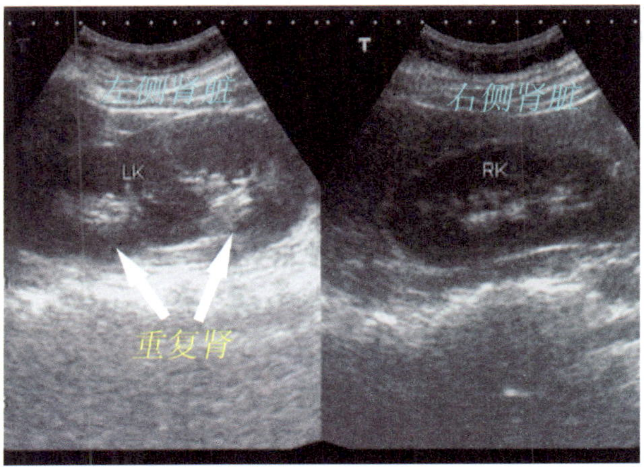

肾脏图 4　重复肾

读图要点：左肾重复发生，前后错位排列，相互融合，内见 2 套独立的肾窦以及输尿管。

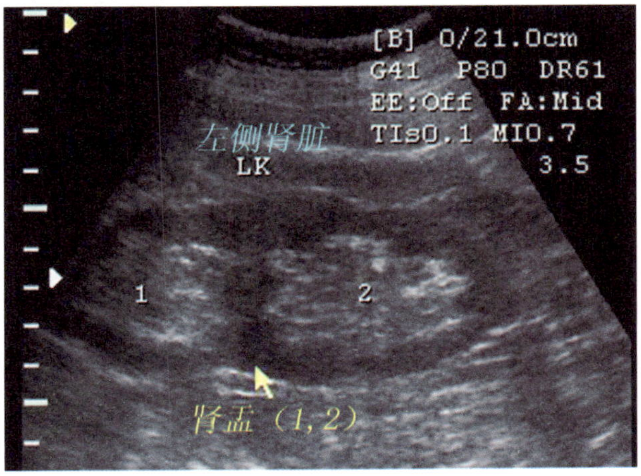

肾脏图 5　双肾盂

读图要点：左肾增大、变形，肾内见 2 个独立的肾窦回声。

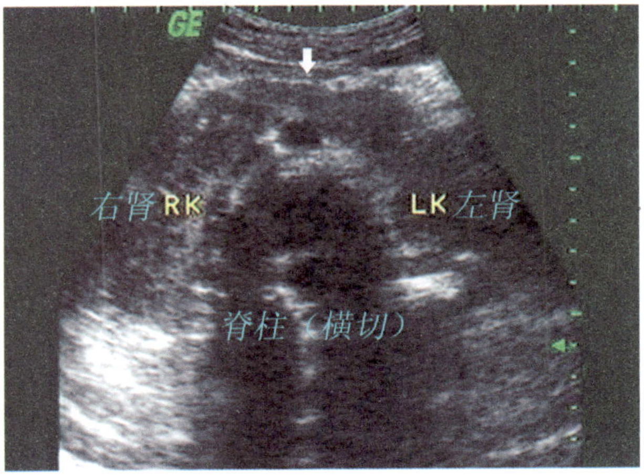

肾脏图 6　马蹄肾

读图要点：双肾形态失常，其下极在脊柱前方相互融合，呈“马蹄状”。

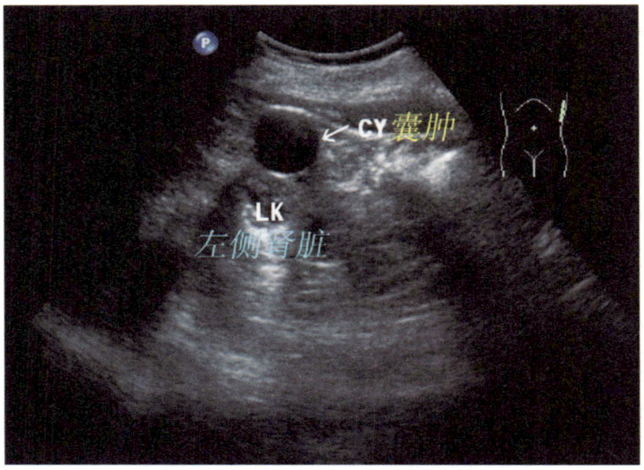

肾脏图 7　肾囊肿

读图要点：肾内见无回声病灶，类圆形，囊壁薄，透声好。

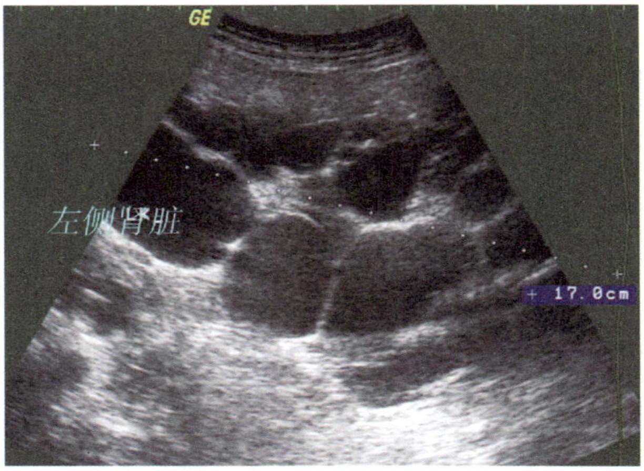

肾脏图 8　多囊肾

读图要点：肾脏显著增大，形态失常，内部正常结构消失，密布大小不等的无回声区。

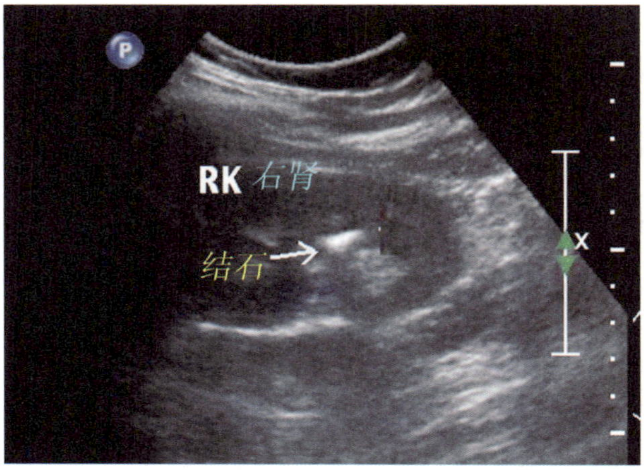

肾脏图 9　肾结石

读图要点：肾脏集合系统内见强回声团块，后方伴声影；局部见肾盏扩张、积液。

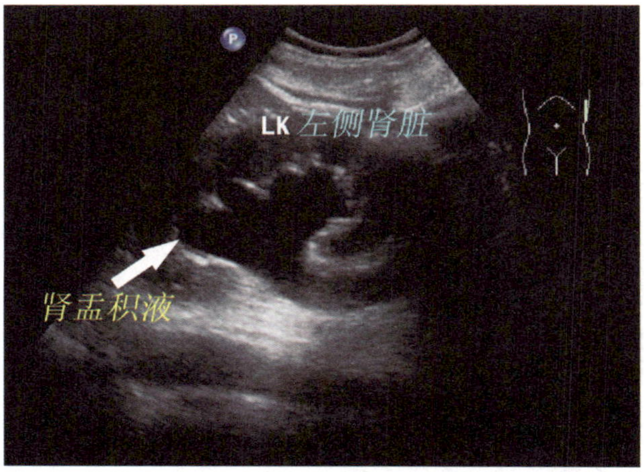

肾脏图 10　肾盂积液

读图要点：集合系统回声分离，内见无回声区，呈"烟斗征"；伴输尿管扩张。

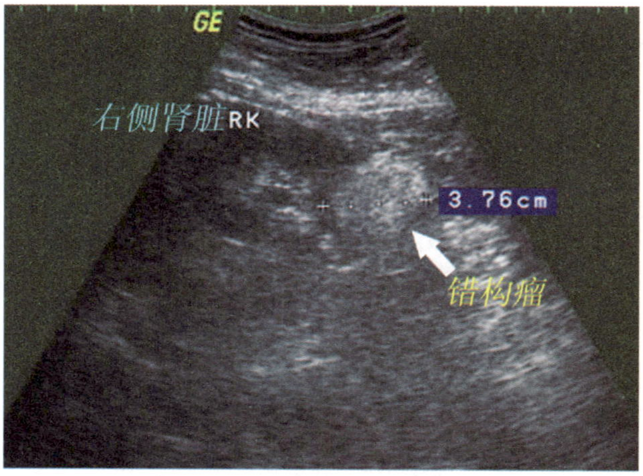

肾脏图 11　肾错构瘤

读图要点：肾脏下极皮质内见高回声病灶，形态规则，境界清晰，后方无声影。

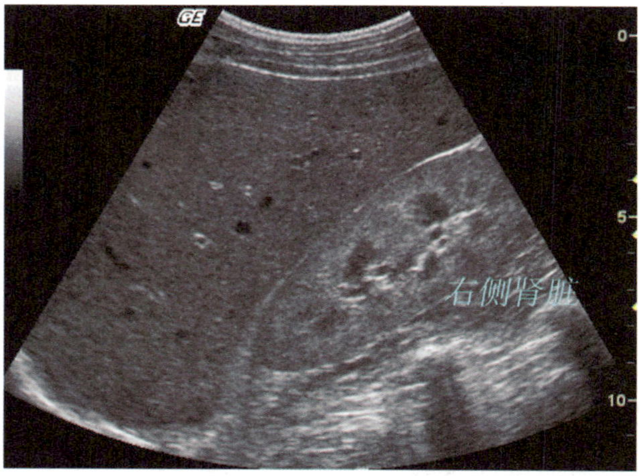

肾脏图 12　肾脏损害后改变

读图要点：肾脏大小、形态尚正常，内部结构模糊，皮质回声增强，与集合系统分界不清。

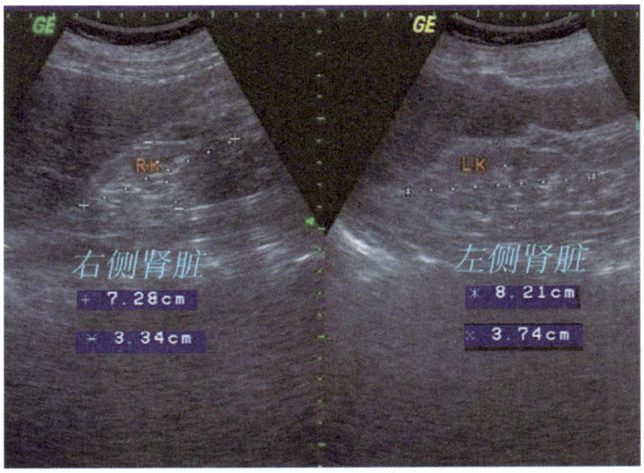

肾脏图 13 慢性肾功能不全

读图要点：双肾体积显著缩小，轮廓不清，皮质变薄，回声增强，肾内结构模糊。

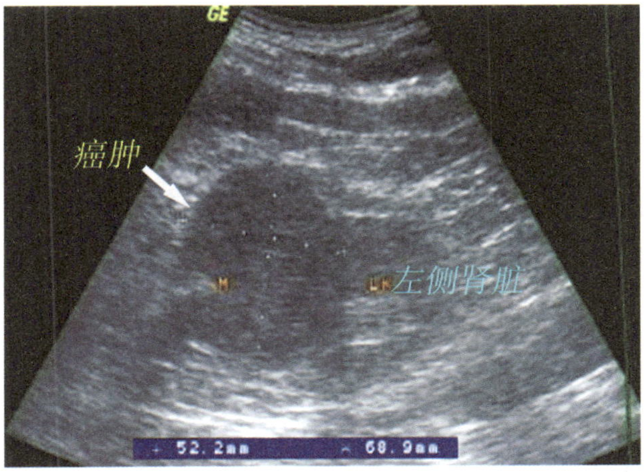

肾脏图 14 肾癌

读图要点：肾脏变形，局部见低回声病灶，体积较大，形态尚规则，内部回声尚均匀。

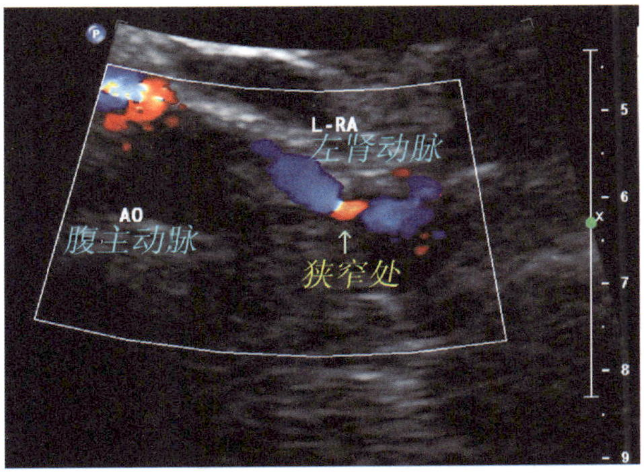

肾脏图 15 肾动脉狭窄

读图要点：左肾动脉起始段局部显著狭窄，血流加速，色彩明亮、变色。

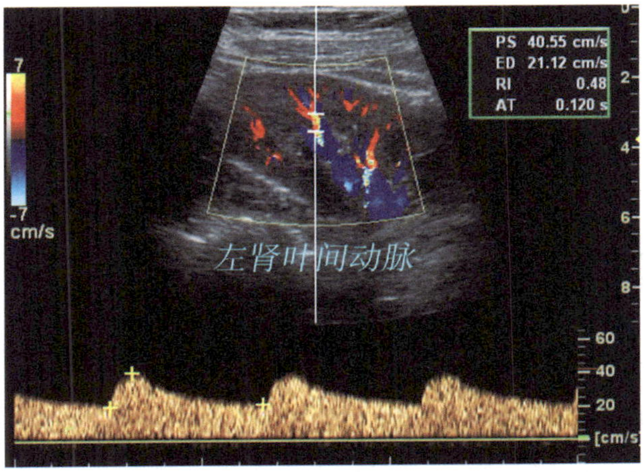

肾脏图 16 肾动脉狭窄下游肾动脉频谱

读图要点：肾内动脉频谱呈“小慢波”，流速较低，波形矮小；收缩期加速较慢，加速时间延长。

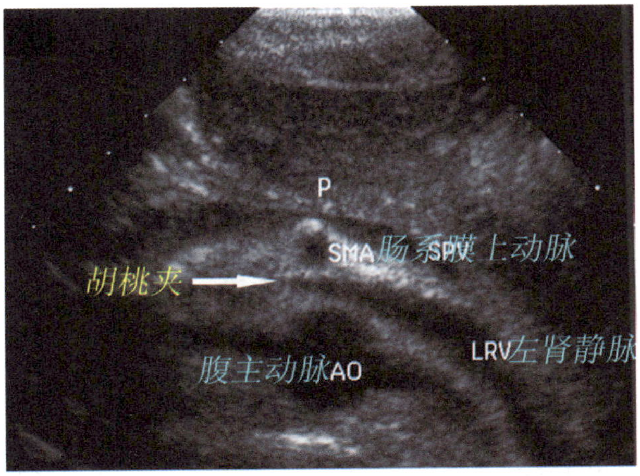

肾脏图 17 胡桃夹综合征

读图要点：左肾静脉在腹主动脉与肠系膜的夹角内受压狭窄，狭窄前段明显扩张。

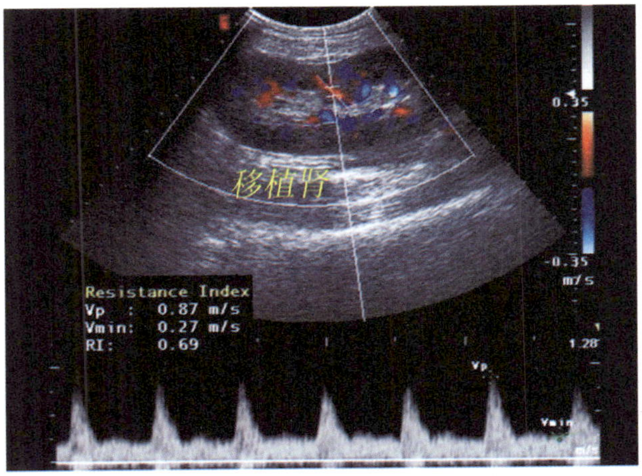

肾脏图 18 正常移植肾频谱

读图要点：移植肾较大，内部血流丰富；肾内动脉频谱为低阻型，血流参数在正常范围内。

第十五部分 输 尿 管

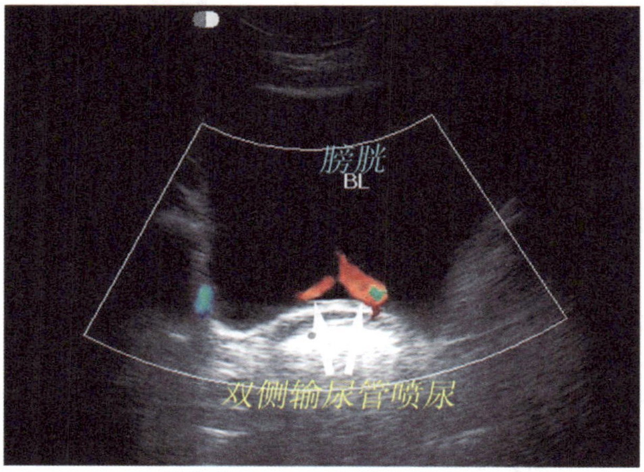

输尿管图 1 正常输尿管喷尿

读图要点：膀胱内见双侧输尿管喷尿的彩流束，自膀胱三角区输尿管开口处喷出。

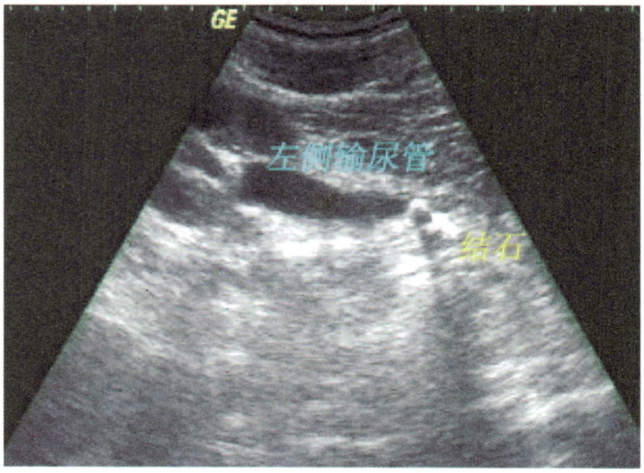

输尿管图 2 输尿管上段结石

读图要点：输尿管上段扩张，远端内见强回声团块，后方伴有声影。

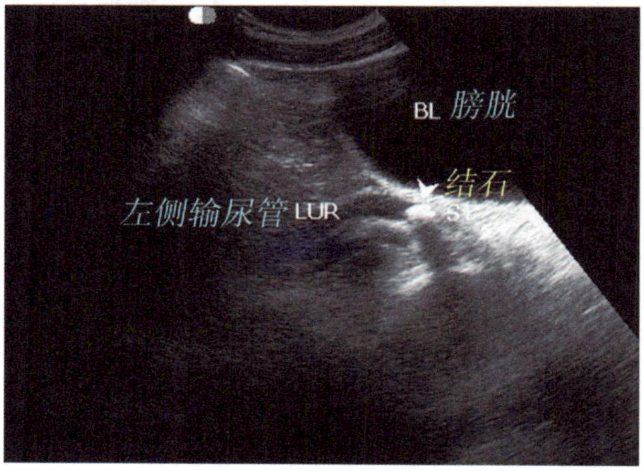

输尿管图 3 输尿管下段结石

读图要点：左侧输尿管全程扩张，其远端内见强回声团块，后方伴有声影。

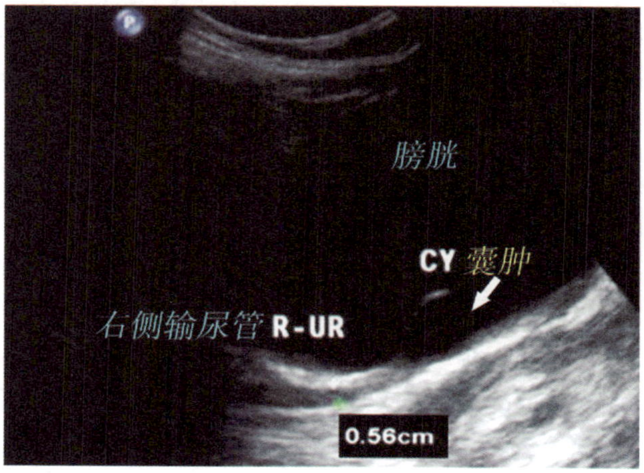

输尿管图 4 输尿管末端囊肿

读图要点：右侧输尿管全程轻度扩张，末端扩张显著，呈囊肿样，凸向膀胱内。

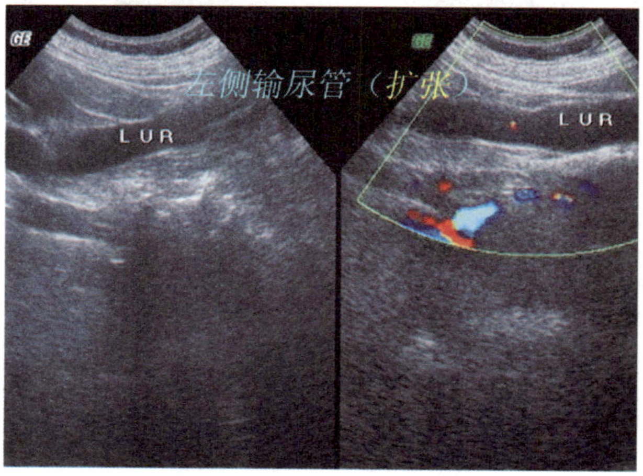

输尿管图 5 先天性巨输尿管

读图要点：左侧输尿管全程显著扩张。

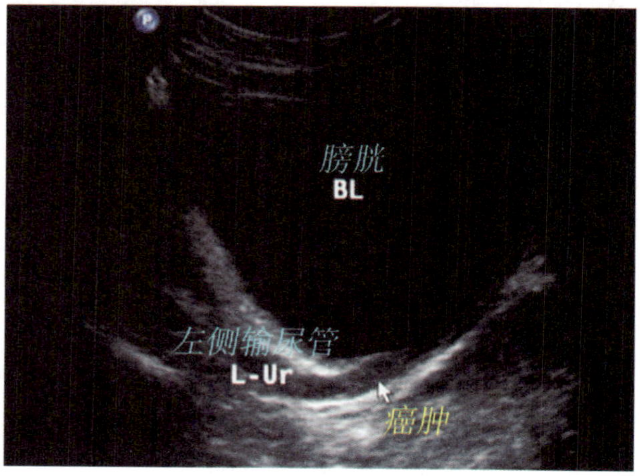

输尿管图 6 输尿管肿瘤

读图要点：左侧输尿管全程扩张，远端内见低弱回声团块。

第十六部分　膀　胱

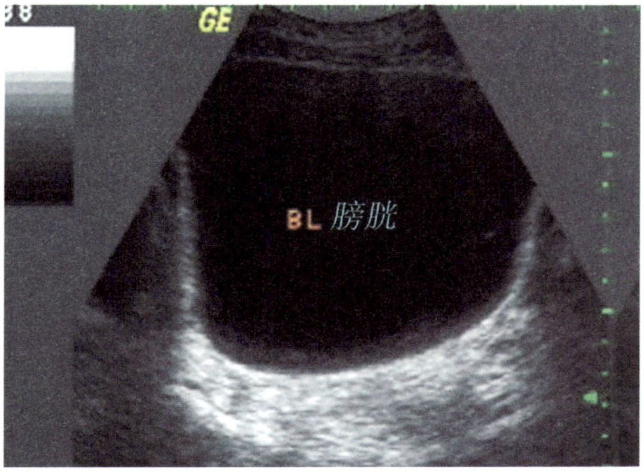

膀胱图 1　正常膀胱

读图要点：膀胱充盈良好，内膜光整，尿液透声好。

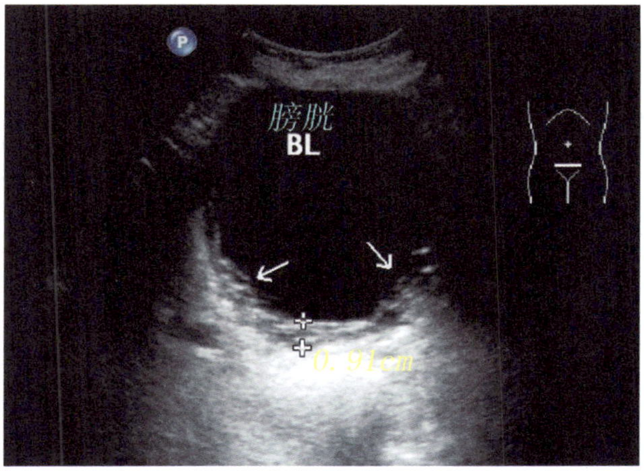

膀胱图 2　膀胱炎

读图要点：膀胱内膜毛糙、不均匀增厚。

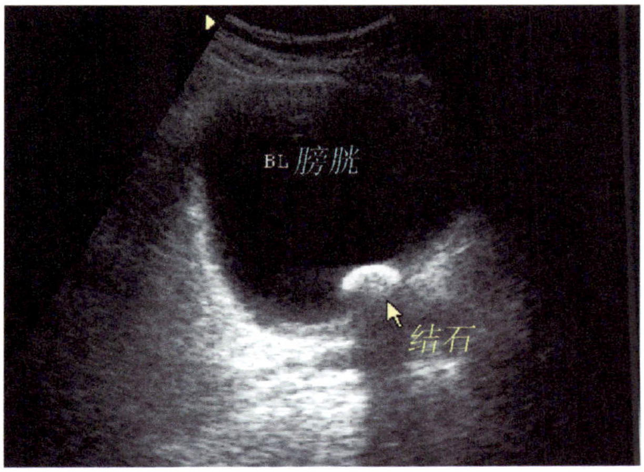

膀胱图 3　膀胱结石

读图要点：膀胱内见强回声团块，后方伴清晰的声影。

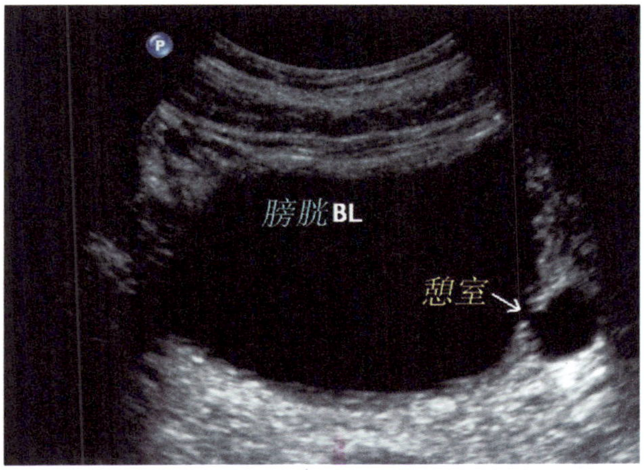

膀胱图 4　膀胱憩室

读图要点：膀胱左侧壁局部外隆，呈囊肿样，与膀胱以窄道相通。

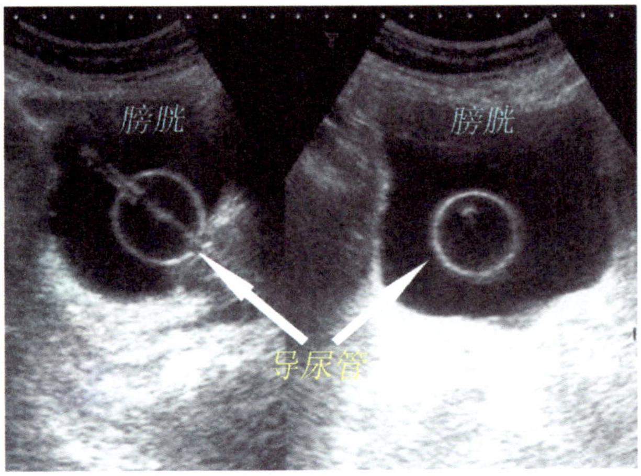

膀胱图 5　膀胱异物(导尿管)

读图要点：膀胱内见导尿管回声(管体以及球囊)。

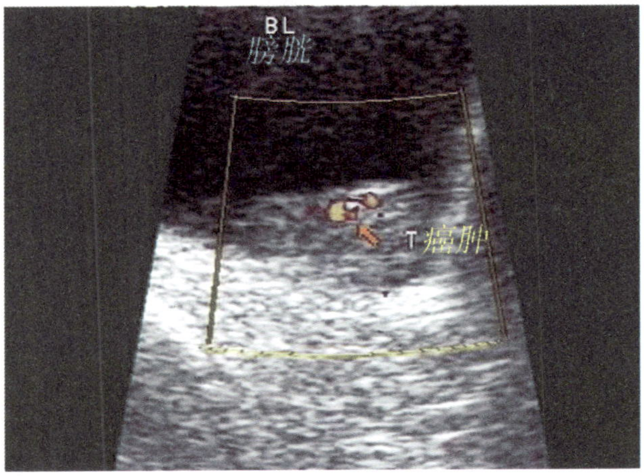

膀胱图 6　膀胱癌

读图要点：病灶位于膀胱三角区，基底较宽，形态欠规则，呈中等回声；内见星点状血流。

第十七部分 肾 上 腺

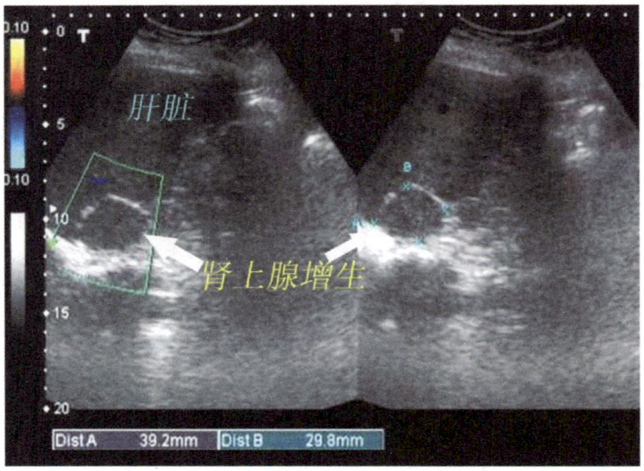

肾上腺图 1 肾上腺皮质增生

读图要点：右侧肾上腺增大，呈结节样，形态规则，境界清晰，内部为均匀低回声；无明显血流。

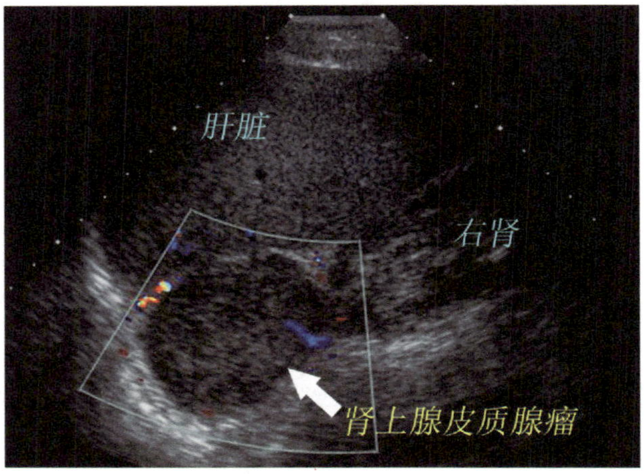

肾上腺图 2 肾上腺皮质腺瘤

读图要点：病灶位于右侧肾上腺区，形态规则，境界清晰，内部为均匀低回声；内部见少量血流。

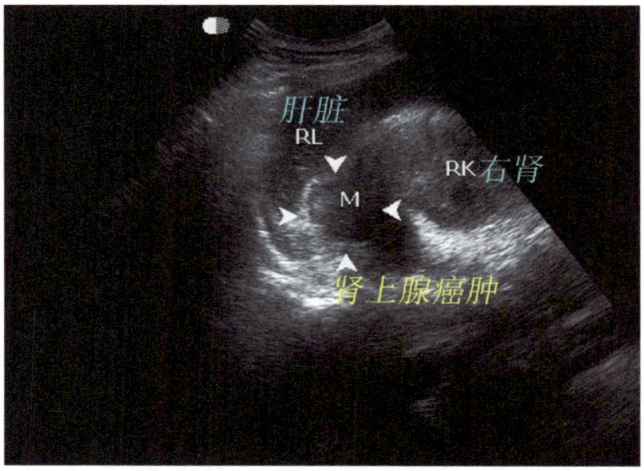

肾上腺图 3 肾上腺皮质腺癌(转移性)

读图要点：病灶位于右侧肾上腺区，形态规则，境界清晰，内部为均匀低回声；伴肝脏、右肾占位。

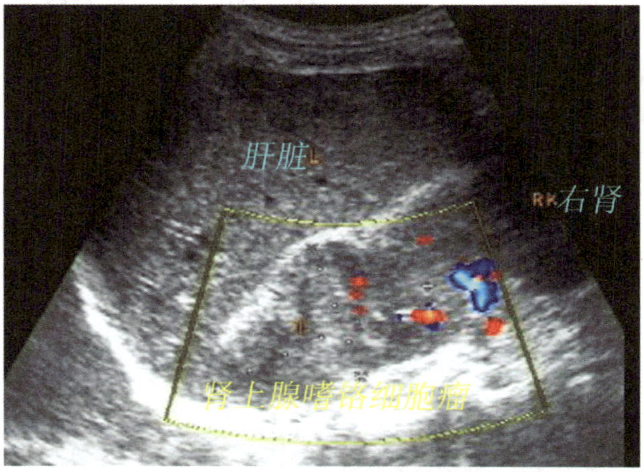

肾上腺图 4 肾上腺嗜铬细胞瘤

读图要点：病灶位于右侧肾上腺区，形态欠规则，内部回声稍高，分布不均匀；内部血流较丰富。

第十八部分 前列腺、精囊

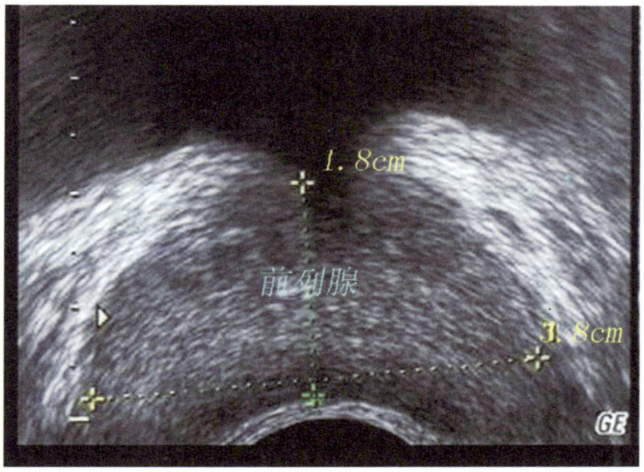

前列腺精囊图 1 正常前列腺

读图要点：前列腺大小、形态正常，境界清晰，内部为均匀的中低回声。

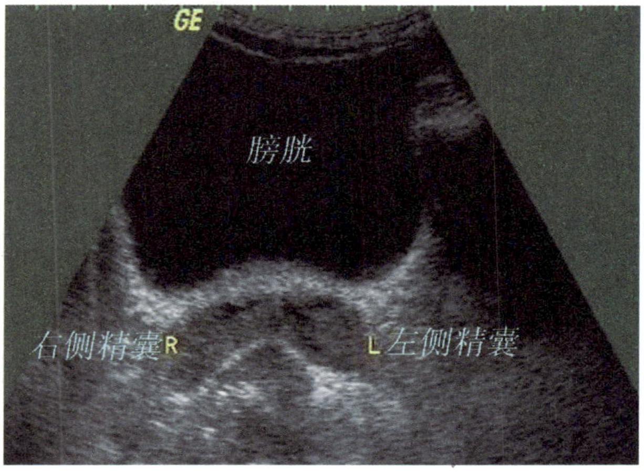

前列腺精囊图 2 正常精囊

读图要点：双侧精囊大小正常，形态规则，境界清晰，内部为均匀低回声。

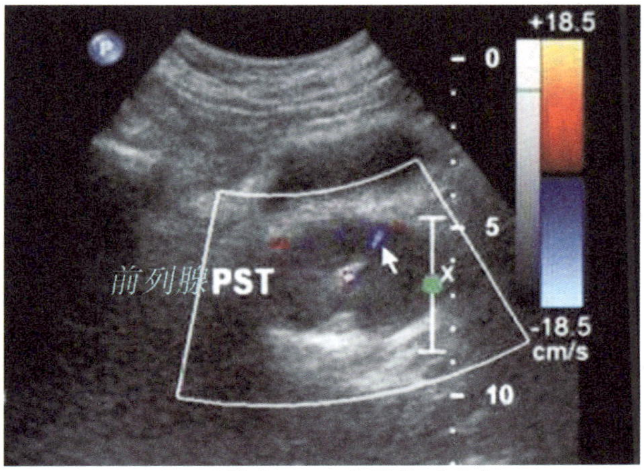

前列腺精囊图 3 急性前列腺炎

读图要点：前列腺增大，回声减低，分布欠均匀；内部血流增加。

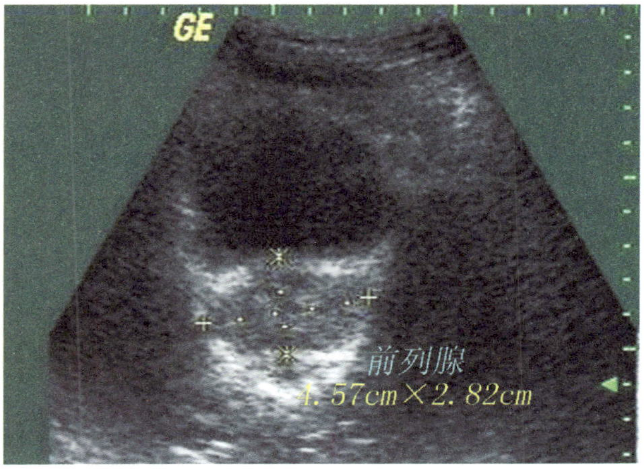

前列腺精囊图 4 慢性前列腺炎

读图要点：前列腺稍大，境界模糊，内部回声稍强，分布欠均匀。

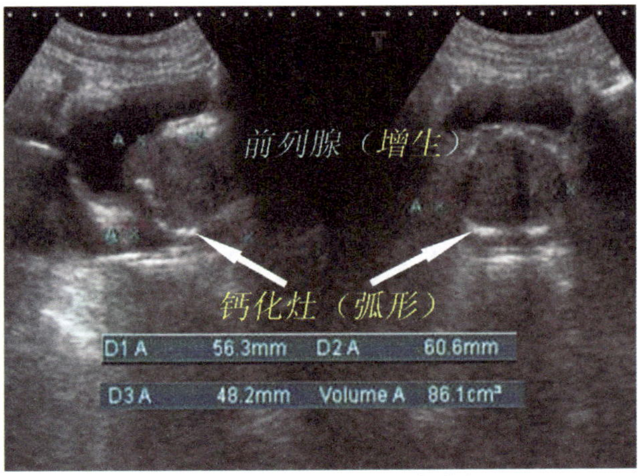

前列腺精囊图 5 前列腺增生

读图要点：前列腺增大，形态饱满；内、外腺间见高回声假包膜；沿假包膜弧形分布钙化灶。

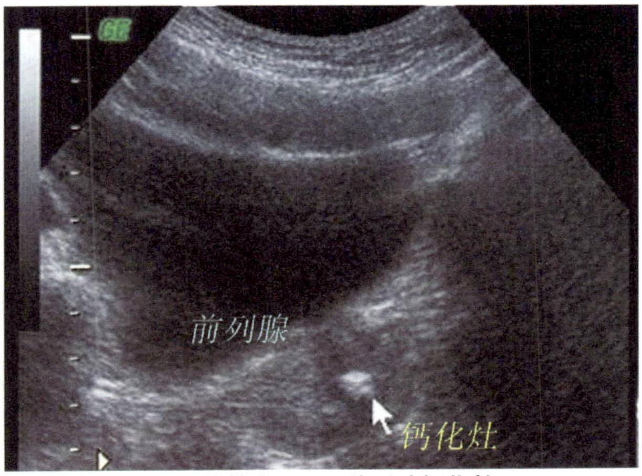

前列腺精囊图 6 前列腺钙化灶

读图要点：前列腺内见强回声区，后方伴声影。

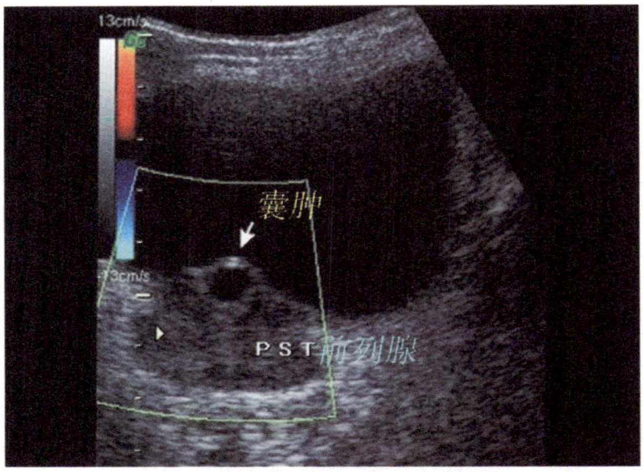

前列腺精囊图 7　前列腺囊肿

读图要点：病灶位于前列腺内，类圆形，囊壁薄，透声好，后方回声稍增强。

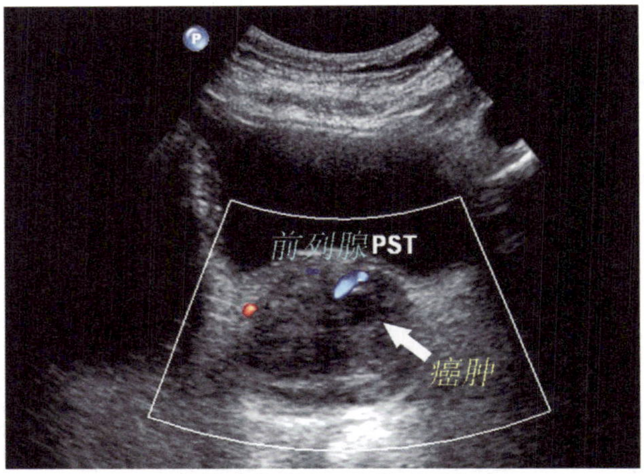

前列腺精囊图 8　前列腺癌

读图要点：前列腺左侧叶偏大，内见低回声病灶；周边见闪烁性血流。

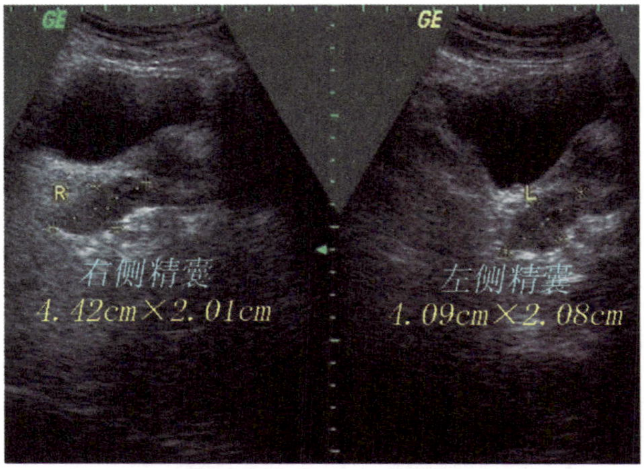

前列腺精囊图 9　精囊炎

读图要点：双侧精囊增大，形态尚规则，内部为均匀低回声。

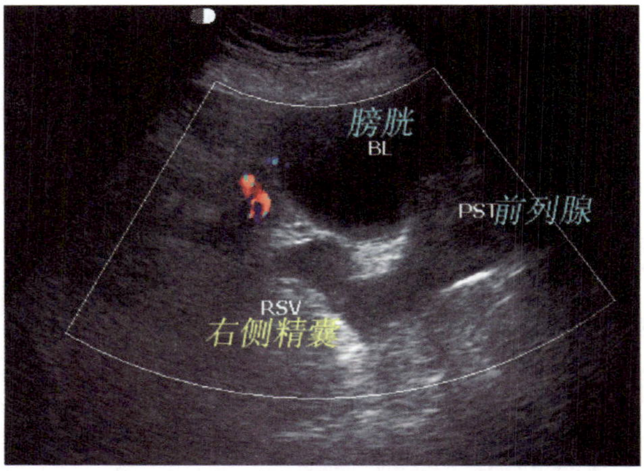

前列腺精囊图 10　精囊肿瘤

读图要点：右侧精囊增大，形态不规则，内部回声较低，分布欠均匀。

第十九部分　阴　　囊

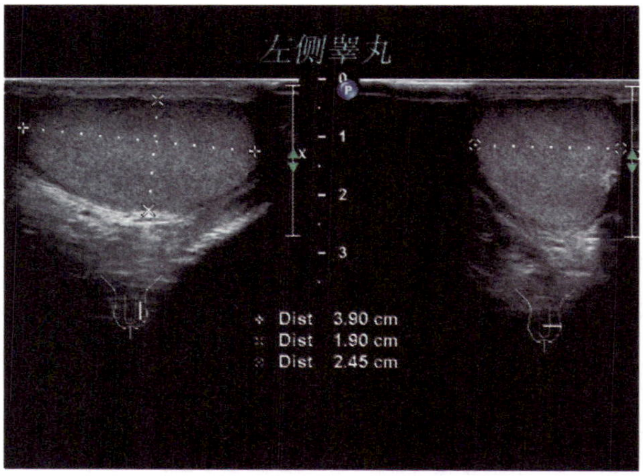

阴囊图 1　正常睾丸

读图要点：睾丸大小正常，形态规则，境界清晰，内部为均匀的中低回声。

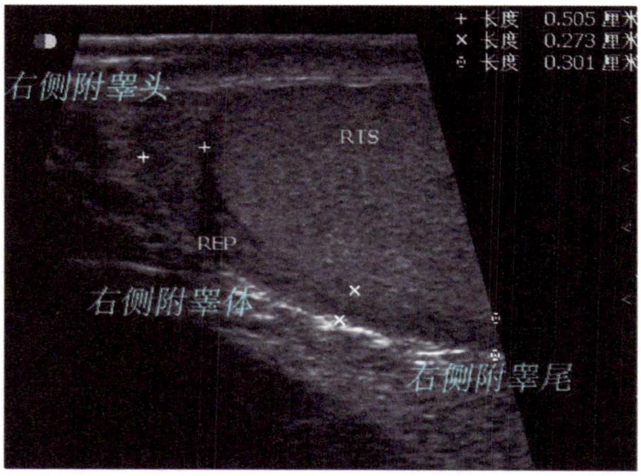

阴囊图 2　正常附睾

读图要点：附睾位于睾丸后上方，呈弯月形，头部相对膨大，体、尾部较薄，内部为均匀低回声。

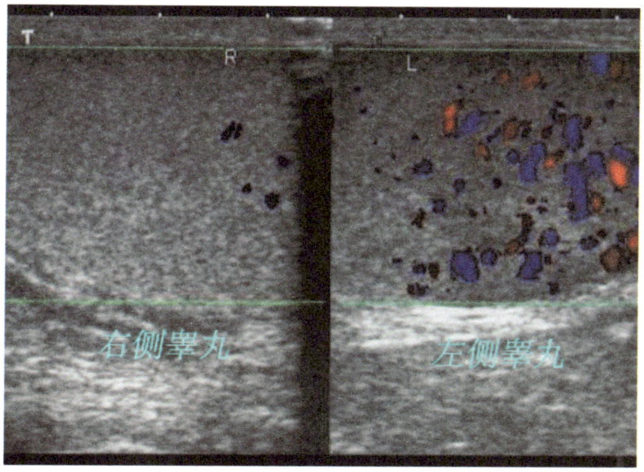

阴囊图 3　睾丸炎

读图要点：左侧睾丸增大，形态饱满；血流显著增加。

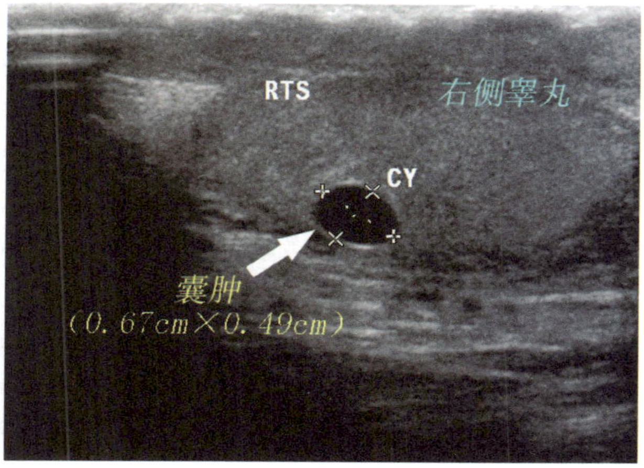

阴囊图 4　睾丸囊肿

读图要点：病灶位于睾丸内，类圆形，囊壁薄，透声好，后方回声稍增强。

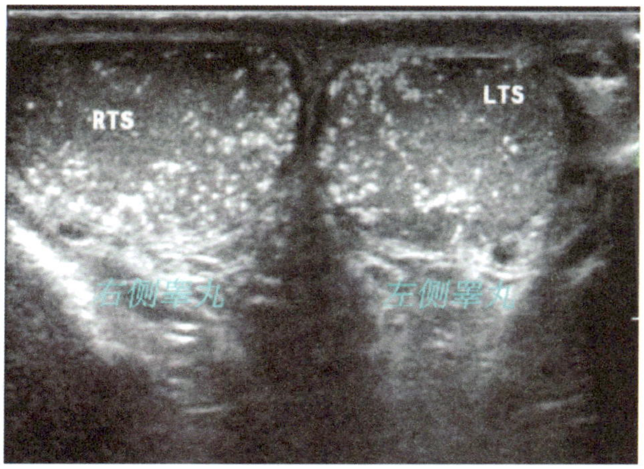

阴囊图 5　睾丸微结石

读图要点：双侧睾丸内散在分布微小强回声结石，呈“满天星征”。

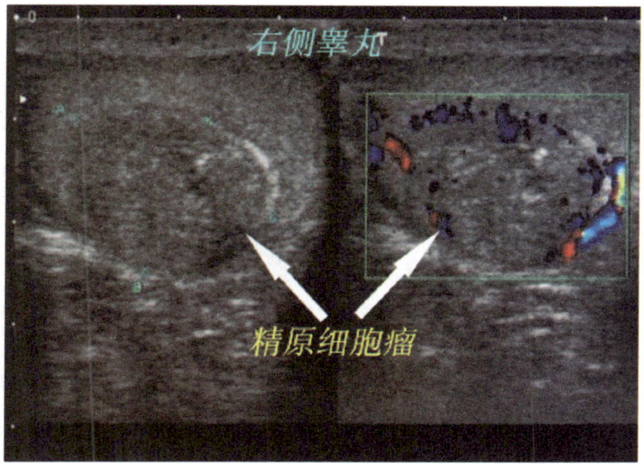

阴囊图 6　睾丸精原细胞瘤

读图要点：病灶位于睾丸内，形态尚规则，内部回声偏低，分布欠均匀；周边血流丰富。

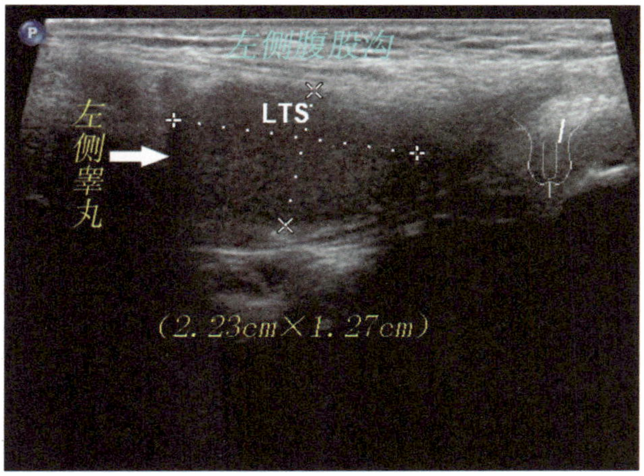

阴囊图 7　隐睾

读图要点：左侧隐睾位于腹股沟部，体积偏小，回声偏低。

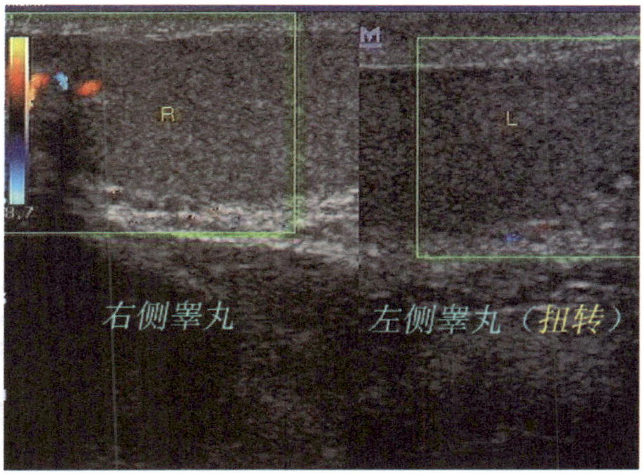

阴囊图 8　睾丸扭转

读图要点：左侧扭转睾丸回声减低，血流消失。

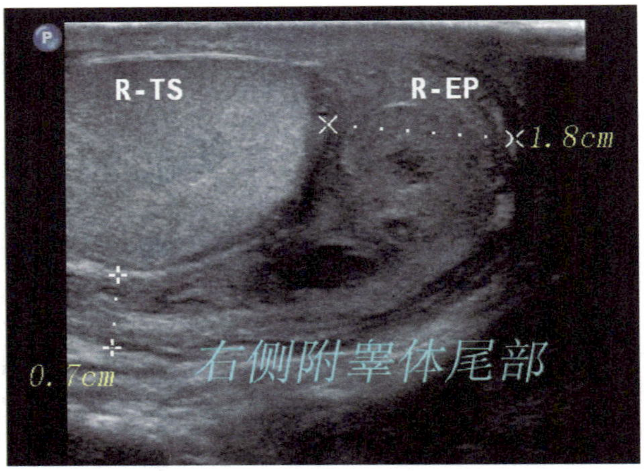

阴囊图 9　附睾炎

读图要点：附睾体、尾部增大，内部回声不均匀。

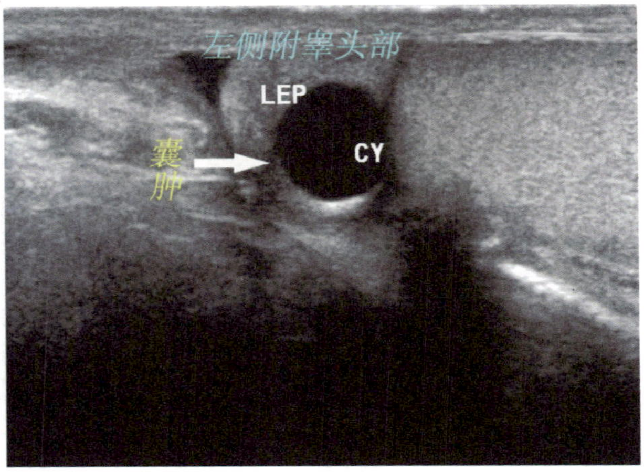

阴囊图 10　附睾囊肿

读图要点：病灶位于附睾头部，类圆形，囊壁薄，透声好，后壁以及后方回声增强。

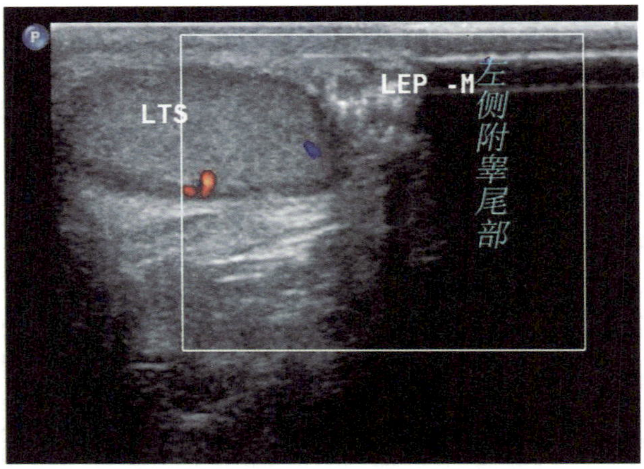

阴囊图 11　附睾结核

读图要点：附睾尾部增大，回声不均匀，散在分布强回声钙化灶；局部血流不明显。

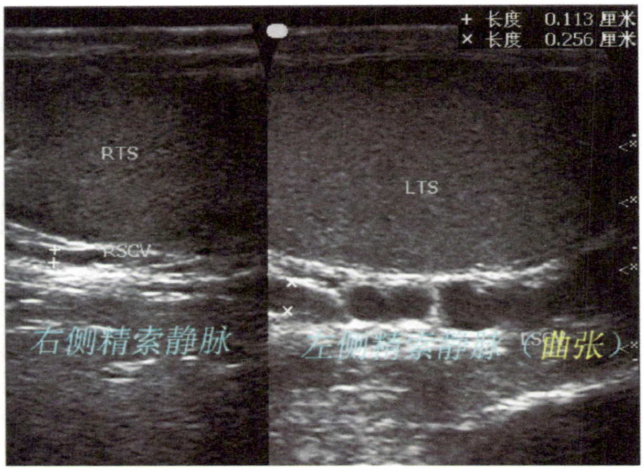

阴囊图 12　精索静脉曲张

读图要点：左侧精索静脉扩张，内径大于 0.2 cm，走行扭曲。

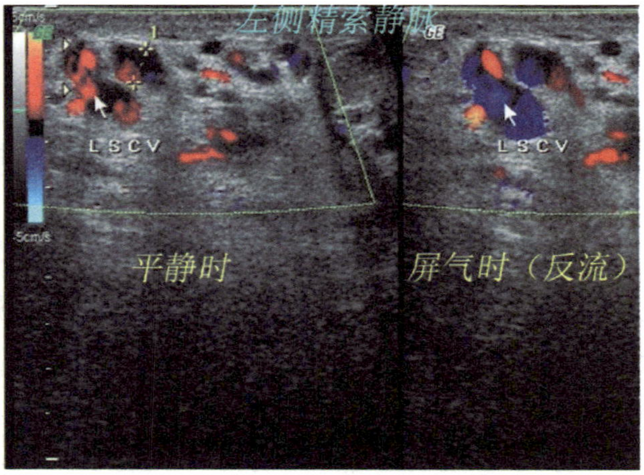

阴囊图 13　精索静脉曲张

读图要点：乏氏试验时曲张静脉内见反流，血流色彩反转。

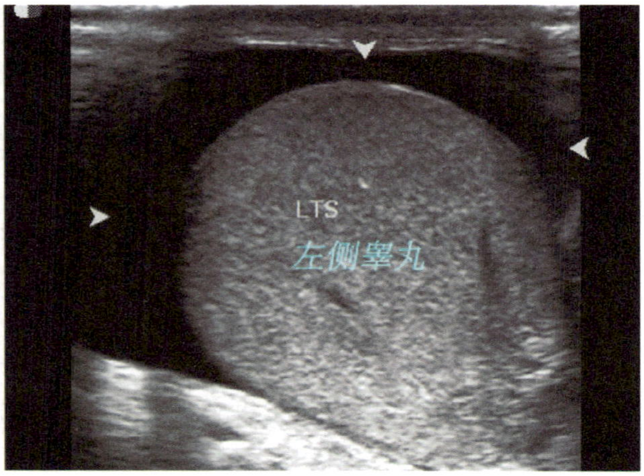

阴囊图 14　睾丸鞘膜积液

读图要点：阴囊增大，睾丸周围三面围绕无回声积液，呈“半岛状”。

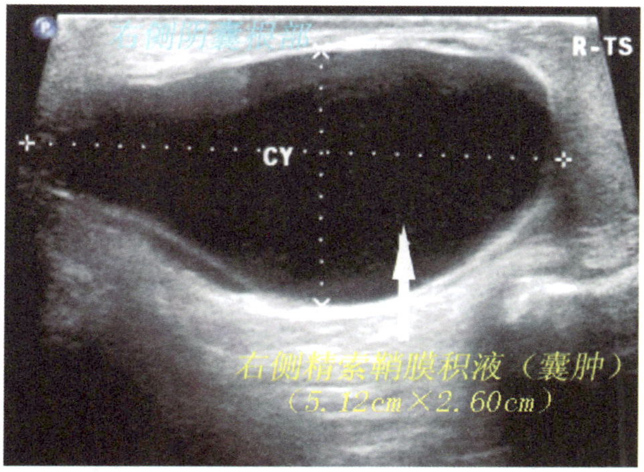

阴囊图 15　精索鞘膜积液（囊肿）

读图要点：病灶位于腹股沟部，呈囊肿样。

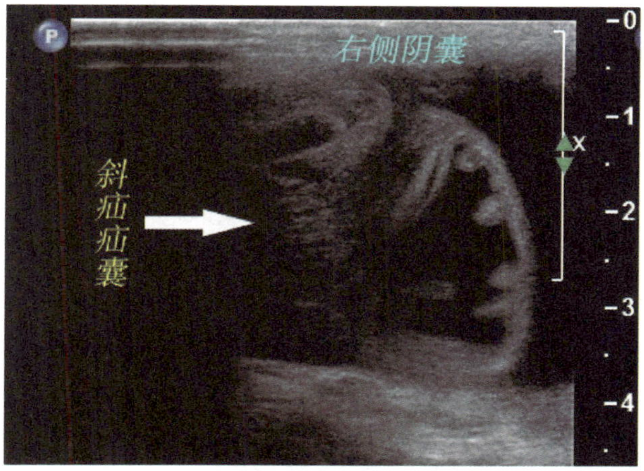

阴囊图 16　阴囊斜疝

读图要点：阴囊增大，根部见疝囊；疝囊内见扩张的肠管以及积液。

第二十部分　阴　　茎

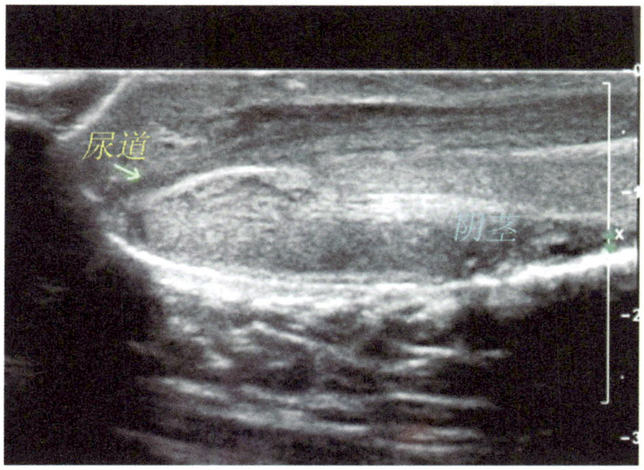

阴茎图 1　正常阴茎（纵切面）

读图要点：阴茎结构层次分明，分隔清晰，海绵体回声中等，分布均匀；尿道呈线状低回声。

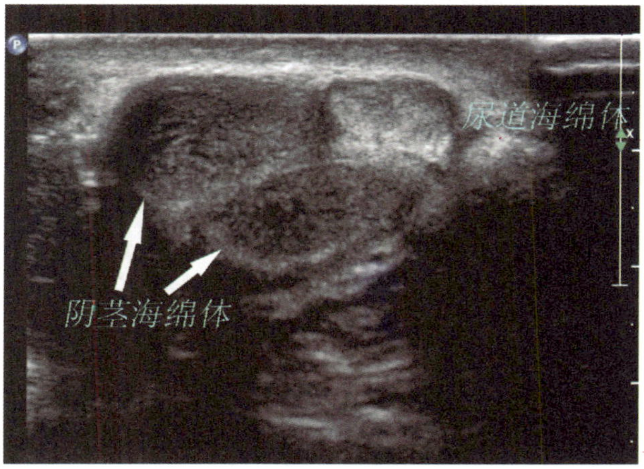

阴茎图 2　正常阴茎（横切面）

读图要点：阴茎结构分明，2 条阴茎海绵体以及尿道海绵体分隔清晰。

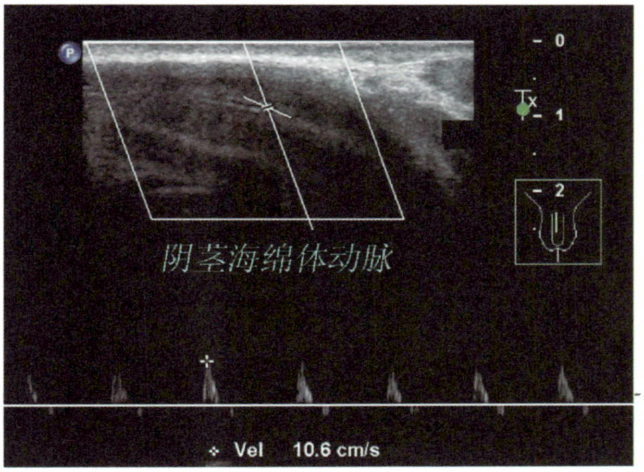

阴茎图 3　阴茎海绵体动脉频谱（松软）

读图要点：频谱为单向脉冲波，呈低速高阻型。

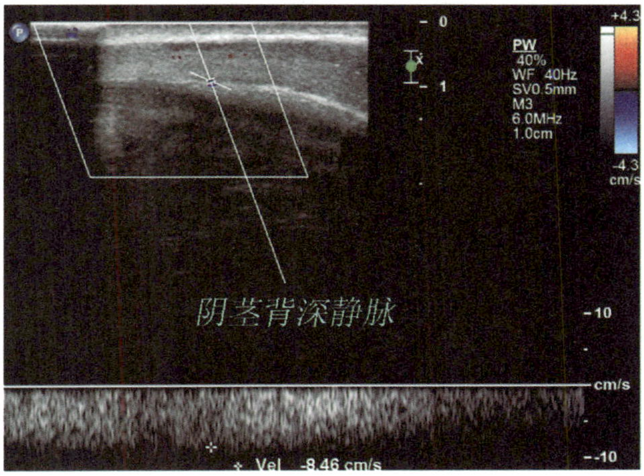

阴茎图 4　阴茎背深静脉频谱（松软）

读图要点：频谱为连续低平波。

第二十一部分 妇 科

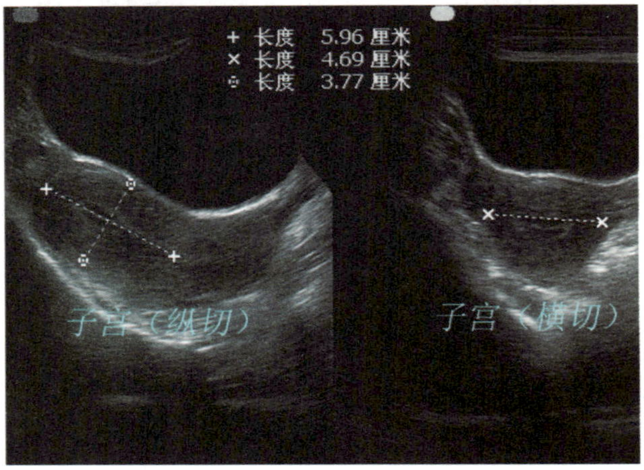

妇科图 1 正常子宫

读图要点：子宫大小正常，形态规则，境界清晰，内部为均匀低回声，内膜呈“三线征”，位置居中。

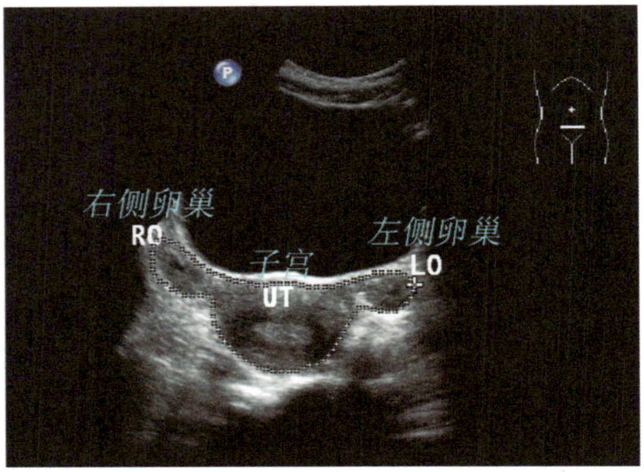

妇科图 2 正常子宫以及双侧卵巢

读图要点：子宫体横切面呈椭圆形，两侧卵巢呈类圆形，三者组成“米老鼠征”。

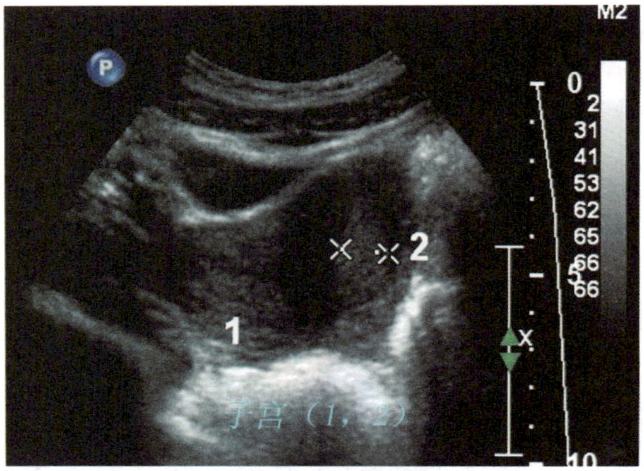

妇科图 3 双子宫

读图要点：子宫体积增大，形态失常，内见 2 条内膜回声。

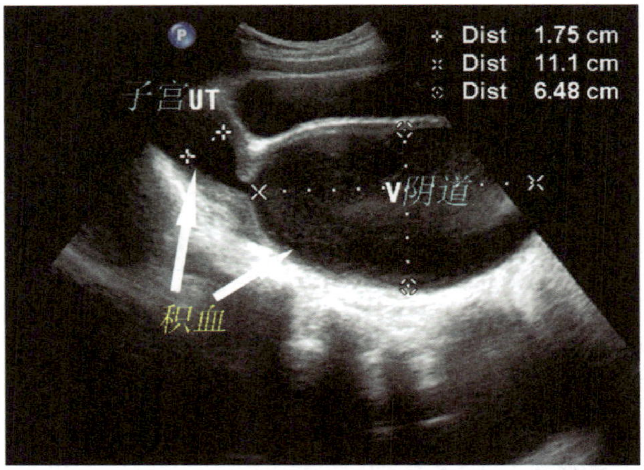

妇科图 4 处女膜闭锁

读图要点：阴道显著扩张，内部积液，类囊肿样；子宫腔明显扩张，内部积液。

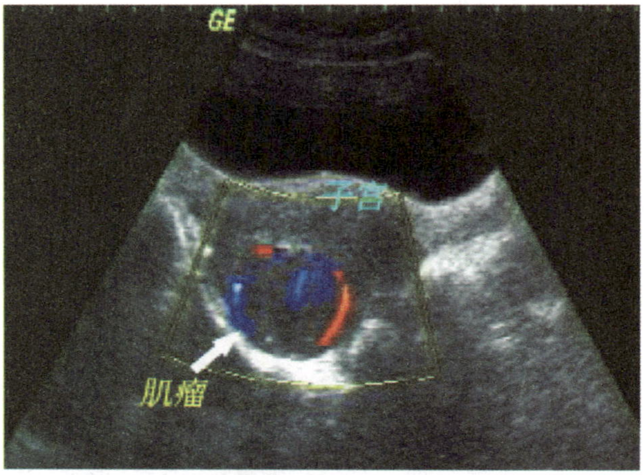

妇科图 5 子宫肌瘤

读图要点：病灶位于子宫后壁肌层内，呈均匀低回声区；周边血流环绕。

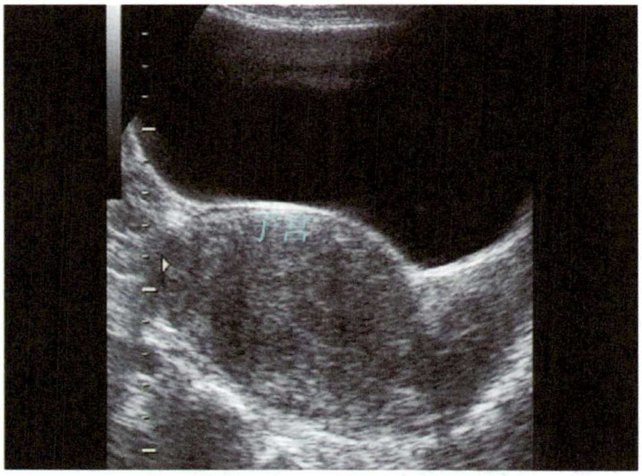

妇科图 6 子宫腺肌症

读图要点：子宫增大，形态饱满，内部回声欠均匀，散在分布小无回声区。

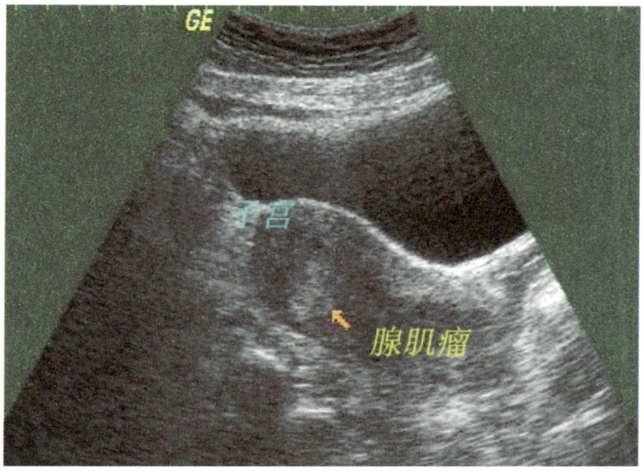

妇科图 7　子宫腺肌瘤

读图要点：病灶位于子宫后壁，呈高回声区，境界欠清，内部见小无回声区。

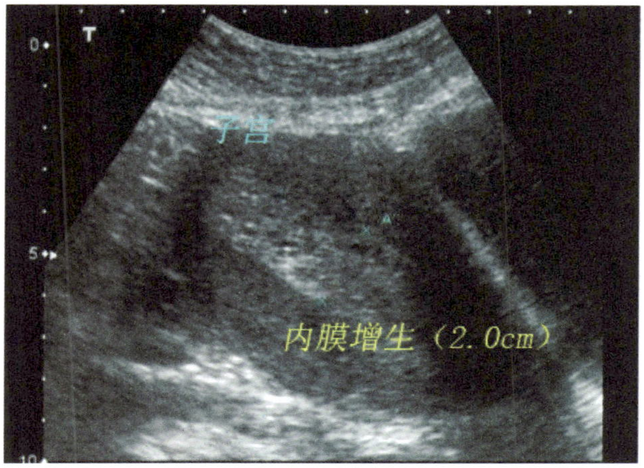

妇科图 8　子宫内膜增生

读图要点：子宫内膜显著增厚，内部回声不均，散在分布小无回声区。

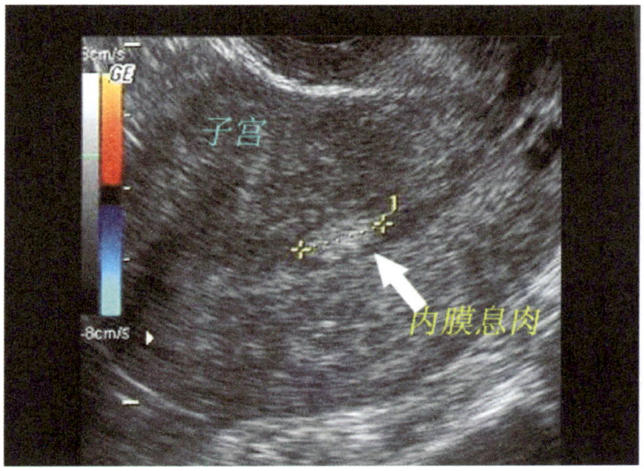

妇科图 9　子宫内膜息肉

读图要点：子宫内膜局限性增厚，呈高回声团块，形态规则，境界尚清。

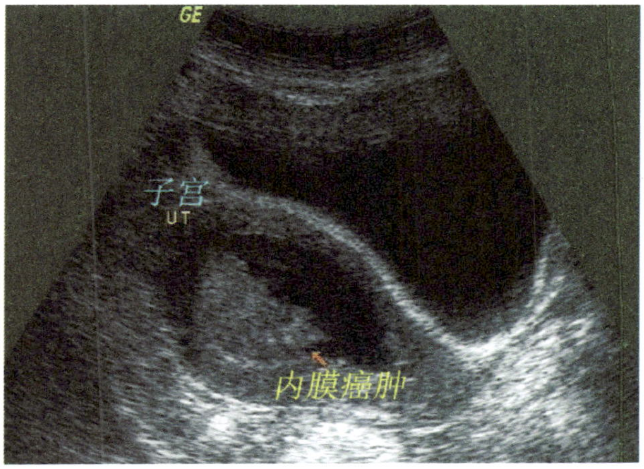

妇科图 10　子宫内膜癌

读图要点：子宫内膜不均匀性增厚，呈高回声团块；伴宫腔积液。

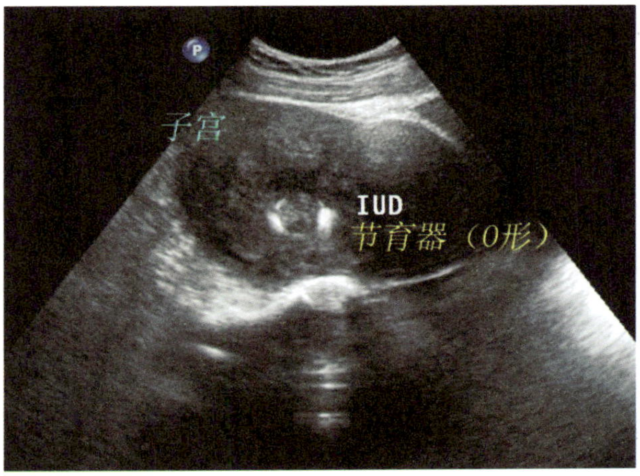

妇科图 11　宫内节育器

读图要点：宫腔内见强回声节育器，呈"O"形，位置居中。

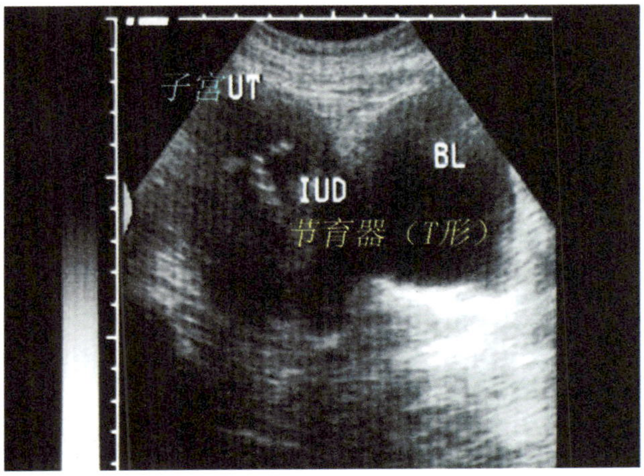

妇科图 12　宫内节育器

读图要点：宫腔内见强回声节育器，呈"T"形，位置居中。

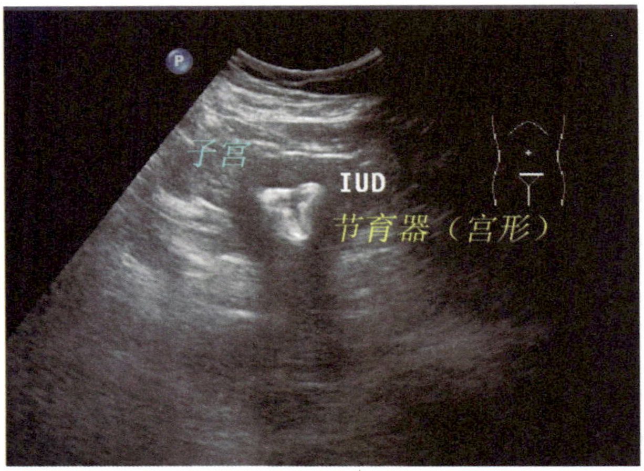

妇科图 13　宫内节育器

读图要点：宫腔内见强回声节育器，呈“宫”形，位置居中。

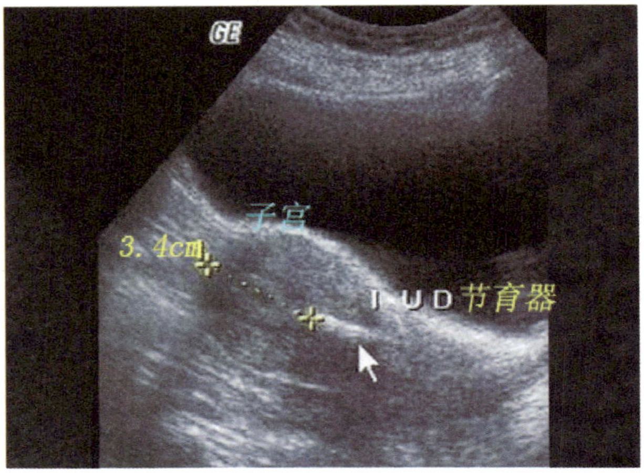

妇科图 14　宫内节育器下移

读图要点：宫腔内见强回声节育器，位置下移，距宫底2.0 cm以上。

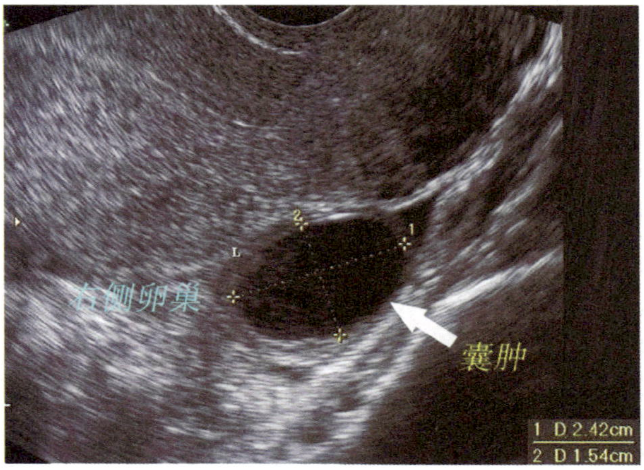

妇科图 15　卵巢囊肿

读图要点：病灶位于卵巢内，类圆形，囊壁薄，内部为无回声区，透声好，后方回声增强。

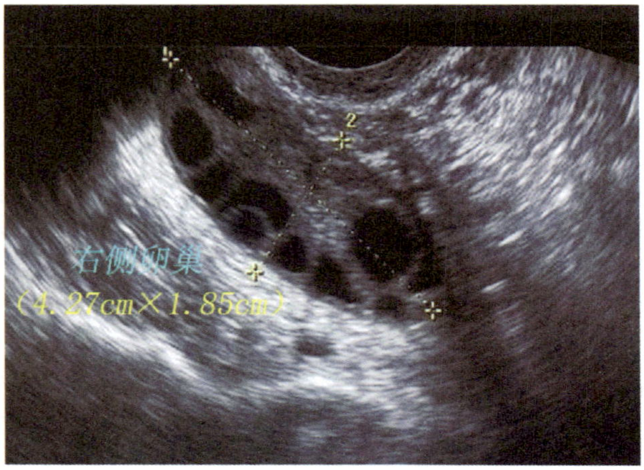

妇科图 16　多囊卵巢

读图要点：卵巢体积增大，内部见大小不等的无回声区，数目多于10个，沿卵巢周边排列。

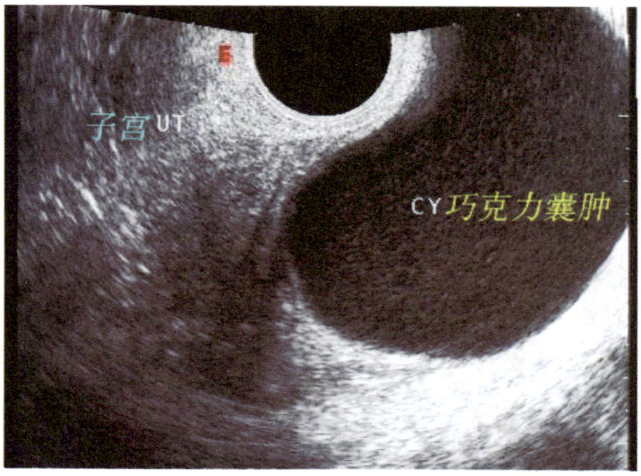

妇科图 17　卵巢巧克力囊肿

读图要点：病灶内部为无回声区，透声较差，散在漂浮点状回声，囊壁较厚，后方回声增强。

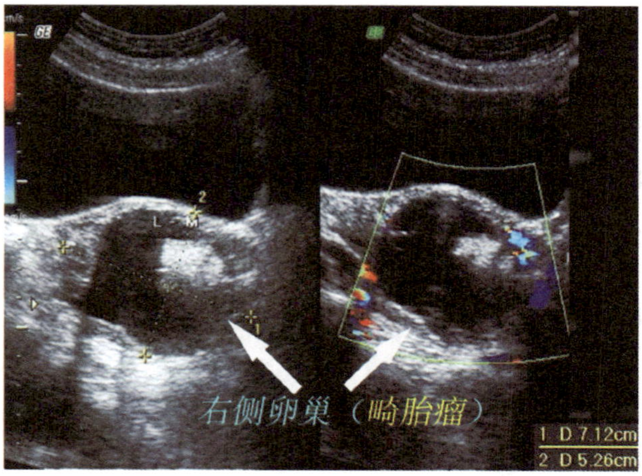

妇科图 18　卵巢畸胎瘤

读图要点：病灶呈混合回声区，内见片状无回声以及团块状高回声；周边见血流。

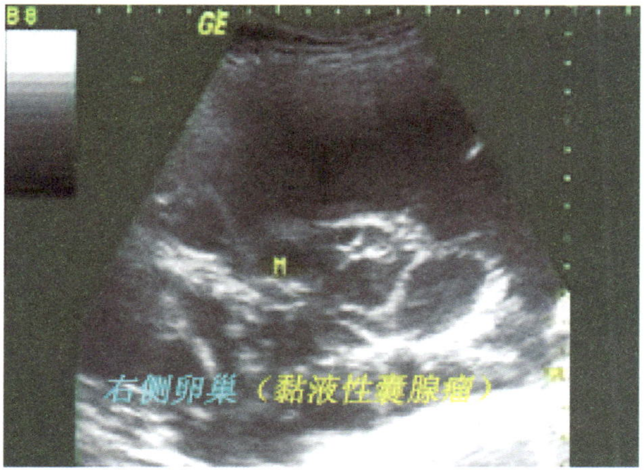

妇科图 19　卵巢黏液性囊腺瘤

读图要点：病灶体积巨大，囊壁厚薄不均，内部回声杂乱，无回声区中分布条索状强回声。

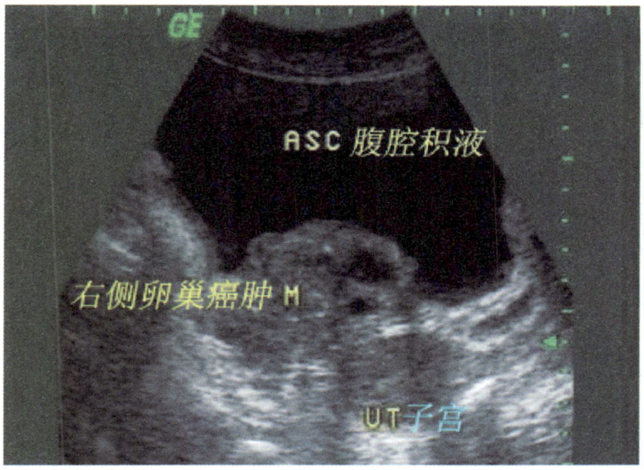

妇科图 20　卵巢癌

读图要点：卵巢体积增大，形态不规则，内部回声不均匀；伴有腹腔积液。

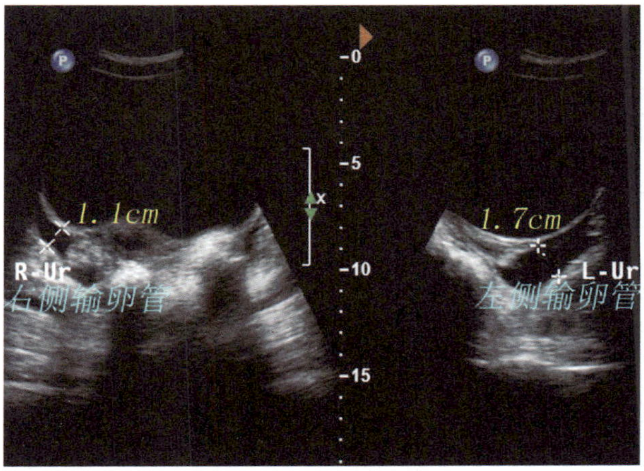

妇科图 21　输卵管积液

读图要点：两侧输卵管增粗、扩张，呈管状，其内充盈无回声积液。

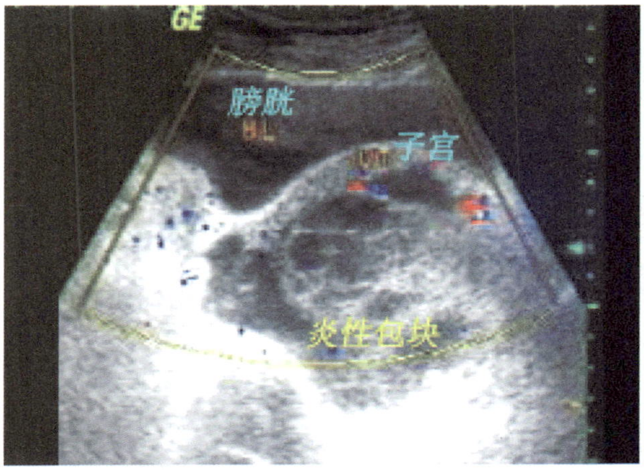

妇科图 22　盆腔炎性包块

读图要点：病灶位于盆腔内，形态不规则，境界不清，内部回声杂乱；伴盆腔积液。

第二十二部分　产　　科

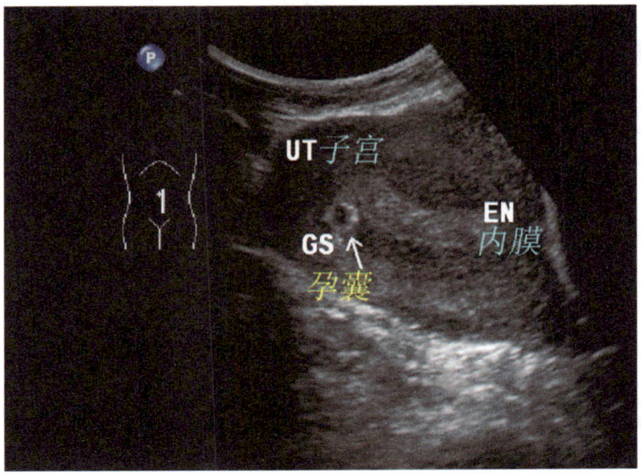

产科图 1　宫内早孕

读图要点：孕囊位于宫体部宫腔内，偏于一侧，呈"蜕膜内征"。

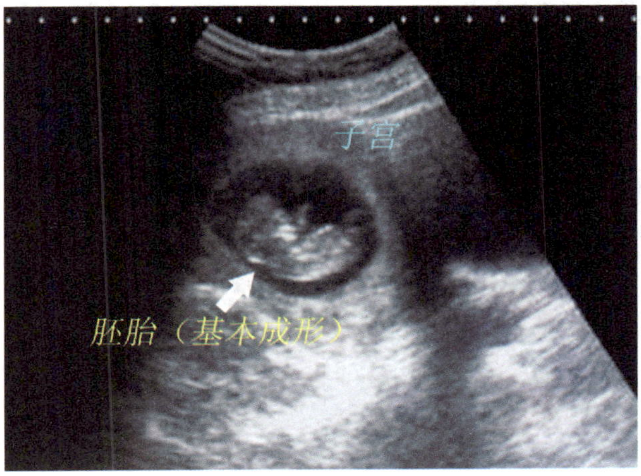

产科图 2　宫内早孕

读图要点：孕囊内见胚胎回声，基本成形，可以分辨出头部与躯干部。

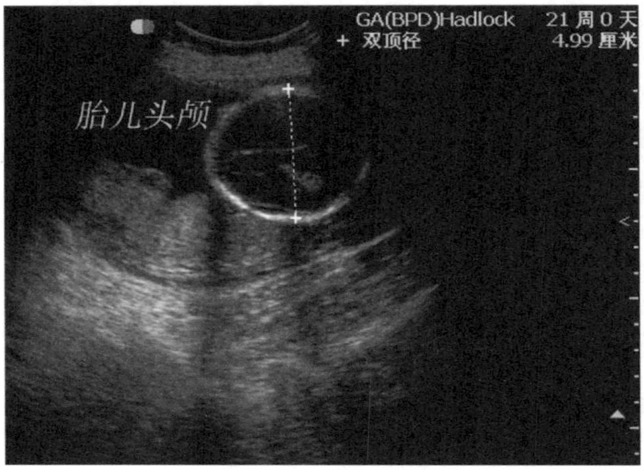

产科图 3　胎头双顶径

读图要点：胎头丘脑水平切面类圆形，垂直于脑中线测量双顶径（只包括一侧颅骨厚度）。

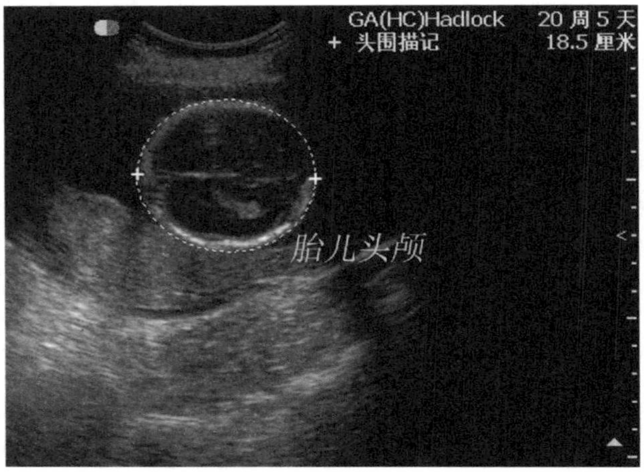

产科图 4　胎头头围

读图要点：胎头丘脑水平切面类圆形，脑中线居中。沿颅骨外缘测量头围。

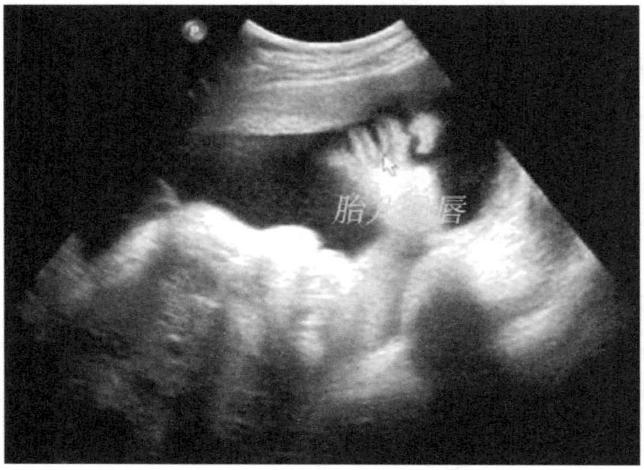

产科图 5　胎儿口唇

读图要点：上唇回声连续、完整。

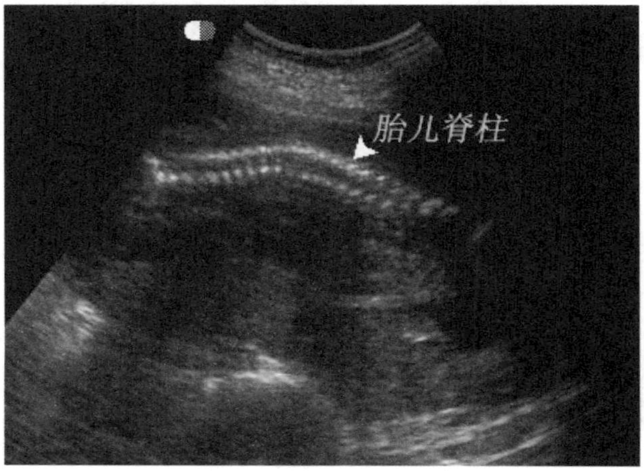

产科图 6　胎儿脊柱

读图要点：脊柱完整，椎体排列规则，呈生理性弯曲。

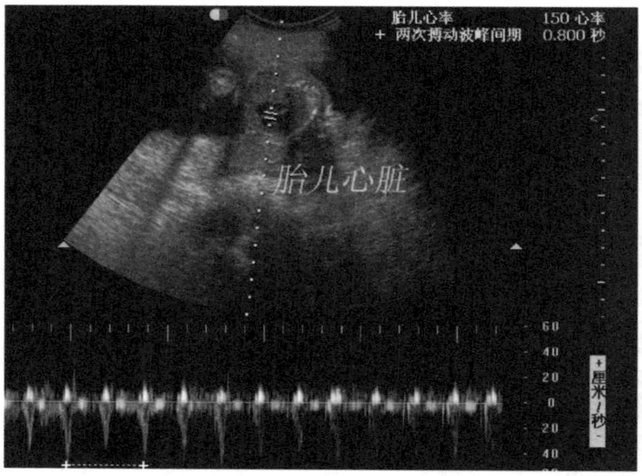

产科图 7　胎心率

读图要点：胎心搏动整齐，胎心率在正常范围内。

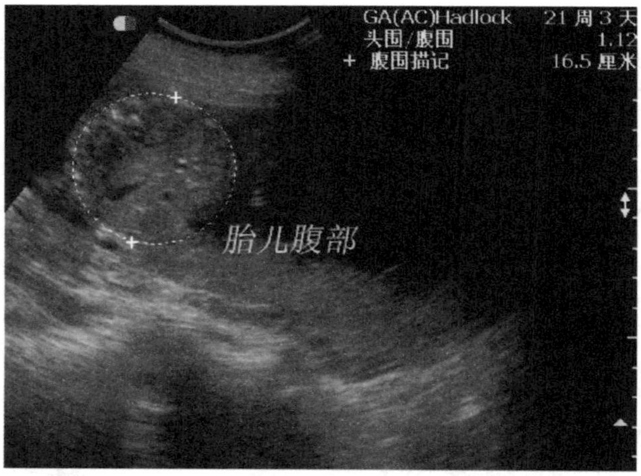

产科图 8　胎儿腹围

读图要点：胎儿腹部脐水平切面类圆形，沿皮肤外缘测量腹围。

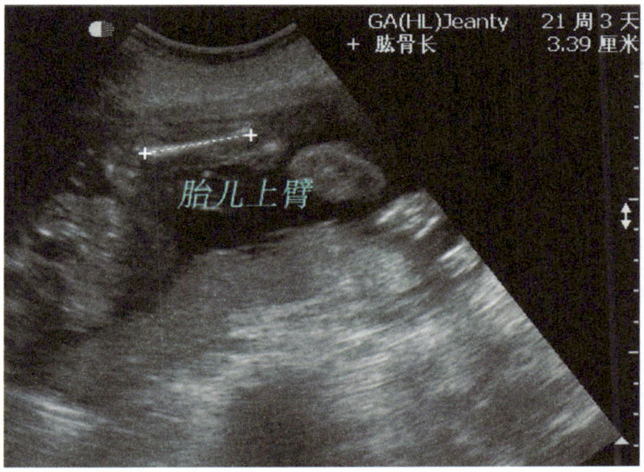

产科图 9 胎儿肱骨长

读图要点：显示胎儿肱骨全长，测量骨干长度，不包括两端软骨。

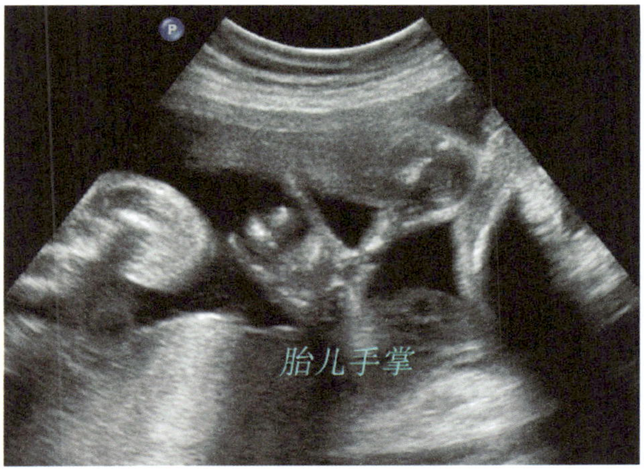

产科图 10 胎儿手部

读图要点：胎儿手部形态正常，手指数目正常，呈“兰花指”。

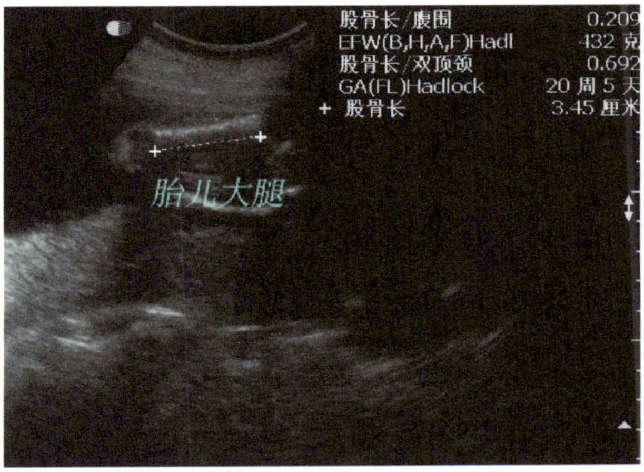

产科图 11 胎儿股骨长

读图要点：显示股骨全长，测量骨干长度，不包括两端软骨。

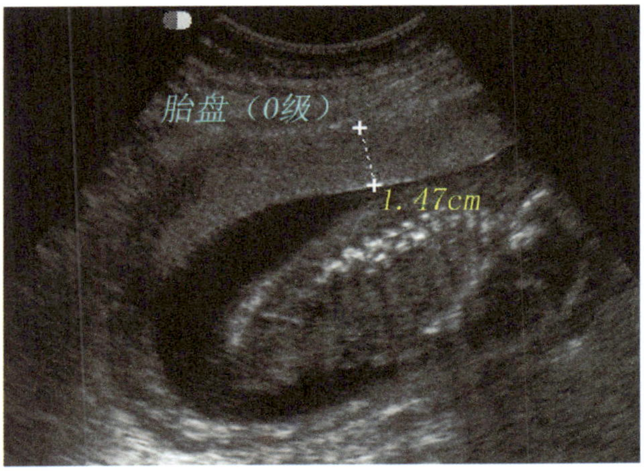

产科图 12 胎盘

读图要点：胎盘附着于子宫前壁，厚度正常，表面平整，内部回声均匀，成熟度为 0 级。

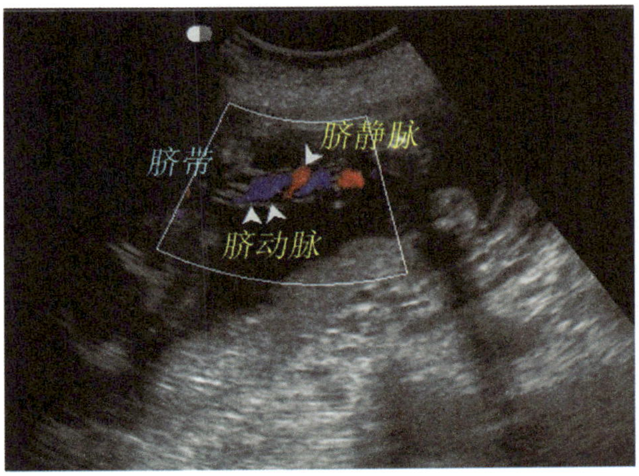

产科图 13 脐带

读图要点：脐带内见 2 根脐动脉与 1 根脐静脉螺旋扭曲并行。

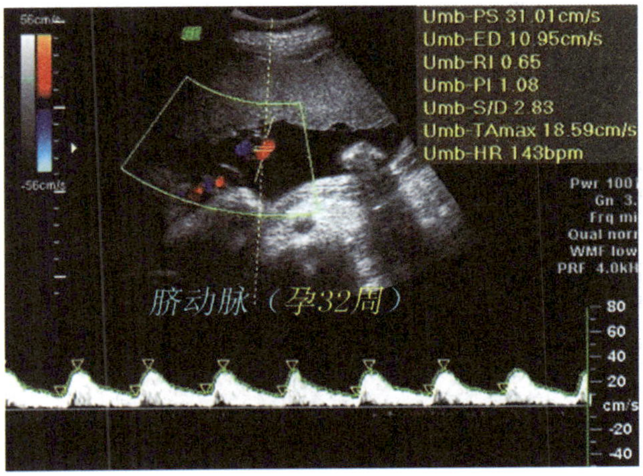

产科图 14 脐动脉频谱

读图要点：脐动脉频谱形态正常，血流参数在正常范围内。

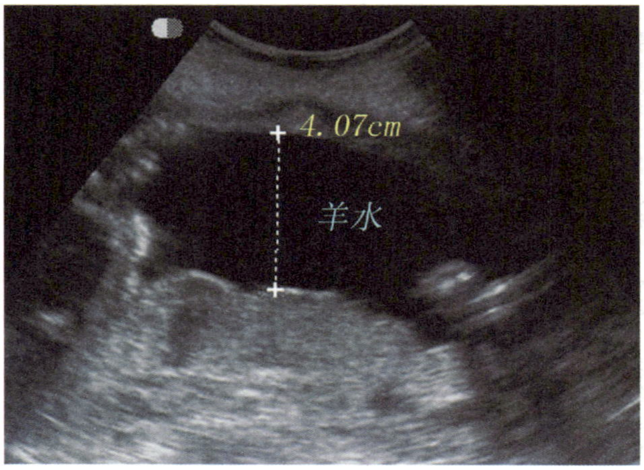

产科图 15　羊水

读图要点：羊水透声好，深度在正常范围内。

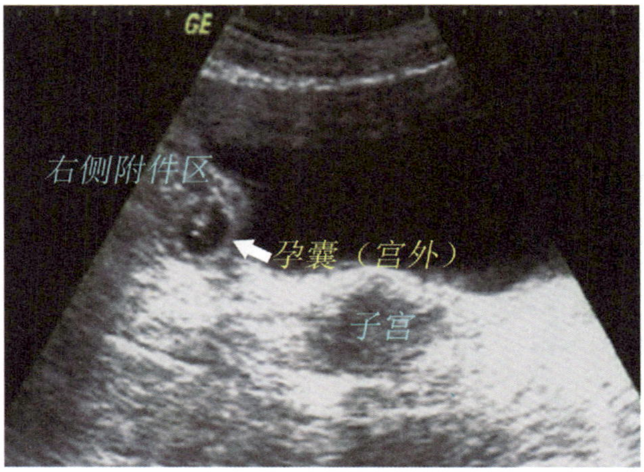

产科图 16　宫外孕

读图要点：右侧附件区见孕囊，其内见胚芽回声以及胚心搏动。

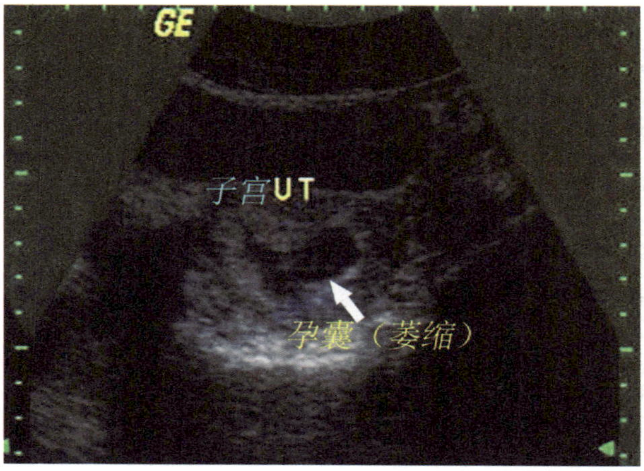

产科图 17　难免流产

读图要点：孕囊萎缩，形态不规则，囊内未见明显胚芽回声，与孕期不符。

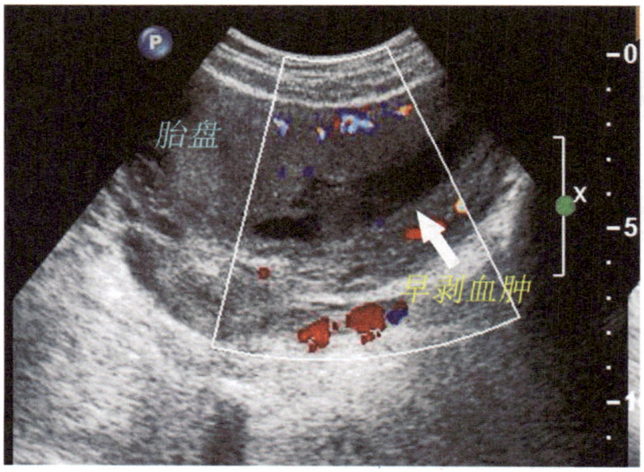

产科图 18　胎盘早剥

读图要点：胎盘后方与子宫壁之间见弯月状无回声区，透声稍差。

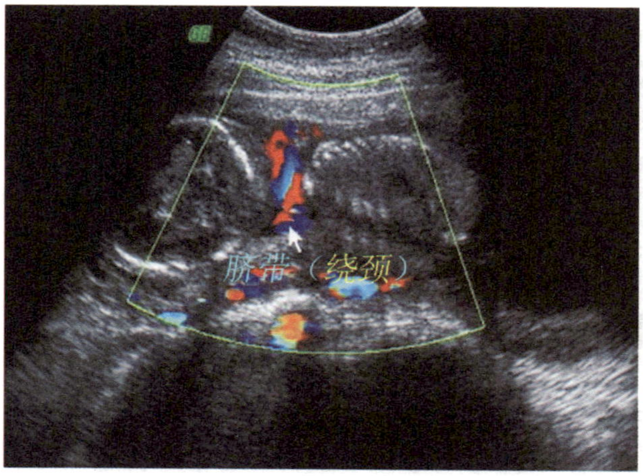

产科图 19　脐带绕颈

读图要点：胎儿颈部见脐带绕行。

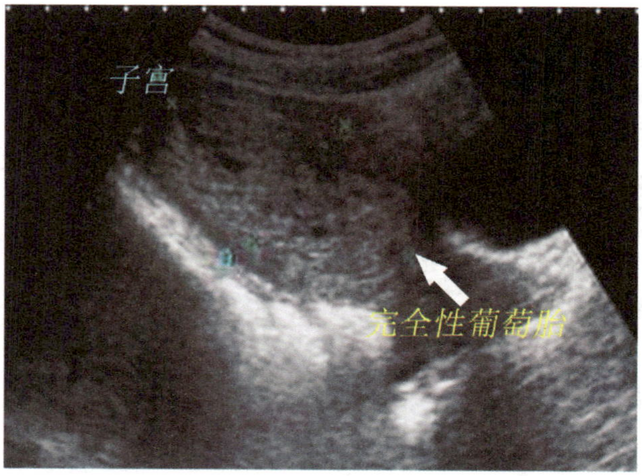

产科图 20　葡萄胎

读图要点：子宫偏大，宫腔内充满大小不等葡萄状无回声区，无胎儿以及胎盘等回声。

第二十三部分　腹腔大血管

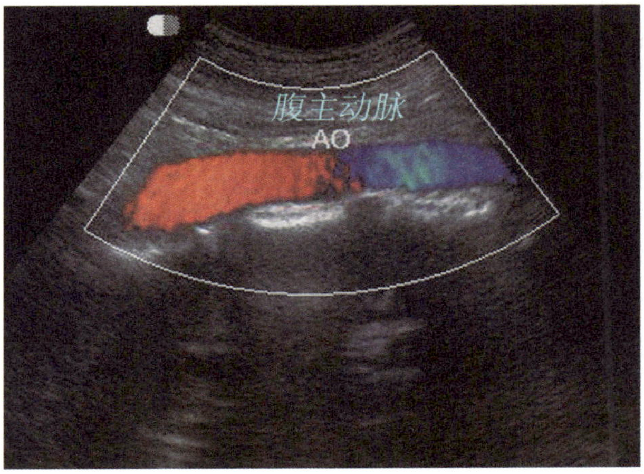

腹腔大血管图 1　正常腹主动脉

读图要点：腹主动脉走行平直，管径较均匀，血流充盈良好。

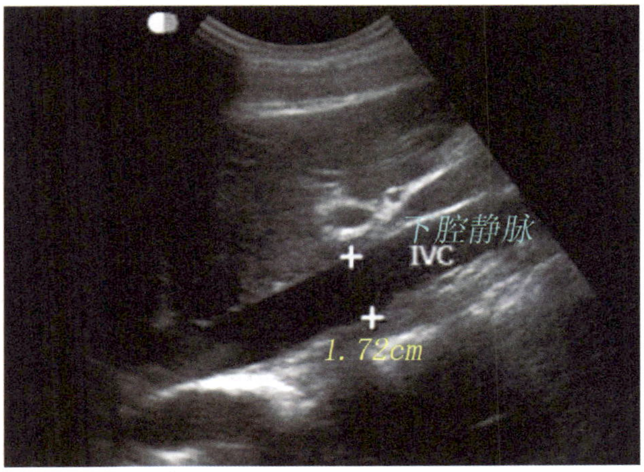

腹腔大血管图 2　正常下腔静脉

读图要点：下腔静脉走行平直，管径较均匀，管壁较薄，管腔内透声好。

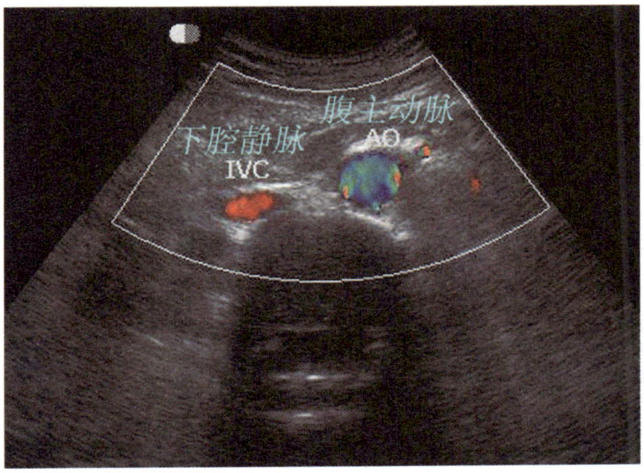

腹腔大血管图 3　正常腹腔大血管

读图要点：腹主动脉横切面形态类圆形，下腔静脉横切面呈扁圆形；两者血流充盈均良好。

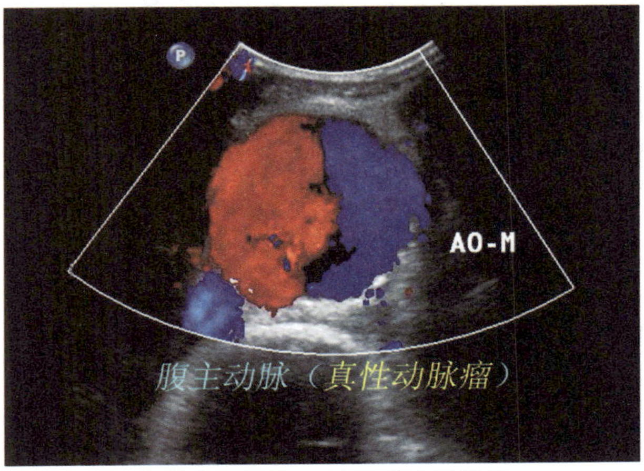

腹腔大血管图 4　真性腹主动脉瘤

读图要点：腹主动脉局部对称性扩张，呈瘤样；瘤内充盈涡流。

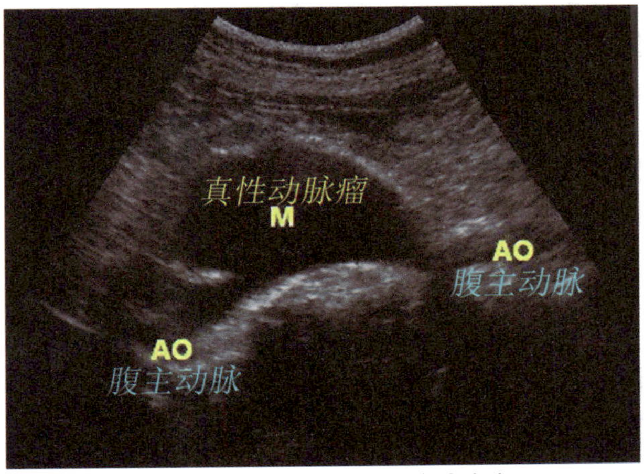

腹腔大血管图 5　真性腹主动脉瘤

读图要点：腹主动脉局部不对称性扩张，呈瘤样，偏于一侧。

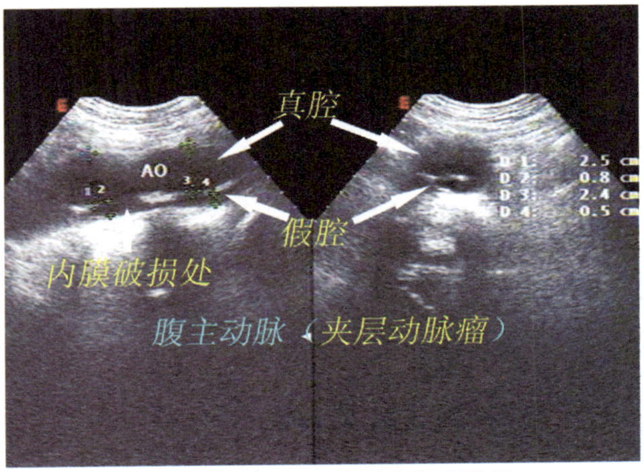

腹腔大血管图 6　夹层腹主动脉瘤

读图要点：腹主动脉局部内膜破裂，血流进入动脉壁间，形成真、假两个腔。

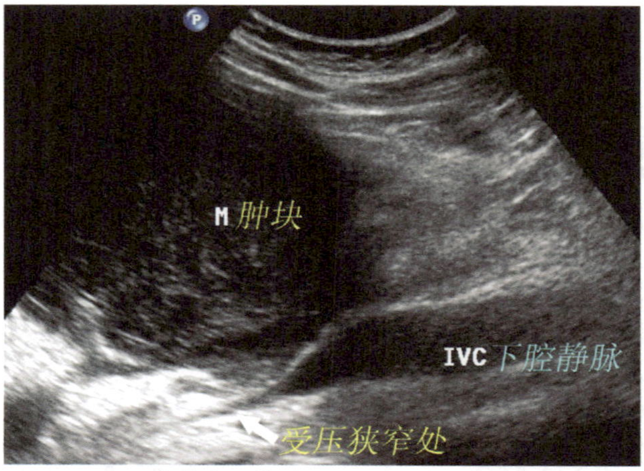

腹腔大血管图 7　下腔静脉狭窄

读图要点：下腔静脉近心段局部受压，管腔显著狭窄，几近闭塞。

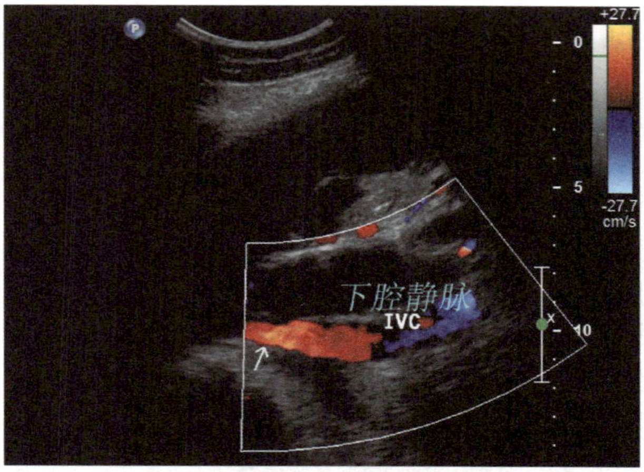

腹腔大血管图 8　下腔静脉狭窄

读图要点：下腔静脉近心段局部管腔狭窄，血流束细窄，色调明亮。

第二十四部分　浅表软组织

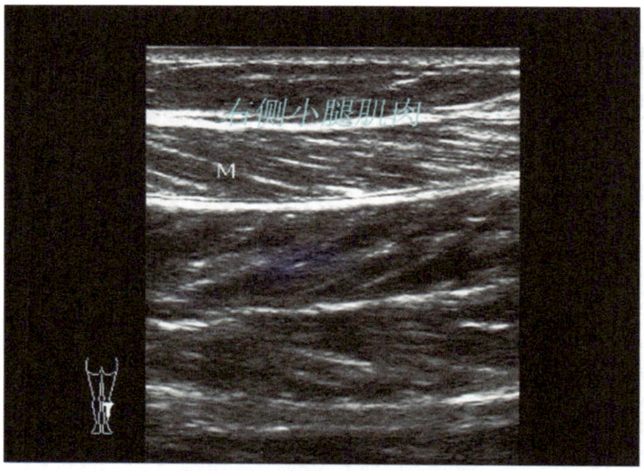

浅表软组织图 1　正常肌肉

读图要点：肌纤维回声明暗相间，排列整齐，呈“羽毛征”。

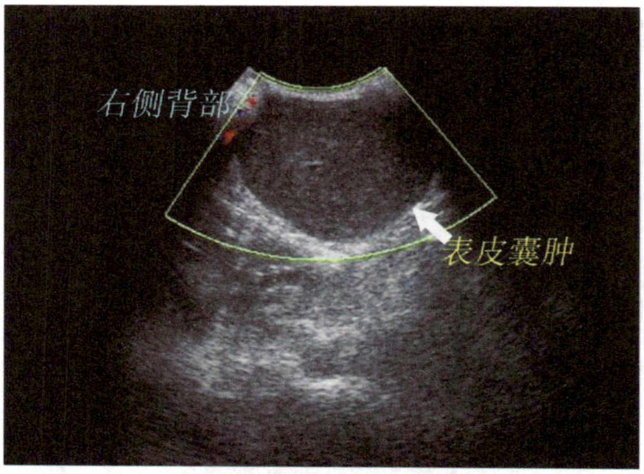

浅表软组织图 2　表皮囊肿

读图要点：病灶位置表浅，类圆形，囊壁较薄，内部透声差，充满低弱回声点，后方回声增强。

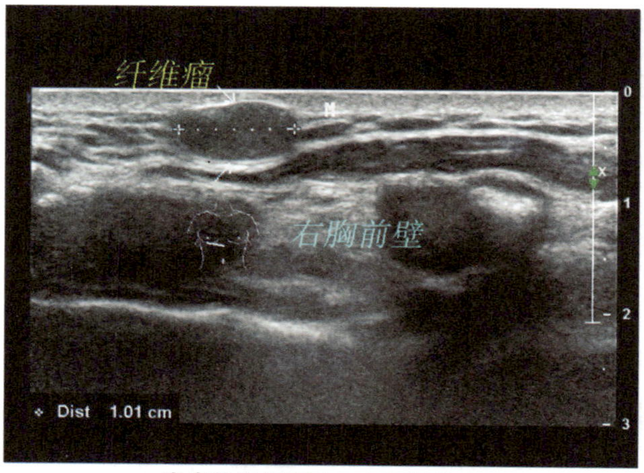

浅表软组织图 3　皮下纤维瘤

读图要点：病灶位于皮下软组织间，形态规则，有包膜，境界清，内部为均匀低回声。

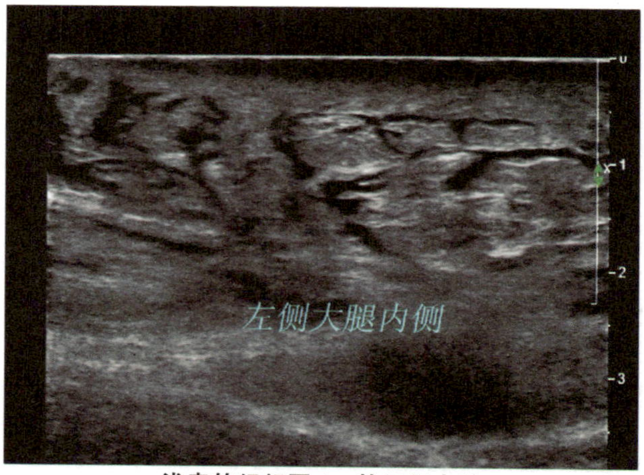

浅表软组织图 4　软组织水肿

读图要点：软组织增厚，结构疏松，组织间隙增宽。

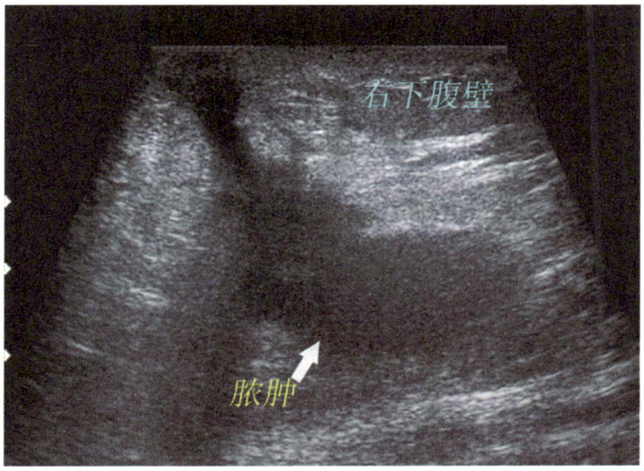

浅表软组织图 5　软组织脓肿

读图要点：病灶位于腹壁软组织内，形态不规则，境界模糊，内部透声差。

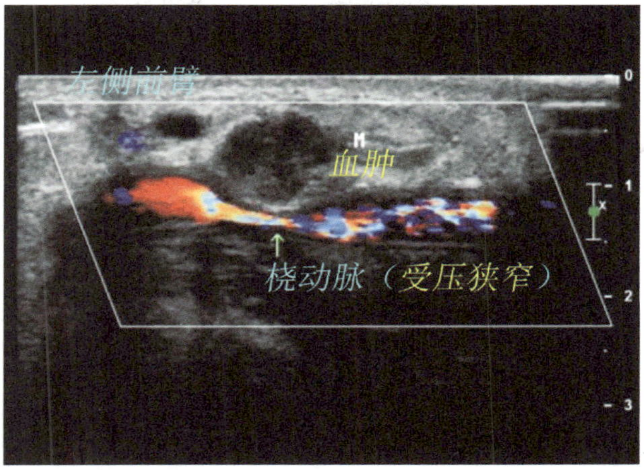

浅表软组织图 6　皮下血肿

读图要点：病灶位于皮下软组织内，形态不规则，境界尚清，内部回声欠均匀。

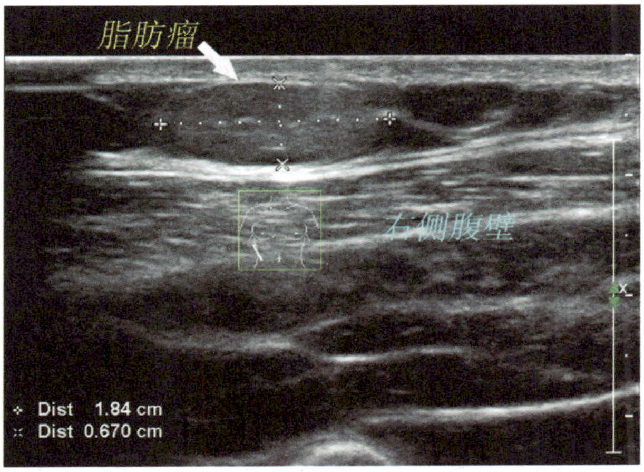

浅表软组织图 7　脂肪瘤

读图要点：病灶位于皮下脂肪层内，无包膜，境界欠清，内部回声细密，呈稍高回声区。

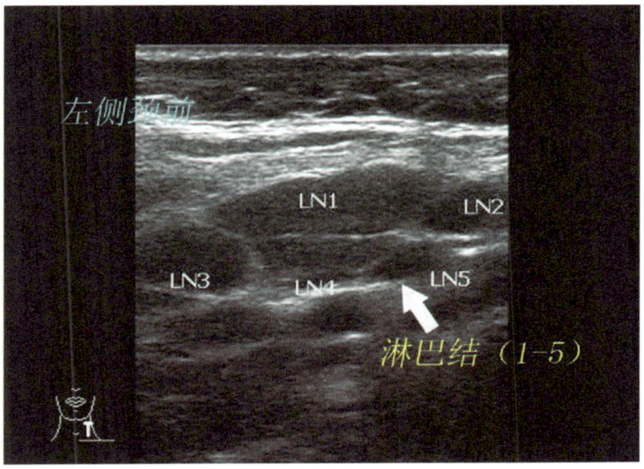

浅表软组织图 8　浅表淋巴结肿大

读图要点：颈部皮下见多个低回声区，卵圆形，境界清，呈窝状。

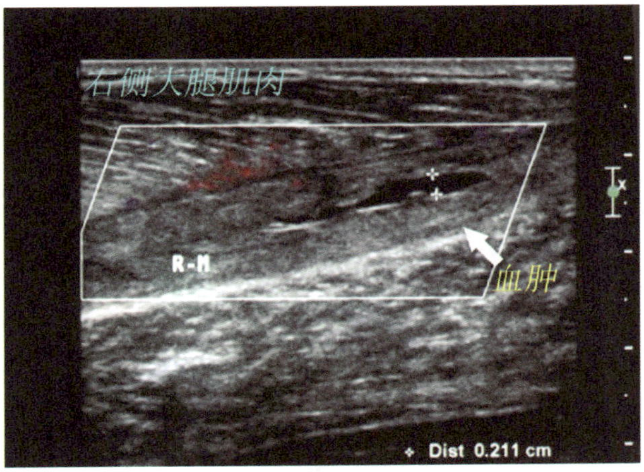

浅表软组织图 9　肌肉血肿

读图要点：病灶位于肌层内，形态尚规则，境界清，内部为中等回声，其间见条状无回声区。

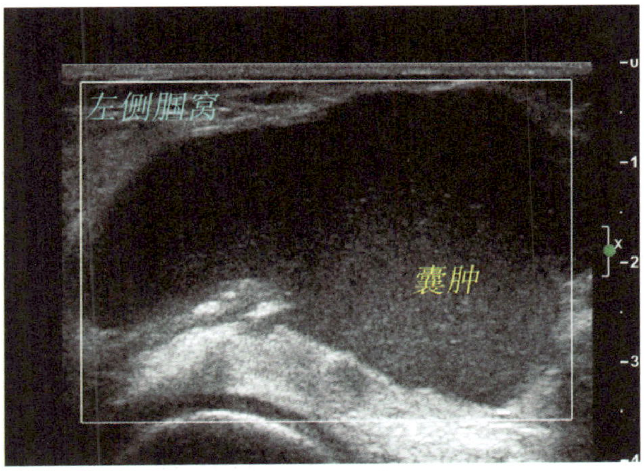

浅表软组织图 10　腘窝囊肿

读图要点：病灶位于腘窝软组织间，体积较大，形态欠规则，内部透声差，沉积大量低回声点。

第二十五部分 四肢动脉

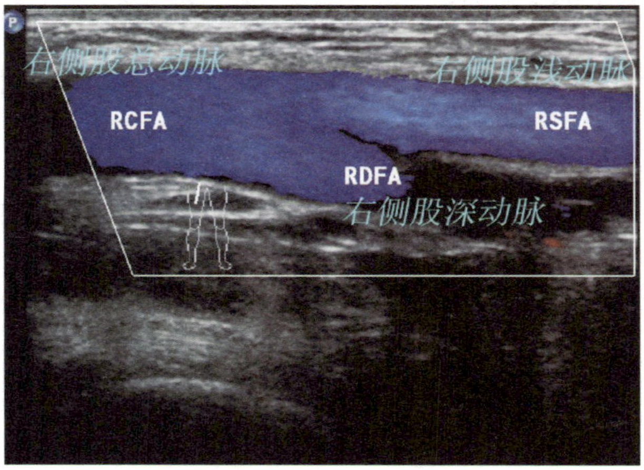

四肢动脉图 1 正常股动脉

读图要点：股总动脉分叉形成股浅动脉和股深动脉。

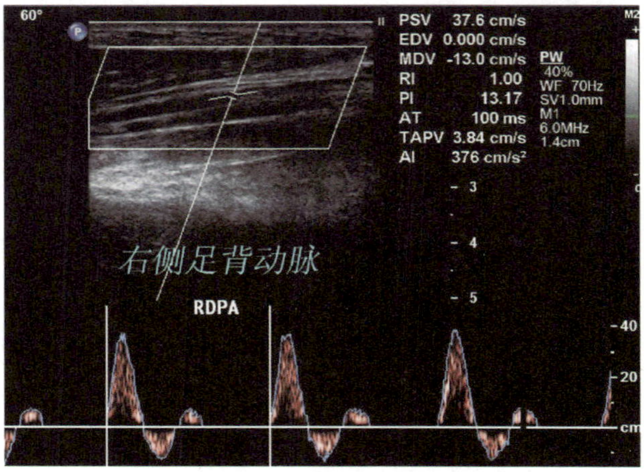

四肢动脉图 2 正常肢体动脉频谱

读图要点：足背动脉频谱呈三相脉冲波，以离心血流为主，血流参数在正常范围内。

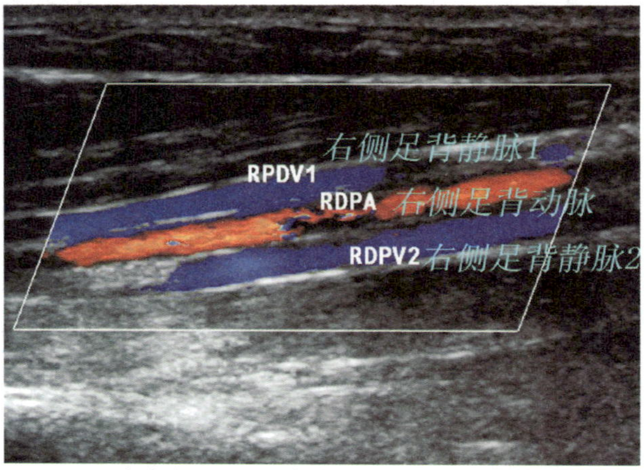

四肢动脉图 3 正常肢体小动脉与伴行静脉

读图要点：足背动脉有 2 根伴行静脉。

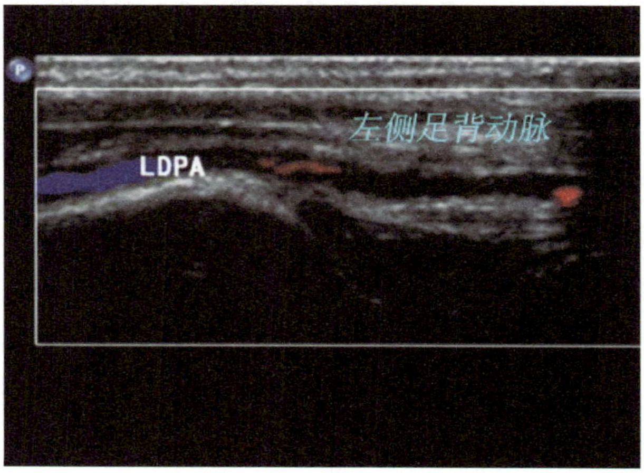

四肢动脉图 4 肢体小动脉脉管炎

读图要点：足背动脉管壁不清，内膜不均匀增厚，管腔节段性狭窄；局部血流充盈缺损。

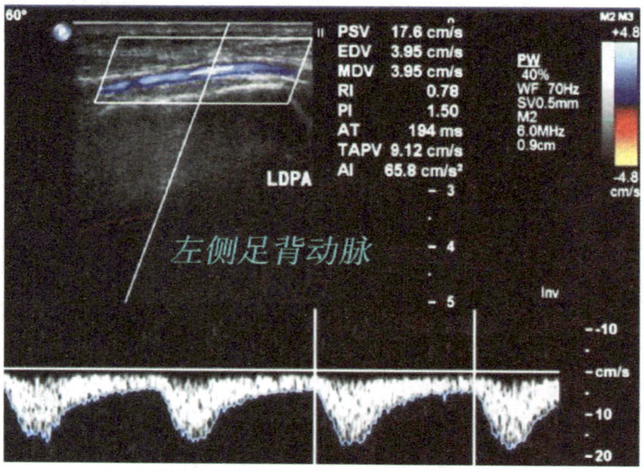

四肢动脉图 5 动脉狭窄下游频谱

读图要点：足背动脉频谱形态失常，呈单向连续小慢波，波形较圆钝。

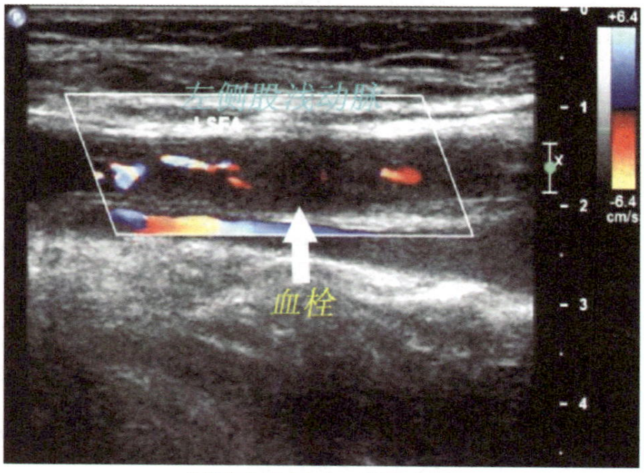

四肢动脉图 6 动脉血栓

读图要点：股浅动脉病变段透声差，充填低弱回声，近乎闭塞；局部仅见少量点、条状血流。

第二十六部分　四肢静脉

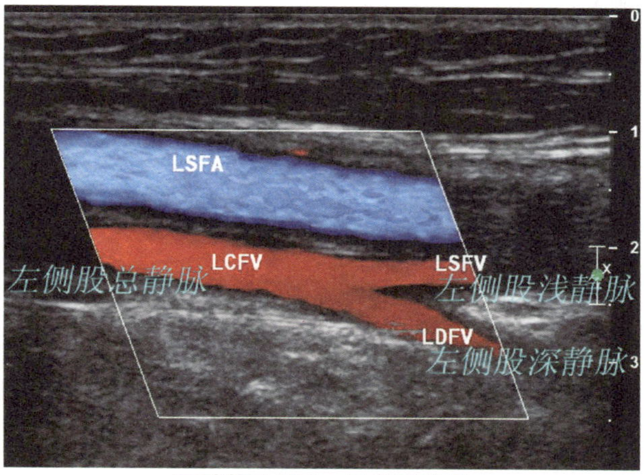

四肢静脉图 1　正常股静脉

读图要点：股浅静脉与股深静脉汇合成股总静脉。

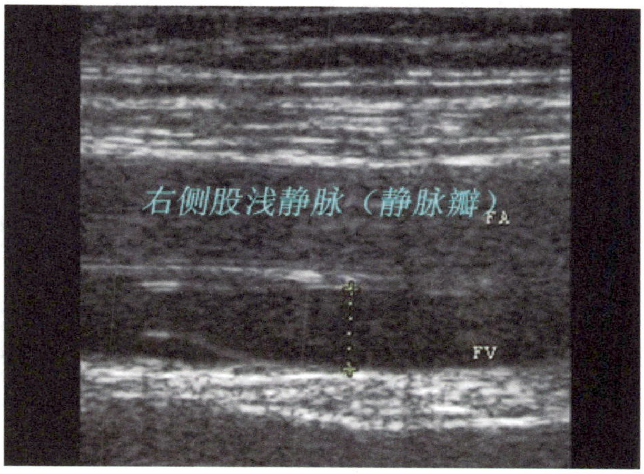

四肢静脉图 2　正常静脉瓣

读图要点：股浅静脉内见 1 对静脉瓣，呈细条状高回声，显示清晰。

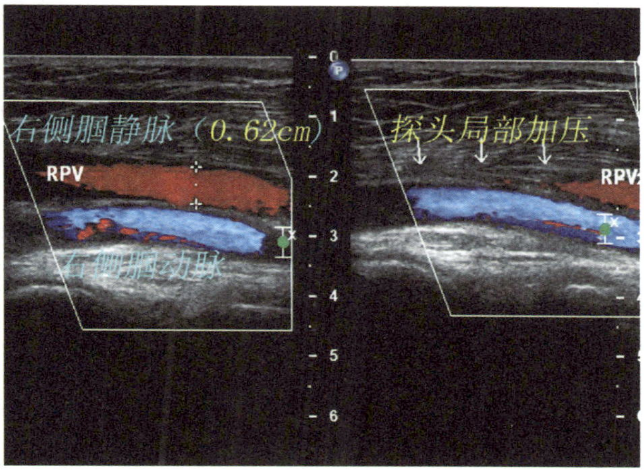

四肢静脉图 3　正常探头加压试验

读图要点：探头加压后局部腘静脉被完全压瘪，血流消失。

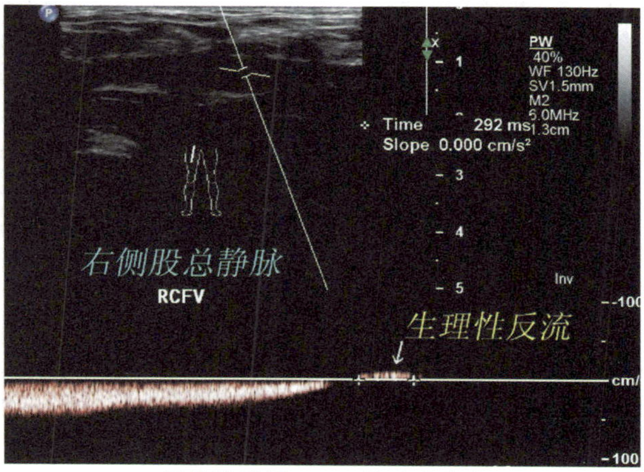

四肢静脉图 4　正常乏氏试验

读图要点：乏氏试验时股总静脉频谱中断，并出现短暂的反向波，持续时间小于 0.5 秒。

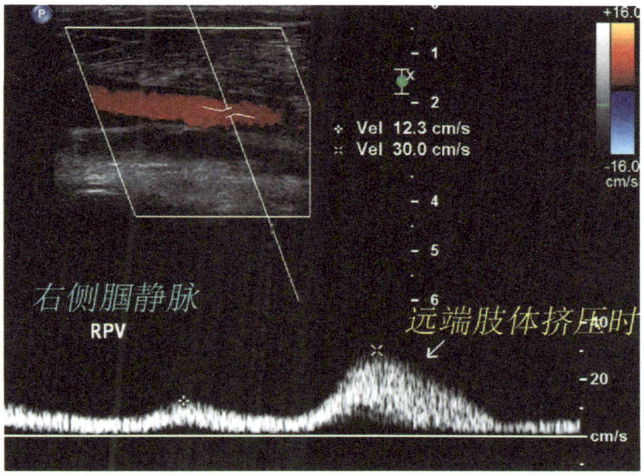

四肢静脉图 5　正常远端肢体挤压试验

读图要点：挤压远端肢体后腘静脉流速迅即增加，频谱上出现相应的高峰波。

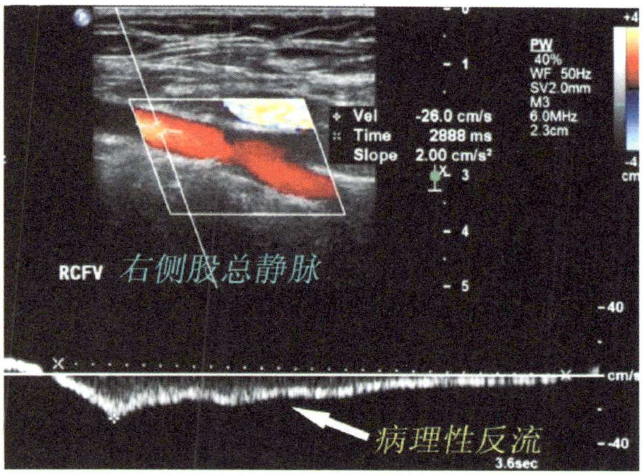

四肢静脉图 6　静脉瓣功能不全

读图要点：乏氏试验时股总静脉频谱上出现反向波，持续时间超过 1.0 秒。

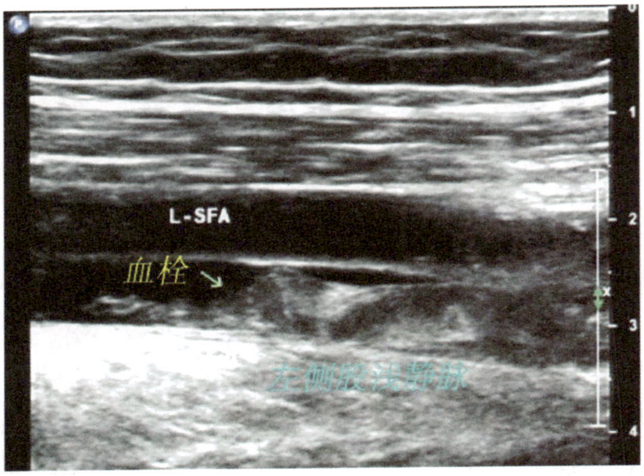

四肢静脉图 7　深静脉血栓

读图要点：静脉管腔内透声差，充填不均回声的团块。

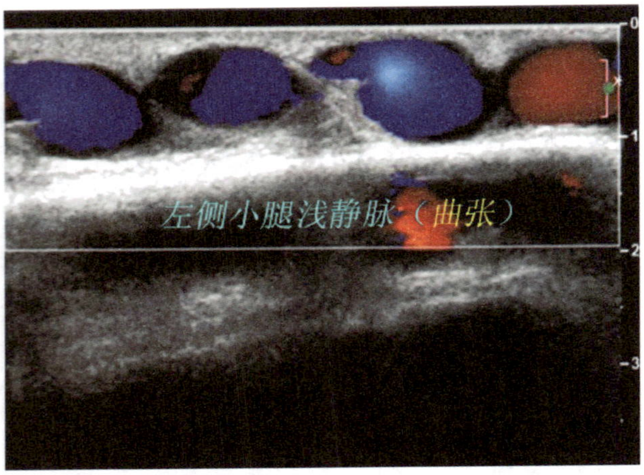

四肢静脉图 8　浅静脉曲张

读图要点：浅静脉显著扩张并扭曲，充盈低速血流。

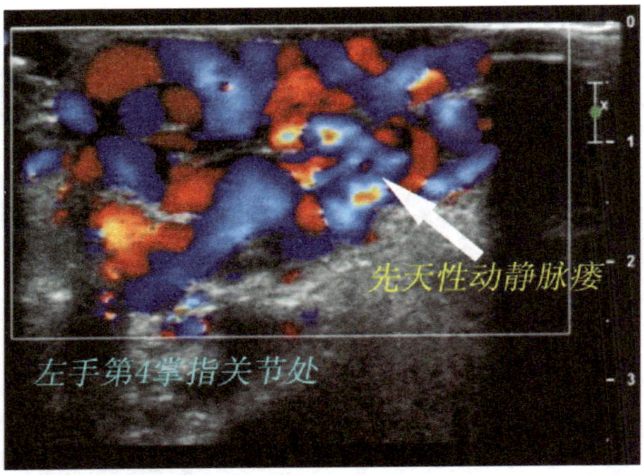

四肢静脉图 9　先天性动静脉瘘

读图要点：病灶呈蜂窝状，充盈丰富的动、静脉血流。

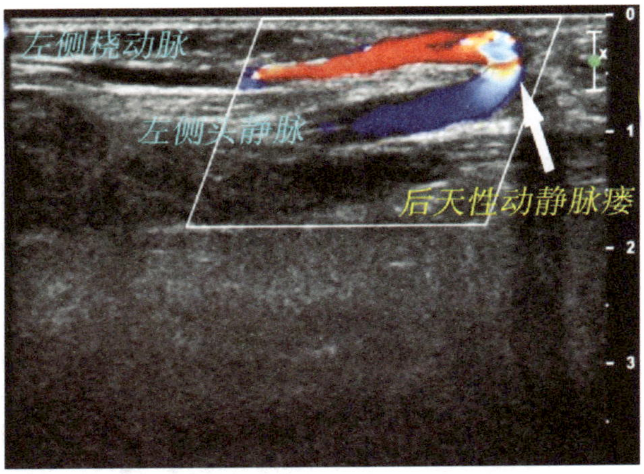

四肢静脉图 10　后天性动静脉瘘

读图要点：桡动脉与头静脉之间人工造瘘，瘘口处血流速度高，呈明亮的花色血流。